Functionele histologie

# Functionele histologie

L.C. Junqueira en J. Carneiro

*Bewerkt door*
*Prof. dr. E. Wisse*
*Prof. dr. P. Nieuwenhuis*
*Prof. dr. L.A. Ginsel †*

*Elfde druk*

ELSEVIER GEZONDHEIDSZORG, AMSTERDAM

Eerste-zesde druk, Wetenschappelijke uitgeverij Bunge, Utrecht 1981-1993
Zevende druk, Elsevier/Bunge, Maarssen 1996
Achtste druk, Elsevier gezondheidszorg, Maarssen 2000
Negende, licht herziene druk, Elsevier gezondheidszorg, Maarssen 2002
Tiende, geheel herziene druk, Elsevier gezondheidszorg, Maarssen 2004
Elfde, geheel herziene druk, Elsevier gezondheidszorg, Maarssen 2007
Elfde druk, tweede oplage Elsevier gezondheidszorg, Amsterdam 2010

© Oorspronkelijke uitgave: Basic Histology, 11th edition, The McGraw-Hill Companies, USA 2005

Bewerkt door
Prof.dr. E. Wisse
Prof.dr. P. Nieuwenhuis
Prof.dr. L.A. Ginsel †

Basisontwerp omslag en binnenwerk: Martin Majoor, Arnhem

© Elsevier gezondheidszorg, Amsterdam 2007

Elsevier gezondheidszorg is een imprint van Reed Business bv, Postbus 152, 1000 AD Amsterdam.

Aan de totstandkoming van deze uitgave is de uiterste zorg besteed. Voor informatie die nochtans onvolledig of onjuist is opgenomen, aanvaarden auteur(s), redactie en uitgever geen aansprakelijkheid. Voor eventuele verbeteringen van de opgenomen gegevens houden zij zich gaarne aanbevolen.

Waar dit mogelijk was, is aan auteursrechtelijke verplichtingen voldaan. Wij verzoeken eenieder die meent aanspraken te kunnen ontlenen aan in dit boek opgenomen teksten en afbeeldingen, zich in verbinding te stellen met de uitgever.

Behoudens de in of krachtens de Auteurswet van 1912 gestelde uitzonderingen mag niets uit deze uitgave worden verveelvoudigd, opgeslagen in een geautomatiseerd gegevensbestand, of openbaar gemaakt, in enige vorm of op enige wijze, hetzij elektronisch, mechanisch, door fotokopieën, opnamen of op enige andere manier, zonder voorafgaande schriftelijke toestemming van de uitgever. Voor zover het maken van reprografische verveelvoudigingen uit deze uitgave is toegestaan op grond van artikel 16 h Auteurswet 1912, dient men de daarvoor wettelijk verschuldigde vergoedingen te voldoen aan de Stichting Reprorecht (Postbus 3051, 2130 KB Hoofddorp, www.reprorecht.nl). Voor het overnemen van (een) gedeelte(n) uit deze uitgave in bloemlezingen, readers en andere compilatiewerken (artikel 16 Auteurswet 1912) kan men zich wenden tot de Stichting PRO (Stichting Publicatie- en Reproductierechten Organisatie, Postbus 3060, 2130 KB Hoofddorp, www.cedar.nl/pro). Voor het overnemen van (een) gedeelte(n) van deze uitgave ten behoeve van commerciële doeleinden dient men zich te wenden tot de uitgever.

ISBN 978 90 352 3088 0
NUR 870

# Referenten

Prof. dr. J.G. Aarnoudse
    DG Obstetrie/gynaecologie, UMCG, Groningen

Prof. dr. H.W.G.M. Boddeke
    DG Medische Fysiologie, UMCG, Groningen

Dr. F. Braet, Associate professor
    The University of Sydney, Australian Key Centre for Microscopy & Microanalysis

Dr. P. Buma
    Afd. Orthopedie, UMC St Radboud, Nijmegen

Dr. B. De Geest, M.D., Ph.D.
    Associate Professor of Medicine, Principal Investigator Atherosclerosis and Gene Therapy Group, Center for Molecular and Vascular Biology, University of Leuven

Dr. J.A.M. van Gisbergen
    Afd. Med fysica en biofysica, UMC St Radboud, Nijmegen

Prof. dr. V. Everts
    ACTA, Dept. Oral Cell Biology, Vrije universiteit, Amsterdam

Prof. dr. M.J. Heineman
    Afd. Verloskunde & Gynaecologie, AMC, Amsterdam

Prof. dr. C.G.M. Kallenberg
    DG Inwendige Geneeskunde, Afd. Klinische Immunologie, UMCG, Groningen

Dr. G.H. Koek, M.D., Ph.D.
    Afd. Gastroenterologie, Academisch Ziekenhuis Maastricht

Prof. em. dr. G.H. Koëter
    DG Inwendige Geneeskunde, Afd. Longziekten, UMCG, Groningen

Prof. dr. J. van Krieken
    Afd. Pathologie, UMC St Radboud, Nijmegen

Dr. A.P.M. Lamers
    Voorheen Afd. Celbiologie, UMC St Radboud, Nijmegen

Prof. em. dr. H.J. Mensink
    Uroloog, Groningen

Prof. dr. G.J. Navis
    DG Inwendige Geneeskunde, Afd. Nefrologie, UMCG, Groningen

Mw. drs. M. Rook
    DG Inwendige Geneeskunde, Afd. Nefrologie, UMCG, Groningen

Prof. dr. E.W. Roubos
    Afd. Cellulaire Dierfysiologie, Radboud Universiteit, Nijmegen

Prof. dr. J. Schalkwijk
    Afd. Dermatologie, UMC St Radboud, Nijmegen

Prof. em. dr. C.Th. Smit Sibinga
    Voormalig hoofd Bloedtransfusiedienst Groningen, Zuidhorn

Prof. J.P. Timmermans, PhD
    Lab. Celbiologie en Histologie, Dept. Diergeneeskunde, Universiteit van Antwerpen

Prof. dr. E. Vellenga
    DG Interne Geneeskunde, Afd. Haematologie, UMCG Groningen

*Prof. dr. B.H.R. Wolfenbuttel*
DG Interne Geneeskunde, Afd.
Endocrinologie, UMCG, Groningen

*Prof. em. dr. W.G. Zijlstra*
Beatrix kinderkliniek, UMCG, Groningen

# *Voorwoord*

Leo Ginsel overleed op 7 januari 2009.
Amsterdam, mei 2010
De uitgever

## BIJ DE ELFDE DRUK

Na het succes van de tiende druk van de Nederlandstalige uitgave van Junqueira's *Functionele histologie* (juni 2004) is het ons een genoegen u alweer de volgende druk te kunnen aanbieden.

Ontwikkelt de wetenschap van de histologie zich dan zo snel dat het nodig is om elke drie jaar een volgende druk uit te geven? In het geval van deze - inmiddels elfde - druk zijn het vooral de ontwikkelingen in de omgevende wetenschappen, zoals de moleculaire biologie, maar ook de klinische wetenschappen, geweest die voor ons aanleiding vormden om een nieuwe druk te maken.

Na de grote tekstrevisie in de achtste druk in 2000 en de invoering van kleur in de tiende druk in 2004, hebben we nu vooral aandacht geschonken aan een betere aansluiting van de histologie bij de klinische en overige (pre-)klinische wetenschappen. Daartoe is er een groot aantal klinische en pre-klinische collega's geraadpleegd. Hun op- en aanmerkingen zijn in belangrijke mate in deze nieuwe druk verwerkt. De namen van onze referenten zijn op pagina 5 vermeld. Wij zijn hen veel dank verschuldigd!

Een tweede aandachtspunt vormden opnieuw de kleurenillustraties, waarvan de invoering in de vorige uitgave zo uitgebreid was, dat wellicht hier en daar in de nummering, de labeling en de onderschriften enkele steekjes zijn gevallen. In de huidige druk zouden die tekortkomingen verholpen moeten zijn.

Bij de bewerking van deze druk is de spelling volgens de nieuwe *Woordenlijst Nederlandse Taal* gebruikt, het *Groene Boekje* (Nederlandse Taalunie, 2005). Zoals op andere plaatsen heeft de invoering van deze spelling ook onze gemoederen beroerd. Wij begrijpen de noodzaak voor het onderwijs om een eenduidige spelling aan te houden, maar hebben er toch voor gekozen de nieuwe spelling niet in al zijn consequenties door te voeren, zoals dat in de nieuwste (11e) editie van *Pinkhof Geneeskundig Woordenboek* (Bohn Stafleu Van Loghum, Houten 2006) wel is gedaan. Zo handhaven wij de hoofdletters in zelfstandige naamwoorden met een persoonsnaam. Het betreft hier histologische vaktermen als Golgi-apparaat, Feulgenkleuring enzovoort. Bovendien legt de spelling op, dat er meer woorden aan elkaar geschreven worden, hetgeen voor lezers met een begin van dyslexie wellicht een probleem kan vormen. Ook hier zijn wij niet altijd in meegegaan.

Bij de laatste druk hebben we iedereen die dit boek ter hand neemt uitgenodigd om te reageren op eventuele tekortkomingen. Velen, van student tot ervaren docent, hebben hiervan gebruikgemaakt. Daarvoor onze hartelijke dank! We hebben geprobeerd ook deze feedback zo goed mogelijk in de tekst te verwerken.

Het gebruik van e-mail maakt het contact erg makkelijk. Wij nodigen u daarom opnieuw uit uw opmerkingen aan ons in te sturen en koppelen daar de belofte aan dat elke opmerking serieus zal worden onderzocht, met als doel het boek in de toekomst wellicht nog beter te maken.

Wij wensen u veel lees- en studieplezier!

Eddie Wisse, eddie@wisse.be
Paul Nieuwenhuis, p.nieuwenhuis@med.umcg.nl
Leo Ginsel
zomer 2007

## BIJ DE TIENDE DRUK

Eindelijk! De tiende druk van de Nederlandstalige uitgave van Junqueira's *Functionele histologie* is in kleur uitgegeven! Dat is voor een histologieboek eigenlijk vanzelfsprekend. Echter, de Amerikaanse uitgave *Basic Histology* was tot en met de negende druk ook niet in full colour verkrijgbaar. De contractuele band met de Amerikaanse uitgever, de aanlevering van de illustraties en de hoge kosten voor een eigen reproductie van kleur hebben onze uitgave tot nu toe – noodgedwongen – monochroom gehouden. Door de beschikbaarheid van alle nieuwe Amerikaanse kleurenillustraties in digitale vorm en door de aanlevering van een aantal eigen illustraties, kunnen wij u nu een histologieboek volledig in kleur aanbieden. Na de ingrijpende revisie van de tekst in het jaar 2000, hebben wij nu al onze krachten gebundeld voor het uitbrengen van een zo evenwichtig en compleet mogelijke uitgave met kleurenillustraties. Daarmee heeft het boek *Functionele Histologie* een stadium bereikt waarin we kunnen zeggen dat we er alles aan gedaan hebben om het zo goed en zo functioneel mogelijk te laten zijn. In de opeenvolgende tien drukken zien wij zelf een voortdurende evolutie en verbetering.

De kleur werd in dit boek niet alleen gebruikt om afbeeldingen van weefselcoupes te tonen, maar ook om de lezer te helpen om in de tekst makkelijker zijn weg te vinden. De titels en de inhoudsopgaven van de hoofdstukken, de tabellen en de kaders betreffen de medische applicaties zijn voorzien van een steunkleur, hetgeen het lezen kan vergemakkelijken. De belangrijke sleutelwoorden zijn nog steeds vet gedrukt en kunnen worden teruggezocht in het register achter in het boek. De illustraties, die van origine monochroom waren, zoals foto's gemaakt met de TEM, SEM, fasecontract en interferentiecontrast, zijn in grijstinten gehouden.

Bij de productie van de Nederlandstalige uitgave heeft de redactie steeds een relatief grote vrijheid genoten in de samenstelling van de tekst. Nu heeft zij deze ook genomen in de aanlevering van de illustraties. Daardoor is deze Nederlandstalige uitgave geen exacte kopie of vertaling van de Amerikaanse uitgave. Voor buitenlandse studenten kan het nuttig zijn om te weten dat het boek niet alleen in het Engels en Nederlands bestaat, maar ook in vele andere talen (Duits, Frans, Italiaans, Spaans en Turks om er maar enkele te noemen). Het boek wordt gebruikt in vele opleidingen, zoals geneeskunde, biomedische wetenschappen, tandheelkunde, biotechnologie, diergeneeskunde, biologie, medisch analist, fysiotherapie, lichamelijke opvoeding en verpleegkunde. Wij zijn ons bij de samenstelling van het boek van deze ruime verspreiding en het gebruik in verschillende studierichtingen bewust geweest.

Zoals ook bij de vorige drukken het geval was, bedanken wij de vele collegae die ons hebben geholpen met hun aanwijzingen, opmerkingen en illustraties. Zij waren talrijk en zeer behulpzaam: onze hartelijke dank! Wij hopen dat de interactie met u blijft bestaan en hopen dat u niet zult schromen om uw opmerkingen, commentaar en aanvullingen naar een van de redacteuren te willen sturen. Onze e-mailadressen staan hierna vermeld: maak er gebruik van! Voor het overige wensen wij u veel leesgenoegen en kijkplezier.

Eddie Wisse, eddie@wisse.be
Paul Nieuwenhuis, p.nieuwenhuis@med.rug.nl
Leo Ginsel
juni 2004

### BIJ DE EERSTE DRUK

Bij het verschijnen van de Nederlandse versie van het boek *Basic Histology* willen de bewerkers de redenen daartoe aangegeven en hun wijze van uitvoering verantwoorden. Zij zijn ervan doordrongen dat heden ten dage het Engels de voertaal is in de medisch-biologische wetenschappen en dat van de student in de geneeskunde verwacht mag worden dat hij een Engelse tekst weet te lezen. Bij de toegenomen ongelijkheid in de vooropleiding is dit echter vaak een probleem en men kan zich afvragen of de student de vaardigheid in het omgaan met de Engelse taal wel moet verwerven aan de hand van de noodzakelijke basiskennis van de histologie. De ervaring leert bovendien dat het gebruik van uitsluitend Engelstalige bronnen onvermijdelijk leidt tot moeilijkheden in de terminologie waarvoor woordenboeken geen oplossing leveren. Om de situatie te vermijden dat de student uit zichzelf niet ontdekt dat een 'striated duct' hetzelfde is als hetgeen hem op practicum wordt gepresenteerd als een 'buis van Pfluger' of 'speekselbuis', wordt door vele docenten aanvullende schriftelijke informatie verstrekt in uiteenlopende vormen. Wil men dit echt goed doen, dan komt dit vrijwel neer op het schrijven van een volledig leerboek mét de voor een vak als histologie essentiële illustraties, een taak waarvoor juist degenen die het beste zijn geïnformeerd, terugdeinzen vanwege de enorme tijdsinvestering.

Het boek van Junqueira en Carneiro, waarvan de derde Amerikaanse editie in 1980 is verschenen, leek, ondanks erkende tekortkomingen, vanwege zijn beknoptheid en zijn nadruk op de functionele aspecten een bruikbaar uitgangspunt voor een Nederlandse tekst. Bij de bewerking van dit boek is, met goedvinden van de auteurs en de Amerikaanse uitgever, de oorspronkelijke tekst op veel plaatsen omgewerkt en herzien. Verschillende collegae in Nederland en België waren zo vriendelijk ons daarbij te helpen door een deel van de tekst kritisch door te nemen. Daar hun aantal vrij groot is en hun bijdragen uiteenlopend zijn geweest, wordt hier afgezien van een opsomming van hun namen; dit doet echter niets af aan onze erkentelijkheid voor hun hulp. De eindverantwoordelijkheid voor de tekst berust uiteraard bij de bewerkers. Deze hebben ernaar gestreefd steeds Nederlandse termen te gebruiken die zo dicht mogelijk bij de Engelse zijn gelegen. Waar dit niet het geval is en verder wanneer bij gevestigde Engelse termen een nieuwe of niet algemeen gebruikelijke Nederlandse term werd geïntroduceerd (b.v. 'gerichte stamcel' voor 'committed stam cell') is steeds de Engelse term tussen haakjes toegevoegd en ook in het register opgenomen. Hierdoor zal o.m. de bruikbaarheid van het boek worden verhoogd voor afgestudeerde artsen, biologen en anderen die hun kennis op peil willen brengen op een van de vele gebieden waar dit vak sterke veranderingen heeft ondergaan. Ook technisch hulppersoneel, dat een steeds grotere rol gaat spelen bij de fundamentele research, kan baat hebben bij een Nederlandse tekst.

Veel aandacht is gegeven aan verbindingen met de praktische geneeskunde, toegespitst op de situatie in West-Europa. Waar dit nuttig of noodzakelijk leek, zijn bepaalde aspecten met betrekking tot de medische wereld, dan wel specifieke celbiologische of histologische details die o.i. enige illustratie of uitbreiding behoefden, in voetnoten vastgelegd. Het boek kan geheel bestudeerd worden zonder de voetnoten te raadplegen; deze zijn alleen bedoeld om de geïnteresseerde lezer af en toe een doorkijkje te bieden. Naar onze mening is deze opzet goed te verenigen met het principe van de zelfstudie, waarvoor de ouderejaars student thans een duidelijke voorkeur aan de dag legt. Voor de hoofdtekst is uitgegaan van de basiskennis t.a.v. scheikunde en biologie op het niveau van het eindexamen vwo.

Om de kosten op een voor de student aanvaardbaar niveau te houden, is bij de uitvoering van de tekst gekozen voor een eenvoudig procédé. Om dezelfde reden zijn de inschriften en symbolen in foto-illustraties ongewijzigd uit de Amerikaanse editie overgenomen. Hetzelfde geldt voor de literatuuropgaven, daar de ervaring leert dat de gemiddelde student, voor wie dit boek toch in de eerste plaats bestemd is, daar weinig gebruik van maakt. Voor de spelling van de Nederlandse tekst is op uitdrukkelijk verzoek van de uitgever consequent uitgegaan van de Woordenlijst der Nederlandse taal en de 'grote Van Dale', ook waar deze officiële spelling afwijkt van het jargon der vakgenoten.

J. James en C.J.H. van den Broek,
mei 1981

# Inhoud

**Afkortingen** 15

**1 Waarnemingsmethoden** 17
Inleiding 17
Weefselvoorbereiding 17
Lichtmicroscopen 18
Elektronenmicroscopen 23
'Scanning probe'-microscopen (SPM) 26
De interpretatie van microscopische
Beelden 30
Vriestechnieken 30
Autoradiografie 30
Celkweek 31
Samenvatting 31

**2 Histochemie en cytochemie** 33
Inleiding 33
Histochemie 33
Enzymhistochemie en -cytochemie 36
Immunohistochemie, in-situ-hybridisatie en
Lectinehistochemie 37
Samenvatting 42

**3 De cel** 43
Inleiding 43
Het cytoplasma 46
De celmembraan 46
Mitochondriën 51
Ribosomen 54
Het endoplasmatisch reticulum 55
Het Golgi-complex 57
Lysosomen 60
Peroxisomen 64
Het cytoskelet 66
Insluitsels 70
De celkern 71
De celcyclus 76
Celdood 82
Samenvatting 84

**4 Epitheelweefsel** 87
Inleiding 87
Epitheelcellen 87
Classificatie van epithelia 96
Histofysiologie 105
Samenvatting 115

**5 Bindweefsel** 117
Inleiding 117
Extracellulaire matrix 117
Bindweefselcellen 128
Bindweefseltypen 138
Histofysiologie 142
Samenvatting 147

**6 Vetweefsel** 149
Inleiding 149
Univacuolair vetweefsel 149
Plurivacuolair vetweefsel 153
Samenvatting 154

**7 Kraakbeen** 155
Inleiding 155
Hyalien kraakbeen 156
Elastisch kraakbeen 162
Vezelig kraakbeen 163
Samenvatting 165

**8 Botweefsel** 167
Inleiding 167
Botcellen 168
Botmatrix 171
Periost en endost 172
Soorten botweefsel 173
Histogenese 176
Histofysiologie 183
Gewrichten 188
Samenvatting 192

## 9 Zenuwweefsel 193
Inleiding 193
Ontwikkeling 194
Neuronen 195
Gliacellen 204
Centrale zenuwstelsel 207
Perifere zenuwstelsel 215
Autonoom zenuwstelsel 219
Degeneratie en regeneratie 222
Samenvatting 228

## 10 Zintuigen 231
Inleiding 231
Receptoren 232
Het oog 236
Het gehoor- en evenwichtsorgaan 254
Samenvatting 263

## 11 Spierweefsel 265
Inleiding 265
Skeletspierweefsel 265
Hartspierweefsel 277
Glad spierweefsel 279
Regeneratie 284
Samenvatting 285

## 12 Circulatiesysteem 287
Inleiding 287
Algemeen bouwplan 287
Capillairen 289
Endotheel 291
Arteriën 295
Venen 298
Het hart 301
Lymfevaten 303
Samenvatting 305

## 13 Bloed en bloedcellen 307
Inleiding 307
Bloedplasma 308
Bloedcellen 309
Bloedplaatjes 325
Samenvatting 328

## 14 Hemopoëse 331
Inleiding 331
Stamcellen, groeifactoren en differentiatie 331
Beenmerg 334
Erytropoëse 337
Granulocytopoëse 342
Monocytopoëse 345
Mononucleaire-fagocytensysteem 345
Lymfocytopoëse 346
Trombocytopoëse 350
Embryonale hemopoëse 350
Samenvatting 351

## 15 Lymfoïde systeem 353
Inleiding 353
Immuunreacties 355
Immuunglobulinen 356
Thymus 358
Orgaantransplantatie 364
Lymfeklieren 365
Milt 375
Mucosa-geassocieerd lymfoïd weefsel en tonsillen 382
Samenvatting 385

## 16 Het spijsverteringskanaal 387
Inleiding 387
De mondholte 387
De tong 389
Het gebit 391
De farynx 399
Algemeen bouwpatroon 400
De oesofagus 406
De maag 407
De dunne darm 417
Samenvatting 434

## 17 Grote klieren van het spijsverteringskanaal 435
Inleiding 435
Speekselklieren 435
Pancreas 439
Lever 446
De galwegen en galblaas 467
Samenvatting 471

## 18 Het ademhalingssysteem 473
Inleiding 473
Het geleidende deel 474
Longweefsel in engere zin 486
Bloedvaten van de long 493
Lymfevaten van de long 496
Innervatie van de long 496
Pleura 496
Ademhalingsbewegingen 496
Samenvatting 497

**19  Huid  499**
  Inleiding  499
  Epidermis  499
  Dermis  505
  Hypodermis  508
  Haren  508
  Nagels  510
  Talgklieren  511
  Zweetklieren  514
  Vaten en zenuwen van de huid  518
  Regeneratie van de huid  518
  Samenvatting  519

**20  Nier en urinewegen  521**
  Inleiding  521
  Algemeen bouwpatroon  521
  Het nierlichaampje  522
  De tubulus  526
  Het juxtaglomerulaire apparaat  534
  De bloedvoorziening  534
  Histofysiologie  536
  De urinewegen en blaas  542
  De urethra en bijbehorende klieren  543
  Samenvatting  546

**21  Het neuro-endocriene hypothalamus-hypofyse-systeem (NHS)  549**
  Inleiding  549
  Hypofyse  551
  Adenohypofyse  553
  Neurohypofyse  558
  Samenvatting  562

**22  Bijnieren, eilandjes van Langerhans, schildklier, bijschildklieren en corpus pineale  563**
  Inleiding  563
  Bijnieren  563
  Eilandjes van Langerhans  575
  Schildklier  578
  Bijschildklieren  585
  Corpus pineale  586
  Samenvatting  588

**23  Het mannelijk voortplantingssysteem  589**
  Inleiding  589
  Testis  589
  Histofysiologie van de testis  600
  Afvoerwegen  604
  Histofysiologie van de zaadwegen: sperma en ejaculatie  611
  Penis  612
  Samenvatting  615

**24  Het vrouwelijk voortplantingssysteem  617**
  Inleiding  617
  Ovarium  617
  Afvoerwegen  626
  Uitwendige genitalia  638
  Zwangerschap en placenta  640
  Endocriene relaties  648
  De mamma  649
  Samenvatting  654

**Illustratieverantwoording  655**

**Register  657**

# Afkortingen

| | | | |
|---|---|---|---|
| ACTH | adrenocorticotroop hormoon | NADPH | nicotinamide-adenine-dinucleotide-fosfaat |
| ADP | adenosinedifosfaat | NCF | *neutrophil chemotactic factor* |
| AFM | *atomic force*-microscoop | NK-cel | *natural killer-cel* |
| AMP | adenosinemonofosfaat | NOR | *nucleolus organizer region* |
| APC | antigeen-presenterende cel | PALS | peri-arteriolaire lymfocytenschede |
| APUD | *amine precursor uptake and decarboxilation* | PDGF | *platelet derived growth factor* |
| ATP | adenosinetrifosfaat | PTH | parathyroïd hormoon |
| BFU-E | *burst forming unit-erythrocyte* | RER | ruw endoplasmatisch reticulum |
| CD | *cluster of differentiation* | RES | reticulo-endotheliaal systeem |
| CFU-E | *colony forming unit-erythrocyte* | SEM | scanning-elektronenmicroscoop/microscopie |
| CFU-S | *colony forming unit-spleen* | | |
| CLSM | confocale *laser scanning*-microscoop | SER | glad (*smooth*) endoplasmatisch reticulum |
| CSF | *colony stimulating factor* | SNOM | *scanning near field optical*-microscoop |
| CZS | centraal zenuwstelsel | SPM | *scanning probe*-microscoop |
| DAB | diaminoazobenzidine | SRP | *signal recognition particle* |
| DNES | diffuus neuro-endocrien systeem | SRS-A | *slow reacting substance of anaphylaxis* |
| ECF | *eosinophil chemotactic factor* | STM | *scanning tunnelling*-microscoop |
| ECM | extracellulaire matrix | TCR | T-celreceptor |
| EM | elektronenmicroscoop/microscopie | TEM | transmissie-elektronenmicroscoop/microscopie |
| EPO | erytropoëtine | | |
| FDC | folliculaire dendritische cel | TGN | trans-Golgi-netwerk |
| FITC | fluoresceine-isothiocyanaat | TNF | tumor-necrose-factor |
| GALT | *gut-associated lymphoid tissue* | VLDL | *very low density lipoprotein* |
| GDP | guanosinedifosfaat | | |
| GMP | guanosinemonofosfaat | | |
| GTP | guanosinetrifosfaat | | |
| HEV | hoogendotheelvenule | | |
| IDC | interdigiterende cel | | |
| IMP | *intramembranous particle* | | |
| ISH | in-situ-hybridisatie | | |
| LGL | *large granular lymphocyte* | | |
| LM | lichtmicroscoop/microscopie | | |
| MAPS | *microtubule-associated proteins* | | |
| MBP | *major basic protein* | | |
| MHC | *major histocompatibility complex* | | |
| MPF | *maturation promotion factor* | | |
| MPS | mononucleaire-fagocytensysteem | | |
| MT | microtubuli | | |
| MTOC | microtubulus-organiserend centrum | | |
| NA | numerieke apertuur | | |

# 1 Waarnemingsmethoden

Inleiding 17
Weefselvoorbereiding 17
  Fixatie 17
  Inbedding 18
  Kleuring 18
Lichtmicroscopen 18
  Oplossend vermogen 19
  Numerieke apertuur 19
  Fasecontrastmicroscopie 19
  Interferentiecontrast 20
  Polarisatiemicroscopie 20
  Fluorescentiemicroscopie 20
  De confocale 'laser scanning'-microscoop (CLSM) 21
Elektronenmicroscopen 23
  De transmissie-elektronenmicroscoop (TEM) 23
  De 'scanning'-elektronenmicroscoop (SEM) 24
'Scanning probe'-microscopen (SPM) 26
De interpretatie van microscopische beelden 30
Vriestechnieken 30
Autoradiografie 30
Celkweek 31
Samenvatting 31

## INLEIDING

De hoofdstukken 1 en 2 geven een overzicht van de technieken om cellen en weefsels microscopisch te bestuderen. In de microscopie worden maten gebruikt die zijn weergegeven in tabel 1.1. De meest gebruikte maten zijn micrometer (μm) en nanometer (nm). De termen micron (μ = μm) en Ångström (Å = 0,1 nm) zijn in principe afgeschaft, maar worden soms nog wel gebruikt.

## WEEFSELVOORBEREIDING

Organen en weefsels kunnen slechts zelden zonder voorbereiding in een microscoop worden onderzocht. Alleen dunne coupes van weefsel zijn doorgankelijk voor licht of elektronen. Uitstrijkjes van cellen, of celkweken die een dunne laag vormen, kunnen soms direct bekeken worden. Cellen en weefsels hebben van nature te weinig contrast om ze met een gewone lichtmicroscoop direct af te beelden. Daarom worden ze meestal, na een lange voorbewerking gekleurd. Om dunne coupes te kunnen maken worden weefsels eerst gefixeerd en in een snijdbaar materiaal ingebed. **Coupes**, die met een microtoom worden gesneden, worden vervolgens **gekleurd**. Preparaten kunnen met doorvallend of opvallend licht of elektronen worden bestudeerd. Tijdens de bewerkingen kunnen kunstmatige veranderingen (**artefacten**) optreden (zie paragraaf 'De interpretatie van microscopische beelden').

### Fixatie

Fixatie stopt het metabolisme van cellen en weefsels, legt de **moleculaire structuur** vast en bereidt voor op de daaropvolgende behandelingen. Het streven is om de vorming van artefacten te voorkomen. **Fixatie** met chemicaliën houdt het crosslinken, denatureren en onwerkzaam maken van enzymen, structurele proteïnen en fosfolipiden in. Fixatie dient bij voorkeur op zeer vers weefsel te gebeuren, omdat anders verval van structuur (autolyse) optreedt.

Voor lichtmicroscopie (LM) is een groot aantal fixatieven in gebruik, bijvoorbeeld **Bouin** (genoemd naar een vroegere histoloog), dat vooral **formaldehyde** en picrinezuur bevat. **Formaline** bestaat uit een verzadigde oplossing van formaldehydegas in water, ook wel formol genoemd. Fixatieven voor elektronenmicroscopie (EM) bevatten vaak **glutaaraldehyde**, waarvan de twee aldehydegroepen de $NH_2$-groepen

Tabel 1.1 Lengte-eenheden in gebruik bij de licht- en elektronenmicroscopie

| SI-eenheid | Symbool en waarde |
|---|---|
| Micrometer | μm = 0,001 mm = $10^{-6}$ m |
| Nanometer | nm = 0,001 μm = $10^{-9}$ m |

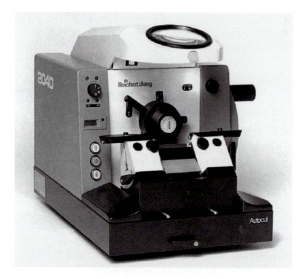

*Figuur 1.1  Microtoom waarmee paraffinecoupes worden gesneden.*
Door te draaien aan het wiel rechts beweegt een intern mechanisme het weefselblokje op en neer, waarbij het na elke cyclus een instelbare afstand voorwaarts wordt verplaatst. Zo kan bij elke omwenteling een coupe van 0,5 tot 10 µm dikte worden gesneden. De coupes blijven op het mes liggen en hebben de neiging met de randen aan elkaar te kleven, zodat een serie van opeenvolgende coupes wordt geproduceerd. De coupes kunnen vervolgens op een objectglaasje worden overgebracht en verder geprepareerd worden voor lichtmicroscopische waarneming. (ref. Reichert)

van eiwitten crosslinken, en een buffer en een stof om het fixatief isotoon te maken ter voorkoming van volumeveranderingen van cellen. Voor EM wordt vaak gebruikgemaakt van **dubbelfixatie**, waarbij men na de glutaaraldehyde, **osmiumtetroxide** toepast dat de onverzadigde banden in vetzuren fixeert en crosslinkt. Op deze manier kan een groot deel van de moleculen, waaruit een cel is opgebouwd, goed bewaard worden.

Fixatieven kunnen worden toegepast door **immersie**, waarbij een stukje weefsel in het fixatief wordt ondergedompeld, of door **perfusie** van het fixatief via de bloedvaten door het orgaan. Deze laatste methode van fixeren geeft veel betere resultaten door de directe inwerking van het fixatief op de cellen en de extracellulaire componenten, en kan dus voor hogere vergrotingen tot 100.000 × en meer worden gebruikt.

### Inbedding
Om het weefsel goed te kunnen snijden moet het worden geïmpregneerd met een vloeibaar **inbedmiddel**, dat na penetratie verhardt door afkoeling of polymerisatie. De inbedding wordt voorafgegaan door een **dehydratie** in een graduele alcoholserie van 30 tot 100%. Hierna wordt een lipideoplosmiddel, zoals xyleen of chloroform toegepast, van waaruit het weefsel voor LM met vloeibare **paraffine** bij 60 °C wordt geïmpregneerd. Door afkoeling stolt de paraffine en kan het weefsel met een zeer scherp **stalen mes** in een **microtoom** (fig. 1.1) worden gesneden tot coupes van ongeveer 5 µm dik. De coupes worden gestrekt op warm water, gemonteerd op objectglaasjes, gedeparaffineerd, gekleurd en onder een dekglaasje ingesloten.

Voor EM wordt een hardere inbedding met **epoxyharsen** gebruikt om het snijden van dunnere coupes mogelijk te maken. Het weefsel wordt na de dehydratie overgebracht in een plastic monomeer, waarna een chemische polymerisator het plastic in 2 dagen verhardt. Ultradunne coupes voor EM, met een dikte van 50 tot 100 nm, worden gesneden op een **ultramicrotoom** met een **glazen mes** of **diamanten mes**. De coupes worden opgevangen op een wateroppervlak dat aansluit op de mesrand. De drijvende coupes worden opgevist op een klein, metalen roostertje ('**grid**'), dat als preparaatdrager dienstdoet. Door contact met een druppel waarin lood- of uranylionen aanwezig zijn, worden de coupes ge**contrast**eerd, zodat ze in een transmissie-EM (TEM) bestudeerd kunnen worden.

### Kleuring
Doordat kleurstoffen selectief aan componenten van cellen adsorberen, komen kleurverschillen tot stand die in een lichtmicroscoop de structuur van cellen duidelijk maken. Kleurrecepten maken gebruik van veel verschillende **kleurstoffen**. Weefselbestanddelen, zoals nucleïnezuren, kleuren met **basische kleurstoffen**, zoals hematoxyline of methyleenblauw, en worden daarom **basofiel** genoemd. In geval van binding van basische componenten, zoals de $NH_2$-groepen van eiwitten, aan **zure kleurstoffen**, zoals eosine, spreekt men van een **acidofiele** of **eosinofiele** kleuring. De veelgebruikte combinatie van **hematoxyline-eosine** kleurt de kernen blauw en het cytoplasma rood (fig. 5.32). Door de beperkte specificiteit worden zulke kleuringen gebruikt voor histologische oriëntatie en gebruikt men daarnaast vaak meer specifieke kleuringen, gebaseerd op specifieke chemische interacties.

### LICHTMICROSCOPEN
De meeste preparaten worden in een lichtmicroscoop (LM) bekeken met **doorvallend** wit **licht**, daarom ook wel **helderveld-LM** ('bright field' LM) genoemd. Een

LM (fig. 1.2) bestaat uit optische en fijnmechanische onderdelen. De optiek bestaat uit drie lenssystemen: de **condensor**, het **objectief** en het **oculair**. De condensor bundelt het doorvallende licht op het preparaat. Deze belichting bepaalt, samen met het objectief, de lichtsterkte, het oplossend vermogen en de kwaliteit van het beeld. De juiste afstelling van condensor en objectief werd beschreven en vernoemd naar Köhler: de **Köhlerse verlichting**. Voor een optimaal resultaat is het aangewezen de regels voor een Köhlerse verlichting te volgen. Het objectief vormt een tussenbeeld dat door het oculair wordt vergroot en geprojecteerd op het netvlies van de waarnemer. Het oog kan vervangen worden door een (**digitale**) **fotocamera** (of TV- of HDTV-camera), eventueel verbonden met een **computer** die de digitale beelden verder kan bewerken, opslaan, versturen of analyseren. De **eindvergroting** van een LM is de vergroting van het objectief vermenigvuldigd met die van het oculair, een praktische grens ligt bij 1.000 × vergroting.

## Oplossend vermogen

Het **oplossend vermogen** van een microscoop (de **resolutie**) wordt gedefinieerd als de kleinste afstand tussen twee punten die nog net gescheiden kunnen worden waargenomen. Het oplossend vermogen is vooral afhankelijk van het objectief en in mindere mate van de condensor, terwijl het oculair niet veel bijdraagt. De beeldkwaliteit wordt bepaald door de kleurweergave, de transparantie, het contrast én de resolutie van de lenzen, terwijl de eigenschappen van het preparaat ook belangrijk zijn. Een goede beeldinformatie wordt verkregen wanneer **vergroting** en **resolutie** in evenwicht zijn. Wanneer hogere vergroting niet gepaard gaat met een hoger oplossend vermogen, resulteert dat in een zinloze ('lege') vergroting.

## Numerieke apertuur

Een belangrijke specificatie van het objectief is de **numerieke apertuur (NA)**, voornamelijk bepaald door de tophoek van de lichtkegel die door een objectief kan worden opgenomen (fig. 1.3).

In de formule waarmee de NA wordt berekend, komt naast de halve openingshoek van de lichtkegel (μ) ook de **brekingsindex (N)** van het medium tussen objectief en preparaat voor. De formule voor de NA ziet er als volgt uit:

$$NA = N \cdot \sin \mu$$

De **golflengte** van het licht en de NA bepalen het oplossend vermogen van een objectief, dat kan worden beschreven met:

$$R = K \cdot \lambda / NA$$

R staat daarbij voor de resolutie, K is een constante en λ staat voor de golflengte van het licht. De resolutie kan dus worden verbeterd door licht met een kleinere golflengte toe te passen, of lenzen met een hogere NA, of beide. Met licht van 550 nm en een NA van 1,40 zal de resolutie van een objectief maximaal 0,25 μm bedragen. Dit is de grens van de LM; kleinere details kunnen niet gescheiden worden waargenomen. Met dit oplossend vermogen kan men nog net organellen in een cel zien, als de coupe van goede kwaliteit is.

De specificaties van een objectieflens staan meestal op de zijkant gegraveerd (fig. 1.4). Daar vinden we waarden voor de **vergroting** (2 - 100 ×), de NA (tot 1,40), de **tubuslengte** (160 mm, 170 mm, of ∞) en de correctie voor **dekglasdikte** (0,17 mm). Teneinde **chromatische** en **sferische aberraties** te compenseren zijn objectieven samengesteld uit combinaties van lenzen van verschillende glassoorten. Verschillende klassen van objectieven worden aangeduid met de namen **achromaat** of **apochromaat** (met kleurcorrectie) en **planapochromaat** (ook voor planiteit gecorrigeerd).

## Fasecontrastmicroscopie

Ongekleurde preparaten hebben meestal geen contrast en geven in een LM meestal geen bruikbaar beeld (fig. 1.5A). De **fasecontrast-LM** is een vinding van Zernike (Nobelprijs 1953) en berust op het bewerken van kleine faseveranderingen die ontstaan door kleine brekingsverschillen in het preparaat, zodat deze zich voordoen als amplitudeveranderingen (licht/donker). Fasecontrast wordt dus toegepast op ongekleurde preparaten (fig. 1.5B), zoals vers geïsoleerde of gekweekte levende cellen, of vriescoupes van ongefixeerd en ongekleurd weefsel. Gekleurde preparaten laten zich door fasecontrast niet goed afbeelden. Het fasecontrastbeeld is herkenbaar aan de 'halo' die rond een object in het beeld ontstaat. Levende cellen in kweek worden vaak bestudeerd met een omkeer ('invert'-)microscoop, waarbij condensor en objectief van positie zijn gewisseld. Zo kijkt men door de dunne bodem van een kweekvat naar de cellen die zich op de bodem bevinden. Dit voorkomt dat men een steriele petrischaal moet openen en met de objectieflens de kweekvloeistof binnen moet gaan.

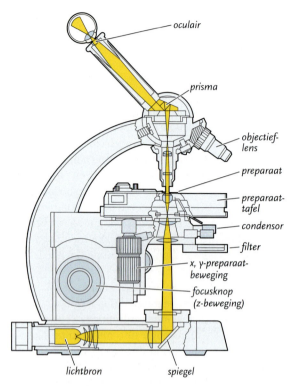

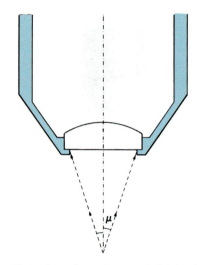

Figuur 1.2 Illustratie van een lichtmicroscoop met het verloop van de lichtbundel (geel) en de belangrijke onderdelen.
Een lichtbron produceert wit licht, dat via een spiegel in de condensor wordt geleid. De condensor is samengesteld uit een aantal lenzen en bundelt het licht op het preparaat. De objectieflens kijkt met een korte werkafstand naar het preparaat en vormt een vergroot beeld, dat door een oculair wordt navergroot en op de retina wordt geprojecteerd. Het prisma dient om de lichtweg te buigen, zodat een comfortabele zitpositie wordt verkregen voor de waarnemer.

### Interferentiecontrast

Het **interferentiecontrast** maakt gebruik van de fasevertragingen die optreden wanneer licht passeert door transparante objecten met verschillen in brekingsindex. Het differentieel interferentiecontrast (Nomarski) vormt een beeld met een pseudoreliëf (fig. 1.5C). Het toepassingsgebied is hetzelfde als bij fasecontrast, maar toch kunnen soms andere details worden gezien door de verschillende wijze van beeldvorming. Het heeft dus zin om, bij het bestuderen van een ongekleurd preparaat, beide methoden met elkaar te vergelijken.

### Polarisatiemicroscopie

Weefselcomponenten met een periodieke of repetitieve rangschikking van atomen, moleculen of supramoleculaire eenheden, hebben het vermogen om gepolariseerd licht te draaien, zodat uitdoving van het licht tussen twee gekruiste **polarisatiefilters** niet meer optreedt (het principe van de dubbele breking of anisotropie). Het eerste polarisatiefilter wordt onder de condensor aangebracht (polarisator) en het tweede tussen het objectief en oculair (analysator). Bekende anisotrope structuren zijn bijvoorbeeld spierfibrillen in spiercellen en collagene vezels in pezen.

Figuur 1.3 Illustratie van het verloop van de lichtbundel door de objectieflens, waarbij de halve openingshoek ($\mu$), waaruit de numerieke apertuur wordt berekend, is aangegeven.
Een hogere waarde van de numerieke apertuur geeft een hoger oplossend vermogen met een grotere tophoek en een kortere werkafstand.

### Fluorescentiemicroscopie

Fluorescerende stoffen zetten (excitatie)licht van een kortere golflengte, bijvoorbeeld blauw, om in (emissie)licht van een langere golflengte, bijvoorbeeld groen of rood. De lichtbundel passeert in een fluorescentie-LM eerst het **excitatiefilter**, dat het excitatielicht beperkt tot een bepaalde golflengte, terwijl het emissielicht, dat door het preparaat wordt uitgezonden, geleid wordt door een **sperfilter**, dat de rest van het excitatielicht uit de bundel verwijdert. Fluorescerende delen van het preparaat lichten daardoor op tegen een donkere achtergrond. Voldoende sterk fluorescentielicht dat wordt uitgezonden door een structuur kleiner dan 0,25 μm, kan vaak nog gezien worden. Dit maakt het mogelijk fluorescerende moleculen in cellen of weefsels zichtbaar te maken. Ook natuurlijke **(auto)fluorescentie** komt voor, bijvoorbeeld door vitamine A. Door de toepassing van **fluorescerende**

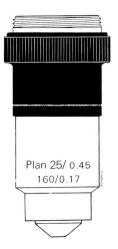

*Figuur 1.4 Illustratie van een planapochromatisch objectief (Plan) met een vergroting van 25 ×, een numerieke apertuur (NA) van 0,45, gecorrigeerd voor een tubuslengte van 160 mm en 0,17 mm dekglasdikte.*
Tegenwoordig worden objectieven gebruikt met een correctie voor een oneindige lichtweg, aangegeven door een ∞ of een ander symbool. (ref. Carl Zeiss)

probes (antilichamen, oligonucleotiden) kunnen antigenen of nucleotidevolgorden worden gelokaliseerd. Door de ontwikkeling van fluorescente probes met zeer specifieke eigenschappen is men steeds meer in staat om fysiologische en biochemische processen in levende cellen te volgen.

Tijdens de aanstraling van een fluorescerende stof door de excitatiebundel, verliest deze stof (een deel van) zijn fluorescentie ('**photo bleaching**'). Daarom kan het zin hebben om een microscoop uit te rusten met een gevoelige **digitale camera**, eventueel in combinatie met een **beeldversterker**, zodat reeds een beeld gevormd kan worden bij minimale hoeveelheden licht, dat bij normale observatie nauwelijks zichtbaar is. Ook kan het beeld door de software van een computer nog verder versterkt worden. Fluorescentiemicroscopie wordt veel toegepast met ópvallende verlichting (**epifluorescentie**), waarbij de excitatie- en de emissiebundel door hetzelfde objectief passeren, maar door een halfdoorlaatbare spiegel van elkaar gescheiden worden.

### De confocale 'laser scanning'-microscoop (CLSM)

Omdat alle fluorescerende verbindingen in een coupe bij aanstraling gaan fluoresceren, is het emissielicht afkomstig van alle belichte niveaus in het preparaat. Hierdoor kan het beeld wazig worden. In een **confocale 'laser scanning'-microscoop (CLSM)** wordt een

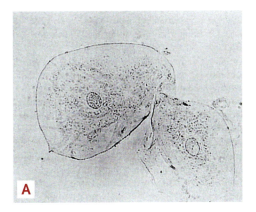

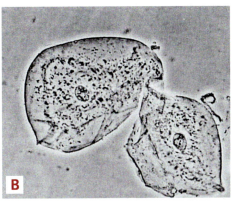

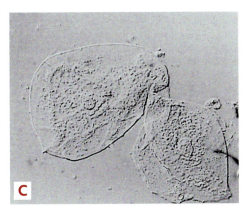

*Figuur 1.5 Verschillende vormen van lichtmicroscopie van ongekleurde epitheelcellen van een monduitstrijkje, 360 ×.*
A  Helderveldmicroscopie, waarbij het apertuurdiafragma bijna geheel dichtgedraaid is, met gevolg een winst aan contrast, maar een groot verlies van oplossend vermogen.
B  Fasecontrastmicroscopie, herkenbaar aan de heldere lichtzoom rond de cel.
C  Interferentiecontrastmicroscopie, herkenbaar aan het reliëfachtige beeld. Het voordeel van de laatste twee vormen van microscopie is dat levende cellen (bijvoorbeeld in een celkweek) bestudeerd kunnen worden met voldoende contrast, zonder kleurstoffen toe te passen.
(opnamen J. James)

## 22 FUNCTIONELE HISTOLOGIE

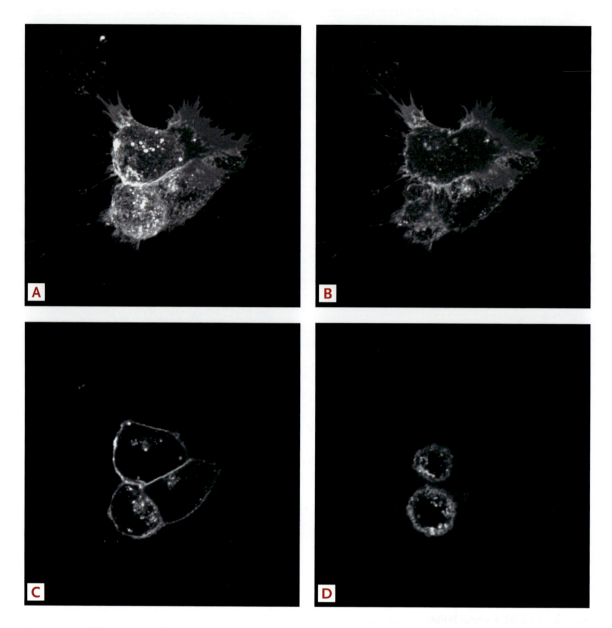

*Figuur 1.6* Vergelijking van eenzelfde preparaat in een fluorescentiemicroscoop (A) en in een confocale 'laser scanning'-microscoop (B-D).
Muizenhersentumorcel, waarin een eiwit gekoppeld aan GFP (green fluorescent protein) tot expressie is gekomen. Het eiwit (rab4) is terug te vinden op endosomen en op de celmembraan. De monochrome groene fluorescentie is hier in grijswaarden weergegeven.
A  Conventionele opname met de fluorescentiemicroscoop: de hele cel is afgebeeld, maar de afzonderlijke endosomen daarin zijn moeilijk zichtbaar.
B-D Opnamen (63 ×-objectief), met de confocale microscoop, van de bodem (B), het midden (C) en de top (D) van de cel: de individuele endosomen zijn beter waarneembaar. (opnamen J.A.M. Fransen)

scherpe monochrome laserbundel (excitatie) via een spiegelsysteem via het objectief naar een preparaat gestraald, volgens een patroon zoals men een pagina leest (**scannen** = linksboven beginnen en lijn voor lijn het hele beeld afwerken). In het preparaat zenden alle beeldpunten op al deze lijnen fluorescentielicht uit

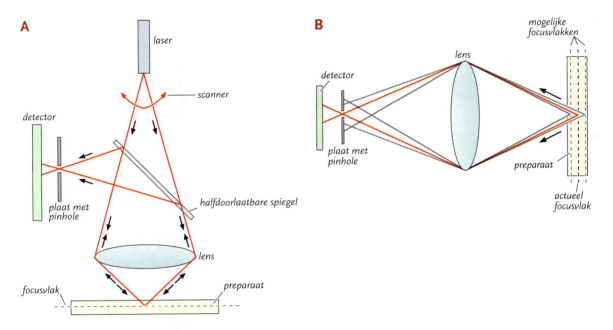

*Figuur 1.7 Confocale microscoop (confocale 'laser scanning'-microscoop).*
A  Schematische opbouw: Het monochromatische licht van een laser wordt door een halfdoorlaatbare spiegel in het focusvlak van de objectieflens in het preparaat geprojecteerd (excitatie). Een fluorescerende stof in het preparaat zal licht van een andere golflengte uitstralen (emissie), waarvan een deel door de objectieflens wordt opgevangen en via de halfdoorlaatbare spiegel wordt geprojecteerd op een pinhole (gaatje). Het licht uit het focusvlak van de lens wordt door een lichtgevoelige detector achter de pinhole geregistreerd. Het signaal van de detector wordt op een kleurenmonitor als een integraal digitaal beeld afgebeeld (niet in de figuur).
B  Detail van de stralengang in een confocale microscoop: Fluorescentiestralen van boven of onder het focusvlak van de objectieflens komen buiten de pinhole terecht, komen niet of nauwelijks bij de detector en spelen dus niet mee in de beeldvorming. De confocale microscoop zal relatief minder licht registreren dan een fluorescentiemicroscoop, maar zal winst boeken op het punt van resolutie. Door beelden van verschillende focusvlakken te verzamelen ('image stack') kan ruimtelijke beeldinformatie worden verzameld, die met een computer als ruimtelijk beeld kan worden weergegeven.

(emissie), dat door hetzelfde objectief op een '**pinhole**' (gaatje) wordt geprojecteerd. Deze pinhole laat uitsluitend licht door dat van het **focusvlak** van de objectieflens (het confocale vlak) komt. Licht van boven en onder het focusvlak wordt buiten de pinhole geprojecteerd en wordt niet doorgelaten. De hoeveelheid licht die de pinhole passeert, wordt gemeten door een gevoelige **fotomultiplierbuis**. Dit signaal wordt gedigitaliseerd en door een computer op een monitor voor elk beeldpunt (**pixel**) met de juiste intensiteit en kleur weergegeven. Deze methode geeft dus een scherp fluorescentiebeeld van een **optische coupe** op een bepaalde hoogte in het preparaat, met een resolutie van 0,18 µm (fig. 1.6 en 1.7). Door beelden te verzamelen van opeenvolgende 'optische coupes' kan de computer een **driedimensionale reconstructie** van de fluorescerende delen van het preparaat maken. Met software kan men de reconstructie op de monitor laten ronddraaien en zo de driedimensionale informatie bestuderen. De CLSM kan ook voor helderveldmicroscopie worden toegepast, maar wordt vooral toegepast bij fluorescentiemicroscopie.

## ELEKTRONENMICROSCOPEN

### De transmissie-elektronenmicroscoop (TEM)

Door de geringe golflengte van elektronen blijkt met een **TEM** (fig. 1.8) een **oplossend vermogen** van **0,1 nm** benaderd te kunnen worden.

De elektronenbundel kan gefocusseerd worden met een elektromagnetische lens, die bestaat uit koperdraad dat gewonden is rond een weekijzerkern. Door variatie van de elektrische stroom in de koperdraad kan de lens meer of minder bekrachtigd worden. De bron van de elektronen is meestal een wolfraamdraad (de **kathode**), die zich in een vacuüm

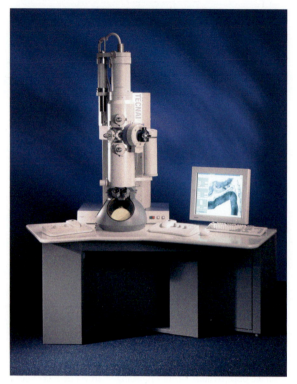

*Figuur 1.8 Een transmissie-elektronenmicroscoop (TEM).*
De mechanische, elektrische en vacuümfuncties van deze TEM (Tecnai, FEI) zijn digitaal gestuurd. De microscoop is met een digitale camera uitgerust. Boven aan de kolom ziet men de bevestiging van de hoogspanningskabel (40-120 kV). Midden in de kolom ziet men de preparaatsluis (met kantelmechanisme = goniometer). Op tafelniveau ziet men de glazen vensters van de observatieruimte met de binoculair voor het waarnemen van details in het preparaat op het fluorescerend eindbeeldscherm. De X-Y-beweging en andere functies van de microscoop (focus, vergroting en dergelijke) worden bediend door middel van een 'tracker ball' op de tafel, twee bedieningspanelen, een PC met toetsenbord en LCD-monitor. (opname FEI)

bevindt en die door elektrische verwarming elektronen gaat uitzenden. Het vacuüm is nodig om de elektronen vrij te laten bewegen. Door het aanbrengen van een potentiaalverschil tussen de kathode en een **anode** (meestal 80kV) worden de elektronen naar de anode versneld. Door een gat in de anode (fig. 1.9) komen de elektronen die niet van hun koers afwijken, als een bundel met een bepaalde snelheid terecht in de kolom van de TEM. De wand van deze kolom wordt gevormd door vijf tot zeven **elektromagnetische lenzen**, die de elektronen als een optisch medium behandelen. Deze lenzen hebben namen en functies zoals bij de LM: een **condensor**, **objectief-** en **projectorlens** (oculair). Het preparaat, dat via een **vacuümsluis** wordt ingebracht, bevindt zich in de kolom ter hoogte van het objectief. De beeldvorming komt tot stand door **verstrooiing** van elektronen uit de bundel. Deze plaatsen worden dus in het beeld als donker ('electron dense') weergegeven. Het eindbeeld wordt gevormd doordat de elektronen op een **fluorescentiescherm** vallen, een **fotografische film** belichten of door een digitale **camera** worden geregistreerd (fig. 1.9A).

Als contrastmiddelen worden oplossingen van lood- en uraniumzouten gebruikt, die zich hechten aan bestanddelen in de ultradunne plastic coupe. Deze zware metalen verstrooien elektronen uit de bundel en veroorzaken daardoor op het registratiemedium een donker beeldelement. TEM-preparaten moeten vacuümresistent en zeer dun (50-100 nm) zijn, anders kunnen de elektronen er niet door.

### De 'scanning'-elektronenmicroscoop (SEM)

In een **SEM** (fig. 1.9B) wordt het preparaatoppervlak door een **scannende** elektronenbundel punt voor punt en lijn voor lijn afgetast. Door de impact van de bundel worden **secundaire elektronen** met een geringere energie uit het preparaat 'losgeweekt' en door een positief geladen **detector** (+400 V) opgevangen en als signaal doorgegeven. Via een versterker wordt de modulatie van het signaal in verschillende **grijswaarden** op een hogeresolutiemonitor weergegeven. De SEM beeldt **oppervlakken** af van een willekeurig preparaat met een typisch maanlandschapeffect en een schijnbaar driedimensionaal beeld. De vergroting wordt verhoogd door een kleiner gebied van het preparaat met een fijnere elektronenspot te scannen, maar het beeld toch op hetzelfde scherm te laten zien. De hoogste vergroting ligt rond 80.000 ×, de **resolutie** is minder dan 6 nm. Preparaten voor SEM worden na de fixatie en dehydratie kritisch-punt-gedroogd. Door verhoging van de temperatuur en de druk in een **kritisch-punt-droogtoestel** kan men het kritisch punt passeren, waarbij geen onderscheid meer bestaat tussen vaste stof, vloeistof en gasfase van het medium. Door de druk te verlagen boven de kritische temperatuur kan men in droge gasfase terugkeren naar atmosferische omstandigheden. Op deze wijze voorkomt men dat tijdens het drogen van preparaten de meniscus met zijn hoge oppervlaktespanning passeert door het preparaat en de ultrastructuur verwoest, zoals dat gebeurt bij het aan de lucht drogen van cellen. Om biologische structuren in het weefsel zichtbaar te maken, wordt het weefsel in de 100%-alcoholfase

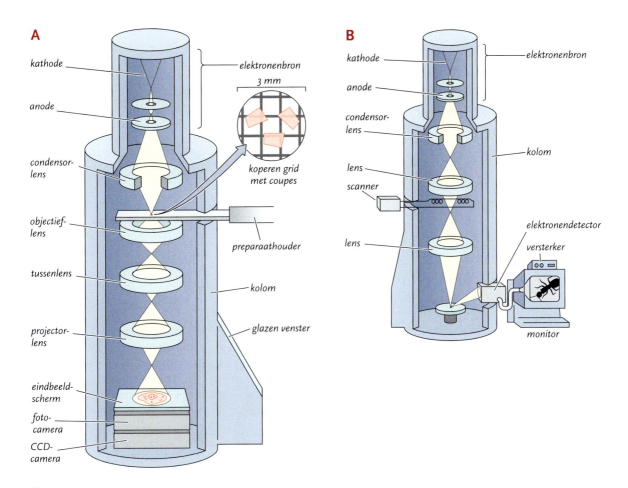

*Figuur 1.9*
A  Verloop van de elektronenbundel (geel) in een transmissie-elektronenmicroscoop (TEM).
De elektronen zijn afkomstig van een verwarmde gloeidraad, die als kathode tegenover een anode staat. De elektronen worden gebundeld en vliegen door een kleine opening in de anode de kolom binnen, waar elektromagnetische lenzen (koperdraadklossen rond een weekijzerkern) de elektronen behandelen zoals glazen lenzen dat doen met licht. De preparaatdrager met de ultradunne coupes (een 'gridje') bevindt zich bij of in de objectieflens. Daar wordt het beeld gevormd door zware metalen die, als contrastmiddel aangebracht, elektronen uit de bundel strooien. De bundel wordt hierna sterk uitvergroot. Het resultaat wordt zichtbaar op het fluorescerende eindbeeldscherm, dat van buitenaf met een binoculair (niet getekend) kan worden bekeken. Het monochrome beeld kan ook door een (digitale) camera worden geregistreerd. Het inwendige van de kolom van de TEM is hoogvacuüm.
B  Verloop van de elektronenbundel in een 'scanning'-elektronenmicroscoop (SEM).
Ook hier zijn de elektronen afkomstig van een verwarmde gloeidraad en worden zij via de anode als een bundel de kolom ingeleid. Elektromagnetische lenzen geven de bundel vorm. Een scangenerator zorgt ervoor dat de bundel lijn voor lijn over het preparaat heen 'schrijft'. Door de interactie van elektronen met het oppervlak van het preparaat, dat zich op de bodem van de kolom bevindt, ontstaan secundaire elektronen. De secundaire elektronen worden door een positieve secundaire elektronendetector opgevangen, waardoor een signaal ontstaat. Dit signaal wordt versterkt en wordt, synchroon met de scanner, gebruikt om een monochroom beeld op een monitor af te beelden. Dit beeld geeft vooral topografische informatie over het oppervlak van het preparaat en heeft het karakter van een maanlandschap.

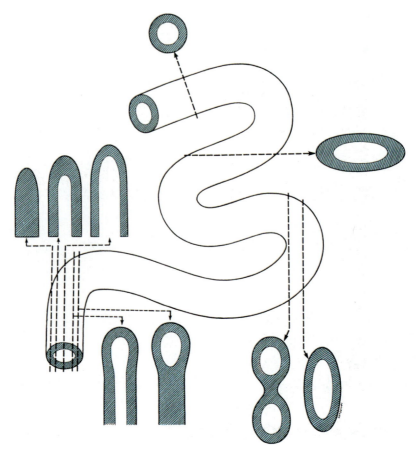

Figuur 1.10 *Illustratie van het verschijnsel dat verschillende aansneden van eenzelfde ruimtelijke, kronkelende buisvormige structuur kunnen leiden tot verschillende beelden in een coupe.*

De pijltjes geven aan wat in het microscopisch beeld wordt gezien in elk van de aangegeven snijvlakken. De oriëntatie van coupes door cellen is bijna altijd willekeurig. Slechts bij uitzondering kan men bij het aansnijden van een weefselblokje een bewuste oriëntatie van het weefsel nastreven. Daarom is ruimtelijk inzicht nodig om de structuren die men in een coupe waarneemt te kunnen begrijpen. In deze figuur bevindt de kronkelende buis zich in het vlak van de figuur; in werkelijkheid zal een dergelijke structuur vrijwel altijd in drie dimensies georiënteerd zijn.

bevroren en daarna gebroken, waarna het **breukvlak** in de SEM wordt bekeken, nadat het gedroogd is en van een dun laagje goud voorzien om het oppervlak geleidend te maken.

### 'SCANNING PROBE'-MICROSCOPEN (SPM)

Sinds kort heeft zich een nieuwe generatie van 'scanning probe'-microscopen aangediend, bestaande uit de '**scanning tunnelling'-microscoop (STM** 1982), de '**atomic force'-microscoop (AFM** 1986) en, recent, de '**scanning near field optical'-microscoop (SNOM)**. Voorlopig blijkt vooral de AFM interessant voor biomedische toepassingen, omdat dit toestel onder water met **levende cellen** in vitro kan werken. De STM blijkt meer toepasbaar voor materiaalonderzoek, en de SNOM moet zijn weg nog vinden, maar zou een concurrent van de CLSM kunnen worden.

De AFM tast met een zeer fijne **naald** op het uiteinde van een flexibele dunne siliconen **bladveer** (cantilever) een preparaat af. De scannende en 'voelende' beweging van de bladveer komt tot stand door de geprogrammeerde bekrachtiging van **piëzo-elektrische** kristallen, die zeer nauwkeurige, kleine bewegingen uitvoeren. Als de naald het preparaat nadert, kan hij naar twee kanten doorbuigen en bol (aantrekking) of hol worden (afstoting). De fijne punt van de naald (radius 5 - 25 nm) ondergaat deze krachten vanuit het preparaat op atomair niveau, vandaar de naam AFM. De buiging van de bladveer is evenredig met de

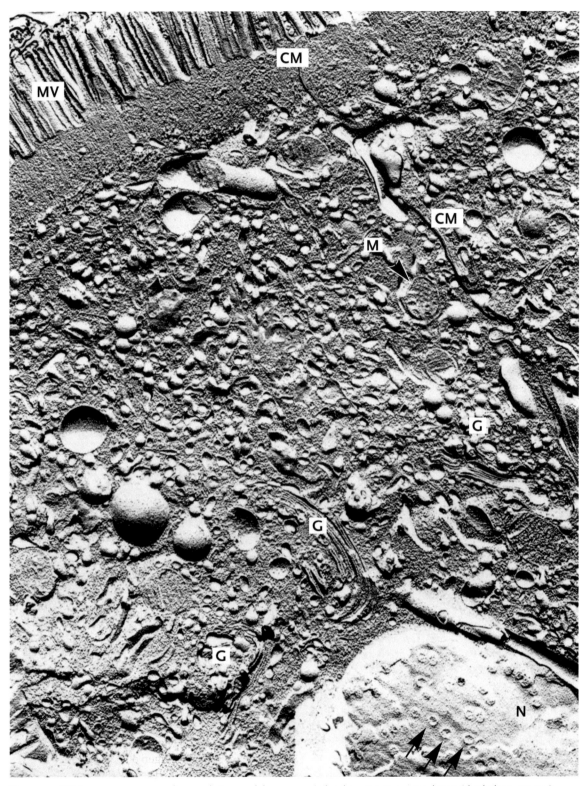

Figuur 1.11 TEM-opname van een replica van het oppervlak van een vriesbreekpreparaat van een darmepitheelcel van een muis. Verschillende organellen zijn aanwezig, zoals microvilli (MV), celmembraan (CM), mitochondriën (M), Golgi-complex (G), celkern (N), kernporiën (pijlen) en veel vesikels in het cytoplasma. 24.000 ×. (opname Staehelin)

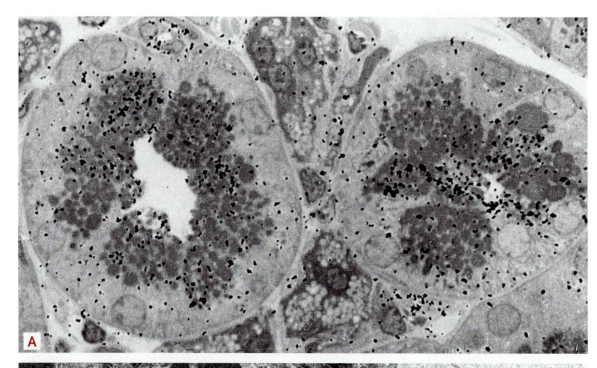

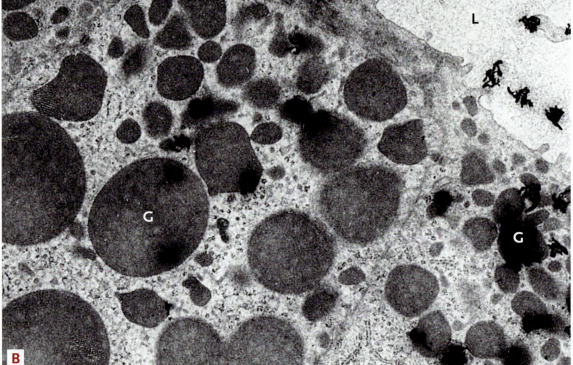

*Figuur 1.12  Autoradiogrammen*

A  LM-autoradiogram van de glandula submandibularis van een muis, die acht uur voor de fixatie was ingespoten met 3H-fucose. De zwarte zilverkorrels tonen aan dat de radioactiviteit voornamelijk in de secretiegranula van de kliercellen aanwezig is. 500 ×. (opname Lima)

B  TEM-opname van het apicale cytoplasma van twee kliercellen, waarin veel secretiegranula (G) liggen. De zilverkorrels, hier te zien als zwarte kluwens, liggen deels boven de granula, maar ook boven het lumen (L) van de klierbuis. 9000 ×. (opname Haddad)

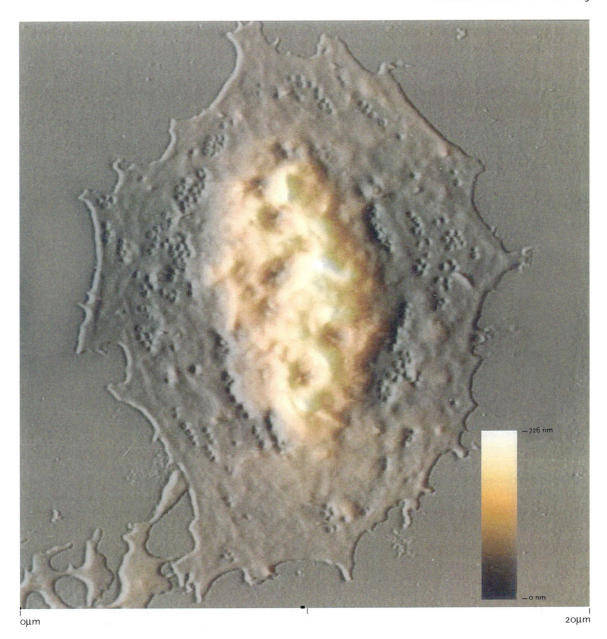

*Figuur 1.13 Afbeelding van een gekweekte sinusoïdale endotheelcel uit de lever van een rat, gemaakt met behulp van een 'atomic force'-microscoop (AFM).*
De kern ligt in de centrale verhoging. In het perifere cytoplasma kan men kleine openingen (fenestrae) waarnemen. Deze fenestrae hebben een diameter van 200 nm. Dankzij de Z-informatie levert de AFM een driedimensionale afbeelding met een detail dat vergelijkbaar is met dat van de SEM. Met de AFM kunnen ook elasticiteitsmetingen en krachtmetingen uitgevoerd worden tot op moleculair niveau. De zijden van deze afbeelding zijn 20 μm × 20 μm. (opname F. Braet)

grootte en richting van de kracht, en wordt gemeten met behulp van de **reflectie van een laserstraal** op het spiegelende oppervlak van de bladveer, die opgevangen wordt door een viervoudige fotomultiplierbuis. De kracht die de naald ondervindt op elk punt van het preparaat, wordt als **grijswaarde** per pixel op een monitor weergegeven, zodat een driedimensionaal krachtbeeld tot stand komt. Hoewel de resolutie voor geschikte preparaten onder de 1 nm ligt, is de resolutie met intacte cellen nog niet zo goed (rond 25 nm).

Niettemin kunnen levende en kort gefixeerde cellen worden afgebeeld met een kwaliteit die vergelijkbaar is met die van de SEM (fig. 1.13). Bovendien zijn de beelden voorzien van echte hoogte-informatie.

## DE INTERPRETATIE VAN MICROSCOPISCHE BEELDEN

Een coupe ontstaat na ingrijpende behandelingen van het weefsel. Het is dus niet zeker dat het resultaat overeenstemt met de werkelijkheid. Soms ontstaan **artefacten**, die bovendien **reproduceerbaar** kunnen zijn. Hoe kan men de werkelijke structuur van een cel achterhalen? Dat kan door **alternatieve methoden** toe te passen, bijvoorbeeld door TEM-beelden van ultradunne coupes te vergelijken met beelden van **vriesbreek**preparaten. Hierbij wordt de structuur niet door een chemisch fixatief vastgelegd, maar door het preparaat zeer snel te bevriezen. Als deze alternatieve methode dezelfde structuur laat zien, is het aannemelijk dat deze niet als artefact door de preparatie zelf is ontstaan.

Als men een ruimtelijke structuur willekeurig door middel van coupes aansnijdt, kan het resultaat in een **tweedimensionaal** beeld zeer verschillend zijn (fig. 1.10). Ruimtelijke reconstructie is mogelijk door de informatie van een **serie** opeenvolgende **coupes** te combineren, bijvoorbeeld door digitalisatie, computer-**beeldverwerking** en **3D-reconstructie**programma's. Deze technieken worden tegenwoordig ook op moleculair niveau in de **structurele** biologie gebruikt.

## VRIESTECHNIEKEN

Coupes kunnen ook gemaakt worden van bevroren weefsel, waarin het bevroren water als inbedmiddel fungeert. Fixatie, dehydratie en inbedding worden op die manier vermeden, zodat veel tijd wordt gewonnen. Van vers weefsel kunnen op deze manier in enkele minuten **vriescoupes** worden gemaakt, zodat zeer snel na weefselafname coupes voor diagnose beschikbaar zijn, bijvoorbeeld tijdens een operatie. Voor onderzoek is deze methode ook interessant, omdat oplosbare stoffen, zoals ionen, monomere verbindingen en vetten door de invriestechniek in het weefsel bewaard blijven, en ook enzymen, receptoren, antigenen en adhesiemoleculen niet door een fixatief worden gedenatureerd.

Cellen, weefsels en embryo's worden frequent ingevroren, voor langere tijd bewaard en na ontdooien opnieuw gebruikt. Een groot probleem hierbij is de vriesschade, die tijdens het invriezen ontstaat door de vorming van ijskristallen. Deze kristallen worden opgebouwd uit puur water dat aan het cytoplasma onttrokken wordt. IJskristallen zijn zeer scherp en snijden tijdens hun groei dwars door de structuur van een cel heen. De **cryobiologie** heeft methoden ontwikkeld om **vriesschade** te beperken. Door zeer snel in te vriezen of door een **cryoprotectans** toe te voegen vormt zich amorf (niet-kristallijn of 'vitrified') ijs, dat minder schade veroorzaakt. Bevroren preparaten en coupes kunnen in een microscoop met een cryopreparaattafel in bevroren toestand worden bestudeerd (cryo-TEM, cryo-SEM). Het blijkt dat het breukvlak van bevroren cellen of weefsels (**vriesbreken**) zeer gedetailleerde beeldinformatie bevat, omdat het breukvlak de contouren van de moleculen en de organellen volgt. Vriesbreken is daarom een krachtige, alternatieve techniek om cellen, organellen en macromoleculen te bestuderen zonder fixatie, inbedding of microtomie. Het cryobreukvlak van intacte organellen, moleculen of macromoleculaire complexen kan direct worden bestudeerd in een SEM, of na het maken van een **replica** (afdruk) in een TEM (fig. 1.11). Door een bevroren breukvlak bloot te stellen aan vacuüm, sublimeert het ijs en wordt het reliëf van het oppervlak versterkt (**vriesetsen**).

## AUTORADIOGRAFIE

Autoradiografie maakt het mogelijk om radioactieve bronnen in coupes te **lokaliseren** met behulp van een **fotografische emulsie**. Radioactieve isotopen zoals tritium ($^3$H) en jodium-125 ($^{125}$J) kunnen worden ingebouwd in monomere verbindingen (aminozuur, suiker, nucleotide en dergelijke). Deze verbindingen worden door de cel gebruikt bij de **synthese** van moleculen die in een coupe bewaard kunnen blijven tijdens de preparatieve procedure. Als een coupe wordt bedekt met een fotografische emulsie, zal deze de plaats van de radioactieve straling detecteren. Tijdens de belichtingsfase, die enkele dagen tot enkele maanden kan duren, accumuleert de emulsie deze informatie. Aan het einde van de procedure wordt het **latente beeld** door een fotografische ontwikkeling omgezet in **zilverkorrels**, juist boven de plaats waar de radioactiviteit zich bevond. Autoradiografie kan zowel op LM- als op EM-preparaten worden toegepast (fig. 1.12), zij het met verschillende resolutie en gevoeligheid.

## CELKWEEK

Dat cellen, als levende bouwstenen van een weefsel, een vorm van autonomie bezitten, blijkt uit het feit dat vrijwel alle tweehonderd celtypen die ons lichaam rijk is, kunnen worden geïsoleerd, gezuiverd en in **kweek** gebracht. In een **kweekmedium**, dat voorziet in de nodige **voedingsstoffen** en eventueel **groeifactoren**, kunnen de cellen overleven of soms gaan **prolifereren** en vele generaties voortgroeien. Het kweekmedium dient regelmatig te worden ververst en de kweekomstandigheden moeten qua temperatuur en gasatmosfeer ook geoptimaliseerd zijn. In een celkweek kunnen de functies van één celtype worden bestudeerd onder standaardcondities **in vitro**, los van de beïnvloedende omgeving **in vivo**[1]. Het kweken van cellen is niet beperkt tot normale menselijke cellen. Er bestaan ook menselijke **tumorcellijnen** en celkweken van stamcellen en cellen van proefdieren, lagere organismen en planten. Celkweken worden intensief gebruikt voor biomedisch **onderzoek**, voor **biotechnologische** productie en voor **transplantatie** met een therapeutisch doel. Celkweken hebben het grote voordeel dat men de (menselijke) cellen ook voor experimenten kan gebruiken. De kweek van cellen kan het gebruik van **proefdieren** beperken. Door cocultures van twee of meer celtypen kunnen cellulaire interacties worden bestudeerd, of kan men gaan denken aan weefsel- of orgaanreconstitutie of in-vitrosupportsystemen ('**tissue engineering**').

Het kweken van cellen vereist een volledig **aseptische techniek** tijdens de isolatie, zuivering en kweek, omdat bacteriën of andere organismen zich door de afwezigheid van het natuurlijke afweersysteem gemakkelijk in het voedselrijke medium kunnen vermenigvuldigen. Sommige cellen zijn gemakkelijk uit hun natuurlijke omgeving te **isoleren**, zoals bloedcellen, terwijl andere uit een vast weefselverband moeten worden losgemaakt. Dit laatste gebeurt met behulp van enzymen, zoals collagenase en hyaluronidase bij lage calciumconcentratie, die de **adhesiemoleculen** (integrinen en cadherinen) en **celcontacten** verbreken. Een dergelijke behandeling levert meestal een mengsel van verschillende celtypes op, zodat bijkomende zuivering nodig is om één bepaald celtype in handen te krijgen. Cellen in vitro hechten zich meestal als een enkele laag ('**monolayer**') aan de bodem van een glazen of plastic kweekvat of kweekschaaltje (fig. 1.13). Als cellen zich vermeerderen, maken ze op een gegeven moment contact met elkaar, dit is het stadium van **confluentie**, en dan stopt de groei. Kankercellen kennen een dergelijke **contactinhibitie** niet, zij woekeren voort.

> Celkweek wordt al lang toegepast voor de studie van normale cellen en kankercellen. Celkweek kan ook worden gebruikt voor het testen van nieuwe geneesmiddelen en het uitvoeren van experimenten op menselijke cellen. Gekweekte cellen kunnen ook worden gebruikt voor de studie van de infectie van cellen met parasieten, bacteriën en virussen. Het maken van een karyogram (chromosomenkaart) gebeurt aan de hand van gekweekte en in deling gebrachte lymfocyten of fibroblasten. In de prenatale diagnostiek kunnen na een amnionpunctie en kweek van de geoogste cellen, die afkomstig zijn van de ongeboren foetus, cytogenetische en metabole afwijkingen worden bepaald. Het verzamelen en kweken van stamcellen en de genetische modificatie van cellen in kweek zullen in de toekomst grote uitbreiding nemen.

### Samenvatting

Er bestaan een aantal verschillende methoden van microscopie. Cellen, weefsels en organen moeten via preparatie worden aangepast aan de eisen die door een bepaalde methode van microscopie worden gesteld. Om deze reden wordt levend materiaal gefixeerd, gedehydreerd, ingebed, gesneden en voorzien van een contrastmiddel of kleurstof. De lichtmicroscoop gebruikt wit licht in helderveld of donkerveld, gepolariseerd of monochromatisch licht, fasecontrast of interferentiecontrast. Soms wordt fluorescentielicht gebruikt, zoals in een fluorescentiemicroscoop of in de confocale 'laser scanning'-microscoop. Lichtmicroscopen kunnen worden gebouwd als rechtopstaande of omgekeerde ('invert'-)microscoop, eventueel met een doorvallende of een opvallende lichtbundel.

Door het toepassen van vacuüm en elektronen als medium stellen de transmissie-elektronenmicroscoop en de 'scanning'-elektronenmicroscoop speciale eisen aan een preparaat, maar wordt wel een hoger oplossend vermogen bereikt dan met de lichtmicroscoop. Ultradunne coupes worden bestudeerd in een transmissie-elektronenmicro- >>

---

[1] *In vivo*: in het levende dier; *in vitro*: in glas; *in situ*: op de plaats waar zij normaal voorkomen.

scoop, terwijl de 'scanning'-elektronenmicroscoop oppervlakken van cellen en weefsels afbeeldt. De nieuwe 'scanning probe'-microscopen zullen nog moeten bewijzen of zij voor de studie van cellen en weefsels belangrijk zijn. Vriestechniek, autoradiografie en celkweek zijn technieken die bij de microscopie een rol spelen.

# 2 Histochemie en cytochemie

Inleiding 33
Histochemie 33
   Hematoxyline-eosinekleuring 33
   Nucleïnezuren 33
   Eiwitten 33
   Polysachariden 33
   Glycosaminoglycanen en proteoglycanen 35
   Glycoproteïnen en glycolipiden 35
   Lipiden 35
   Lokalisatie van ionen 35
   Het gebruik van fluorochromen 36
Enzymhistochemie en -cytochemie 36
   Zure fosfatase 36
   Dehydrogenasen 37
   Peroxidase 37
Immunohistochemie, in-situ-hybridisatie en lectinehistochemie 37
   Immunohistochemie (-cytochemie) 37
   Het merken van antilichamen 38
   De lokalisatie van antigenen 38
   Monoklonale antilichamen 40
   In-situ-hybridisatie 41
   Lectinehistochemie en -cytochemie 42
Samenvatting 42

## INLEIDING

**Histochemie** en **cytochemie** zijn methoden waarmee bepaalde chemische groepen of verbindingen in weefsels en cellen zichtbaar gemaakt kunnen worden. Deze methoden zijn gebaseerd op een specifieke reactie tussen een natuurlijke verbinding in de cel en een toegevoegde stof (reagens), waarbij het eindproduct door een kleur of fluorescentie zichtbaar gemaakt wordt in de LM, of contrast veroorzaakt in de EM. Enkele veelgebruikte methoden worden hier kort beschreven.

## HISTOCHEMIE

### Hematoxyline-eosinekleuring

De **hematoxyline-eosine**kleuring (HE-kleuring) is een veelgebruikte kleuring in de histologie (zie fig. 5.32). Hematoxyline is een base die zure componenten van de cel, voornamelijk nucleïnezuren, zoals DNA in de kern en RNA in het cytoplasma, donkerblauw aankleurt. Deze componenten worden **basofiel** genoemd. Eosine is een zure kleurstof die voornamelijk basische componenten, zoals de $NH_2$-groepen van eiwitten (veel voorkomend in het cytoplasma), roze aankleurt. Deze componenten worden **acidofiel** of **eosinofiel** genoemd.

### Nucleïnezuren

**DNA** kan op een specifieke manier via de **Feulgenreactie** worden aangekleurd. De procedure begint met een hydrolyse van DNA door zoutzuur, waarbij purinebasen van suikergroepen worden afgesplitst en aldehydegroepen in het desoxyribose ontstaan. De vrije aldehydegroepen reageren met het reagens van Schiff, waarbij een onoplosbaar paarsrood complex ontstaat.

Met de klassieke **methylgroen-pyroninekleuring** is het mogelijk DNA (blauwgroen) en RNA (rood) tegelijk in één preparaat aan te tonen.

### Eiwitten

Eiwitten kunnen worden aangetoond door het kleuren van bepaalde aminozuren. Zo kan tryptofaan worden aangekleurd met de tetra-azobenzidinereactie. Tegenwoordig wordt steeds meer gebruikgemaakt van **immunohistochemische methoden** om afzonderlijke eiwitten specifiek aan te kunnen tonen (zie verder).

### Polysachariden

Polysachariden komen in het lichaam voor in vrije toestand of gebonden aan eiwitten of lipiden.

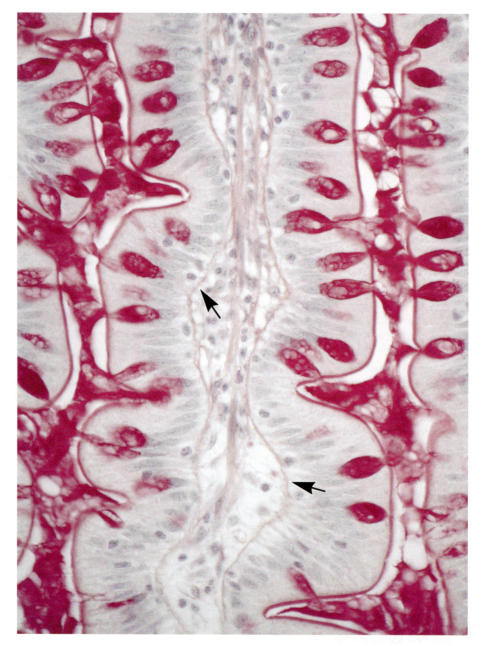

*Figuur 2.1 Darmvillus gekleurd met PAS ('periodic acid Schiff').*
De scharlakenrode kleuring duidt de plaats aan waar in het preparaat suikers voorkomen, die met PAS zichtbaar gemaakt worden. De suikers maken deel uit van de moleculen in het slijm dat door de slijmbekercellen geproduceerd wordt. Het slijm spreidt zich uit over de villus en bedekt de cellen. Ook de staafjeszoom op het apicale cytoplasma van de darmepitheelcellen kleurt. Aan de basis van de epitheelcellen is de basale membraan te zien (pijl). De kern van de villus wordt ingenomen door de lamina propria. Tussen de epitheelcellen kan men de kernen van lymfocyten onderscheiden. Lichte tegenkleuring met hematoxyline. Planapochromaatopname, 63 ×. (opname E. Wisse)

**Vrije polysachariden**, zoals **glycogeen** (een belangrijke reservebrandstof, die in vrijwel alle cellen voorkomt), kunnen worden aangetoond met de **perjoodzuur-Schiff-kleuring** ('periodic acid Schiff': **PAS**). Deze is gebaseerd op de oxidatieve werking van perjoodzuur ($HIO_4$) op de 1,2-glycolgroepen in de glucoseresiduen, zoals weergegeven in de reactievergelijking:

A  glucose in glycogeen
B  geoxideerd glucose met aldehydegroepen

De nieuwgevormde aldehydegroepen reageren, evenals bij de Feulgenreactie, met het reagens van Schiff tot een onoplosbaar complex met scharlakenrode kleur (fig. 2.1). Er komen in cellen en weefsels ook PAS-positieve substanties voor met een andere chemische structuur dan glycogeen. Deze amylaseresistente verbindingen behouden hun kleurbaarheid na een behandeling met amylase, dat specifiek glycogeen afbreekt. Amylase is makkelijk beschikbaar in speeksel.

### Glycosaminoglycanen en proteoglycanen

**Glycosaminoglycanen** zijn negatief geladen polysachariden. De lange, onvertakte polymeerketens bestaan (meestal afwisselend) uit aminosuikers en hexuronzuren, waaraan carboxyl- en sulfaatgroepen gebonden zijn. Bekende voorbeelden zijn chondroitinesulfaat, dermatansulfaat, heparansulfaat en keratansulfaat (zie ook hoofdstukken 5, 7 en 8).

**Proteoglycanen** zijn complexen van glycosaminoglycanen en eiwitten, waarbij lange glycosaminoglycaanketens aan een centrale eiwitketen zijn gebonden. Zij vormen een belangrijk deel van de grondsubstantie van het bindweefsel. De koolhydraatcomponenten vormen het grootste deel van het molecuul.

De meeste glycosaminoglycanen en proteoglycanen zijn niet met PAS kleurbaar, maar wel met bepaalde basische kleurstoffen, zoals alciaanblauw. De zure groepen van de negatief geladen glycosaminoglycanen tonen een **metachromatische reactie** met toluïdineblauw, dat wil zeggen dat zij een andere kleur aannemen dan die van de kleurstofoplossing zelf (blauw).

### Glycoproteïnen en glycolipiden

**Glycoproteïnen** vormen een andere groep van koolhydraateiwitcomplexen. De koolhydraatcomponent is minder overheersend en bestaat uit korte en soms vertakte oligosacharidenketens. Deze neutrale verbindingen kleuren vaak met **PAS**.

**Glycolipiden** vormen een belangrijke component van de membranen van cellen; zij maken onder andere deel uit van de plasmamembraan van zenuwcellen (gangliosiden en cerebrosiden). De koolhydraatcomponent is gelijk aan die van glycoproteïnen.

### Lipiden

**Lipiden** worden meestal aangetoond met kleurstoffen die goed in vetten en slecht in water oplosbaar zijn. Bij de dehydratie die noodzakelijk is voor het inbedden van het weefsel in paraffine (zie hoofdstuk 1) worden de lipiden opgelost, zodat voor het aantonen van lipiden in weefsels **vriescoupes (cryostaatcoupes)** moeten worden gebruikt. De coupes worden in een alcoholische oplossing van een geschikte kleurstof gebracht; de kleurstof gaat dan over in de vetdruppeltjes van de cellen. Hiervoor worden vooral nijlrood en sudanzwart gebruikt, die de lipiden rood respectievelijk zwart kleuren.

> Veel histochemische kleuringen worden gebruikt als hulpmiddel bij het stellen van een diagnose. Bij patiënten met een ijzerstapeling (**hemochromatose**, **hemosiderose**) wordt een perlkleuring voor het aantonen van ijzer gebruikt. Bij patiënten met een glycogeenstapeling (**glycogenose**) of een stapeling van glycosaminoglycanen (**mucopolysacharidose**) wordt PAS voor glycogeen en glycosaminoglycanen toegepast. Bij patiënten met een stapeling van sfingolipiden (**sfingolipidose**) of vet worden lipidenkleurstoffen gebruikt. Ook immunocytochemische kleuringen dragen bij tot het diagnosticeren van tumoren en infecties, zie de voorbeelden in tabel 2.1 en fig. 2.10.

### Lokalisatie van ionen

Naast de klassieke coupemethoden voor het bepalen van ionenconcentraties, zoals voor calciumzouten (alizarinerood) en ijzerionen (perlkleuring met pruisisch blauw), is er een techniek ontwikkeld waarmee ionenconcentraties in levende cellen kunnen worden bepaald. Hiertoe worden aan een kweekmedium, waarin zich cellen bevinden, fluorescerende componenten (onder andere **fura-2**) toegevoegd. Wanneer deze zich aan een bepaald ion ($Ca^{2+}$, $Mg^{2+}$ of $K^+$) binden, veroorzaken ze een specifieke verschuiving in de

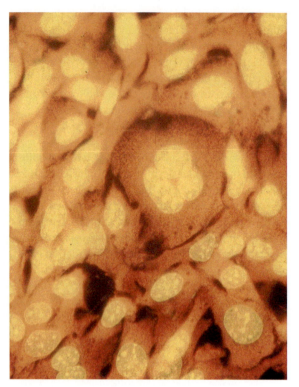

*Figuur 2.2 Fluorescentiemicroscopische opname van gekweekte niercellen, gekleurd met acridineoranje.*
Het DNA in de celkernen fluoresceert geel, terwijl het RNA-rijke cytoplasma oranjerood fluoresceert. (opname Geraldes en Costa)

golflengte van het fluorescentielicht. Hierdoor kunnen onder andere in levende cellen veranderingen van intracellulaire ionenconcentraties gevolgd worden

### Het gebruik van fluorochromen

Bij histochemische en cytochemische analyses wordt vaak gebruikgemaakt van **fluorescerende kleurstoffen** (**fluorochromen**) die licht van een bepaalde golflengte absorberen en met een andere (langere) golflengte uitstralen. Deze kleurstoffen kunnen gehecht worden aan reagentia die reageren met bepaalde moleculen van het preparaat en daarna met behulp van fluorescentiemicroscopie zichtbaar worden gemaakt (hoofdstuk 1). Zo is **acridineoranje** een veelgebruikte fluorescerende kleurstof voor DNA en RNA. Bij excitatie met ultraviolet licht zendt het acridine-DNA-complex een geelgroen licht uit, terwijl het acridine-RNA-complex oranjerood fluoresceert (fig. 2.2). Fluorescentiemicroscopie is ook een veelgebruikte techniek om eiwitten aan te tonen. Hiertoe worden fluorochromen, zoals fluoresceïne-isothiocyanaat (FITC, groenstralend) en tetramethylrhodamine (roodstralend), gekoppeld aan antilichamen die deze eiwitten specifiek herkennen en er sterk aan binden (zie verder). Deze techniek wordt aangeduid met **immunofluorescentie**.

Ook in de '**flow**'-**cytometrie** wordt gebruikgemaakt van fluorochromen. Cellen die met een bepaald fluorochroom zijn behandeld, worden in suspensie door een nauw capillair geleid en passeren dan een bundel excitatielicht. Op het moment dat zij hier voorbijkomen, geven zij een korte flits fluorescentielicht af, die kan worden gemeten en herleid tot de hoeveelheid fluorescentie per cel. Aangezien deze meting zeer snel verloopt, kunnen enige duizenden cellen per minuut worden geanalyseerd, bij voorbeeld op het DNA-gehalte. Deze techniek wordt veel gebruikt om met fluorochromen gemerkte celpopulaties van elkaar te scheiden in een **cell sorter**. De flow-cytometrie wordt veel toegepast in de hematologie (leukemieonderzoek) en de immunologie, waar men met bloedcelsuspensies te maken heeft.

## ENZYMHISTOCHEMIE EN -CYTOCHEMIE

Met de **enzymhistochemie** en **-cytochemie** kan een specifiek eiwit worden gelokaliseerd in een weefsel of cel. De methoden zijn gebaseerd op de vorming van gekleurde, fluorescerende of elektronenstrooiende reactieproducten (veelal neerslagen) op de plaats waar het enzym werkzaam is. Onder bepaalde voorwaarden kan de hoeveelheid product dienen als maat voor de enzymactiviteit. Enkele belangrijke voorbeelden worden gegeven van enzymen die zowel met de LM als de EM aantoonbaar zijn.

### Zure fosfatase

Om het enzym **zure fosfatase** aan te tonen wordt het licht gefixeerde weefsel geïncubeerd in een oplossing van natriumglycerofosfaat (substraat) en loodnitraat (vangreagens) bij een pH van 5,0 (Gomori-kleuring). Het enzym, dat een laag pH-optimum heeft, hydrolyseert het glycerofosfaat, waarbij fosfaationen vrijkomen, die met loodionen reageren en een onoplosbaar kleurloos neerslag geven op de plaats waar het enzym zich bevindt. Door zijn elektronenstrooiende eigenschappen is dit neerslag goed te zien met de EM (fig. 2.4). Voor de LM wordt het kleurloze loodfosfaat in een zwart neerslag van loodsulfide omgezet door middel van ammoniumsulfide (fig. 2.3). Deze methode wordt vaak toegepast om **lysosomen** aan te tonen, omdat zure fosfatase specifiek in deze organellen voorkomt.

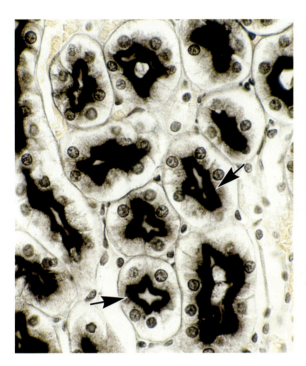

*Figuur 2.3 Coupe van een nier van de rat, geïncubeerd voor het aantonen van het enzym alkalische fosfatase volgens de methode van Gomori.*
De methode voor het aantonen van dit enzym is een variant op het aantonen van zure fosfatase, waarbij de pH van de incubatiebuffer verschilt. Het donkere reactieproduct (loodsulfide) bevindt zich op de apicale celmembraan van de niertubuluscellen.

### Dehydrogenasen

**Dehydrogenasen** oxideren een specifiek substraat en dragen de daarbij vrijkomende elektronen over aan een ander substraat, het co-enzym. Voor de lokalisatie worden ongefixeerde weefselcoupes geïncubeerd met een gebufferde oplossing, die het substraat, het co-enzym en een tetrazoliumzout (de zogenoemde acceptor) bevat. Tijdens de enzymreactie vindt overdracht van elektronen plaats, waardoor het ongekleurde tetrazoliumzout wordt omgezet in een gekleurd onoplosbaar precipitaat, een zogenoemd **formazan**. Hiermee kan bijvoorbeeld succinaatdehydrogenase (een enzym van de citroenzuurcyclus) in mitochondriën worden gelokaliseerd.

### Peroxidase

**Peroxidase** komt in verschillende celtypen voor en kan verschillende substraten oxideren. Voor het aantonen van peroxidase (en ook katalase) worden coupes van ongefixeerd of licht gefixeerd weefsel geïncubeerd

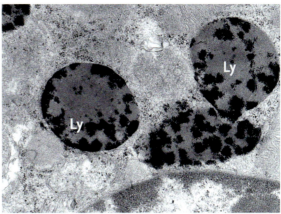

*Figuur 2.4 TEM-coupe van een niercel van een rat, na korte fixatie geïncubeerd voor het aantonen van het enzym zure fosfatase.*
Het donkere reactieproduct bevindt zich in de lysosomen (Ly). Dit reactieproduct bevat zware atomen in de vorm van loodfosfaat, dat elektronen uit de bundel verstrooit en daardoor donker in het beeld naar voren komt. Het reactieproduct vormt zich op de plaats van het enzym. 25.000 ×. (opname Katchburian)

in een oplossing met waterstofperoxide ($H_2O_2$) en 3,3'-**diaminoazobenzidine (DAB)**. Het peroxidase zorgt ervoor dat het DAB wordt geoxideerd, waardoor een bruinzwart elektronendicht neerslag ontstaat, dat zowel met LM als TEM waarneembaar is.

De DAB-methode is een van de meest toegepaste methoden: (1) omdat hiermee de peroxidaseactiviteit in verschillende typen bloedcellen kan worden aangetoond, hetgeen belangrijk is voor de diagnose van leukemie; (2) omdat het enzym peroxidase veel wordt gebruikt als merker (label) van het eindproduct van een immunohistochemische reactie of een in-situ-hybridisatie en voor het lokaliseren van lectinen.

### IMMUNOHISTOCHEMIE, IN-SITU-HYBRIDISATIE EN LECTINEHISTOCHEMIE

**Immunohistochemie** (-cytochemie), **in-situ-hybridisatie** en **lectinehistochemie** (-cytochemie) worden gebruikt om macromoleculen te lokaliseren in weefsels en cellen. De methoden zijn gebaseerd op specifieke, hoge-affiniteitsinteracties tussen moleculen.

### Immunohistochemie (-cytochemie)

**Antigenen** zijn substanties die in staat zijn om een immuunrespons op te wekken. Deze antigenen kunnen in cellen en weefsels worden opgespoord door gebruik te maken van **antilichamen** (immunoglobu-

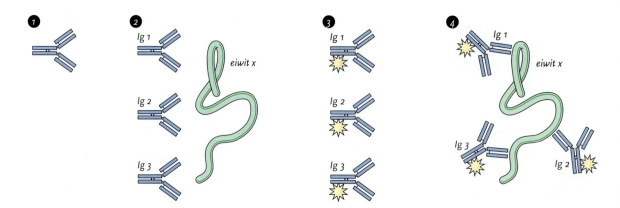

Figuur 2.5 Directe methode in de immunocytochemie.
1   Immunoglobulinemolecuul met twee lange en twee korte ketens.
2   Productie van een polyklonaal antilichaam door de injectie van een eiwit X van een rat in een konijn. Het konijn produceert verschillende antilichamen (Ig1, Ig2, Ig3) tegen verschillende epitopen op hetzelfde eiwit X van de rat.
3   Een of meer van de verschillende antilichamen kunnen na zuivering van een microscopisch herkenbaar label worden voorzien.
4   In de uiteindelijke immunocytochemische reactie koppelen de verschillende antilichamen op verschillende epitopen van hetzelfde eiwit X. Het reactieproduct kan in een microscoop teruggevonden worden aan de hand van de label.

linen). Antilichamen hechten zich specifiek aan een bepaald antigeen en kunnen daarna gelokaliseerd worden door koppeling (voor of na de reactie) aan een fluorescerende verbinding, een enzym of een elektronenstrooiende verbinding.

Bij de immunohistochemie worden antilichamen (die van tevoren in een proefdier zijn opgewekt) aan **merkerstoffen** of **labels** gekoppeld, die ze microscopisch waarneembaar maken. Als een oplossing met een gemerkt antilichaam wordt aangebracht op een coupe van een weefsel of cel waarin zich het overeenkomstige antigeen bevindt, hecht het antilichaam zich specifiek aan het (deel van het) antigeenmolecuul waar het tegen gericht is (het **epitoop**). Hierdoor wordt de plaats waar dit molecuul zich bevindt microscopisch zichtbaar gemaakt.

### Het merken van antilichamen

Er bestaan drie methoden voor het merken (labelen) van antilichamen.

1   Koppeling van het antilichaam aan een fluorescerende verbinding: de plaatsbepaling gebeurt dan met de fluorescentiemicroscoop (immunofluorescentie) (fig. 2.7).
2   Koppeling aan een enzym: het gemerkte antilichaam wordt dan opgespoord door een enzymhistochemische kleuring. Voor dit doel wordt vaak het enzym **peroxidase** gebruikt dat gemakkelijk kan worden aangetoond (immuno-enzymhistochemie, zie fig. 2.8).
3   Koppeling aan een elektronenstrooiende verbinding: hiervoor wordt **colloïdaal goud** met een bepaalde diameter (3-20 nm) gebruikt (immunogoudmethode). Het goudpartikel is van tevoren gekoppeld aan proteïne-A. Proteïne-A is een eiwit van *Staphylococcus aureus* dat specifiek bindt met het Fc-gebied van een immunoglobulinemolecuul. Een proteïne-A-goud-antilichaamcomplex kan dus gebruikt worden voor het opsporen van een antigeen. Deze '**proteïne-A-goudmethode**' geeft een scherp contrast in het EM-beeld (fig. 2.9) en wordt veel toegepast in het celbiologisch onderzoek en in medisch-diagnostische tests (tabel 2.1). Met deze methode kan ook meer dan één antigeen in een coupe aangetoond worden, namelijk door in grootte verschillende gouddeeltjes te gebruiken voor verschillende antilichamen gericht tegen verschillende antigenen.

### De lokalisatie van antigenen

De lokalisatie van een bepaald macromolecuul (eiwit X in fig. 2.5 en 2.6) kan volgens een directe of indirecte methode worden uitgevoerd.

1   **Directe methode**: coupes van een weefsel dat vermoedelijk een bepaald antigeen X bevat, worden geïncubeerd met een vooraf gemerkt antilichaam

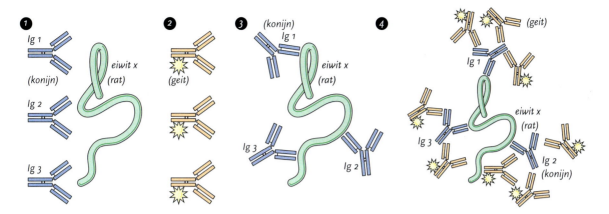

*Figuur 2.6 Indirecte methode in de immunocytochemie.*

1 Na injectie van het eiwit X van een rat vormen zich in een konijn polyklonale antilichamen (Ig1, Ig2, Ig3) tegen verschillende epitopen op het eiwit X.
2 Antilichamen tegen konijnen-immunoglobuline worden aangemaakt in een derde diersoort, bijvoorbeeld een geit. Een grote hoeveelheid geit-antikonijnen-antilichaam wordt gezuiverd en gelabeld.
3 Het antiserum van het konijn wordt bij het preparaat van de rat gebracht, waarin het eiwit X aanwezig is.
4 Na reactie tussen het rattenantigeen X en het konijnen-antilichaam, wordt het preparaat in een tweede stap geïncubeerd met het gelabelde geit-antikonijnen-antilichaam, dat vervolgens reageert met (de epitopen van) het konijnen-immunoglobuline. Deze aanpak heeft voordelen, namelijk een eenmalige aanmaak van een grote hoeveelheid gelabeld antilichaam en een hoge gevoeligheid (veel gelabelde antilichamen op het eiwit X). Een nadeel is het grotere immuuncomplex, dat in principe een geringere resolutie geeft.

tegen X; het antilichaam zal zich dan specifiek aan het antigeen binden (fig. 2.5). Na de reactie worden de ongebonden antilichamen weggewassen. De plaats van het antigeen kan door de lokalisatie van het gemerkte antilichaam direct met LM of TEM worden vastgesteld.

2 **Indirecte methode**: hierbij worden in een eerste stap niet-gemerkte antilichamen, bijvoorbeeld van een konijn, tegen een antigeen X in contact met de coupe gebracht. Na reactie met het antigeen in de coupe, kunnen de konijnen-antilichamen op hun beurt worden opgespoord met een

Tabel 2.1 Overzicht van eiwitten (antigenen) die veel gebruikt worden bij de immunocytochemische diagnose van ziekten

| Antigeen | Diagnose |
| --- | --- |
| **Intermediaire filamenten** | |
| Cytokeratine | Ongedifferentieerde tumor van epitheliale herkomst, carcinoom, adenocarcinoom |
| Gliafilamentair eiwit | Tumor van gliacellen |
| Vimentine | Bindweefseltumor |
| Desmine | Spiertumor |
| **Overige eiwitten** | |
| Eiwit- of polypeptidehormoon | Eiwit- of polypeptidehormoonproducerende tumor |
| Carcino-embryonaal antigeen (CEA) | Tumor afkomstig van klier, voornamelijk in darm of borst |
| Prostaatspecifiek antigeen | Prostaatcarcinoom |
| Steroïdhormoonreceptor | Borstklierafvoergangtumor |
| Virusantigeen | Specifieke virusinfectie |

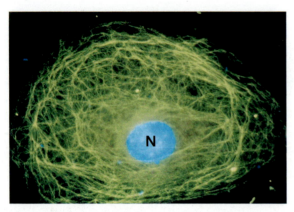

*Figuur 2.7 Foto van een deciduale cel van een rat in kweek, na een indirecte methode voor het aantonen van het eiwit desmine. Desmine vormt intermediaire filamenten, die in de figuur als een groengekleurd netwerk te zien zijn. Het DNA is met een blauwfluorescerende stof gekleurd. (opname Costa)*

antilichaam dat bij voorbeeld in een geit tegen konijnen-immunoglobuline werd opgewekt. Wanneer in deze tweede stap een gemerkt geit-antikonijnen-antilichaam wordt gebruikt, wordt de plaats van het antigeen X in twee stappen, ofwel op een indirecte wijze zichtbaar gemaakt (fig. 2.6). De gevoeligheid van deze methode is groot, omdat een konijnen-immunoglobuline door meerdere geiten-antilichamen wordt bezet. Het gemerkte geit-antikonijnen-antilichaam kan herhaaldelijk worden gebruikt om (niet-gemerkte) konijnen-antilichamen aan te tonen. Gezien deze praktische voordelen wordt deze methode veel toegepast, hoewel ze niet de hoogste resolutie zal geven.

### Monoklonale antilichamen

De zuiverheid, de specificiteit en de affiniteit van een antilichaam bepalen het succes van een immunocytochemische lokalisatie. Om antilichamen met een grote specificiteit te verkrijgen wordt gebruikgemaakt van de **hybridomatechniek**. Hiertoe worden, enige tijd na het inspuiten van een antigeen, antilichaamsynthetiserende cellen uit de milt van een proefdier geïsoleerd. Deze cellen hebben in dit stadium van hun differentiatie hun delingscapaciteit verloren, maar deze capaciteit kan worden hersteld door de cellen 'onsterfelijk' te maken door fusie met een tumorcel. Het fusieproduct van een antilichaamsynthetiserende cel en een tumorcel wordt een **hybridoom** genoemd. Na klonering secerneert zo'n hybridoom grote hoe-

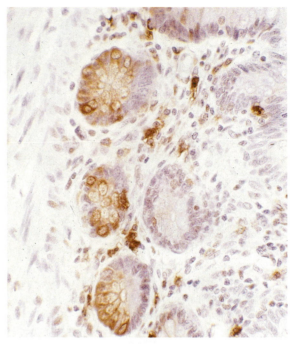

*Figuur 2.8 Indirecte methode voor het aantonen van lysozym in Panethcellen van de dunne darm.*
In de eerste stap werd de coupe geïncubeerd met een antilichaam tegen lysozym. Het enzym peroxidase werd gebruikt als label voor het secundaire antilichaam. Door incubatie ontstaat een bruin reactieproduct. Het reactieproduct is aanwezig in de lysosomen van macrofagen en van de granula van **Panethcellen**. Lichte tegenkleuring met hematoxyline. Het voordeel van een enzym als label voor een secundair antilichaam is dat een enzym reactieproduct blijft maken zo lang het enzym werkt. Dit geeft een versterkend effect.

veelheden van het antilichaam, dat gericht is tegen één bepaald epitoop van het ingespoten antigeen. De productie van deze **monoklonale antilichamen** biedt voordelen ten opzichte van **polyklonale antilichamen**, die op een conventionele manier bij een proefdier worden opgewekt en die een mengsel zijn van antilichamen tegen verschillende epitopen op het antigeen.

Immunocytochemie heeft sterk bijgedragen tot de verbetering van de medische diagnostiek. Enkele figuren in dit hoofdstuk illustreren de toepassing van immunocytochemie bij het aantonen van bepaalde moleculen in histologisch materiaal (fig. 2.7, 2.8 en 2.9). In tw staan enkele groepen van cellulaire eiwitten die op een dagelijkse basis in pathologische laboratoria worden gediagnosticeerd.

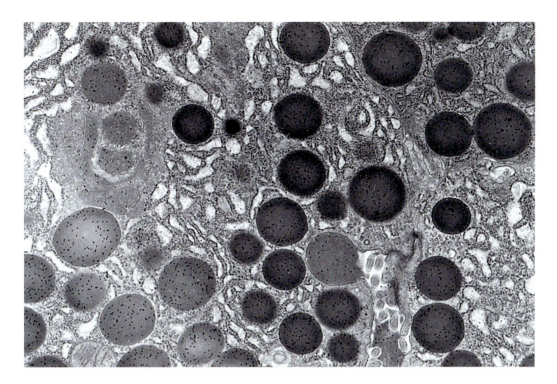

*Figuur 2.9 TEM-opname van een exocriene pancreascel, die geïncubeerd werd met anti-amylaseantilichamen en daarna met proteïne-A, dat was gekoppeld aan colloïdaalgoudpartikels.* Proteïne-A heeft een hoge specifieke bindingscapaciteit voor antilichamen. De goudpartikels zijn als heel kleine donkere deeltjes te zien boven de rijpende secretiegranula. (opname Bendayan)

## In-situ-hybridisatie

**In-situ-hybridisatie** maakt het mogelijk om specifieke nucleotiden-volgorden in microscopische preparaten te lokaliseren. De methode is gebaseerd op het feit dat twee strengen in een DNA- of RNA-dubbelstreng (duplex) gescheiden kunnen worden door denaturatie. Vervolgens laat men een van beide strengen een dubbelhelix of duplex vormen met een specifieke, gekende complementaire nucleïnezuursequentie. Deze 'probes' zijn voorzien van een merker, hetzij radioactief, fluorescerend, enzymatisch of elektronendicht (fig. 2.10). In-situ-hybridisatietechnieken hebben zich in korte tijd een plaats weten te verwerven in fundamenteel onderzoek, klinische diagnostiek en forensische geneeskunde. De methode vereist echter de toepassing van een tamelijk hoge temperatuur (~ 90 °C) en hierdoor is het gebrek aan weefselpreservatie een probleem.

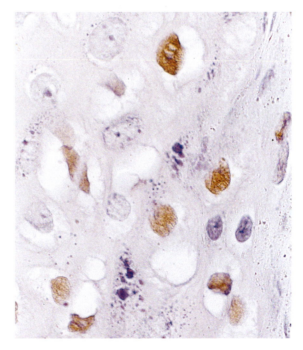

*Figuur 2.10 Weefselcoupe van een goedaardige tumor (condyloma) na toepassing van in-situ-hybridisatie.* De bruine kleuring toont de plaatsen aan waar het DNA van het humaan papillomavirus type 2 aanwezig is. Tegenkleuring met hematoxyline. (opname J.E. Levi)

**Lectinehistochemie en -cytochemie**
Lectinen zijn van plantenzaden afkomstige eiwitten die een hoge en specifieke affiniteit hebben voor suikers. Lectinen binden aan specifieke sequenties van suikergroepen; daardoor kunnen verschillende typen glycoproteïnen, glycosaminoglycanen, proteoglycanen en glycolipiden onderscheiden worden. De lectinen worden hiertoe voorzien van bepaalde merkers (bijvoorbeeld peroxidase of colloïdaal goud).

> **Samenvatting**
> Door toepassing van histochemische en cytochemische kleuringsmethoden kunnen bepaalde componenten van weefsels en cellen zichtbaar gemaakt worden. De methoden zijn gebaseerd op specifieke reacties tussen moleculen, waarbij een gekleurd of contrastrijk eindproduct ontstaat dat licht- of elektronenmicroscopisch waarneembaar is. Met behulp van deze technieken kunnen belangrijke macromoleculen, zoals DNA, RNA, eiwitten, polysachariden, glycosaminoglycanen, proteoglycanen, glycoproteïnen, glycolipiden en lipiden, aangekleurd en gelokaliseerd worden.
> Daarnaast zijn de volgende, meer specialistische detectiemethoden ontwikkeld.
>
> 1. Enzymhistochemische en -cytochemische methoden, waarmee een enzym in een weefsel of cel gelokaliseerd kan worden. Hierbij ontstaan gekleurde, fluorescerende of elektronenstrooiende reactieproducten (neerslagen) op de plaats waar het enzym werkzaam is.
> 2. Immunohistochemische en -cytochemische methoden, waarmee een antigeen gelokaliseerd kan worden. Hiervoor wordt een antilichaam gebruikt dat zich specifiek hecht aan het antigeen en dat gedetecteerd wordt door het te koppelen aan een enzym of een fluorescerende of elektronenstrooiende verbinding.
> 3. In-situ-hybridisatietechnieken, waarmee het mogelijk is specifieke nucleotidenvolgorden te lokaliseren. Hierbij wordt enkelstrengs DNA of RNA gemarkeerd met complementaire nucleïnezuursequenties van een bekende volgorde, die van tevoren gekoppeld zijn aan radioactieve, fluorescerende, enzymatische of elektronendichte merkers.
> 4. Lectinehistochemie en -cytochemie, waarbij een bepaalde sequentie van suikergroepen, zoals voorkomend in glycoproteïnen, glycosaminoglycanen, proteoglycanen en glycolipiden, gebonden wordt door een specifiek lectine, dat van tevoren voorzien is van een merker.

# 3 De cel

Inleiding 43
  Onderdelen van de cel 45
Het cytoplasma 46
De celmembraan 46
Mitochondriën 51
Ribosomen 54
Het endoplasmatisch reticulum 55
Het Golgi-complex 57
Lysosomen 60
Peroxisomen 64
Het cytoskelet 66
  Microtubuli 66
  Microfilamenten 68
  Intermediaire filamenten 69
Insluitsels 70
De celkern 71
De celcyclus 76
Celdood 82
Samenvatting 84

## INLEIDING

Alle levende organismen zijn opgebouwd uit een of meer celtypen. In meercellige organismen zijn verschillende **celtypen** verenigd in weefsels en organen, waarin ook **tussencellige stof** of **extracellulaire matrix (ECM)** en interstitiële vloeistof voorkomen. Een cel kan worden gedefinieerd als: 'de kleinste, georganiseerde levende eenheid binnen een organisme, die dankzij een ingewikkeld metabolisme min of meer onafhankelijk kan bestaan in een fysiologische omgeving en die in staat is tot beweging, groei en deling door mitose'. Qua organisatieniveau bevindt de cel zich tussen het niveau van de moleculen en dat van de weefsels, in de reeks: moleculen, cellen, weefsels, organen, individuen en maatschappij. Verschillende celtypen functioneren tezamen als bouwstenen van een weefsel. In het menselijk lichaam zijn meer dan tweehonderd verschillende celtypen geteld. Cellen bereiken **leeftijden** van enkele dagen tot zo lang als een organisme leeft. Zij kunnen vervangen worden en zijn zelf ook voortdurend bezig met de vervanging van hun **organellen** en opbouwende bestanddelen, de **eiwitten**, **lipiden** en **koolhydraten** en combinaties van deze moleculen. De synthese van eiwitten en enzymen die hiervoor nodig is, wordt bepaald door de informatie afkomstig van het **genoom**.

Alle cellen zijn via mutatie en selectie tijdens de evolutie ontstaan uit een primitieve oercel. Eencellige organismen, zoals **bacteriën** en **protozoën**, hebben zich aan de meest verschillende omstandigheden aangepast en vormen meer dan de helft van de biomassa op aarde. Bij eencelligen moeten alle functies door één cel worden uitgevoerd. In een meercellig organisme kunnen de cellen zich door de signaalgestuurde expressie van verschillende delen van hun genoom **differentiëren** tot cellen met een verschillende functie en taakverdeling.

Verschillende celtypen hebben een verschillende structuur en functie en kunnen met hun verschillende functies een complementaire samenwerking onderhouden en een veelzijdige orgaanfunctie opbouwen. Hierdoor kunnen meercellige organismen complexere taken vervullen dan eencelligen, zodat zij een evolutionair voordeel hebben. De ontwikkeling van deze speciesgebonden complexiteit (fylogenie) zien wij steeds weer versneld herhaald bij de ontwikkeling van een embryo uit een bevruchte eicel (ontogenie).

Een belangrijke stap in de evolutie is de ontwikkeling van **eukaryotische cellen**, waarbij onder andere het DNA werd gescheiden van het cytoplasma en opgeborgen in een **kern**, omgeven door een **kernmembraan**. Voor een overzicht van de belangrijkste verschillen tussen prokaryotische en eukaryotische cellen, zie tabel 3.1 en figuur 3.1. Eukaryotische cellen zijn omgeven door een **celmembraan** en bevatten **organellen**, als aparte, gespecialiseerde compartimenten van de cel (fig. 3.2). De celmembraan wordt soms ook **plasmamembraan** of **plasmalemma** genoemd.

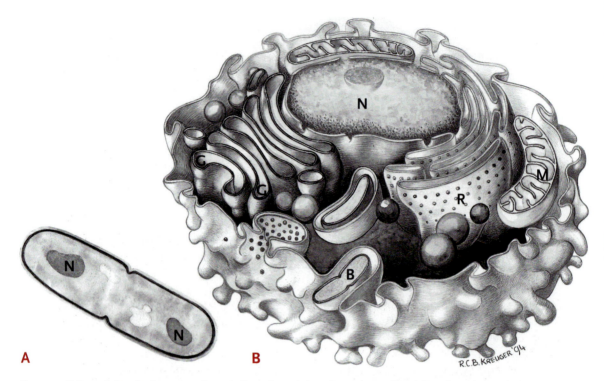

*Figuur 3.1 Schematische tekening van een bacterie (A, prokaryotische cel) en een zoogdiercel (B, eukaryotische cel).*
A  De **bacterie** staat op het punt te delen, nadat het nucleoïd (N) is verdubbeld. De celmembraan is meervoudig en het cytoplasma bevat geen organellen.
B  De veel grotere eukaryotische cel, die op een andere schaal is getekend, toont veel organellen of compartimenten, die door een membraan van de rest van het cytoplasma zijn afgescheiden. Men herkent een kern (N) met een kernlichaampje of nucleolus, het ruw endoplasmatisch reticulum (R), het Golgi-complex (G) en mitochondriën (M). De cel fagocyteert een bacterie (B), die na opname in de lysosomen zal worden verteerd.

Organellen zijn door een of twee membranen van het omringende cytoplasma gescheiden en hebben elk hun specifieke structuur en werking. Prokaryotische cellen missen deze organisatie en zijn daardoor minder gedifferentieerd. Eukaryotische cellen zijn ontstaan uit prokaryoten toen op aarde de zuurstofconcentratie begon toe te nemen.

**Tabel 3.1  Belangrijke verschillen tussen eukaryotische en prokaryotische cellen**

| Eukaryotische cel (protozoa, wieren, alle cellen van metazoa en metaphyta) | Prokaryotische cel (bijvoorbeeld bacteriën, blauwwieren) |
|---|---|
| **Eencellig of meercellig** | **Uitsluitend eencellig** |
| Diameter 5-100 µm | Diameter 0,5-10 µm |
| Kern (door kernomhulsel van het overige deel van de cel afgesloten) bevat genetische informatie van complex georganiseerde chromosomen bestaande uit DNA + eiwitten | Genetische informatie in circulair DNA dat in de cel is gelegen (nucleoïd, genofoor) |
| RNA-synthese in kern, eiwitsynthese in cytoplasma, nucleoli in de kern aanwezig | RNA en eiwit gesynthetiseerd in hetzelfde compartiment, geen nucleoli |
| Cytoplasma met cytoskelet dat bestaat uit eiwitten Organellen met gespecialiseerde functie in het cytoplasma | Geen cytoskelet, organellen nauwelijks of niet ontwikkeld |
| Deling door mitose of meiose | Deling via doorsnoering |
| In principe aeroob metabolisme | Anaeroob of aeroob metabolisme |

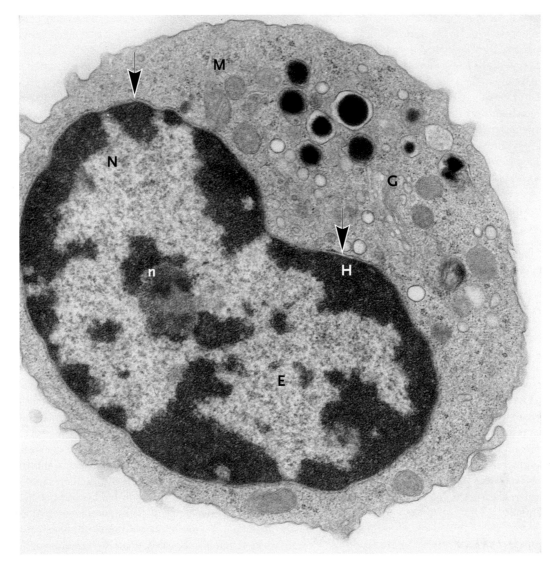

*Figuur 3.2 TEM-opname van een NK-cel ('natural-killer'-cel) van de rat.*
Deze cel toont de gebruikelijke organellen zoals de kern (N), een klein Golgi-complex (G), enkele kleine mitochondriën (M) en enkele donkere granula.
De kern bevat een nucleolus (n), een dubbele kernmembraan (pijlen), heterochromatine (H) en euchromatine (E). De cel heeft een diameter van ongeveer 6 μm. (opname E. Wisse)

De grootte van een eukaryotische cel kan sterk variëren, van 3-5 μm tot enkele malen 100 μm. De cellen van de olifant zijn niet groter dan de overeenkomstige cellen van de muis, maar de olifant heeft er wel meer. Cellen met een gelijke functie hebben doorgaans ook een zeer vergelijkbare structuur. Cellen met een gelijke structuur hebben vrijwel altijd een vergelijkbare functie. Bij het overschrijden van een zekere 'kritische massa' zal een cel gaan delen (**mitose**). Deze kritische massa is ongelijk voor verschillende celtypen en soms ongelijk voor een cel in verschillende levensfasen. Cellen kunnen fuseren en vormen dan een **syncytium**, een **veelkernige cel**. Veelkernige cellen kunnen ook ontstaan na kerndelingen (**karyokinese**), waarbij het delen van het cytoplasma (**cytokinese**) achterwege blijft, zodat een **symplasma** ontstaat.

### Onderdelen van de cel

In de celkern, die alleen bij rode bloedcellen en bloedplaatjes ontbreekt, ligt de genetische informatie in intacte en gedeeltelijk gecondenseerde **chromosomen** opgeslagen. De cel als geheel bestaat uit het **protoplasma**, terwijl onder cytoplasma het deel van de cel buiten de kern wordt verstaan. In het cytoplasma vinden we organellen (fig. 3.1B en 3.2), die belangrijke compartimenten van de cel vormen:

1. **mitochondriën**, die energie leveren;
2. **endoplasmatisch reticulum**, dat betrokken is bij de eiwitsynthese;
3. **Golgi-complex**, dat een rol speelt bij de vorming van secretiegranula;
4. **lysosomen**, die de intracellulaire vertering verzorgen (fig. 3.1B en 3.2).

Alle organellen worden omgeven door een membraan en bevatten specifieke enzymen die hun functie ondersteunen.

## HET CYTOPLASMA

Door de indeling van het cytoplasma in aparte compartimenten of organellen, kunnen uiteenlopende metabole processen tegelijkertijd verlopen, bijvoorbeeld synthese naast afbraak. De organellen en insluitsels van het cytoplasma zijn ingebed in het **cytosol**, de vloeibare basissubstantie van het cytoplasma. De **insluitsels** vormen tijdelijke bestanddelen van het cytoplasma en kunnen bestaan uit kleine ophopingen van lipiden, koolhydraten (glycogeen) of pigmentkorrels. Naast organellen en insluitsels is er nog het **cytoskelet**, onder andere bestaande uit **centriolen**, **microfilamenten**, **intermediaire filamenten** en **microtubuli**.

## DE CELMEMBRAAN

De **plasmamembraan** of **celmembraan** is samengesteld uit **fosfolipiden**, cholesterol, eiwitten en glycoproteïnen. De plasmamembraan functioneert als een **selectieve barrière**, die de permeabiliteit en het transport tussen het cytoplasma en het extracellulair milieu regelt. Daarbij kan de membraan passief stoffen doorlaten of, met verbruik van energie, actief stoffen over de membraan transporteren. De plasmamembraan en de daarop aanwezige 'cell coat' of **glycocalix** hebben een functie bij het herkennen en eventueel aanhechten van stoffen, deeltjes en naburige of vreemde cellen. De plasmamembraan en het cytoskelet spelen ook een rol bij de voortbeweging van cellen.

Alle membranen van de cel tonen een eenheidsstructuur ('**unit membrane**'), voornamelijk opgebouwd door een fosfolipiden-dubbellaag, die in een TEM-opname als twee parallelle lijnen met een afstand tussen 5 en 10 nm tot uitdrukking komt (fig. 3.4). In zo'n membraan liggen de hydrofobe staarten van de fosfolipiden naar elkaar (naar binnen) toe en de hydrofiele delen vormen de buitenlaag van de membraan. Membranen zijn min of meer **vloeibaar**, dat wil zeggen dat een groot deel van de moleculen in de membraan vrij beweegt. Men kan deze 'fluïditeit' met bepaalde methoden meten.

**Extrinsieke** membraaneiwitten kunnen betrekkelijk los aan de binnen- of buitenzijde van de membraan gehecht zijn en kunnen gemakkelijk verwijderd worden met een detergens. **Intrinsieke** (integrale, structurele) membraaneiwitten zijn in de membraan gebonden, alleen in de buitenste, de binnenste of beide lagen. **Transmembranaire** eiwitten overkruisen de beide lipidenlagen en kunnen in sommige gevallen enkele malen (tot 12 ×) door de membraan op en neer gaan en zo een porie of een andere complexe structuur (calciumkanaal) vormen (fig. 3.3 en 3.6). Het transmembranaire deel van het eiwit bevat vaak niet-polaire aminozuren, die bindingen aangaan met de lipiden. De meeste eiwitten, ook de transmembranaire, kunnen zich verplaatsen in 'laterale' richting (fig. 3.5), als gevolg van de **membraanfluïditeit** (vloeibaarheid). Sommige eiwitten zijn op hun plaats gefixeerd door verbindingen met het cytoskelet, of met de 'cell coat' (glycocalix) of de extracellulaire matrix. De eiwitten en ook de fosfolipiden van de celmembraan worden voortdurend vervangen doordat **transportvesikels** met de membraan fuseren of ervan afsnoeren. De **membraaneiwitten** kunnen specifieke functies uitoefenen, zoals die van enzymen, transporteiwitten, receptoren, adhesiemoleculen en antigenen. De meeste eiwitten in de celmembraan zijn **glycoproteïnen**; daarnaast komen ook glycolipiden voor. De glycoproteïnen richten hun suikerketens naar buiten (fig. 3.3). Behalve glycoproteïnen zijn er aan de buitenzijde van de celmembraan ook proteoglycanen geadsorbeerd, die samen met de 'cell coat' (fig. 3.3) een verbinding maken met de extracellulaire matrix. Adhesiemoleculen van verschillende aard overspannen de plasmamembraan, zijn intracellulair verbonden met het cytoskelet en zijn extracellulair gehecht aan de extracellulaire matrix.

De eiwit- en fosfolipidensamenstelling van de membraan varieert sterk van cel tot cel, maar ook van organel tot organel. Het eiwitgehalte van een membraan kan groter zijn dan de fosfolipidenmassa, zonder dat het beeld van de 'unit membrane' in de

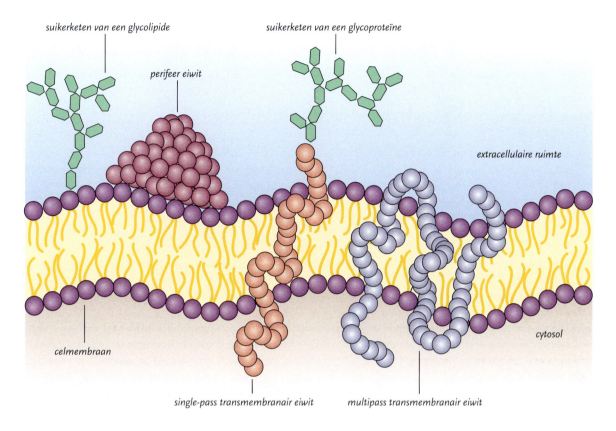

*Figuur 3.3 Schematische tekening van de moleculaire opbouw van de celmembraan.*
Eiwitten die integraal deel uitmaken van de membraan, steken als 'single pass' of 'multipass' transmembranaire eiwitten de membraan over. Perifere eiwitten zijn buiten op de membraan aangehecht, waar zij deel uitmaken van de 'cell coat' of glycocalix. De meeste perifere eiwitten zijn van suikergroepen of suikerketens voorzien. Glycolipiden komen ook voor. De dubbellaag van de celmembraan is opgebouwd uit fosfolipiden, die met hun hydrofiele delen naar buiten zijn gekeerd.

EM verloren gaat. Zo bevat de membraan van de myelineschede rond een axon 'slechts' 25% eiwit, terwijl de binnenmembraan van het mitochondrium, volgepakt met enzymen, 75% eiwit bevat. **Cholesterol** is een wezenlijk bestanddeel van alle membranen, in een plasmamembraan is de verhouding van cholesterolmoleculen en foslipidenmoleculen ongeveer 1 op 1. Cholesterol associeert met de apolaire koolwaterstofketens van de fosfolipiden en vergroot daardoor de stijfheid van de membraan en heeft ook een effect op de **permeabiliteit** voor kleine moleculen. De neiging tot aaneensluiten van de lipidendubbellaag doet een gat in de membraan snel sluiten; het aanprikken van een cel voor een injectie of een 'patch clamp' leidt dus niet tot celdood. De fusie van membranen komt veel voor en is onder meer belangrijk bij het transport binnen de cel, dat vaak gebeurt via kleine vesikels, die tussen sommige compartimenten en de celmembraan worden uitgewisseld (fig. 3.7).

Membranen kunnen zeer gedetailleerd afgebeeld worden met de **vriesbreektechniek** (hoofdstuk 1). Het breukvlak kan tussen de beide fosfolipidenlagen doorgaan, zodat de eiwitten in de twee complementaire preparaathelften zichtbaar worden als '**intramembranous particles**' (IMP) (fig. 3.6).

Ongeladen kleine moleculen, zoals water, $O_2$, $CO_2$ of ureum, kunnen vrij door de plasmamembraan diffunderen. Ook in vet oplosbare stoffen, zoals steroïdhormonen, worden vlot doorgelaten. Grotere, hydrofiele moleculen, zoals glucose, passeren veel moeilijker. De lipidendubbellaag is **impermeabel** voor geladen moleculen, zoals ionen ($Na^+$, $K^+$, $Ca^{++}$), aminozuren en nucleotiden. Deze kunnen alleen met de hulp van selectief transporterende membraaneiwitten passeren, hetgeen aan het licht is gekomen bij aange-

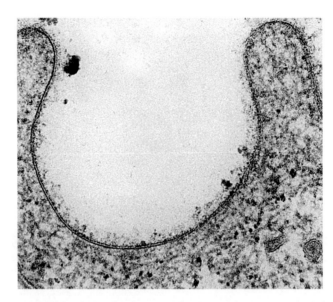

*Figuur 3.4 TEM-opname van een ultradunne coupe door het ingestulpte oppervlak van een epitheelcel, die de 'unit-membrane'-structuur laat zien.*
Deze structuur kan verklaard worden op grond van de fosfolipiden-dubbellaag, zoals getekend in figuur 3.3. De dikte van deze 'unit membrane' is ongeveer 7 nm. Het pluizige materiaal dat aan het externe oppervlak van de membraan te zien is, behoort tot de 'cell coat', de **glycocalix**. Op plaatsen waar de 'unit membrane' niet loodrecht in de coupe staat, wordt deze vaag afgebeeld. 100.000 x.

boren afwijkingen waarbij één bepaald transporteiwit ontbreekt of niet functioneert. Men onderscheidt **transporteiwitten** ('carrier proteins') die een specifiek transport verzorgen en **kanaaleiwitten** ('channel proteins') die een kanaal door de membraan openhouden. Beide zijn **transmembranaire eiwitten**, die de membraan enkele malen kunnen doorkruisen ('multipass proteins'). Membranair **ionentransport**, soms tegen een concentratiegradiënt in, kost veel energie. De betreffende membranen bevatten een **ATP-ase** en liggen op korte afstand van grote mitochondriën, die de energie (ATP) leveren. Dit actief (energieverbruikend) transport kan onderscheiden worden van passief transport, zoals een diffusieproces. Een tussenvorm bestaat uit gefaciliteerde diffusie, waaraan wel een transporteiwit te pas komt, maar waarbij geen energie wordt verbruikt. Transporteiwitten hebben met enzymen de specificiteit van binding gemeen, en ook het feit dat hun werking door specifieke remmers kan worden geblokkeerd. Bij het $Na^+/K^+$-ATP-ase wordt het transport van $Na^+$ in één richting en dat van $K^+$ in de andere richting bevorderd door hetzelfde eiwitcomplex, dat ook ATP kan splitsen. Zo wordt de hoge intracellulaire $K^+$- en de lage $Na^+$-concentratie in de cel in stand gehouden. De uitwisseling tussen $Na^+$- en $H^+$-ionen heeft tot gevolg dat de cytoplasmatische pH één eenheid lager is dan die van het extracellulaire milieu (binnen-pH 6,4; buiten-pH 7,4). De verdeling van ionen leidt tot een **membraanpotentiaal** van enkele tientallen millivolt. Zenuw- en spiercellen beschikken over speciale **ionenkanalen**, waarvan de opening en sluiting worden bepaald door polarisatie of depolarisatie van de membraan.

Naast moleculair transport over de membraan bestaat er **endocytose**, een opnameproces waarbij vesikels of grotere vacuolen zich afsnoeren van de celmembraan. Endocytose kan worden onderverdeeld in **pinocytose**, voornamelijk opname van vloeistof, en **fagocytose**, waarbij vaste deeltjes zoals bacteriën of celresten worden opgenomen.

Polynucleotiden, eiwitten en polysachariden worden door een **receptor** specifiek aangehecht en bijeengebracht in een 'coated pit'. Dit is een pinocytosevesikel met een diameter van ongeveer 100 nm, dat afsnoert van de celmembraan en zijn vracht naar een bestemming in de cel brengt (fig. 3.7). Zo'n vesikel bevat dus naast specifiek opgenomen stoffen een kleine hoeveelheid vloeistof met daarin opgeloste (niet-specifieke) stoffen. De receptor wordt door verzuring van het endosoomcompartiment ontkoppeld en wordt na afsnoering van een speciaal blaasje met een hoge concentratie receptoren, weer naar het celoppervlak te-

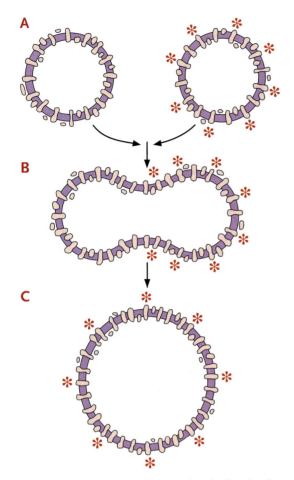

*Figuur 3.5 Model van een experiment om het vloeibare karakter van de celmembraan aan te tonen.*
De plasmamembraan is weergegeven als een cirkel van twee parallelle lijnen (corresponderend met de fosfolipiden-dubbellaag), waarin eiwitten op verschillende niveaus zijn ingebed.
A Deze eiwitten zijn voor een deel karakteristiek voor de cel, bevinden zich in de glycocalix en kunnen bijvoorbeeld door een fluorescerend antilichaam of reagens (sterretjes) worden gelabeld.
B Door toevoeging van bepaalde producten, bijvoorbeeld polyethyleenglycol (of Sendaivirus), kunnen de twee cellen met elkaar worden gefuseerd. Dit kunnen twee geheel verschillende celtypen zijn, of twee cellen van dezelfde soort waarvan er slechts een gelabeld is.
C Binnen enkele minuten na de fusie verspreidt de fluorescerende merker zich over het oppervlak van de gefuseerde cel. Deze spreiding geldt als bewijs voor het 'fluid mosaic model' van de celmembraan. Op het oppervlak van de cel komen ook transmembranaire glycoproteïnen voor die verankerd zijn aan het cytoskelet. Als deze moleculen gelabeld worden, zullen zij zich na de fusie niet verspreiden over de fusiemembraan.

ruggevoerd (fig. 3.7). **Receptor-gemedieerde endocytose** stelt de cel in staat uit het extracellulair milieu specifiek stoffen op te nemen die soms in lage concentratie voorkomen, zoals hormonen, cytokinen, eiwitten en lipoproteïnen. Pinocytose is een vrijwel continu proces.

Fagocytose treedt op bij macrofagen en neutrofielen. Wanneer een bacterie of ander deeltje tegen de celmembraan komt te liggen wordt deze aangehecht aan de glycocalix en dit induceert de fagocytose. De bacterie wordt omstulpt door de plasmamembraan en het corticale cytoplasma van de fagocyterende cel en in een vacuole opgenomen.

Geëndocyteerd materiaal komt na enkele minuten terecht in **endosomen**, die op hun beurt worden getransporteerd naar **lysosomen**, waarmee ze **fuseren**. De endosomale inhoud wordt daarna verteerd door de lysosomale enzymen. Endosomen kunnen ook worden doorgesluisd naar de andere zijde van de cel om hun inhoud weer door exocytose te lozen. Dit proces noemt men **diacytose** of **transcytose** (hoofdstuk 4) en komt als transportsysteem voor in epitheel of endotheel.

**Exocytose** is het omgekeerde van endocytose en is het proces waarbij de membraan van een secretiegranulum fuseert met de celmembraan en de inhoud vrijkomt in het extracellulair milieu. Endocytose en exocytose zijn energieverbruikende processen. Het **transport van vesikels** wordt door het cytoskelet verzorgd. Bij vesiculair transport wordt membraanmateriaal onttrokken (endocytose) of toegevoegd (exocytose) aan de celmembraan en een aantal compartimenten, vooral het endoplasmatisch reticulum (ER), het Golgi-complex en de lysosomen. De membranen van de cel kennen daardoor een voortdurende menging en turnover van lipiden en eiwitten.

Cellen communiceren met elkaar, waardoor groei, deling, metabolisme en gespecialiseerde functies gecoördineerd verlopen. Cellen kunnen communiceren door:
1 het afscheiden van chemische signalen (**hormonen**) die op afstand hun effect uitoefenen;
2 **signaalmoleculen** via direct cel-celcontact;
3 vorming van **celcontacten** die de directe uitwisseling van kleine moleculen mogelijk maken.

Veel hormonen, neurotransmitters en mediatoren, de zogeheten **liganden** ('ligand' betekent letterlijk: wat gebonden moet worden), binden aan specifieke receptoreiwitten aan het celoppervlak. Hormonen zijn in het bloed soms gebonden aan dragereiwitten en kunnen na dissociatie, zoals in het geval van schildklierhormo-

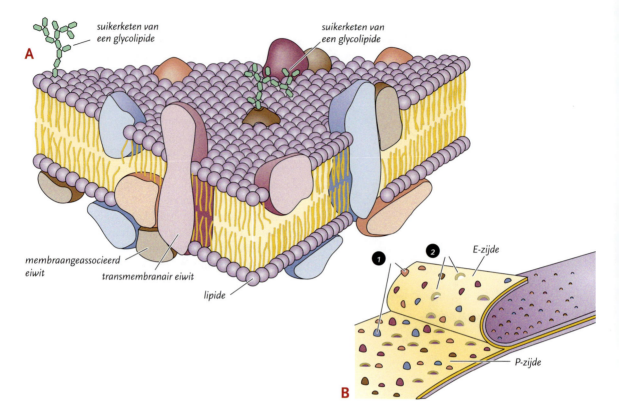

Figuur 3.6 *Schematische tekening van de opbouw van een celmembraan.*
A De celmembraan bestaat uit een fosfolipiden-dubbellaag, waarin een groot aantal glycoproteïnen en glycolipiden is ingebed, die verschillende posities kunnen innemen in een membraanhelft of in het geheel van de membraan.
B Door het klieven van de celmembraan in bevroren toestand (zie vriestechnieken) kunnen twee complementaire replica's gemaakt worden van de membraanhelften, waarin de ingebedde moleculen als IMP's ('intramembranous particles') zichtbaar worden. E-zijde staat voor de externe kant en P-zijde voor de protoplasmatische kant van de membraan. De IMP's geven informatie over de grootte en verdeling van eiwitten in deze membraanhelften. De P-zijde bevat meestal meer IMP's dan de E-zijde, waaruit men mag afleiden dat deze membraanhelft meer eiwitten bevat.
Voor elk deeltje dat uit de membraan steekt (1) moet er in principe in de tegenoverliggende membraan een putje(2) te vinden zijn.

nen (T3 en T4), de celmembraan passeren en receptoren binnen de cel activeren. Deze binding activeert de receptor-eiwitten, die zich vervolgens aan specifieke DNA-gebieden in de celkern binden en daardoor transcriptieactiviteit starten van bepaalde genen.

De **receptor-ligandinteractie** kan een signaaloverdracht induceren (**signaaltransductie**), die via specifieke proteïnen een cascade van biochemische activatie in het cytoplasma tot gevolg kan hebben. Nadat een signaalmolecuul (als '**first messenger**') hecht aan zijn specifieke receptor, wordt het G-eiwit-guanosinedifosfaatcomplex (GDP-complex) geactiveerd (fig. 3.8). Een uitwisseling tussen GDP en GTP (het trifosfaat) maakt de alfa-eenheid van het G-eiwit vrij, waardoor membraangebonden effectoren worden geactiveerd.

Hierdoor wordt een inactieve precursor omgezet in een actieve tweede boodschapper ('**second messenger**'), die het signaal binnen de cel kan doorgeven. Deze tweede boodschappers brengen vaak een cascade van reacties teweeg die de functie van de cel kunnen sturen.

Sommige ziekteprocessen zijn in verband te brengen met een gestoorde signaaltransductie. Bij pseudohypoparathyreoïdie en een vorm van dwerggroei komen bijschildklierhormoon en groeihormoon normaal voor, maar de desbetreffende hormoonreceptoren op de targetcellen functioneren niet.

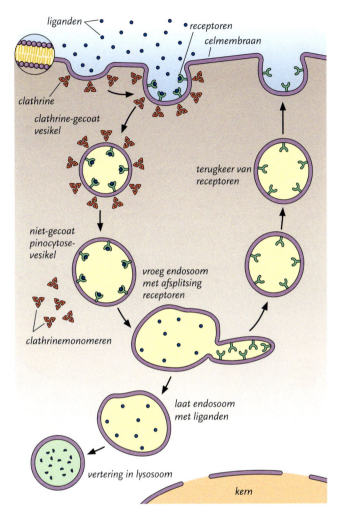

*Figuur 3.7 Tekening van receptor-gemedieerde endocytose.*
Vrije liganden binden zich specifiek en met hoge affiniteit aan receptoren op de celmembraan, waarna zij worden opgenomen via 'coated pits'. Deze bestaan uit een celmembraaninvaginatie, die aan de cytoplasmatische kant gecoat wordt met **clathrine**. De 'coated pits' splitsen zich af van de celmembraan en zo ontstaan gecoate pinocytosevesikels. Hierna depolymeriseert de clathrinemantel en ontstaan gladde endosomale vesikels. Hieruit ontstaat door fusie een groter endosoom. Door verlaging van de pH in deze endosomen scheiden de liganden zich van de receptoren en komen zij dus weer in oplossing. Op de binnenmembraan verzamelen de receptoren zich in een tubulair retourblaasje, dat zich afsplitst en naar de celmembraan terugkeert. Door fusie integreren de membraan en de receptoren weer in de celmembraan. De receptoren kunnen zo aan een nieuwe opnamecyclus deelnemen. De rest van het endosoom (het late endosoom, zonder de receptoren) gaat op transport naar een lysosoom. Na fusie met het lysosoom worden de liganden en de rest van de inhoud bij lage pH verteerd door de lysosomale hydrolasen.

## MITOCHONDRIËN

Mitochondriën zijn in levende cellen zichtbaar met fasecontrastmicroscopie. Zij komen voor in alle eukaryotische cellen en kunnen maximaal tot bijna de helft van het cytoplasmavolume innemen, maar meestal is dit veel minder. Het aantal mitochondriën per cel varieert en hangt af van de **energiebehoefte** van de cel. Bloedlymfocyten hebben er enkele tientallen, maar een parenchymcel van de lever heeft er 2000-3000, terwijl een eicel er enkele honderdduizenden heeft. Mitochondriën zijn meestal langwerpig, kunnen soms vertakken en hebben afmetingen in de orde van grootte van 0,5 tot enkele μm. Mitochondriën verplaatsen zich in de cel en kunnen

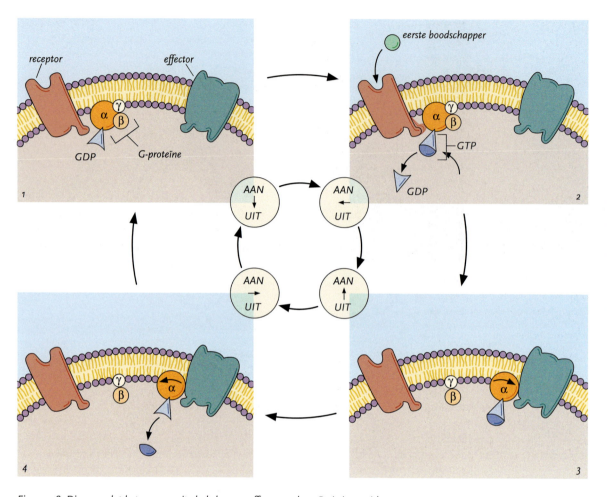

*Figuur 3.8 Diagram dat het aan- en uitschakelen van effectoren door G-eiwitten uitlegt.*
1 G-proteïnen bestaan uit een α-, β- en γ-subeenheid en zijn in rusttoestand door een GDP gebonden en maken geen contact met de receptor.
2 De binding van een hormoon of andere ligand aan de receptor veroorzaakt de uitwisseling van GDP door GTP, dat het G-proteïne activeert.
3 Het G-proteïne maakt zich los, waarna GTP-α langs de binnenzijde van de membraan diffundeert en zich aan een effector bindt, die daardoor geactiveerd raakt en aanschakelt.
4 Na enkele seconden zet de α-subeenheid het GTP om in GDP, waardoor het gedeactiveerd wordt. De α-subeenheid associeert zichzelf dan opnieuw met β-, γ-complex.

aanzienlijke **vormveranderingen** ondergaan. Mitochondriën kunnen ook **splitsen** en **fuseren**.

**Mitochondriën** zetten de chemische energie van metabole stoffen om in ATP. Uit ATP kan overal in de cel gemakkelijk energie worden vrijgemaakt voor energieverbruikende processen, zoals osmotische, mechanische, elektrische of chemische arbeid, ionentransport of signaaltransductie. Mitochondriën kunnen zich op één plaats in het cytoplasma concentreren, namelijk daar waar veel energie wordt verbruikt, zoals in het apicale cytoplasma van trilhaarcellen in de trachea, het middensegment van spermatozoa (fig. 23.7) of het basale cytoplasma van ionentransporterende cellen in de nier (fig. 4.21).

De structuur van het mitochondrium komt in een TEM goed tot uitdrukking (fig. 3.9). Mitochondriën bezitten een **buitenmembraan** en een **binnenmembraan**, die sterk is vergroot en geplooid tot **cristae mitochondriales**. De cristae zijn meestal bladvormig, hoewel er ook buisvormige cristae voorkomen in steroïdvormende cellen. De dubbele membraan van

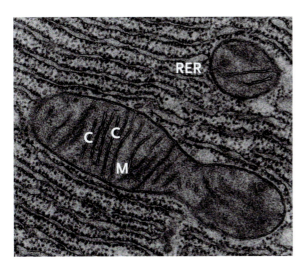

*Figuur 3.9 TEM-opname van een mitochondrium in een exocriene pancreascel van een rat.*
De dubbele membraan en de cristae (C) van de mitochondria (M) zijn duidelijk te zien. Als de cristae niet loodrecht in de coupe zijn georiënteerd, ontstaan in plaats van duidelijke membranen donkere schaduwen (rechts onder), die de vorm van de cristae en hun aanhechting aan de buitenmembraan laten zien. Het RER is in deze cellen sterk ontwikkeld vanwege de zeer grote productie van spijsverteringsenzymen.

het mitochondrium verdeelt het organel in een aantal verschillende compartimenten en oppervlakken, die verschillende functies bezitten:
1 de buitenmembraan;
2 de intermembranaire ruimte, het compartiment tussen de buiten- en de binnenmembraan;
3 het intramembranaire oppervlak van de binnenmembraan met de cristae;
4 de matrix.

De buitenmembraan bevat eiwitten voor transport en omzetting van substraten en is tamelijk permeabel, zodat de samenstelling van de intermembranaire ruimte grotendeels overeenkomt met die van het cytosol. De binnenmembraan is minder permeabel en bestaat voor driekwart uit eiwitten, waaronder transporteiwitten en de enzymcomplexen van de ademhalingsketen. Sommige van deze enzymen kunnen als bolvormige elementaire lichaampjes ('**elementary particles**') zichtbaar gemaakt worden in een TEM. Soms zijn matrixkorrels te zien, die bij analyse calcium- en magnesiumzouten blijken te bevatten of blijken te behoren tot de mitochondriale ribosomen.

In het mitochondrium worden energiebevattende grondstoffen afgebroken door de enzymen van de **citroenzuurcyclus** (Krebs-cyclus). De energie die dan vrijkomt, wordt gebruikt voor de **oxidatieve fosforylering**. ATP is het eindproduct, terwijl $CO_2$ en water vrijkomen. De enzymen die ATP produceren, bevinden zich in de binnenmembraan, terwijl de matrix enzymen bevat voor de citroenzuurcyclus, voor de ureumcyclus en voor de oxidatie van pyruvaat en vetzuren. In het bruine vetweefsel kunnen mitochondriën de oxidatieve fosforylering en het elektronentransport ontkoppelen en komt de energie vrij als **warmte**. Cellen met een hoge metabole activiteit (bijvoorbeeld hartspiercellen of cellen van de niertubuli) hebben veel mitochondriën met dicht opeengepakte cristae, terwijl cellen met een lage metabole activiteit een gering aantal mitochondriën met weinig, korte cristae bezitten.

Mitochondriale deficiënties hebben vaak spierafwijkingen tot gevolg, omdat skeletspiervezels extra gevoelig zijn vanwege hun grote energiebehoefte. De meeste mitochondriale ziekten worden veroorzaakt door DNA-mutaties. Overerving van mitochondriaal DNA gebeurt uitsluitend **maternaal**, omdat bij de bevruchting geen mitochondriën van het spermatozoön worden overgedragen op de oöcyt. Een zeldzame vorm van **diabetes mellitus** werd beschreven, die het gevolg is van een puntmutatie in het mitochondriaal DNA en die bovendien gepaard gaat met erfelijke **doofheid**. De eiwitsynthese van mitochondriën wordt geremd door de **antibiotica** chlooramfenicol en tetracycline, terwijl de eiwitsynthese in het cytoplasma ongemoeid wordt gelaten. Langdurige behandeling van patiënten met antibiotica die de eiwitsynthese van de mitochondriën van bacteriën stilleggen, kan tot algemene mitochondriale schade aanleiding geven. Deze gevoeligheid van mitochondriën voor bepaalde antibiotica is een bijkomend argument voor de endosymbionttheorie. Ook op latere leeftijd en bij gebruik van alcohol worden mitochondriale afwijkingen gezien (fig. 3.10).

Mitochondriën bevatten in hun matrix een kleine hoeveelheid dubbelstrengs **circulair DNA**, dat geen complexen vormt met histonen. Dit DNA verzorgt, via **transfer-RNA (tRNA)** en **ribosomen**, een eigen **eiwitsynthese**, die onafhankelijk is van het nucleaire

## 54 FUNCTIONELE HISTOLOGIE

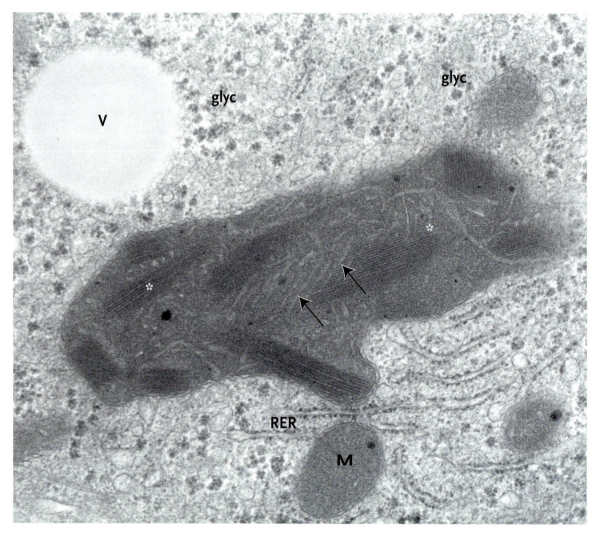

*Figuur 3.10 TEM-foto van een 'giant' mitochondrium (gm) in een parenchymcel van een 60 jaar oude patiënt.*
Op oudere leeftijd en misschien als gevolg van het gebruik van alcohol, vinden we in de menselijke lever deze reuzenmitochondria. Naast kristalachtige structuren (*) vinden we in de matrix periodieke membraanstructuren, die lijken op cristae (pijlen). Middenonder in het beeld bevindt zich een mitochondrium van normale afmeting (M), herkenbaar aan de dubbele membraan. In het cytoplasma vinden we verder nog cisternen van het RER, bezet met ribosomen en glycogeenrozetten. Tussen het glycogeen (glyc) vinden we ook onregelmatige membranen van het SER. Linksboven een vetdruppel (V). Oorspronkelijke vergroting 28.500 ×. (opname E. Wisse)

DNA. Deze synthese is slechts toereikend voor ongeveer 10% van de mitochondriale eiwitten. De overige eiwitten worden in het nucleaire DNA gecodeerd, op de vrije ribosomen gesynthetiseerd en via het cytoplasma naar het mitochondrium getransporteerd.

Bij de celdeling worden mitochondriën min of meer gelijk verdeeld over de dochtercellen, die daarna het bestand aanvullen. Vermeerdering van mitochondriën vindt plaats door splitsing, groei en DNA-duplicatie. Het feit dat mitochondriën eigen DNA en ribosomen bevatten, doet denken aan de situatie bij bacteriën. Dit heeft geleid tot de **endosymbionthypothese**, die stelt dat mitochondriën afstammen van bacteriën die tijdens de evolutie in het cytoplasma van eukaryoten zijn opgenomen en daarmee een symbiose zijn aangegaan.

### RIBOSOMEN
**Ribosomen** zijn deeltjes met een doorsnede van ongeveer 30 nm, die in grote hoeveelheden in het

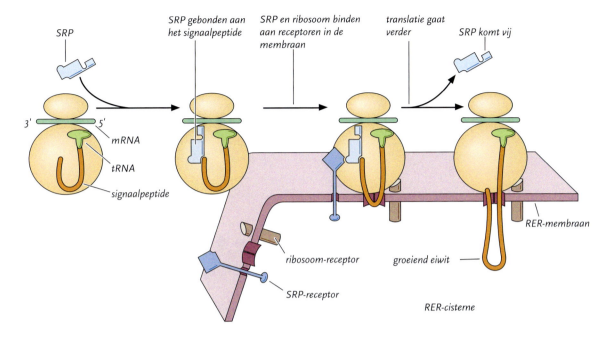

*Figuur 3.11 Schematische tekening van de verschillende stappen van de aanhechting van mRNA en ribosomen aan een cisterne van het RER.*
Eerst hecht het mRNA aan de twee ribosoomonderdelen, daarna hecht het SRP ('signal recognition particle') aan het eerst geproduceerde stukje eiwit, het signaalpeptide. De ribosomen hechten mede via het SRP aan een SRP-receptor en een ribosoomreceptor ('docking protein') in de membraan van de RER-cisterne. Het hydrofobe signaalpeptide penetreert de membraan van de cisterne en wordt daarna door een signaalpeptidase afgeknipt. Vervolgens schuift de rest van het nieuwe eiwit door het ontstane gat in het lumen van de cisterne. Daar ondergaat het eiwit de eerste stappen van een reeks nabewerkingen, zoals opvouwen, vormen van interne crosslinks en de eerste aanhechting van een suiker.

cytoplasma voorkomen. Ribosomen bestaan uit twee verschillende subeenheden, die beide in de **nucleolus** worden gemaakt en na transport door de kernporiën in het cytoplasma terechtkomen (fig. 3.11). Een compleet ribosoom is opgebouwd uit vier ribosomale RNA-(**rRNA**-)ketens van enkele duizenden nucleotiden, die meer dan de helft van de massa van het ribosoom vormen; de rest bestaat uit een zeventigtal eiwitten. Ribosomen zorgen, door hun gehalte aan nucleïnezuren, in een klassiek gekleurde (HE-)coupe, voor een **basofiele** (donkere) kleurreactie.

Het proces van eiwitsynthese begint met een **initiatie**, bestaande uit de associatie van een messenger-RNA (**mRNA**) met de twee verschillend-grote ribosoomhelften. Dit proces herhaalt zich, doordat meer ribosomen op hetzelfde mRNA op regelmatige afstand aanhechten, zodat een **polysoom** gevormd wordt. Het mRNA kan soms, in een EM-coupe, als een dunne draad tussen de ribosomen worden waargenomen. Gezien het feit dat de lengte van het mRNA correleert met de lengte van de peptideketen, correleert het **aantal ribosomen** per polysoom ook met de **grootte van het eiwit**. Polysomen komen vrij voor in het cytoplasma ('vrije ribosomen'), of zijn aangehecht aan de membranen van het ruw endoplasmatisch reticulum (RER).

Het mRNA codeert per drie nucleotiden voor één specifiek aminozuur. De aminozuurvolgorde van het peptide wordt dus gedicteerd door de nucleotidenvolgorde van het mRNA (**translatie**). Elk ribosoom in het polysoom maakt hetzelfde eiwit, zij het niet helemaal synchroon. Het mRNA passeert in een groeve van de kleine subeenheid van het ribosoom, terwijl specifieke tRNA's de bijbehorende aminozuren aandragen. Eiwitten die door de **vrije polysomen** worden gevormd, komen voornamelijk terecht op bestemmingen **binnen de cel** (fig. 3.12).

### HET ENDOPLASMATISCH RETICULUM
Men onderscheidt **ruw** en **glad endoplasmatisch reticulum** (RER en SER, in het Engels 'rough' en 'smooth endoplasmic reticulum'). Het RER bestaat

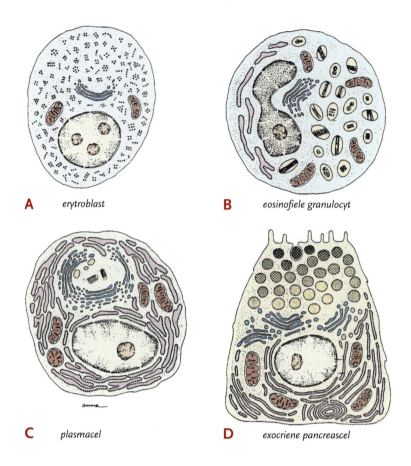

*Figuur 3.12 Schematische tekening van verschillende celtypen. Deze cellen beschikken over eenzelfde set organellen, maar de onderlinge verhoudingen en specialisaties verschillen, zodat een verschillende morfologie tot stand komt.*

A   De erytroblast (hoofdstuk 14) maakt grote hoeveelheden hemoglobine voor eigen gebruik op vrije ribosomen in het cytoplasma. De ribosomen geven een sterke basofiele kleur aan de cel.

B   Een eosinofiele granulocyt (hoofdstuk 13) synthetiseert eiwitten in het RER, die via het Golgi-complex in de specifieke granula van de cel worden opgeslagen.

C   De plasmacel (hoofdstuk 5) maakt veel immunoglobulinen, die voor een deel bewaard worden in het RER van de cel en voor een deel uitgescheiden worden als circulerende antilichamen.

D   De exocriene pancreascel (hoofdstuk 17) synthetiseert spijsverteringsenzymen in het RER, die tijdelijk opgeslagen kunnen worden in apicale secretiegranula en die bij het vullen van het duodenum na een maaltijd in korte tijd en massaal kunnen worden uitgescheiden.

uit **cisternen** van membranen, die een afgeplatte ruimte omsluiten en die onderling kunnen samenhangen (fig. 3.9). Op de cytoplasmatische kant van de RER-cisternen zijn ribosomen in de vorm van **polysomen** aangehecht. RER-cisternen kunnen enkelvoudig voorkomen of in dikke, parallelle pakketten gestapeld zijn (als een stapel pannenkoeken). Het RER is sterk ontwikkeld in het basofiele cytoplasma van eiwitsecernerende cellen, zoals in de pancreas of de speekselklier. Op het SER zijn geen ribosomen aangehecht, vandaar de term 'smooth'.

Het hechten van polysomen aan de cytoplasmatische kant van het RER gebeurt door het **signaalpeptide**, en een signaalherkenningspartikel ('**signal recognition particle**', **SRP**) en een speciaal '**docking protein**' (fig. 3.11). Het signaalpeptide bestaat uit 13-35 hydrofobe aminozuren. Het begin van het nieuwe eiwit wordt via een **translocatiekanaal** door de ER-membraan gesluisd, waarna het signaalpeptide enzymatisch wordt afgesplitst door het enzym **signaalpeptidase** (clipase). Na aflezen van het mRNA vallen zowel de polysomen als de ribosomen weer uiteen en zijn dan beschikbaar voor een volgende syntheseronde van een (ander) eiwit (fig. 3.11). Dit geheel vormt dus een zeer flexibel, moduleerbaar systeem.

Nieuwe eiwitten, die in het lumen van een cisterne terechtkomen, zijn door de membraan van het RER beschermd tegen de **proteasen** in het cytoplasma. In het RER-lumen worden suikermoleculen, die tevoren aan een speciaal membraanlipide waren gehecht, aan de polypeptideketen gebonden, waardoor deze eiwitten worden omgevormd in **glycoproteïnen**. Eiwitten die op vrije polysomen in het cytoplasma zijn gevormd, zijn niet geglycosyleerd. De eiwitten van het RER ondergaan in het lumen nog een aantal bewerkingen, zoals vouwing van het eiwit, onder andere geholpen door de vorming van disulfidebruggen tussen twee cysteïnemoleculen en bepaalde **proteolytische klievingen**. Als deze bewerkingen niet plaatsvinden worden de eiwitten niet verder getransporteerd en worden zij afgebroken. De eiwitten van het RER worden via **vesikeltransport** overgebracht naar het **Golgi-complex**.

Op sommige plaatsen hangt het RER samen met het SER, dat bestaat uit een vertakt, tubulair netwerk. Het SER heeft onder andere de **fosfolipidesynthese** als taak. Bij cellen die steroïdhormonen maken, zoals in de bijnierschors, neemt het SER een groot deel van het cytoplasma in en bevat het enzymen die betrokken zijn bij de synthese van **steroïden** (fig. 4.29). Het SER komt ook sterk tot ontwikkeling in leverparenchymcellen, waar het betrokken is bij de conjugatie, oxidatie en methylering van natuurlijke substraten en farmaca, waardoor deze hun biologische werking verliezen (**ontgifting**). In de lever is het SER ook betrokken bij de synthese van **glycogeen**. Het enzym **glucose-6-fosfaatdehydrogenase**, dat hierbij betrokken is, is een **merkerenzym**. Dit wil zeggen dat het enzym exclusief voorkomt in dit organel en gebruikt kan worden om het organel specifiek cytochemisch aan te kleuren, biochemische celfracties te karakteriseren en verontreiniging in andere celfracties te bepalen. Het SER van spiercellen, ook wel het sarcoplasmatisch reticulum genoemd, omringt de myofibrillen (fig. 11.18) en slaat **calcium** op en geeft dat weer af vlak voor de contractie.

## HET GOLGI-COMPLEX

Het **Golgi-complex** komt voor in praktisch alle kernhoudende cellen. Het aantal afzonderlijke Golgi-complexen per cel kan oplopen tot enkele tientallen. In de meeste cellen liggen de verschillende Golgi-complexen bijeen, vaak in de buurt van de kern, in een gebied waar zich ook de **centriolen** bevinden: het **cytocentrum**. Het centrale deel van het Golgi-complex bestaat uit een aantal gebogen, dicht tegen elkaar gelegen, platte **cisternen** (fig. 3.13 en 3.14 ). Het complex is omgeven door een grote hoeveelheid kleine vesikels, die materiaal aanvoeren vanuit het RER en afvoeren naar verschillende bestemmingen in de cel (lysosomen, secretiegranula, celmembraan). Het **transport** tussen de Golgi-cisternen vindt waarschijnlijk ook plaats door middel van **vesikels**.

De polariteit van het complex geeft aanleiding tot een specifieke terminologie: de **cis-zijde** (cis = aan deze kant, gezien vanuit het RER) of convexe, bolle zijde is de onrijpe kant ('forming face') van het Golgi-complex, terwijl de **trans-zijde** (trans = aan de overkant, nog steeds gezien vanuit het RER) of concave, holle zijde de rijpe zijde ('maturing face', fig. 3.13A en 3.14) vertegenwoordigt. De laatste cisterne aan de trans-zijde wordt aangeduid met **trans-Golgi-netwerk (TGN)** en heeft een speciale taak in de verzending van materiaal. Een merkwaardig feit is dat de membranen van cis naar trans iets dikker worden en daarbij geleidelijk de dikte van de celmembraan bereiken.

Secretieproducten bereiken in lage concentratie de cisternen van het Golgi-complex via transportvesikels, die afsnoeren van het RER en fuseren met een cis-Golgi-cisterne (fig. 3.13A en B, 3.14). In het Golgi-complex passeren de secretieproducten de achter elkaar liggende cisternen in een vaste volgorde,

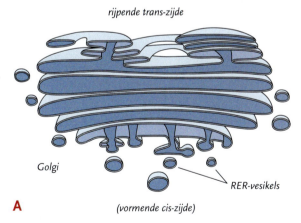

*Figuur 3.13A Ruimtelijke tekening van een Golgi-complex.* Door fusie van vesikels afkomstig van het RER worden eiwitten naar de cis-zijde van het Golgi-complex getransporteerd, waar zij verder worden afgewerkt. Aan de trans-zijde vormen zich vesikels die richting lysosomen, secretiegranula of celmembraan gaan.

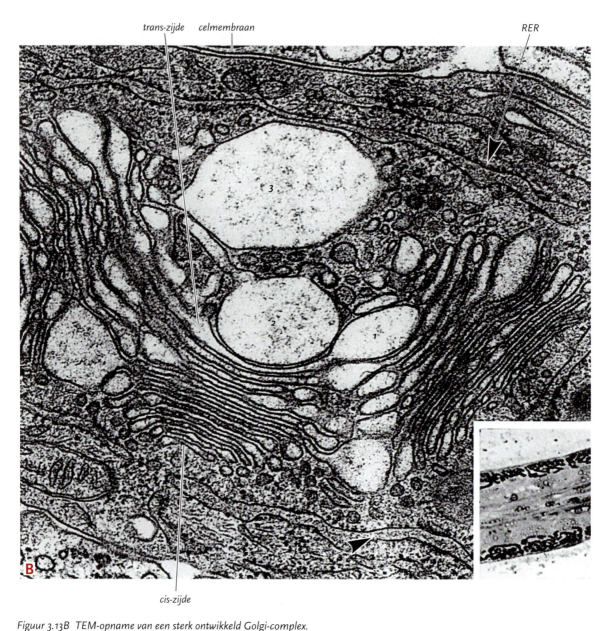

Figuur 3.13B  *TEM-opname van een sterk ontwikkeld Golgi-complex.*
Onder in beeld het RER (zwarte pijl), daarop aansluitend de cis-zijde van het Golgi-complex. Daartussen veel transportvesikels. In het midden zijn de cisternen van het Golgi-complex dicht op elkaar gepakt. Bovenaan verbreden de cisternen zich, bij 1, 2 en 3 aanleiding gevend tot de vorming van condenserende vacuolen, die ook ontstaan door fusie van kleinere vesikels. Deze vacuolen zullen tot secretiegranula condenseren. De inzet toont de ligging van de cel bij lage vergroting.

waarbij ze verder worden **geglycosyleerd** en later **geconcentreerd**. De verschillende cisternen hebben een verschillende enzyminhoud. Deze enzymen verzorgen gecompliceerde stappen in de glycosylering, sulfatering, fosforylering en soms een bepaalde vorm van eiwitsplitsing, zoals bij het uitnemen van het C-peptide uit het pro-insuline. In het microscopisch beeld komt de concentratie van producten vooral tot uiting aan de trans-zijde door de toenemende elektronendichtheid van de **condenserende vacuolen**, die overgaan in de nog donkerder **secretiegranula**.

In het TGN worden producten gesorteerd voor **drie bestemmingen**, namelijk:

1 de lysosomen;

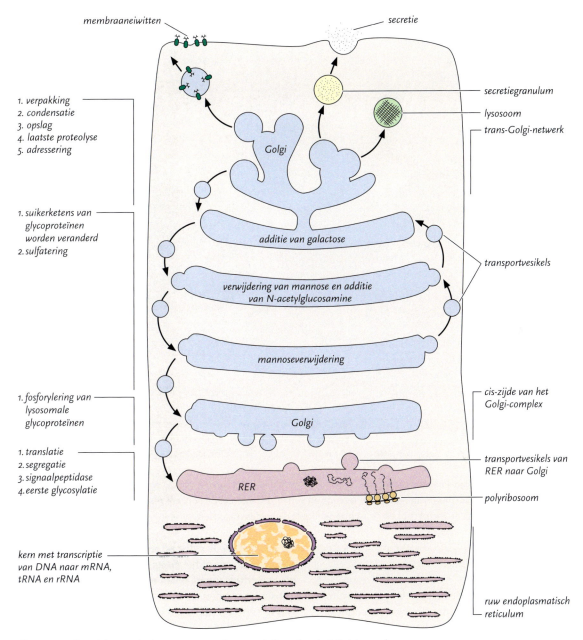

Figuur 3.14 *Overzicht van de doorvoer en sortering van eiwitten door het Golgi-complex.*
De eiwitten worden gevormd in het RER (onder) en worden door transportblaasjes vervoerd naar de cis-zijde van het Golgi-complex. In de Golgi-cisternen ondergaan de glycoproteïnen een gedeeltelijke hydrolyse van de koolhydraatketens, waarna de definitieve glycosylering volgt in de opeenvolgende cisternen. De volgorde van de verschillende suikers is specifiek voor elk glycoproteïne. Fosforylering en sulfatering vinden hier ook plaats. De eiwitten worden gesorteerd op basis van hun glycosylering, fosforylering en mogelijk ook sulfatering. Dit proces leidt tot adresseren in het trans-Golgi-netwerk door middel van specifieke, membraangebonden receptoren naar een bestemming zoals het lysosoom, de secretiegranula, de celmembraan of de extracellulaire ruimte (secretie; boven). Van de trans-cisternen splitsen vesikels af, die fuseren tot condenserende vacuolen. Het verkeer tussen de cisternen geschiedt hoofdzakelijk door afsplitsen ('pinching off') en fusie van kleine vesikels. In de condenserende vacuolen wordt de inhoud sterk geconcentreerd. Proteolytische afsplitsing en functioneel werkzaam maken van eiwitten gebeurt door hydrolytische enzymen in de laatste Golgi-cisternen en wordt voortgezet in de condenserende vacuolen. De blaasjes worden dan gericht verstuurd (geadresseerd) naar de genoemde bestemmingen.

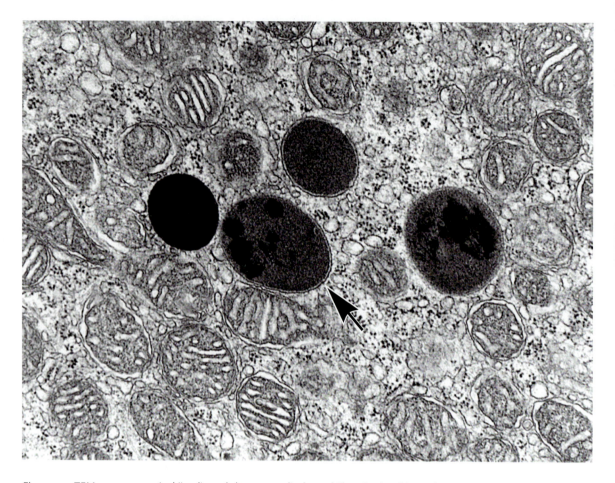

*Figuur 3.15 TEM-opname van vier bijeenliggende lysosomen, die door talrijke mitochondria worden omgeven.*
De inhoud van lysosomen is 'rommelig', omdat verterende en verteerde resten in de donkere matrix aanwezig zijn. Het bovenste lysosoom laat rechts de membraan en de daaronder liggende heldere halo zien (pijl).

2 de celmembraan;
3 het extracellulaire milieu.

Deze sortering en adressering betreft hydrolytische enzymen (lysosomen), membraaneiwitten (celmembraan) en secretieproducten (extracellulair milieu). De sleutel bij deze sorteringsprocessen is het **mannose-6-fosfaat**, dat producten voor de lysosomen adresseert. De adressering voor de celmembraan en voor de secretie berust op de afwezigheid van mannose-6-fosfaat en op de eventuele hechting van moleculen aan de membraan.

## LYSOSOMEN

**Lysosomen** zijn 0,1-0,5 µm groot en worden door een membraan omgeven. Ze zijn vrijwel rond, heterogeen van inhoud en meestal elektronendicht. Per cel kunnen er enkele tot honderden lysosomen voorkomen. Zij bevatten hydrolytische enzymen (**hydrolasen**), aangevoerd vanuit het Golgi-complex. Zij vormen het **verteringsapparaat** van eukaryotische cellen. Veel lysosomen vinden we in macrofagen en neutrofielen. Het te verteren materiaal bereikt de lysosomen langs twee verschillende wegen: via endocytose, hetgeen **heterofagie** wordt genoemd, en via **autofagie**, waarbij de cel delen van zijn eigen cytoplasma of organellen verteert. Autofagie zorgt voor een turnover van organellen en voor **verjonging** van de celorganellen. De levensduur van een mitochondrium in een leverparenchymcel is ongeveer tien dagen, terwijl de cel zelf veel langer leeft.

Er is een tachtigtal verschillende lysosomale hydrolasen bekend. Deze hydrolasen hebben een **zuur pH-optimum** (pH 3,5-5). De enzymsamenstelling van lysosomen kan tussen verschillende celtypen variëren. **Zure fosfatase** is het meest gebruikte **merker-**

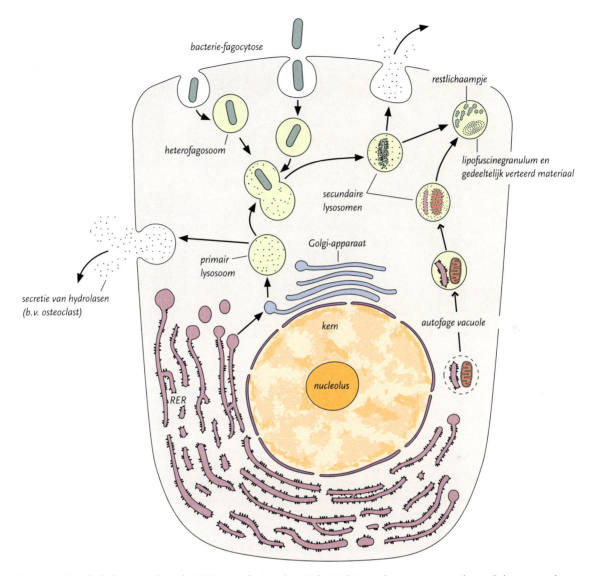

*Figuur 3.16 Zure hydrolasen worden in het RER gesynthetiseerd en via het Golgi-complex getransporteerd naar de lysosomen als kleine, primaire lysosomen.*
Bacteriën of andere deeltjes worden na fagocytose naar de lysosomen gevoerd om te worden verteerd (heterofagie). Door omstulping met een RER-cisterne kunnen organellen of delen van het cytoplasma worden afgezonderd. Na fusie met primaire lysosomen worden deze verteerd (autofagie), hetgeen tot vervanging van de organellen van de cel leidt. Vertering leidt tot het vrijkomen van aminozuren, nucleotiden en suikers, die ten goede kunnen komen aan de cel. Een oud lysosoom kan door verlies aan enzymactiviteit omvormen tot een restlichaampje, dat onverteerbaar materiaal en lipofuscine (ouderdomspigment) bevat. Soms worden lysosomale enzymen in de omgeving verloren of uitgescheiden, zoals bij osteoclasten (links). Crinofagie (de gereguleerde autofagie van secretiegranula) staat in deze figuur niet afgebeeld.

**enzym**. Daarnaast zijn er nog ribonuclease, desoxyribonuclease, cathepsine B, D, H en L, sulfatasen en glucuronidasen. Met deze enzymen kan het lysosoom een groot aantal moleculen afbreken. De producten van deze vertering passeren met behulp van transporteiwitten de lysosomale membraan en worden door de cel hergebruikt. De membraan van het lysosoom beschermt het cytoplasma tegen de inwerking van de hydrolasen. Hierbij vormt het lage pH-optimum van deze enzymen ook een beschermende factor: de pH in de lysosomen is lager dan die van het cytoplasma. In de membraan bevindt zich een ATP-afhankelijke

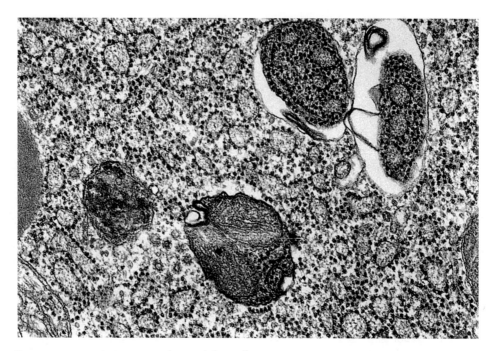

*Figuur 3.17  Coupe van een exocriene pancreascel met enkele autofagosomen.*
Boven: Enkele cisternen van het RER, door een membraan omgeven. Onder: Een autofagosoom met twee mitochondriën en een beetje RER. Links: Een lysosoom met verteerd materiaal, mogelijk een restlichaampje.

$H^+$-ionenpomp, die de lage pH binnen het organel handhaaft. Deze integrale membraaneiwitten van de lysosomale membraan worden beschermd tegen de inwerking van lysosomale proteasen door een hoge glycosyleringsgraad.

Eventuele onverteerde resten blijven achter in het lysosoom, zodat een **restlichaampje** ('residual body') ontstaat. Deze restlichaampjes kunnen als geelbruine **lipofuscine**granula gevonden worden, bijvoorbeeld in cellen met een lange levensduur zoals neuronen, hartspiercellen en macrofagen. Hun vóórkomen kan ook deel uitmaken van pathologie. De morfologische variatie van lysosomen hangt samen met de variabiliteit van het opgenomen materiaal en de verschillende graden van vertering.

Een lysosoom is omgeven door een membraan, waarbinnen een lichte zoom of halo zichtbaar is, terwijl de matrix meestal donkergekleurd is (fig. 3.15). Lysosomen kunnen worden geïdentificeerd met een histochemische reactie op het merkerenzym zure fosfatase. De membraan is van het dikke type, zoals de membraan van de laatste cisterne van het Golgi-complex en de celmembraan, in tegenstelling tot de membranen van de kern, het ER, de mitochondriën en de peroxisomen (zie verder), die dunner zijn. Dit verschil in membraandikte wordt wel eens verklaard door communicatie van deze membranen met de buitenwereld (dikke membraan, '**exoplasmic space**'), of door het ontbreken daarvan (dunne membraan, '**endoplasmic space**').

Lysosomale enzymen worden gesynthetiseerd in het RER (fig. 3.16) en in het Golgi-complex voorzien van een lysosoomadressering met mannose-6-fosfaat. Deze adressering wordt herkend door receptoren in het TGN. Transportvesikels, die nieuwe hydrolasen uit het RER aandragen, hebben een 'bristle coating' en verzorgen ook een pendeltransport ('shuttle') tussen het Golgi-complex en de lysosomen. Op de terugweg vervoeren zij weer vrije receptoren naar het Golgi-gebied. Bij cellen die niet meer tot eiwitsynthese in staat zijn, zoals de granulocyten uit het bloed, zijn het RER en het Golgi-complex afwezig, zodat deze cellen geen nieuwe hydrolasen meer kunnen aanmaken en bijgevolg hun lysosomen bij herhaalde fagocytose opgebruiken. De overige eiwitten die in het RER worden gesynthetiseerd worden afgegeven aan de celmembraan of het extracellulair milieu. Lysosomale hydrolasen vormen dus een uitzondering op de regel dat het RER eiwitten maakt voor de export.

Macrofagen en neutrofielen fagocyteren bacteriën (fig. 3.1 en 3.16) na aanhechting, omstulping en de vorming van een **fagosoom**. In dit fagosoom wordt de pH verlaagd door een $H^+$-ionenpomp, zodat een

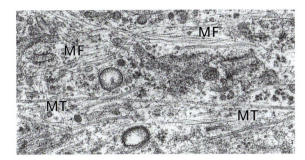

*Figuur 3.18 TEM-opname van een fibroblast, waarin microfilamenten (MF) en microtubuli (als holle buizen; MT) te zien zijn. 60.000 ×. (opname Katchburian)*

Er bestaat een groep van relatief zeldzame ziekten, de **lysosomale stapelingsziekten**, die berusten op het ontbreken of de slechte werking van een of meer hydrolasen. Dit heeft tot gevolg dat stoffen die normaal door bepaalde cellen worden opgenomen, niet worden afgebroken en zich bijgevolg ophopen in de lysosomen van deze cellen. Deze stapeling kan enorme vormen aannemen en belemmert dan de normale functie van de cellen of maakt die zelfs onmogelijk. Bij **metachromatische leukodystrofie** worden intracellulair gesulfateerde cerebrosiden opgehoopt als gevolg van een defect in het lysosomale sulfatase. Bij de zogenoemde **I-celziekte** ontstaat achterstand in de groei en geestelijke ontwikkeling door een defect in een fosforylerend enzym in het Golgi-complex, zodat het **mannose-6-fosfaat** niet gevormd wordt. Hierdoor kunnen de lysosomale enzymen niet meer koppelen aan de mannose-6-fosfaatreceptor en worden ze niet meer naar de lysosomen getransporteerd. Dit heeft als gevolg dat deficiënte lysosomen worden gevormd en dat het incomplete enzym buiten de cel terechtkomt. Als aan deze cellen een compleet enzym wordt aangeboden, nemen ze dat via receptorgemedieerde endocytose op in hun lysosomen, zodat deze herstellen. Hierdoor lijkt therapie van deze stapelingsziekten in principe mogelijk. Als lysosomale hydrolasen in het extracellulaire milieu terechtkomen, werken ze sterk pyrogeen (koortsverwekkend) en bevorderen ze het opwekken van een ontstekingsreactie. Lysosomale hydrolasen worden door cellen via de **'scavenger'-receptoren** snel geklaard.

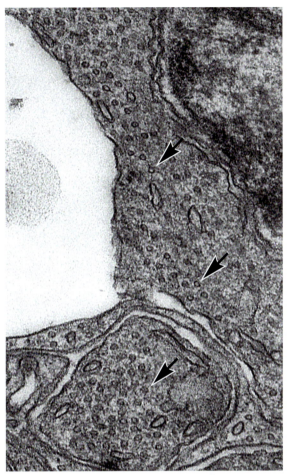

*Figuur 3.19 TEM-opname van een coupe door lichtgevoelige cellen in het netvlies van een aap, die dwars doorgesneden microtubuli (pijlen) toont.*
Rechtsboven een klein deel van de celkern, in het cytoplasma veel ribosomen. 80.000 ×.

denaturatie van de eiwitten optreedt. Daarna fuseert het fagosoom met één of meer lysosomen tot een **fagolysosoom**, waarna de hydrolasen, bij een zure pH, de bacterie zullen verteren. Dit proces gaat met een structuurverlies van het verterende materiaal gepaard.

Tijdens de **autofagie** omstulpt een RER-cisterne een stukje cytoplasma, al dan niet met daarin een organel. Door fusie met een lysosoom ontstaat een autofage vacuole en kan de vertering beginnen. De vernieuwing, die via autofagie en resynthese optreedt, betekent dat bijvoorbeeld een levercel zichzelf in een week kan vervangen. Bij doorgedreven vasten of hongeren kan het volume van een cel door autofagie in één dag met 25% teruglopen. Een autofage vacuole

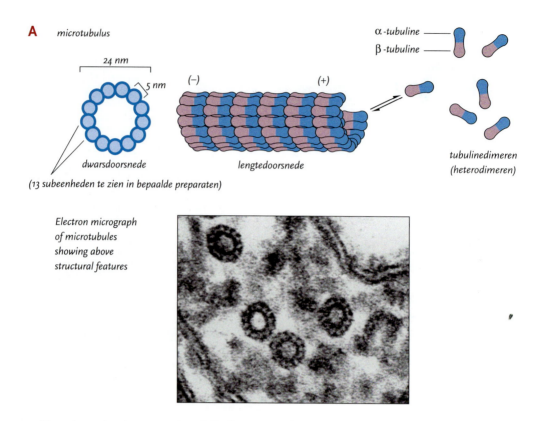

*Figuur 3.20 Illustratie van de opbouw van microtubuli, ciliën en centriolen.*
A   Illustratie van microtubuli zoals die in de TEM te zien zijn bij hoge vergroting en na fixatie met glutaaraldehyde. Op dwarsdoorsnede zijn de tubuline-eenheden zichtbaar als dertien subeenheden, de protofilamenten. In lengteaanzicht zijn ze in bepaalde preparaten ook te zien. Door toevoeging van α- en β-tubulinedimeren (aan de +zijde) of verlies (aan de −zijde) kunnen de microtubuli groeien, kleiner worden of zich verplaatsen. De TEM-opname toont een dwarsdoorsnede van microtubuli in een Leydigcel na fixatie met looizuur-osmium, die deze details laat zien. 247.000 ×.

is soms te herkennen aan nog niet geheel verteerde mitochondriën (fig. 3.17), ER-membranen of glycogeen. Autofagie kan ook ingeschakeld worden in een secretieproces. Een overschot aan secretieproduct kan uit de cel verwijderd worden door autofagie. Men spreekt dan van **crinofagie**. Soms kunnen lysosomen hun inhoud secerneren in het extracellulaire milieu. Dit is bijvoorbeeld het geval bij de vertering van collageen door osteoclasten tijdens de botafbraak.

Als een cel ernstig beschadigd is, kunnen hydrolasen zich dóór de lekke lysosomale membraan in het cytoplasma verspreiden. Dit heeft **autolyse** tot gevolg. Een dergelijke lysis gebeurt niet spontaan; de celafbraak komt enige tijd na de feitelijke dood van een cel op gang.

In het cytoplasma kan ook selectieve afbraak van eiwitten plaatsvinden door proteolytische enzymcomplexen, **proteasomen** genoemd. Hierbij speelt het eiwit **ubiquitine** een inleidende rol, doordat dit zich covalent bindt aan een bepaald eiwit, dat hierdoor onderworpen wordt aan de proteolytische werking van het proteasoom.

## PEROXISOMEN

**Peroxisomen** zijn rond, worden door één membraan omringd en zijn kleiner dan mitochondriën (0,2-0,8 µm). De peroxisomale eiwitten worden op vrije ribosomen gesynthetiseerd en uit het cytoplasma geïmporteerd. Peroxisomen van sommige species bevatten een **kristalloïd**, dat bestaat uit het enzym **uraatoxidase**. Leverparenchymcellen en tubuluscellen van de nier bezitten grote peroxisomen; in andere cellen komen zogenaamde microperoxisomen voor. Bij een celdeling verdelen de peroxisomen zich over de dochtercellen. Hoe nieuwe peroxisomen ontstaan, is niet helemaal duidelijk. Tijdens de interfase zijn peroxisomen onderworpen aan **autofagie**, zodat er een turnover bestaat van vier tot vijf dagen.

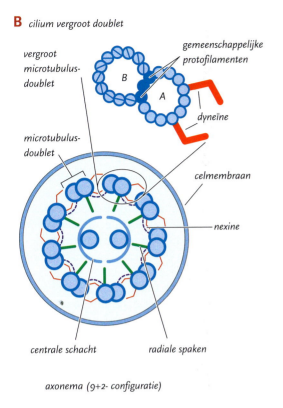
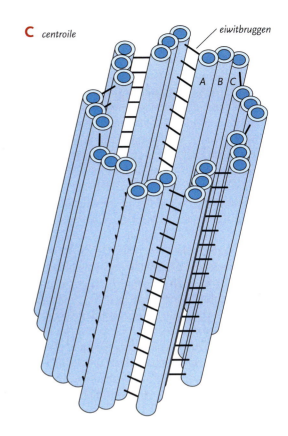

Figuur 3.20 Illustratie van de opbouw van microtubuli, ciliën en centriolen.
B  In een dwarsdoorsnede bestaat een cilium uit negen doubletten van microtubuli die samen een cilindrische structuur (axonema) vormen rond twee centrale microtubuli (9 × 2 + 2-configuratie). In de doubletten hebben de microtubuli A en B drie protofilamenten gemeenschappelijk. Wanneer het cilium wordt geactiveerd met ATP, zullen de dyneïnearmen (rood) de doubletten ten opzichte van elkaar verschuiven. Omdat het axonema en de doubletten aan de basis in een basaal lichaampje (qua structuur vergelijkbaar met een centriool) vastzitten, resulteert de verschuiving van de doubletten in een kromming.
C  Centriolen bestaan uit negen tripletten van microtubuli die een cilinder vormen. In de tripletten is microtubulus A compleet en bestaat uit dertien protofilamenten, terwijl B en C protofilamenten delen. Er zijn geen centrale tubuli (9 × 3 + 0-configuratie). Centriolen kunnen basale lichaampjes vormen, die als anker dienen voor de bewegende ciliën. Zij komen ook paarsgewijs voor als centrosomen, waarbij de centriolen loodrecht op elkaar staan. Centrosomen verdubbelen zich op een ingewikkelde manier voor de mitose en vormen dan de toppen van de spoelfiguur, waar zij in de asterisks worden opgenomen.

Het zeldzame **syndroom van Zellweger** wordt gekenmerkt door het ontbreken van peroxisomen in lever en nier. Hierdoor wordt de ontwikkeling van spieren, lever, nieren en het zenuwstelsel zo sterk belemmerd dat patiëntjes enkele maanden na de geboorte overlijden. Bij X-chromosoomgekoppelde adrenoleukodystrofie ontbreekt een eiwit in de membraan van de peroxisomen; het eiwit dat het transport van langeketenvetzuren voor de bètaoxidatie verzorgt. Ophoping van deze vetzuren in de lichaamsvloeistoffen verstoort de myelineschede van axonen, met zware neurologische symptomen als gevolg.

De peroxisomen onderhouden een **oxidatief metabolisme**, hetgeen blijkt uit de aanwezigheid van enzymen zoals **katalase**, **peroxidase**, uraatoxidase en een serie bijkomende oxidasen, zoals D-aminozuuroxidase en acetyl-CoA-oxidase. Deze enzymen oxideren hun substraten met behulp van moleculaire zuurstof, waarbij $H_2O_2$ vrijkomt, dat onmiddellijk door het katalase wordt omgezet in water en zuurstof. Peroxisomale enzymen breken langeketenvetzuren af door middel van **bètaoxidatie**, zijn betrokken bij de omzetting van **alcohol** in **aceetaldehyde**, de synthese van **cholesterol** en de vorming van **galzouten** uit cholesterol.

## HET CYTOSKELET

Het **cytoskelet** is een complex van verschillende eiwitten, die in de vorm van filamenten en tubuli een ruimtelijk netwerk vormen in het cytoplasma en waaraan verschillende functies worden toegeschreven (fig. 3.18). De onderdelen van het cytoskelet komen tot stand door polymerisatie van de eiwitten; sommige delen kunnen ook weer depolymeriseren en vormen zo een dynamisch structuurelement in de cel. Het cytoskelet dient voor steun en vormgeving, maar ook voor transport, beweging, ordening en verplaatsing van de organellen binnen de cel en aanhechting en verplaatsing van de cel zelf.

Er zijn drie verschillende componenten van het cytoskelet: **microtubuli**, **intermediaire filamenten** en **microfilamenten**, hier gerangschikt naar afnemende diameter. Microtubuli ontstaan door de polymerisatie van **tubuline**, microfilamenten door polymerisatie van **actine**, terwijl intermediaire filamenten bestaan uit **verschillende eiwitten**. Binnen één cel kunnen de eiwitten van het cytoskelet in monomere en polymere vorm voorkomen. Het evenwicht tussen deze twee vormen is vooral belangrijk in de **dynamiek** van microtubuli en microfilamenten, intermediaire filamenten zijn stabieler.

### Microtubuli

**Microtubuli** zijn rechte, buisvormige structuren en komen voor in alle eukaryotische cellen. De tubuli hebben een doorsnede van 24-25 nm en een wanddikte van ongeveer 5 nm (fig. 3.18 en 3.19). Microtubuli doorkruisen de cel over een afstand van vele μm. Microtubuli zijn opgebouwd uit dertien cilindrisch gerangschikte **protofilamenten**, elk opgebouwd uit een lineaire aaneenrijging van heterodimeren van α- en β-**tubuline** (fig. 3.20). In aanwezigheid van GTP polymeriseren deze dimeren tot tubuli. Dit proces is dynamisch en reversibel. Het kan zich snel voltrekken omdat het niet afhankelijk is van *de novo* eiwitsynthese, het kan putten uit een bestaande pool van monomeertubuline. Polymerisatie van tubuline begint op plaatsen in de cel die de eigenschap hebben de polymerisatie te katalyseren: **microtubulusorganiserende centra (MTOC)**. De basale lichaampjes, centriolen en centromeren van chromosomen bezitten zo'n MTOC-functie.

**Microtubuli-geassocieerde eiwitten (MAP's)** verbinden de microtubuli met elkaar of met andere structuren. De groei van microtubuli door **polymerisatie** vindt plaats aan de vrije uiteinden. **Colchicine** en **vinblastine** blokkeren de groei van microtubuli, omdat deze alkaloïden zich specifiek aan tubulinedimeren binden, zodat deze niet meer aan de polymerisatie kunnen deelnemen. Omdat de depolymerisatie niet geremd wordt en vrijkomende dimeren alsnog geblokkeerd worden, verdwijnen de microtubuli. Zo kan men het effect van het wegnemen van microtubuli in de cel experimenteel onderzoeken. Hiervan wordt gebruikgemaakt om **mitosen** te **blokkeren**. Zo kan het verhoogde aantal mitosen worden bepaald of het aantal chromosomen in een preparaat worden aangerijkt voor een chromosoomanalyse (**karyogram**). Normaal is er een evenwicht tussen microtubuli en een voorraad van ongepolymeriseerd tubuline in de cel. Microtubuli kunnen aan het zogenaamde positieve uiteinde groeien, terwijl zij aan de andere (negatieve) zijde depolymeriseren. Bij cellen in kweek blijkt dat 80% van de microtubuli in vijftien minuten wordt vervangen, er is dus een snelle turnover. Microtubuli vervullen een belangrijke rol bij het **transport** van organellen en vesikels in de cel. Ook spelen zij een rol bij de verplaatsing van chromosomen tijdens de mitose. Na colchicinebehandeling vallen deze processen, inclusief de mitose, stil. In het geval van een mitose blijven de chromosomen 'doelloos' liggen. Microtubuli vormen tevens de bouwstenen van centriolen, ciliën en flagellen; deze structuren zijn zelf niet colchicinegevoelig.

**Centriolen** zijn korte structuren van 0,2 μm bij 0,4 μm, die bestaan uit negen tripletten van gefuseerde microtubuli, die de cilinderachtige structuur van het centriole vormen (fig. 3.20C). In niet-delende cellen wordt één paar centriolen gevonden, die dicht bijeen liggen en een hoek van 90° met elkaar maken. De centriolen liggen in het cytocentrum en zijn een plaats waar microtubuli aanhechten en beginnen te groeien (MTOC). Vóór een mitose delen de centriolen

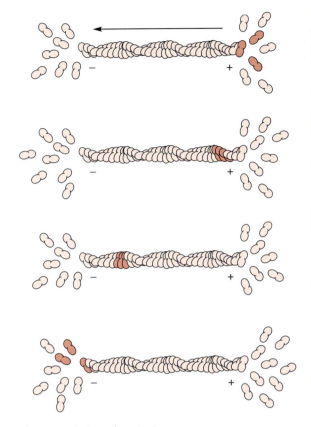

*Figuur 3.21 Actine-polymerisatie*
Actine is een van de meest voorkomende cytoplasmatische eiwitten en komt voor als vrij G-actine (G = globulair) in het cytoplasma.
Actine vormt ook dimeren, die aan het positieve einde van F-actine (F = filamentair) kunnen polymeriseren en zo deze microfilamenten verlengen. Microfilamenten kunnen ook aan één zijde polymeriseren en tegelijkertijd aan de andere zijde depolymeriseren, zodat zij zich in de cel verplaatsen ('treadmilling'). Samen met myosine kunnen actinefilamenten contractiekrachten opwekken.

en vormen dan twee centriolenparen die aan beide polen de microtubuli van de **spoelfiguur** aanhechten (fig. 3.35 en 3.36).

**Ciliën** (trilharen) en **flagellen** (zweepharen) zijn opgebouwd uit een combinatie van microtubuli en bijkomende eiwitten en zijn omgeven door een membraan. De basisstructuur bestaat steeds uit negen doubletten van microtubuli, die twee centraal gelegen microtubuli omgeven (fig. 3.20B). De perifere paren microtubuli zijn tot negen doubletten verenigd, waarbij zij een gemeenschappelijk wandgedeelte hebben van twee tot drie protofilamenten (fig. 3.20). De twee tubuli in het centrum liggen vrij van elkaar. Naast elkaar gelegen doubletten zijn via radiale spaken met de centrale schede verbonden. De beide microtubuli van elk doublet steken gepaarde armen uit, die bestaan uit het eiwit **dyneïne**, dat **ATP-ase**activiteit heeft en dat behoort tot de groep van de **motorproteïnen**. Aan de basis van elk cilium of flagel ligt een basaal lichaampje, met de structuur van een centriool. De negen tripletten van het basale lichaampje gaan over in de negen doubletten van het axonema. De kern van '9 × 2 + 2' wordt het **axonema** genoemd.

Ciliën komen in grote aantallen voor aan het oppervlak van epitheelcellen van de **trachea** en in het oviduct, waar zij grote oppervlakken van het epitheel bedekken. Soms worden solitaire ciliën (een per cel) gevonden, waarvan de betekenis onbekend, maar mogelijk sensorisch is. De lengte van ciliën varieert van 2 tot 15 µm, de doorsnede is circa 0,3 µm.

De **beweging** van het cilium komt tot stand doordat de dyneïnearmen van een doublet zich verplaatsen over het oppervlak van het volgende doublet, zodat ze ten opzichte van elkaar verschuiven. Doordat de doubletten vast zijn ingeplant op het basaal lichaampje, brengt de verschuivende beweging een kromming in het cilium tot stand. De centrale microtubuli bepalen de richting van de ciliënbeweging, namelijk loodrecht op het vlak door deze twee tubuli.

**Flagellen** zijn solitair en aanzienlijk langer dan ciliën (100-200 µm). Zij komen voor bij **spermatozoa**. Wanneer ciliën en flagellen ontstaan, groeien zij vanuit een basaal lichaampje als uitstulpingen aan de cel.

Ciliën en flagellen hebben een verschillend bewegingspatroon. Ciliën voeren een slaande beweging uit in één vlak, terwijl flagellen een kurkentrekkerachtige beweging uitvoeren. Ciliën zijn ingebed in

> **Mutaties** kunnen leiden tot verandering of verdwijning van structuren binnen het cilium, zodat de ciliën onbeweeglijk worden. Dit wordt het '**immotile cilia syndrome**' genoemd. Deze aandoening leidt tot onbeweeglijke spermatozoa en dus infertiliteit, tot chronische respiratoire infecties als gevolg van het niet goed verwijderen van stof en bacteriën uit de luchtwegen door de ciliën en in 50% van de gevallen tot een situs inversus viscerum, dat is een omkering van de posities van de thoracale organen (Kartagener trias).

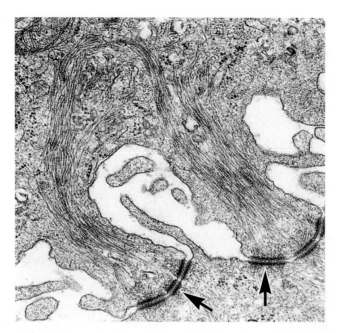

*Figuur 3.22 TEM-opname van intermediaire keratinefilamenten in epitheelcellen van de epidermis, die zijn verbonden met de desmosomen (zie ook hoofdstuk 4).*
De stevigheid van de aanhechting tussen de cellen door middel van desmosomen wordt in het cytoplasma voortgezet door de aanwezigheid van deze filamenten.

een slijmlaag en worden waarschijnlijk daardoor gesynchroniseerd in hun beweging. Hun beweging is enigszins vergelijkbaar met het effect van de wind die door een graanveld strijkt, of de roeispanen van een Romeins oorlogschip. In de trachea dienen ciliën voor het transport van stofdeeltjes in de richting van de mondholte.

## Microfilamenten

De interactie van **actine**filamenten met **myosine**filamenten vormt de basis van **contractie** en beweging, waarvan het moleculair werkingsmechanisme is opgehelderd. Behalve in de spiercellen komt actine in bijna alle andere celtypen voor in twee vormen, namelijk ongepolymeriseerd (**G-actine** = globulair actine) en gepolymeriseerd als microfilamenten (F-actine = filamentair actine, dikte 7 nm). **F-actine** kan tot een dubbelstrengs**helix** polymeriseren en daarna weer depolymeriseren (fig. 3.21). Net als bij de microtubuli is er een evenwicht tussen het aangroeien van een microfilament door polymerisatie van monomeren aan een positieve zijde en het loslaten van monomeren aan de andere, de negatieve zijde van het actinefilament. Daardoor is er in een cel altijd een pool van monomeeractine in dynamisch evenwicht met polymeeractine.

**Cytochalasine B** kan de polymerisatie van actine blokkeren, waarmee het effect van microfilamenten op bepaalde functies van de cel experimenteel kan worden onderzocht. Microfilamenten kunnen zich bundelen tot '**stress fibers**' of tot ruimtelijke netwerken, waarbij een aantal verschillende hulpeiwitten een rol speelt, zoals filamine, actinine en vinculine. Microfilamenten vormen vaak een netwerk onder de plasmamembraan, het **corticale cytoplasma**, waarin geen organellen aanwezig zijn. Bij fagocytose breidt deze laag zich uit en vormt een **hyaloplasma** (helder plasma), dat ook een rol speelt bij de mobiliteit (verplaatsing) en motiliteit (beweeglijkheid) van de cel. Microfilamenten bepalen ook de cytoplasmastroming en zijn verder belangrijk bij de hechting van cel tot cel of van cel tot matrix. Actine kan soms een functie vervullen bij verplaatsingen van organellen in de cel doordat aan één zijde van een filament monomeren afvallen, terwijl aan de andere zijde aangroei plaatsvindt ('treadmill'). Actine speelt een rol in de vorming van **microvilli** als uitsteeksels van het celoppervlak ('spikes' of filopodia); lamellopodia zijn platter en komen voor aan de rand van de cel die voorwaarts beweegt ('leading edge'). Lamellopodia kunnen zich tamelijk gemakkelijk vormen en weer terug in de cel worden opgenomen.

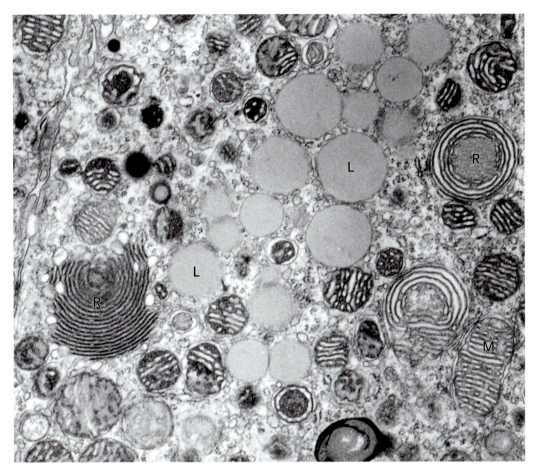

*Figuur 3.23 TEM-opname van een deel van het cytoplasma van een cel uit de bijnierschors met lipidedruppeltjes (L). De mitochondriën (M) en het RER (R) hebben een bijzondere vorm, die gevonden wordt in steroïdsynthetiserende cellen. L = lipidedruppeltjes. 19.000 ×.*

### Intermediaire filamenten

**Intermediaire filamenten** geven steun aan de cel en hebben een diameter van 7-14 nm. Verschillende eiwitten kunnen polymeriseren tot intermediaire filamenten, deze zijn **stabieler** dan actine- en tubulinepolymeren. Bij de celdeling worden intermediaire filamenten verdeeld over de dochtercellen. Er is een aantal soorten intermediaire filamenten beschreven (tabel 3.2):

1. **cytokeratinen** (tonofilamenten), met een twintigtal varianten (molecuulmassa (MM) 40.000-68.000 u) in epitheelcellen (fig. 3.22);
2. **vimentinefilamenten**, karakteristiek voor cellen van mesenchymale oorsprong (MM 57.000 u);

**Tabel 3.2** Voorbeelden van typen intermediaire filamenten in eukaryotische cellen

| Type filament | Celsoort | Voorkomen |
|---|---|---|
| Cytokeratine (tonofilamenten) | Epitheel | Verhoornende en niet-verhoornende epithelia |
| Vimentine | Bindweefsel | Fibroblasten, kraakbeencellen, macrofagen, endotheelcellen, glad spierweefsel van de vaatwand |
| Desmine | Spiercellen | Dwarsgestreept spierweefsel, glad spierweefsel (niet in de vaatwand) |
| Gliafilamenten | Macrogliacellen | Astrocyten |
| Neurofilamenten | Neuronen | De meeste, maar waarschijnlijk niet alle, neuronen |

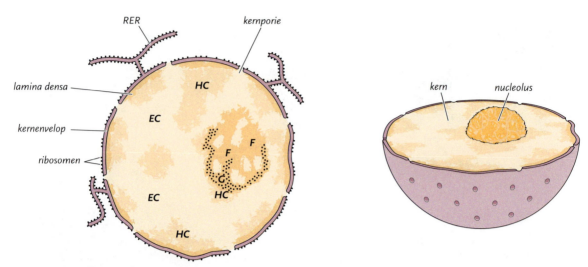

*Figuur 3.24 De celkern wordt omgeven door een dubbele membraan (de kernenvelop of perinucleaire cisterne), die in verbinding kan staan met het RER.*

De kernenvelop kan opgevat worden als een specialisatie van het RER. Aan de zijde van het cytoplasma is de kernenvelop bezet met polysomen, die deelnemen aan de eiwitsynthese. De kernenvelop wordt aan de binnenzijde gesteund door een lamina densa, waar het donkerkleurende heterochromatine (HC) tegenaan ligt. Er zijn vrij uitgebreide euchromatische gebieden (EC). Chromatine bestaat uit chromosomen, die in meerdere of mindere mate zijn gecondenseerd. Minder condensatie geeft een lichtere kleuring, zoals in euchromatine. Functioneel betekent dit meer transcriptie. De nucleolus is opgebouwd uit een pars fibrosa (F) en een pars granulosa (G), waarin grote hoeveelheden rRNA aanwezig zijn als voorlopers van ribosomen. Het heterochromatine (HC) kan met de nucleolus geassocieerd zijn. De morfologie van de kern zegt dus iets over de activiteit van de transcriptie en de productie van ribosomen.

3 **desmine**, dat voorkomt in spiercellen (MM 54.000 u);
4 **gliafilamenten** ('glial fibrillary acidic proteins'), die karakteristiek zijn voor astrocyten in de hersenen (MM 51.000 u);
5 **neurofilamenten** uit de neuronen, die voorkomen in drie soorten (MM 68.000, 140.000 en 210.000 u);
6 **laminen**, die zich als een dunne laag aan de binnenzijde van de kern bevinden en een rol spelen bij de stabilisatie van het chromatine (70 u).

In de pathologie speelt de immunocytochemische lokalisatie van een bepaald intermediair filament een rol in het opsporen van het oorspronkelijke celtype (en de plaats van herkomst) van een gemetastaseerde tumor. Als een tumor ontstaat in een epitheel met een bepaald type cytokeratine, wordt dit meestal ook in de metastase gevonden.

### INSLUITSELS

Naast organellen komen **insluitsels** voor in het cytoplasma. Deze kunnen bestaan uit **vetdruppels** of **glycogeen** en vormen reservebrandstof voor de cel. Vetdruppels kunnen ook een voorraad grondstof bevatten voor de steroïdsynthese (fig. 3.23). Glycogeen is gepolymeriseerd glucose en vormt een voorraad van koolhydraat. Glycogeen is te herkennen als 20-30 nm grote korrels, die in rozetten zijn gerangschikt (fig. 3.10). Eiwitopslag komt voor in verwijd RER of secretiegranula, maar zelden in kristalvorm (zoals in peroxisomen en de kristallen van Reinke in de Leydigcellen in de testis). **Pigmentgranula** geven kleur aan haren, epidermis en retina en worden gevormd door de melanocyten. Ook vinden we pigment in bindweefselcellen, de chromatoforen in de iris. Een ander endogeen pigment is het **lipofuscine**, dat voorkomt als lysosomaal restlichaampje en dat bestaat uit bruine granula. Als rode bloedcellen door macrofagen worden gefagocyteerd, verschijnt na enige dagen het ijzerhoudende pigment **hemosiderine** in goudbruine korrels; later vormt zich het ijzervrije pigment hematoïdine, dat identiek is aan bilirubine en ook buiten de cel kan worden gevonden.

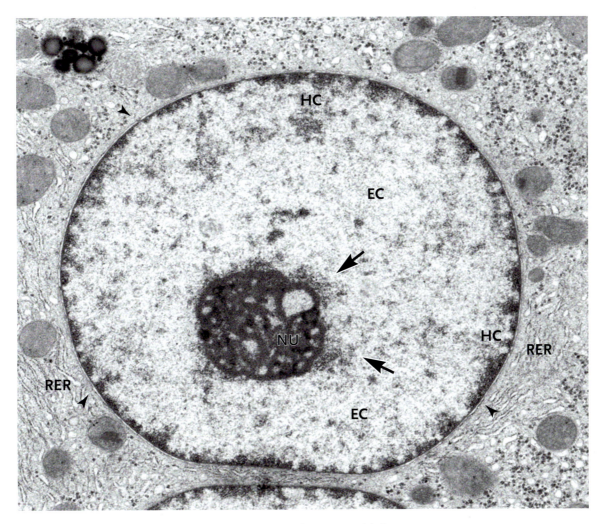

*Figuur 3.25 TEM-opname van de kern van een leverparenchymcel in een menselijke lever.*
De kern is omgeven door een omvangrijk cytoplasma, waarin we cisternen van het RER kunnen herkennen, en mitochondriën (m) en rozetten van glycogeen (g). Linksboven een lysosomaal restlichaampje, gevuld met lipofuscine. HC: heterochromatine; EC: euchromatine. Pijlen wijzen naar het heterochromatine, dat geassocieerd is met de nucleolus (NU). De pijlpunten geven de perinucleaire cisterne (kernenvelop) aan. Oorspronkelijke vergroting 6.600 ×. (opname E. Wisse)

De cytoplasma-matrix of het cytosol bevindt zich tussen de organellen en insluitsels en neemt ongeveer de helft van het celvolume in beslag. Deze halfvloeibare massa, die duizenden enzymen bevat, heeft geen microscopisch waarneembare structuur.

## DE CELKERN

De kern van elke cel bevat in het DNA de gecodeerde informatie voor de synthese van alle eiwitten in alle cellen van het lichaam. Andere complexe of polymere verbindingen, zoals koolhydraten, lipiden en glycolipiden, ontstaan door de specifieke werking van enzymen, die op hun beurt door mRNA's zijn gecodeerd. Ieder eiwit is gecodeerd in één bepaald gebied van het DNA: een gen. Door **transcriptie** van DNA naar **mRNA** wordt de DNA-code in een afleesbare vorm overgeschreven en getransporteerd naar het cytoplasma. Het mRNA kan met behulp van ribosomen, **tRNA** en met verbruik van energie in een eiwit worden vertaald (**translatie**). Het tRNA en het ribosomaal RNA (**rRNA**), dat samen met eiwitten de **ribosomen** opbouwt, worden ook in de kern van het DNA overgeschreven.

De kern wordt van het cytoplasma gescheiden door de **kernenvelop**, bestaande uit twee parallelle membranen, die een **perinucleaire cisterne** vormen

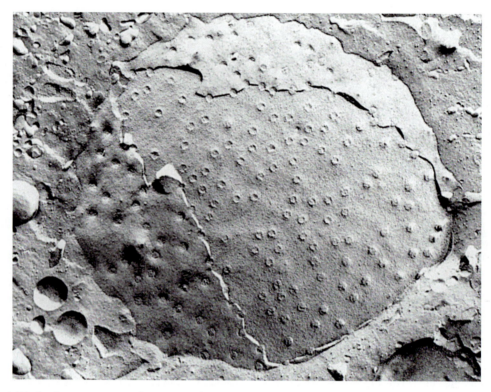

*Figuur 3.26  Vriesbreekpreparaat van een kern van een darmepitheelcel van de rat.*
Het bevroren weefsel is gebroken en van het verse breukvlak is een met zwaar-metaal beschaduwde replica gemaakt, die in de TEM werd gefotografeerd. Hoewel het erop lijkt, is dit dus geen 'scanning'-microscopie-opname! Het breukvlak is door een kernenvelop gegaan en heeft de twee bladen van de kernenvelop blootgelegd. De kernporiën zijn zowel in de binnenhelft als in de buitenhelft van de kernenvelop duidelijk te zien. Het aantal kernporiën is groot in cellen met een hoge metabole activiteit, zoals hier het geval is. De organellen in het cytoplasma zijn moeilijk te identificeren. 30.000 ×. (opname Pinta da Silva)

(fig. 3.24 en 3.30). Tegen de binnenkant van de kernenvelop liggen onregelmatige opstapelingen van gecondenseerd chromatine, het **heterochromatine** (fig. 3.25). Het binnenblad van de kernmembraan is verstevigd met de **lamina densa**, bestaande uit lamine. De lamina densa en het heterochromatine zijn onderbroken bij de **poriën** (fig. 3.25, 3.26 en 3.27). Het aantal poriën hangt samen met het niveau van de eiwitsyntheseactiviteit van de cel. Het buitenblad van de kernenvelop kan in verbinding staan met het RER. Het bevat **ribosomen** en neemt dus deel aan de eiwitsynthese. Men kan de kernenvelop opvatten als een gespecialiseerde cisterne van het RER.

In de kernenvelop bevinden zich **kernporiën** met een diameter van 70 nm voor het transport tussen de kern en het cytoplasma (fig. 3.27). Deze poriën zijn voorzien van een combinatie van eiwitten met een speciale functie en structuur, het zogenoemde **pore-annuluscomplex** (of 'nuclear pore-complex'). Dit complex controleert het verkeer van moleculen door de kernporie (fig. 3.27) via **transportkanalen** met een diameter van 9 nm en een beperkte doorlaatbaarheid. Kerneiwitten (**histonen**, polymerasen en dergelijke) worden in het cytoplasma gemaakt en door een oligopeptide, het **nucleair lokalisatiesignaal**, naar de kernporie begeleid. Het eiwit wordt dan via dit signaal aan een receptor-eiwit van het poriecomplex gebonden met verbruik van ATP en dóór de porie

> Veel ziekten gaan gepaard met, of worden veroorzaakt door veranderingen in een specifiek celcompartiment. In veel van deze gevallen kan een structurele verandering met behulp van een LM, EM of met behulp van cytochemische methoden worden aangetoond. Tabel 3.3 geeft een aantal voorbeelden van zulke ziekten en laat zien hoe verschillende celonderdelen daarbij een rol spelen.

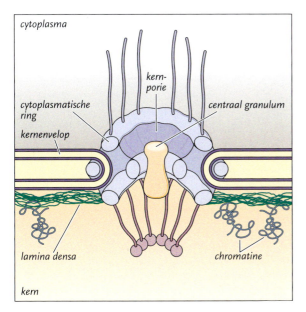

*Figuur 3.27 Tekening van een kernporie of 'nuclear-pore complex', NPC.*
Zowel op de cytoplasmatische rand als aan de binnenzijde zijn complexen van eiwitten aangehecht. Deze complexen regelen het transport naar binnen (ribosomale eiwitten, enzymen en nucleotiden) en naar buiten (RNA's en ribosoomonderdelen). Twee eiwitringen liggen op de rand van de porie. Aan de cytoplasmatische zijde zijn filamenten aangehecht, die uitwaaieren in het cytoplasma. Aan de binnenzijde is een fuikachtige structuur aangehecht. Een centraal granulum sluit de porie functioneel af. Tegen de binnenzijde van de kernenvelop ligt de lamina, die de kernenvelop versterkt en het chromatine (bestaande uit de ontrafelde chromosomen) aanhecht. Ter hoogte van de porie is de lamina onderbroken, zodat het transport niet belemmerd wordt.

naar binnen getransporteerd. In omgekeerde richting kan de export van RNA via de kernporiën naar het cytoplasma alleen plaatsvinden als dit in eiwit is 'ingepakt'; het RNA zelf heeft een te negatieve lading.

**Chromatine** ('kleurbare substantie') wordt gevormd door de massa van de gedecondenseerde delen van de interfasechromosomen. In een normale, somatische menselijke celkern bevinden zich 46 aparte interfasechromosomen. De fijne structuur van chromosomen is nog niet exact bekend. Wel is duidelijk dat een chromosoom is opgebouwd uit één lange DNA-keten, die op verschillende niveaus is gewonden, geplooid en in hogere-orde-structuren is gecondenseerd.

De chromosomale **DNA-helix**, met een diameter van 2 nm en een gemiddelde lengte van 5 cm, wikkelt zich 2,5 maal rond agglomeraten van een achttal speciale eiwitten, de **histonen**, zodat op regelmatige afstanden van ongeveer vijftig basenparen ('**spacer-DNA**') een **nucleosoom** wordt gevormd. Histonen en DNA hebben een vergelijkbare massa in de kern. Door deze constructie ontstaat een soort kralensnoer van nucleosomen, dat zich vervolgens spiraalsgewijs oprolt tot een **chromatinefibril** met een diameter van 30 nm (fig. 3.28). De chromatinefibril en de nucleosomen zijn elektronenmicroscopisch waar te nemen.

**Tabel 3.3** Voorbeelden van ziekten als gevolg van afwijkingen in organellen

| Organel | Ziekte | Defect | Verandering | Klinisch gevolg |
|---|---|---|---|---|
| Mitochondrium | Mitochondriële cytopathie | Gestoorde oxidatieve fosforylering | Toename van de spiermitochondriën | Hoog basaal metabolisme zonder hyperthyreoïdie |
| Microtubuli | Kartagener trias | Ontbreken van dyneïne in onbeweeglijke cilia | Missende verbindingen tussen microtubuli | Mannelijke infertiliteit, luchtweginfecties, situs inversus viscerum |
| | Muisdiabetes (acomys-diabetes) | Minder tubuline in bèta-cellen (pancreas) | Minder microtubuli in deze cellen | Diabetes (hoog bloedsuikergehalte) |
| Lysosoom | Metachromatische leukodystrofie | Ontbreken van sulfatase | Cerebrosidenstapeling | Mentale stoornissen en bewegingsstoornissen |
| | Hurlersyndroom | Ontbreken van α-L-iduronidase | Dermataansulfaatstapeling | Mentale stoornissen en groeistoornissen |
| Secretiegranula | Pro-insulinediabetes | Geen klieving van het pro-insuline | Geen | Hoog bloed-pro-insulinegehalte en diabetes |
| Golgi-complex | I-cel-ziekte | Ontbreken van fosfotransferase | Stapeling in fibroblasten | Psychomotorische achterstand, botafwijkingen |

74 FUNCTIONELE HISTOLOGIE

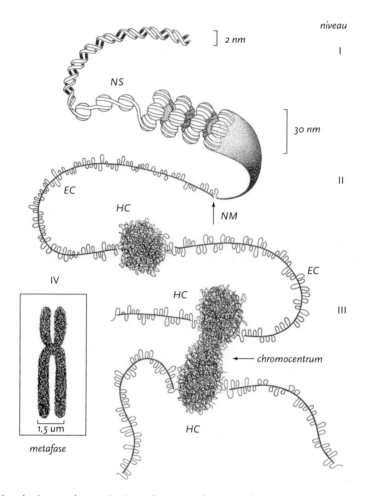

*Figuur 3.28 Schematische tekening van de organisatie van het genetisch materiaal op vier niveaus (I-IV).*
I   De dubbele DNA-helix associeert met bolletjes, samengesteld uit verschillende histonen, en vormt zo de nucleosomen (NS).
II  Door een spiraalsgewijze samenpakking van de nucleosomen vormt zich de 30 nm dikke chromatinefibril. Deze fibril is in lussen geplooid, die aan de nucleaire matrix (NM) aanhechten. Deze verhoudingen komen het duidelijkst tot uiting in het euchromatine (EC).
III In het heterochromatine (HC) is de fibril sterk gecondenseerd tot een dichte massa.
IV  Vóór de mitose condenseert het chromatine in chromosomen, die de hoogste vorm van condensatie bereiken. Nucleosomen, de chromatinefibrillen en de chromosomen kunnen duidelijk met de TEM worden waargenomen en bestudeerd. De tussenliggende structuren en organisatie (III) zijn nog niet geheel opgehelderd.

Chromatinefibrillen zijn verankerd aan de kernmatrix, een complex van fibreuze eiwitstructuren. Hierbij ontstaan lussen (fig. 3.28) die specifieke regio's van het genoom bevatten, naast de gebieden die met de matrix zijn geassocieerd.

De voor transcriptie beschikbare delen van de chromatinefibrillen liggen in de gebieden met lichter **euchromatine**, dat zich in het microscopisch beeld onderscheidt van de donkere **heterochromatine**gebieden (fig. 3.25). Na kleuring met de Feulgenreactie, die specifiek is voor DNA, kan men de verhouding euchromatine/heterochromatine zeer goed visualiseren en eventueel meten. Kernen waarin een hoge transcriptieactiviteit heerst, hebben veel euchromatine en een groter watergehalte (**hydropische kern**, 'open face nucleus'). Het tegenovergestelde vinden we in een **pycnotische kern**, waar het chromatine tot een dichte massa is samengepakt. In dergelijke cellen is de eiwitsynthese gering of afwezig. Soms is pycnose van de kern een teken van verval van de cel.

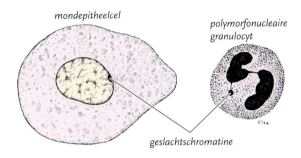

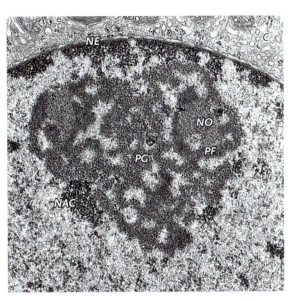

Figuur 3.29 Tekening van het geslachtschromatine in een cel van het wangslijmvlies (links) en een polymorfonucleaire granulocyt (PMN, rechts).
In de linkercel komt het geslachtschromatine tot uitdrukking als een lichaampje van Barr, een klein donker lichaampje dat tegen de binnenzijde van de kernenvelop ligt, terwijl het in de PMN als een klein uitsteeksel aan de kern hangt ('drumstick').

Er zijn delen van chromosomen die in de ene cel wel en de andere niet heterochromatisch zijn (facultatief heterochromatine), terwijl er ook delen zijn die in alle cellen heterochromatisch zijn (constitutief heterochromatine). Bij deze laatste hoort het geslachtschromatine of **lichaampje van Barr**, dat als een donker lichaampje tegen de kernenvelop ligt (fig. 3.29). Het lichaampje van Barr vertegenwoordigt in vrouwelijke cellen één **X-chromosoom** in een volledig heterochromatische toestand, terwijl het andere X-chromosoom euchromatisch en onherkenbaar is. Het lichaampje van Barr kan bij de mens worden waargenomen in een uitstrijkje van het wangslijmvlies en dus gebruikt worden voor een microscopische seksebepaling. Bij twijfel omtrent het geslacht van een pasgeborene geeft men echter de voorkeur aan een volledige chromosomenanalyse.

De **nucleoli** of kernlichaampjes kunnen in aantal variëren. Elke eukaryotische kern heeft ten minste één nucleolus, die kan zijn opgenomen in een dicht heterochromatinepatroon en dan moeilijk herkenbaar is. Nucleoli worden niet door een membraan omgeven (fig. 3.30). De nucleolus produceert en bevat ribosoomsubeenheden en kleurt daardoor sterk positief voor RNA. Het hoge RNA-gehalte van de nucleolus bepaalt de basofiele eigenschappen, die in een specifieke kleuring goed naar voren komen.

Het **nucleolus-geassocieerde chromatine** omgeeft de nucleolus en speelt een rol bij de vorming van rRNA. Nucleoli verdwijnen tijdens de mitose, maar worden na de mitose weer opnieuw gevormd op de **'nucleolus-organizer'-regio's (NOR)** van een bepaald

Figuur 3.30 TEM-opname van een nucleolus.
Er zijn verschillende structuren te zien, namelijk:
NO  'Nucleolus-organizer'-DNA, het deel van een chromosoom dat de nucleolus vormt na een mitose;
PF  Pars fibrosa, deel van de nucleolus met ribosomen in een vroeg stadium van ontwikkeling;
PG  Pars granulosa, deel van de nucleolus met ribosomen in een later stadium van ontwikkeling;
NAC Nucleolus-geassocieerd chromatine, dat DNA bevat, nodig voor de transcriptie naar rRNA;
NE  Nucleaire envelop met wandstandig heterochromatine en kernporiën;
C   Cytoplasma.

aantal chromosomen. Het DNA met de ribosomale genen bevindt zich centraal in de nucleolus. Doordat nucleoli met elkaar kunnen fuseren, is hun aantal geen maat voor het aantal organizer-gebieden in het genoom. Bij de mens zijn er vijf NOR's. De massa van de nucleoli correleert met de eiwitsynthesecapaciteit van de cel. Bij snel delende embryonale cellen of tumorcellen kan het nucleolair volume oplopen tot 25% van het kernvolume. In de nucleolus vindt omvorming plaats van RNA-precursors tot het rijpe rRNA, waarbij eerst meer filamenteuze (**pars fibrosa**) en daarna meer granulaire elementen (**pars granulosa**) worden gevormd, die in de EM zichtbaar zijn. Ribosomale eiwitten worden in het cytoplasma gesynthetiseerd en via de kernporiën binnen de kern gebracht en daar aan RNA-precursors gebonden. Ribosoomonderdelen verlaten de kern, om in het cytoplasma te assembleren en hun rol in de eiwitsynthese te gaan vervullen.

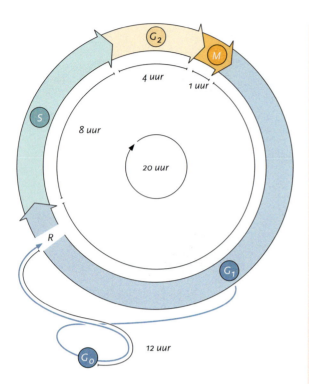

*Figuur 3.31 Schema van de vier fasen van de celcyclus.*
In de $G_1$-fase heeft de cel in een celcyclus de keuze tussen in rust gaan ($G_0$), of doorgaan en opnieuw een delingscyclus doormaken. Bij een checkpoint in de cyclus (restriction point, R) stopt de cyclus als de omstandigheden niet gunstig zijn voor voortzetting van de deling. Wanneer deze restrictie wordt opgeheven, gaat de cel weer in cyclus en gaat de S(synthese)-fase in, waarin het DNA door synthese wordt verdubbeld. Een korte rustfase ($G_2$) gaat vooraf aan de eigenlijke mitose (M) waarbij de chromosomen zich over de dochtercellen verdelen.

De term **karyolymfe** wordt gebruikt voor de eiwithoudende vloeistof waarin het chromatine is ingebed en die een functie vervult als transportmedium. De **kernmatrix** bestaat uit fibreuze eiwitten, die een ruimtelijk complex vormen en steun verlenen aan het chromatine ('kernskelet').

## DE CELCYCLUS

De **mitose** is slechts een klein, maar zeer duidelijk onderdeel van de **celcyclus**. Groei, vernieuwing, herstel, maar ook instandhouding in alle meercellige organismen is afhankelijk van de vorming van nieuwe cellen door deling van bestaande cellen. De reeks van alle opeenvolgende onderdelen van dit delingsproces wordt de **celcyclus** genoemd (fig. 3.31). De duur van de celcyclus is het interval tussen twee opeenvolgende, gelijke stadia uit deze cyclus. De mitose (**M-fase**) duurt meestal een tot anderhalf uur, de **celdeling** zelf duurt ongeveer twaalf uur. Als gevolg van een mitose wordt een genoom na replicatie in twee gelijke kopieën over de beide dochterkernen verdeeld. Een abnormale verdeling van het genoom zal, zo dit een levensvatbare cel oplevert, verstrekkende gevolgen kunnen hebben voor het organisme.

De **meiose**, die alleen voorkomt bij de geslachtscellen, bestaat uit twee achtereenvolgende delingen. Bij de eerste, de reductiedeling, komen de homologe chromosomen bijeen en vindt een uitwisseling van delen van chromosomen plaats. Als gevolg van een meiose wordt één diploïd genoom zonder replicatie in twee haploïde kopieën over de beide dochterkernen verdeeld.

Bij de deling van een cel onderscheidt men een **karyokinese** of kerndeling en een **cytokinese** of

Het **geslachtschromatine** bepaalt het genetische geslacht van iemand. Als het bij hermafroditisme of pseudohermafroditisme moeilijk is om het geslacht te bepalen, kan dit gebeuren met behulp van de observatie van het geslachtschromatine. Dit geldt ook voor andere gevallen, zoals het Klinefelter-syndroom met testiculaire afwijkingen, azoöspermie en andere symptomen bij de aanwezigheid van XXY-chromosomen.

Een belangrijk kenmerk van maligne tumoren is het verhoogde aantal mitosen en afwijkende mitosen. Normale celproliferatie en -differentiatie worden gecontroleerd door een groep van genen, de proto-oncogenen. Mutaties in deze genen leiden tot de vorming van tumoren. Virussen die tumoren veroorzaken, hebben veranderde proto-oncogenen aan boord, die waarschijnlijk van cellulaire oorsprong zijn. Groeifactoren die celdelingen bevorderen, zijn bijvoorbeeld NGF ('nerve growth factor'), EGF ('epithelial growth factor'), FGF ('fibroblast growth factor') en **erytropoëtine**, dat de aanmaak van rode bloedcellen bevordert. DNA-beschadiging kan ontstaan door chemische verbindingen, straling en virusinfecties. Deze omstandigheden zijn ook carcinogeen. Bij tumoren maakt men een onderscheid tussen benigne (niet invasief) en maligne (wel invasief). Beide laten een ongecontroleerde groei zien.

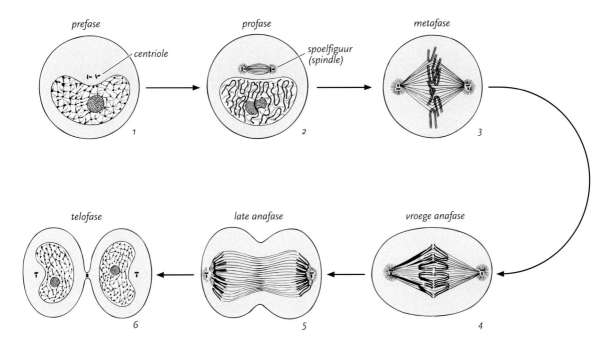

*Figuur 3.32 Verschillende fasen van de mitose.*
1 Condensatie van het chromatine en vorming van de chromosomen, verdubbeling van de centriolen.
2 Zichtbaar worden van de chromosomen, opbouw van de spoelfiguur, fragmentatie van de kernenvelop tot RER (profase).
3 Chromosomen schikken zich in het equatoriale vlak in het midden van de vervolledigde spoelfiguur, de nucleolus verdwijnt (metafase).
4 Overlangse splitsing van de chromosomen en migratie naar de polen van de spoelfiguur (anafase).
5 Samenkomen van de chromosomen aan de polen van de spoelfiguur, begin van de deling van het cytoplasma (cytokinese, in tegenstelling tot karyokinese), vorming van de klievingszone (late anafase, telofase).
6 Vorming van de twee dochterkernen, van de kernenvelop, van de nucleolus en einde van de deling.

cytoplasmadeling. Deze processen zijn meestal aan elkaar gekoppeld, behalve bij de vorming van twee- of meerkernige cellen. De fase waarin geen celdeling plaatsvindt, wordt **interfase** genoemd. Deze fase is een interval tussen twee delingen, waarbij de cellen hun normale functies uitoefenen, maar wel een volgende deling kunnen voorbereiden. De verdeling van cytoplasmabestanddelen bij een mitose gebeurt niet mathematisch. De dochtercellen beschikken elk over een compleet genoom, zodat zij zelf alles kunnen aanvullen.

De **interfase** wordt ingedeeld in drie stadia, de $G_1$-**fase** (G = 'gap', interval), waarin de cel zijn eiwitmassa na mitose weer aanvult, de **S-fase** (S van synthese) waarin DNA-replicatie en synthese van histonen plaatsvindt en de $G_2$-**fase**, die direct voorafgaat aan de mitose, die wordt aangeduid met **M-fase** (fig. 3.31, 3.32, 3.33, 3.34). De $G_1$-fase loopt qua tijdsduur bij verschillende cellen sterk uiteen. De andere fasen liggen meer vast, met 8 uur voor de S-fase, 1,5-5 uur voor de $G_2$-fase en 1-1,5 uur voor de M-fase. Verschillen in cyclusduur komen dus voornamelijk op rekening van de $G_1$-fase (fig. 3.31). Een van de kortste celcycli van het lichaam vinden we bij darmepitheel met een $G_1$-fase van 25 uur en een totale cyclustijd van 36-40 uur.

Gedurende de $G_1$-fase bereikt de cel een **kritische massa**, die de S-fase initieert, waarna de volgende fasen vanzelf zouden volgen. De kritische massa varieert per celtype. Men noemt het moment waarop de kritische massa wordt bereikt, het **restrictiepunt** (einde $G_1$-fase). Bij het opstarten van de S-fase wordt een centrale rol vervuld door de S-faseactivator (een eiwit), die in het cytoplasma verschijnt op het moment van het restrictiepunt. Deze factor zet niet alleen een S-fase in gang, maar voorkomt ook dat een M-fase wordt ingezet voordat de DNA-replicatie gecompleteerd is, hetgeen desastreuze gevolgen zou hebben voor de cel. De aanhechting van de microtubuli van de spoelfiguur op de chromosoomcentromeren is ook een belangrijk moment ('**checkpoint**') in

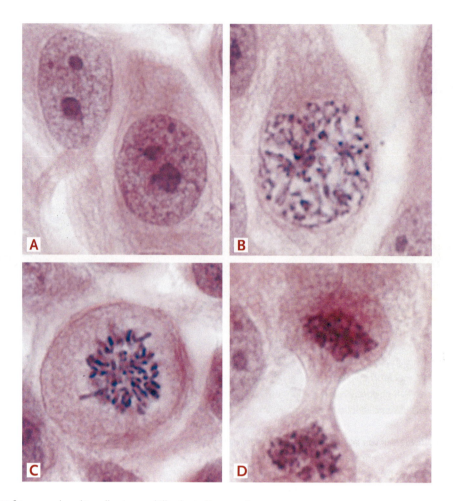

*Figuur 3.33  LM-foto van gekweekte cellen in verschillende stadia van mitose.*
A  Interfase, kern met duidelijke nucleoli en korrelig chromatine.
B  Profase, de kernenvelop is onduidelijk, aftekening van de chromosomen, de nucleoli zijn verdwenen.
C  Metafase, de chromosomen liggen in het equatoriale vlak.
D  Late anafase, de chromosomen hebben zich verenigd aan de polen van de spoelfiguur, die nog aanwezig is in de klievingszone, waar het cytoplasma is samengeknepen. De twee dochtercellen zullen nog enige tijd een doublet vormen, voordat ze elkaar loslaten. De chromosomen zullen spoedig nieuwe kernen vormen.

de cyclus. De anafase van de mitose begint niet als niet alle chromosomen zijn aangehecht. Een cel kan voor onbepaalde tijd in de G-fase geblokkeerd zijn; men spreekt dan van de $G_0$-fase, zoals bij neuronen, die nooit meer aan een celcyclus zullen deelnemen (fig. 3.31). Een weefsel met zulke cellen kan dus niet regenereren.

Gedurende de S-fase wordt de DNA-helix geopend door enzymen, zodat beide strengen van het DNA door middel van **DNA-polymerase** gekopieerd kunnen worden. Het beginpunt van de replicatie wordt mede bepaald door de binding van het DNA aan de kernmatrix, terwijl de aanwezigheid van de kernmembraan essentieel is om de replicatie ordelijk te doen verlopen. De histonen worden in de S-fase gesynthetiseerd op de vrije polysomen in het cytoplasma en aangevoerd via de kernporiën. Het is mogelijk om een celkern in de S-fase te merken met een radioactieve precursor van het DNA ($^3$**H-thymidine**), de gemerkte cellen gedurende de cyclus te volgen en zo de duur van S-fase, $G_2$-fase, enzovoort, te bepalen. Bij de mens kunnen deze technieken meestal niet worden toegepast; daar kan men alleen de mitotische index (het aantal delingsfiguren per duizend kernen) bepalen. Door de korte duur van de M-fase en het beperkte aantal cellen dat in deling is, is de mitosefre-

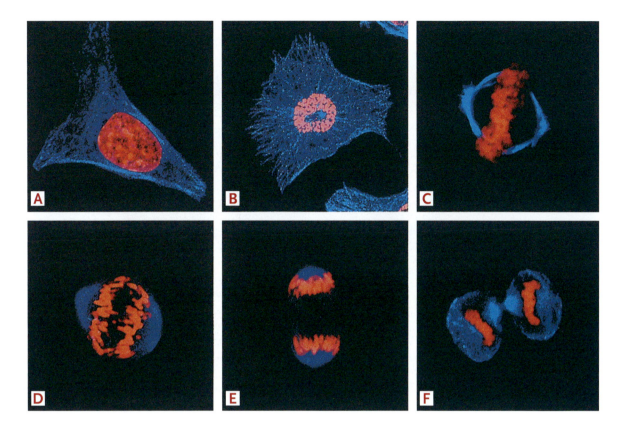

Figuur 3.34 Confocale beelden van gekweekte cellen in verschillende fasen van de mitose.
Het DNA is roodgekleurd, de microtubuli zijn blauwgekleurd.
A   Interfase, de cel is in rust.
B   Profase, in de kern worden de chromosomen zichtbaar, de cel gaat een rondere vorm aannemen.
C   Metafase, de chromosomen liggen in het equatoriale vlak.
D   Anafase, de chromosomen worden naar de polen getransporteerd.
E   Vroege telofase, de chromosomen zijn aangekomen bij de polen en aggregeren daar om een nieuwe kern te vormen.
F   Telofase, het cytoplasma deelt zich ook door een constrictie in het equatoriale vlak, de twee ronde dochtercellen zijn kleiner dan de moedercel en zullen nog moeten groeien, zoals het dochters betaamt.

quentie (% van het aantal cellen dat een mitose toont) van een bepaald celtype meestal gering. Daardoor zijn dus relatief omvangrijke tellingen nodig om tot een statistisch verantwoorde bepaling te komen.

Tijdens de $G_2$-fase, die intreedt zodra de DNA-verdubbeling is voltooid, gaan de gedupliceerde chromosoomfibrillen uiteen. Ook vindt er een scheiding plaats van de verdubbelde centriolen, die als MTOC voor de spoelfiguur gaan fungeren. Ten slotte vindt in de $G_2$-fase de laatste energieproductie en eiwitsynthese plaats, omdat tijdens de M-fase geen RNA-synthese mogelijk is: alle chromosomen zijn gecontraheerd en er is geen transcriptie meer mogelijk.

De **M-fase** wordt geïnitieerd door de '**Maturation Promotion Factor**' **(MPF)**. Deze factor bestaat uit twee componenten: het $CDC^2$, een proteïnekinase, en het eiwit cycline, dat wordt afgebroken tijdens de mitose. De mitose wordt ingedeeld in profase, prometafase, metafase, anafase en telofase (fig. 3.32, 3.33 en 3.34) en wordt gevolgd door de cytokinese.

**Profase**. In deze fase, die ongeveer een halfuur duurt, condenseren de chromosoomfibrillen met hun matrixeiwitten geleidelijk tot chromosomen. Elk profase-chromosoom bestaat uit twee, aanvankelijk om elkaar heen gedraaide, **chromatiden**. Elk chromatide bevat een **centromeer**, dat bestaat uit een speciale DNA-sequentie, waar tijdens de anafase de splitsing van

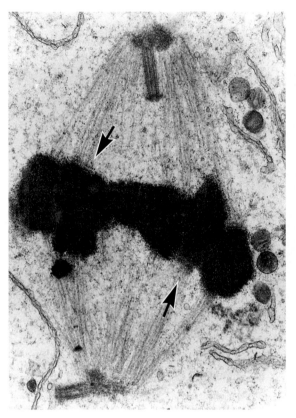

*Figuur 3.35 TEM-opname van een cel in metafase.*
Twee centriolenparen (centrosomen) liggen aan de toppen van de spoelfiguur en zijn aangehecht aan de microtubuli die de spoelfiguur vormen. Binnen de spoelfiguur komen geen andere organellen voor. De microtubuli van de spoelfiguur zijn via de kinetochoren (pijlen) aangehecht aan de donkere massa's van de chromosomen in het equatoriale vlak. Deze microtubuli verkorten tijdens het transport van de chromosomen op de plaats van het kinetochoor. 15.000 ×. (opname McIntosh)

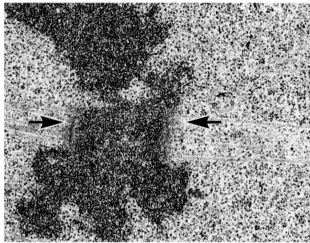

*Figuur 3.36 TEM-opname van een metafasechromosoom van een gekweekte longcel van de mens.*
Deze foto laat de aanhechting van de microtubuli aan het kinetochoor in detail zien. 38.000 ×. (opname McIntosh)

het chromosoom plaatsvindt. De spoelfiguur vormt zich tegen het eind van de profase, uitgaande van de centriolenparen, uit een voorraad ongepolymeriseerd tubuline, ontstaan uit een massale depolymerisatie van microtubuli kort voor het begin van de M-fase.

**Prometafase.** De kernenvelop valt uiteen in RER-fragmenten, die zich in het cytoplasma verspreiden. De **centromeer**gebieden ontwikkelen kinetochoren, waarop de microtubuli van de **spoelfiguur** aanhechten (fig. 3.35 en 3.36). Als de groeiende microtubuli geen **kinetochoor** ontmoeten, ontstaan er van pool tot pool lopende poolspoelvezels. De chromosomen contraheren, de chromatiden worden alleen nog in het centromeergebied bijeengehouden. De chromosomen begeven zich naar het equatoriale vlak, het centromeer voorop (metakinese). De nucleolus verdwijnt, het nucleolus-geassocieerde DNA (uit de NOR) wordt opgenomen in de chromosomen.

**Metafase.** Tijdens de metafase worden de chromosomen, die maximaal gecontraheerd zijn, in het **equatoriale vlak** bijeengehouden. Voor het maken van een chromosomenpreparaat of **karyogram** (fig. 3.37) kan de cel na zwelling in een hypotone oplossing platgedrukt worden op een preparaatglaasje en gekleurd worden met Giemsa. Deze techniek wordt vaak toegepast op lymfocyten, die met een mitogeen (concanavaline) in vitro tot deling gestimuleerd zijn.

Behandeling met colchicine lost de spoelfiguur (microtubuli) op, zodat de chromosomen los komen te liggen. Mitosen worden in deze toestand geblokkeerd, zodat het aantal cellen, met een weliswaar verstoorde, metafase oploopt. Colchicine wordt dus gebruikt om de mitose-index van langzaam groeiende of zelden delende celpopulaties te bepalen.

**Anafase.** De chromatiden splitsen in het centromeergebied en de **dochterchromosomen** bewegen met de centromeren voorop in een eenparige beweging naar de top van de spoelfiguur (anafase). Bij de anafase verlengt de spoelfiguur zich. De krachten die de chromosomen doen bewegen zijn gelokaliseerd op de plaats van de aanhechting van de microtubuli op de kinetochoren.

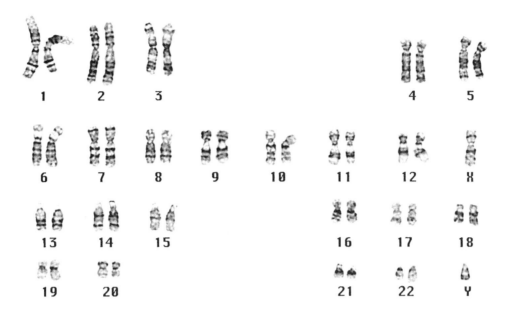

*Figuur 3.37 Karyogram.*
Metafasechromosomen gekleurd met de Giemsakleuring, die de bandering van de chromosomen van gekweekte menselijke lymfocyten duidelijk laat zien. Op basis van deze karakteristieke bandering kunnen de individuele chromosomen worden geïdentificeerd. Vroeger werd zo'n preparaat gefotografeerd en werden de chromosomen uitgeknipt en volgens hun nummering gerangschikt. Zo is het mogelijk de chromosomen te rangschikken tot een karyogram, zoals in deze figuur. Tegenwoordig kunnen individuele chromosomen in een fluorescentiemicroscoop met specifieke probes worden herkend en kunnen de chromosomen in het digitale beeld via software worden gerangschikt.

**Telofase.** Cisternen van het RER sluiten zich aaneen voor de vorming van een kernenvelop, waarbij onderdelen van het poriecomplex de plaatsen van de toekomstige poriën bepalen. De nucleolus vormt zich vrij snel uit het materiaal dat associeert met de '**nucleolus organizer**'-gebieden van de chromosomen. De chromosomen expanderen hierna weer tot de fibrilvorm.

**Cytokinese.** Het cytoplasma deelt door insnoering (fig. 3.32 en 3.34). De klievingszone ontstaat door de contractie van een **ring van actinefilamenten** in het equatoriale gebied (fig. 3.33). De twee dochtercellen vormen een doublet en blijven nog enige tijd met elkaar verbonden via een cytoplasmabrug met daarin de resten van de spoelfiguur, het **lichaampje van Flemming**.

In een **karyogram** worden de chromosomen gerangschikt naar grootte en centromeerpositie. In een **diploïde** kern (2n) zijn van alle 23 chromosomen (= n) twee exemplaren aanwezig (fig. 3.37). Eén set chromosomen (n) is afkomstig van de **haploïde** eicel en één van het haploïde spermatozoön. Spermatozoa hebben een 22 + X- of een 22 + Y-configuratie, een eicel bevat 22 + X. Bij de bevruchting versmelten twee haploïde geslachtscellen met elkaar tot de diploïde stamcel van het lichaam (**zygote**) met de combinatie 44 + 2X (vrouwelijk) of 44 + XY (mannelijk). Figuur 3.37 toont een karyogram van een vrouw. De X- en Y-chromosomen verschillen in grootte en dragen genetische informatie van betekenis voor de geslachtelijke ontwikkeling.

Onder **euploïdie** wordt verstaan dat de kern een normaal haploïde, diploïde of polyploïde karyotype bezit. In leverparenchymcellen en megakaryocyten in het beenmerg vinden we soms **polyploïde** kernen. Daarbij kan het aantal chromosomen per kern verdubbelen, zodat een **tetraploïde** kern (4n) ontstaat, of zelfs verviervoudigen zodat een **octoploïde** kern (8n) ontstaat; 16n en hoger komt zelden voor. Als er een of meer chromosomen te veel of te weinig zijn, spreekt men van **aneuploïdie**. Het **downsyndroom** of mongolisme berust op een **trisomie** (drievoudige aanwezigheid) van chromosoom 21. Men spreekt van **mozaïcisme** wanneer binnen groepen van cellen onderling verschillende karyotypen voorkomen. Chromosoomafwijkingen kunnen microscopisch worden vastgesteld, bij voorbeeld in het specifieke bandenpatroon van elk chromosoom (fig. 3.37). Met behulp van in-situ-hybridisatie (ISH) (hoofdstuk 2) kunnen specifieke DNA-sequenties gevisualiseerd worden met behulp van radioactieve of fluorescente probes (FISH), die samensmelten met een specifieke nucleotiden-volgorde.

In ons lichaam vinden we de volgende celpopulaties:
- **Statische celpopulaties**. Dit zijn cellen die na een aantal delingscycli in de $G_o$-fase verkeren, zoals neuronen, fibrocyten, spiercellen en osteocyten.
- **Vernieuwende celpopulaties**. De $G_1$-fase van deze cellen varieert van een etmaal tot enkele weken, zoals darmepitheelcellen, opperhuidcellen en bloedcellen. Door de mitoseactiviteit van stamcellen worden deze celpopulaties aangevuld.
- **Expanderende celpopulaties**. Deze populatie is normaal statisch, maar kan bij beschadiging of wegname van een deel van het weefsel de $G_1$-fase bekorten en de delingsactiviteit opvoeren. Tot deze populaties behoren bijvoorbeeld de cellen van de lever, nier en pancreas. Een gering celverlies wordt gecompenseerd door een regeneratieve, mitotische activiteit. Het regeneratievermogen van de lever wordt aangesproken bij de chirurgische verwijdering van focale letsels, bij partiële hepatectomie, of bij (partiële) transplantatie.

## CELDOOD

Hoewel cellen over een bepaalde autonomie beschikken, zijn zij onderworpen aan de fysiologische condities van het weefsel. Het is niet zeker in welke mate deze micro-omgeving bepalend is voor de **leeftijd** die cellen kunnen bereiken. Wel is duidelijk dat cellen een verschillende levensduur hebben, variërend van enkele dagen tot zo lang als het organisme bestaat. In het darmepitheel vinden we een snelle turnover van cellen. Na twee dagen is 80% van de cellen vervangen. Neuronen delen nog tot kort na de geboorte en men neemt aan dat ze daarna het gehele leven moeten blijven functioneren.

De ouderdom van een cel is niet te bepalen, met uitzondering van die van kernloze erytrocyten. Deze cellen kennen geen eiwitsynthese, gebruiken hun enzymen op en kunnen uiteindelijk ook hun vorm niet meer goed in stand houden. Deze parameters kunnen gebruikt worden om het celverval te meten. Macrofagen, die oude erytrocyten uit de circulatie nemen, doen dat. Toch lijkt een beperking van de levensduur in het genoom van sommige cellen te zijn ingebouwd. Fibroblasten bijvoorbeeld kunnen niet onbeperkt worden gekweekt, want na circa vijftig delingen sterft een dergelijke celpopulatie af. Andere cellen, bijvoorbeeld afgeleid van tumoren, zijn als cellijn onbeperkt door te kweken, omdat zij een **transformatie**proces hebben ondergaan met onder andere een aneuploïdie als gevolg. Het transformatieproces kan een gevolg zijn van een virusinfectie. Sommige cellijnen groeien door, omdat zij hun eigen groeifactoren maken.

In een stabiel weefsel bestaat er een evenwicht (**homeostase**) tussen de aanmaak van cellen door mitose en het verloren gaan van cellen door beschadiging, veroudering of celdood. Bij abnormale groei van een weefsel in een gezwel is de delingsactiviteit, die niet eens hoog hoeft te zijn, niet in evenwicht met het celverval. Soms is ook de immigratie van cellen, zoals bij een ontsteking, of emigratie van cellen, zoals bij de bloedcelvorming in het beenmerg, de reden voor de aangroei van een celpopulatie.

Naast **geprogrammeerde celdood**, ofwel **apoptose**, onderscheidt men accidentele celdood of **necrose** (fig. 3.38, 3.39).

**Necrose** kan optreden als de minimumvoorwaarden om het metabolisme van een cel in stand te houden niet meer worden vervuld. Een voorbeeld is **ischemie** van de hartspier, die een **hartinfarct** tot gevolg kan hebben. Kernverval en sterk eosinofiel cytoplasma zijn kenmerken die zich na 24 uur ontwikkelen en die een patholoog herkent als tekenen van necrose. Een cel, die onherstelbaar beschadigd is en die het 'point of no return' op weg naar necrose is gepasseerd, toont zwelling en **lekkage van de celmembraan** als een van de eerste verschijnselen. Dit stadium van **cytolyse** kan worden bepaald door tests met kleurstoffen (trypaanblauw, propidiumjodide), die de cel normaal niet binnendringen, maar dat wel doen als de celmembraan beschadigd is. Ook het verlies van gemerkte verbindingen ('[51]Cr-releasetest') of bepaling van cytoplasmatische enzymen in het milieu rond de cel zijn tekenen van celverval. Zo is creatinekinase in het bloed een maat voor de omvang van een hartinfarct. In een iets later stadium valt de cel uiteen en komt **celdébris** in de omgeving vrij. Als voldoende macrofagen in de buurt zijn, zal het celdébris tijdig opgeruimd worden. Het vrijkomen van cytoplasmabestanddelen kan echter ook ernstige gevolgen hebben,

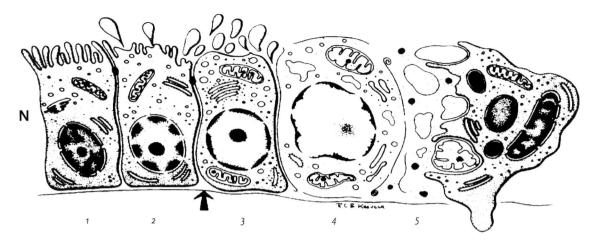

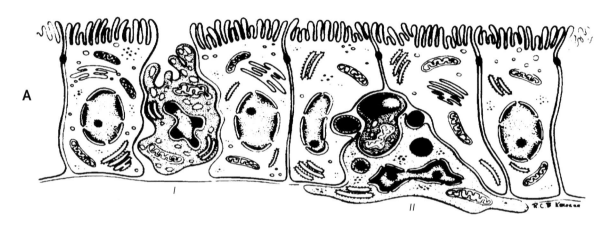

*Figuur 3.38 Schema van necrose (N) en apoptose (A). De achtereenvolgende stadia nemen meerdere uren, soms zelfs dagen in beslag.*

N  Door een verslechtering van de omgevingsfactoren, kan een 'point of no return' (pijl tussen 2 en 3) worden bereikt, waarbij de cel niet langer in staat is zijn normale metabolisme en structuur in stand te houden. Verschijnselen die dan optreden zijn: 'blebbing' of vorming van blazen op het oppervlak van de cel (2, 3), zwelling van de cel en de mitochondriën (4) en lekkage van de celmembraan, waardoor extracellulaire vloeistof de cel instroomt en oplosbare celbestanddelen verdwijnen. Daarna vervalt de cel tot débris, dat door macrofagen kan worden opgenomen (5). Als celdébris niet wordt opgeruimd, kan het immuunapparaat erop reageren, hetgeen gevaarlijk kan zijn in verband met de ontwikkeling van auto-immuniteit. Necrose is vaak circulatie-afhankelijk en kan in een weefsel massaal optreden, bijvoorbeeld bij een infarct ten gevolge de afsluiting van (coronaire) arteriën.

A  De triggering van apoptose kan gebeuren door externe of interne factoren, meestal van moleculaire aard. Apoptose wordt bewerkstelligd door een cascade van opeenvolgende reacties, die vanuit de celmembraan, de mitochondriën of de kern kan worden gestart. Een van de eerste zichtbare veranderingen is de condensatie van het chromatine, die makkelijk lichtmicroscopisch kan worden waargenomen (I). Daarna treedt fragmentatie van de kern en ook van het cytoplasma op, waardoor 'apoptotic bodies' worden gevormd. Hierbij blijft de celmembraan intact en is er dus geen lekkage van moleculen naar binnen of naar buiten. Macrofagen, maar ook naburige cellen, kunnen de 'apoptotic bodies' door fagocytose opruimen (II). Door deze omstandigheden is de kans op auto-immuunreacties gering. Apoptose wordt ook wel 'geprogrammeerde celdood' genoemd. Het mechanisme is in alle cellen, behalve in sommige kankercellen, voorzien. Apoptose is een normaal verschijnsel tijdens de embryologische ontwikkeling van weefsels en organen. Apoptose kan geïnduceerd worden in kankercellen, na een cytotoxische interactie met de 'natural-killer'-cellen (NK).

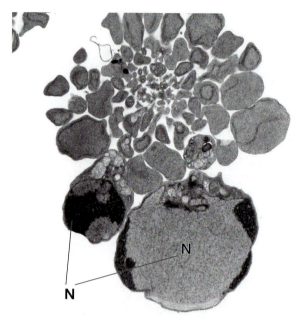

*Figuur 3.39 TEM-opname van een cel die het onomkeerbare proces van apoptose ondergaat.*
Beneden is de fragmentatie van de kern (N) en de condensatie van het chromatine te zien. In het bovenste deel van de foto zijn de fragmentatie van het cytoplasma en de vorming van 'apoptotic bodies' duidelijk zichtbaar. Alle delen van het cytoplasma zijn nog steeds omgeven door een celmembraan. In de 'apoptotic bodies' zijn slechts weinig organellen te zien. (opname E. Wisse)

zoals een ontstekingsreactie en/of een antilichaamreactie tegen de eigen cytoplasmabestanddelen, die tot dan toe onbekend waren voor het immuunsysteem, met **auto-immuniteit** als gevolg.

**Apoptose** is een vorm van geprogrammeerde celdood, waarbij door verschillende externe signalen (perforine, FasL, NO, TNF-α) klaarliggende mechanismen of 'pathways' in gang gezet kunnen worden. Deze brengen een reeks karakteristieke veranderingen teweeg, eerst in de celmembraan, dan in de mitochondriën, het cytoskelet en de celkern. De cellen krimpen een beetje, de **celmembraan blijft intact**, maar celcontacten worden verbroken en de cel laat los uit zijn omgeving. Het **fosfatidylserine** van de celmembraan verspringt van de binnenkant van de celmembraan naar de buitenkant (en is daar dan aantoonbaar met annexine-V), de mitochondriale potentiaal wijzigt en via een cascadesysteem van cytoplasmatische enzymen (**caspases**) wordt uiteindelijk door endonucleasen het 'spacer-DNA' tussen de nucleosomen doorgeknipt. Dit heeft tot gevolg dat de interfasechromosomen worden verknipt tot **oligonucleosomen**, hetgeen microscopisch zichtbaar wordt als sterke **chromatinecondensatie**. Bij de oorspronkelijke beschrijving van apoptose was dit het voornaamste, microscopische fenomeen. Ook biochemisch kan **DNA-fragmentatie** aangetoond worden, bij voorbeeld in een 'Southern blot'-test als een **DNA-ladder**. Hierna fragmenteren de cel en ook **de kern** tot **apoptotische lichaampjes** ('**apoptotic bodies**'), die gefagocyteerd worden door naburige cellen of macrofagen (fig. 3.39). Apoptose treedt op tijdens de ontwikkeling van een embryo en vervult daar een belangrijke rol in de ruimtelijke modellering van organen en weefsels. Apoptose komt ook voor in de normale dynamiek van cellen in weefels. Het leerproces van lymfocyten gaat gepaard met een uitschakeling van grote aantallen lymfocyten die reageren op lichaamseigen antigenen. Dit gebeurt via de inductie van apoptose. Het immuunsysteem valt kankercellen aan en doodt die cellen onder andere door apoptose te induceren. Genetische instabiliteit of DNA-schade is in een normale cel aanleiding om het apoptosemechanisme in werking te stellen. **Kankercellen** hebben vaak hun mechanisme voor apoptose uitgeschakeld, zodat de genetische instabiliteit en de transformatieveranderingen een celpopulatie oplevert die zich niet meer aan de 'normale' regels houdt en gaat woekeren.

> Wanneer veranderingen optreden in de volgorde van het DNA, beschikt de cel over een mechanisme om zichzelf uit te schakelen door middel van apoptose. In dit opzicht is apoptose dus een preventieve verdediging tegen de vorming van tumoren. Een deel van de genetische instabiliteit van tumoren kan voortkomen uit het feit dat het normale mechanisme voor apoptose niet is ontwikkeld en de tumor dus verder kan groeien zonder dat de beveiliging door apoptose werkt.

### Samenvatting
Levende cellen zijn bouwstenen van een weefsel, eventueel samen met tussencellige stof. Weefsels vormen de bouwelementen van organen. Orgaanfuncties zijn gebaseerd op het grootste gemene veelvoud van de soms hooggespecialiseerde functies van cellen die zij herbergen. De opbouw van een cel uit zijn samenstellende onderdelen, de organellen, is in dit hoofdstuk behandeld. Wij letten

op de structuur, maar ook op de functies die aan deze organellen zijn verbonden. De organellen die hier beschreven zijn, zijn onder andere: de kern met de genetische code; het endoplasmatisch reticulum, ruw en glad, voor synthese; de mitochondriën voor de productie van energie; het Golgi-complex voor bewerking en transport van syntheseproducten; de lysosomen voor vertering; de peroxisomen voor een beperkt aantal katabole processen; het cytoskelet voor vormgeving, stevigheid en transport; en de celmembraan als buitenkant of 'huid' van de cel, met afsluitende, aanhechtende en communicatieve functies. De cel en zijn organellen passen zich wat betreft de vorm, de structuur en het aantal organellen aan aan de gespecialiseerde functie die dat celtype heeft. Hierdoor ontstaat voor bijna alle meer dan tweehonderd gespecialiseerde celtypen een karakteristiek celbeeld, dat specifiek is voor die cel. Zo kan men vaak cellen aan hun morfologie herkennen en voorspellen welke functie zij uitoefenen. De verschillende celtypen komen in de volgende hoofdstukken per orgaan uitgebreid aan de orde. Naast de standaardorganellen kwamen in dit hoofdstuk ook het cytoplasma, bijzondere insluitsels en enkele belangrijke celbiologische processen aan bod, zoals de celcyclus waarbij nieuwe cellen door deling ontstaan (mitose), en de celdood (necrose en apoptose).

# 4 Epitheelweefsel

Inleiding 87
Epitheelcellen 87
   De basale membraan 88
   Intercellulaire verbindingen 88
   Celoppervlaktespecialisaties 94
Classificatie van epithelia 96
   Bedekkend epitheel 96
   Klierepitheel 103
Histofysiologie 105
   Polariteit, voeding en innervatie 105
   Vernieuwing van epithelia 106
   Ionentransport in epitheelcellen 107
   Transcytose in epithelia 108
   Regulatie van klieractiviteit 108
   Glycoproteïneproductie in epithelia 111
   Sereuze en muceuze kliercellen 112
   Myo-epitheelcellen 113
   Diffuus neuro-endocrien systeem 113
   Steroïdhormoonvormende cellen 115
Samenvatting 115

## INLEIDING

Het menselijk lichaam is samengesteld uit vier primaire weefseltypen: **epitheelweefsel**, **bind- en steunweefsel**, **spierweefsel** en **zenuwweefsel**. Deze weefsels vormen de verschillende organen en systemen van het lichaam. De belangrijkste eigenschappen van deze weefseltypen zijn aangegeven in tabel 4.1.

Epitheelweefsels (**epithelia**), die het lichaamsoppervlak en de inwendige holten van organen bedekken, vervullen twee hoofdtaken:
1. bescherming van onderliggende weefsels;
2. regulatie van de opname en afgifte van stoffen.

Zij bestaan uit een of meer lagen van **epitheelcellen** die door **intercellulaire verbindingen** met elkaar en via een afgrenzende **basale membraan** met het onderliggende bindweefsel verbonden zijn. Tevens vormt het epitheel **klieren**, die gespecialiseerde producten (enzymen, hormonen) kunnen uitscheiden.

Epithelia zijn afkomstig van verschillende embryonale kiembladen. Het epitheel van de huid, mond, neus en anus is afkomstig van het **ectoderm**. De bekleding van de ademhalingsorganen, van het spijsverteringskanaal en de geassocieerde klieren (pancreas, lever) stammen af van het **entoderm**.

Het endotheel van bloedvaten en het bekledende mesotheel van de lichaamsholten (peritoneum, pleura) worden soms, gezien de overeenkomst in eigenschappen, tot het epitheel gerekend. Zij verschillen echter wezenlijk van het epitheel in engere zin, doordat zij ook bindweefselkarakteristieken tonen en afkomstig zijn van het **mesoderm**.

## EPITHEELCELLEN

Epitheel bestaat uit een of meer lagen van dicht aaneengesloten **epitheelcellen** en bevat vrijwel geen **extracellulaire (intercellulaire) matrix** (fig. 4.1 en 4.2).

Tabel 4.1 Belangrijkste eigenschappen van de vier basisweefsels

| Weefsel | Cellen | Extracellulaire matrix | Functie |
| --- | --- | --- | --- |
| Epitheelweefsel | Aaneengesloten | Zeer gering | Bedekking van lichaamsoppervlak en inwendige holten; klierfunctie |
| Bind- en steunweefsel | Verschillende typen van vaste en vrij bewegende cellen | Zeer veel | Steunfunctie en bescherming |
| Spierweefsel | Contractiel | Redelijk aanwezig | Beweging |
| Zenuwweefsel | Vele uitlopers | Geen | Voortgeleiding van zenuwimpulsen |

De cellen zijn aan elkaar gehecht via **intercellulaire verbindingen** en vormen een selectieve barrière voor de opname van stoffen. Stoffen die door het epitheel worden opgenomen (bijvoorbeeld voedingsstoffen in de darm) en naar het onderliggende bindweefsel worden getransporteerd, passeren de **adluminale of apicale** (apex = top) **membraan**, het cytoplasma en de **abluminale of basolaterale membraan**. Epitheelcellen kunnen ook producten aanmaken en uitscheiden, zoals spijsverteringsenzymen naar het lumen van de darm. Samenhangend met deze opname- en secretiefuncties tonen epitheelcellen aan de luminale (apicale) zijde karakteristieke **oppervlaktespecialisaties**. Epitheelcellen zijn dus **gepolariseerd**, dat wil zeggen dat het apicale deel van de cel functioneel verschilt van het basolaterale deel en daartoe ook een andere samenstelling heeft van de plasmamembraan, organellen, enzymen, enzovoort.

> De vorm van epitheelcellen kan sterk variëren: van zeer plat (plaveisel) naar kubisch tot cilindrisch (fig. 4.1 en 4.2). De ruimtelijke opbouw wordt mede bepaald door de omgevende cellen, met name bij meerlagige epithelia (denk hierbij aan de vormen die opgeblazen ballonnen innemen als zij in een te kleine ruimte geperst worden). Lichtmicroscopische herkenning van (epitheel)cellen wordt vergemakkelijkt door te bedenken dat de vorm van de kern vaak een afspiegeling vormt van de uiterlijke vorm van de cel: platte cellen tonen een afgeplatte kern, kubische cellen hebben een ronde kern en cilindrische cellen een langgerekte (elliptische kern).

### De basale membraan
Epithelia staan in verbinding met het onderliggende bindweefsel via een dunne grenslaag van extracellulair materiaal, de **basale membraan**. Deze terminologie wordt in de lichtmicroscopie gebruikt om een voornamelijk perjoodzuur-Schiff-kleuring(PAS)-positieve laag onder het epitheel aan te duiden, die bestaat uit de **lamina basalis** en de **lamina reticularis** (fig. 4.3 en 4.4). (Sommige auteurs gebruiken de term 'basale membraan' om alleen de lamina basalis aan te duiden, hetgeen zeer verwarrend is.)

De **lamina basalis** is elektronenmicroscopisch waarneembaar als een donkere laag van 20-100 nm (fig. 4.5). Centraal in deze laag ligt de **lamina densa**, die bestaat uit collageen type IV en proteoglycanen, vooral heparansulfaat. Aan de bovenzijde wordt deze lamina doorgaans begrensd door een lichtere laag, de **lamina lucida**, die vooral het glycoproteïne laminine bevat. Deze specifieke bestanddelen worden door de epitheelcellen gevormd. (Voor een overzicht van de verschillende collageentypen, zie tabel 5-2.)

Bij epithelia waar frictiekrachten op inwerken, zoals de opperhuid, wordt de lamina basalis aan het onderliggende bindweefsel bevestigd door ankervezels die uit collageen type VII bestaan (fig. 4.3 en 4.5A), terwijl de epitheelcellen zelf met specifieke hechtstructuren, **hemidesmosomen**, aan de lamina basalis zijn bevestigd (fig. 4.5B). De ankervezels hechten vast aan een netwerk van collagene vezels, de **lamina reticularis**, die door fibroblasten wordt afgezet tegen de lamina basalis.

Hemidesmosomen zijn intracellulair, via een aanhechtingsplaat, verbonden met het cytoskelet.

Dit alles wijst op: (1) een **hechtende functie** van de lamina basalis; daarnaast heeft deze structuur (2) een uitgesproken **filterfunctie** voor de uitwisseling van macromoleculen tussen epitheel en bindweefsel en (3) een regulerende functie betreffende de **celdelingsactiviteit** en **differentiatie** van epitheelcellen, door binding van groeifactoren.

> Beschadigingen van het epitheel komen veel voor en kunnen worden veroorzaakt door trauma's, infecties of toxinen. De genezing kan relatief snel plaatsvinden als de basale membraan onder het epitheel intact blijft. Tijdens het herstelproces vindt aanvankelijk weinig celdeling plaats en herstelt de epitheellaag zich door het opschuiven van cellen uit het omringende epitheel, die zich oriënteren op de basale membraan. Later gaan onder meer de epitheelcellen aan de rand van de wond zich delen, waardoor nieuwe cellen ontstaan die de wond volledig kunnen afsluiten. Na verloop van tijd herstelt de normale opbouw van het epitheel zich (fig. 4.6). Bij een diepere wond, die ook het onderliggende bindweefsel beschadigt, wordt de wond hersteld met bindweefsel, zodat een litteken achterblijft.

### Intercellulaire verbindingen
Epitheelcellen vormen aaneengesloten formaties, maar ook andere cellen (bijvoorbeeld hartspiercellen)

# 4 EPITHEELWEEFSEL

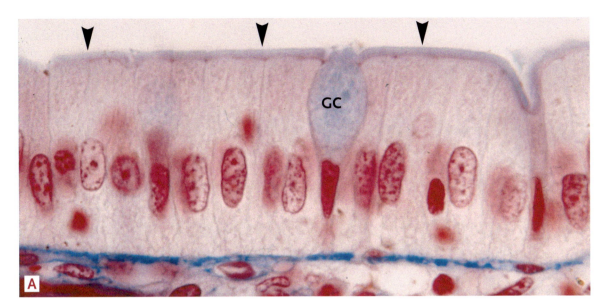

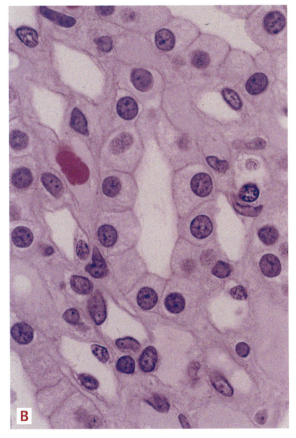
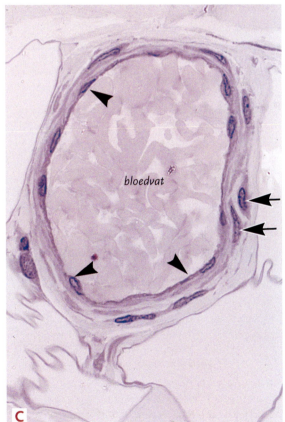

*Figuur 4.1 Voorbeelden van eenlagige epithelia.*
A Eenlagig cilindrisch epitheel uit de darm. Let op de 'brush border' (pijlpunten) bestaande uit microvilli. Tussen de cilindervormige epitheelcellen ligt ook een slijmbekercel (GC, 'goblet cell'); onder het epitheel ligt de basaalmembraan (lichtblauw) en daaronder bindweefsel. (opname: L.A. Ginsel).
B Eenlagig kubisch epitheel uit de nier.
C Dwarsdoorsnede van een bloedvat, dat aan de binnenzijde wordt begrensd door een dunne laag van endotheelcellen (pijlpunten). Deze laag van aaneensluitende endotheelcellen vormt een eenlagig plaveisel(plat)epitheel. De gladde spiercellen in de wand van het bloedvat worden met pijlen aangeduid.

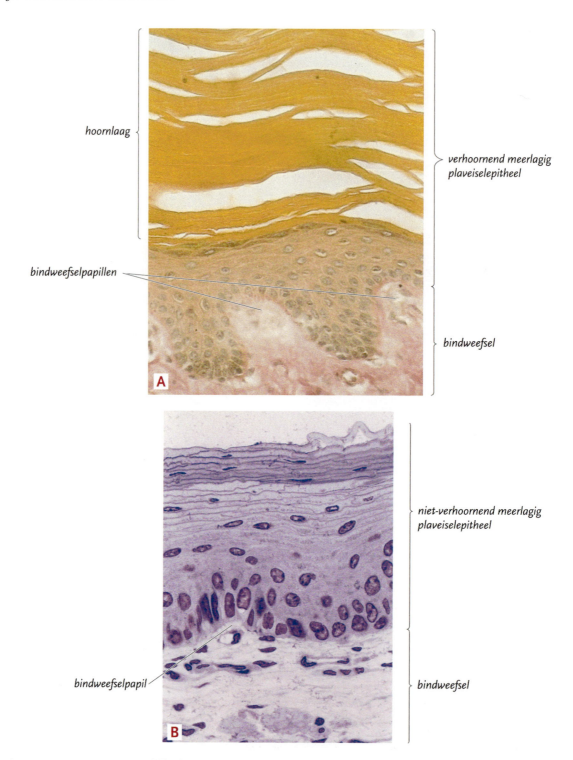

*Figuur 4.2 LM-opnamen van verschillende meer complexe typen epitheel.*
A   Verhoornend meerlagig plaveiselepitheel van de huid (vergelijk fig. 19.1 t/m 19.4). De huid bestaat uit meerdere lagen van zich delende en differentiërende keratinocyten. De bovenste lagen van afgeplatte keratinocyten (hoornlaag) schilferen af. Let ook op de bindweefselpapillen waarmee de dermis (bindweefsel) hecht aan de epidermis (epitheel). (opname F.G.M. Kroese)
B   Niet-verhoornend meerlagig plaveiselepitheel van de slokdarm. Hier wordt geen hoornlaag en geen korrellaag (stratum granulosum) aangetroffen.

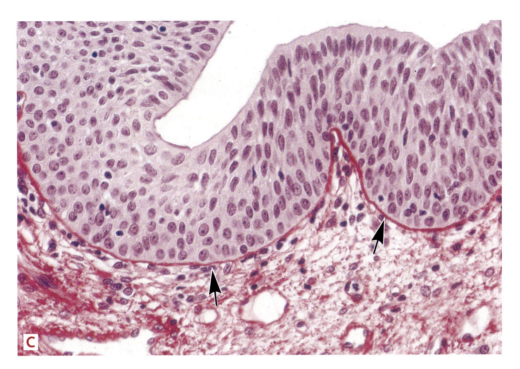

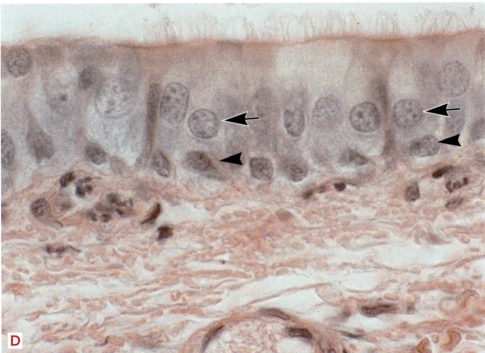

Figuur 4.2 LM-opnamen van verschillende meer complexe typen epitheel (vervolg).
C  Overgangsepitheel van de urethra. De basale membraan tussen epitheel en bindweefsel is aangeduid met pijlen.
D  Meerrijig cilinderepitheel met trilharen uit de trachea. De kernen van de cilindervormige epitheelcellen (pijlen) liggen op een andere hoogte dan de kernen van de basale cellen (pijlpunten), die onderaan tussen de epitheelcellen in liggen. Beide typen cellen maken echter contact met de basale membraan. Om die reden wordt dit weefsel ingedeeld bij het eenlagig epitheel. (opname P. Nieuwenhuis)

## 92 FUNCTIONELE HISTOLOGIE

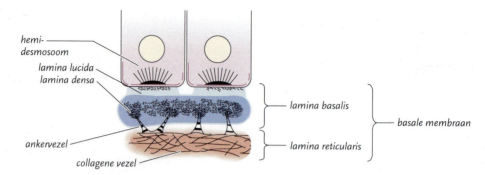

Figuur 4.3 Schematische voorstelling van een basale membraan, die de verbinding vormt tussen epitheel en bindweefsel. De basale membraan is opgebouwd uit twee lagen: de lamina basalis en de lamina reticularis. De ankervezels vanuit de lamina basalis hechten zich aan collagene vezels in de lamina reticularis.

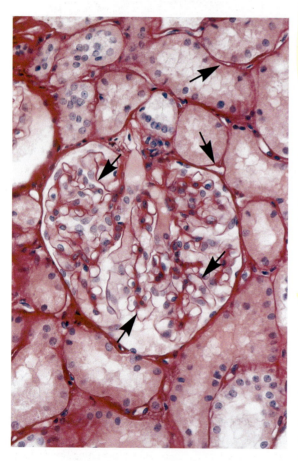

Figuur 4.4 Niercoupe waarin het collageen type IV van de basale membranen in de glomerulus en rond de tubuli aangekleurd is met een picrosirius-hematoxylinekleuring (pijlen).

kunnen zich tot grotere complexen aaneensluiten. Voor dat doel zijn er speciale verbindingsstructuren tussen cellen, die zorgen voor:

1. afsluiting van intercellulaire ruimten (**occludensverbinding**);
2. aanhechting (**adhaerensverbinding**);
3. communicatie (**nexusverbinding**).

Deze structuren treden bij epithelia zó op de voorgrond, dat zij hier behandeld zullen worden.

Onafhankelijk van de functie van de intercellulaire verbinding spreekt men van een macula bij een ronde of puntvormige verbinding, een zonula bij een bandvormige structuur en van een fascia bij een meer onregelmatig verbreide verbinding. Met deze terminologie kunnen we de celverbindingsstructuren tussen epitheelcellen, van apicaal naar basaal, als volgt karakteriseren.

De zonula occludens ('tight junction') is de meest apicaal gelegen verbinding tussen epitheelcellen (fig. 4.7); zij vormt een band rond de apex van de cel, die de ruimte tussen de epitheelcellen afsluit (fig. 4.8). Vriesbreek-elektronenmicroscopie laat zien dat hier de plasmamembranen in elkaar grijpen via een netwerk van richels en groeven (fig. 4.9); dit voorkomt de intercellulaire passage van macromoleculen naar het onderliggende bindweefsel. De meeste stoffen die het epitheel passeren, gaan dan ook door de cellen heen, via een **transcellulair** of **transcytotisch** transport. De mate van doorlaatbaarheid van het epitheel voor water en de daarin opgeloste ionen zou mede afhankelijk zijn van het aantal richels en groeven dat voorkomt in de tight junctions.

Een tweede hechtingszone, de **zonula adhaerens**, wordt ondersteund door transmembrane adhesiemoleculen, **cadherinen**, die de plasmamembranen van naburige cellen aan elkaar hechten. Aan de cytoplasmatische zijde zijn deze '**cell adhesion molecules**'

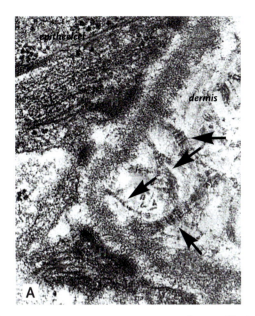
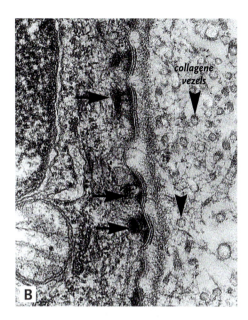

*Figuur 4.5 TEM-opname van een coupe van de menselijke huid.*
A   Hierin is de grens tussen epitheel en bindweefsel te zien. Let op de ankervezels (pijlen) die in de lamina basalis (LB) uitstralen. De hemidesmosomen (H) zijn hier onduidelijk, vergelijk met B. 54.000 ×.
B   Een overeenkomstige opname toont links het basale gedeelte van een epitheelcel (geheel links een deel van de kern) met aan de basale celmembraan een aantal hemidesmosomen (pijlen); rechts het bindweefsel met de lamina basalis (LB) en collagene vezels in dwarse aansnijding (pijlpunten). 60.000 ×.

(CAM's), die voor hun werking afhankelijk zijn van $Ca^{2+}$-ionen, via actinefilamenten verbonden met het apicaal gelegen '**terminal web**'. Dit web speelt ook een rol bij de verankering van de **microvilli**. In de klassieke lichtmicroscopie wordt de zonula occludens tezamen met de zonula adhaerens aangeduid als **kitlijst** (fig. 4.15C).

Bij de **auto-immuunziekte pemphigus** maakt het lichaam antilichamen tegen **cadherine**-eiwitten van de huid. Daardoor worden de desmosomen verbroken en treedt blaarvorming op doordat lichaamsvloeistoffen binnendringen onder het loslatende epitheel

Een derde, meer puntsgewijze aanhechting, de **macula adhaerens (desmosoom)** (fig. 4.8), bestaat ook uit cadherinen, voornamelijk **desmogleïnen**, die in de intercellulaire ruimte aan elkaar hechten (fig. 4.10); dit is elektronenmicroscopisch waarneembaar als een donkere band. Cytoplasmatisch zijn deze eiwitten via een aanhechtingsplaat ('**attachment plaque**') verbonden met de intermediaire (**cytokeratine**)filamenten, die weer verbonden zijn met de aanhechtingsplaten van andere desmosomen. Aangezien desmosomen veelvuldig voorkomen in de laterale plasmamembranen van epitheelcellen, voorziet dit cytoskeletaire netwerk in de mechanische stabiliteit van het epitheel. **Nexusverbindingen** ('**gap junctions**') zijn communicatiekanalen tussen epitheelcellen en bestaan uit intramembraneuze eiwitpartikels (connexinen), die in de plasmamembraan gerangschikt zijn in een eiwitcomplex (**connexon**), rondom een holte van ongeveer 1,5 nm diameter (fig. 4.11). De connexonen in aaneenliggende plasmamembranen sluiten op elkaar aan en vormen zo communicatiekanaaltjes tussen epitheelcellen, die de uitwisseling van laagmoleculaire stoffen, zoals water, ionen, aminozuren en suikers mogelijk maken. Door transport van hormonen, cyclisch AMP en cyclisch GMP kunnen epitheelcellen op een gecoördineerde manier reageren op bepaalde signalen. (Op een vergelijkbare wijze kan ook de prikkeloverdracht in gladde spiercellen en hartspiercellen plaatsvinden.)

Nexusverbindingen kunnen zeer snel gevormd worden en kunnen ook snel weer verdwijnen. Blijkbaar liggen de subeenheden voor connexonen gereed in de plasmamembraan, want zelfs wanneer de ei-

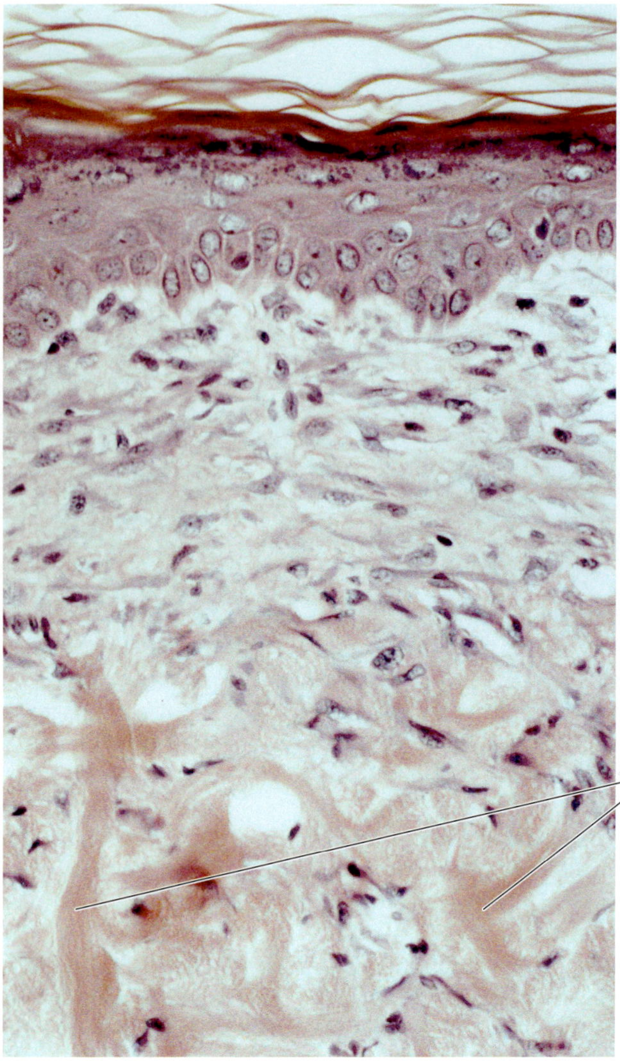

Figuur 4.6 *Herstel van de huid na een oppervlakkige (tweedegraads) verbranding.*
De epidermis wordt hersteld en in het onderliggende bindweefsel (dermis) wordt losmazig bindweefsel gevormd, waarin veel fibroblasten voorkomen. In diepere lagen van de dermis is het oorspronkelijke dichte bindweefsel nog behouden. De collagene bundels lopen hier in meerdere richtingen door elkaar. (opname P. Nieuwenhuis)

witsynthese wordt geblokkeerd, kunnen toch nieuwe nexusverbindingen worden gevormd.

## Celoppervlaktespecialisaties

Epithelia tonen **celoppervlaktespecialisaties** met kenmerkende functies.

**Microvilli** zijn vingervormige uitsteeksels van de plasmamembraan, met een gemiddelde lengte van 1 μm en een diameter van 80 nm. Zij vergroten het oppervlak, waardoor de uitwisseling van stoffen geïntensiveerd kan worden (fig. 4.12). In de voedselresorberende epitheelcellen van de dunne darm bijvoorbeeld, komen microvilli voor in aantallen van enkele honderden per cel, zodat het apicale oppervlak vijftien tot twintig keer vergroot wordt.

Microvilli zijn bedekt met een beschermende laag, de '**cell coat**' of **glycocalix**. Deze cell coat speelt ook een rol bij adhesie en celherkenningsprocessen. De microvilli kunnen in de lichtmicroscoop worden waargenomen als de **borstelzoom ('brush border')** of **staafjeszoom**.

In microvilli komen groepjes van twintig tot dertig actinemicrofilamenten voor (fig. 4.13), die onderling verbonden zijn en via andere eiwitten aange-

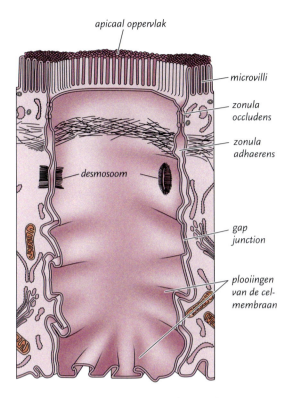

*Figuur 4.7 De belangrijkste structuren die een rol spelen bij de samenhang van epitheelcellen.*
De figuur laat delen van drie cellen uit het darmepitheel zien. De cel in het midden is van zijn inhoud ontdaan om het binnenoppervlak van zijn membraan te laten zien. Let erop dat de zonula occludens en de zonula adhaerens een continue band vormen rondom het apicale gedeelte van de cel, terwijl de desmosomen (maculae adhaerentes) en gap junctions (nexusverbindingen) gelokaliseerde platen vormen. De zonula occludens wordt gevormd door een complex patroon van richels waarin de buitenbladen van de beide celmembranen versmolten zijn.

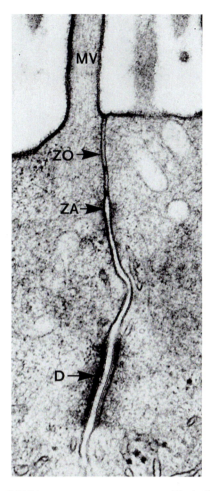

*Figuur 4.8 TEM-opname van een coupe van epitheelcellen in de dikke darm.*
Hierin is een verbindingscomplex te zien met een zonula occludens (ZO), een zonula adhaerens (ZA) en een desmosoom (D) of macula adhaerens. Bovenaan een microvillus (MV). 80.000 ×

hecht worden aan de plasmamembraan. Aan de basis van de microvilli zijn de microfilamenten verankerd aan het '**terminal web**'.

**Stereociliën** vormen een variant van microvilli, zij zijn wat langer en soms vertakt. Zij komen voor in organen met zintuigfuncties: zo zijn in de haarcellen van het inwendige oor stereociliën detectoren van geluids- en evenwichtszin. Stereociliën missen doorgaans een geordend skelet van microfilamenten of microtubuli en kunnen, in tegenstelling tot **ciliën** (zie verder), geen slagbeweging uitvoeren.

**Ciliën** of **trilharen** zijn langgerekte uitsteeksels van het oppervlak van epitheelcellen, die een slagbeweging kunnen uitvoeren; zij zijn langer (5-10 μm) en dikker (0,2 μm) dan microvilli. Ciliën hebben centraal twee microtubuli, die omgeven worden door negen andere paren van microtubuli, waardoor op een dwarsdoorsnede de typische 9 × 2 + 2-configuratie te zien is (fig. 4.14 en 3.20). Ciliën zitten vast op een **basaal lichaampje** dat gelokaliseerd is in het terminal web en dat een centrioolstructuur heeft. Door verschuiving van de microtubuli ten opzichte van elkaar, kunnen ciliën een slagbeweging uitvoeren, die zich als een golf over het celoppervlak voortplant en vloeistoffen of slijm met vaste deeltjes verplaatst. Deze transportbandfunctie is onder meer in de luchtwegen van belang voor het vervoer van slijm en partikels.

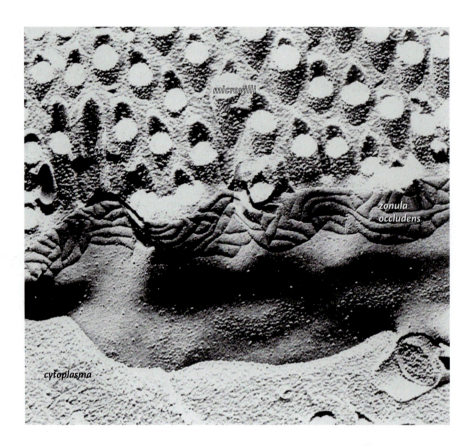

Figuur 4.9 TEM-opname uit het darmepitheel, behandeld met de vriesbreektechniek.
In het bovenste gedeelte zijn dwars gebroken microvilli te zien; in het onderste gedeelte loopt het breukvlak dwars door het cytoplasma van de darmepitheelcel. Het samenstel van richels in het midden van de foto, die tezamen een stuk van de 'opengelegde' zonula occludens vormen, is ontstaan door breuk midden door de lipiden-dubbellaag. (opname P. Pinto da Silva)

**Flagellen** worden alleen aangetroffen bij spermatozoa. Zij hebben eenzelfde structuur als ciliën, maar zijn veel langer. Door de roterende beweging van het flagel beweegt de spermatozoön zich voorwaarts.

## CLASSIFICATIE VAN EPITHELIA
Epithelia worden op grond van vorm en functie ingedeeld in twee hoofdgroepen: **bedekkend epitheel** en **klierepitheel**.

### Bedekkend epitheel
Bedekkende epithelia bestaan uit een of meer lagen van aaneengesloten cellen die het lichaamsoppervlak of inwendige holten bekleden (fig. 4.15 en 4.16). Zij

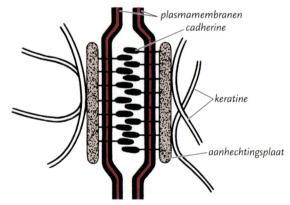

Figuur 4.10 Sterk vereenvoudigde schematische tekening van een desmosoom tussen twee cellen.
De sterke hechting in het intercellulaire gebied wordt bewerkstelligd door de in zwart getekende verbindingsglycoproteïnen (cadherinen) die sterk aan elkaar hechten door een $Ca^{2+}$-afhankelijk mechanisme. Deze transmembraanverbindingseiwitten zijn via de aanhechtingsplaat (gestippeld) verbonden met intermediaire filamenten (keratinen) van het cytoskelet. (figuur V. Everts)

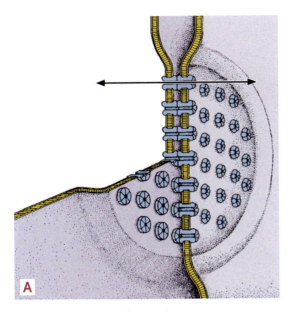
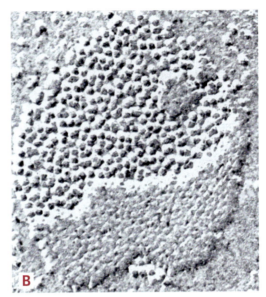
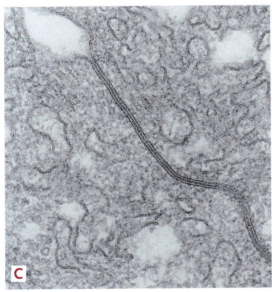

*Figuur 4.11 Model en afbeeldingen van een 'gap junction' (nexusverbinding) tussen twee epitheelcellen.*
Hierdoor kan uitwisseling van nutriënten en signaalmoleculen plaatsvinden zonder verlies van materiaal naar de intercellulaire ruimte.
A  De communicatiekanaaltjes, die een diameter hebben van 2 nm, worden gevormd door gepaarde complexen, die elk zijn opgebouwd uit zes haltervormige eiwiteenheden die de lipiden-dubbellaag van de celmembranen overbruggen. Door deze situatie kunnen vloeistoffen in de intercellulaire ruimte een nexusverbinding passeren door om de eiwitbruggen heen te vloeien.
B  'Gap junction' in een vriesbreekpreparaat: typische plaatvormige structuur met intramembraneuze eiwitpartikels. 45.000 ×.
C  TEM-opname van een 'gap junction' tussen twee rattenlevercellen. De beide membranen zijn elkaar hier tot op 2 nm genaderd, maar vloeien niet samen. (bron: M.C. Williams)

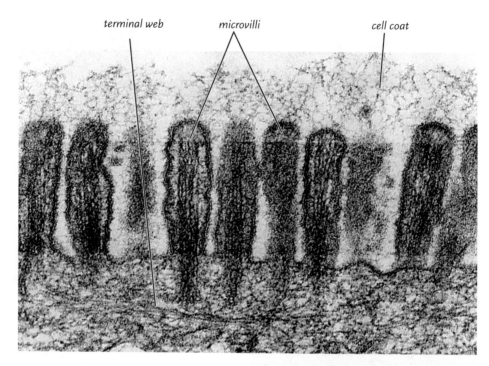

*Figuur 4.12 TEM-opname van het apicale gebied van een darmepitheelcel.*
Het 'terminal web' is samengesteld uit een transversaal ten opzichte van de as van de cel verlopend netwerk van intermediaire filamenten, waarin de microfilamenten, die de kern van de microvilli vormen, lijken te zijn verankerd. De extracellulair gelegen 'cell coat' (glycocalix) met een vlokkig-draderige structuur heeft verbindingen met de plasmamembraan van de microvilli.

worden ingedeeld naar het aantal cellagen en de vorm van de cellen (tabel 4.2).

### Eenlagig epitheel

**Eenlagig epitheel** wordt ingedeeld in **plaveiselepitheel (plat)**, **kubisch** en **cilindrisch epitheel** (fig. 4.1). Het epitheel vormt een enkele laag ('monolayer') van aaneensluitende cellen, waardoor opname en afgifte van stoffen vergemakkelijkt worden. Een voorbeeld van eenlagig plaveiselepitheel is het epitheel dat de binnenzijde van de longblaasjes bekleedt. Kubisch epitheel vinden we in de afvoergangen van vele klieren en cilindrisch epitheel in de dunne darm.

**Meerrijig epitheel** is eenlagig epitheel, waarvan de kernen op verschillende niveaus liggen (fig. 4.2D); alle cellen staan op de basale membraan, maar sommige cellen bereiken het oppervlak van het epitheel niet. Meerrijig epitheel komt vooral voor in de grotere luchtwegen.

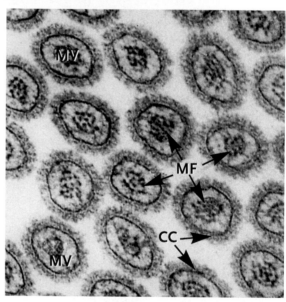

*Figuur 4.13 TEM-opname van een coupe evenwijdig aan het apicale celoppervlak van een darmepitheelcel, waarbij microvilli (MV) dwars zijn aangesneden.*
In het inwendige van de microvilli zijn microfilamenten (MF) getroffen. Aan de buitenzijde van de celmembraan die de microvilli omgeeft, de glycocalix (cell coat, CC), die bij deze cellen sterk ontwikkeld is. 100.000 ×.

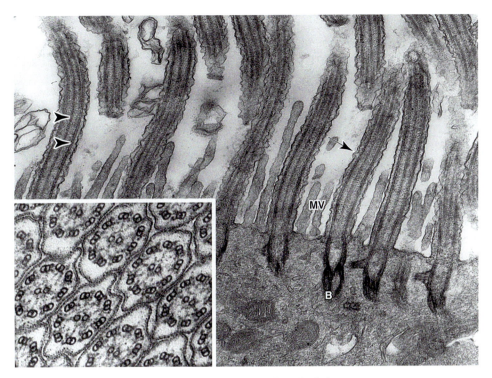

*Figuur 4.14 TEM-opname van het apicale gedeelte van een ciliëndragende epitheelcel.*
De ciliën zijn overlangs getroffen. Aan de linkerzijde geven pijlpunten de centrale en perifere microtubuli van het axonema aan. De pijl wijst naar de plasmamembraan die het cilium omgeeft. Elk cilium heeft een basaal lichaampje (B) vanwaar het is uitgegroeid. MV: microvilli. 60.000 ×.
De inzet laat bij sterkere vergroting (80.000 ×) dwarsdoorsneden van ciliën zien waarin de 9 × 2 + 2-configuratie van de microtubuli in elk cilium te zien is. (bron: Junqueira, Salles 1975.)

Tabel 4.2 Veelvoorkomende bedekkende epithelia

| Aantal cellagen | Cel-/weefselvorm | Voorkomen | Functie |
| --- | --- | --- | --- |
| Eenlagig | Plaveiselepitheel (plat epitheel) | Longblaasjes; endotheel van bloedvaten; bekleding van holten: pericardium, pleura, peritoneum (mesothelium) | Opname en transport (transcytose); secretie; facilitatie van de beweeglijkheid van vliezen (mesothelium) |
| | Kubisch epitheel | Eierstokken; schildklier; afvoergangen van vele klieren | Bedekking; secretie |
| | Cilindrisch epitheel | Darmkanaal; galblaas | Bescherming; absorptie en secretie |
| | Meerrijig epitheel | Luchtpijp; bronchiën; neusholte | Bescherming; secretie; verwijdering van partikels uit de luchtwegen door slagbeweging van ciliën |
| Meerlagig | Verhoornend plaveiselepitheel (plat epitheel) | Epidermis | Bescherming (o.m. tegen uitdroging) |
| | Niet-verhoornend plaveiselepitheel (plat epitheel) | Mond; oesofagus; vagina; anaal kanaal | Bescherming; secretie; voorkómen van vochtverlies |
| | Kubisch epitheel | Zweetklieren | Secretie |
| | Overgangsepitheel | Blaas, ureter | Bescherming; weefselvorm past zich aan naar vullingsgraad orgaan |
| | Cilindrisch epitheel | Conjunctiva van het oog | Bescherming |

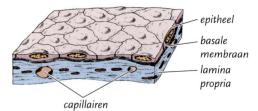
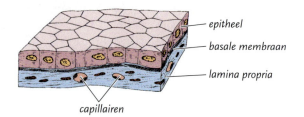
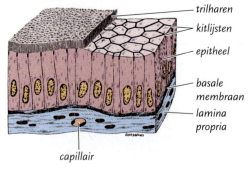

Figuur 4.15 Schematische tekeningen van epitheelweefsels.
A  Eenlagig plaveiselepitheel.
B  Eenlagig kubisch epitheel.
C  Eenlagig cilindrisch epitheel met ciliën.
In alle gevallen worden de epithelia van het onderliggend bindweefsel gescheiden door een basale membraan. Let bij C op de kitlijsten die het lichtmicroscopische equivalent vormen van de zonula occludens en zonula adhaerens van het verbindingscomplex (fig. 4.8).

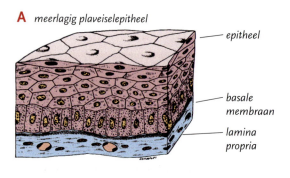
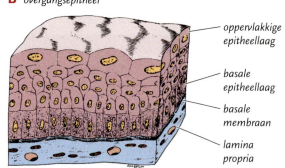
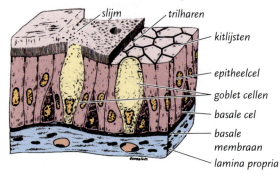

Figuur 4.16 Schematische tekeningen van epitheelweefsels. (vervolg)
A  Meerlagig plaveiselepitheel.
B  Overgangsepitheel.
C  Meerrijig epitheel met trilharen. De slijmbekercellen vormen slijm, dat een continue laag vormt boven de trilhaarzoom.

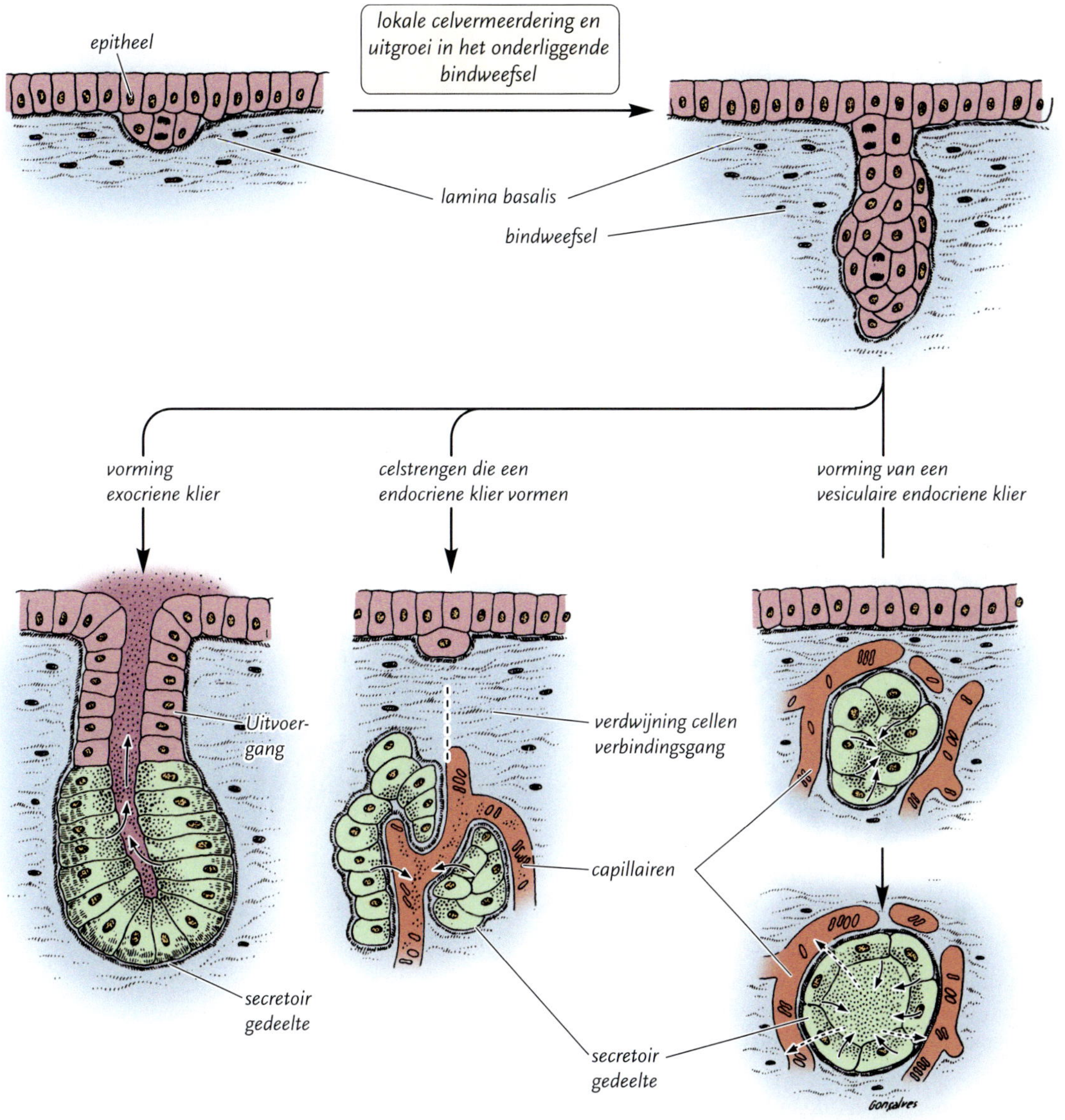

*Figuur 4.17 Vorming van klieren uit bedekkende epithelia.*
Epitheelcellen vermenigvuldigen zich lokaal en penetreren in het onderliggende bindweefsel. Zij kunnen al dan niet contact houden met het oppervlak. Wanneer dit contact gehandhaafd blijft, ontstaat een exocriene klier. Wanneer dit niet het geval is, kan een endocriene klier ontstaan. De cellen van deze klieren zijn gerangschikt in strengen of follikels. In de lumina van follikels kunnen grote hoeveelheden secreet worden opgehoopt. Cellen in strengen kunnen alleen maar kleine hoeveelheden secreet in hun cytoplasma opslaan. Het secretieproduct wordt rechtstreeks afgegeven aan de bloedbaan. (bron: Ham 1969)

## *Meerlagig epitheel*

Meerlagig epitheel wordt onderscheiden in **plaveiselepitheel, kubisch** en **cilindrisch epitheel** en **overgangsepitheel** (fig. 4.16). Het epitheel vormt een dikkere laag en heeft een beschermende functie; slechts de onderste laag cellen staat nog in verbinding met de basale membraan. Meerlagig plaveiselepitheel wordt ingedeeld in meerlagig verhoornend en niet-verhoornend.

**Meerlagig verhoornend plaveiselepitheel** wordt aangetroffen in de epidermis (fig. 4.2A). De onderste laag bestaat uit kubische **basale cellen** die via hemidesmosomen verankerd zijn aan de basale membraan. De basale cellen delen en hun dochtercellen schuiven

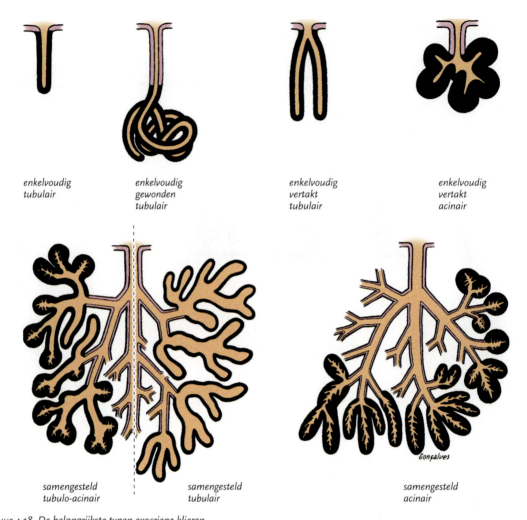

Figuur 4.18 *De belangrijkste typen exocriene klieren.*
Het gedeelte van de klieren dat wordt ingenomen door secretoire cellen is zwart getekend, de gangen vormen het overige gedeelte. Samengestelde klieren hebben vertakte uitvoergangen.

op naar het oppervlak van de huid. Daarbij krijgen zij een afgeplatte vorm, verhoornen en gaan dood, waarbij alle celorganellen verdwijnen. De hoornlaag is slijtvast en beschermt het lichaam ook tegen uitdroging.

**Meerlagig niet-verhoornend plaveiselepitheel** heeft een vergelijkbare opbouw, maar de bovenste laag bestaat uit levende afgeplatte cellen, die hun kernen behouden (fig. 4.2B). Dit epitheel, als onderdeel van de mucosa, begrenst inwendige vochtige holten, zoals mond, oesofagus en vagina.

**Meerlagig kubisch epitheel** bestaat uit twee lagen van kubische cellen en komt voor in zweetklieren; **meerlagig cilindrisch epitheel** bestaat uit enkele lagen van polygonale cellen en een bovenste laag cilindrische cellen. Dit epitheel komt onder meer voor in de conjunctiva van het oog.

**Overgangsepitheel** wordt gekenmerkt door een paar lagen van kubische tot pluriforme epitheelcellen (fig. 4.2C). De bovenste laag bestaat uit overkoepelende (paraplu)cellen, die onderliggende cellen beschermen door de aanwezigheid van keratinemateriaal in het apicale cytoplasma. Overgangsepitheel komt vooral voor in de urinewegen (fig. 4.16B), waar de vorm van de paraplucellen zich kan aanpassen aan de vullingstoestand; bij een volle blaas is zij langgerekt.

Bijzondere vormen van epitheelcellen zijn **neuro-epitheelcellen**. Zij zijn van epitheliale oorsprong en gespecialiseerd in sensorische functies, zoals het **reukepitheel**. **Myo-epitheelcellen** bevatten, net als spiercellen, actine- en myosinemicrofilamenten (hoofdstuk 10), waardoor zij zich kunnen samentrekken rondom **klierbesjes**.

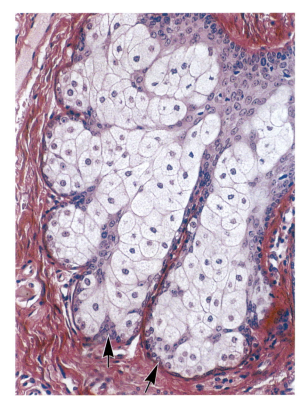

*Figuur 4.19 Talgklier als voorbeeld van een klier met holocriene secretie.*
Het secretieproduct wordt tegelijk met de resten van de producerende cel uitgescheiden. Stamcellen (pijlen) aan de basis van de klier prolifereren om de verloren gegane cellen te vervangen. Omgevende collagene vezels uit het bindweefsel kleuren rood aan.

## Klierepitheel

Klierepitheel is gespecialiseerd in de productie van een vloeibaar secreet, dat buiten de cel een effect uitoefent. Klierepitheel wordt ingedeeld op grond van:
1 de bouw;
2 de ontstaanswijze;
3 het secreet;
4 de wijze waarop secretieproducten de cel verlaten.

Eencellige (unicellulaire) klieren bestaan uit solitaire kliercellen, zoals de slijmbekercel ('goblet cell') in het epitheel van de darm en luchtwegen (fig. 4.23).

Meercellige klieren bestaan uit grotere complexe samenstellingen van kliercellen en komen bijvoorbeeld voor in de pancreas (productie van eiwitrijke secreta), bijnier en talgklieren (lipiderijke producten) en speekselklieren (glycoproteïnerijke producten).

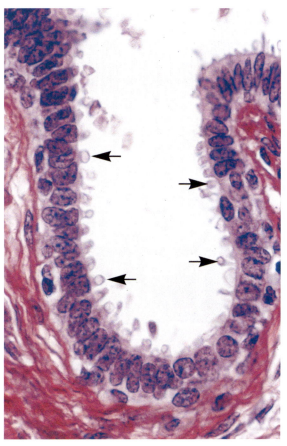

*Figuur 4.20 Gedeelte van een borstklier (mamma).*
De apocriene secretie van de kliercellen kenmerkt zich door een gezamenlijke uitscheiding van het secretieproduct en een deel van het cytoplasma (pijlen).

Meercellige klieren kunnen naar hun ontstaanswijze en secretiewijze worden onderverdeeld in exocriene en endocriene klieren (fig. 4.17).

**Exocriene klieren** ontstaan uit het bedekkend epitheel door proliferatie en uitstulping van epitheelcellen in het onderliggende bindweefsel, waarna verdere differentiatie plaatsvindt. De klieren behouden via afvoergangen een verbinding met het oppervlakte-epitheel. Zij bestaan uit een **secretoir** gedeelte met kliercellen, die secretieproduct aanmaken en uitscheiden, en een **klierafvoergang**, waardoorheen het secreet wordt afgevoerd naar een lumen.

Enkelvoudige exocriene klieren hebben één enkele onvertakte afvoergang en kunnen een tubulaire (in de vorm van buizen), een gewonden tubulaire, een vertakt tubulaire of een vertakt acinaire vorm (in bolvormige structuren) hebben (fig. 4.18).

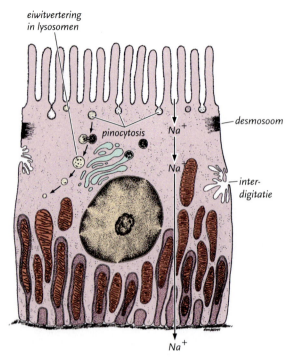

*Figuur 4.21 Ultrastructuur van een epitheelcel uit de proximale tubulus van de nier, als voorbeeld van een ionentransporterende cel (met daarnaast ook andere functies).*
Let op de invaginaties van de basale celmembraan met concentraties van mitochondriën in de nabijheid hiervan. Lateraal in de cel bevinden zich interdigitaties die passen in corresponderende onregelmatigheden in het oppervlak van naastliggende cellen. Eiwitten die worden opgenomen door pinocytose, worden verteerd in lysosomen (linksboven). Natriumionen diffunderen door de apicale celmembraan die is voorzien van microvilli. Deze ionen worden actief naar buiten de cel gebracht door $Na^+/Ka^+$-ATP-ase dat is gelokaliseerd in de basolaterale celmembraan. De energie voor deze 'natriumpomp' wordt verzorgd door het ATP uit de mitochondriën.

Samengestelde exocriene klieren hebben een vertakte afvoergang en kunnen samengesteld tubulair, acinair of tubulo-acinair zijn (fig. 4.18). Deze klieren kunnen één soort secreet afscheiden (**homocrien**) of meerdere soorten (**heterocrien**). Zoals later in detail aangegeven, kunnen tubulaire van acinaire kliergedeelten onderscheiden worden: **tubulaire** kliercellen tonen vaak een basaal gelegen, afgeplatte kern en produceren een muceus (glycoproteïnerijk) secreet (fig. 4.24A), terwijl **acinaire** kliercellen een ronde kern tonen (fig. 4.24B); zij scheiden voornamelijk een sereus (eiwitrijk) product uit.

**Endocriene klieren** ontstaan eveneens door afdaling van epitheelcellen in het bindweefsel, maar deze cellen verliezen het contact met het epitheel (fig. 4.17). De klieren hebben geen afvoergangen en het secreet wordt afgegeven aan de bloedbaan. Er worden twee typen endocriene klieren onderscheiden:
1. strengen van kliercellen tussen bloedcapillairen, zoals in de bijnieren en hypofysevoorkwab;
2. kliercellen rondom een holte, waarin het secreet zich kan ophopen voordat het aan de bloedbaan wordt afgegeven, zoals in de schildklier.

Tumoren van het epitheel zijn de meest voorkomende tumoren, waarschijnlijk omdat het epitheel meer dan andere weefsels blootstaat aan schadelijke agentia, waaronder carcinogenen (kankerverwekkende stoffen). Het ontstaan van tumoren wordt verklaard doordat de epitheelcellen hun normale groeiregulatie verliezen. Als deze ontregelde groei tot één plaats beperkt blijft, spreekt men van een goedaardige (benigne) tumor. Soms treedt echter invasie in de aangrenzende weefsels op en metastasering (uitzaaiing) naar andere delen van het lichaam: dan spreekt men van een kwaadaardige (maligne) tumor. Een maligne tumor van epitheliale herkomst noemt men een **carcinoom**, zoals een plaveiselcelcarcinoom. Maligne tumoren die ontstaan zijn uit klierepitheel, worden aangeduid met **adenocarcinoom**; zij komen vaak voor bij volwassenen. Wanneer de cellen van een carcinoom een zekere differentiatiegraad bereikt hebben, kunnen zij nog herkend worden aan de specifieke eigenschappen van de epitheelcellen waaruit zij afkomstig zijn, zoals het type cytokeratine, de geproduceerde soort mucinen of hormonen. Ook bij minder gedifferentieerde carcinomen zijn met immunocytochemische technieken nog kenmerken te vinden die het spoor terugvoeren naar het celtype en weefsel waaruit de tumor is ontstaan. Mede op grond hiervan kan een diagnose worden gesteld.
Het grensvlak naar het bindweefsel is abnormaal bij carcinomen, omdat de lamina basalis door de tumorcellen wordt doorbroken. Het sterk invasieve karakter van deze cellen vormt een belangrijk aanknopingspunt voor pathologen om de maligniteit van bepaalde tumoren vast te stellen.

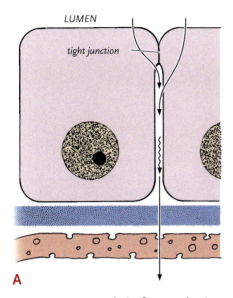
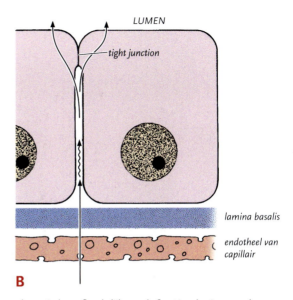

*Figuur 4.22 Ionen- en vloeistoftransport kan in verschillende richtingen plaatsvinden, afhankelijk van de functionele eisen aan het desbetreffende weefsel.*
A Het transport gaat van het lumen naar het bloedvat, zoals dat bijvoorbeeld voorkomt in darm en galblaas. Dit proces wordt resorptie genoemd.
B Transport in omgekeerde richting, zoals voorkomt in de plexus choroideus, corpus ciliare en zweetklieren. Dit proces wordt secretie genoemd. Let op de belangrijke rol van de intercellulaire ruimte bij het transportproces en de afsluiting hiervan door celverbindingsstructuren ('tight junctions').

De pancreas is een voorbeeld van een gemengde exo- en endocriene klier. In de exocriene pancreas geven acinaire cellen spijsverteringsenzymen af in het lumen van de darm, terwijl de endocriene eilandjes van Langerhans insuline en glucagon afgeven aan het bloed.

Klieren kunnen ook worden ingedeeld naar de wijze waarop secretieproducten de cel verlaten.

Bij **merocriene (eccriene) secretie** verlaat het secretieproduct de cel via exocytose, zonder dat ander cellulair materiaal mee uitgescheiden wordt; een voorbeeld hiervan is de secretie van spijsverteringsenzymen door exocriene pancreascellen (fig. 4.26A). Bij **holocriene secretie** wordt het secretieproduct tegelijk met de hele cel uitgescheiden. In de talgklier bijvoorbeeld, worden cellen die vol zitten met het secretieproduct, in totaal uitgescheiden (fig. 4.19).

Bij **apocriene secretie** wordt het secretieproduct tegelijk met een deel van het apicale cytoplasma uitgescheiden. Deze vorm van secretie wordt gevonden in de melkklier (fig. 4.20).

Klieren zijn omgeven door een kapsel van bindweefsel en worden door trabekels van bindweefsel opgedeeld in **klierlobjes (acini)**. Het bindweefsel bevat bloedvaten, zenuwen en lymfevaten. Myo-epitheelcellen kunnen zich rondom deze lobjes samentrekken en daarmee de kliercellen leegdrukken

### HISTOFYSIOLOGIE

#### Polariteit, voeding en innervatie

Epithelia tonen een **polaire organisatie**, het apicale oppervlak ligt vrij aan een lumen en het basolaterale oppervlak rust gedeeltelijk op de lamina basalis. Bij resorberende epithelia komen in de apicale celmembraan integrale membraaneiwitten voor, zoals disacharidasen en peptidasen, die een rol spelen bij de vertering van stoffen die opgenomen worden. De 'tight junctions' voorkomen dat membraaneiwitten in de apicale membraan uitwisselen met eiwitten die basolateraal voorkomen.

Omdat bloedvaten niet binnendringen in het epitheel, worden nutriënten aangevoerd vanuit het onderliggende bindweefsel. Zij diffunderen door het bindweefsel en de lamina basalis en worden door energieafhankelijke processen via de basolaterale plasmamembraan opgenomen in de epitheelcellen.

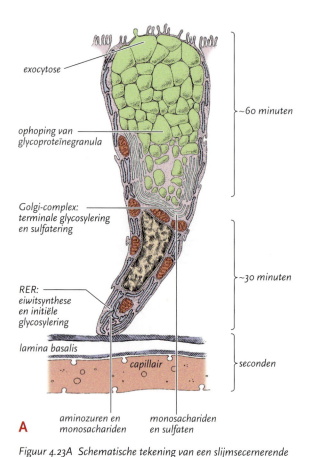

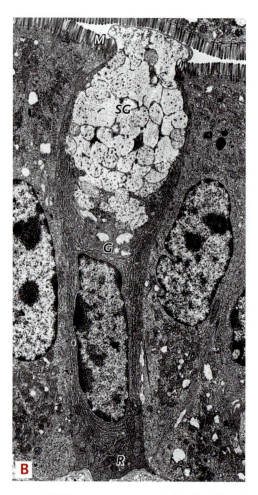

*Figuur 4.23A Schematische tekening van een slijmsecernerende cel uit het darmkanaal (slijmbekercel, 'goblet cell').*
Typisch voor deze celsoort is de versmalde basis waarin de mitochondriën en het ruw endoplasmatisch reticulum (RER) zijn gelegen. Synthese van het eiwitgedeelte van het glycoproteïnecomplex vindt plaats in het endoplasmatisch reticulum. Een goed ontwikkeld Golgi-complex is aanwezig in het boven de kern gelegen gebied. In cellen die gesulfateerde polysachariden vormen, wordt het sulfaat in het Golgi-complex aan het polysacharide gebonden. (bron: Ham 1969)

Hier bevinden zich ook de receptoren voor chemische boodschappers, zoals hormonen en neurotransmitters.

In tegenstelling tot bloedvaten dringen zenuwvezels wel door in bepaalde epithelia; zo is de gevoeligheid van de **cornea** (het hoornvlies) van het oog terug te voeren op een netwerk van intercellulaire zenuwvertakkingen in het meerlagig epitheel.

*Figuur 4.23B TEM-opname van een typische slijmbekercel (goblet cell) uit de dunne darm.*
Ruw endoplasmatisch reticulum is vooral te vinden in het basale gedeelte van de cel (R), terwijl in de celapex de blazige secreetgranula (SG) zijn opgehoopt. Het Golgi-complex (G) ligt even boven de kern. De slijmbekercel wordt omgeven door resorberende darmcellen met microvilli (MV). 7000 ×. (bron: Junqueira, Salles 1975)

## Vernieuwing van epithelia
Epithelia hebben een groot **regeneratievermogen** en worden voortdurend vernieuwd door mitotische activiteit. In het eenlagige epitheel van de dunne darm worden alle cellen in een tot vier dagen vernieuwd. In het meerlagige epitheel van de huid duurt de vervanging zes tot acht weken; de mitosen vinden plaats in de basale cellaag die grenst aan de lamina basalis. De cellen schuiven vervolgens op naar hogere lagen totdat zij worden afgestoten aan het oppervlak van het epitheel.

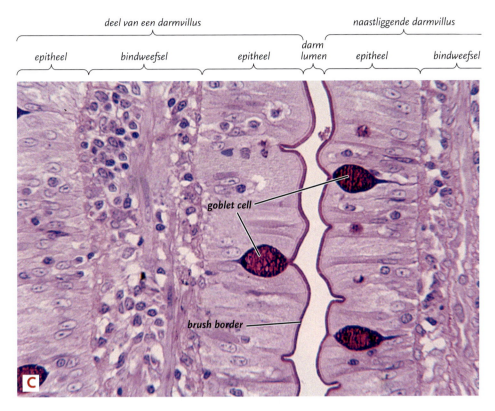

*Figuur 4.23C Darmvilli aangekleurd met de PAS-techniek, waarmee polysachariden worden aangetoond.*
Darmvilli aangekleurd met de PAS-techniek, waarmee polysachariden worden aangetoond. Zowel de inhoud van 'goblet cells' (de slijmbekercellen) als de brush border (borstelzoom), bestaande uit microvilli met een 'cell coat' (glycocalix) kleuren paarsrood aan. Tegenkleuring met hematoxyline.

Onder abnormale omstandigheden kan een bepaald type epitheel transformeren in een ander type; dit proces wordt aangeduid met **metaplasie**. Zo gaat bij zware rokers het meerrijige epitheel van de bronchiën over in een meerlagig plaveiselepitheel. Ook bij gebrek aan vitamine A transformeren het bronchiale epitheel en het blaasepitheel tot een meerlagig plaveiselepitheel.

## Ionentransport in epitheelcellen

Vrijwel alle cellen kunnen ionen tegen een concentratiegradiënt in opnemen of uitscheiden. Dit **actief transport** maakt gebruik van ATP als energiebron en wordt onderscheiden van passieve diffusie als gevolg van een concentratieverschil. Door het verschil in $Na^+$-ionenconcentratie tussen de extracellulaire weefselvloeistof (ongeveer 140 mmol/l) en het cytoplasma (5 - 15 mmol/l) gaan natriumionen de cel in. De cel kan de vereiste lage intracellulaire natriumconcentratie handhaven door activatie van door $Mg^{2+}$-ionen geactiveerd $Na^+/K^+$-ATP-ase (**natriumpomp**), dat natrium de cel uitpompt en kalium de cel in. De natriumgradiënt die hierdoor in stand gehouden wordt, reguleert het celvolume door osmotische effecten en wordt ook benut om suikers en aminozuren te importeren.

Het **transcellulaire ionentransport** dient om natrium over het epitheel heen te transporteren. Om het osmotische en elektrische evenwicht te handhaven, gaan equimolaire hoeveelheden $Cl^-$ en water de cel in en vervolgens er ook weer uit. Epitheelcellen van de proximale niertubulus staan model voor een natriumtransport van apicaal naar basaal (fig. 4.21). De microvilli zijn vrij doorgankelijk voor $Na^+$-ionen (passief transport) en tussen de basale instulpingen van de plasmamembraan liggen veel mitochondriën, die energie (ATP) leveren voor de actieve uitscheiding van natrium via de basale plasmamembraan. Op deze manier kan natrium worden teruggewonnen uit de

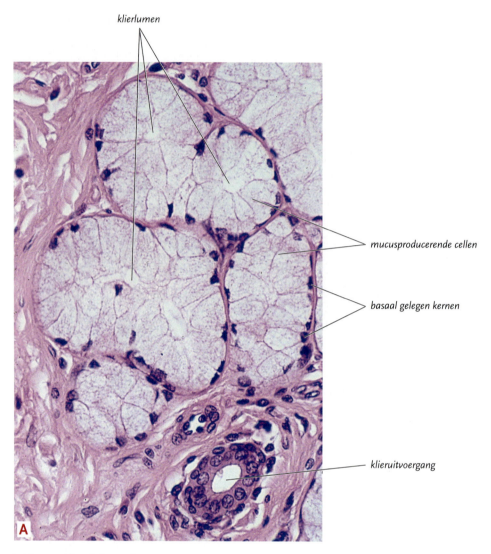

*Figuur 4.24A Muceuze klier uit de oesofagus.*
Let op de karakteristieke basaal gelegen, 'weggedrukte' kernen van de kliercellen. Het heldere cytoplasma bevat secreetgranula met mucus. Het mucus wordt na afgifte aan het lumen van de klier, via de klieruitvoergang uitgescheiden.

primaire urine en aan de bloedbaan afgegeven. Een transportrichting van basaal naar apicaal komt voor in andere epithelia, zoals in de plexus choroideus (aanmaakplaats voor hersenvloeistof).

'Tight junctions' in het apicale deel van de cellen voorkomen het terugdiffunderen van stoffen die reeds door het epitheel getransporteerd zijn (fig. 4.22).

### Transcytose in epithelia

In epitheel- en endotheelcellen vindt men **endocytose** of **pinocytose** blaasjes, als instulpingen en afsnoeringen van de plasmamembraan. Via dit mechanisme worden macromoleculen, die de plasmamembraan niet kunnen passeren, opgenomen in de cel. Het materiaal kan door exocytose aan de andere zijde van de cel weer uitgescheiden worden. Deze **transcytose** komt onder meer voor in het endotheel van bloedvaten en het mesotheel van de pleuraholten en van de buikholte. Het betreft een transport dat in twee richtingen kan plaatsvinden en dat in enkele minuten voltooid kan zijn.

### Regulatie van klieractiviteit

De werking van de klieren wordt beïnvloed door signalen vanuit het zenuwstelsel en het endocriene

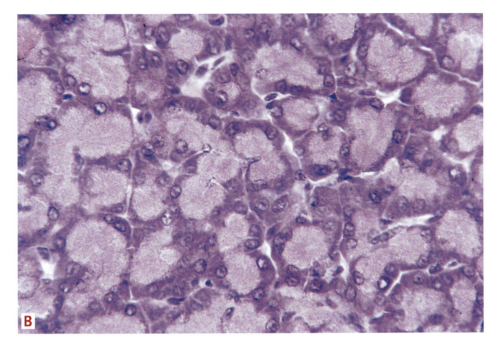

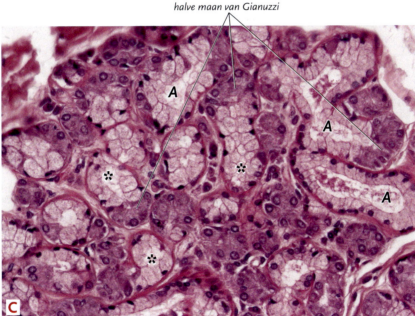

*halve maan van Gianuzzi*

*Figuur 4.24B, C*

B  Sereuze klier uit de pancreas. De kliercellen tonen vrij ronde kernen en een basaal gedeelte dat rijk is aan RNA (basofiel) en een apicaal gedeelte (lichter van kleur) dat secretiegranula bevat.

C  LM-opname van een gemengde tubulo-acinaire klier uit het wangslijmvlies. De lichtpaars gekleurde muceuze cellen (*) vormen de tubulaire delen van de klier. De donkerpaars gekleurde sereuze cellen, met overwegend ronde kernen, vormen de halvemaanvormige sereuze eindstukken (halve maan van Gianuzzi). Het secreet van beide typen cellen komt terecht in een alveolus (A) en wordt verder via een klierafvoergang uitgescheiden (vergelijk fig. 17.1 en 17.2). (opname E. Wisse)

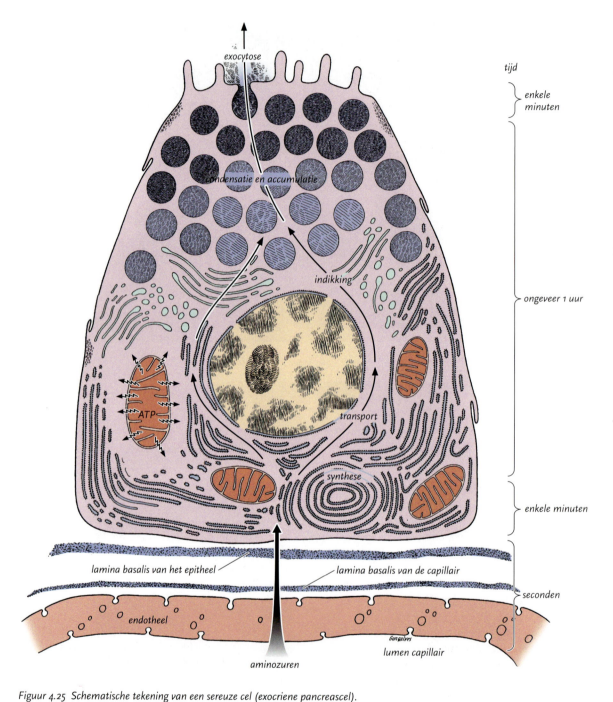

Figuur 4.25 *Schematische tekening van een sereuze cel (exocriene pancreascel).*
Let op de duidelijke polariteit met een sterk ontwikkeld ruw endoplasmatisch reticulum aan de basale zijde. Het Golgi-complex en de secreetkorrels liggen in het supranucleaire (apicale) gebied. Het secretieproces wordt in de tekst beschreven. Rechts is de tijd aangegeven die elke stap ongeveer inneemt.

systeem. Vaak is de ene vorm belangrijker dan de andere: zo wordt de exocriene secretie van spijsverteringsenzymen in de pancreas aangezet door het hormoon cholecystokinine, terwijl de cellen van de speekselklier onder invloed van een nerveuze regulatie staan.

De nerveuze en endocriene regulatie vinden plaats door middel van **chemische boodschappers**

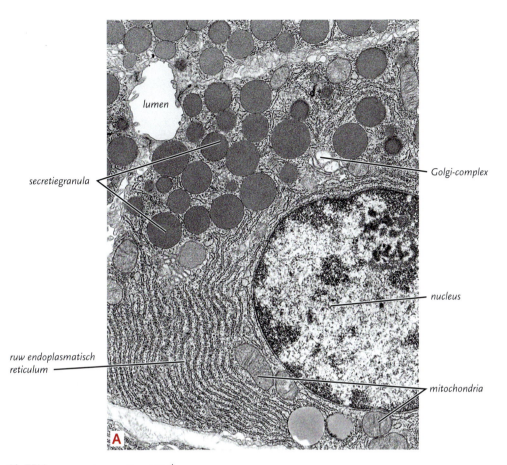

*Figuur 4.26A TEM-opname van een pancreascel.*
De secretiegranula, die zymogeen bevatten, zijn in verschillende stadia van rijping. 13.000 ×. (opname K.R. Porter)

('messengers'). Daartoe worden neurotransmitters gevormd door zenuwcellen, en hormonen door endocriene cellen. De boodschappers kunnen werken via de twee volgende mechanismen.

1. De boodschapper komt de cel binnen, bindt zich aan intracellulaire receptoren die een of meer genen activeren, waarna de productie van specifieke eiwitten start; dit geldt met name voor (in vet oplosbare) steroïdhormonen.
2. De boodschapper bindt zich aan een receptor op de plasmamembraan. Dit molecuul (**'first messenger'**) induceert de synthese van een **tweede boodschapper ('second messenger')**, zoals cyclisch AMP of GMP, waarmee een reeks van opeenvolgende processen in gang wordt gezet. Polypeptidehormonen en neurotransmitters kunnen de plasmamembraan niet passeren (zijn niet in vet oplosbaar) en werken via tweede boodschappers.

### Glycoproteïneproductie in epithelia

Een veelvoorkomende **mucusproducerende cel** is de **slijmbekercel ('goblet cell'; goblet = beker)**, die onder meer wordt aangetroffen in het darmepitheel (fig. 4.23A-C). De cel bevat vele secretiegranula, die niet als afzonderlijke elementen waar te nemen zijn in de lichtmicroscoop, maar als een lichte massa die soms iets uitpuilt in het lumen. Het basale cytoplasma bevat een uitgebreid RER en het Golgi-complex is goed ontwikkeld, hetgeen duidt op een belangrijke functie in de aanmaak van glycoproteïnen. De synthese en het transport van de glycoproteïnen kan worden gevolgd door middel van autoradiografie. Eiwitten die in het RER zijn aangemaakt worden door middel van glycosyltransferasen gekoppeld aan monosachariden; deze koppeling vindt zowel in het RER als in het Golgi-complex plaats. Daarna worden de glycoproteïnen getransporteerd naar de secretiegranula.

In slijmbekercellen worden **mucinen** tijdelijk opgeslagen in secreetkorrels. Bij het verlaten van

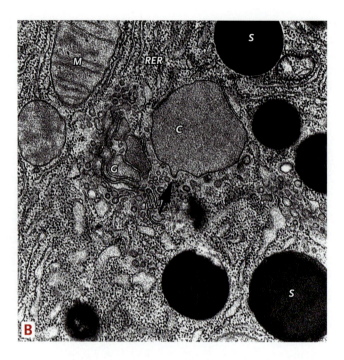

*Figuur 4.26B TEM-opname van een pancreascel van de rat in het Golgi-gebied (G), met linksonder en middenboven nog enige cisternen van ruw endoplasmatisch reticulum (RER).*
C   Condenserende vacuole, die zojuist een hoeveelheid secretieproduct door fusie heeft opgenomen (dan wel nog onder het vlak van de coupe aan een Golgi-sacculus vastzit (zie de pijl);
S   Rijpe secretiegranula met een grotere elektronendichtheid;
M   Mitochondrium.

de cel nemen de mucinen water op en vormen een viskeuze, elastische gel, de **mucus**, die zich in de darm als een glijmiddel over het epitheliale oppervlak verspreidt.

De slijmbekercel van de darm is slechts een van de vele soorten cellen die mucinen produceren. Andere soorten slijmproducerende cellen komen soms als onderdeel van een meercellige klier voor, in de maag, speekselklieren en luchtwegen. Zij hebben vaak een wat andere morfologie en een iets andere chemische samenstelling van het secreet.

**Sereuze en muceuze kliercellen**
Sereuze en muceuze kliercellen komen, ook naast elkaar, in allerlei klieren voor.

**Sereuze kliercellen** worden gekenmerkt door een ronde celkern en de secretie van een sereus product, dat voornamelijk eiwitrijk is (fig. 4.24B en C). Het basale deel van de cel is sterk basofiel, vanwege de grote opeenhopingen RNA op de cisternen van het RER. In het apicale cytoplasma, net boven de kern, bevindt zich een goed ontwikkeld Golgi-complex dat voor de verpakking van eiwitten zorgt in ronde secretiegranula, die zich opstapelen in het apicale cytoplasma (fig. 4.25). In cellen die spijsverteringsenzymen afscheiden, zoals de sereuze cellen van de exocriene pancreas, noemt men de secreetkorrels **zymogeengranula** (fig. 4.26A en B). Bij de vorming van de granula snoeren zich eerst grote, door een membraan omgeven, onrijpe granula (condenserende vacuolen) af van de Golgi-cisternen. Door het onttrekken van water, het indikkingsproces, ontstaan de rijpe granula (fig. 4.25). Deze granula zijn, elektronenmicroscopisch gezien, donkerder dan de onrijpe granula. Rijpe granula worden in het cytoplasma opgeslagen totdat de cel van buitenaf een signaal krijgt om ze uit te scheiden **(gereguleerde secretie)**. Bij de uitscheiding van het secretieproduct fuseert eerst de membraan van het secreetgranulum met de apicale celmembraan en komt de inhoud via exocytose buiten de cel vrij.

**Muceuze kliercellen** tonen een vaak afgeplatte kern, die weggedrukt ligt tegen de basale plasma-

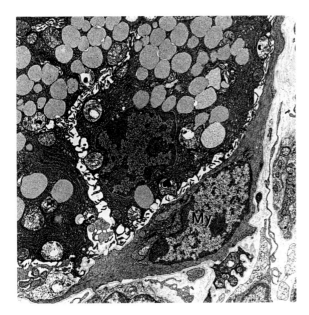

*Figuur 4.27  Myo-epitheelcel in een speekselklier met linksboven secretoire cellen.*
De myo-epitheelcel (My) grijpt om de acinus heen en kan zo de uitdrijving van het secreet bevorderen. Let op het filamenteuze karakter van het cytoplasma.

membraan, en talrijke grote secretiegranula die het omvangrijke apicale cytoplasma bijna geheel vullen (fig. 4.24A en C). De secretiegranula bevatten een muceus product, bestaande uit glycoproteïnen met een relatief hoog gehalte aan suikergroepen. Ook dit product wordt door middel van exocytose uitgescheiden.

### Myo-epitheelcellen

In sommige klieren (zweetklieren, de mamma en speekselklieren) treft men stervormige of langgerekte **myo-epitheelcellen** aan, rond de secretoire uiteinden van de klier (fig. 4.27). Deze cellen liggen tweezijdig ingesloten in de basale membraan. Door de aanwezigheid van actine en myosine kunnen de cellen zich samentrekken rondom de kliercellen en de klier ledigen. Myo-epitheelcellen bevatten het intermediaire filament cytokeratine; dit bevestigt hun epitheliale herkomst. Nexusverbindingen kunnen deze cellen tot grotere functionele eenheden verenigen.

### Diffuus neuro-endocrien systeem

In bedekkende epithelia (darm, luchtwegen en prostaat), maar ook daarbuiten (hypofyse en schildklier), komen verspreid liggende eencellige kliercellen voor met een endocriene functie (tabel 4.3).

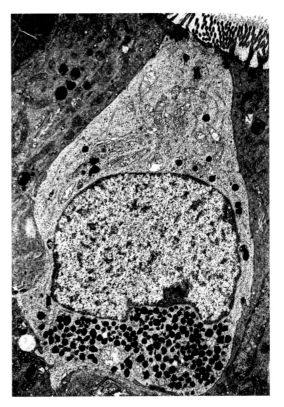

*Figuur 4.28  TEM-opname van een somatostatine-D-cel uit het menselijk darmkanaal.*
Deze cellen behoren tot het diffuus neuro-endocrien systeem (DNES). Let op de ophoping van secreetkorrels in het basale gebied van de cel. Microvilli begrenzen de top van de cel. (opname A.G.E. Pearse)

In het cytoplasma van deze cellen komen polypeptidehormonen of aminen voor, zoals epinefrine, norepinefrine of 5-hydroxytryptamine (serotonine). Het geheel van deze endocriene celtypen wordt aangeduid als diffuus neuro-endocrien systeem (DNES). Omdat enkele van deze cellen ook met chroom- of zilveroplossingen aan te kleuren zijn, worden zij ook wel aangeduid als **chroomaffiene** of **argentaffiene (argyrofiele) cellen**.

DNES-cellen zijn ontwikkeld uit het embryonale neurale systeem en worden herkend door specifieke aminen aan te kleuren via (immuno)cytochemische technieken. Er zijn meer dan 35 verschillende typen van deze cellen bekend, waaronder ook enkele **paracriene** cellen. Zij maken signaalmoleculen die, na uitscheiding in de extracellulaire ruimte, naburige cellen kunnen beïnvloeden (stimulatie van andere kliercellen of motiliteit), zonder de bloedbaan te passeren.

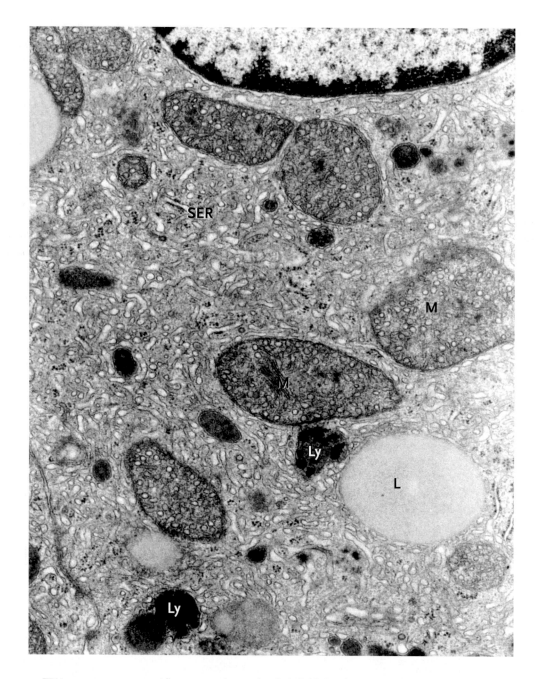

*Figuur 4.29 TEM-opname van een steroïdhormoonproducerende cel uit de bijnierschors.*
Let op de mitochondriën (M) met hun voor dit celtype typische vorm van de cristae, voorts op de lipidedruppel (L). Verder valt de sterke ontwikkeling van het gladde endoplasmatisch reticulum (SER) op met daartussen enkele lysosomen (Ly). 26.000 ×.

Vele van deze hormonen en aminen beïnvloeden ook het zenuwstelsel.

De polypeptidesecernerende cellen bevatten secretiegranula met een grootte van 100 - 400 nm (fig. 4.28). Deze granula zijn dus veel kleiner dan die van de exocriene pancreascel. Zij hebben een matig ontwikkeld RER omdat er slechts kleine hoeveelheden van de zeer werkzame polypeptidehormonen nodig zijn.

## Steroïdhormoonvormende cellen

Cellen die **steroïdhormonen** produceren, komen voor als verspreid liggende cellen (testis) of aaneengesloten formaties (bijnierschors, ovarium). Het zijn gespecialiseerde, endocriene cellen met de volgende kenmerken (fig. 4.29).

1. Zij zijn veelhoekig tot rond met een centraal gelegen kern en een cytoplasma dat veel lipidedruppels bevat, die vooral bestaan uit cholesterol.
2. Het cytoplasma is gevuld met een sterk ontwikkeld glad endoplasmatisch reticulum (SER) in de vorm van vesikels en tubuli, die blijken te anastomoseren en enzymen bevatten voor de synthese van cholesterol. Vooral in de geslachtsklieren bevat het SER enzymen voor het transformeren van pregnenolon, dat in de mitochondriën uit cholesterol wordt geproduceerd en omgezet in androgene, oestrogene en progestagene hormonen.
3. De ronde tot langwerpige mitochondriën hebben vaak buisvormige in plaats van bladvormige cristae. Zij leveren energie die nodig is voor het afsplitsen van zijketens van het cholesterol, waardoor het pregnolon ontstaat. Steroïdhormoonsynthese kan alleen plaatsvinden door een sterke samenwerking tussen mitochondriën en het nabijgelegen SER.
4. Er vindt geen opslag van de hydrofobe (in vet oplosbare) hormonen plaats, omdat zij vrij door de membraan kunnen passeren. Dit heeft belangrijke fysiologische consequenties, daar de aanmaak van het secreetproduct direct leidt tot het vrijkomen van het secret in de interstitiële ruimte, met alle functionele gevolgen van dien.

## Samenvatting

Epithelia dienen ter bedekking van het lichaam en inwendige holten en hebben een belangrijke taak bij de opname en afgifte van stoffen. Deze grenslaag heeft een **beschermende functie** en een **barrièrefunctie** doordat epitheelcellen:

1. aan elkaar verankerd zijn via celcontacten ('tight junction', zonula adhaerens en desmosoom);
2. kunnen voorkomen in gestapelde lagen (meerlagig epitheel), die onderling hecht verbonden zijn via desmosomen met aanhangende cytokeratinefilamenten;
3. via een lamina basalis verbonden zijn met onderliggend bindweefsel.

Epithelia tonen **oppervlaktespecialisaties**, bijvoorbeeld om het celoppervlak te vergroten voor absorptie (microvilli), ter verwijdering van schadelijke partikels (ciliën), en voor specifieke zintuigfuncties (stereociliën).

**Uitwisseling van stoffen** over het epitheel vindt voornamelijk plaats door middel van eenlagige epithelia via een actief (transcellulair) transport of, voor macromoleculen, door middel van blaasjestransport (transcytose). Het apicale deel van de  >>

Tabel 4.3 Enkele van de best gekarakteriseerde polypeptidehormoonproducerende cellen

| Hormoon | Functie | Neurocrien | Endocrien | Paracrien | Voorkomen |
|---|---|---|---|---|---|
| Gastrine | Stimuleert de maagsapsecretie | | + | | Antrum van de maag, duodenum (G-cel) |
| Cholecystokinine | Stimuleert secretie pancreasenzymen | + | + | | Duodenum, jejunum, (I-cel) |
| Secretine | Stimuleert secretie bicarbonaat en water in de pancreas | | + | | Duodenum, jejunum (S-cel) |
| Motiline | Stimuleert motiliteit darm | | + | | Dunne darm (EC$_2$-cel) |
| Somatostatine | Heeft talrijke remmende effecten | + | | + | Maag, duodenum, pancreas (D-cel) |
| Calcitonine | Reguleert calciummetabolisme | | + | | Schildklier (C-cel) |
| Insuline | Reguleert glucosemetabolisme | | + | | Pancreas (B-cel) |

gepolariseerde epitheelcellen is hecht met elkaar verbonden, waardoor intercellulaire passage van stoffen vrijwel niet voorkomt.

Sommige epitheelcellen van het bedekkende epitheel zijn in staat **producten** (onder andere enzymen) aan te maken en te secerneren. **Klieren** zijn van bedekkende epithelia afgeleide structuren. Onderscheiden worden **exo-** en **endocriene** klieren. Exocriene klieren bestaan uit kliercellen die producten van velerlei aard aanmaken, zoals mucus in slijmbekercellen, glycoproteïnen in tubulaire kliercellen en eiwitrijke producten in acinaire kliercellen. Exocriene klieren tonen een karakteristieke bouw (enkelvoudige en samengestelde tubulaire, acinaire en tubulo-acinaire klieren). Soms worden zij omgeven door myo-epitheelcellen die onder invloed van nerveuze of hormonale regulatie de klier tot secretie kunnen aanzetten. De secretieproducten worden via afvoergangen naar een lumen uitgescheiden. Endocriene klieren hebben geen contact meer met oppervlakkige epithelia en bestaan meestal uit strengen epitheliale cellen (hypofyse, bijnier), die hormonen produceren die direct aan de bloedbaan worden afgegeven.

Epithelia vormen tevens:

1 verspreid liggende eencellige kliercellen met een endocriene functie (**DNES-cellen**), die via signaalmoleculen naburige cellen beïnvloeden (stimulatie van andere kliercellen of motiliteit);
2 verspreid liggende dan wel aaneengesloten formaties van **steroïdhormoon**-producerende cellen.

**Ziektebeelden** kunnen gecorreleerd zijn aan structurele en functionele veranderingen van epithelia, zoals het ontstaan van maligne tumoren in het bedekkend epitheel (carcinoom) en in het klierepitheel (adenocarcinoom).

# 5 Bindweefsel

Inleiding 117
Extracellulaire matrix 117
   Grondsubstantie 118
   Vezels 120
   Weefselvloeistof 125
Bindweefselcellen 128
   Vaste cellen 130
   Vrije cellen 134
Bindweefseltypen 138
   Losmazig bindweefsel 139
   Straf bindweefsel 140
   Elastisch bindweefsel 141
   Reticulair bindweefsel 142
   Mucoïd bindweefsel 142
Histofysiologie 142
   Steun 142
   Opslag 142
   Afweer 142
   Herstel 143
   Transport 147
Samenvatting 147

## INLEIDING

Het **bindweefsel** ondersteunt het lichaam en vormt daarbij substanties die cellen, weefsels en organen verbinden. De functie van het bindweefsel wordt voor een belangrijk deel bepaald door de cellen en extracellulaire bestanddelen. Deze **extracellulaire matrix** is opgebouwd uit een (amorfe) **grondsubstantie**, verschillende soorten **vezels**, en **weefselvloeistof** (fig. 5.1). De grote variatie in bindweefseltypen hangt samen met de verhouding waarin deze componenten voorkomen. Bijzondere vormen van bindweefsel zijn **been** en **kraakbeen**; deze **steunweefsels** worden in aparte hoofdstukken behandeld.

De belangrijkste functies van het bindweefsel zijn:
1 steunfunctie;
2 mediumfunctie voor het transport van cellen (afweer) en van stoffen (aanvoer van voedingsstoffen en afvoer van schadelijke stoffen);
3 beschermende functie tegen het zich verspreiden van micro-organismen;
4 herstelfunctie na beschadigingen;
5 opslagfunctie.

De verbindende en steunfunctie komt onder meer tot uiting in het kraakbeen en beenweefsel, in ligamenten die beenderen verbinden en in pezen die spieren aan bot hechten. Via de bloed- en lymfevaten in het bindweefsel kunnen stoffen uitgewisseld worden, ook naar andere weefsels. Cellen betrokken bij de afweer, zoals fagocyterende en immunocompetente cellen, kunnen aan- en afgevoerd worden. Na een beschadiging kan het weefsel zich herstellen. De opbouw van het bindweefsel gaat het zich verspreiden van micro-organismen tegen en maakt het mogelijk dat stoffen, zoals vetten, worden opgeslagen.

Bindweefsel is afkomstig van het **mesoderm**, waaruit zich het embryonale kiemweefsel, het **mesenchym**, ontwikkelt. De multipotente **mesenchymale cellen** migreren door het lichaam en vormen ter plekke uiteindelijk de verschillende typen van bindweefsel.

## EXTRACELLULAIRE MATRIX

De extracellulaire matrix, bestaande uit (1) **grondsubstantie**, (2) **vezels** en (3) **weefselvloeistof**, kan druk- en trekkrachten goed weerstaan. De vezels en grondsubstantie worden aangemaakt door specifieke celtypen en vormen een min of meer ruimtelijk netwerk waarin cellen hun functie kunnen uitoefenen. De weefselvloeistof vormt een intermediair medium waarlangs voedings- en afvalstoffen kunnen worden uitgewisseld tussen de cellen en bloed- en lymfevaten.

De samenstelling en functie van de extracellulaire matrix kan per type bindweefsel sterk variëren; daarom worden hier eerst de algemene karakteristieken aangegeven.

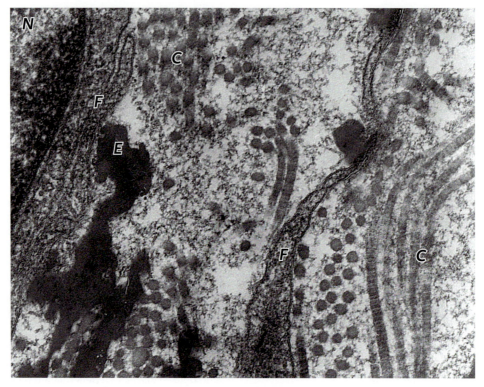

*Figuur 5.1 TEM-opname waarin de structurele organisatie van de bindweefselmatrix is te zien.*
De grondsubstantie vormt door de fixatie in glutaaraldehyde-looizuur een fijnkorrelige materie die de ruimten tussen collageen (C) en elastische (E) vezels opvult en ook fibroblasten en hun uitlopers (F) omgeeft. N: nucleus. 50.000 ×.

## Grondsubstantie

De **extracellulaire grondsubstantie** vult, als een verbindend element, de ruimte tussen cellen en vezels van het bindweefsel (fig. 5.1). Ze heeft een hoge viscositeit en vormt daardoor een belemmering tegen het verspreiden van micro-organismen. De vaste grondsubstantie bestaat uit de volgende componenten:
1 **proteoglycanen** (PG's), die zijn opgebouwd uit een eiwitketen met daaraan gebonden glycosaminoglycanen (GAG's);
2 structurele glycoproteïnen.

Wat betreft hun structuur en functie kan het volgende worden opgemerkt.

**Glycosaminoglycanen** zijn lineaire polysachariden, die opgebouwd zijn uit lange ketens van **disachariden**. Zij kunnen ingedeeld worden in twee typen (tabel 5.1):
1 **hyaluronzuur**, een **ongesulfateerd** glycosaminoglycaan (vroeger aangeduid als een **neutraal mucopolysacharide**);
2 **gesulfateerde** glycosaminoglycanen, zoals chondroïtinesulfaat, dermatansulfaat, heparansulfaat en keratansulfaat, die bestaan uit repeterende disacharide-eenheden van een **uronzuur** (glucuronzuur of iduronzuur) en een **hexosamine** (glucosamine of galactosamine). Deze glycosaminoglycanen werden vroeger aangeduid als **zure mucopolysachariden**.

Met uitzondering van hyaluronzuur kunnen deze lineaire polysachariden covalent gebonden worden aan een **as-eiwit**, waardoor een **proteoglycaan** ontstaat (fig. 5.2 en 5.3). De belangrijkste proteoglycanen bestaan uit een as-eiwit, gebonden aan dermatansulfaat, chondroïtinesulfaat of heparansulfaat.

Proteoglycanen kunnen zich binden aan **hyaluronzuurmoleculen** en vormen daarmee zeer grote **proteoglycaanaggregaten**, die veel voorkomen in de kraakbeenmatrix. De proteoglycanen bevatten tevens zure groepen, waarmee zij kunnen binden aan de basische aminozuurgroepen van de **collagene vezels**. Zo kan er een ruimtelijk netwerk gevormd worden van hyaluronzuurmoleculen, proteoglycanen en collagene vezels; ook de kraakbeenmatrix is hiervan een duidelijk voorbeeld (hoofdstuk 7).

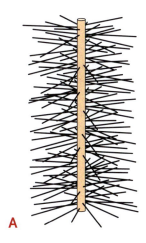 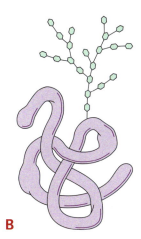

*Figuur 5.2  De moleculaire opbouw van proteoglycanen en glycoproteïnen.*
A  Proteoglycanen bestaan uit glycosaminoglycanen die covalent gebonden zijn aan een centraal gelegen eiwit (as-eiwit). De glycosaminoglycanen bestaan uit lineaire ketens van disachariden.
B  Glycoproteïnen bestaan uit globulaire eiwitten, waaraan vertakte ketens van monosachariden gebonden zijn. (bron: Junqueira, Carneiro 2000)

De indeling van de verschillende typen **glycosaminoglycanen** en **proteoglycanen**, en de plaats waar zij voorkomen, zijn aangegeven in tabel 5.1. Tevens is daarbij aangegeven hun binding met verschillende typen van collagene vezels die in bepaalde weefsels voorkomen. Glycosaminoglycanen en proteoglycanen zijn vanwege de vele hydroxyl-, carboxyl- en sulfaatgroepen sterk **hydrofiel** en gedragen zich als polyanionen, die via elektrostatische krachten kationen kunnen binden. De omvang van de mantel van wa-

Tabel 5.1  Samenstelling en verdeling van glycosaminoglycanen in het bindweefsel en hun interactie met collagene vezels

| Glycosaminoglycaan | Disacharidenketens | | Voorkomen | Elektrostatische binding met collageen |
| | Uronzuur | Hexosamine | | |
|---|---|---|---|---|
| Hyaluronzuur | D-glucuronzuur | D-glucosamine | Kraakbeen, synoviale vloeistof, humor vitreus, navelstreng | Geen interactie |
| Chondroïtine-4-sulfaat | D-glucuronzuur | D-galactosamine | Kraakbeen, been, huid, chorda dorsalis, cornea, aorta | Veel interactie, vnl. met collageen type II |
| Chondroïtine-6-sulfaat | D-glucuronzuur | D-galactosamine | Kraakbeen, huid, navelstreng, aorta (media) | Veel interactie, vnl. met collageen type II |
| Dermatansulfaat | L-iduronzuur of D-glucuronzuur | D-galactosamine | Huid, pezen, aorta (adventitia) | Geringe interactie, vnl. met collageen type I |
| Heparansulfaat | D-glucuronzuur of L-iduronzuur | D-galactosamine | Aorta, longen, lever, lamina basalis | Gemiddeld niveau van interactie, vnl. met collageen typen III en IV |
| Keratansulfaat (cornea) | D-galactose | D-galactosamine | Cornea | Geen interactie |
| Keratansulfaat (skelet) | D-galactose | D-glucosamine | Kraakbeen, nucleus pulposus, annulus fibrosus | Geen interactie |

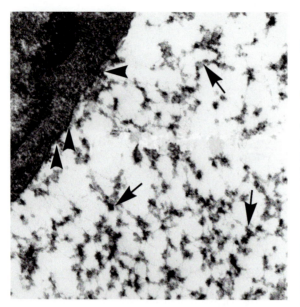

*Figuur 5.3 Extracellulaire matrix van het endometrium in een muis.*
Een netwerk van proteoglycanen (pijlen) vult de intercellulaire ruimten. Sommige proteoglycanen staan in nauw contact met het celoppervlak (pijlpunten). (met toestemming van C. Greca en T. Zorn)

termoleculen kan sterk variëren en bepaalt daarmee in hoge mate het volume dat door de grondsubstantie in het bindweefsel wordt opgenomen (zie verder bij weefselvloeistof).

**Structurele glycoproteïnen** zijn verbindingen die bestaan uit globulaire eiwitten waaraan vertakte ketens van monosachariden gebonden zijn (fig. 5.2). In tegenstelling tot de situatie bij proteoglycanen, domineert hier de eiwitcomponent. Deze **glycoproteïnen** spelen een rol bij:
1  de interacties tussen cellen;
2  de hechting van cellen aan vezels of andere componenten van de extracellulaire matrix.

Zo wordt **fibronectine** voornamelijk door fibroblasten aangemaakt. Het kan binden aan cellen, collagene vezels en glycosaminoglycanen (fig. 5.4) en is daardoor betrokken bij celadhesie en migratieprocessen. En **laminine** speelt een rol bij de hechting van epitheelcellen aan de lamina basalis. Beide verbindingen spelen een belangrijke rol bij de embryonale ontwikkeling en kunnen ook een rol spelen bij de invasie van kankercellen. Gebleken is dat inactivering van fibronectine in een (knock-out) muizenmodel tot voortijdige embryonale dood leidt. Een ander voorbeeld van een structureel glycoproteïne is **chondronectine**, dat in het kraakbeen voorkomt en een rol speelt bij de adhesie van chondrocyten aan collageen type II.

Cellen hebben op hun oppervlak **matrixreceptoren**, waarmee zij kunnen binden aan collageen, fibronectine of glycosaminoglycanen. Zo binden de transmembranaire **integrinen** aan deze matrixcomponenten (fig. 5.4). Door koppelings- en ontkoppelingsprocessen van de integrinen kunnen cellen over het substraat bewegen en de omgeving verkennen. Intracellulair zijn integrinen meestal verbonden met actine- of keratinefilamenten.

Bij patiënten met een **lysosomale stapelingsziekte**, zoals bij het syndroom van Hurler, Hunter, Sanfilippo of Morquio, missen cellen een of meer lysosomale enzymen die zorgen voor de afbraak (turnover) van proteoglycanen. De deficiëntie leidt tot een stapeling (ophoping) van glycosaminoglycanen in de lysosomen van bepaalde cellen, die sterk zwellen, met als gevolg een ernstige verstoring van het metabolisme, waardoor de patiënten meestal op jonge leeftijd overlijden.
Bacteriën (bijvoorbeeld streptokokken) die **hyaluronidase** produceren, een enzym dat hyaluronzuur en andere glycosaminoglycanen kan afbreken, hebben een sterk invasief vermogen omdat zij de viscositeit van de grondsubstantie kunnen verminderen.

### Vezels

Het bindweefsel bestaat voor een groot gedeelte uit collagene en elastische vezels. Collagene vezels zijn opgebouwd uit het eiwit collageen, dat hoofdzakelijk de stevigheid van het bindweefsel bepaalt. Vroeger onderscheidde men ook nog **reticulaire vezels**, maar die blijken te zijn opgebouwd uit collageen type III. Elastische vezels bestaan grotendeels uit het eiwit elastine, dat een zekere elasticiteit aan weefsels kan verlenen. De specifieke eigenschappen van een bindweefseltype hangen sterk samen met de hoeveelheid van een bepaald vezeltype.

### Collageen

Collageen is het meest voorkomende eiwit in het menselijk lichaam; het maakt ongeveer 30% van het drooggewicht uit. Collagenen worden geproduceerd

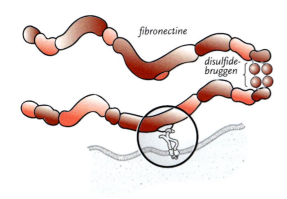

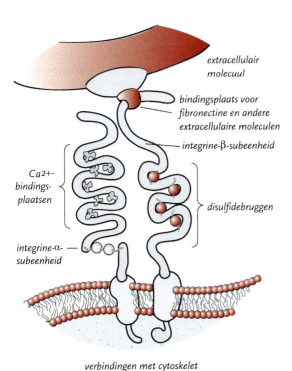

Figuur 5.4 Integrinereceptor die bindt aan een eiwit uit de extracellulaire matrix en aan een eiwit van het cytoskelet (actine) en daarbij fungeert als een transmembraanverbindingseiwit. De integrinereceptor is een heterodimeer molecuul met α- en β-ketens. De kop van het eiwit steekt circa 20 nm uit in de extracellulaire matrix.

door meerdere celtypen, zoals fibroblasten, chondroblasten, osteoblasten, gladde spiercellen en de cellen van Schwann. Op grond van structuur en functie worden de volgende typen collageen onderscheiden (tabel 5.2).

1. **Fibrilvormende collagenen**: de moleculen van deze collagenen aggregeren om fibrillen te maken, die elektronenmicroscopisch goed herkenbaar zijn (fig. 5.7); dit zijn de collageen typen I, II, III, V en XI.
Collageen type I is bij de mens het meest voorkomende en wordt in weefsels meestal aangetroffen in de vorm van dikke fibrillen. De fibrillen verenigen zich tot bundels van **collagene vezels** (zie verder), zoals onder andere waar te nemen in been, pezen en kapsels rondom organen.
2. **Netwerkvormende collagenen**: de moleculen van collageen type IV vormen een netwerk dat deel uitmaakt van de lamina basalis.
3. **Verankerende collagenen**: collageen type VII is hiervan een voorbeeld. Het vormt fibrillen die collagene vezels hechten aan de lamina basalis.

Structuur en biosynthese van collageen
Collageen wordt voornamelijk opgebouwd uit de aminozuren glycine, proline en lysine en intracellulair als procollageen aangemaakt (fig. 5.9). Het eiwit wordt na uitscheiding omgezet in **tropocollageen**, bestaande uit drie ketens van polypeptide α, die een drievoudige helix vormen (fig. 5.8). Verschillen in de samenstelling van de polypeptideketens zijn kenmerkend voor het type collageen.

> Omdat de synthese van collageen een complex proces is, waarbij vele posttranslationele modificaties plaatsvinden, is het niet verrassend dat verstoringen hiervan kunnen leiden tot eenaantal ziekten (tabel 5.3). Bij het het syndroom van Ehlers-Danlos type IV bijvoorbeeld, is collageen type III deficiënt, waardoor rupturen kunnen ontstaan in arteriën en de darmwand.
> Tevens komen er bepaalde sclerotische ziekten voor, waarin de organen een bovenmatige ophoping van collageen tonen. Dat komt vooral tot uiting in de huid, het spijsverteringskanaal en de nieren, waarbij het weefsel zich verhardt en de functie van het orgaan wordt verstoord.

De tropocollageenmoleculen worden door cross-linking gestapeld tot **collagene fibrillen** (fig. 5.6), die een dwarsstreping vertonen met een karakteristieke periodiciteit van 64 nm (fig. 5.7). Dit bandenpatroon ontstaat door de gedeeltelijk overlappende rangschikking van de tropocollageenmoleculen (fig. 5.6). Collagene fibrillen kunnen samengevoegd worden tot **collagene vezels**, die een **collagene bundel** kunnen vormen, zoals in collageen type I (fig. 5.5).

De biosynthese van collageen type I, dat wijdverspreid in het lichaam voorkomt, staat model voor de vorming van collageen en vindt stapsgewijs plaats (fig. 5.9).

1. Polypeptide-α-ketens worden op de ribosomen van het RER gevormd en door de membraan naar het lumen van het RER afgegeven. Deze ketens bevatten onder andere de aminozuren proline en lysine.
2. Hydroxylering van proline en lysine begint wanneer zij in de polypeptideketens zijn ingebouwd en de keten een zekere lengte heeft bereikt. Hierbij zijn twee enzymen betrokken en is vitamine C nodig als co-enzym.
3. Glycosylering van hydroxylysine: verschillende collageentypen binden een wisselende hoeveelheid koolhydraat, in de vorm van galactose of glycosylgalactose, aan het hydroxylysine.
4. Aan de α-ketens worden extra stukjes peptiden gebonden, zowel aan het amino- als aan het carboxyterminale uiteinde, die **registratiepeptiden** worden genoemd. De registratiepeptiden dragen waarschijnlijk zorg voor de juiste positionering van de α-ketens in een drievoudige helix; bovendien houden zij het zo ontstane procollageen oplosbaar in het RER.
5. Buiten de cel splitsen procollageenpeptidasen de registratiepeptiden af. Hierdoor ontstaat **tropocollageen**, dat minder goed in water oplosbaar is, en polymere **collageenfibrillen** vormt. De hydroxyprolineresiduen dragen verder bij aan de stabiliteit van de drievoudige helix van het tropocollageen door de vorming van waterstofbruggen tussen de polypeptideketens. De fibrilstructuur wordt verder versterkt door de vorming van covalente dwarsverbindingen tussen tropocollageenmoleculen.

Tabel 5.2 Hoofdkenmerken van de voornaamste collageentypen

| Type | Voorkomen | Lichtmicroscopische kenmerken | Elektronenmicroscopisch beeld | Syntheseplaats | Binding met glycosaminoglycanen | Functie |
|---|---|---|---|---|---|---|
| I | Dermis, bot, pees, dentine, fasciën, kapsels van organen, vezelig kraakbeen | Dicht opeengepakte vezels, vaak in bundels, doorgaans golvend verlopend | Dicht bijeengelegen fibrillen met wisselende doorsnede | Fibroblast, osteoblast, chondroblast, odontoblast | Laag niveau van interactie, vnl. met dermatansulfaat | Zeer trekvast |
| II | Hyalien en elastisch kraakbeen | Los geweven netwerk van collagene vezels (polarisatiemicroscoop) | Geen vezels; zeer dunne fibrillen in overmaat grondsubstantie | Chondroblast, chondrocyt | Hoog niveau van interactie, vnl. met chondroïtinesulfaat | Biedt weerstand aan intermitterende druk |
| III | Glad spierweefsel, endoneurium, arteriën, lever, milt, nier, long | Los samenstel van dunne reticulaire vezels | Ruimtelijk complex van dunne fibrillen met uniforme diameter | Gladde spiercel, reticulumcel, cellen van Schwann, vetstapelcellen | Gemiddeld niveau van interactie met heparansulfaat | Handhaving structuur bij sterk in vorm veranderende organen |
| IV | Laminae basales | Dunne amorfe membranen (alleen verdikt zichtbaar) | Geen fibrillen, viltachtige lagen langs plasmamembraan | Epitheel, endotheel, spiercellen, cellen van Schwann | Gemiddeld niveau van interactie met heparansulfaat | Steun, hechting, filtratie |
| V | Dermis, pezen, bot, vezelig kraakbeen | Vormt fibrillen met type I | Fibrillen | Fibroblast | | Neemt deel in type-I-functie |
| VII | Dermis | Niet waarneembaar | Goed waarneembaar (ankervezels) | | | Hechting aan bindweefsel |
| IX | Hyalien kraakbeen | | | Chondroblasten | | Laterale associatie van fibrillen |
| XI | Hyalien kraakbeen, tussenwervelschijf | Vormt fibrillen met type II | Fibrillen | Chondroblasten | | Participeert in type-II functie |
| XII | Pezen, ligamenten | | | Fibroblasten | | Laterale associatie van fibrillen |

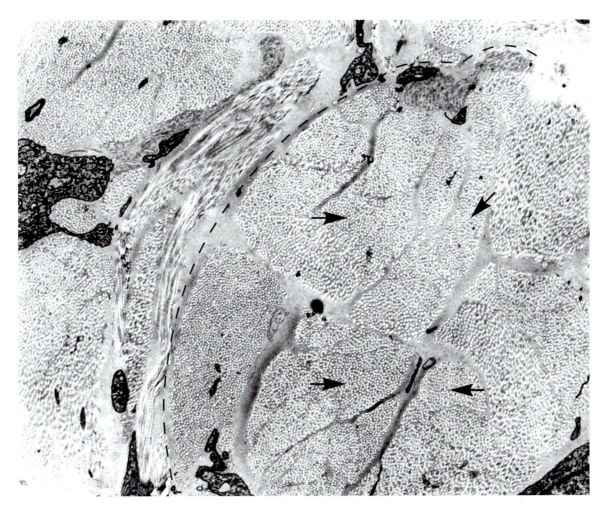

*Figuur 5.5 TEM-opname van een dwarsdoorsnede door bundels van collagene vezels.*
De stippellijn geeft de contour aan van een deel van een collagene bundel, die is opgebouwd uit collagene vezels, bestaande uit collagene fibrillen (pijlen; zie fig. 5.6).

6 De collagene fibrillen voegen zich aaneen tot **collagene vezels** en meerdere vezels vormen een **collagene bundel** (fig. 5.5); bij deze aggregaties spelen proteoglycanen en glycoproteïnen een belangrijke rol.

### Herkenning van collagene vezels

In het bindweefsel komen **collagene vezels** het meest voor. In bindweefselstructuren waarin ze dicht opeengepakt voorkomen, zoals in pezen en fasciën, tonen de vezels een witte kleur, omdat deze structuren arm zijn aan bloedvaten. Collageen is niet elastisch en heeft als gevolg van de moleculaire opbouw van de samenstellende fibrillen een grote trekvastheid.

Lichtmicroscopisch tonen collagene vezels, met een diameter van 1-20 µm, vaak een golvend of kronkelend verloop, waardoor een zekere strekking mogelijk is. Collagene vezels zijn acidofiel en kunnen selectief aangekleurd worden met siriusrood. Soms zijn collagene vezels te zien als een vlechtwerk van elkaar kruisende vezels, zoals in het mesenterium (fig. 5.10).

Vezels opgebouwd uit fibrillen van collageen type III werden vroeger aangeduid als **reticulaire vezels**. Deze vezels kunnen voorkomen als een ruimtelijk netwerk (**reticulum**), dat onder andere steun verleent aan cellen van het beenmerg, lymfoïde organen (milt, lymfeklieren), lever en endocriene klieren. De dunne vezels (diameter van 0,5 tot 2 µm) worden bijeengehouden door talrijke interfibrillaire bruggen die, vanwege het grote gehalte aan proteoglycanen en glycoproteïnen, zwart aankleuren bij impregnatie

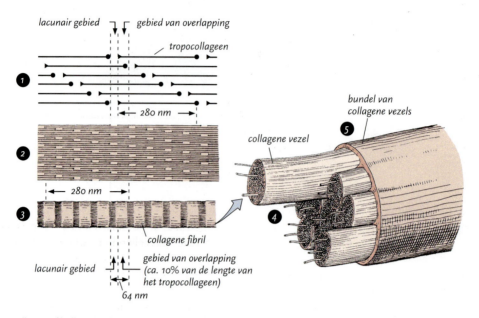

*Figuur 5.6 Collagene fibrillen, vezels en een bundel.*
De periodiciteit van het typische dwarse bandpatroon van de fibrillen wordt verklaard op basis van de volgende gegevens.
1 Een trapsgewijs verschoven positie van 280 nm lange tropocollageenmoleculen.
2 Hierbij ontstaan gebieden met meer 'open' plekken en gebieden met een grotere dichtheid.
3 De minder dichte (lacunaire) gebieden nemen meer contrastverhogende kleurstoffen (uranylacetaat, fosforwolfraamzuur) op, waardoor zij er in de elektronenmicroscopische opname donkerder uitzien.
4 Fibrillen zijn tot vezels verenigd door middel van amorfe componenten van de tussenstof.
5 Bij de samenvoeging van vezels tot een bundel kunnen de vezels door enig bindweefselmateriaal zijn omgeven. Een bundel kan dan weer omhuld zijn door enig vezelig bindweefsel. De hier aangegeven verhoudingen komen overeen met de situatie in een pees.

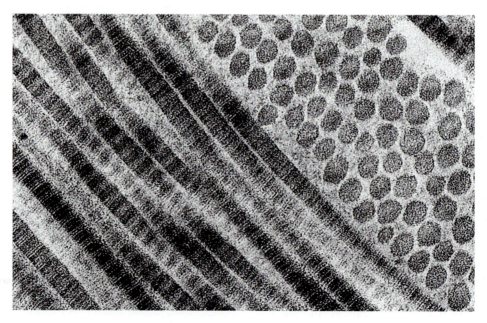

*Figuur 5.7 EM-opname van collagene fibrillen in dwars- en lengtedoorsnede.*
Elke fibril heeft regelmatig alternerende donkere en lichte banden, die weer onderverdeeld zijn in fijnere dwarsstrepingen.

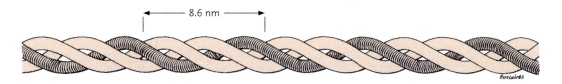

*Figuur 5.8 Bij de meest voorkomende vorm van collageen, bekend als type I, is elk tropocollageenmolecuul opgebouwd uit twee $\alpha_1$-peptideketens en een $\alpha_2$- (hier gestreept weergegeven) peptideketen.*
Elke keten heeft een moleculaire massa van circa 100 u, ineengewonden in een spiraal en samengehouden door waterstofbruggen en hydrofobe interacties. Een volledige winding van de helix beslaat een lengte van 8,6 nm. De lengte van een tropocollageenmolecuul is 280 nm en de breedte is 1,5 nm.

met zilverzouten en daarom aangeduid worden als argentofiele of argyrofiele vezels (fig. 5.12).

### Elastische vezels

**Elastische vezels** bestaan voornamelijk uit het eiwit **elastine**. Dit eiwit kan, in tegenstelling tot collageen, tot ruim 1,5 maal zijn oorspronkelijke lengte uitgerekt worden en keert bij loslaten terug in de uitgangstoestand. Zo dragen elastische vezels in belangrijke mate bij tot de veerkracht van de vaatwanden. Elastische vezels kunnen vertakken en vormen een netwerk tussen het vlechtwerk van trekvaste collagene vezels (fig. 5.10, 5.11). Toch zijn deze weefsels in sterke mate vervormbaar, omdat collagene vezels:

1. een golvend verloop hebben;
2. niet door vertakkingen met elkaar samenhangen en zodoende ten opzichte van elkaar kunnen verschuiven;
3. samendrukbaar zijn.

Het netwerk van elastische vezels ontwikkelt zich in drie fasen (fig. 5.13):

1. de vorming van **oxytalanvezels** uit bundels van **microfibrillen**, die bestaan uit verschillende glycoproteïnen, waaronder **fibrilline**;
2. depositie van het eiwit **elastine** tussen oxytalanvezels, waardoor **elaunine**vezels ontstaan;
3. verdere ophoping van (amorf) elastine in het centrum van de elauninevezels, waarbij zij omringd blijven door een dunne laag van microfibrillen. Dit zijn de **elastische vezels die het belangrijkste onderdeel vormen van het netwerk.**

Afhankelijk van lokale vereisten kunnen de vezelcomponenten in meerdere of mindere mate in het netwerk vertegenwoordigd zijn (bijvoorbeeld in de huid: fig. 19.13A). Zo verbinden oxytalanvezels in de dermis de lamina basalis met een onderliggend netwerk van elastische vezels.

**Pro-elastine** is een globulair eiwit dat gesecerneerd wordt door fibroblasten in bindweefsel en door gladde spiercellen in de wand van bloedvaten. Pro-elastine polymeriseert tot **elastine**, een amorf rubberachtig glycoproteïne dat in elastische vezels overheerst.

Elastine is resistent tegen de meeste enzymen, maar kan worden afgebroken door elastase.

De aminozuursamenstelling van elastine lijkt op die van collageen, omdat beide rijk zijn aan glycine en proline. Elastine bevat echter twee bijzondere aminozuren: **desmosine** en **isodesmosine**, die gevormd worden door covalente reacties tussen vier lysineresiduen. Door deze reacties ontstaan dwarsverbindingen ('cross links') tussen de elastinemoleculen, die waarschijnlijk verantwoordelijk zijn voor het elastische (rubberachtige) karakter (fig. 5.14).

Behalve in vezels komt elastine ook voor als gevensterde platen in de wand van sommige bloedvaten, zoals de aorta.

> Het Marfan-syndroom wordt veroorzaakt door mutaties in het gen dat codeert voor fibrilline. De ziekte wordt gekenmerkt door een gebrek aan weerstand tegen druk- en trekkrachten in weefsels die rijk zijn aan elastische componenten, zoals in grote arteriën. Omdat de bloeddruk in de aorta hoog is, kan dit leiden tot levensbedreigende rupturen.

### Weefselvloeistof

In het bindweefsel komt, naast grondsubstantie en vezels, nog een wisselende hoeveelheid **weefselvloeistof** of **interstitiële vloeistof** voor. De circulerende weefselvloeistof bevat ionen en oplosbare stoffen die in samenstelling vergelijkbaar zijn met het bloedplasma; tevens bevat deze vloeistof een geringe hoeveel-

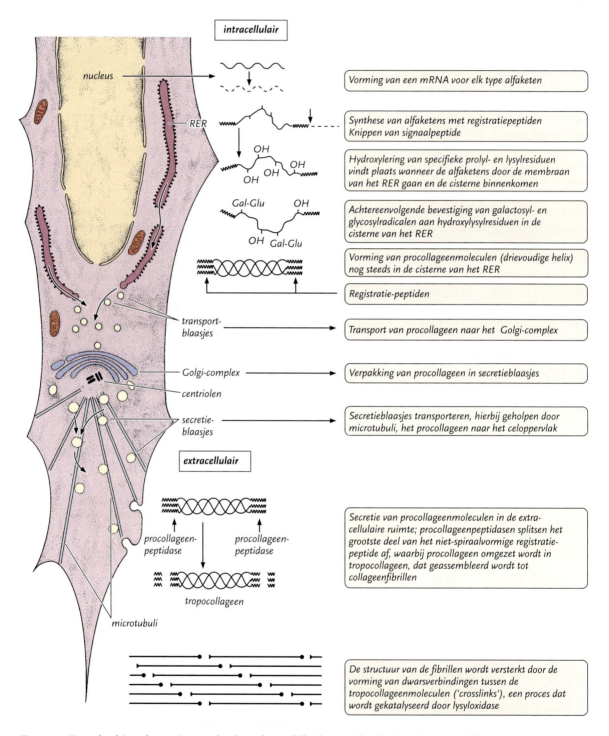

Figuur 5.9 *De moleculaire gebeurtenissen en de rol van de verschillende organellen bij de synthese van collageen.*

heid plasma-eiwitten die door de capillairwand uitgetreden zijn. De weefselvloeistof komt grotendeels gebonden aan de verschillende bestanddelen van de grondsubstantie voor, met name aan proteoglyca- nen. De hoeveelheid vrije vloeistof is gewoonlijk vrij gering.

De hydrostatische druk in het capillaire netwerk heeft de neiging voortdurend vloeistof uit te persen.

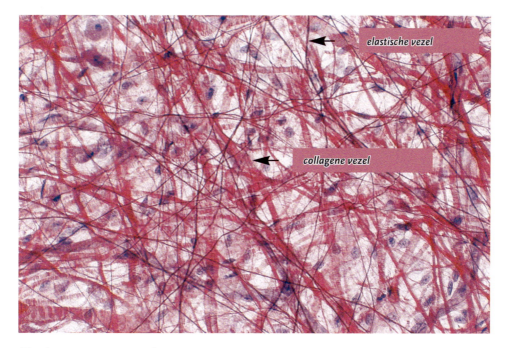

*Figuur 5.10 Totaalpreparaat van mesenterium.*
Het preparaat toont dikke collagene vezels, die aangekleurd zijn met siriusrood. De dunne, strak verlopende draden zijn elastische vezels (aangekleurd met orceïne), die zich vertakken en een geweven netwerk vormen. 200 ×.

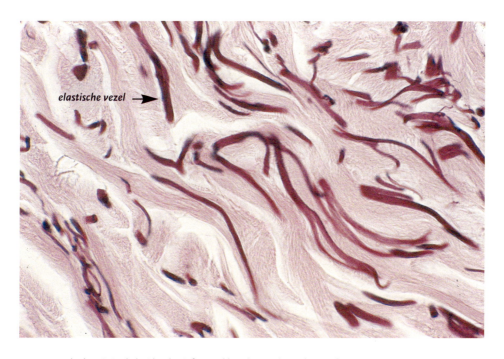

*Figuur 5.11 Coupe van de dermis in de huid, selectief aangekleurd voor elastische vezels.*
De donkerrood gekleurde elastische vezels (pijl) worden afgewisseld met lichtrood gekleurde collagene vezels.

In een aantal pathologische omstandigheden kan de hoeveelheid weefselvloeistof in de interstitiële ruimte enorm toenemen, zodat **oedeem** ontstaat. Hierbij wijken de bindweefselbestanddelen, waarin zich vocht heeft opgehoopt, uiteen. In het geval van oedeem gaat het om vocht dat niet meer gebonden is aan de macromoleculen van de grondsubstantie. De vloeistof wordt dan verplaatsbaar, waardoor bijvoorbeeld bij drukken op een onderbeen tegen het bot een putje ontstaat, dat pas zeer geleidelijk verdwijnt.

Oedeem kan het gevolg zijn van een obstructie in het veneuze systeem of een verstoring in de pompfunctie van het hart. Obstructie van lymfevaten (tumormetastasen, parasieten) kan lokaal oedeem veroorzaken. Het kan ook ontstaan bij een extreem slechte voedingstoestand, omdat deze op den duur leidt tot een lager gehalte aan bloedeiwitten (met name albumine) en daardoor tot een verlaagde colloïd-osmotische druk. Water wordt dan in mindere mate naar het bloed teruggevoerd en hoopt zich op in het bindweefsel; er ontstaat **hongeroedeem**. Als gevolg van een ontsteking of allergie kan, door een verhoogde vaatdoorlaatbaarheid, ook oedeem ontstaan.

Een tegenkracht hierbij is de colloïdosmotische druk, waardoor weefselvloeistof weer wordt opgenomen. Deze colloïdosmotische druk wordt door de plasma-eiwitten veroorzaakt, die slechts ten dele de capillairwand kunnen passeren.

Normaliter gaat vooral aan de arteriële zijde van het capillairbed water met opgeloste stoffen uit het bloed naar de weefsels. Dit komt doordat de hydrostatische druk hier groter is dan de colloïdosmotische druk. De hydrostatische druk wordt echter lager naarmate het bloed de veneuze zijde nadert (fig. 5.15). Tegelijkertijd stijgt over dit traject de colloïdosmotische druk, omdat door het uittreden van water de concentratie aan eiwitten in het bloedplasma toeneemt. Op een gegeven moment is de colloïdosmotische druk hoger dan de hydrostatische druk, met als gevolg dat in het veneuze gedeelte van het capillairbed weer water uit de omgeving wordt opgenomen.

De hoeveelheid vloeistof die naar het bloed wordt teruggevoerd, is echter kleiner dan de hoeveelheid die is uitgetreden. Dit is het gevolg van een gering eiwitlek over de basale membraan, waarbij de uitgetreden eiwitten een deel van het uitgeperste water binden. Het vocht dat hierdoor in het bindweefsel achterblijft, wordt door lymfevaten afgevoerd naar venen in de halsstreek. Van groot belang is dat langs deze weg met het water en de zouten ook eiwitten kunnen worden afgevoerd, die uit het bloedplasma in de interstitiële ruimte terecht zijn gekomen. Indien deze afvoer van eiwitten er niet was, zou na verloop van tijd het colloïd-osmotische drukverschil tussen bloed en weefselvloeistof wegvallen.

### BINDWEEFSELCELLEN

Bindweefselcellen kunnen worden ingedeeld in vaste en tijdelijke bewoners (fig. 5.16). De vaste cellen ontstaan ter plaatse door deling en vormen een stabiele, langlevende populatie. Hiertoe behoren fibroblasten, vetcellen, mestcellen en pericyten. Sommige auteurs rekenen een subpopulatie van macrofagen, de weefselmacrofagen of residente macrofagen (bijvoorbeeld de Kupffercellen van de lever), ook tot de vaste bindweefselcellen. Vetcellen (adipocyten) kunnen geïsoleerd of in kleine groepjes in het weefsel voorkomen.

Tabel 5.3 Enkele voorbeelden van ziekten als gevolg van een verstoorde collageensynthese

| Ziekte | Defect | Symptomen |
| --- | --- | --- |
| Ehlers-Danlos-syndroom type IV | Defect in de transcriptie of translatie van collageen type III | Rupturen in arteriën en darm |
| Ehlers-Danlos-syndroom type VI | Defect in lysinehydroxylering | Toegenomen huidelasticiteit |
| Ehlers-Danlos-syndroom type VII | Afname van activiteit van procollageenpeptidase | Ontwrichtingen, spierverrekkingen |
| Scheurbuik | Gebrek aan vitamine C (cofactor voor prolinehydroxylase) | Tandvleesontstekingen, bloedingen |
| Osteogenesis imperfecta | Verandering van één nucleotide in het gen voor collageen type I | Spontane botbreuken, hartproblemen |

## 5 BINDWEEFSEL

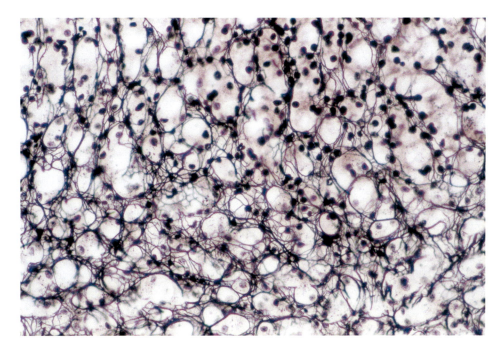

*Figuur 5.12 Coupe van de bijnierschors aangekleurd met zilverzouten.*
De argentofiele vezels van het collageen type III vormen een netwerk. De kernen zijn zwart en het cytoplasma is ongekleurd. 200 ×.

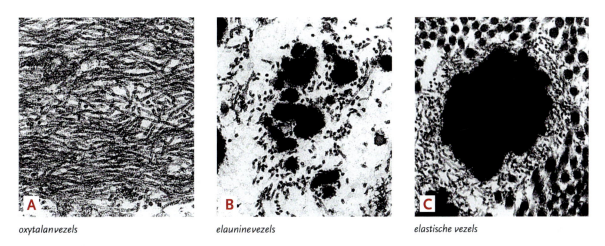

oxytalanvezels          elauninevezels          elastische vezels

*Figuur 5.13 EM-opname van zich ontwikkelende elastische vezels.*
A   In een vroeg stadium ontstaan oxytalanvezels uit bundels van microfibrillen bestaande uit glycoproteïnen.
B   Verdere ontwikkeling leidt tot de afzetting van amorf elastine tussen de oxytalanvezels, waardoor elauninevezels ontstaan.
C   De amorfe elastine hoopt zich centraal verder op en blijft omringd door microfibrillen; dit zijn elastische vezels. Let op: in C worden de elastische vezels weer omgeven door collagene vezels (in dwarsdoorsnede). (opnamen G.S. Montes)

Als grotere aggregaten vormen zij het vetweefsel, dat in hoofdstuk 6 afzonderlijk zal worden besproken.

De **vrije cellen** zijn slechts tijdelijke bewoners (tegenwoordig ook wel aangeduid met 'passenger leukocytes') die, afhankelijk van een stimulus, de bloedbaan kunnen verlaten om hun specifieke functies uit te oefenen. Omdat het merendeel van deze beweeglijke cellen kortlevend is, moeten deze cellen vervangen worden vanuit een populatie van stamcellen in het beenmerg. Tot de vrije bindweefsel-

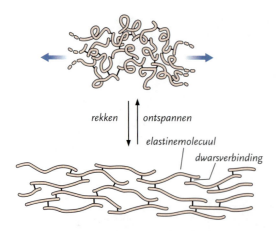

Figuur 5.14 *Elastinemoleculen zijn met elkaar verbonden door covalente bindingen, waardoor een uitgebreid netwerk van dwarsverbindingen ontstaat.*
Doordat elk elastinemolecuul kan worden uitgerekt en ingekrompen, heeft het netwerk als geheel elastische eigenschappen. (bron: Alberts et al. 1983)

cellen behoren plasmacellen, lymfocyten, neutrofiele, eosinofiele en basofiele granulocyten, monocyten en sommige macrofagen.

De verschillende functies die bindweefselcellen kunnen uitoefenen zijn samengevat in tabel 5.4.

### Vaste cellen

#### Fibroblasten

Van de vaste bindweefselcellen is de fibroblast het meest voorkomend en wijdverspreid (fig. 5.17). Fibroblasten produceren zowel grondsubstantie (glycosaminoglycanen, proteoglycanen en glycoproteïnen) als collagene, reticulaire en elastische vezels. Er komen actieve en minder actieve vormen van deze cel voor. Cellen die synthetisch actief zijn worden aangeduid als fibroblasten, terwijl cellen in bindweefsel waarvan de matrix reeds gevormd is, fibrocyten genoemd zouden moeten worden.

De fibroblast (fig. 5.29) is spoelvormig en heeft talrijke onregelmatige uitlopers; de ovale kern is groot, heeft een fijn verdeeld chromatine en een grote nucleolus. Het cytoplasma is rijk aan RER (fig. 5.18) en de cel heeft een goed ontwikkeld Golgi-complex.

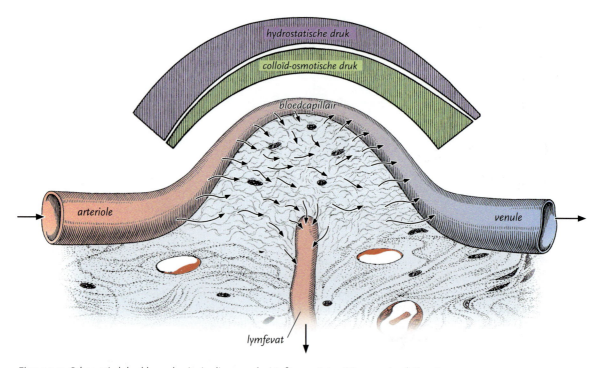

Figuur 5.15 *Schematisch beeld van de uitwisseling van vloeistof tussen interstitium en circulatiesysteem.*
Van arteriële naar de veneuze zijde van de bloedcapillairen is er een daling van de hydrostatische druk. Vloeistof verlaat de capillairen aan de arteriële zijde en wordt gedeeltelijk weer teruggevoerd aan de veneuze zijde van de capillair als gevolg van de colloïd-osmotische druk. Er is een zeker surplus (zie de verschillende pijlgrootten) dat door de lymfevaten wordt afgevoerd.

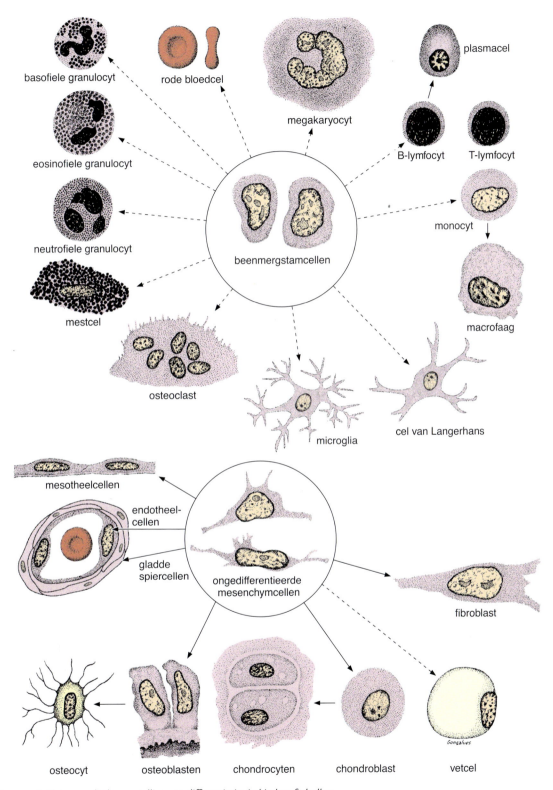

Figuur 5.16 *Vereenvoudigde voorstelling van differentiaties in bindweefselcellen.*
Pijlen met een stippellijn geven aan dat er overgangsvormen bestaan tussen de aangewezen celtypen. De afgebeelde cellen zijn niet in verhouding tot hun werkelijke grootte getekend. Zo zijn vetcellen, megakaryocyten en osteoclasten naar verhouding veel groter dan hier is weergegeven.

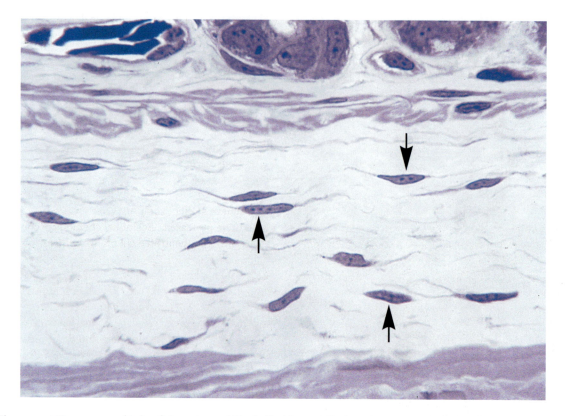

Figuur 5.17  LM-opname van bindweefsel waarin verschillende fibroblasten (pijlen) voorkomen. Het zijn langgerekte spoelvormige cellen.

De fibrocyt (fig. 5.29) is kleiner dan de fibroblast en heeft een meer afgeplat uiterlijk en minder uitlopers. De langwerpige kern is klein en donker; het RER en het Golgi-complex zijn weinig ontwikkeld. Wanneer de cel gestimuleerd wordt, zoals tijdens wondgenezing, neemt de fibrocyt het fibroblaststadium aan en hervat hij de synthese van matrixmateriaal.

In het volwassen weefsel worden zelden celdelingen van fibroblasten waargenomen, maar na beschadigingen van het bindweefsel kunnen fibroblasten gaan delen en een belangrijke rol spelen bij het herstelproces. De fibroblasten gaan dan meer actine- en myosinefilamenten vormen, waardoor zij de eigenschappen van gladde spiercellen aannemen en kunnen samentrekken. Deze differentiatie tot

Tabel 5.4  Hoofdfuncties van bindweefselcellen

| Celtype | Product of activiteit | Hoofdfunctie |
| --- | --- | --- |
| Fibroblast, chondroblast, osteoblast, odontoblast | Productie van vezels en grondsubstantie | Structurele opbouw |
| Plasmacel | Productie van antilichamen | Immunologisch |
| Lymfocyt | Immunocompetente cel; reageert op antigenen | Immunologisch |
| Eosinofiele granulocyt | Fagocytose van antigeen-antilichaamcomplexen | Immunologisch |
| Macrofaag, neutrofiele granulocyt | Fagocytose van (lichaamsvreemde) deeltjes, bacteriën | Afweer |
| Mestcel, basofiele granulocyt | Secretie van farmacologisch actieve stoffen (bijvoorbeeld histamine) | Afweer |
| Vetcel | Opslag vetten, warmteproductie | Energiereserve, warmteregulatie |

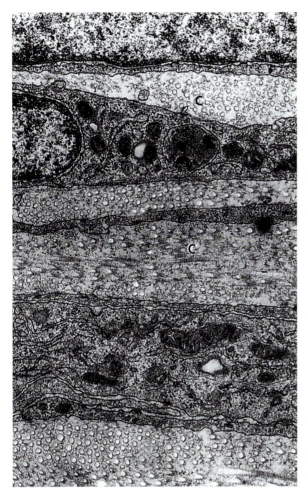

*Figuur 5.18 EM-opname van fibroblasten waarin mitochondria, ruw endoplasmatisch reticulum en blaasjes in het cytoplasma te zien zijn.*
Dicht opeengepakte lagen van collagene fibrillen (C) tussen de fibroblasten. 30.000 ×.

myofibroblasten is belangrijk voor het proces waarbij de wond gesloten wordt: de wondcontractie.

### Mestcellen

Mestcellen zijn ovale tot ronde cellen met een doorsnede van 20-30 μm, waarvan het cytoplasma rijkelijk gevuld is met basofiele granula (fig. 5.21 en fig. 5.22). De centrale, ronde kern gaat bij bestudering in een lichtmicroscoop vaak schuil achter de granula. Het cytoplasma toont een matig ontwikkeld RER en een vrij omvangrijk Golgi-complex. Mestcellen zijn tamelijk lang levende cellen en zijn, in tegenstelling tot de andere vaste bindweefselcellen, afkomstig van een stamcel in het beenmerg. De cel komt door het hele lichaam voor, maar vooral in de dermis (rond de bloedvaten), het darmkanaal en de luchtwegen. De cellen kunnen zichtbaar gemaakt worden door een **metachromatische** kleuring, waarin toluïdineblauw de granula roodachtig purper kleurt, doordat zij gesulfateerde glycosaminoglycanen bevatten.

Mestcellen hebben een functie bij de vorming, opslag en afgifte van mediatoren, die in de directe omgeving een rol spelen bij ontstekings- en overgevoeligheidsreacties. Een van deze verbindingen is heparine, dat bloedstolling kan tegengaan. Hiernaast bevatten granula van mestcellen nog andere biologisch actieve stoffen, zoals histamine (vaatverwijding) en neutrale proteasen. 'Eosinofiel chemotactische factor' (ECF) en 'neutrofiel chemotactische factor' (NCF) spelen een rol bij het aantrekken van eosinofiele en neutrofiele granulocyten naar de plaats van een ontsteking. Mestcellen maken tevens leukotriënen aan uit membraanfosfolipiden; deze producten worden niet in de cel opgeslagen, maar na stimulatie direct uitgescheiden. Deze stoffen zijn ook betrokken bij vaatverwijding en werken vele malen sterker dan histamine.

Er zijn verschillende voorbeelden van IgE-gemedieerde overgevoeligheidsreacties. Een van de meer dramatisch verlopende is de **anafylactische shock**: na de eerste blootstelling aan een antigeen (allergeen), wordt door plasmacellen IgE gevormd, dat bindt aan het oppervlak van mestcellen. Na een tweede blootstelling bindt het antigeen aan IgE op de mestcellen, waardoor zij histamine, heparine en andere bioactieve stoffen gaan uitscheiden (fig. 5.23), met als gevolg een algemene vaatverwijding en shock. Dit probleem kan zich bijvoorbeeld voordoen bij het eten van pinda's (voedselallergie). In geval van een bijensteek (keelholte) kan zich een levensbedreigend lokaal oedeem ontwikkelen met gevaar van stikken.
Hooikoorts is een overgevoeligheidsreactie, waarbij de prikkeling, roodheid en zwelling van slijmvliezen van de neus en de conjunctiva van het oog verklaard kunnen worden door de effecten van histamine, dat de permeabiliteit van bloedcapillairen vergroot. Het gaat hier om een mildere reactie dan bij anafylactische shock.

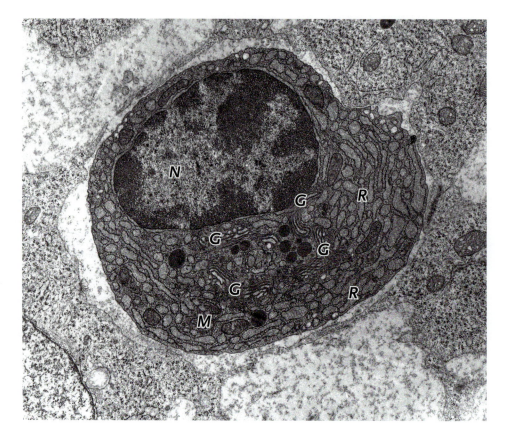

*Figuur 5.19  TEM-opname van een plasmacel.*
Let op het geprononceerde Golgi-complex (G) dat wordt omgeven door het zeer uitgebreide ruw endoplasmatisch reticulum (R) en de typische heterochromatineklompen tegen de binnenzijde van het kernomhulsel (N). Het is goed te zien dat de cisternen van het endoplasmatisch reticulum gevuld zijn, waardoor de membranen uiteenwijken; de eiwitsynthese is dus in volle gang. N: nucleus M: mitochondrium. (met toestemming van P. Abrahamson)

Het oppervlak van mestcellen bevat receptoren voor immunoglobuline E (IgE), dat aanzet tot exocytose van granula (fig. 5.22) wanneer hieraan een antigeen gebonden wordt (fig. 5.23). De mediatoren die vrijkomen brengen een allergische reactie tot stand die bekendstaat als de 'immediate type hypersensitivity reaction' (overgevoeligheidsreactie van het directe type), omdat deze plaatsvindt onmiddellijk na het binnendringen van een antigeen in een individu dat al eerder voor dat antigeen gesensibiliseerd is.

Mestcellen tonen grote overeenkomsten met de veel kleinere basofiele granulocyten van het bloed. De granula van deze cellen bevatten ook heparine en histamine en verschillende mediatoren die vrijkomen na binding van IgE aan het celoppervlak; zij zijn echter van een andere stamcel in het beenmerg afkomstig.

### *Pericyten*

Pericyten omgeven ten dele de endotheliale cellen van capillairen en kleine venulen. Zij zijn opgenomen in en omsloten door de lamina basalis van de endotheelcellen. Hun eigenschappen lijken op die van gladde spiercellen en endotheelcellen.

### Vrije cellen

### *Macrofagen*

Macrofagen zijn oorspronkelijk vanwege hun fagocyterende eigenschappen; wanneer men kleurstoffen, zoals trypaanblauw of Oost-Indische inkt, aan een proefdier toediende, werden die kleurstoffen door de macrofagen opgenomen en lichtmicroscopisch waargenomen in lysosomen. Momenteel is duidelijk dat macrofagen een belangrijke rol spelen bij het opruimen van allerlei binnengedrongen ongerechtigheden, zoals bacteriën en endotoxinen, maar ook bij het op-

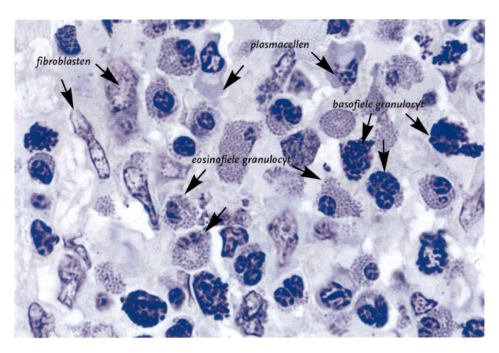

*Figuur 5.20 LM-opname van een ontstekingsgebied in de lamina propria van de darm.*
Naast fibroblasten zijn opeenhopingen van eosinofielen, plasmacellen en basofielen duidelijk zichtbaar. Giemsakleuring. Lage vergroting.

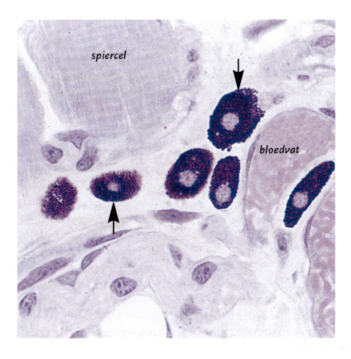

*Figuur 5.21 LM-opname van een rattentong.*
In het bindweefsel zijn verschillende mestcellen (pijlen) te zien, waarin de granula zichtbaar zijn gemaakt door (metachromatische) kleuring met toluïdineblauw.

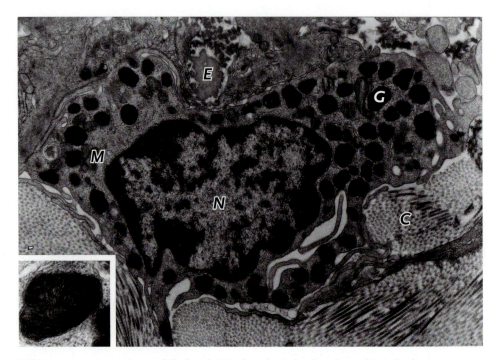

*Figuur 5.22 TEM-opname van mestcel met talrijke korrels (G), die onder andere heparine en histamine bevatten. M: mitochondrium; C: collagene vezels; E: elastische vezels; N: nucleus. 14.700 ×. Inzet: In de korrels komen karakteristieke opgerolde structuren voor. 44.600 ×.*

ruimen van resten van dode cellen en bij het in gang zetten van immunologische afweermechanismen.

Macrofagen ontstaan voornamelijk uit voorlopercellen in het beenmerg die delen en **monocyten** vormen. Monocyten (een van de soorten witte bloedlichaampjes) circuleren in het bloed en kunnen, na een specifiek signaal, door het endotheel heendringen naar het bindweefsel. Daar differentiëren zij zich tot **van monocyten afgeleide macrofagen**, die zich vrij kunnen bewegen en een levensduur van ongeveer twee maanden hebben. Ontogenetisch vormen deze mononucleaire cellen één samenhangend systeem, het **mononucleaire-fagocytensysteem (MPS)**.

Zoals reeds aangegeven, zijn er sterke aanwijzingen dat sommige populaties van macrofagen niet afkomstig zijn van monocyten uit het bloed. Deze **residente of weefselmacrofagen** kunnen ter plekke delen, zoals de Kupffercellen in de lever en andere residente macrofagen in longen, milt en beenmerg. De populatie van weefselmacrofagen, die voor een groot deel aan de bloedbaan zijn gelegen, vormen tezamen het **reticulo-endotheliale systeem (RES)**.

Residente macrofagen leven lang en kunnen gedurende jaren op hun plaats blijven liggen. Deze geringe mobiliteit komt onder andere tot uiting bij tatoeages, waarbij macrofagen in de huid ingebrachte kleurstofdeeltjes, die zij niet kunnen verteren, gedurende lange tijd vasthouden.

Macrofagen zijn gemiddeld 10-30 μm in doorsnee en hebben een ovale tot niervormige kern die meestal excentrisch ligt. Kenmerkend zijn de talrijke uitstulpingen van het celoppervlak als uiting van hun sterke endocytotische (pinocytotische en fagocytotische) activiteit (fig. 5.25, 5.26), waarvoor zij onder andere zijn uitgerust met Fc- en complementreceptoren. De rijke populatie lysosomen wijst op een grote capaciteit om opgenomen materiaal te verteren met behulp van hydrolytische enzymen.

In het algemeen tonen macrofagen een goed ontwikkeld Golgi-complex en RER (fig. 5.24). Wanneer monocyten differentiëren tot macrofagen worden de cellen groter, neemt het eiwitsynthetiserend apparaat in omvang toe en worden ook de aantallen lysosomen, microtubuli en microfilamenten groter.

Wanneer de hoeveelheid te verteren materiaal zeer omvangrijk is, of moeilijk te verteren, kunnen macrofagen fuseren tot **veelkernige reuscellen** (fig. 5.27). Ook kunnen zij om bepaalde ontstekingshaarden een kordon van dicht aaneengesloten, grote **epitheloïde cellen** vormen.

De belangrijkste functies van macrofagen zijn:

1 opname van deeltjes en vertering hiervan door lysosomen;

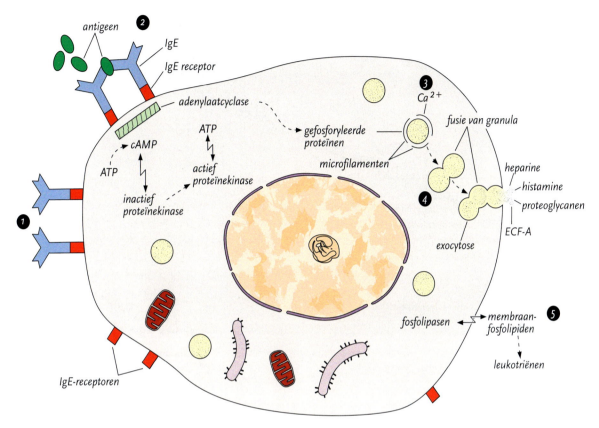

Figuur 5.23 *Mestcelsecretie.*
1 IgE-moleculen zijn gebonden aan IgE-receptoren op het celoppervlak.
2 Na een tweede blootstelling aan antigeen (bijvoorbeeld bijengif), worden IgE-receptoren op het celoppervlak 'gecrosslinkt' door het antigeen. Dit proces activeert het adenylaatcyclase, hetgeen een fosforylatie van bepaalde eiwitten tot gevolg heeft.
3 Tegelijkertijd worden Ca2+-ionen in de cel opgenomen.
4 Dit leidt tot de intracellulaire fusie van specifieke granula en de exocytose van hun inhoud.
5 Tevens spelen fosfolipasen een rol bij de afgifte van leukotriënen die uit de fosfolipiden van de plasmamembraan voortkomen. ECF-A: eosinofiel chemotactische factor voor anafylaxie.

2 presentatie van antigeen aan cellen van het immuunsysteem;
3 uitscheiding van secretieproducten die een rol spelen bij afweer en weefselherstel.

Macrofagen fagocyteren deeltjes door ze met cytoplasmatische uitsteeksels te omgeven, waardoor het partikel in een fagosoom in het cytoplasma van de cel terechtkomt (fig. 5.25, 5.26). Daarna fuseren lysosomen met het fagosoom en verteren lysosomale enzymen de inhoud. Het mechanisme van de fagocytose is weergegeven in figuur 5.28.

Als antigeenpresenterende cellen kunnen macrofagen cellen van het immuunsysteem activeren (hoofdstuk 15). Daarnaast nemen zij ook deel aan de verdediging van het lichaam tegen infectie door bacteriën, virussen, protozoa, schimmels en meercellige organismen, zoals wormen, en in de cellulaire afweer tegen tumorcellen. Zij produceren een reeks van secretieproducten (mediatoren) die een rol spelen bij deze verdedigings- en herstelmechanismen, zoals interleukinen, interferon, prostaglandinen, leukotriënen, tumornecrosefactor (TNF) en elementen van het complementsysteem.

Wanneer macrofagen gestimuleerd worden door injectie van lichaamsvreemde stoffen (endotoxine, interferon) of door infecties, veranderen hun eigenschappen. In deze geactiveerde macrofagen neemt de fagocyterende en lysosomale activiteit sterk toe, worden in verhoogde mate mediatoren uitgescheiden die betrokken zijn bij verdedigings- en herstelmechanismen en is het tumorceldodend vermogen sterk toegenomen.

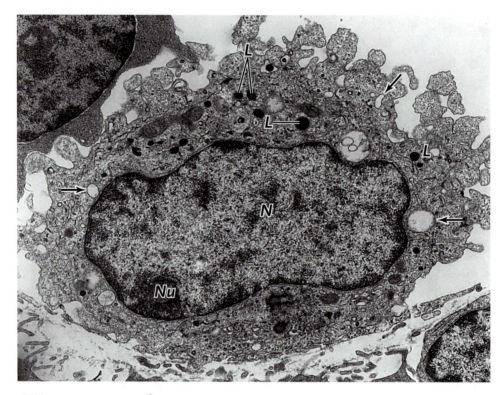

*Figuur 5.24  TEM-opname van een macrofaag.*
Let op de lysosomen (L); in de celkern (N) een nucleolus (Nu). De pijlen wijzen naar vacuolen die kunnen worden geduid als nog niet met lysosomen gefuseerde endocytoseblaasjes. Verkleind van 15.000 ×.

### Plasmacellen

Plasmacellen zijn middelgrote, ovale cellen, die een basofiel cytoplasma tonen als gevolg van een sterk ontwikkeld RER (fig. 5.19). Het cytocentrum (het Golgi-complex samen met de centriolen) steekt lichtmicroscopisch bleek af tegen het omliggende basofiele cytoplasma. De kern van de plasmacel is rond en wordt gekenmerkt door een specifiek patroon van heterochromatine (soms gelijkend op een wiel met spaken).

Plasmacellen komen in geringe aantallen in het bindweefsel voor. Na infectie worden zij zeer talrijk en gaan grote hoeveelheden antilichamen uitscheiden. Zij ontstaan uit B-lymfocyten die gestimuleerd zijn door een antigeen. De betreffende antigenen worden door zogenaamde **antigeenpresenterende cellen**, onder andere de **dendritische cellen**, aangereikt, waardoor B-lymfocyten gaan prolifereren en tot plasmacellen differentiëren. De antilichamen zijn immuunglobulinen die specifiek zijn voor het antigeen dat aangezet heeft tot hun productie. Zij reageren dan ook specifiek met moleculen die dezelfde epitopen bezitten (hoofdstuk 15). Het doel van de **antigeen-antilichaamreactie** is het beperken van de schadelijke effecten; zo kunnen bijvoorbeeld tetanus- en difterietoxinen onschadelijk worden gemaakt.

### Leukocyten

Leukocyten (witte bloedlichaampjes), zoals granulocyten en lymfocyten, worden regelmatig in het bindweefsel aangetroffen. Zij migreren door de wanden van capillairen en venulen via het proces van **diapedese**, dat sterk toeneemt bij infecties. Van de leukocyten keren alleen de lymfocyten naar de bloedbaan terug; zij circuleren continu in bloed, lymfe, bindweefsels en lymfatische organen. Naast neutrofiele granulocyten komt men vaak eosinofiele granulocyten tegen, meer zeldzaam zijn de basofiele granulocyten (fig. 5.20). Deze cellen worden in hoofdstuk 13 in detail beschreven.

### BINDWEEFSELTYPEN

Het bindweefsel wordt ingedeeld volgens het schema in tabel 5.5. Het bindweefsel in engere zin bestaat uit twee typen: **losmazig** en **straf (dicht) bindweefsel**.

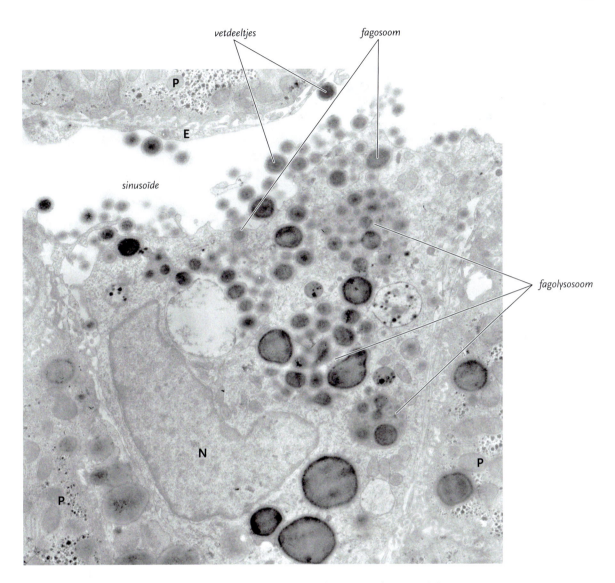

*Figuur 5.25 TEM-opname van de opname van vetdeeltjes in een Kupffercel (macrofaag) van de lever.*
De partikels worden vanuit een sinusoïde gefagocyteerd en komen eerst terecht in fagosomen, die later fuseren met lysosomen. In het gevormde fagolysosoom kunnen de partikels met behulp van lysosomale hydrolasen worden afgebroken.
N: nucleus van Kupffercel; P: parenchymcel; E: endotheelcel. (opname: E. Wisse)

## Losmazig bindweefsel

Losmazig bindweefsel komt meer voor dan straf bindweefsel. Het is los geweven, vult de ruimten tussen spiervezels en fasciën, ondersteunt epitheel en klierweefsel, en omgeeft bloed en lymfevaten. Het gemakkelijk vervormbare **onderhuidse bindweefsel** behoort ook tot dit bindweefseltype.

Losmazig bindweefsel (fig. 5.30, 5.31) karakteriseert zich door een grote hoeveelheid grondsubstantie en weefselvloeistof, waarin vele cellen voorkomen en is licht doorvlochten met vezels. De meest voorkomende cellen zijn fibroblasten en macrofagen, maar ook andere, eerdergenoemde vrije cellen komen voor. Het bevat collagene en elastische vezels.

Losmazig bindweefsel is teer, gemakkelijk vervormbaar en biedt slechts geringe weerstand tegen trekkrachten. De celrijkdom, de onderling goed verschuifbare collagene bundels, het netwerk van elastinevezels en de sterke vascularisatie maken het losmazige bindweefsel tot een zeer reactief weefsel: allerlei processen die in samenhang met de bloedvaten optreden spelen zich hier af, zoals oedeemvorming, ontstekings- en overgevoeligheidsreacties.

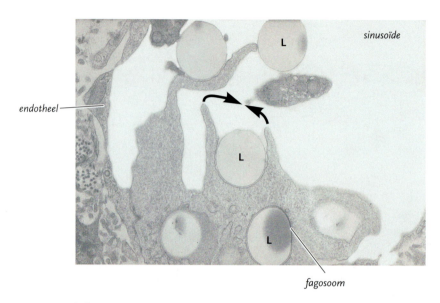

*Figuur 5.26 TEM-opname van de fagocytose (endocytose) van latexpartikels (L) aan het oppervlak van een Kupffercel. Let op de cytoplasmatische uitlopers die het partikel gaan omsluiten (pijlen), waarna het fagosoom (endosoom) gevormd wordt (vergelijk fig. 5.27). (opname: E. Wisse)*

### Straf bindweefsel

**Straf** of **dicht** bindweefsel bevat dezelfde componenten als losmazig bindweefsel, maar het collageen van dit weefsel is sterk vertegenwoordigd in dikke bundels. Het bevat veel minder vrije cellen. Het weefsel is minder vervormbaar dan losmazig bindweefsel, maar veel trekvaster. Men onderscheidt ongeordend en geordend dicht bindweefsel.

Bij **ongeordend dicht bindweefsel** lopen vrij dikke bundels van collagene vezels in alle richtingen door elkaar (fig. 5.32, 5.33), waardoor trekkrachten in alle richtingen worden weerstaan. Dit weefsel wordt bijvoorbeeld gevonden in de dermis van de huid en in bindweefselkapsels rond organen als milt, lymfeklieren en zenuwganglia.

Bij **geordend dicht bindweefsel** (fig. 5.34) zijn de collagene vezels in een of twee hoofdrichtingen georiënteerd, waardoor het weefsel sterke weerstand biedt in deze richtingen. Het meest uitgesproken voorbeeld van dit type weefsel is het peesweefsel, maar het maakt ook een belangrijk deel uit van fasciën en kapsels. Pezen zijn cilindervormige bindweefselelementen die spieren met het skelet verbinden. Ze bestaan uit evenwijdig verlopende bundels

Tabel 5.5 Vereenvoudigd schema van de onderlinge verhoudingen van de voornaamste bindweefseltypen

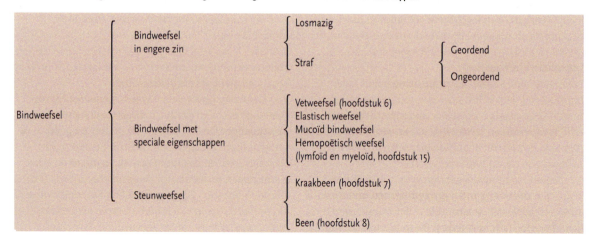

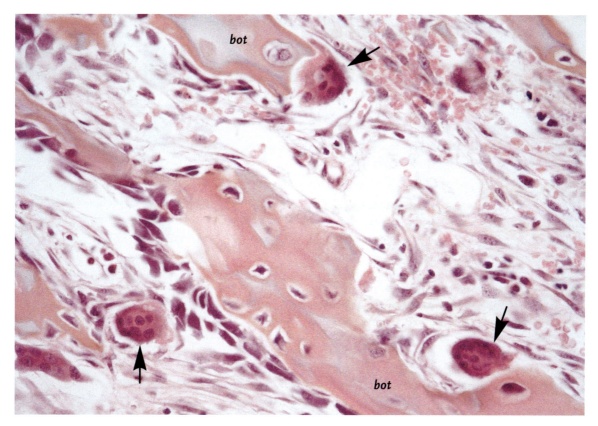

*Figuur 5.27 LM-opname van botweefsel, waarin osteoclasten (pijlen) betrokken zijn bij de afbraak van het botweefsel. Osteoclasten zijn een voorbeeld van veelkernige reuscellen, die een groot aantal kernen per cel bevatten. (opname E. Wisse)*

collageen met daartussen weinig grondsubstantie. In lengtedoorsnede liggen de fibrocyten vaak in rijen; op dwarsdoorsnede tonen deze cellen dunne plaatvormige uitlopers, die in verschillende richtingen uitstralen tussen de collagene vezels en deze deels omwikkelen; deze cellen worden ook wel vleugelcellen genoemd (fig. 5.35).

De collagene bundels van pezen (primaire bundels) verenigen zich tot grotere (secundaire) bundels, die omgeven zijn door peesscheden van losmazig bindweefsel dat zenuwen en bloedvaten bevat. Sommige pezen hebben een meer uitgebreide peesschede, bestaande uit twee lagen die beide bekleed zijn met platte endotheelachtige cellen van mesenchymale oorsprong. Eén laag bevindt zich op het peesoppervlak (viscerale laag) en de andere bekleedt de omringende structuren (pariëtale laag). Tussen de twee lagen bevindt zich een viskeuze substantie, die lijkt op synoviale vloeistof. Deze vloeistof, die water, eiwitten, glycosaminoglycanen, glycoproteïnen en ionen bevat, werkt als een smeermiddel dat een gemakkelijke beweegbaarheid van de pees in de peesschede garandeert. Deze wordt verstoord bij een peesschedeontsteking.

### Elastisch bindweefsel

Elastisch bindweefsel zonder bijmenging van collageen komt eigenlijk niet voor. Het weefsel bestaat uit bundels van elastische vezels, die met elkaar versmolten zijn. Tussen de dikke elastische vezels liggen, net als bij de pezen, enkele fibrocyten en om de vezels ligt losmazig bindweefsel. De grote dichtheid van de elastische vezels geeft het geheel een gele kleur en een grote elasticiteit.

Elastisch bindweefsel komt maar op enkele plaatsen voor, bijvoorbeeld in de gele ligamenten van de wervelkolom (ligamenta flava) en in het ligamentum suspensorium van de penis. Ook in sommige soorten dicht bindweefsel is het aandeel van elastine aanzienlijk, zoals in de lederhuid (dermis); de hoeveelheid neemt af met de leeftijd.

## Reticulair bindweefsel

Reticulair bindweefsel is een bijzondere variant van losmazig bindweefsel dat een ruimtelijk steunapparaat vormt in myeloïde (beenmerg) en lymfoïde organen (lymfeklieren, milt). De hier voorkomende reticulumcellen zijn fibroblasten die fijne vezelbundeltjes van collageen type III synthetiseren (fig. 5.36). In de intercellulaire mazen van dit netwerk liggen lymfocyten en oefenen mononucleaire fagocyten en hemopoëtische cellen hun beschermende functie uit.

## Mucoïd bindweefsel

Mucoïd bindweefsel is geleiachtig door een overmaat aan grondsubstantie, die hoofdzakelijk bestaat uit hyaluronzuur. Tevens worden fibroblasten aangetroffen die geringe hoeveelheden collagene en elastische vezels aanmaken. Mucoïd bindweefsel vormt de basis van de navelstreng en wordt daar aangeduid als de gelei van Wharton. Het verend elastische karakter van dit weefsel voorkomt het afknellen van bloedvaten.

### HISTOFYSIOLOGIE

Het bindweefsel kent vele functies: steun, opslag, afweer, herstel en transport van stoffen en cellen.

### Steun

De steunfunctie is duidelijk: epithelia, spierweefsel en zenuwweefsel gaan altijd vergezeld van bindweefsel dat steun verleent. De steunfunctie wordt hoofdzakelijk uitgeoefend door de collagene vezels, terwijl het geheel van grondsubstantie en vezels ook een barrière opwerpt tegen de verspreiding van micro-organismen. Collagene vezels vormen pezen, aponeurosen, kapsels, trabekels en stroma van organen en ook vliezen die delen van het centrale zenuwstelsel begrenzen (hersenvliezen, meninges).

### Opslag

Vetten vormen een belangrijke reserve en zijn opgeslagen in het vetweefsel (hoofdstuk 6). Ook dient het losmazige bindweefsel, vanwege zijn rijkdom aan glycosaminoglycanen, als opslag voor water en elektrolyten, zoals – en grotendeels – natriumionen. Hoewel slechts een klein gedeelte van het bindweefsel bestaat uit plasma-eiwitten, is berekend dat de matrix van het bindweefsel in totaal ongeveer een derde van alle in het lichaam voorkomende plasma-eiwitten bevat.

### Afweer

Wanneer het epitheel wordt doorbroken en het bindweefsel wordt blootgesteld aan antigenen, bacteriën,

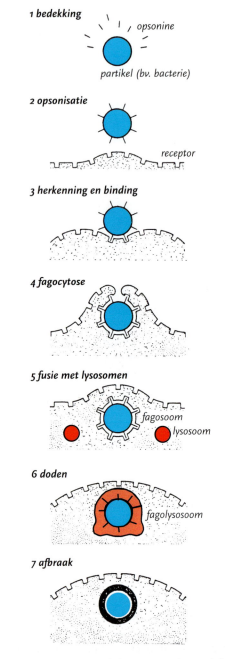

Figuur 5.28 Fagocytose van (lichaamsvreemde) partikels (bijvoorbeeld bacteriën).

1 Immunoglobulinen (opsoninen) bedekken het oppervlak van de partikels.
2, 3 Na deze opsonisatie kunnen receptoren deze gecoate partikels herkennen en binden.
4 Fagocytose van het partikel.
5, 6, 7 Achtereenvolgens fusie van het gevormde fagosoom (waarin het partikel) met een lysosoom (fagolysosoom), waarna het partikel wordt gedood en wordt afgebroken met behulp van lysosomale enzymen.

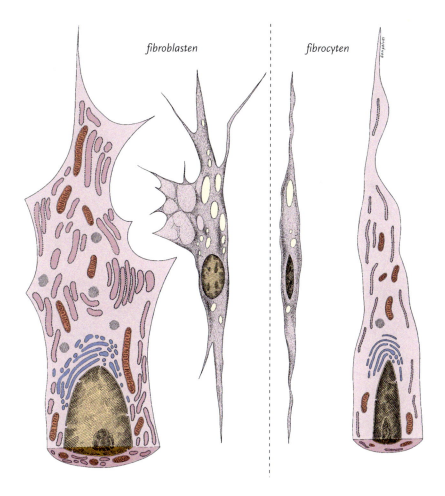

*Figuur 5.29 Synthetisch actieve (links) en minder actieve (rechts) fibroblasten.*
Uitwendig aspect en ruimtelijk schema van de ultrastructuur zijn naast elkaar getekend. Synthetisch meer actieve fibroblasten zijn rijker aan mitochondria, lipidedruppels, en hebben een uitgebreider Golgi-complex en ruw endoplasmatisch reticulum dan fibroblasten met een lage activiteit, die soms fibrocyten worden genoemd.

enzovoort, dan worden belangrijke afweermechanismen in werking gesteld die men samenvat onder het begrip **ontstekingsreactie**.

Doorgaans wordt de afweer ingezet met de **fagocytose** van binnengedrongen bacteriën door macrofagen en granulocyten. Daarna reageert het immuunapparaat, waarbij lymfocyten en plasmacellen een belangrijke rol spelen (hoofdstuk 15). In het ontstekingsgebied ontstaat een vaatverwijding, waardoor vocht uittreedt en oedeem ontstaat; deze verhoogde doorlaatbaarheid is deels het gevolg van het vrijkomen van histamine uit mestcellen. Daarnaast passeren ook witte bloedcellen de bloedvatwand (**diapedese**), vooral granulocyten die door bepaalde chemische mediatoren worden aangetrokken (**chemotaxis**), en in een latere fase worden deze gevolgd door monocyten en lymfocyten. De cellen van dit **exsudaat** kunnen de bacteriën onschadelijk maken, afbreken en opruimen. De klassieke tekenen van een ontstekingsreactie, rubor (roodheid), tumor (zwelling), calor (warmte) en dolor (pijn, door zwelling en ophoping van bepaalde stoffen), laten zich hierdoor verklaren. Het ontstekingsproces wordt gestuurd door een groot aantal onderling gerelateerde mediatoren, die door verschillende celtypen worden uitgescheiden.

### Herstel

Reeds tijdens de ontstekingsreactie worden reparatieve processen in gang gezet die tot proliferatie van bindweefselcellen en later tot afzetting van intercellulaire substantie leiden. De rol van de matrix treedt ook op de voorgrond wanneer bijvoorbeeld binnen-

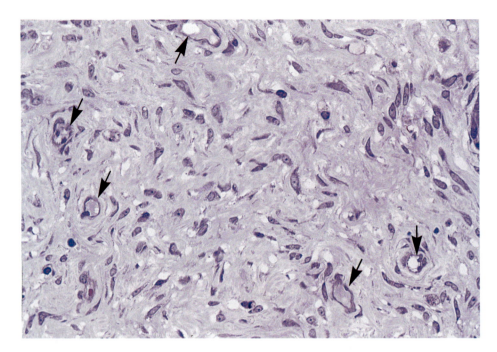

*Figuur 5.30  Coupe door losmazig bindweefsel.*
Let op de grote rijkdom aan cellen, vooral fibroblasten. Kleine bloedvaten worden aangeduid met pijlen. 500 ×.

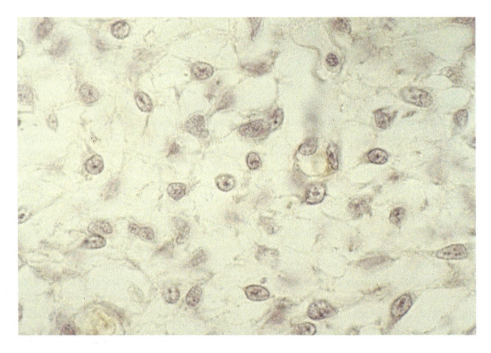

*Figuur 5.31  LM-opname van cellen in mesenchymaal weefsel.*
Let op het losmazige karakter van het embryonale weefsel. (opname F.G.M. Kroese)

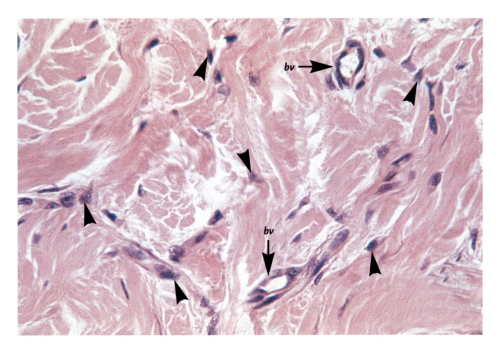

*Figuur 5.32 Ongeordend dicht bindweefsel afkomstig uit de dermis.*
Dit weefsel bevat vele in alle richtingen georiënteerde dikke collagene vezels, weinig grondsubstantie en slechts enkele cellen. Kernen van fibroblasten (pijlpunten) en een paar kleine bloedvaten (pijlen). HE-kleuring.

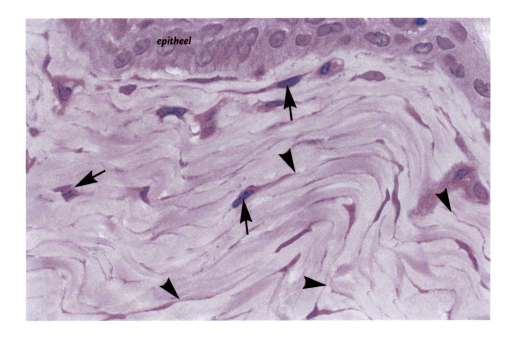

*Figuur 5.33 Coupe van ongeordend dicht bindweefsel.*
Vele fibroblasten (pijlen) tonen lange cytoplasmatische uitlopers (pijlpunten) tussen de bundels van collageen.

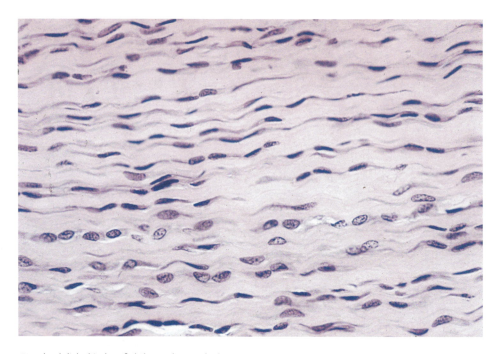

*Figuur 5.34 Geordend dicht bindweefsel (lengtedoorsnede door een pees).*
Er zijn vele collagene bundels in parallelle rangschikking. Kernen van peescellen (fibrocyten) zijn tussen de collagene bundels te zien.

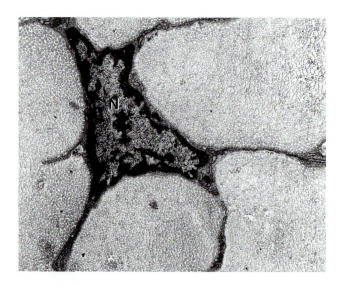

*Figuur 5.35 Het cytoplasma van een fibrocyt (vleugelcel) zet zich met vliesvormige uitlopers voort tussen de dicht opeengepakte collagene fibrillen van het peesweefsel.*
N: nucleus. TEM-opname. 25.000 ×.

gedrongen bacteriën niet snel vernietigd kunnen worden. Fibroblasten vormen dan een kapsel van collagene vezels om een dergelijke ontstekingshaard, waarin zich veel dode leukocyten bevinden; zo ontstaat er een **abces**. Een vergelijkbare inkapseling kan zich ook zonder ontsteking voordoen bij binnengedrongen vreemde elementen, zoals een splinter.

Bindweefsel heeft een groot regeneratief vermogen en gebieden die door ontsteking of door mechanisch geweld vernietigd zijn, worden gemakkelijk

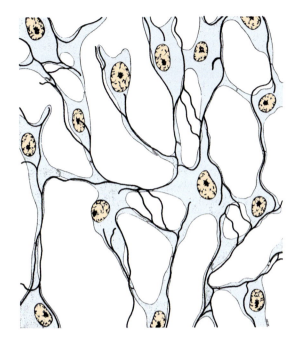

*Figuur 5.36 Schematische weergave van reticulair bindweefsel waarin alleen de vastliggende delen en de vezels zijn weergegeven; vrije cellen in de mazen zijn niet afgebeeld.*
De collagene vezels lijken verzonken in het cytoplasma van de reticulumcellen. De vezels zijn echter extracellulair: zij zijn steeds van het cytoplasma gescheiden door de celmembraan.

hersteld. De ruimten die overblijven na onherstelbare beschadiging van cellen of andere weefselbestanddelen, zoals hartspiercellen na een infarct, worden opgevuld met bindweefsel; zo ontstaat een litteken. Ook de genezing van chirurgische snijwonden berust op het herstelvermogen van bindweefsel. Bij verse defecten in het bindweefsel, zoals bij een incisie van de huid, ontstaat in eerste instantie een bijzondere vorm van jong bindweefsel, het **granulatieweefsel**. Dit weefsel dankt zijn naam aan het hobbelige aspect dat ontstaat door een grote vaatrijkdom en een onregelmatig gevormde matrix. Later wordt dit granulatieweefsel vervangen door littekenweefsel, dat uit dicht op elkaar gelegen collageen bestaat en vaatarm is (fig. 4.6); elastine wordt hierbij niet opnieuw gevormd. Op deze wijze ontstaan de bekende witte littekens bij genezen huiddefecten.

### Transport

Bloed- en lymfevaten zijn altijd omgeven door bindweefsel, dat vocht en voedingsstoffen (zuurstof) vanuit de bloedbaan aanvoert naar verschillende cellen en structuren in het bindweefsel, maar ook naar andere weefsels (spieren). Via het intermediaire bindweefsel kunnen tevens afvalstoffen die afkomstig zijn uit de verschillende weefsels verwijderd worden. Het transport van cellen vanuit de circulatie naar het bindweefsel is hiervoor reeds beschreven.

### Samenvatting

Het bindweefsel geeft **steun** aan het lichaam en de daarin aanwezige organen. Het vormt een verbindende substantie tussen andere weefsels, zoals de pezen dat tussen het spier- en botweefsel doen. De karakteristieke eigenschappen (steun, uitwisseling van cellen en stoffen, voorkómen van verspreiding van bacteriën, herstel van weefsels en opslag) worden voor een belangrijk gedeelte bepaald door **bindweefselcellen**, vooral fibroblasten. Zij produceren een extracellulaire matrix bestaande uit (collagene, elastische en reticulaire) **vezels** en de **grondsubstantie**, bestaande uit glycosaminoglycanen, proteoglycanen en structurele glycoproteïnen. Tevens bevat het bindweefsel **weefselvloeistof**, die belangrijk is voor de aanvoer van voedingsstoffen en (afweer)cellen uit het bloed en ook een rol speelt bij de afvoer van schadelijke stoffen, onder andere via lymfevaten.

Collagene vezels maken het bindweefsel bestand tegen grote **trekkrachten** (pezen) en elastische vezels stellen de weefsels en de organen in staat **rek** (tijdelijke vormveranderingen) te ondergaan. De vezels worden via complexe biosynthetische processen gevormd. Verstoring hiervan leidt tot ernstige ziekten, zoals sclerose (ophoping van collageen) en rupturen in bloedvaten (deficiëntie van collageen).

De extracellulaire **grondsubstantie** vult de ruimte tussen vezels en cellen op en heeft een hoge viscositeit, waardoor zij de verspreiding van micro-organismen kan tegengaan. Zij bestaat uit glycosaminoglycanen, proteoglycanen en structurele glycoproteïnen. Tezamen met de vezels vormen deze verbindingen een ruimtelijk netwerk, waaraan cellen (tijdelijk) kunnen hechten via matrixreceptoren (integrinen). Glycosaminoglycanen en proteoglycanen zijn sterk hydrofiel en bepalen daardoor grotendeels het volume dat het bindweefsel inneemt.

Bindweefselcellen kunnen worden ingedeeld in **vaste cellen**, zoals fibroblasten en mestcellen, die altijd aanwezig zijn, en **vrije cellen**, die tijdelijk voorkomen (monocyten en daarvan afgeleide macrofagen, granulocyten, lymfocyten en plasmacellen). Tijdens een ontstekingsproces dringen de vrije cellen vanuit de circulatie het bindweefsel binnen. De fagocyterende activiteit van macrofagen en granulocyten, en de door lymfocyten en plasmacellen respectievelijk geproduceerde cytotoxische agentia en antilichamen dragen in belangrijke mate bij tot de afweer van het lichaam.

Het bindweefsel kan worden ingedeeld in **verschillende typen**.

1 **Losmazig bindweefsel.** Dit bevat een grote hoeveelheid grondsubstantie en weefselvloeistof en hierin komen veel cellen en weinig vezels voor. Dit weefsel speelt een grote rol bij de ondersteuning van andere weefsels, en bij aan- en afvoerprocessen uit het bloed, vooral bij ontstekingsprocessen.
2 **Straf of dicht bindweefsel.** Dit wordt gekenmerkt door de aanwezigheid van dikke bundels van collagene vezels. Dit weefsel is zeer trekvast en vormt een belangrijk onderdeel van pezen, fasciën en kapsels.
3 **Elastisch bindweefsel.** Dit ontleent zijn grote elasticiteit aan het voorkomen van bundels van elastische vezels.
4 **Reticulair bindweefsel.** Dit vormt een ruimtelijk steunapparaat in myeloïde en lymfoïde organen.
5 **Mucoïd bindweefsel.** Dit heeft een karakteristieke verende elasticiteit en komt voor in de navelstreng.

# 6 Vetweefsel

Inleiding 149
Univacuolair vetweefsel 149
   Histologie 149
   Histogenese 150
   Histofysiologie 151
Plurivacuolair vetweefsel 153
   Histologie 154
   Histogenese 154
   Histofysiologie 154
Samenvatting 154

## INLEIDING

**Vetcellen** (**adipocyten**) komen solitair of in kleine groepen in het bindweefsel voor. De meeste vetcellen zijn echter verenigd tot **vetweefsel**, dat omvangrijk kan zijn: bij mannen omvat het doorgaans 15-20% en bij vrouwen 20-25% van het lichaamsgewicht; het grootste deel hiervan is subcutaan vet. Deze waarden kunnen bij **vetzucht** (**obesitas**) hoog oplopen en bij extreme vermagering dalen tot ongeveer 3%.

Vetweefsel heeft vier hoofdtaken:
1. energiereservoir;
2. steunfunctie;
3. isolatie;
4. hormoonproductie.

Vet kan chemische energie in een geconcentreerde vorm opslaan: per calorie neemt het veel minder ruimte in beslag dan koolhydraten: de calorische waarde van triglyceriden is 9,3 kcal/g, die van koolhydraten 4,1 kcal/g. Omdat eten een periodieke activiteit is en de voorraad glycogeen in de lever en skeletspieren beperkt is, wordt tussen de maaltijden energie vrijgemaakt uit opgeslagen vet. Dit proces wordt door nerveuze en hormonale factoren beïnvloed.

De steunfunctie van vetweefsel komt tot uiting in onderhuidse vetlagen, die bijdragen aan de vormgeving van het lichaam. Vetafzettingen fungeren in de handpalm en de voetzool als stootkussen en vullen de ruimte tussen weefsels op, waardoor organen op hun plaats gehouden worden. Vet is een slechte warmtegeleider en levert daardoor tevens een bijdrage aan de warmte-isolatie van het lichaam. Recent onderzoek heeft aangetoond dat vetweefsel een aantal hormonen produceert, die betrokken zijn bij de vetregulatie.

Er zijn twee soorten vetweefsel:
1. **univacuolair** of **wit vetweefsel**: hierin heeft elke vetcel één grote centrale vetdruppel;
2. **plurivacuolair** of **bruin vetweefsel**: hierin bevat iedere vetcel vele kleine vetdruppels.

## UNIVACUOLAIR VETWEEFSEL

De kleur van univacuolair vetweefsel varieert, afhankelijk van het dieet, van wit tot donkergeel; de gele kleur wordt voornamelijk veroorzaakt door **carotenoïden** die in het vet zijn opgelost. Univacuolair vetweefsel bevindt zich vrijwel overal in het lichaam, behalve in oogleden, penis, scrotum en oorlel. De verdeling en de dichtheid van het weefsel worden bepaald door leeftijd en geslacht. Bij pasgeborenen heeft univacuolair vetweefsel over het hele lichaam een vrijwel gelijke dikte; bij ouderen verdwijnt het op bepaalde plaatsen en wordt het dikker op andere. Deze herverdeling wordt gereguleerd door geslachtshormonen en bijnierschorshormonen, die tevens verantwoordelijk zijn voor de mannelijke en vrouwelijke lichaamsvorm.

### Histologie

Univacuolaire vetcellen zijn rond als ze solitair voorkomen. Zij hebben dan een diameter van 50 tot 150 μm. In weefselverband zijn ze veelhoekig (dichtebolpakking). Bij de histologische bewerking wordt vet door alcohol en xyleen opgelost. Daardoor ziet een vetcel er in paraffinecoupes uit als een cel met een smalle rand van cytoplasma gelegen rond een lege vacuole – waarin het vet aanwezig was – en een excentrische kern. Vanwege de gelijkenis met een zegelring noemt men dit wel een **zegelringcel** (fig. 6.1).

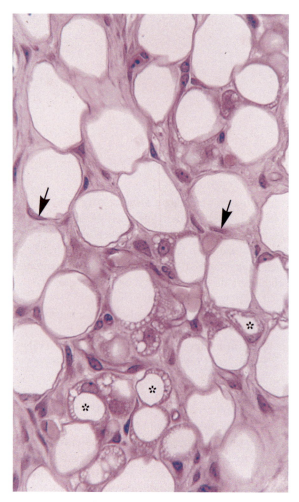

*Figuur 6.1 LM-opname van univacuolair vetweefsel.*
De kernen van de vetcellen liggen vaak weggedrukt tegen de celmembraan (pijlen). Merk op dat sommige nog ongedifferentieerde vetcellen (\*) kleine vetdruppeltjes in hun cytoplasma bevatten. Pararosaniline-toluïdineblauwkleuring.

In het cytoplasma rondom de kern bevinden zich een Golgi-complex, mitochondriën, weinig RER en vrije ribosomen. Rond de vetdruppel vindt men SER, microtubuli en talrijke pinocytoseblaasjes. De vetdruppels worden niet door een membraan begrensd, maar zijn omgeven door vele intermediaire filamenten, bestaande uit vimentine.

Univacuolair vetweefsel wordt onvolledig in lobben verdeeld door bindweefselschotten, waarin bloedvaten en zenuwen lopen. Rondom elke cel ligt een lamina basalis en een fijn netwerk van dunne collagene vezels, dat de vervormbare vetcellen steunt en onderling verbindt. Hierdoor heeft het vetweefsel een verend-elastisch karakter.

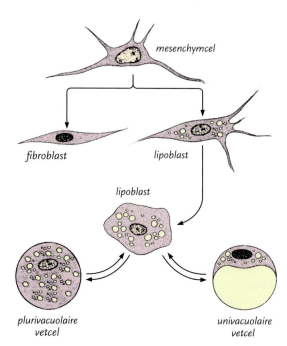

*Figuur 6.2 Ontwikkeling van vetcellen.*
Ongedifferentieerde mesenchymcellen transformeren zich tot lipoblasten die vetdruppeltjes in hun cytoplasma ophopen en zo uiteindelijk rijpe vetcellen worden. Wanneer een grote hoeveelheid vet wordt gemobiliseerd, keren de vetcellen terug tot het lipoblastenstadium. Uit ongedifferentieerde mesenchymcellen ontstaan uiteraard ook andere celtypen, waaronder fibroblasten.
De rijpe vetcel is in werkelijkheid veel groter in verhouding tot de andere hier afgebeelde cellen.

Univacuolair vetweefsel is rijk gevasculariseerd, hetgeen de uitwisseling van stoffen tussen weefsel en bloed vergemakkelijkt.

### Histogenese

Univacuolaire vetcellen ontstaan uit een aparte voorlopercel, de **lipoblast**, die lijkt op een fibroblast. Lipoblast en fibroblast zijn beide afkomstig van ongedifferentieerde mesenchymale voorlopercellen. De langgerekte lipoblast onderscheidt zich door het vermogen vetdruppels in het cytoplasma op te slaan. Deze vetdruppels fuseren tot één grote vetdruppel (fig. 6.2).

Bij de mens begint de vorming van vetdepots in de 30e week van de zwangerschap. Kort na de geboorte en voorafgaand aan de puberteit vindt ook nog een toename in het aantal vetcellen plaats. Hierna blijft het totale aantal vetcellen in het lichaam constant.

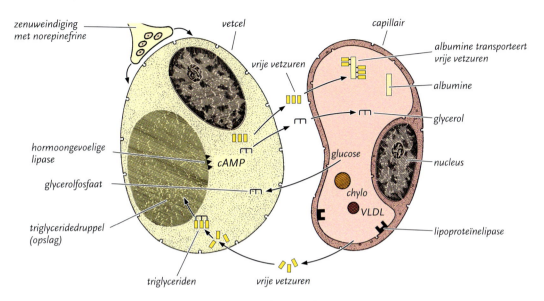

*Figuur 6.3 Schematische weergave van opslag en afgifte van vet door een adipocyt.*
Triglyceriden worden in het bloed aangevoerd vanuit darm en lever door lipoproteïnepartikels in de vorm van chylomicronen (chylo) en 'very-low-density'-lipoproteïnen (VLDL). In de capillairen van het vetweefsel worden deze lipoproteïnen gedeeltelijk afgebroken door lipoproteïnelipase; hierbij komen vrije vetzuren en glycerol vrij. De vrije vetzuren diffunderen uit het capillair naar de adipocyt, waarbij triglyceriden ontstaan. De aldus in de druppel opgehoopte triglyceriden blijven daar tot er behoefte is aan de mobilisatie van het vet.
Norepinefrine dat vrijkomt aan zenuwuiteinden, stimuleert het cyclisch AMP-systeem (cAMP), dat het hormoongevoelige lipase activeert. Dit enzym hydrolyseert triglyceriden tot vrije vetzuren en glycerol. Deze stoffen diffunderen naar de capillairen, waar de vrije vetzuren aan albumine worden gebonden om naar plaatsen te worden getransporteerd waar zij als energiebron kunnen worden gebruikt.

## Histofysiologie

Lipiden in vetcellen zijn in hoofdzaak **triglyceriden** (esters van vetzuren en glycerol). De vetten zijn afkomstig van de volgende bronnen.

1. Het voedsel: vetten worden in het lumen van de darm afgebroken tot glycerol, vetzuren en monoglyceriden. Na opname van deze moleculen in het darmepitheel vindt resynthese plaats van triglyceriden, die als kleine druppeltjes (**chylomicronen**) via lymfevaten naar de bloedbaan worden afgevoerd.
2. De lever: nieuw gesynthetiseerde triglyceriden worden in de vorm van lipoproteïnen met een zeer lage moleculaire massa, **'very-low-density'-lipoproteïnen (VLDL)**, aan het bloed afgegeven.
3. De vetcellen zelf: door synthese van vetzuren en glycerolfosfaat uit glucose.

**Chylomicronen** zijn partikels met een diameter tot 3 μm, die in darmepitheelcellen worden gevormd en via lymfevaten in de bloedbaan terechtkomen (hoofdstuk 16). Zij bestaan uit een centrum van triglyceriden en een geringe hoeveelheid cholesterolesters, die omgeven worden door een stabiliserende laag van apolipoproteïnen, **cholesterol** en fosfolipiden. De veel kleinere **VLDL-partikels** hebben andere apolipoproteïnen op hun oppervlak en een hogere cholesterolesters/triglyceridenratio.

Chylomicronen en VLDL-deeltjes worden aan het luminale oppervlak in de capillairen van het vetweefsel gehydrolyseerd door een **lipoproteïnelipase**, dat in de vetcel wordt gesynthetiseerd en aan de celmembraan van endotheelcellen wordt overgedragen (fig. 6.3).

De restanten van de chylomicronen worden als residuale lichaampjes ('remnants') door parenchymcellen van de lever opgenomen (hoofdstuk 17). De vrije vetzuren komen de vetcel binnen op nog niet geheel begrepen wijze, waarbij zowel vrije diffusie als actief transport een rol kunnen spelen. Pinocytoseblaasjes zijn hierbij waarschijnlijk niet betrokken.

Van de endotheelcel naar de adipocyt passeren vetzuren:

1. de celmembraan en het cytoplasma van de endotheelcel;

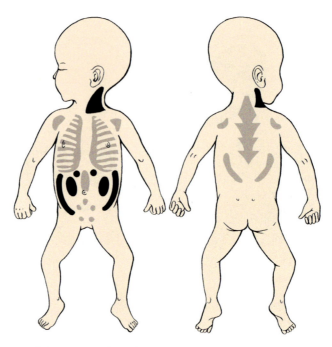

*Figuur 6.4 Verspreiding van vetweefsel in een menselijk embryo. Zwarte gebieden: plurivacuolair vetweefsel; grijze gebieden: vermenging van plurivacuolair en univacuolair vetweefsel. (bron: Merklin 1974)*

2 de lamina basalis van het capillair;
3 de grondsubstantie van het bindweefsel;
4 de lamina basalis en de plasmamembraan van de vetcel.

In de vetcel verbinden vetzuren zich met een intermediair product van het glucosemetabolisme, glycerolfosfaat, tot triglyceriden, die in de vetdruppel worden opgenomen. Bij het opnemen en verwerken van lipiden spelen het SER en de mitochondriën een activerende rol. Vetcellen kunnen vetzuren ook synthetiseren uit glucose, een proces dat versneld wordt door insuline.

Opgeslagen vetten kunnen gemobiliseerd worden door hormonale of neurogene prikkels. Vetzuren en glycerol worden dan aan het bloed afgegeven. Als het vetweefsel gestimuleerd wordt door norepinefrine dat vrijkomt aan zenuwuiteinden van de postganglionaire sympathische zenuwen, die eindigen in de bloedvatwanden en niet op de vetcellen, wordt het **hormoongevoelige lipase** geactiveerd (fig. 6.3). Dit enzym breekt in de vetcel vooral triglyceriden af die dicht aan het oppervlak van de vetdruppel liggen. De slecht in water oplosbare vetzuren worden, gebonden aan albumine, naar andere weefsels vervoerd, terwijl het beter oplosbare glycerol vrij in het bloedplasma blijft en wordt opgenomen door de lever.

**Vetzucht (obesitas)** doet het risico van cardiovasculaire ziekten toenemen. **Hypertrofische obesitas** ontstaat door ophoping van vet in univacuolaire vetcellen, die bijna viermaal zo groot kunnen worden. **Hypercellulaire obesitas** is het gevolg van een teveel aan vetcellen. Het vermoeden bestaat dat door overvoeding tijdens de neonatale groeiperiode een sterke vermeerdering van vetcellen kan optreden, hetgeen predisponeert voor vetzucht op latere leeftijd. Aangezien het aantal vetcellen bij een vermageringsdieet niet afneemt zal bij het staken van het dieet het oude gewicht weer snel terugkeren (jojo-effect). Chirurgische verwijdering van vetweefsel (**liposuctie**) leidt echter niet tot blijvende gewichtsvermindering. De ontstaanswijze van nieuwe vetcellen na een dergelijke ingreep is nog niet opgehelderd.

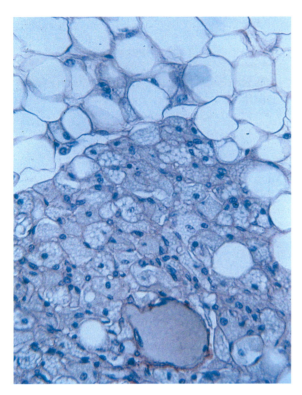

*Figuur 6.5 LM-opname van plurivacuolair vetweefsel (onderste deel van de foto).*
De vetcellen tonen een centraal gelegen ronde kern, die wordt omgeven door vele vetdruppels. Hoewel dat niet goed te zien is in deze opname, is dit weefsel sterk gevasculariseerd. Ter vergelijking toont het bovenste deel van de figuur univacuolaire vetcellen.

Groeihormoon, glucocorticoïden, prolactine, corticotropine (ACTH), insuline en schildklierhormoon hebben (via de celoppervlaktereceptoren op adipocyten) eveneens invloed op verschillende fasen van de stofwisseling in het vetweefsel. Recent onderzoek laat zien dat vetweefsel zelf ook een aantal hormonen produceert. Zo is van het zeer goed bestudeerde hormoon **leptine** bekend geworden dat het deelneemt in de regulatie van de hoeveelheid vetweefsel in het lichaam. Het reageert met receptoren in de hypothalamus en in andere weefsels. Het heeft onder andere een remmend effect op de eetlust en het bevordert het energieverbruik.

Als er behoefte is aan energie, kunnen de vetreserves worden aangesproken: het eerst in de onderhuidse, mesenteriale en retroperitoneale depots, terwijl het onderhuidse vet in handpalmen of voetzolen en het vetweefsel in het beenmerg (ook bij lange hongerperioden) worden ontzien. De vetmobilisatie treedt op aan de rand van de grote vetdruppel. Daarna splitst zich een aantal druppels af. Dit plurivacuolaire stadium vergemakkelijkt de vetmobilisatie (door oppervlaktevergroting). Tijdens dit proces veranderen de ronde vetcellen in spoelvormige rustende adipocyten, die bij hernieuwde aanvoer zich weer met vet vullen. Na een periode van hongeren neemt de omvang van de vetdepots af doordat de cellen kleiner worden, maar het aantal vetcellen neemt niet af. Bij hernieuwde, rijkelijke voeding kan het vetweefsel zich dus snel herstellen.

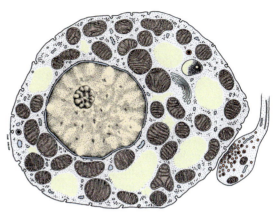

*Figuur 6.6 Schematische tekening van een plurivacuolaire vetcel.*
Let op de centraal gelegen celkern, de vetdruppels en de talrijke mitochondriën. Rechtsonder een sympathisch zenuwuiteinde met synaptische blaasjes.

### PLURIVACUOLAIR VETWEEFSEL

**Plurivacuolair** of **bruin vetweefsel** heeft een karakteristieke bruine kleur door de aanwezigheid van gekleurde cytochromen in de talrijke mitochondriën van de vetcellen. Dit vetweefsel wordt in het menselijke embryo en bij de pasgeborene op een aantal plaatsen aangetroffen (fig. 6.4). Bij een volwassene komt het, in zeer geringe hoeveelheden, verspreid voor en is vaak gemengd met wit vetweefsel.

De functionele betekenis lijkt beperkt te zijn tot de eerste levensmaanden: dan produceert het **warmte** (en beschermt tegen koude). Dit blijkt ook uit het feit dat te vroeg geboren zuigelingen problemen hebben met hun warmteregeling. Bruin vetweefsel bij de mens komt pas na de 30e week van de zwangerschap tot ontwikkeling.

## Histologie

De veelhoekige plurivacuolaire vetcellen zijn kleiner dan univacuolaire, bevatten talrijke vetdruppels van verschillende grootte (fig. 6.5 en 6.6) en vele mitochondriën met lange cristae; SER en RER zijn weinig ontwikkeld.

Bruin vetweefsel lijkt in bouw enigszins op een endocriene klier: de cellen zijn bijna in een epitheliaal verband langs de bloedvaten gerangschikt en het vaatnet is buitengewoon dicht. Het weefsel als geheel is, meer dan bij het gewone univacuolaire vetweefsel, door bindweefselschotten in lobuli verdeeld.

## Histogenese

De vorming van bruin vetweefsel verloopt anders dan die van wit vetweefsel. De mesenchymale voorlopercellen die de bruine vetcellen gaan vormen, liggen vóórdat ze met vetophoping beginnen, aaneengesloten langs bloedvaten. Na de geboorte vindt zeer waarschijnlijk geen nieuwvorming meer plaats.

## Histofysiologie

Wanneer een pasgeborene aan koude wordt blootgesteld, komt noradrenaline vrij. Deze stof activeert het hormoongevoelige lipase in de vetcellen, hetgeen de hydrolyse van triglyceriden in vetzuren en glycerol tot gevolg heeft. Tegelijkertijd wordt in de cellen het proces van de oxidatieve fosforylering ontkoppeld, waardoor er geen ATP gesynthetiseerd wordt en alle energie die afkomstig is van het elektronentransport als warmte vrijkomt. Zuurstofverbruik en warmteontwikkeling nemen toe en de verhoogde temperatuur van het vetweefsel verwarmt het erdoorheen stromende bloed.

De mitochondriën kunnen de oxidatieve fosforylering ook weer koppelen. Afhankelijk van de behoefte van het lichaam kunnen ze dus kiezen tussen productie van warmte of ophoping van ATP.

---

Tumoren van vetweefsel kunnen goedaardig of kwaadaardig zijn. **Lipomen** zijn goedaardige vetgezwellen die veelvuldig voorkomen. **Liposarcomen** zijn kwaadaardige vettumoren die doorgaans worden aangetroffen in de ledematen en de retroperitoneale weefsels.

---

### Samenvatting

Vetweefsel dient als **energieopslag**, en geeft **steun** en **isoleert**. Deze eigenschappen worden voornamelijk bepaald door de vetcellen.

In **univacuolair** of **wit vetweefsel** heeft elke vetcel één grote vetvacuole. Dit weefsel komt vrijwel overal in het lichaam voor. De vetcellen liggen hier ingebed in een netwerk van collagene vezels en vormen daarmee een kussenachtig **verend-elastisch systeem**. De rijke vascularisatie bevordert de opname en afgifte van stoffen. De vetzuren die naar de vetcellen getransporteerd worden, kunnen afkomstig zijn van:

1. het **voedsel**: het darmepitheel neemt vetzuren op en produceert triglyceriden in de vorm van chylomicronen;
2. de **lever**: nieuw geproduceerde triglyceriden;
3. de **vetcellen** zelf: door synthese van vetzuren en glycerol uit glucose.

Vetzuren worden via het endotheel van capillairen naar de vetcel getransporteerd, maar dit mechanisme is nog niet geheel opgehelderd. Door hormonale of neurogene prikkels kunnen vetten weer worden gemobiliseerd en aan het bloed afgegeven.

In **plurivacuolair** of **bruin vetweefsel** heeft elke vetcel meerdere kleine vetdruppels. Dit type weefsel komt voornamelijk voor in het embryo en bij pasgeborenen, waar het een functie heeft bij de **warmteregulatie**.

# 7 Kraakbeen

Inleiding 155
Hyalien kraakbeen 156
    Perichondrium 157
    Chondrocyten 157
    Histofysiologie 159
    Histogenese 161
    Groei 161
    Degeneratie en regeneratie 161
Elastisch kraakbeen 162
Vezelig kraakbeen 163
    Tussenwervelschijven 163
Samenvatting 165

## INLEIDING

Kraakbeen is een gespecialiseerde vorm van bindweefsel, dat door de elastische consistentie van de extracellulaire **matrix** weerstand kan bieden tegen druk zonder blijvende veranderingen te ondergaan. In tegenstelling tot de trekvastheid van botweefsel is die van kraakbeen maar gering.
Het kraakbeen:
1. geeft steun aan weke delen;
2. verbindt botten;
3. vormt een glijvlak voor gewrichten;
4. vervult een essentiële rol bij de groei van de pijpbeenderen.

Kraakbeen bestaat uit cellen (**chondrocyten**) die veelal groepsgewijs in holten (**lacunae**) van de door hen uitgescheiden extracellulaire matrix liggen (fig. 7.1). De kraakbeenmatrix bestaat uit collageen, hyaluronzuur, proteoglycanen en een kleine hoeveelheid glycoproteïnen; elastisch kraakbeen bevat hiernaast nog elastine.

De veerkracht van de kraakbeenmatrix berust op:
1. elektrostatische verbindingen tussen collagene vezels en de glycosaminoglycaanzijketens van (het centrale eiwit van) de proteoglycanen (fig. 7.2);
2. het vasthouden van water door de negatief geladen glycosaminoglycaanzijketens van proteoglycanen;
3. de buigbaarheid en onderlinge verschuifbaarheid van collagene vezels (fig. 7.2).

Op plaatsen waar kraakbeen weerstand moet bieden aan grote drukkrachten, is het gehalte aan collagene vezels groot; het is dan ook weinig vervormbaar. Waar kraakbeen buigbaar is en minder druk of trek hoeft op te vangen, zoals in het uitwendige oor, bevat het meer elastische vezels en minder collageen.
Er zijn drie vormen van kraakbeen:
1. **hyalien kraakbeen**, dat het meeste voorkomt en waarvan de matrix voornamelijk bestaat uit collageen type II;
2. **elastisch kraakbeen**, dat naast collageen type II een grote hoeveelheid elastische vezels bevat;
3. **vezelig kraakbeen**, dat druk- en trekkrachten goed kan weerstaan en voornamelijk is opgebouwd uit een dicht netwerk van collageen-type-I-vezels.

Kraakbeen is avasculair en wordt gevoed vanuit omringende weefsels. De weefselvloeistof van de kraakbeenmatrix, die tot 75% van het natte gewicht van kraakbeen inneemt, fungeert hierbij als transportmedium. Kraakbeen bevat geen lymfevaten of zenuwen en heeft een trage stofwisseling.
Het **perichondrium** (fig. 7.1) is een kapsel van dicht bindweefsel, dat het kraakbeen bijna overal omsluit, maar niet op de gewrichtsvlakken. Het perichondrium gaat naar buiten over in losmazig bindweefsel en toont naar binnen een geleidelijke overgang naar het kraakbeenweefsel. In het perichondrium liggen de bloedvaten van waaruit het kraakbeen wordt gevoed. Gewrichtskraakbeen heeft geen perichondrium en wordt door diffusie van zuurstof en voedingsstoffen voorzien vanuit de synoviale vloeistof.

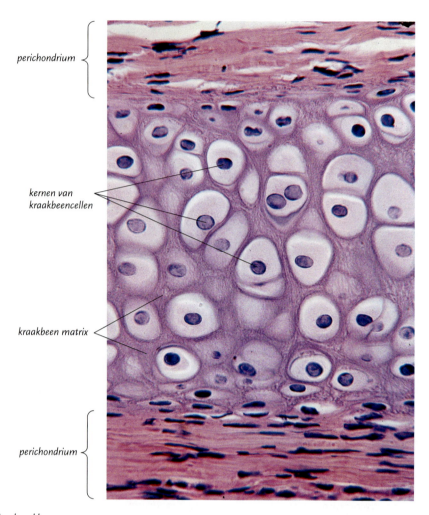

*Figuur 7.1 Hyalien kraakbeen.*
De meeste chondrocyten liggen groepsgewijs (isogene groepen) bijeen in holten (lacunae) van de kraakbeenmatrix. Het bovenste en onderste gedeelte van de figuur laat het perichondrium zien waarin fibroblasten tot chondrocyten kunnen differentiëren gedurende de groei van kraakbeen. 300 ×.

## HYALIEN KRAAKBEEN

Hyalien kraakbeen (fig. 7.1) komt veel voor en is in verse toestand doorschijnend blauwachtig wit. In het embryo vormt het een tijdelijk skelet dat later door bot vervangen wordt. Het komt voor in de epifysaire schijf van de pijpbeenderen (fig. 7.3), waar het een belangrijke rol speelt bij de lengtegroei (hoofdstuk 8). Verder komt het voor in de wand van de ademhalingswegen (van de trachea tot aan de bronchioli), aan de ventrale uiteinden van de ribben en als gewrichtskraakbeen.

De kraakbeenmatrix bestaat voor circa 40% uit collageen type II, ingebed in een sterk gehydrateerde grondsubstantie van proteoglycanen en structurele glycoproteïnen. In histologische routinepreparaten is dit collageen niet zichtbaar, omdat:

1. het overwegend in de vorm van fijne fibrillen voorkomt, die niet met de lichtmicroscoop kunnen worden waargenomen;
2. de brekingsindex van de fibrillen vrijwel gelijk is aan die van de omgevende grondsubstantie.

De proteoglycanen in de kraakbeenmatrix van hyalien kraakbeen bestaan vooral uit de **glycosaminoglycanen chondroïtine-4-sulfaat**, **chondroïtine-6-sulfaat** en **keratansulfaat**, die covalent aan het centrale eiwit (aseiwit) zijn gebonden (tabel 7.1). Een groot aantal van deze proteoglycanen is niet-covalent gebonden aan de langgerekte moleculen van **hyaluronzuur**. Deze

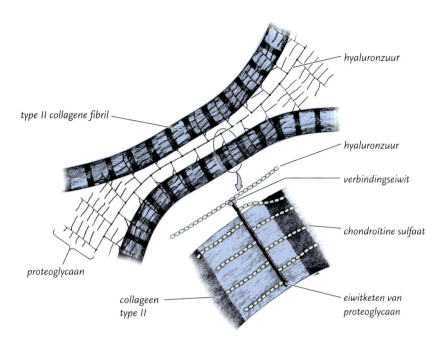

*Figuur 7.2 Schematische weergave van de moleculaire organisatie in de kraakbeenmatrix.*
Verbindingseiwitten binden de eiwitketen van proteoglycanen niet-covalent aan de lineaire hyaluronzuurmoleculen. De zijketens van chondroïtinesulfaat van het proteoglycaan zijn elektrostatisch gebonden aan de collagene vezels, waardoor een matrix ontstaat die haar stevigheid ontleent aan deze tussenverbindingen.

proteoglycaanaggregaten gaan een elektrostatische binding aan met collageen (fig. 7.2) en kunnen een lengte bereiken van 4 μm.

**Chondronectine** is een structureel glycoproteïne dat specifiek hecht aan glycosaminoglycanen en collageen type II en de hechting van chondrocyten aan de matrix bevordert.

Het hoge gehalte aan water, dat bindt aan de negatieve ladingen van de glycosaminoglycanen, werkt als een schokbreker. Dit is van groot belang, vooral bij **gewrichtskraakbeen** (hoofdstuk 8).

De kraakbeenmatrix die in de directe omgeving van de chondrocyten ligt, wordt **kraakbeenhof** of **territoriale matrix** genoemd. Deze matrix bevat relatief veel glycosaminoglycanen en weinig collageen (fig. 7.4). Histochemisch wordt zij gekenmerkt door sterkere basofilie, metachromasie en PAS-positiviteit dan de verder van de cel af gelegen **interterritoriale matrix** (fig. 7.1 en 7.4), waarin relatief meer collageen aanwezig is.

### Perichondrium

Behalve op de gewrichtsvlakken is het hyaliene kraakbeen aan de buitenzijde omgeven door een laag van dicht bindweefsel, het **perichondrium** (fig. 7.1 en 7.4). Deze laag is essentieel voor de groei en instandhouding van het kraakbeen en bevat veel collagene vezels van het type I en cellen die op fibroblasten lijken. De cellen kunnen differentiëren tot chondroblasten en chondrocyten.

### Chondrocyten

Naar de buitenkant van een hyalien kraakbeenstuk is de vorm van de chondroblasten afgeplat elliptisch,

**Tabel 7.1** Samenstelling van de proteoglycanen in kraakbeenmatrix (gemiddelde molecuulmassa $2,5 \times 10^6$)

| Component | Aantal ketens | Molecuulmassa (u) | % van het droge gewicht |
|---|---|---|---|
| As-eiwit | 1 | 200-350.000 | 7-12 |
| Chondroïtinesulfaat | 100 | 20.000 | 85 |
| Keratansulfaat | 50 | 5000 | 7 |

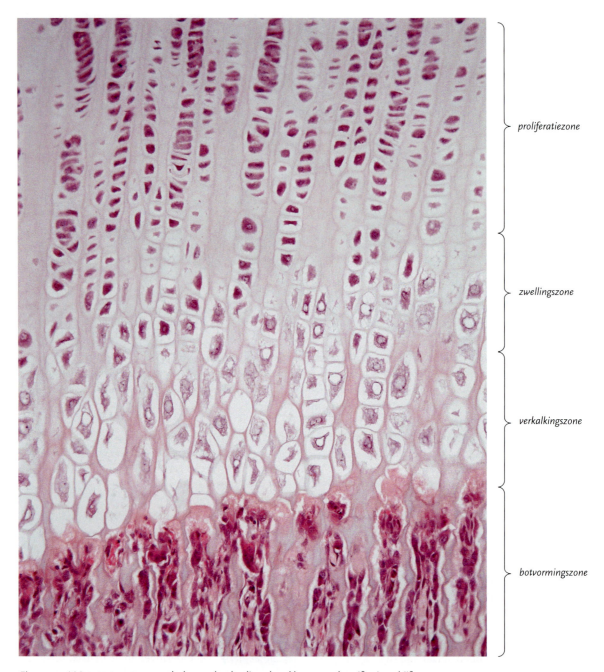

Figuur 7.3 LM-opname van een gedeelte van het hyaliene kraakbeen van de epifysaire schijf.
Bij de lengtegroei van het bot (zie hoofdstuk 8) gaan kraakbeencellen in deling (proliferatiezone). Te zien is dat tijdens dit proces grote aantallen chondrocyten zij aan zij zijn gerangschikt in parallelle longitudinale kolommen. Daarna nemen zij in omvang toe (zwellingszone) en verkalken (verkalkingszone) ze. Uiteindelijk wordt het bot gevormd (botvormingszone). HE-kleuring. (opname E. Wisse)

met de lengte-as parallel aan het oppervlak. Verder naar binnen worden de **chondrocyten** meer bolvormig en komen vaak voor **in isogene groepen** van meestal niet meer dan acht cellen (fig. 7.1), zogeheten **chondronen**, die via een of meer mitotische delingen afkomstig zijn van één chondroblast. In het hyaliene kraakbeen van de epifysaire groeischijf hebben deze

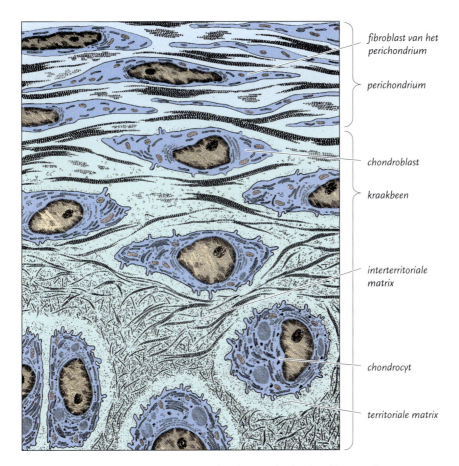

*Figuur 7.4 Schematische voorstelling van het gebied waar perichondrium en hyalien kraakbeen in elkaar overgaan. Wanneer perichondriumcellen tot chondrocyten differentiëren, ronden zij zich af en krijgen een onregelmatig oppervlak. Kraakbeenmatrix bevat veel fijne collagene fibrillen, behalve in de directe omgeving van de chondrocyten, waar de matrix hoofdzakelijk uit glycosaminoglycanen bestaat; dit gebied wordt kraakbeenhof of territoriale matrix genoemd.*

isogene groepen de vorm van lange zuilen in de lengterichting van het beenstuk (fig. 7.3).

Bij de histologische bewerking voor routinelichtmicroscopie ondergaan matrix en kraakbeencellen ongelijke vormveranderingen, waarbij de cellen door schrompeling loslaten van de wand van de lacunae en er een kunstmatige ruimte ontstaat (fig. 7.3). Bij EM-preparatie kan dit worden vermeden (fig. 7.5).

Chondrocyten synthetiseren collageen (voornamelijk type II), proteoglycanen, hyaluronzuur en chondronectine. In het cytoplasma kunnen, naast RER en Golgi-complex, glycogeenkorrels en vetdruppels worden aangetroffen.

## Histofysiologie

Kraakbeen bevat geen capillairen, daarom voltrekt de stofwisseling van chondrocyten zich bij een lage zuurstofspanning. Voor hun energiewinning zetten zij glucose om door anaerobe glycolyse, met melkzuur als eindproduct. Voedingsstoffen uit de bloedvaten in het perichondrium bereiken de dieper gelegen chondrocyten door **diffusie** via het (vrijwel volledig gebonden) water van de matrix en de afwisselende compressie en decompressie van het kraakbeen. Hierdoor is er een zekere grens aan de dikte van een kraakbeenstuk. Veranderingen in de matrix, zoals verkalkingen, kunnen de diffusie belemmeren, waardoor de chondrocyten afsterven.

Het functioneren van chondrocyten wordt beïnvloed door hormonen. In het algemeen wordt de synthese van gesulfateerde glycosaminoglycanen bevorderd door groeihormoon, thyroxine en testosteron en vertraagd door cortison, hydrocortison en oestradiol. Kraakbeengroei is afhankelijk van het hypofysaire groeihormoon somatotropine. Dit hormoon wordt in de lever omgezet in somatomedine dat de

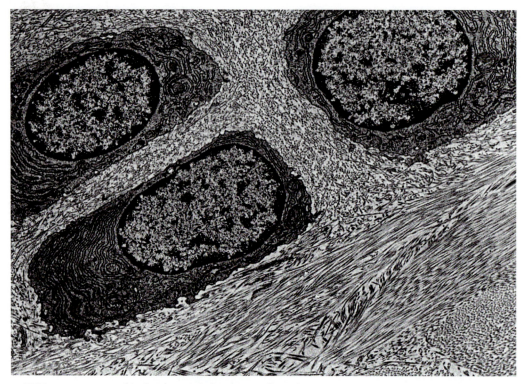

*Figuur 7.5 TEM-opname waarop drie chondrocyten in hun lacuna zijn te zien.*
Let op het sterk ontwikkelde ruw endoplasmatisch reticulum in deze cellen. Dit hangt samen met hun synthetische activiteit bij de vorming van collageen en andere matrixbestanddelen. Let op de uniforme dikte en verschillende oriëntatie van de fijne collagene fibrillen (type II) in de matrix. 3750 ×.

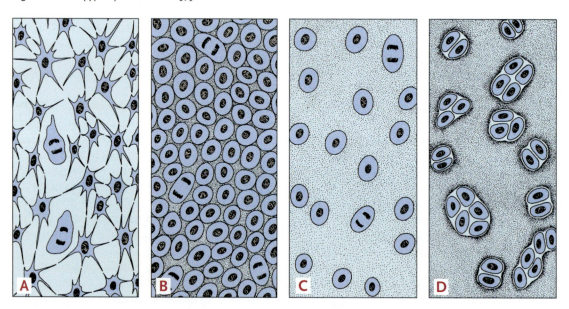

*Figuur 7.6 Histogenese van hyalien kraakbeen.*
A   Het mesenchym, dat het uitgangsweefsel is voor alle soorten kraakbeen.
B   Proliferatie van mesenchymcellen door mitose doet een zeer celrijk weefsel ontstaan.
C   De afgeronde cellen worden van elkaar gescheiden door de vorming van een grote hoeveelheid matrix.
D   Vermenigvuldiging van kraakbeencellen doet isogene groepen ontstaan die worden omgeven door een matrix van andere samenstelling (de kraakbeenhof).

delingsactiviteit van kraakbeencellen bevordert, in het bijzonder in de epifysaire schijf van pijpbeenderen (lengtegroei).

## Histogenese
Kraakbeen ontstaat uit mesenchym (fig. 7.6). De mesenchymcellen ronden zich eerst af en trekken hun cytoplasma-uitlopers in. Daarna gaan zij zich vermenigvuldigen en vormen dichte opeenhopingen van cellen. De ontstane chondroblasten hebben een basofiel cytoplasma dat veel ribosomen bevat. Naarmate de door deze cellen gesynthetiseerde kraakbeenmatrix in hun omgeving wordt afgezet, verwijderen de chondroblasten zich van elkaar.

De differentiatie van een kraakbeenstuk voltrekt zich van binnen naar buiten; daarom tonen de binnenste cellen al karakteristieken van chondrocyten, terwijl de buitenste nog typische chondroblasten zijn. Het aan het oppervlak grenzende mesenchym ontwikkelt zich tot het perichondrium met chondroblasten en fibroblasten.

## Groei
De groei van kraakbeen kan op twee manieren plaatsvinden:
1 **interstitiële groei**, waarbij reeds bestaande chondroblasten en chondrocyten zich mitotisch vermenigvuldigen;
2 **appositionele groei**, waarbij aan het oppervlak van het kraakbeen gelegen perichondriumcellen tot kraakbeencellen differentiëren (fig. 7.4).

Daarna gaan de nieuwgevormde chondrocyten collagene fibrillen en grondsubstantie synthetiseren.

Van beide processen is de **interstitiële groei** het minst omvangrijk. Het komt voor in de vroege stadia van kraakbeenvorming, waarbij de matrix sterk toeneemt, zoals in:
1 de epifysaire schijf van de pijpbeenderen, waar het de lengtegroei bepaalt;
2 gewrichtskraakbeen, waar cellen en matrix aan het gewrichtsoppervlak geleidelijk wegslijten en geen perichondrium aanwezig is.

Elders in het lichaam wordt de interstitiële groei moeilijker naarmate de matrix stijver wordt door de vorming van dwarsverbindingen tussen de matrixcomponenten. Verdere kraakbeengroei vindt dan via **appositie** plaats.

## Degeneratie en regeneratie
Bij veroudering ondergaat het kraakbeen vaak degeneratieve veranderingen. De matrix verkalkt, waarbij de cellen kunnen afsterven. Hiernaast kan het kraakbeen scheuren gaan vertonen en tevens neemt op den duur de celdichtheid af. Ook kan de maskering (door de grondsubstantie) van de collagene vezels verloren gaan, waardoor zij beter zichtbaar worden; dit proces noemt men **asbestvezeling**.

Bij jonge kinderen kan beschadigd kraakbeen nog enigszins regenereren. Bij volwassenen is regeneratie alleen mogelijk vanuit het perichondrium en is dan nog vaak onvolledig. Bij kraakbeenbeschadigingen dringen cellen uit het perichondrium in het defect binnen en kunnen daar nieuwe kraakbeencellen vormen die matrix gaan aanmaken; vaak ontstaat hierbij echter, als gevolg van vaatingroei, alleen bindweefsel.

---

**Transplantatie** van kraakbeen wordt regelmatig toegepast. De arts heeft de keuze tussen een (homologe) transplantatie van donorweefsel en een (autologe) transplantatie van het eigen kraakbeen van de patiënt. Homologe transplantatie van articulair kraakbeen wordt niet veel uitgevoerd. Er kan sprake zijn van een mismatch in vorm, van afstotingsreacties en van het doodgaan van de cellen in de kraakbeenmatrix. Vervanging van een ernstig beschadigde meniscus door een homoloog transplantaat wordt wel frequent uitgevoerd omdat er geen alternatieven zijn. Autologe **kraakbeentransplantatie** wordt uitgevoerd bij lokale ernstige kraakbeendefecten, vaak bij jonge patiënten. Cellen kunnen worden geïsoleerd uit een klein stukje gezond kraakbeen van een gebiedje van het kraakbeenoppervlak dat niet zo zwaar wordt belast. Deze cellen worden vervolgens in aantal vermeerderd in een celkweek en onder een periostflapje geïnjecteerd in het defect, waar ze nieuwe matrix gaan aanmaken. Dit heet autologe chondrocyttransplantatie. Een tweede optie is het oogsten van kraakbeenpluggen uit bijvoorbeeld de rand van de trochlea, en die naast elkaar, deels overlappend, te implanteren in het kraakbeendefect. Dit heet **mozaïekplastiek**.

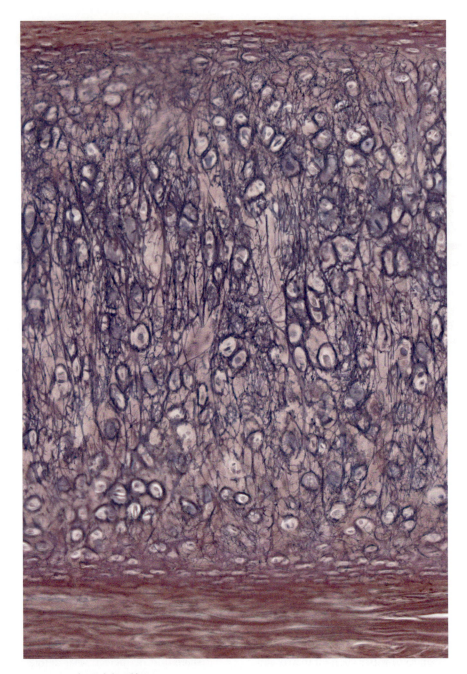

*Figuur 7.7 LM-opname van elastisch kraakbeen.*
De chondrocyten worden omgeven door een veerkrachtig netwerk van elastische vezels en zichtbaar gemaakt door een Weigertkleuring. Boven en onder in de figuur is een perichondrium zichtbaar. (opname E. Wisse)

## ELASTISCH KRAAKBEEN

Elastisch kraakbeen wordt onder andere gevonden in de oorschelp, in de wand van de uitwendige gehoorgang, in de buis van Eustachius, de epiglottis en in sommige kraakbeenstukken van de larynx en van bronchusvertakkingen. In wezen is elastisch kraakbeen gelijk aan hyalien kraakbeen, maar het bevat naast collagene fibrillen ook een – daarmee vervlochten – goed ontwikkeld netwerk van elastische vezels (fig. 7.7). Deze geven het elastische kraakbeen in verse toestand een gele tint.

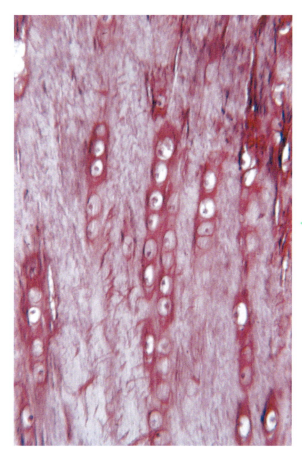

*Figuur 7.8 LM-opname van vezelig kraakbeen, gekleurd met picrosirius-hematoxyline.*
Rijen chondrocyten worden gescheiden door kraakbeenmatrix met veel collagene vezels. 500 ×.

Elastisch kraakbeen heeft een perichondrium. Het kan door appositie groeien, en degeneratieve afwijkingen treden minder vaak op dan het geval is bij hyalien kraakbeen.

## VEZELIG KRAAKBEEN

Vezelig kraakbeen kan het beste beschouwd worden als een tussenvorm van hyalien kraakbeen en dicht bindweefsel. Het komt voor in de tussenwervelschijven, in de aanhechtingen van sommige ligamenten aan het bot en in de symphysis pubica. Het ligt altijd in de buurt van dicht bindweefsel en er is steeds een geleidelijke overgang tussen beide weefsels. De belasting ter plekke bepaalt in hoge mate welk weefseltype zal ontstaan. Ook menisci bestaan uit vezelig kraakbeen.

Vezelig kraakbeen bevat chondrocyten die lijken op die van hyalien kraakbeen. Zij komen vaak voor in **isogene groepen**, waarbij de cellen in rijen achter elkaar liggen (fig. 7.8), parallel aan de vezels van het collageen type I. Dankzij de collagene vezels (fig. 7.9) kan dit kraakbeen aan grote trekkrachten weerstand bieden met behoud van het draagvermogen. De vezels vormen onregelmatige dooreenlopende of gerichte bundels, al naargelang de trekkrachten die het weefsel moet kunnen opvangen (fig. 7.8).

Vezelig kraakbeen heeft niet een als zodanig herkenbaar perichondrium. Het kan door appositie groeien doordat fibroblastachtige cellen in het randgebied zich differentiëren tot chondroblasten.

### Tussenwervelschijven

Elke tussenwervelschijf (**discus intervertebralis**) is door ligamenten met twee wervels verbonden. De schijf bestaat uit twee componenten: (1) een stevige ring, de **annulus fibrosus**, rond (2) het vloeibare centrum, de **nucleus pulposus**.

De annulus fibrosus heeft een buitenlaag van dicht weefsel, maar bestaat naar binnen uit lagen van vezelig kraakbeen met spiraalsgewijs gewonden vezels van collageen type I, die in opeenvolgende lagen haaks op elkaar staan. Deze lagen, die aan het bot verankerd zijn, maken dit weefsel bestand tegen trekkrachten en geven het veerkracht. Deze combinatie is nodig om bewegingen (torsies) van de wervelkolom op te kunnen vangen.

De nucleus pulposus is afkomstig van de chorda dorsalis (embryonaal) en bestaat uit enkele ronde cellen, die liggen in een waterrijke viskeuze matrix, die veel hyaluronzuur bevat. Deze matrix dient als een schokbreker die druk, zoals bij springen, overbrengt op de annulus. Bij kinderen is de nucleus pulposus groot, maar zij wordt bij het ouder worden kleiner en deels vervangen door vezelig kraakbeen.

Bij een **hernia** van de discus intervertebralis ontstaan er scheuren in de annulus fibrosus. Hierbij kan de nucleus worden leeg gedrukt en wordt de tussenwervelschijf platter. Wanneer deze schijf zich achterwaarts verplaatst, kunnen ruggenmergszenuwen worden afgeklemd, waardoor ernstige pijn en neurologische uitvalsverschijnselen optreden. De pijn wordt niet ervaren op de plaats van de uitgezakte discus, maar in het innervatiegebied van de getroffen ruggenmergszenuw, gewoonlijk in het lagere lumbale gebied ('uitstralende' pijn).

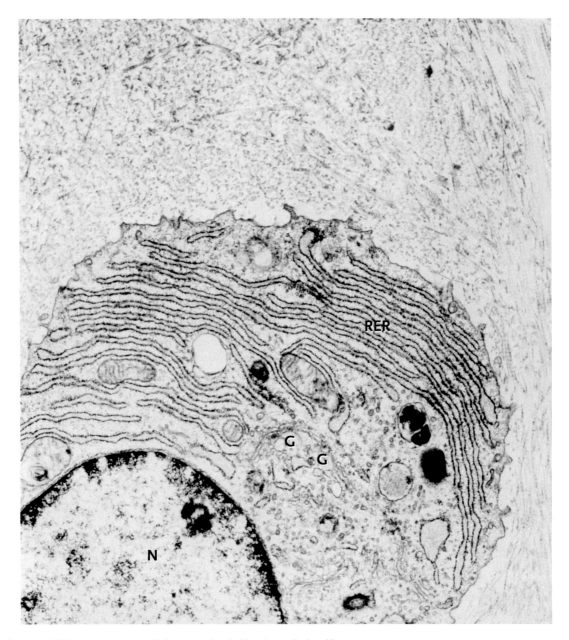

*Figuur 7.9  TEM-opname van een deel van een chondroblast in vezelig kraakbeen.*
Let op de dicht opeengepakte collagene fibrillen rond de cel; het Golgi-complex (G) ligt rechts boven de celkern. N: nucleus; RER: ruw endoplasmatisch reticulum. 20.000 ×.

## Samenvatting

Kraakbeen is een bijzondere vorm van **bindweefsel** dat weerstand kan bieden tegen **druk**. Deze eigenschap wordt voornamelijk bepaald door de bouw van de **extracellulaire kraakbeenmatrix**, waarin collageen, hyaluronzuur en proteoglycanen met elkaar verbonden zijn en ongeveer 75% van het water vasthouden.

Kraakbeen:
1. ondersteunt weke delen;
2. verbindt botten;
3. vormt het glijoppervlak van gewrichten;
4. speelt een belangrijke rol bij de aanleg en lengtegroei van pijpbeenderen.

De **chondrocyten** van het kraakbeen liggen vaak in groepjes bij elkaar (**chondronen**). In het **hyaliene kraakbeen** bestaat de matrix voornamelijk uit collageen type II; **elastisch kraakbeen** heeft relatief veel elastische vezels, terwijl **vezelig kraakbeen** uit een netwerk van collageen type I bestaat.

Behalve op de gewrichtsvlakken is het **hyaliene kraakbeen** omgeven door een **perichondrium**, waardoor de stofwisseling kan plaatsvinden. Ook het **elastische kraakbeen** wordt omgeven door een perichondrium, terwijl het **vezelige kraakbeen** geen perichondrium heeft.

**Appositionele groei** van hyalien kraakbeen vindt plaats door deling van perichondriumcellen die tot kraakbeencellen differentiëren. **Interstitiële groei** vindt plaats door deling van chondrocyten of chondroblasten en komt onder andere voor in de **epifysaire groeischijf** van pijpbeenderen, waar deze de lengtegroei bepaalt, en in het **gewrichtskraakbeen**, waar geen perichondrium aanwezig is.

# 8 Botweefsel

Inleiding 167
Botcellen 168
   Osteoblasten 168
   Osteocyten 169
   Osteoclasten 171
Botmatrix 171
Periost en endost 172
Soorten botweefsel 173
   Compact en spongieus bot 173
   Primair en secundair botweefsel 174
   Lamellaire systemen van compact bot 176
Histogenese 176
   Intramembraneuze botvorming 176
   Chondrale botvorming 178
Histofysiologie 183
   Remodellering 183
   Calciumbalans 183
   Voeding 183
   Hormonale factoren 186
   Levenscyclus van botcellen 188
Gewrichten 188
   Synartrosen 188
   Diartrosen 189
Samenvatting 192

## INLEIDING

**Botweefsel** is een gespecialiseerde vorm van bindweefsel, dat grote **trekkrachten** kan weerstaan maar ook **drukbestendig** is. Daartoe bestaat het voor 30% uit collagene fibrillen en voor 60% uit kalkzouten, die de matrix verharden. De resterende 10% omvat water, cellen en bloedvaten. Bot is een van de hardste substanties van het lichaam. Desondanks is het, ook in volwassen toestand, sterk dynamisch. Onder invloed van druk- en trekkrachten vindt een voortdurende remodellering plaats, door afbraak en opbouw van het botweefsel.

Bot vormt het hoofdbestanddeel van het skelet:
1. het ondersteunt weke delen;
2. het beschermt organen, zoals die in de schedelholte en de thorax;
3. het vormt een systeem van hefbomen, dat krachten van spieren overbrengt op beenderen en daarmee omzet in bewegingen;
4. het vormt een mergholte met beenmerg, waarin bloedcellen aangemaakt worden;
5. het fungeert als een enorm reservoir voor mineralen; zo bevat bot 99% van de calciumvoorraad van het lichaam.

Bot is samengesteld uit cellen en intercellulair materiaal dat verkalkt is, de **bot- of beenmatrix**. Drie typen cellen zijn te onderscheiden:
1. **osteoblasten** (botvormende cellen), die de organische componenten van de botmatrix produceren;
2. **osteocyten** (volwassen botcellen), die in holten (**lacunae**) van de botmatrix liggen (fig. 8.1);
3. **osteoclasten** (botafbrekende cellen); dit zijn grote multinucleaire cellen die bot kunnen afbreken.

Osteoblasten en osteoclasten liggen aan de rand van het (te vormen of af te breken) botweefsel (fig. 8.2); osteocyten zijn opgenomen in de botmatrix. Omdat dóór de verkalkte botmatrix geen diffusie mogelijk is, vindt de uitwisseling van stoffen tussen osteocyten en de bloedcapillairen uitsluitend plaats via **canaliculi**, dunne kanaaltjes die door de botmatrix lopen (fig. 8.3). Aan binnen- en buitenzijde zijn alle beenderen bekleed met een bindweefsellaag, respectievelijk **endost** en **periost** geheten.

    De grote hardheid van het bot maakt het moeilijk om coupes voor LM of EM te snijden. Voor histologische studies wordt het bot meestal eerst ontkalkt met zuren of calciumchelerende stoffen, zoals ethyleendiaminotetra-azijnzuur (EDTA). Daarna kan het weefsel ingebed, gesneden en gekleurd worden. Een alternatief is het bot te snijden met een diamantmes.

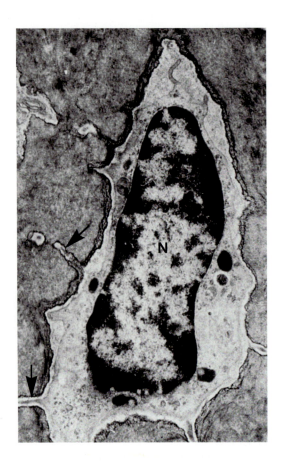

*Figuur 8.1 TEM-opname van een osteocyt in de femurkop. Let op de osteocytenuitlopers (pijlen) die zich in de canaliculi bevinden en de geringe tussenruimte tussen osteocyt en wand van de lacune. Het cellichaam van de osteocyt heeft slechts weinig organellen. N: nucleus. 7000 ×. (opname G. Myagkaya)*

## BOTCELLEN

### Osteoblasten

Osteoblasten ontstaan uit osteoprogenitorcellen, die voorkomen in endost en periost. Osteoblasten synthetiseren de organische bestanddelen van de botmatrix en produceren dus collageen type I, proteoglycanen en glycoproteïnen.

Osteoblasten liggen in aaneengesloten rijen, de osteoblastenzoom, tegen het oppervlak van het bot aan (fig. 8.4 en 8.16). Wanneer zij matrixmateriaal produceren, tonen zij alle kenmerken van een eiwitsynthetiserende cel (veel RER en een goed ontwikkeld Golgi-complex). Dit materiaal wordt aan de botzijde afgezet, waardoor er een heldere zone ontstaat met daarin de nieuwe (nog onverkalkte) botmatrix: het osteoïd. Als de matrixsynthese toeneemt, raken vele osteoblasten volledig ingesloten (fig. 8.4 en 8.5) en worden zo tot osteocyten, die uiteindelijk in de lacunae van het bot komen te liggen. Gelijktijdig worden

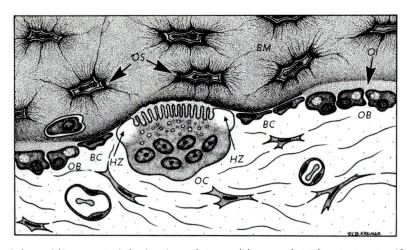

*Figuur 8.2 Schematisch overzicht van een typische situatie aan het grensvlak van een botstuk met osteocyten (OS) die omgeven worden door de botmatrix (BM).*
In het mesenchym vormen osteoblasten (OB) nieuwe botmatrix: het osteoïd (OI). Daarnaast botrandcellen (BC) en een osteoclast (OC) met aan twee zijden tegen de botrand een heldere zone (HZ). (bron: J. James)

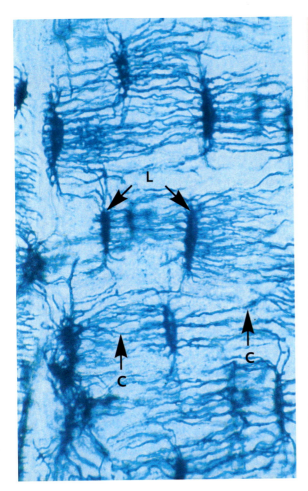

Figuur 8.3 LM-opname van een slijpcoupe van compact lamellair bot.
Lacunae (L) zijn onderling verbonden via canaliculi (C); van de inhoud van beide is met deze techniek niets te zien. 900 ×.

calciumzouten afgezet in het osteoïd, waardoor deze matrix verkalkt en het harde botweefsel ontstaat.

Wanneer de eiwitsynthese afneemt, stopt de matrixsynthese en krijgen osteoblasten een afgeplat uiterlijk; deze cellen blijven als **botrandcellen** (grensvlakcellen) achter, maar kunnen gereactiveerd worden tot actieve osteoblasten.

Osteoblasten staan door middel van cytoplasma-uitlopers met elkaar, maar ook met osteocyten en grensvlakcellen in contact. Daardoor vormen alle cellen in en om het bot een min of meer samenhangend geheel.

Tijdens actieve botvorming scheiden osteoblasten grote hoeveelheden alkalische fosfatase uit. Bij dit proces wordt een nog niet geheel opgehelderde rol gespeeld door matrixblaasjes (fig. 8.14), die door afsnoering uit de osteoblasten ontstaan. Het niveau van dit enzym in het bloed neemt toe, waarmee de botaanmaak gevolgd kan worden. Het fluorescerende antibioticum tetracycline hecht zich sterk aan nieuwgevormde botmatrix. Dit feit leverde een methode op waarmee de snelheid van botgroei gemeten kan worden: met een interval van vijf dagen wordt tetracycline tweemaal toegediend. Daarna worden coupes van een botbiopsie gesneden en met fluorescentiemicroscopie bestudeerd, waarbij de afstand tussen de twee fluorescerende lagen bepalend is voor de snelheid van botaangroei. Deze diagnostische procedure is van belang bij ziekten zoals **osteomalacie**, waarbij de botmineralisatie geremd wordt, en **osteïtis fibrosa cystica**, waarbij osteoclastactiviteit botmatrix verwijdert.

### Osteocyten

Osteocyten zijn volwassen botcellen, die door rijping uit osteoblasten ontstaan, en in de **lacunae** van de verkalkte botmatrix liggen. Vanuit deze holten lopen door het bot in verschillende richtingen **canaliculi**, waarin zich de uitlopers van osteocyten bevinden. Zij maken contact met elkaar door middel van '**gap junctions**', waardoor ionen en kleine moleculen uitgewisseld kunnen worden. Recent onderzoek heeft aangetoond dat osteocyten een belangrijke rol spelen bij de remodellering van bot. Wanneer de op botweefsel uitgeoefende krachten in richting en grootte veranderen heeft dat effect op de vloeistofstroom in de canaliculi. Osteocyten kunnen deze veranderingen (mechano-sensitief) waarnemen en geven daarna signalen af, die tot een verandering in botaanmaak en afbraak leiden, waarbij de botstructuur zich weer optimaal aanpast aan de daarop uitgeoefende krachten (remodellering, zie histofysiologie). Via de canaliculi kunnen ook voedings- en afvalstoffen uitgewisseld worden met het bloed, tot over een afstand van ongeveer vijftien osteocyten.

Osteocyten nemen de vorm aan van de holten waarin zij liggen. Zij tonen een afgeplatte kern, bezitten relatief weinig RER en een gereduceerd Golgi-complex. Ofschoon zij inactief lijken, produceren

170 FUNCTIONELE HISTOLOGIE

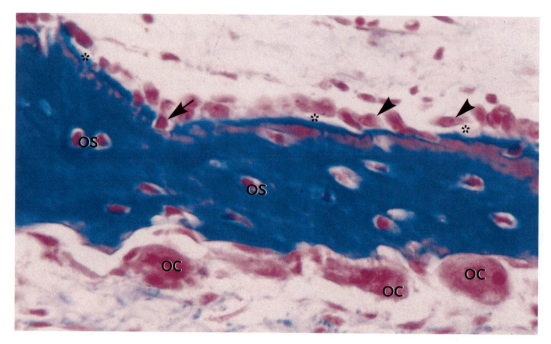

*Figuur 8.4 Endesmale botvorming van een botje uit het schedeldak.*
Osteoblasten (pijlpunten) liggen tegen een reeds gevormd stukje bot aan. Zij vormen een osteoïdlaag (*) die wordt afgezet tegen het reeds bestaande bot en later verkalkt tot bot. Daarbij kunnen zij zelf ingesloten raken in het botweefsel (pijl), en worden dan tot osteocyt (OS). Aan de andere kant van het botstukje zijn enkele osteoclasten (OC) te zien, die het bot kunnen afbreken. (bron: L.A. Ginsel)

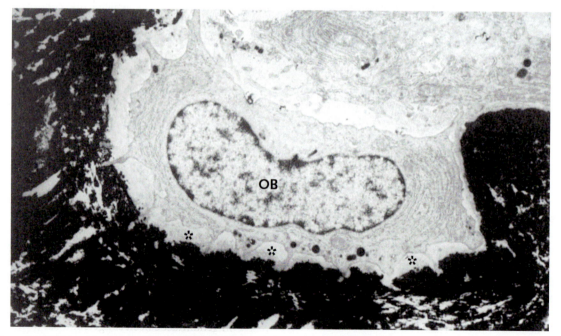

*Figuur 8.5 TEM-opname van een niet-ontkalkt preparaat van de botrand in een fragment van de crista iliaca van de mens.*
In het midden van het beeld een osteoblast (OB), die tot osteocyt wordt en nog net niet door de matrix is ingesloten. Er is slechts weinig osteoïd (*) aan de zijde van de cel onderaan op de foto, omdat hier geen botvorming meer plaatsvindt. De kristallen van het kalkzout hydroxy-apatiet in de matrix zijn sterk elektronenstrooiend en dus zeer donker op de foto. 6000 × (opname V. Everts)

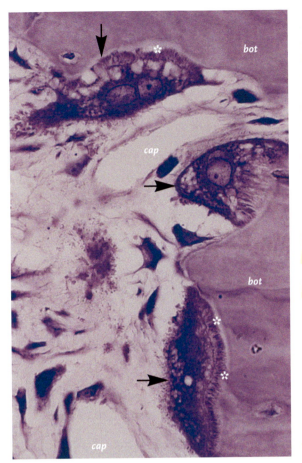

*Figuur 8.6* LM-opname van drie osteoclasten (zie de pijlen) die botweefsel afbreken.
Deze meerkernige reuscellen hebben een 'ruffled border' dicht tegen de botmatrix aan. In deze zone (*) vindt de afbraak van het bot plaats. cap: bloedcapillair.

zij stoffen die noodzakelijk zijn om de botmatrix in stand te houden. Wanneer zij doodgaan, wordt de matrix geresorbeerd.

## Osteoclasten

**Osteoclasten** zijn grote, onregelmatig gevormde, meerkernige cellen (vijf tot vijftig kernen), die ontstaan door fusie van eenkernige voorlopercellen (granulocyte-macrophage progenitor cell), afkomstig van het beenmerg (fig. 8.6). Het fusieproces wordt beïnvloed door stoffen die door osteoblasten of osteocyten worden uitgescheiden.

Osteoclasten zijn vrij beweeglijke cellen, die bot kunnen afbreken en daartoe als langgerekte cellen tegen de botrand aan liggen, soms in een uitholling die ontstaat doordat zij matrix wegvreten: de **lacune van Howship**.

Het cytoplasma van osteoclasten bevat polyribosomen, RER, een goed ontwikkeld Golgi-complex en talrijke mitochondriën. Het celoppervlak, dat naar het bot is gericht, toont in het centrum een reeks vingervormige uitstulpingen: de '**ruffled border**' (fig. 8.7 en 8.8). Deze zone wordt omgeven door een organelvrije **heldere zone** met veel actinefilamenten, waarmee de cel zich, via integrinen, kan hechten aan bot. Zo ontstaat er een afgesloten ruimte, het **sub-osteoclastcompartiment**, tussen de 'ruffled border' en het botoppervlak. In dit zure micromilieu kan de botafbraak plaatsvinden (fig. 8.8). In de actieve osteoclast komen namelijk aan de cytoplasmatische kant van de ruffled border talrijke lysosomen en exocytoseblaasjes voor, die collagenase en lysosomale enzymen in het sub-osteoclastcompartiment kunnen uitscheiden. Daarmee wordt het collageen afgebroken en worden de kalkzouten opgelost. Via endocytose worden de degradatieproducten in de cel opgenomen en verder afgebroken tot aminozuren, mono- en disachariden, die afgevoerd worden naar nabije capillairen.

Osteoclasten hebben receptoren voor **calcitonine**, een hormoon dat de botafbraak remt. Zij hebben geen receptoren voor **parathyreoïd hormoon**, dat de botafbraak stimuleert. Activering door dit hormoon verloopt indirect via osteoblasten die aangezet worden tot de productie van een cytokine, de **osteoclast-stimulerende factor**.

> Bij de ziekte **osteopetrose** (marmerbeenziekte) treedt een verdikking van het compacte bot op, zodat ten slotte de hele mergholte wordt opgevuld, gepaard gaand met een brosheid van het beenweefsel. Dit wordt veroorzaakt doordat osteoclasten geen ruffled borders bezitten, waardoor botresorptie onmogelijk wordt.

## BOTMATRIX

De botmatrix bestaat uit anorganisch en organisch materiaal.

Het **anorganische materiaal**, dat ongeveer 50% van het drooggewicht van bot uitmaakt, bestaat voornamelijk uit calcium en fosfaat. Daarnaast komen bicarbonaat, citraat, magnesium, kalium en natrium voor. Röntgendiffractie heeft aangetoond dat calcium en fosfaat **hydroxy-apatietkristallen** kunnen vormen met de samenstelling $Ca_{10}(PO_4)_6(OH)_2$, maar ook amorf (niet-kristallijn) calciumfosfaat komt voor. Elektronenmicroscopisch kunnen de hydroxy-apatiet-

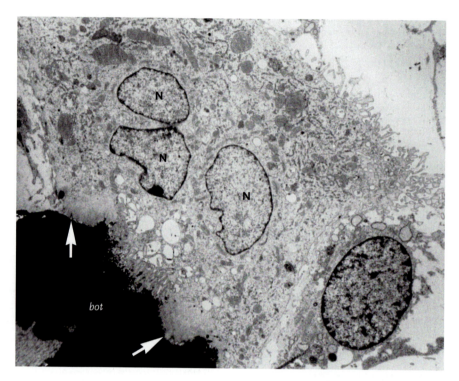

*Figuur 8.7  TEM-opname van een actieve osteoclast in een niet-ontkalkt preparaat.*
De plooirand ('ruffled border') is duidelijk te zien linksonder op de foto, evenals het sterk gevacuoliseerde cytoplasma. Aan beide zijden hiervan is een heldere zone (pijlen), die het gebied afschermt waar de actieve resorptie van botmatrix plaatsvindt. N: nucleus. 7200 ×. (opname V. Everts)

kristallen worden waargenomen als een dichte massa van fijne naaldjes (25-40 × 3 nm, fig. 8.5 en 8.14) die langs de collagene fibrillen liggen en omgeven zijn door grondsubstantie (zie ook fig. 8.23). De oppervlakkige ionen van het hydroxy-apatiet zijn gehydrateerd; deze **hydratatiemantel** is belangrijk voor de uitwisseling van ionen tussen kristal en weefselvloeistof.

Het **mechanisme van de verkalking** is nog niet volledig opgehelderd. Collagene vezels zouden als kristallisatiekernen dienen, waardoor uit een lokaal oververzadigde concentratie van calcium- en fosfaationen kalkneerslagen zouden ontstaan. Hierbij spelen de matrixblaasjes, die door afsnoering uit osteoblasten ontstaan, een rol. Deze blaasjes hebben een hoge concentratie van alkalische fosfatase, dat een rol speelt bij de lokale verhoging van de fosfaationenconcentratie. Wanneer eenmaal een eerste kernvorming (nucleatie) op collagene vezels heeft plaatsgevonden, treedt gemakkelijk een verdere groei van kalkneerslagen op. Eerst vindt kalkneerslag plaats in de vorm van amorf $Ca_3(PO_4)_2$, dat later wordt omgezet in **hydroxyapatiet**. Na volledige verkalking is geen vervorming van de botmatrix meer mogelijk. Een verdere uitgroei van een botvormingskern kan dus nog uitsluitend plaatsvinden door appositie.

De **organische bestanddelen** van de beenmatrix bestaan voor ongeveer 95% uit collageen type I en voor 5% uit grondsubstantie, die bestaat uit glycosaminoglycanen, voornamelijk chondroïtinesulfaat en keratansulfaat, proteoglycanen (aan eiwitten gebonden glycosaminoglycanen) en structurele glycoproteïnen.

De hardheid en stevigheid van bot worden verklaard door de nauwe binding tussen hydroxy-apatiet en collageen. Als een botstuk wordt ontkalkt, blijft de uiterlijke vorm bestaan, maar het wordt buigzaam als rubber. Als de organische bestanddelen worden verwijderd, blijft de uiterlijke vorm eveneens behouden, maar het bot wordt bros en breekt bij de minste belasting.

## PERIOST EN ENDOST

Het buiten- en binnenoppervlak van bot zijn bedekt met een bindweefselvlies, respectievelijk het **periost** (periosteum) en **endost** (endosteum) genoemd (fig. 8.9).

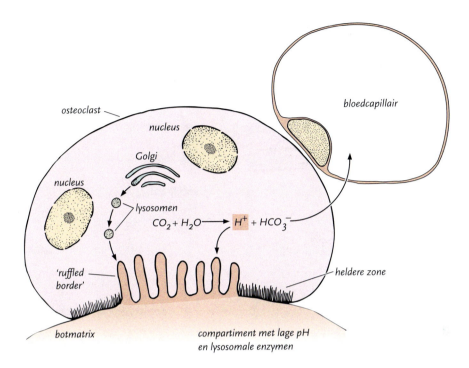

*Figuur 8.8 Schematische weergave van de rol van osteoclasten bij botafbraak.*
Lysosomale enzymen en $H^+$-ionen worden uitgescheiden naar een door de 'heldere zone' afgegrensd compartiment. De lokale verlaging van de pH leidt tot oplossen van de kalkzouten (calciumfosfaat) uit de matrix en bevordert de werking van de lysosomale hydrolasen. Op deze wijze wordt botmatrix verwijderd, waarbij ontstane afbraakproducten door het cytoplasma van de osteoclast weer worden opgenomen, zo nodig verder afgebroken en doorgegeven naar nabijgelegen capillairen.

Het **periost** is een laag van bindweefsel die aan de buitenzijde vezelig is. De collagene vezels die het periost aan het bot hechten, worden **vezels van Sharpey** genoemd. Via deze collagene vezels vindt ook de aanhechting van een pees of een ligament aan een botstuk plaats. De binnenste laag bevat veel bloedvaten en cellen, waaronder **osteoprogenitorcellen**. Dit is een zichzelf in stand houdende populatie van cellen die kunnen delen en differentiëren tot osteoblasten. Het **endost** is een veel dunnere laag van bindweefsel, die voornamelijk uit osteoprogenitorcellen bestaat.

In het endost en periost liggen veel bloedvaten, die het bot binnendringen via speciale verbindingskanalen, de **kanalen van Volkmann** (fig. 8.9). De belangrijkste functies van deze bindweefsels zijn dan ook de voeding van het bot en het aanleveren van osteoblasten, die voor de groei en het herstel van het botweefsel nodig zijn.

## SOORTEN BOTWEEFSEL

### Compact en spongieus bot

**Macroscopisch** toont het botweefsel van volwassenen twee vormen (fig. 8.11 en 8.13):

1 **compact bot**, een aaneengesloten gebied zonder zichtbare holten;
2 **spongieus bot**, een gebied met holten waartussen zich de vertakte **(trabeculae)** bevinden (fig. 8.11).

**Microscopisch** tonen beide botvormen echter dezelfde lamellaire opbouw (fig. 8.9 en 8.10). De omvang van het compacte en spongieuze bot is sterk afhankelijk van het type bot.

Van de **lange pijpbeenderen** zijn de uiteinden, de **epifysen**, opgebouwd uit spongieus bot met daaroverheen een dun laagje compact bot. Het cilindrische middendeel, de **diafyse**, bestaat vrijwel alleen uit compact bot met soms binnenin een beetje spongieus bot rond het beenmerg (fig. 8.17).

De **platte beenderen** van het schedeldak hebben aan binnen- en buitenzijde een laag compact bot met daartussen een laag van spongieus bot, de **diploë**.

De holten van het spongieuze bot en de mergholte in de diafyse van de lange pijpbeenderen kunnen twee soorten beenmerg bevatten: **rood beenmerg** waarin bloedcellen worden gevormd, en **geel beenmerg** dat hoofdzakelijk uit vetcellen bestaat.

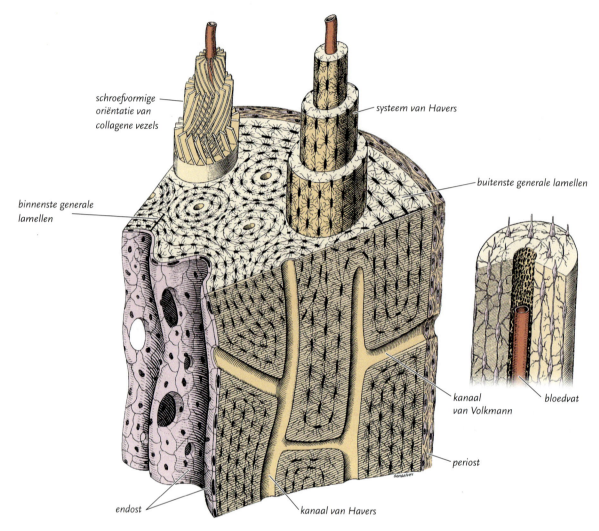

Figuur 8.9 *Schematische weergave van de wand (van de diafyse) van een pijpbeen, waarin drie typen botlamellen voorkomen: een systeem van Havers en de binnenste en buitenste generale lamellen (interstitiële lamellen worden weergegeven in fig. 8.12). De rechterfiguur laat een lengtedoorsnede zien van een kanaal van Havers, met daarin een bloedvat en in de lamellen osteocyten met hun uitlopers.*

## Primair en secundair botweefsel

**Microscopisch** kunnen twee typen botweefsel onderscheiden worden (fig. 8.13):
1  primair of gevlochten (plexiform) bot;
2  secundair of lamellair bot.

**Primair bot** is de 'onrijpe' vorm van het botweefsel, dat embryonaal het eerst wordt gevormd, maar ook het eerst aangelegd wordt bij herstel van botfracturen. Het bot bevat grote hoeveelheden osteocyten en collagene vezels die in allerlei richtingen door elkaar heen lopen (**gevlochten bot**), zodat er een ruimtelijk vlechtwerk (plexus) ontstaat. Dit bot wordt later vervangen door secundair bot, met uitzondering van het gebied langs de schedelnaden, de tandalveolen, de aanhechtingsplaats van sommige pezen en het benig labyrint. Primair bot heeft ook een laag gehalte aan mineralen; het laat röntgenstraling dus beter door.

**Secundair bot** is de 'rijpe' vorm van het botweefsel en wordt gekenmerkt door een evenwijdige rangschikking van collagene vezels in parallelle of concentrische lamellen (**lamellair bot**), met een diameter van 3-7 μm. De osteocyten liggen op regelmatige afstand, meestal tussen de lamellen. De parallelle rangschikking van de collagene fibrillen en de betere verkalking maken dat secundair bot sterker is dan primair bot.

# 8 BOTWEEFSEL

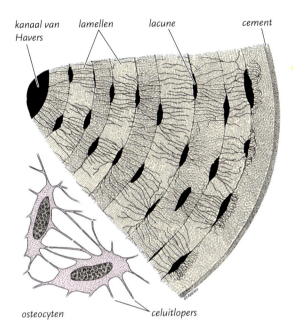

*Figuur 8.10 Schematische weergave van twee osteocyten en een deel van een systeem van Havers.*
De collagene vezels in de opeenvolgende lamellen zijn onder verschillende hoeken doorgesneden. De verschillende oriëntaties van de collagene vezels maken het botweefsel heel sterk. De talrijke canaliculi maken communicatie tussen de botcellen in de lacunae en het kanaal van Havers mogelijk.
(bron: Leeson, Leeson 1970)

De concentrische lamellen liggen gerangschikt rond een holte die bloedvaten, zenuwen en wat losmazig bindweefsel bevat: een **kanaal van Havers (osteonkanaal**, fig. 8.9 en 8.10). Vanuit dit kanaal worden de omliggende osteocyten, die in de concentrische lagen van de matrix liggen ingebed, gevoed. Een dergelijke eenheid van botweefsel wordt een **osteon** of **systeem van Havers** genoemd. Het systeem wordt begrensd door een **kitlaag**, voornamelijk bestaande uit glycoproteïnen, die de verbinding vormt naar de omliggende osteonen.

Elk **osteon** of **systeem van Havers** heeft de vorm van een lange cilinder, waarvan de lengte-as parallel loopt aan die van de diafyse. Afhankelijk van de bestaansduur liggen om een kanaal van Havers vier tot twintig lamellen. Deze kanalen zijn met elkaar, met de mergholte en met het periost verbonden door **verbindingskanalen** of **kanalen van Volkmann**, waarin zich ook bloedvaten en zenuwen bevinden. Deze kanalen lopen meestal dwars of schuin op de lengterichting van het bot en de systemen van Havers; zij zijn niet omgeven door lamellen (fig. 8.9).

Het verloop van de collagene vezels in de osteonen is schroefvormig (fig. 8.9). De vezelrichtingen maken in de achtereenvolgende lagen een hoek met elkaar, waardoor het lamellaire bot sterker is dan het gevlochten bot.

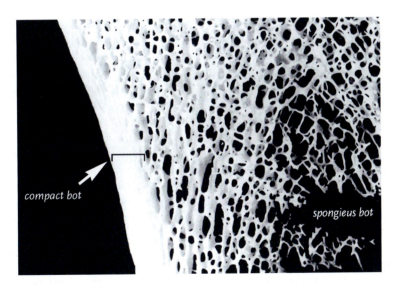

*Figuur 8.11 Dikke slijpcoupe van de tibia.*
Hierin zijn de compacte laag van de corticalis en het ruimtelijk complex van het daarbinnen gelegen spongieuze bot te zien (loepvergroting). (opname D.W. Fawcett)

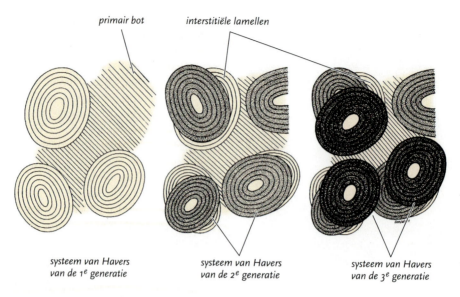

*Figuur 8.12 Schematische weergave van het remodelleringsproces van diafysair bot.*
Er zijn drie generaties van systemen van Havers afgebeeld. Rechts is te zien hoe het ontstaan van nieuwe systemen van Havers (nadat door osteoclastische activiteit ruimte is geschapen en vervolgens osteoblastische activiteit is opgetreden) de interstitiële lamellen doet ontstaan. Door deze verplaatsing van osteonen kan compact bot zich aanpassen aan veranderde druk- en trekkrachten.

## Lamellaire systemen van compact bot

In het compacte bot van volwassenen, zoals in de diafyse van de lange pijpbeenderen, toont het lamellaire bot een specifieke organisatie (fig. 8.9 en 8.10).

1 **Binnenste en buitenste generale lamellen**, die evenwijdig lopen aan het botoppervlak. De binnenste generale lamellen liggen tegen het endost en de buitenste tegen het periost aan. Er zijn meer buitenste dan binnenste generale lamellen.
2 **Systemen van Havers**, die een concentrische vorm hebben en liggen in het gebied tussen binnenste en buitenste generale lamellen.
3 **Interstitiële lamellen**, die zich tussen de systemen van Havers bevinden en een veelhoekige vorm hebben. Aan hun ligging is vaak nog te zien dat dit de resten zijn van afgebroken systemen van Havers (fig. 8.12), die overblijven na groei en remodellering van het bot.

## HISTOGENESE

Bot kan op twee manieren ontstaan (fig. 8.13(a-j).
- **Endesmaal** (desmaal), hierbij wordt botweefsel direct vanuit het bindweefsel gevormd (e); de botafzetting gebeurt hierbij in de vorm van een band (desmos).
- **Enchondraal**, hierbij wordt botweefsel indirect gevormd doordat kraakbeen (chondros) vervangen wordt door bot (f).

In beide gevallen wordt eerst primair (gevlochten of plexiform) bot gevormd (g), dat spoedig vervangen wordt door secundair (lamellair) bot (h), dat macroscopisch een compact (i) of spongieus (j) uiterlijk kan hebben. Gedurende de botgroei komen er voortdurend gebieden van primair bot, botafbraak, en secundair bot naast elkaar voor. Dit samengaan van afbraak en aanmaak (remodellering) gaat ook in het volwassen lichaam steeds door, zij het in een veel lager tempo.

Endesmale en enchondrale botvormingsprocessen geven dus de wijze van botvorming aan, dus: hóe het gebeurt. Bij de beschrijving van de verschillende botvormingsprocessen in het lichaam wordt ook rekening gehouden met de plaats van de botvorming, dus: wáár het gebeurt. De volgende indelingssystematiek is vooral gebaseerd op het laatste.

### Intramembraneuze botvorming

Intramembraneuze botvorming treedt op bij de vorming van de platte schedelbeenderen (fig. 8.13): de frontale en pariëtale schedelbeenderen, delen van de occipitale en temporale beenderen, de maxilla en

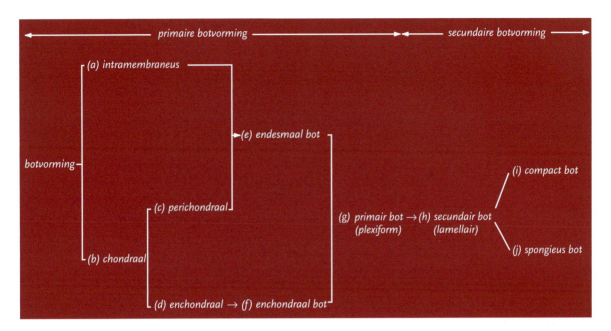

Figuur 8.13 Schema botvorming.
De verschillende botvormingsprocessen worden in de tekst toegelicht.

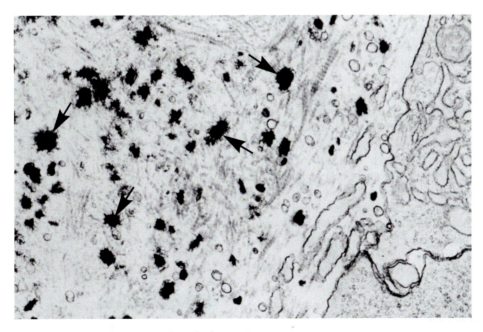

Figuur 8.14 Schedeldak in een vroeg stadium van (endesmale) botvorming.
In de collageenrijke matrix bevinden zich talrijke mineralisatiekernen (pijlen), die waarschijnlijk ontstaan zijn in matrixblaasjes. Iets verkleind van 24.000 ×. (opname E. Katchburian)

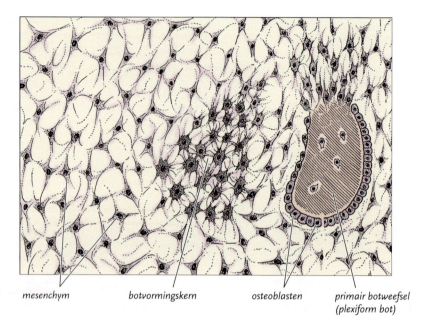

*mesenchym*   *botvormingskern*   *osteoblasten*   *primair botweefsel (plexiform bot)*

*Figuur 8.15  Een begin van endesmale botvorming.*
In het mesenchym vormt zich een botvormingskern; de mesenchymcellen daarvan differentiëren tot osteoblasten, die het primaire (plexiforme) botweefsel produceren.

een deel van de mandibula. Deze botvorming begint in een bindweefselgebied dat zich voordoet als een vlies of membraan en wordt daarom aangeduid als **intramembraneuze botvorming** (a). Bij deze botvorming wordt bindweefsel direct omgezet in botweefsel en valt, naar de wijze van botvorming, dus onder de **endesmale botvorming** (e).

De **intramembraneuze botvorming** wordt gekenmerkt door het feit dat op verschillende plaatsen in het bindweefsel groepjes van mesenchymcellen dicht tegen elkaar aan gaan liggen en differentiëren tot osteoblasten (fig. 8.15). De osteoblasten gaan osteoïd vormen dat later verkalkt tot de botmatrix. Daarbij raken de osteoblasten ingesloten en differentiëren ze tot osteocyten. In het omliggende bindweefsel differentiëren zich steeds meer mesenchymcellen tot osteoblasten en leggen zich tegen het reeds gevormde botstukje aan (fig. 8.16), dat uitgroeit tot een staafje bot (botbalkje, trabekel). Deze trabekels worden zo groot dat ze met elkaar vergroeien tot een driedimensionaal netwerk van bot met in de mazen bloedvaten en beenmerg. In de platte schedelbeenderen worden uiteindelijk twee lagen van compact bot gevormd (interne en externe platen), terwijl het bot daartussen spongieus blijft (diploë).

De groei van bot gaat altijd gepaard met een gehele of gedeeltelijke afbraak van eerder gevormd weefsel. Hierdoor is het mogelijk dat het model van een botstuk tijdens de groei bewaard blijft, maar ook dat soms aanzienlijke vormveranderingen kunnen optreden. Zo groeien de dekbeenderen van de schedel voornamelijk door botvorming vanuit het periost aan de buitenkant, gecombineerd met botafbraak aan de binnenzijde (fig. 8.4). Het bot gedraagt zich dus als een plastisch materiaal dat meegaat met de groei van de hersenen. De schedel blijft klein als de hersenen zich onvoldoende ontwikkelen en wordt groter dan normaal bij **hydrocefalus** (waterhoofd), een pathologische afwijking die gekenmerkt wordt door een abnormaal sterke ophoping van cerebrospinaal vocht en een daardoor veroorzaakte dilatatie van de hersenventrikels.

### Chondrale botvorming
Lange pijpbeenderen ontstaan **door chondrale botvorming** (fig. 8.13(b)). Naargelang de plaats en de wijze van botvorming, kan chondrale botvorming worden ingedeeld in **perichondrale** ('om het kraakbeen' (c))

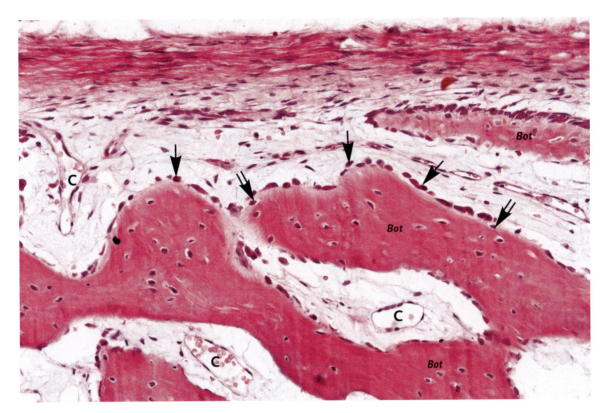

*Figuur 8.16 LM-opname van endesmale botvorming in het schedeldak.*
Het nieuwgevormde bot wordt omzoomd door een rij van aaneengesloten osteoblasten (osteoblastenzoom: pijlen). Het botweefsel zelf bevat osteocyten ingesloten in lacunae. De dubbele pijlen wijzen naar osteoblasten die zojuist zijn ingesloten in de nieuwe botmatrix. C: capillair in omringend bindweefsel. (opname E. Wisse)

en **enchondrale** ('in het kraakbeen' (d)) botvormingsprocessen. De volgende opbouwfasen kunnen hierbij worden onderscheiden.

### 1 Vorming van een kraakbenig skelet
In het embryo wordt eerst een hyalien **kraakbeenstuk** aangelegd dat een verkleinde versie is van het te vormen pijpbeen. Het bestaat uit twee dikkere epifysen ter weerszijden van de cilindervormige kraakbeenschacht, de **diafyse** (fig. 8.17).

### 2 Perichondrale botvorming rondom de diafyse van het kraakbenige pijpbeen
Het eerste botweefsel van de diafyse wordt gevormd vanuit bindweefsel, het **perichondrium**, dat de diafyse omgeeft: de **perichondrale botvorming** (fig. 8.13(c)). Hierbij differentiëren de binnenste cellen van het perichondrium tot een zoom van osteoblasten, die bot gaan afzetten tegen de kraakbenige diafyse. Zo ontstaat er een holle cilinder van bot, de **botmanchet**. Deze wijze van botvorming gebeurt direct vanuit bindweefsel en valt dus onder de **endesmale** botvorming.

### 3 Enchondrale botvorming centraal in de kraakbenige diafyse: het primaire botvormingscentrum
Zodra de botmanchet is gevormd, begint de **enchondrale botvorming** (vervanging van kraakbeen door bot) in het **primaire botvormingscentrum** (fig. 8.13(d) en 8.17). Zij wordt gekenmerkt door de volgende processen.

1. **Hypertrofie** van de **kraakbeencellen** in de diafyse, waarbij de kraakbeencellen een deel van de omringende matrix resorberen en daardoor groter worden.
2. **Verkalking** van de kraakbeenmatrix. Dit leidt tot destructie van de kraakbeencellen. Grote lacunes blijven over, gescheiden door tussenschotten (**septa**) van verkalkte kraakbeentussenstof.
3. **Vorming van de botvormingsknop (periostknop):** hierbij breken osteoclasten plaatselijk het reeds gevormde perichondrale bot en delen van het

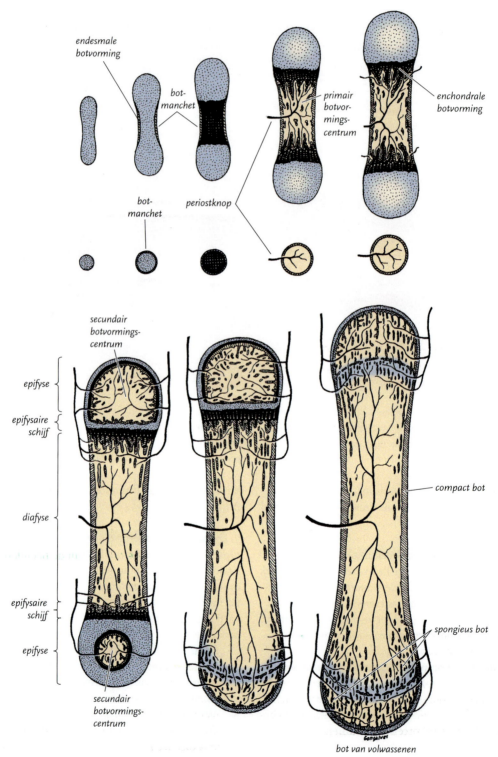

Figuur 8.17 *Vorming van een lang pijpbeen uit een kraakbenig voorstadium.*
Gestippeld: hyalien kraakbeen; zwart: verkalkt kraakbeen; gearceerd: botweefsel. De vijf kleine figuren in de middelste rij zijn dwarsdoorsneden door de middengebieden van de afbeeldingen in de bovenste rij. Merk de vorming op van de botmanchet en van de primaire en secundaire botvormingscentra. Nadere uitleg in de tekst. (bron: Bloom, Fawcett, 1968)

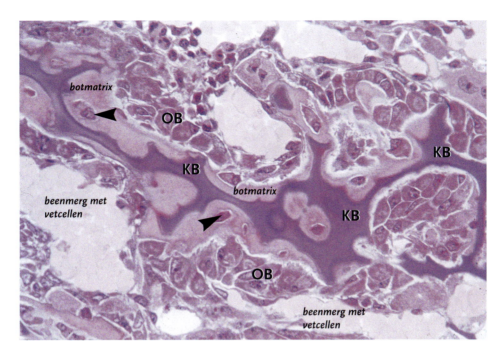

*Figuur 8.18 LM-opname van enchondrale botvorming in de epifysaire schijf.*
Osteoblasten (OB) zetten osteoïd af, dat verkalkt en daarmee de botmatrix vormt. Osteocyten liggen in deze matrix (pijlpunten). Dit primair gevormde botweefsel wordt afgezet tegen de restanten van het kraakbeen (KB). In de kraakbeenmatrix bevinden zich geen cellen.

kraakbeen (chondroclasten) af en treden bloedvaten met begeleidende osteoprogenitorcellen door de **botmanchet** binnen in de kraakbeenmatrix.

4 **Osteoblasten** ontstaan uit de osteoprogenitorcellen en gaan nieuw bot afzetten tégen de resten van de verkalkte kraakbeenmatrix (fig. 8.18). Op deze manier ontstaat bot op de plaats waar eerst kraakbeen was, maar er is géén rechtstreekse verandering van kraakbeen in bot. De kraakbeenresten komen hierbij te liggen in trabekels van primair (plexiform) bot, hetgeen kenmerkend is voor enchondraal gevormd bot.

### 4 Enchondrale botvorming in beide epifysen: de secundaire botvormingscentra

Er ontstaan **secundaire botvormingscentra** in beide epifysen (fig. 8.13(d) en 8.19), waarbij op een vergelijkbare wijze enchondraal bot wordt afgezet op het kraakbenig skelet, door het binnendringen van bloedvaten en osteoprogenitorcellen die differentiëren tot osteoblasten.

### 5 Enchondrale botvorming in beide epifysaire schijven

Uiteindelijk blijven er twee gebieden over met kraakbeen: het **gewrichtskraakbeen**, dat gedurende het volwassen leven aanwezig blijft, en de uit kraakbeen opgebouwde **epifysaire schijven** of **groeischijven**, die beide epifysen verbinden met de diafyse (fig. 8.19). Het kraakbeen in de epifysaire schijven is verantwoordelijk voor de **lengtegroei van de beenderen** en verdwijnt bij volwassenen. Dit, wederom enchondrale, botvormingsproces (fig. 8.19), is gekoppeld aan vijf kenmerkende zones van de epifysaire schijven (fig. 8.13(d), 8.20 en 8.21).

1 **Rustzone**, die bestaat uit normaal hyalien kraakbeen.
2 **Proliferatiezone**, waarin chondrocyten snel delen en daardoor isogene groepen vormen, die in de lengterichting van het bot liggen en eruitzien als platte gestapelde cellen.
3 **Zwellingszone** van hypertrofisch kraakbeen: de kraakbeencellen zijn sterk gezwollen, bevatten veel glycogeen en resorberen matrixmateriaal. De kraakbeenmatrix wordt daardoor teruggebracht tot dunne septa tussen de gezwollen isogene celgroepen.

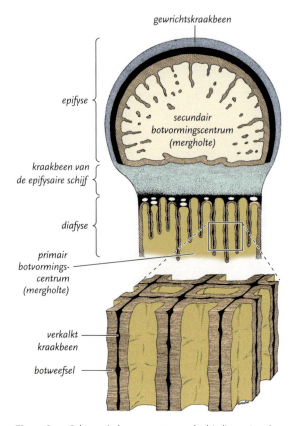

Figuur 8.19 Schematische weergave van de driedimensionale vorm van de botspijlen onder de epifysaire schijf.
Gestippeld: hyalien kraakbeen; zwart: verkalkt kraakbeen; gearceerd: botweefsel. De bovenste illustratie laat het gebied zien dat onderaan driedimensionaal is weergegeven. De figuur is sterk geschematiseerd. (bron: Ham 1969)

4 **Verkalkingszone**: verkalking van de kraakbeensepta en degeneratie van de kraakbeencellen.
5 **Botvormingszone**: de uiterst dunne septa tussen de lacunes worden in de lengterichting van het bot doorbroken, zodat longitudinale tunnels ontstaan. Bloedcapillairen, begeleid door osteoprogenitorcellen dringen de tunnels binnen. Deze cellen differentiëren zich tot osteoblasten die **enchondraal bot afzetten** tegen de overblijvende septa van het verkalkte kraakbeen (fig. 8.21 en 8.23). Het bot kan nog enige tijd als enchondraal gevormd bot herkenbaar blijven aan de verkalkte kraakbeenresten, die in het midden van de botbalkjes (**trabekels**) liggen (fig. 8.22). Dit primaire (plexiforme) bot zal overigens ook snel weer vervangen worden door secundair (lamellair) bot.

**Fractuurgenezing.** Als een bot breekt of lokaal wordt beschadigd ontstaat er een plaatselijke bloeduitstorting die gevolgd wordt door de vorming van een bloedstolsel. Door stagnatie van de bloedtoevoer sterven osteocyten aan weerszijden van de botbreuk af en wordt de matrix afgebroken.
Het herstel begint met de opruiming van het bloedstolsel, de dode cellen en de botmatrix. Daartoe wordt het gebied eerst gerevasculariseerd en het omliggende weefsel reageert met een sterke celvermeerdering (fig. 8.26). De aard van het vervolgens gevormde weefsel hangt nauw samen met de stabiliteit van de fractuur en de mate waarin het weefsel gevasculariseerd is:

1 Bij een minder stabiele fractuur in gedeelten die niet sterk doorbloed zijn, vormt zich eerst **kraakbeen** (**kraakbenige callus**) (fig. 8.26B), dat later als de fractuur voldoende gestabiliseerd is door **enchondrale** botvorming wordt vervangen door plexiform bot.
2 Bij een stabiele fractuur, waar de vaatvoorziening ook beter is, vormt zich door **endesmale** botvorming direct een netwerk van balkjes van het plexiform bot, gedeeltelijk ook op de dode botstukken (**benige callus**).

Het primaire (plexiforme) botweefsel van de callus wordt later omgezet in secundair (lamellair) bot (fig. 8.26C en 8.26D). Er ontstaat zo een sterke verbinding die weer onderworpen kan worden aan de normale trek- en drukkrachten, waarbij remodellering optreedt wanneer de patiënt is teruggekeerd naar zijn normale bezigheden.
Bij onvoldoende immobilisatie van de botfragmenten ten opzichte van elkaar tijdens het genezingsproces kan een geheel of gedeeltelijke **bindweefselige callus** worden gevormd, die later weer aanleiding kan geven tot het ontstaan van een zogenoemde **pseudo-artrose**, waarbij de botfragmenten ten opzichte van elkaar beweeglijk blijven.

De lengtegroei van de lange pijpbeenderen is een zeer gecompliceerd proces; zij komt voort uit de enchondrale botvorming onderaan de epifysaire schijf. Zo lang deze enchondrale botvorming plaatsvindt, is er groei. Als de epifysaire schijf verdwenen is, stopt de groei. Dit gebeurt rond het 20e levensjaar; bij vrouwen iets eerder dan bij mannen.

De **diktegroei** is het resultaat van vergaande endesmale botafzetting, aan de buitenzijde van de botmanchet, door osteoblasten in de celrijke laag van het periost.

Lengte- en diktegroei gaan gepaard met botafbraak aan de binnenkant en botafzetting aan de buitenkant, waardoor de mergholte steeds groter wordt (fig. 8.24 en 8.25).

## HISTOFYSIOLOGIE

### Remodellering

Door veranderingen van de grootte en de richting van de krachten die op bot inwerken, is het weefsel, ondanks zijn hardheid, continu onderhevig aan ombouwprocessen. Een voorbeeld hiervan is de verplaatsing van tanden in de kaak door tandheelkundige correcties: aan de kant waar de tand naartoe wordt getrokken (dus op het bot wordt gedrukt) vindt botresorptie plaats en aan de tegenovergestelde kant botafzetting. Hierbij rangschikken de structurele elementen van de botmatrix (botbalkjes, systemen van Havers) zich zodanig dat zij een optimale oriëntatie hebben ten opzichte van de mechanische belasting. Ook het ontbreken van mechanische belasting van het bot heeft grote invloed. Wanneer een arm of been voor langere tijd wordt geïmmobiliseerd of niet belast, zoals het geval is bij een astronaut tijdens een ruimtevlucht, wordt er minder bot aangemaakt en op grote schaal kalk onttrokken. Daarom mobiliseert men een patiënt met een fractuur tegenwoordig veel eerder.

Bij remodellering van bot ontstaan in de systemen van Havers, na het afsterven van osteocyten, enerzijds resorptieholten door osteoclastische activiteit, terwijl anderzijds, aan de overliggende zijde, nieuw lamellair bot wordt aangelegd. Hierdoor kunnen deze systemen geleidelijk van plaats veranderen (fig. 8.12). Dit levenslange proces staat onder invloed van een reeks mechanische en ook hormonale factoren.

Ongeveer vanaf het 40e jaar wordt geleidelijk aan meer bot afgebroken dan er wordt aangemaakt en de hoeveelheid botmassa neemt dan met 0,3-0,5% per jaar af. Bij vrouwen treedt dit verlies in de postmenopauze in versterkte mate op (2-3% per jaar) als gevolg van de afgenomen productie van oestrogenen, waardoor een verhoogd risico van fracturen ontstaat.

### Calciumbalans

Het skelet bevat 99% van alle calcium in het lichaam en functioneert als een enorm calciumreservoir. Aangezien calcium een rol speelt bij uiteenlopende processen in het lichaam, is het van groot belang dat het $Ca^{2+}$-gehalte van het bloed nauwkeurig wordt gehandhaafd. Bij deze regulering zijn twee antagonistische hormonen actief:

1 het **parathyreoïd hormoon** (PTH) uit de bijschildklier, dat de activiteit van osteoclasten verhoogt en zo de mobilisatie van calcium uit het skelet bevordert;
2 het **calcitonine** (uit de schildklier), dat de activiteit van osteoclasten remt, waardoor de calciumspiegel daalt.

> Bij een excessieve productie van het parathyreoïd hormoon (**hyperparathyreoïdie**) neemt de osteoclastactiviteit toe, waardoor de botresorptie sterk geïntensiveerd wordt. De kans op een 'spontane' fractuur neemt hierdoor toe. Het tegenovergestelde proces speelt zich af bij **osteopetrose**: doordat osteoclasten niet goed functioneren, vindt er een bovenmatige botgroei plaats, waardoor het bot in omvang toeneemt en verhardt. Dit proces vernauwt de mergholten, waardoor de aanmaak van bloedcellen afneemt en infecties optreden, die fataal kunnen aflopen.

### Voeding

Vooral gedurende de lichaamsgroei is de botvorming zeer afhankelijk van voedingsfactoren. Een tekort aan eiwit veroorzaakt een tekort aan aminozuren, die nodig zijn voor de synthese van collageen door osteoblasten. Een tekort aan **calcium** leidt tot een onvolledige calcificatie van de organische matrix. Dit kan het gevolg zijn van een gebrek aan calcium in de voeding of een tekort van het steroïdprohormoon **vitamine D**, dat een belangrijke rol speelt bij de absorptie van $Ca^{2+}$ en $(PO_4)^{3-}$ door de dunne darm. **Vitamine C** is essentieel voor de collageensynthese: deficiëntie remt de botgroei.

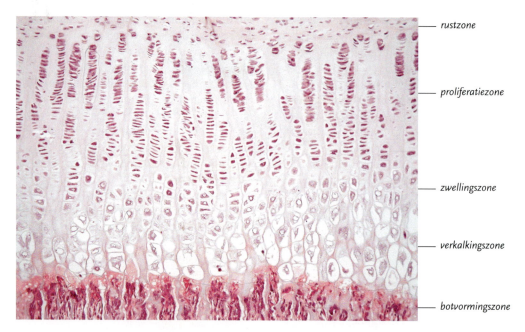

*Figuur 8.20  LM-opname van de epifysaire schijf.*
De veranderingen in het kraakbeen en de vorming van het bot komen hier goed tot uiting (zie ook fig. 7.3). (opname E. Wisse)

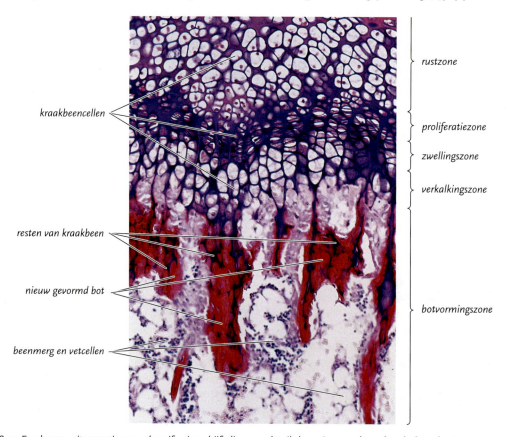

*Figuur 8.21  Een hogere uitvergroting van de epifysaire schijf, die meer details laat zien van de enchondrale verbening.*
De resten van het kraakbeen (paars) worden langzamerhand bedekt met nieuwgevormd bot (rood), dat afgezet wordt door osteoblasten. Voor details zie uitvergroting in figuur 8.22.

# 8 BOTWEEFSEL

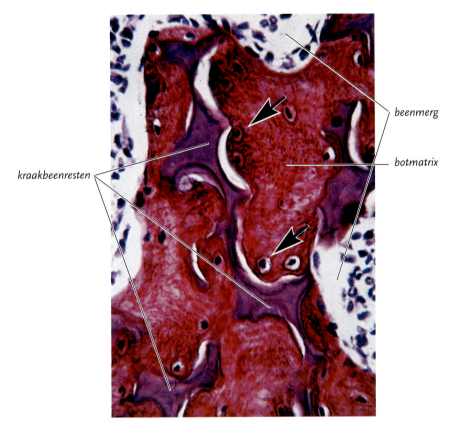

*Figuur 8.22 Detail van het enchondrale gevormde bot uit figuur 8.21.*
In het enchondraal gevormde bot (rood) zijn nog steeds kraakbeenresten (paars) zichtbaar. De osteocyten zijn aangeduid met pijlen.

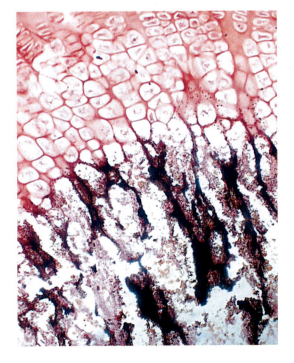

*Figuur 8.23 LM-opname van een stukje bot dat histochemisch gekleurd is voor de aanwezigheid van calciumionen.*
De donkere neerslag geeft de plaats aan waar calciumfosfaat (ontstaat bij de botverkalking) aanwezig is in het bot en in het kraakbeen. Het bovenste deel van de coupe (roze gekleurd) bestaat uit niet-verkalkt kraakbeen.

Calciumgebrek bij kinderen veroorzaakt **rachitis**, een ziekte waarbij de botmatrix niet op de normale manier verkalkt; pijpbeenderen van bijvoorbeeld de onderste ledematen buigen dan krom onder invloed van het lichaamsgewicht en spiercontracties.

Calciumgebrek bij volwassenen veroorzaakt een verhoogde osteoclastenactiviteit om de lage calciumbloedspiegels te compenseren. Als de voorraad bot nog niet ernstig is gedaald spreekt men van osteopenie, als er sprake is van ernstig botverlies noemt men dit osteoporose. Behalve door een lage inname van calcium kan osteoporose ook door een scala van andere primaire en secundaire factoren bepaald worden. Zo neemt de botvoorraad ook af bij geïmmobiliseerde patiënten of bij ruimtevaarders en bij vrouwen in de postmenopauze. Door de verminderde aanmaak en/of verhoogde afbraak van matrix neemt de hoeveelheid bot af, maar zal de verhouding calcium per gewichtshoeveelheid resterende matrix normaal blijven. Als de botdichtheid daalt beneden een zekere kritische waarde, of als er een te hoge belasting plaatsvindt, zal er een fractuur ontstaan.

Bij **osteomalacie**, een afwijking waarbij recentelijk gevormd bot onvolledig verkalkt en de reeds verkalkte matrix gedeeltelijk ontkalkt, is de hoeveelheid calcium per gewichtseenheid matrix minder dan normaal. Osteomalacie moet dus niet verward worden met osteoporose. Osteomalacie kan door een groot aantal factoren veroorzaakt worden, waaronder tumoren of genetische mutaties in bijvoorbeeld het collageen van het bot.

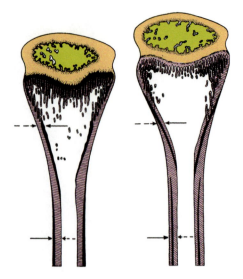

*Figuur 8.24  Figuren die zijn gebaseerd op autoradiogrammen van dieren die zijn ingespoten met radioactief fosfaat en op verschillende tijdstippen daarna gedood.*
Links: Kort na injectie; Rechts: Een langere periode na injectie van het radioactieve fosfaat.
Zwarte gebieden duiden de radioactieve matrix aan; ononderbroken pijlen geven gebieden aan waar bot wordt afgezet, gestippelde pijlen gebieden waar botresorptie plaatsvindt. In het trechtervormige gedeelte van de diafyse vindt botafzetting hoofdzakelijk plaats aan het inwendige oppervlak. In het cilindervormige midden van de diafyse wordt bot aan de buitenzijde afgezet. (bron: Weiss 1983)

## Hormonale factoren

Behalve de reeds genoemde antagonistische werking van het parathyreoïd hormoon en het calcitonine hebben vele andere hormonen invloed op het botweefsel. De hypofysevoorkwab produceert **groeihormoon**, dat in het hele lichaam de groei bevordert, maar in het bijzonder in de epifysaire schijf. De **geslachtshormonen**, zowel mannelijke (**androgenen**) als vrouwelijke (**oestrogenen**), hebben een complexe uitwerking op de (lengte)groei van beenderen, vooral tijdens de puberteit.

Een tekort aan groeihormoon op jeugdige leeftijd leidt tot dwerggroei, een teveel tot reuzengroei door het te lang uitgroeien van de pijpbeenderen. Volwassen pijpbeenderen kunnen door het ontbreken van een epifysaire schijf niet op groeihormoon reageren met verdere lengtegroei, maar wel in dikte toenemen door periostale groei. Een teveel aan groeihormoon bij volwassenen leidt zo tot **acromegalie**, een ziekte waarbij vooral de uiteinden van het skelet (handen, voeten en onderkaak) overmatig groeien.

Bij een tekort aan geslachtshormonen door abnormale ontwikkeling van de gonaden of door castratie, gaat het epifysaire kraakbeen te lang door met groeien, waardoor een abnormaal grote lichaamslengte ontstaat (**eunuchoide reuzen**).

# 8 BOTWEEFSEL

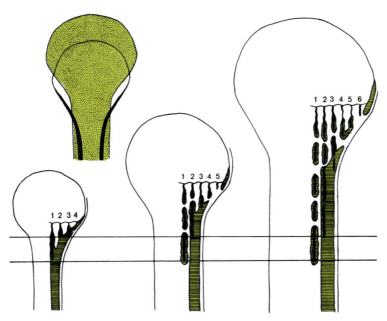

*Figuur 8.25 Remodelling van een pijpbeen.*
De figuur linksboven toont het belang van botafbraak aan het uitwendige oppervlak van de diafysaire beentrechter en het inwendige oppervlak van de diafyse voor de groei van een pijpbeen.
De onderste figuren illustreren de groei van een lang pijpbeen door remodellering ('ombouw') in de diafyse (de twee parallelle lijnen dienen als referentiekader). Let erop hoe botspijlen van de epifyse worden opgenomen in het bot van de diafyse; dit is het geval bij spijl 2. (bron: C.P. Leblond)

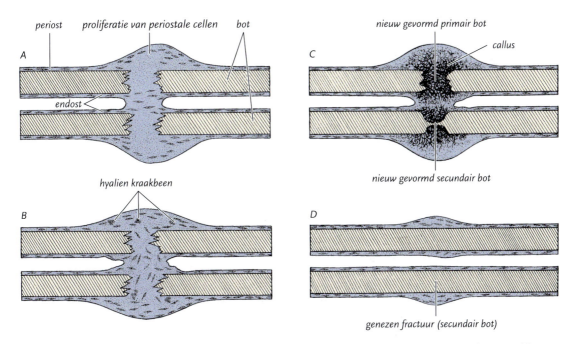

*Figuur 8.26 Sterk vereenvoudigd schema van het herstel van een gebroken pijpbeen door vorming van nieuw bot na proliferatie van cellen uit het endost en periost.*

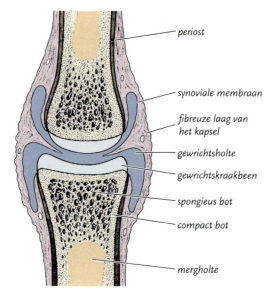

Figuur 8.27 *Schematische weergave van een doorsnede van een diartrose.*

Het kapsel bestaat uit twee niet scherp te scheiden componenten: de buitenste fibreuze laag en de synoviale laag (synoviale membraan) die de gewrichtsholte bekleedt, behalve waar zich het gewrichtskraakbeen (grijsblauw) bevindt.

## Levenscyclus van botcellen

Autoradiografisch onderzoek na toediening van $^3$H-thymidine aan jonge proefdieren waarin de botcellen zich intensief vermenigvuldigen, heeft aangetoond dat osteoblasten en osteocyten niet meer delen nadat zij ontstaan zijn uit een osteoprogenitorcel. Osteoblasten differentiëren doorgaans tot osteocyten, die voor korte (in primair bot) of lange perioden (in secundair bot) verblijven. Zowel osteoblasten als osteocyten kunnen dedifferentiëren tot osteoprogenitorcellen; hierdoor kan snel gereageerd worden op een veranderende behoefte aan botaanmaak.

Hoewel bottumoren slechts 0,5% van alle kankergevallen uitmaken, kunnen botcellen ontsnappen aan de normale groeiregulatieprocessen. Zij kunnen ontaarden tot benigne (**osteoblastoma, osteoclastoma**) of maligne (**osteosarcoma**) tumoren. De agressieve osteosarcomen tonen delende osteoblasten die osteoïd produceren en komen meestal voor bij adolescenten en jongvolwassenen. Het skelet vormt tevens de plaats waarin metastasen van andere maligne tumoren kunnen uitzaaien, zoals van borst-, long-, prostaat-, nier- en schildkliertumoren.

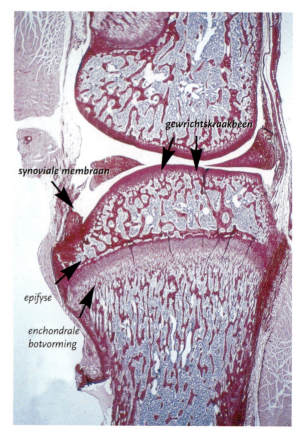

Figuur 8.28 *LM-opname van de diartrose van een caviaknie.*

## GEWRICHTEN

In de gewrichten worden de beenderen van het skelet aaneengesloten door middel van bindweefselstructuren. In **diartrosen** zijn de botstukken beweeglijk ten opzichte van elkaar; in **synartrosen** tonen de botstukken geen of weinig beweeglijkheid.

### Synartrosen

Er zijn drie vormen van synartrosen.
1. **Synostose**: hierbij zijn de botstukken door bot verbonden, er is dus geen beweeglijkheid. Op deze manier zijn de schedeldakbeenderen bij volwassenen aan elkaar gehecht.
2. **Synchondrose**: hierbij zijn de botstukken verbonden door hyalien kraakbeen, dat een beperkte beweeglijkheid toelaat, zoals bij de aanhechting van ribben aan het sternum (borstbeen).
3. **Syndesmose**: ook deze verbinding laat enige beweging toe. Voorbeelden zijn de schaambeenderen (symfyse) en de schedeldakbeenderen bij kinderen en jongvolwassenen.

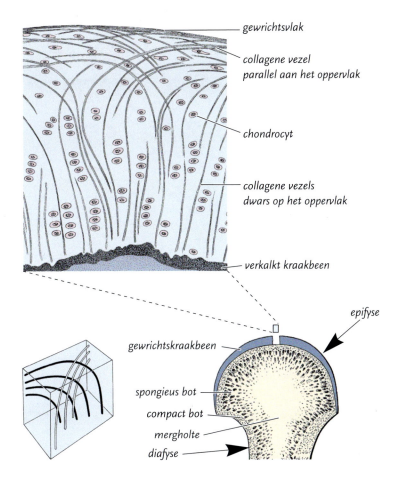

*Figuur 8.29 De gewrichtsoppervlakken van diartrosen worden gevormd door hyalien kraakbeen zonder perichondrium. De bovenste figuur laat zien dat in dit kraakbeen de collagene vezels eerst loodrecht op en daarna parallel aan het kraakbeenoppervlak verlopen (arcadenvorming). Diepgelegen chondrocyten zijn rond en liggen in longitudinale rijen gerangschikt. Meer oppervlakkig gelegen chondrocyten zijn afgeplat en liggen niet in groepen. De figuur linksonder geeft een driedimensionaal beeld van het verloop van de collagene vezels in gewrichtskraakbeen.*

## Diartrosen

Diartrosen zijn gewrichten die een grote mate van beweeglijkheid hebben, zoals de elleboog en de knie. Zij vormen, door middel van een kapsel, de verbindingen tussen lange pijpbeenderen. Binnen dit kapsel bevindt zich een gesloten **gewrichtsholte** met **synoviale vloeistof**, een kleurloze, doorschijnende vloeistof die viskeus is door een hoog gehalte aan hyaluronzuur.

Deze gewrichtsvloeistof bevat ook veel glycoproteïnen. Deze glycoproteïnen dienen als smeermiddel bij het over elkaar glijden van de gewrichtsvlakken (kraakbeen zonder perichondrium) (fig. 8.27, 8.28 en 8.29). In de vloeistof kunnen enkele vrije cellen (macrofagen, witte bloedcellen) voorkomen, die uit de synoviale membraan afkomstig zijn (zie hierna).

Gewrichtskapsels bestaan uit twee lagen:
1 een **fibreuze laag** aan de buitenzijde, die beschouwd kan worden als een voortzetting van het periost en behoort tot het straffe bindweefsel;
2 een **synoviale membraan** aan de binnenzijde (fig. 8.27, 8.28).

De **synoviale membraan** is geplooid en dringt soms diep in de gewrichtsholte binnen. Deze is opgebouwd uit een vaatrijk **losmazig bindweefsel** (fig. 8.30), en wordt bedekt door een laag met twee typen bindweefselcellen (fig. 8.31):
1 de macrofaagachtige **A-cellen**, die veel lysosomen, weinig RER en een goed ontwikkeld Golgi-complex tonen;

190 FUNCTIONELE HISTOLOGIE

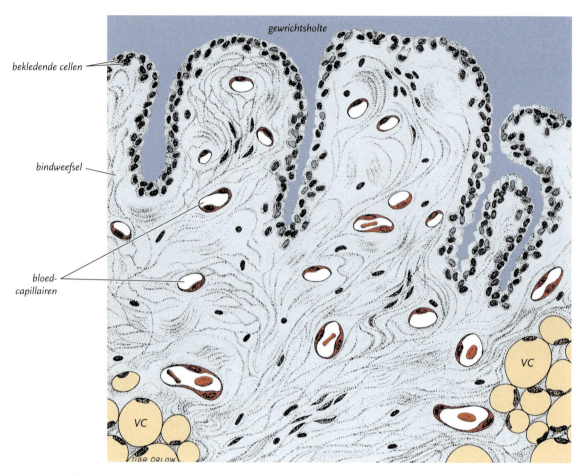

*Figuur 8.30 Schematische weergave van de histologische structuur van de synoviale membraan met haar bedekkende bindweefselcellen in epithelioïde rangschikking.*
Er is geen lamina basalis tussen de bekledende cellen en het onderliggende bindweefsel. Dit laatste is rijk aan bloedcapillairen en bevat een wisselende hoeveelheid vetcellen (VC). (bron: Cossermelli 1971)

2 de fibroblastachtige **B-cellen**, die talrijker zijn en een goed ontwikkeld RER en Golgi-complex hebben. Zij secerneren eiwitten, glycoproteïnen en hyaluronzuur in de synoviale vloeistof.

De ligamenten van het gewricht en soms ook de pezen, die dicht bij het gewricht aanhechten, worden in het gewrichtskapsel opgenomen. De in het gewricht gelegen menisci, die meestal uit vezelig kraakbeen bestaan, komen voort uit een embryonale mesenchymmassa, die bij alle gewrichten enige tijd tussen de skeletdelen aanwezig is. Ze ontspringen uit het gewrichtskapsel en reiken tussen de gewrichtsoppervlakken.

Ouderdom kan leiden tot degeneratieve aandoeningen of slijtage van het kraakbeen van gewrichten (**osteoartrose**). Hierbij gaan delen van de kraakbeenbekleding verloren, met als gevolg onherstelbaar functieverlies. Op zeer jonge leeftijd is regeneratie van kraakbeen bij beschadigingen misschien nog mogelijk. Op latere leeftijd worden zuivere kraakbeenbeschadigingen niet meer opgevuld met nieuw weefsel, omdat er geen aanvoer van nieuwe cellen meer mogelijk is. Wel zullen overblijvende levende kraakbeencellen een poging tot herstel doen door zeer lokaal te gaan prolifereren. Alleen wanneer een diepe laesie ontstaat, die tot in het onderliggende bot reikt, is 'herstel' van kraakbeen mogelijk. Het gevormde weefsel zal

>>

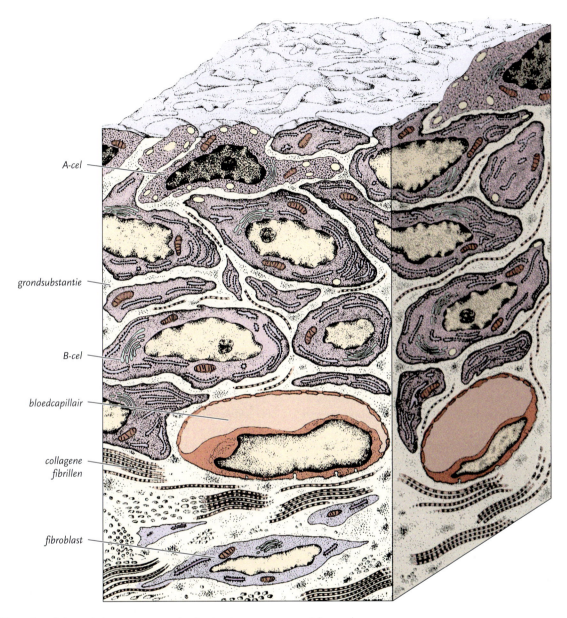

*Figuur 8.31 Schematische weergave van de ultrastructuur van een synoviale membraan.*
A- en B-cellen worden gescheiden door een kleine hoeveelheid homogene grondsubstantie. De bekledende cellen, die overigens niet volledig aaneensluiten, worden niet door een continue lamina basalis van het bindweefsel gescheiden. De bloedcapillairen zijn van het gefenestreerde type, waardoor de uitwisseling van stoffen tussen bloed en synoviale vloeistof wordt vergemakkelijkt.

>> echter voornamelijk fibreus zijn en nooit helemaal de goede eigenschappen van kraakbeen aannemen. Verschillende kleine laesies die op jongere leeftijd zijn ontstaan, kunnen later het optreden van meer gegeneraliseerde degeneratieve veranderingen bevorderen.

Het collageen van de kraakbeenmatrix dicht tegen het gewrichtsoppervlak is in arcaden gerangschikt; daardoor kan het kraakbeen goed weerstand bieden tegen druk bij belasting van het gewricht (fig. 8.29). De matrix van deze vorm van hyalien kraakbeen bestaat tevens voor 80% uit water, dat aan proteoglycanen gebonden is. Bij belasting wordt een deel van dit vocht uitgedreven naar de gewrichtsholte (schokabsorptie). Valt de belasting weg, dan wordt het vocht weer opgenomen, waarbij afstotende krachten tussen de negatief geladen glycosaminoglycanen extra veerkracht geven aan het kraakbeen en ruimte scheppen voor de watermoleculen. Deze waterbeweging is ook van betekenis voor de voeding van het kraakbeen, waarbij verschillende nutriënten en ook $O_2$ en $CO_2$ uitgewisseld worden tussen de synoviale vloeistof en het kraakbeen. Op oudere leeftijd neemt het watergehalte af, evenals de dikte van het gewrichtskraakbeen.

De activiteit van de osteochondrogene cellen wordt gestimuleerd door bewegingen van het gewricht. Dit is de reden dat bij langdurige onderbelasting, bijvoorbeeld door een gipsverband om een gewricht, de kwaliteit van de matrix achteruit zal gaan.

### Samenvatting

Bot vormt het belangrijkste steunweefsel van het lichaam en maakt door aanhechting van spieren bewegingen mogelijk. Het beschermt vitale organen, herbergt het beenmerg en vormt een belangrijke opslagplaats voor mineralen, zoals calcium en fosfaat. Bot is geen onvervormbaar weefsel; door continue veranderingen van krachten die op het bot inwerken, is het voortdurend aan remodellering onderhevig. Daarbij spelen drie celtypen een belangrijke rol:

1 **osteoblasten**, die botmatrix (**osteoïd**) aanmaken; zij raken ingesloten door de matrix en differentiëren tot osteocyten;
2 **osteocyten**, die het bot verder onderhouden;
3 **osteoclasten**, dit zijn multinucleaire cellen die bot kunnen afbreken.

We onderscheiden verschillende soorten botweefsel (zie fig. 8.13(a-j)). Macroscopisch toont het botweefsel van volwassenen twee vormen: (i) **compact bot**, zonder zichtbare holten, en (j) **spongieus bot**, een gebied met holten waartussen zich botbalkjes bevinden. Microscopisch onderscheiden we: (g) **primair (plexiform** of **gevlochten) bot**, dit is de 'onrijpe' vorm van botweefsel; het bevat collagene vezels die in allerlei richtingen door elkaar heen lopen; (h) **secundair (lamellair) bot**, dit is de 'rijpe' vorm van botweefsel, die wordt gekenmerkt door een evenwijdige rangschikking van collagene vezels in parallelle of concentrische lamellen. Deze lamellen worden gevoed vanuit een **kanaal van Havers** (osteonkanaal), waarin zich bloedvaten bevinden die vanuit het periost, via een **kanaal van Volkmann**, binnenkomen. Het kanaal van Havers met de bijbehorende lamellen noemt men een **osteon**.
Bot kan op twee manieren gevormd worden (fig. 8.13): (e) **endesmaal**, hierbij wordt botweefsel direct vanuit het bindweefsel gevormd, en (f) **enchondraal**, hierbij wordt botweefsel indirect gevormd door vervanging van kraakbeen door bot. In beide gevallen wordt eerst primair bot gevormd dat later vervangen wordt door secundair bot. Op grond van de wijze van botvorming en ook de plaats in het lichaam waar de botvorming optreedt, onderscheiden we de volgende bothistogenese (zie fig. 8.13). (a) **Intramembraneuze botvorming**; deze endesmale botvorming vindt plaats in de vorm van een membraan (vlies); het komt voor in de platte schedelbeenderen. (b) **Chondrale botvorming**, wordt onderverdeeld in: (c) **perichondrale botvorming** ('om het kraakbeen heen'), die voorkomt in de botmanchet, en (d) **enchondrale botvorming** ('in het kraakbeen'), die voorkomt in de primaire (diafyse) en secundaire botvormingscentra (epifyse) van de pijpbeenderen en in de **epifysaire schijven** (op de grens epifyse/diafyse).
Het kraakbeen in epifysaire schijven is verantwoordelijk voor **de lengtegroei** van de beenderen en ondergaat zeer specifieke veranderingen (proliferatie, zwelling en verkalking), waarna het enchondrale bot wordt afgezet op de kraakbeenresten; **de diktegroei** is het resultaat van verdergaande endesmale botafzetting aan de buitenzijde van de botmanchet.
Verschillende hormonen spelen een belangrijke rol bij het handhaven van de calciumbalans in het bloed en ook de groei van het bot staat onder nauwkeurige hormonale regulatie. Verstoring van de hormoonbalans kan leiden tot ziekten, zoals onder andere dwerggroei, reuzengroei en acromegalie.

# 9 Zenuwweefsel

Inleiding 193
Ontwikkeling 194
Neuronen 195
    Perikaryon 196
    Dendrieten 196
    Axonen 197
    Het neuronale cytoskelet 199
    Axonaal transport 201
    Zenuwimpuls 201
    Synapsen 202
Gliacellen 204
    Astrocyten 205
    Oligodendrocyten 207
    Microgliacellen 207
    Ependymcellen 207
Centrale zenuwstelsel 207
    Witte en grijze stof 207
    Grote hersenen 208
    Kleine hersenen 208
    Ruggenmerg 208
    Meninges 208
    Bloed-hersenbarrière 210
    Plexus choroideus en liquor cerebrospinalis 211
Perifere zenuwstelsel 215
    Zenuwvezels 215
    Cellen van schwann 215
    Gemyeliniseerde zenuwvezels 217
    Ongemyeliniseerde zenuwvezels 217
    Zenuwen 218
    Ganglia 219
Autonoom zenuwstelsel 219
    Orthosympathisch systeem 222
    Parasympathisch systeem 222
Degeneratie en regeneratie 222
    Neuronale plasticiteit 228
    Neuronale stamcellen 228
Samenvatting 228

## INLEIDING

Het zenuwstelsel is een zeer complex systeem dat bestaat uit meer dan honderd miljard **zenuwcellen** (**neuronen**). Doordat elk neuron gemiddeld ten minste duizend functionele connecties heeft met andere neuronen, ontstaat een uitgebreid **communicatienetwerk**. Door serieschakeling van neuronen kan snelle uitwisseling van informatie over grote afstanden plaatsvinden.

Het zenuwstelsel (fig. 9.1) kan als volgt worden onderverdeeld.
1. Het **centrale zenuwstelsel (CZS)**, bestaande uit hersenen en ruggenmerg. Hierin worden de neuronen, die lange uitlopers hebben, ondersteund door **gliacellen** (glia (Gr.) = lijm), die korte uitlopers hebben. Deze cellen ondersteunen, beschermen en isoleren neuronen. Het geheel van gliacellen noemt men de **neuroglia**. Het weefselcomplex waarin deze gliacellen liggen, blijkt elektronenmicroscopisch te bestaan uit een dicht opeengepakt complex van zenuw- en gliaceluitlopers; dit noemt men het **neuropileem** (zenuwvilt) van het CZS (fig. 9.4 en 9.17B).
2. Het **perifere zenuwstelsel (PZS)** omvat alle **zenuwen** (bundels van lange zenuwuitlopers met ondersteunende cellen) en kleine centra van zenuwcellen, de **ganglia**. Zenuwen en ganglia worden omgeven door bindweefsel, dat een beschermende en voedende taak heeft.

Neuronen reageren snel op veranderingen in hun omgeving (**prikkels**) met een wisseling van het elektrisch potentiaalverschil tussen binnen- en buitenzijde van hun celmembraan. Cellen met deze eigenschap, zoals neuronen, spiercellen en sommige kliercellen, worden **prikkelbaar** ('excitable') genoemd.

De potentiaalverandering kan beperkt blijven tot de plaats op de celmembraan waar de prikkel werd ontvangen. Zij kan zich ook langs de membraan over-

## 194 FUNCTIONELE HISTOLOGIE

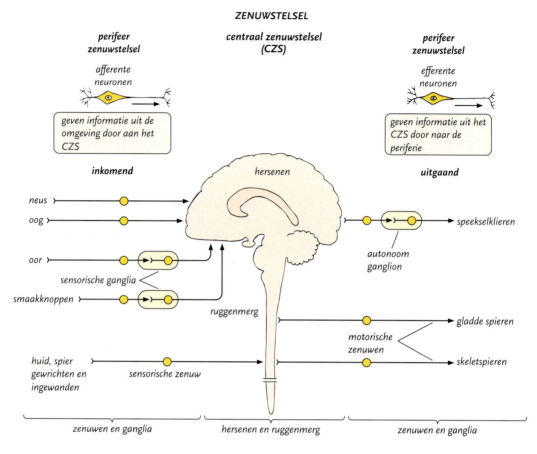

Figuur 9.1 Schematische afbeelding van de algemene functionele organisatie van het centrale en perifere zenuwstelsel.

Abnormale embryologische ontwikkelingen kunnen leiden tot ziekten zoals **spina bifida**, waarbij de ruggengraat niet gesloten wordt. Daarbij stulpen in ernstige gevallen ruggenmerg en meninges door de opening naar buiten. Bij de **ziekte van Hirschsprung** zijn neuralelijstcellen niet in staat te invaderen in de darmwand. Hierdoor mist de darmmucosa de gangliocellen in de plexussen van Auerbach en Meissner, het parasympathische innervatiesysteem, hetgeen tot dilatatie en hypertrofie van het colon leidt.

het hele neuron uitbreiden. Dit is de **zenuwimpuls** waarmee informatie wordt doorgegeven aan andere neuronen of aan spieren en klieren.

Door het creëren, analyseren, identificeren en integreren van informatie kan het zenuwstelsel twee belangrijke hoofdtaken uitoefenen:

1 het waarnemen en reguleren van interne condities (bijvoorbeeld bloeddruk, $O_2$- en $CO_2$-concentraties, glucose- en hormoonspiegels);
2 het reguleren van gedragspatronen (ten aanzien van voeding, voortplanting, zelfverdediging en andere interacties met de omgeving)

### ONTWIKKELING

Zenuwweefsel ontwikkelt zich uit ectoderm. De chorda dorsalis induceert een differentiatie in het ectoderm, waardoor de **neurale plaat** ontstaat. De randen hiervan verdikken, waardoor de **neurale groeve** ontstaat. Deze randen groeien verder uit en versmelten met elkaar tot de **neurale buis**. Hieruit ontwikkelt zich het hele centrale zenuwstelsel, inclusief neuronen, gliacellen, ependymcellen en epitheelcellen van de **plexus choroideus**.

Het ectoderm ter weerszijden van de neurale plaat wordt mee ingestulpt naar binnen. Na de sluiting van de neurale groeve tot neurale buis komen deze cellen aanvankelijk als de **neurale lijst** naast de

rifere ganglia en tevens chromaffiene cellen van het bijniermerg en melanocyten in de huid.

## NEURONEN

Zenuwcellen of neuronen zijn in volwassen toestand niet-meer-delende cellen die de communicatie binnen het zenuwstelsel, maar ook met andere weefsels (onder andere spieren), verzorgen. Het gaat hier om opneming, overbrenging en verwerking van prikkels, waarbij neurotransmitters en andere informatiemoleculen een rol spelen.

Neuronen (fig. 9.2) bestaan uit drie onderdelen.
1. Het **cellichaam** of **perikaryon**, met de kern als middelpunt: dit vormt het stofwisselingscentrum van de cel, dat ook gevoelig is voor prikkels.
2. De **dendrieten**: sterk vertakte uitlopers, meestal een aantal per neuron. Zij vangen meestal stimuli op en geleiden deze naar het cellichaam.
3. Het **axon**: een enkele, vaak zeer lange uitloper, die meestal impulsen naar andere cellen (neuronen, spiercellen of kliercellen) leidt.

Het distale uiteinde van het axon is gewoonlijk vertakt en wordt **telodendron** (**eindboompje**) genoemd. Elke **collaterale tak** van het telodendron eindigt met een verbreding (**eindknopje** of **bouton**) waarlangs overdracht van de impuls via specifieke contactplaatsen, de **synapsen**, naar andere neuronen of cellen plaatsvindt.

Neuronen met hun uitlopers tonen grote verschillen in vorm en grootte. Enkele, met een perikaryon van meer dan 150 µm, behoren tot de grootste cellen van het lichaam; andere zijn zeer klein, met een doorsnede van 4-5 µm.

Op grond van vorm en grootte kunnen neuronen als volgt onderscheiden worden (fig. 9.3).
1. **Multipolaire neuronen**, met meer dan twee uitlopers, waaronder één axon en meerdere dendrieten. De meeste neuronen zijn van dit type.
2. **Bipolaire neuronen**, met één axon en één dendriet. Zij komen onder andere voor in het gehoororgaan en het netvlies.
3. **Pseudo-unipolaire neuronen**, met één uitloper die op enige afstand van het perikaryon T-vormig splitst in een axon en een dendriet. Deze situatie komt veel voor bij spinale en craniale ganglia en laat een directe impulsgeleiding toe van dendriet naar axon.

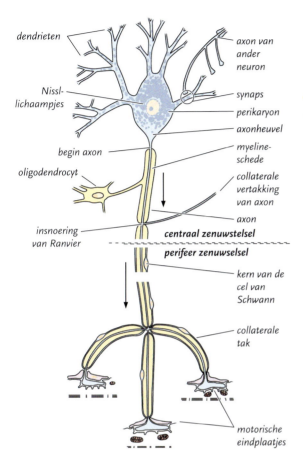

Figuur 9.2 *Schematische weergave van een motorneuron. Het cellichaam van het neuron heeft een zeer grote kern met fijn verdeeld chromatine en een goed ontwikkelde nucleolus. Het perikaryon bevat Nissl-lichaampjes, die ook in de grote dendrieten voorkomen. Uit de axonheuvel (zonder Nissl-lichaampjes) ontspringt het axon, dat op enige afstand van het perikaryon omgeven wordt door een myelineschede. Binnen het centrale zenuwstelsel wordt deze gevormd door oligodendrocyten, buiten het centrale zenuwstelsel door de cellen van Schwann. Rechtsboven een axon van een ander neuron met drie eindknopjes, waarvan er één een synaptische verbinding heeft met dit neuron (in cirkel). Drie motorische eindplaten dragen de zenuwimpuls over aan de dwarsgestreepte skeletspiervezels. Pijlen geven de richting van de zenuwimpuls aan.*

neurale buis te liggen. Uit deze cellen ontwikkelen zich de sensibele neuronen van de spinale ganglia, cellen van de pia mater en arachnoidea, postganglionaire neuronen van ortho- en parasympathische ganglia, cellen van Schwann, mantelcellen van pe-

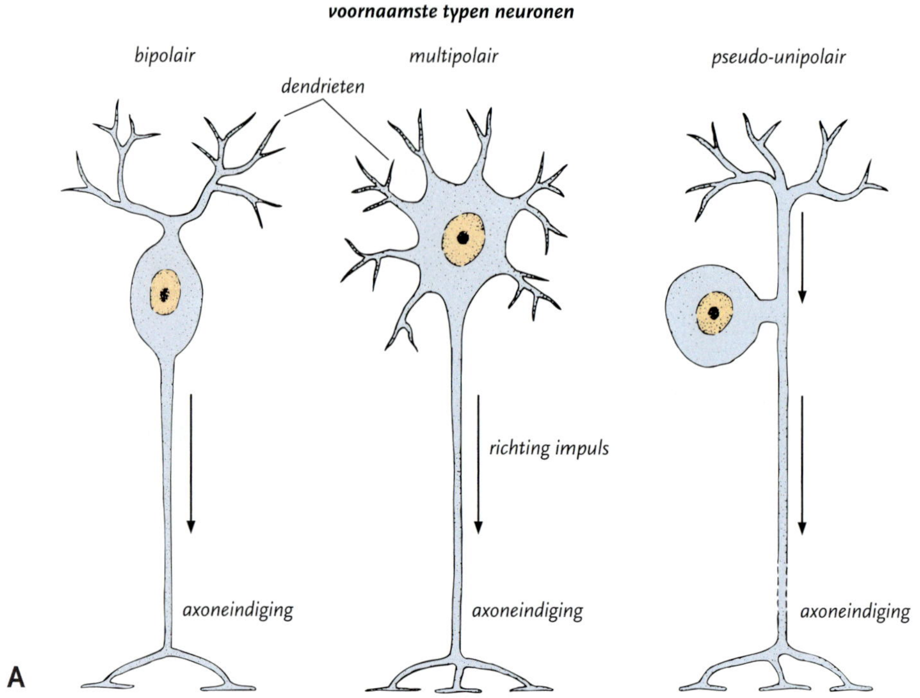

*voornaamste typen neuronen*

*bipolair*  *multipolair*  *pseudo-unipolair*

*dendrieten*

*richting impuls*

*axoneindiging*  *axoneindiging*  *axoneindiging*

A

*Figuur 9.3  Typen van neuronen.*
A   Vereenvoudigd beeld van drie hoofdtypen van neuronen die kunnen worden onderscheiden op grond van hun morfologie.

Zenuwcellen kunnen ook worden ingedeeld naar **functie**.

1. **Motorische (efferente)** neuronen (**motorneuronen**) beïnvloeden effectoren zoals spiervezels, exo- en endocriene klieren.
2. **Sensorische** of **sensibele (afferente)** neuronen ontvangen prikkels uit de omgeving en uit het lichaam zelf.
3. **Schakelneuronen (interneuronen)** verzorgen de verbinding tussen neuronen onderling binnen één kerngebied.
4. **Projectieneuronen** verbinden kerngebieden onderling.

**Perikaryon**
Het perikaryon bevat de kern van de zenuwcel en het direct daaromheen liggende cytoplasma, zonder de uitlopers (fig. 9.2). Dit perikaryon kan ook impulsen van andere neuronen op zijn oppervlak ontvangen.

De grote kern heeft een opvallende nucleolus en een fijn verdeeld chromatine. Tevens worden veel vrije polyribosomen en een sterk ontwikkeld RER aangetroffen (fig. 9.4). Dit alles wijst op een hoge eiwitsynthetiserende activiteit voor structurele eiwitten en exporteiwitten (neurotransmitters). Al in de negentiende eeuw konden het RER en de vrije polysomen, door kleuring met cresylviolet (kleuring van Nissl), worden waargenomen als basofiele elementen in het cytoplasma: de **Nissl-substantie** (Nissl-lichaampjes). De hoeveelheid van deze substantie verschilt al naar gelang het type zenuwcel en de activiteit ervan. Er is veel Nissl-substantie in grote zenuwcellen, zoals de motorische neuronen (fig. 9.5).

In het perikaryon liggen rond de kern een aantal afzonderlijke Golgi-complexen met blaasjes, waaromheen soms SER en lysosomen. Mitochondriën komen verspreid voor in het cytoplasma. Soms komen in het perikaryon pigmenten voor, zoals het **lipofuscine**, dat een residu is van onverteerd materiaal in lysosomen; het pigment wordt in grotere mate bij ouderen aangetroffen (**ouderdomspigment**).

**Dendrieten**
Dendrieten kunnen in grote aantallen per zenuwcel voorkomen. Zij zijn meestal kort, en boomvormig vertakt, waarbij zij dunner worden naarmate zij zich vertakken. Door deze vertakkingen kan een neuron impulsen uit een groot aantal eindigingen van axonen van andere cellen opnemen en integreren. De dendrieten van één Purkinje-cel in het cerebellum kun-

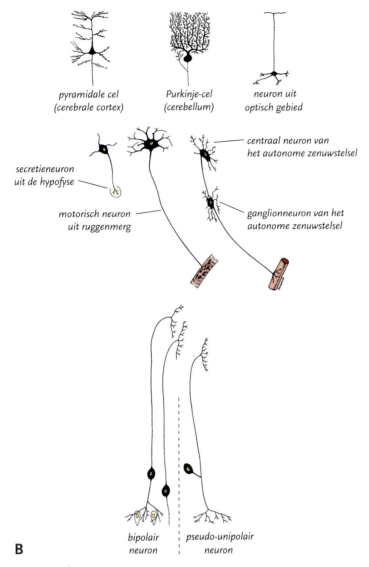

Figuur 9.3 Typen van neuronen (vervolg).
B  Schematische illustraties van verschillende typen neuronen. Alle neuronen die hier getekend zijn, met uitzondering van de bipolaire en pseudo-unipolaire neuronen die weinig voorkomen in zenuwweefsel, zijn van het meest voorkomende multipolaire type.

nen zo tot ongeveer 200.000 contactpunten hebben met de eindvertakkingen van axonen.

Het cytoplasma van een dendriet komt grotendeels overeen met dat van het perikaryon, maar mist een Golgi-complex.

Dendrieten zijn gewoonlijk bedekt met een groot aantal korte (1-3 μm) paddenstoelvormige uitsteeksels, 'spines' (spina = uitsteeksel) Zij vormen de plaatsen van synaptisch contact (zie synapsen).

De ruimtelijke verbreiding van de dendrietvertakkingen kan bestudeerd worden met de uit de vorige eeuw stammende zilverimpregnatietechniek volgens Golgi. Hierbij worden bij een deel van de neuronen het cellichaam en al hun uitlopers geïmpregneerd, waardoor zij zich zwart aftekenen (fig. 9.18).

### Axonen

De meeste neuronen hebben slechts één **axon**: een lange cilindervormige uitloper waarvan de diameter

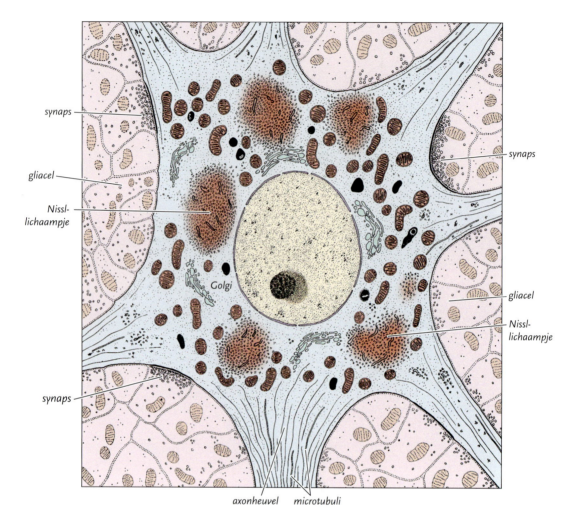

*Figuur 9.4 Schematische weergave van de ultrastructuur van een neuron.*
Het oppervlak van het neuron is geheel bedekt door synaptische uitlopers van andere neuronen óf door uitlopers van gliacellen. Ter plaatse van synapsen is de membraan van het neuron verdikt. Deze wordt hier de postsynaptische membraan genoemd. De uitloper zonder ribosomen (onderaan) is het axon. De andere uitlopers van het neuron zijn dendrieten.

en lengte voor elk type zenuwcel weer anders kunnen zijn. Axonen zijn meestal zeer lang, hoewel sommige schakelneuronen korte axonen hebben. De motorneuronen van het ruggenmerg die de voetspieren innerveren, kunnen bijvoorbeeld een lengte bereiken van ongeveer 1 meter. Binnen het CZS ontspringen soms zijtakken uit het axon; deze collateralen staan loodrecht op de lengte-as van het axon.

Een axon ontspringt uit het perikaryon via een korte trechtervormige uitstulping, de axonheuvel (fig. 9.6), waarin zich, evenals in het axon, geen RER bevindt. In een Nissl-preparaat is dit gebied dus helder omdat er geen kleuring optreedt. Bij zenuwcellen, waarvan het axon door een myelineschede omgeven

is, ligt er tussen de axonheuvel en het punt waar de myelineschede begint, een onbedekt beginsegment. Hier worden de verschillende activerende (excitatie) en remmende (inhibitie) signalen gesommeerd ('spike trigger zone'), hetgeen resulteert in het wel of niet doorlaten van een actiepotentiaal of zenuwimpuls.

De plasmamembraan van een axon wordt axolemma genoemd; de inhoud wordt aangeduid met axoplasma. Het axoplasma bevat mitochondriën en enkele cisternen van SER. Door de afwezigheid van polyribosomen, RER en Golgi-complex is het axon voor zijn bestaan afhankelijk van het perikaryon. Wanneer het axon beschadigd wordt, degenereren zijn distale delen.

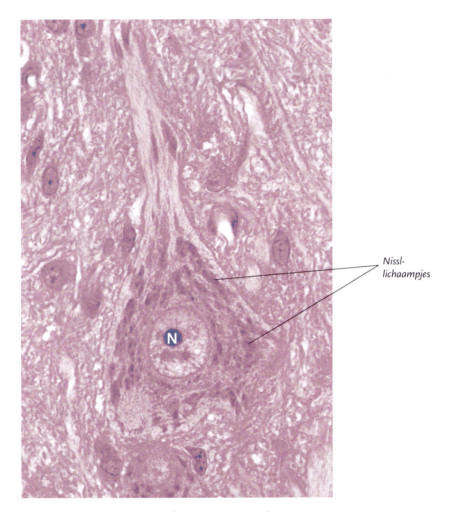

*Figuur 9.5 LM-opname van motorische neuronen uit het ruggenmerg van de mens.*
Het cytoplasma bevat een groot aantal Nissl-lichaampjes, rondom de celkern (N). Rondom de neuronen ziet men celkernen van talrijke glia- en endotheelcellen, waarvan het cytoplasma niet zichtbaar is.

Hoewel **intracraniële tumoren** voor circa 50% afkomstig zijn van zenuwweefsel, zijn zij zelden afkomstig van de neuronen in het CZS. De meeste intracraniële tumoren zijn afkomstig van **gliacellen** (bijvoorbeeld benigne oligodendrogliomen en fatale maligne astrocytomen). Er kunnen ook tumoren ontstaan uit het bindweefsel dat geassocieerd is met het zenuwstelsel (bijvoorbeeld benigne fibromen of maligne sarcomen). Tumoren die ontstaan uit neuronen van het PZS, kunnen zeer maligne zijn (bijvoorbeeld neuroblastomen, die voornamelijk voorkomen bij kinderen

## Het neuronale cytoskelet
Zowel in het perikaryon, de dendrieten en het axon vinden we elementen van het cytoskelet.
1. **Neurofilamenten**: intermediaire filamenten met een diameter van 10 nm. Zij zijn zeer talrijk en bij impregnatie met zilver als **neurofibrillen** zichtbaar in de lichtmicroscoop.
2. **Neurotubuli**: microtubuli die zeer lang zijn; zij reiken vaak tot in de uiteinden van het axon.
3. **Actinefilamenten**: microfilamenten die voornamelijk in het axon voorkomen.

De elementen van het neuronale cytoskelet geven het perikaryon en de uitlopers een zekere stevigheid. Dit is noodzakelijk omdat in het centrale zenuwstelsel, in tegenstelling tot elders in het lichaam, geen steun-

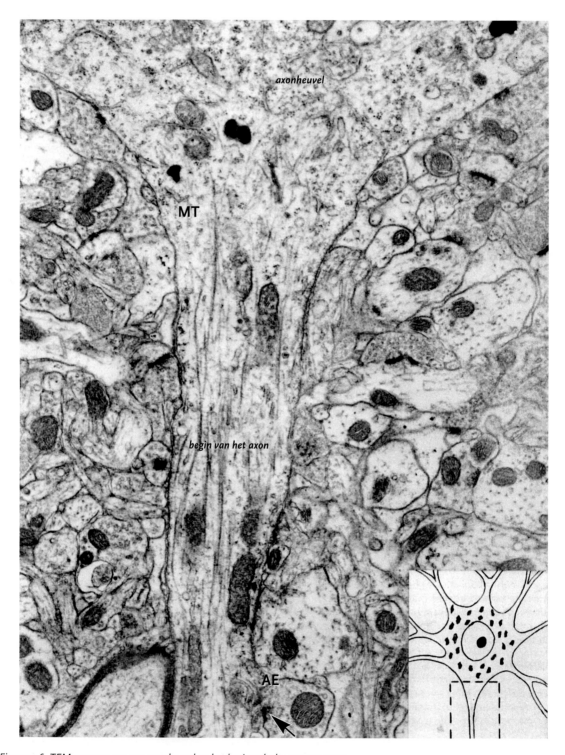

*Figuur 9.6 TEM-opname van een axonheuvel en het begingedeelte van een axon.*
De positie ten opzichte van het neuron als geheel wordt in het kader rechtsonder aangegeven. De axonheuvel is arm aan ribosomen en cisternen van het ruw endoplasmatisch reticulum (RER). De rangschikking van de microtubuli (MT) in bundels begint in de axonheuvel en wat duidelijker in het initiële segment van het axon. Het eindvoetje van een ander axon, onder in de foto (AE, pijl), heeft een synaptische verbinding met het beginstuk van het axon. Let erop dat er vrijwel geen intercellulair materiaal in het zenuwweefsel is te zien (zie ook fig. 9.4). 26.000 ×. (opname A. Peters)

weefsels voorkomen. Hiernaast vervullen neurotubuli ook een rol bij het transport van eiwitten naar de verafgelegen eindknopjes.

**Axonaal transport**
In het axon vindt een intensief bidirectioneel transport van producten plaats.
1. **Anterograad transport**: in het perikaryon vindt een vrijwel continue aanmaak van eiwitten, glycoproteïnen en andere macromoleculen plaats, die via het axon naar de uiteinden getransporteerd worden. Zij dienen onder andere ter vervanging van de eigen substantie van het axon, waarbij ook hele organellen getransporteerd kunnen worden. Via een **trage axonale stroming** (enkele mm per dag) worden vele eiwitten, waaronder enzymen, bestanddelen voor microtubuli, actine en neurofilamenten, vervoerd. Via het **snelle axonale transport** (20-40 mm per dag) worden celorganellen (mitochondriën), maar ook vesikels met neurotransmitters, neuropeptiden en secretie-eiwitten naar het eindknopje vervoerd.
2. **Retrograad transport**: dit transport vervoert onder andere membraanfragmenten, lege vesikels en brokstukken van eiwitten terug naar het perikaryon, waar zij kunnen worden hergebruikt of lysosomaal afgebroken (brokstukken van eiwitten zullen eerder door **proteasomen** worden afgebroken). Ook materiaal dat via endocytose opgenomen wordt (virussen en toxinen), kan op deze wijze retrograad getransporteerd worden.

Aan het axonale transport gerelateerde eiwitten zijn:
1. **kinesine**, een microtubuliafhankelijk ATP-ase dat, gekoppeld aan vesikels, het anterograde transport bewerkstelligt;
2. **dyneïne**, een eiwit dat het retrograde transport van vesikels via microtubuli bewerkstelligt (zie ook hoofdstuk 3).

**Zenuwimpuls**
Het zenuwstelsel kan **zenuwimpulsen** (actiepotentialen) genereren, voortgeleiden en integreren. De voortgeleiding van de impuls voltrekt zich in en om het axolemma zonder dat hiervan microscopisch iets is waar te nemen.
Zenuwimpulsen worden als elektrische signalen door voortgaande **membraandepolarisatie** van het axon doorgegeven naar het axonuiteinde. De impuls kan aan andere neuronen of effectorcellen (spiercellen, kliercellen) worden overgedragen via **synapsen**

(zie hierna). De veranderingen in een membraanpotentiaal zijn het gevolg van passage van ionen door speciale **ionenkanalen**. In rust is het axolemma doorgankelijk voor K$^+$-ionen, waaraan het axoplasma zeer rijk is, in tegenstelling tot andere ionen zoals Na$^+$, dat zich buiten de cel in hoge concentraties bevindt. Het uitlekken van K$^+$-ionen leidt tot een potentiaalverschil van 70-90 mV (positief buiten, negatief binnen), waarna geen verder uittreden van K$^+$-ionen meer plaatsvindt. Deze toestand heet de **rustpotentiaal**. De concentratieverschillen tussen buiten (veel Na$^+$) en binnen (veel K$^+$) worden door energieverbruikende ionenpompen in stand gehouden (onder andere Na$^+$/K$^+$-ATP-ase).

Wanneer een **depolariserende impuls** (door inwerking van een neurotransmitter of door een naderende impuls) een bepaald deel van een zenuwcelmembraan treft, worden spanningsafhankelijke ionenkanalen geopend, waardoor de buiten de cel aanwezige Na$^+$-ionen naar binnen stromen. Hierdoor ontstaat een omkering van het potentiaalverschil, waarbij de buitenzijde van de membraan negatief wordt ten opzichte van de binnenzijde. Deze potentiaalsprong verplaatst zich langs de membraan (de **actiepotentiaal**). Waar deze golf is gepasseerd, sluiten de Na$^+$-kanalen zich weer en gaan de K$^+$-kanalen die onder invloed van de depolarisatiegolf dicht waren gegaan, open. Na een zekere tijd (**refractaire periode**) herstelt zich de oude toestand en kan de membraan een nieuwe prikkel verwerken. Dit alles gaat zeer snel. Neuronen kunnen enkele honderden actiepotentialen per seconde genereren.

Een actiepotentiaal verspreidt zich als een golf langs een **ongemyeliniseerd** (niet van een myelineschede voorzien) **axon** in beide richtingen. Waar deze depolarisatiegolf een telodendron bereikt met synaptische blaasjes, veroorzaakt deze het vrijkomen van **neurotransmitters** en kan signaaloverdracht in de **synaps** plaatsvinden.

Bij gemyeliniseerde zenuwvezels liggen Na$^+$-kanalen vrijwel alleen in het axolemma ter plaatse van de **insnoering van Ranvier** (zie hierna, fig. 9.27) waar het axon bloot ligt. Hier is het axon dus prikkelbaar. De tussengelegen, internodale gebieden zijn niet prikkelbaar, maar hebben uitstekende geleidingseigenschappen, waardoor zij een depolarisatiegolf sprongsgewijs naar een volgende insnoering van Ranvier zenden. Deze zogenoemde **saltatoire impulsgeleiding** (saltare (Latijn) = springen) is veel sneller dan de continue geleiding bij mergloze vezels.

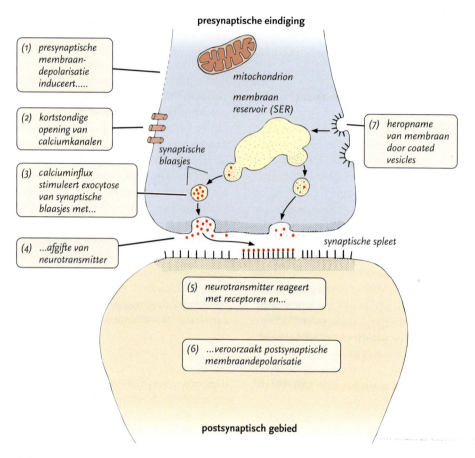

Figuur 9.7 *De belangrijkste functionele aspecten van de twee delen van de synaps: het presynaptische axonuiteinde en het postsynaptische gebied van het volgende neuron in het circuit.*
De getallen geven de volgorde van de activiteiten weer. SER: glad endoplasmatisch reticulum.

## Synapsen

Een **synaps** is de plaats van signaaloverdracht van een neuron naar een ander neuron of een effectorcel (spiercel, kliercel). De signaaloverdracht kan (1) elektrisch of (2) chemisch plaatsvinden.

**Elektrische synapsen** komen weinig voor in het zenuwstelsel. Een directe signaaloverdracht door middel van het transport van ionen via nexusverbindingen is in deze categorie de relatief meest voorkomende.

**Chemische synapsen** zijn de meest voorkomende. Hierbij wordt de zenuwimpuls omgezet in een chemisch signaal (fig. 9.7).

1  De zenuwimpuls (actiepotentiaal) opent **spanningsgestuurde kanalen** ('voltage-gated channels') in de **presynaptische membraan**, waardoor een instroom van $Ca^{2+}$-ionen optreedt.

2  De calciuminflux veroorzaakt een onmiddellijke **exocytose** van de **neurotransmitter** die in de synaptische vesikels in het zenuwuiteinde klaarligt. De extra hoeveelheid membraan die hierdoor toegevoegd wordt aan de presynaptische membraan, kan gerecycled worden via endocytose en soms worden hergebruikt voor de vorming van nieuwe transmitterblaasjes.

3  De transmitter komt vrij in de 15-40 nm brede **synaptische spleet**, tussen de **pre-** en **postsynaptische membraan**, en bindt als ligand aan receptoren op de postsynaptische membraan. Hierdoor kunnen ligandgestuurde ionkanalen ('ligand-gated channels') geopend worden, waardoor influx van $Na^+$-ionen optreedt en er een nieuwe actiepotentiaal opgewekt wordt. De duur van de synaptische signaaltransmissie is in de regel minder dan 1 ms.

De synaptische spleet is een afgesloten ruimte, zodat transmitters zich niet buiten de spleet kun-

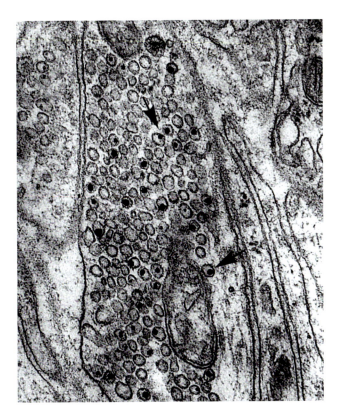

*Figuur 9.8 Adrenerg zenuwuiteinde.*
Er zijn veel blaasjes (pijlen) met donkere elektronendichte inhoud, die noradrenaline bevatten (diameter van de blaasjes is ca. 50 nm).

nen verspreiden. Door lokaal aanwezige enzymen kunnen reeds benutte transmitters effectief worden afgebroken; zij kunnen ook geëndocyteerd worden, waardoor continue prikkeling van de postsynaptische membraan voorkomen wordt. Op de presynaptische membraan komen autoreceptoren voor die reeds uitgescheiden transmitters kunnen binden en, door terugkoppeling, een regulerende functie kunnen uitoefenen op de overdracht van impulsen.

De synaptische transmissie is in hoofdzaak een eenrichtingsverkeer dat van groot belang is voor de functionele polariteit van neuronale netwerken.

De signaaloverdracht in de synaps hoeft niet tot weer een actiepotentiaal te leiden omdat er, afhankelijk van het type receptor, ook neurotransmitters zijn die remmend kunnen werken (hyperpolarisatie) of via 'second-messenger'-systemen de respons kunnen beïnvloeden (**neuromodulatoren** of **neurohormonen**). Momenteel zijn er meer dan honderd neurotransmitters (en neuromodulatoren) aangetoond. Zij worden onderverdeeld in: (1) kleine moleculen; (2) catecholaminen; en (3) neuroactieve peptiden (tabel 9.1, fig. 9.8). De bekendste hiervan zijn acetylcholine en noradrenaline.

> De **ziekte van Huntington** (chorea van Huntington) begint tussen het 30e en 50e levensjaar en leidt tot ernstige spierspasmen en gewrichtsstoornissen. Men heeft sterke aanwijzingen dat dit samenhangt met een verlies aan cellen die de inhibitieneurotransmitter **GABA** produceren. De **ziekte van Parkinson**, die onder andere tot verlammingsverschijnselen leidt, wordt gerelateerd aan de afwezigheid van **dopamine** in bepaalde gebieden van de hersenen.

Synapsen zijn rigide structuren. De pre- en postsynaptische membranen aan weerszijden van de spleet zijn verdikt en bevatten allerlei enzymen en andere eiwitten die bij de transmissie van pas komen. Karakteristiek voor de presynaptische eindiging is

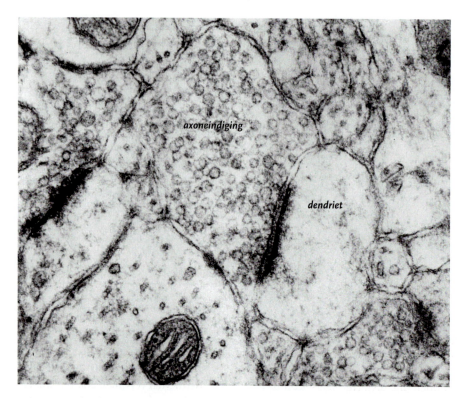

*Figuur 9.9 TEM-opname uit de schors van de grote hersenen.*
In het midden van de afbeelding is een cholinerge synaps te zien tussen een axoneindiging en een dendriet. Ter plaatse van de synaps zijn zowel de axonale (presynaptische) als de dendritische (postsynaptische) membraan verdikt. De axoneindiging bevat talrijke synaptische blaasjes. 90.000 ×. (opname J. Peters)

het voorkomen van talrijke synaptische vesikels en mitochondriën (fig. 9.9).

Tussen zenuwcellen onderling worden verschillende synapsen onderscheiden (fig. 9.10):
1 axo-dendritisch: tussen axon en dendriet;
2 axo-somatisch: tussen axon en perikaryon;
3 axo-axonisch: tussen twee axonen;
4 synaps tussen axon en effectorcel, zoals tussen zenuw- en spiercel (motorische eindplaat) of zenuw- en kliercel.

### GLIACELLEN

Gliacellen (fig. 9.11) zijn cellen die neuronen zowel mechanisch als metabool kunnen ondersteunen en beschermen (in het CZS komt, behalve rond de bloedvaten, geen bindweefsel voor). In feite worden neuronen in het CZS over het gehele oppervlak bedekt met uitlopers van gliacellen (fig. 9.4 en 9.6). Gliacellen kunnen een modulerende rol spelen bij de impulsoverdracht. Er bestaan ongeveer tien keer zoveel gliacellen als neuronen.

Gliacellen die alleen in het CZS voorkomen zijn **astrocyten, oligodendrocyten, microglia** en **ependym-**

**Tabel 9.1** Veelvoorkomende neurotransmitters

| Kleine moleculen | Catecholaminen | Neuroactive peptiden |
|---|---|---|
| Glutamaat | Dopamine | Substance-P |
| GABA (gamma-aminoboterzuur) | Norepinefrine | Enkefaline |
| Glycine | Serotonine | Endorfine |
| Acetylcholine | Histamine | Vasopressine |
| | | Vasoactive intestinal peptide (VIP) |

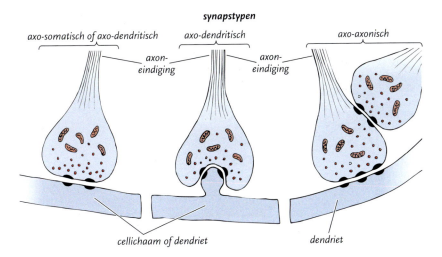

*Figuur 9.10 Eindvertakkingen van axonen geven meestal de zenuwimpuls door aan een zenuwcellichaam of, minder vaak, aan een ander axon.*
(gewijzigd overgenomen uit: Cormack 1993)

cellen. Het geheel van deze cellen duidt men aan met **neuroglia** (tabel 9.2). In routinekleuringen ziet men lichtmicroscopisch van gliacellen alleen de kernen tussen de neuronen (fig. 9.5). Het weefselcomplex waarin deze gliacellichamen liggen, blijkt elektronenmicroscopisch te bestaan uit dicht opeengepakte doorsneden van zenuw- en gliaceluitlopers: het **neuropileem (zenuwvilt)** (fig. 9.6, 9.17B).

De cellen van Schwann, die voorkomen in het PZS, worden momenteel ook tot de gliacellen gerekend.

### Astrocyten

Astrocyten ('stervormig') zijn de grootste gliacellen en worden gekenmerkt door vele uitlopers die aan het eind verbreed zijn. Deze **eindvoetjes** eindigen vaak op de wand van capillairen (trompetvoetjes) en vormen hieromheen een vrijwel continue schede (fig. 9.12). Astrocyten omhullen met andere eindvoetjes ook zenuwcellen en hun uitlopers, waarbij zij de plaatsen van synaptisch contact tussen zenuwcellen afgrenzen. Astrocyten vormen tevens de **pia mater** (de binnenste grenslaag van het CZS).

Astrocyten bevatten 8 nm dikke **gliafilamenten** (fig. 9.13), die behoren tot de intermediaire filamenten. Met antilichamen tegen deze filamenten kunnen astrocyten specifiek aangekleurd worden. De filamenten geven steun aan het zenuwweefsel. Naast de steunfunctie spelen astrocyten een rol bij de voeding van neuronen. De eindvoetjes die eindigen op de wand van capillairen maken contact met endotheelcellen. Verondersteld wordt dat via deze uitlopers moleculen en ionen van het bloed naar de neuronen getransporteerd kunnen worden.

Astrocyten vervullen ook vele andere taken. Bij beschadiging van het centrale zenuwstelsel prolifereren zij en vullen de lacunes op. Zij produceren groeifactoren en kunnen daarmee het regeneratieve vermogen van het CZS beïnvloeden. Ook houden zij een bepaald micromilieu rondom neuronen in stand. Ze zorgen ervoor dat de tijdens de impulsoverdracht vrijgekomen neurotransmitters en andere ionen snel verwijderd worden, zodat nieuwe impulsoverdrachten hierdoor niet beïnvloed worden.

Daarnaast spelen astrocyten een rol bij vele regulerende functies in het centrale zenuwstelsel. Daartoe beschikken ze over adrenerge receptoren en aminozuur- en peptidereceptoren en scheiden ze vele metabole en neuroactieve stoffen uit, zoals peptiden van de angiotensinefamilie, vasoactief endotheline, somatostatine en de opioïdprecursor enkefaline.

Astrocyten communiceren met elkaar via 'gap junctions' (nexusverbindingen). Dit maakt het uitwisselen van informatie over grote afstanden mogelijk. Door middel van 'gap junctions' en de afgifte van verschillende cytokinen kunnen astrocyten communiceren met oligodendrocyten en daarmee de turnover van myeline beïnvloeden.

Astrocyten kunnen worden ingedeeld in:
1 **fibreuze astrocyten**, met lange, meestal onvertakte uitlopers, die voornamelijk in de witte stof voorkomen (fig. 9.13);

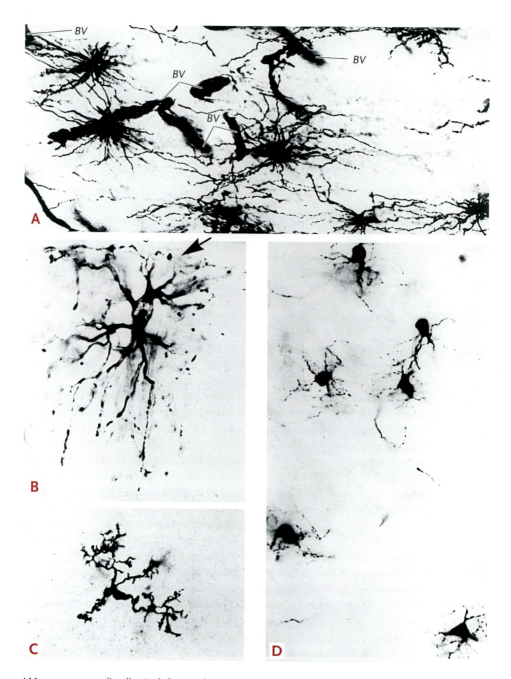

*Figuur 9.11* LM-opnamen van gliacellen in de hersenschors van een aap na zilverimpregnatie.
A  Fibreuze astrocyten en bloedvaten (BV). 1000 ×.
B  Protoplasmatische astrocyt bij de hersenoppervlakte (pijl). 1900 ×.
C  Microglia. 1700 ×.
D  Oligodendrocyten. 1900 ×. (bron: Weiss 1983)

2  protoplasmatische astrocyten, met vele korte, vertakte uitlopers, die in de grijze stof worden aangetroffen (fig. 9.11B).

Verondersteld wordt dat fibreuze en protoplasmatische astrocyten varianten van één celtype zijn.

## Oligodendrocyten

Oligodendrocyten komen in geringere aantallen voor dan astrocyten. Zij zijn kleiner en hebben minder uitstulpingen, die weinig vertakt zijn (fig. 9.11D). Elektronenmicroscopisch zijn deze cellen het donkerste. Oligodendrocyten liggen in rijen tussen axonbundels en vormen myelineschedes rondom de neuronen, die dienen als isolatiemateriaal. Het myeline wordt gevormd doordat uitlopers van oligodendrocyten zich enkele malen om de axonen wikkelen (fig. 9.14), een proces dat bij de geboorte nog in volle gang is. Eén oligodendrocyt kan meerdere nabijgelegen axonen myeliniseren. Hiermee is deze cel een homoloog van de cel van Schwann in het perifere zenuwstelsel (zie hierna).

## Microgliacellen

Microgliacellen zijn kleine cellen met een ovale kern en korte uitlopers (fig. 9.11C), die verspreid door het CZS liggen; zij bevatten talrijke lysosomen. Deze cellen zijn de macrofagen van het CZS: bij celverval, bijvoorbeeld na een bloeding en in een ontstekingsinfiltraat, ronden zij zich af, worden amoeboïd beweeglijk en gaan fagocyteren. Bij degeneratie en afbraak van zenuwbundels nemen zij vrijgekomen vetachtige substanties op uit myelineresten. Zo ruimen zij, tijdens de ontwikkeling van het zenuwstelsel, degenererende cellen op, die zijn ontstaan als gevolg van geprogrammeerde celdood (apoptose). Tevens scheiden zij ontstekingsmediatoren uit (neutrale proteasen, cytokinen, chemokinen, oxidatieve radicalen) en kunnen zij optreden als antigeenpresenterende cellen (hoofdstuk 15).

In tegenstelling tot andere neuroglia zijn microgliacellen niet afkomstig van de neurale buis, maar uit voorlopercellen in het beenmerg.

## Ependymcellen

Ependymcellen (fig. 9.20) bekleden de holten (ventrikels, centraal kanaal) van de hersenen en het ruggenmerg en staan dus in direct contact met de **liquor cerebrospinalis** die deze ruimten vult. Zij zijn afkomstig van de binnenbekleding van de neurale buis en behouden hun epitheliale rangschikking, terwijl de overige cellen van de neurale buis uitlopers vormen en zich differentiëren tot neuronen of gliacellen.

Het apicale oppervlak van de ependymcellen vormt een afgrenzing naar de hersenliquor. De basale uitlopers van deze cellen fungeren tezamen met de uitlopers van andere gliacellen, zoals fibreuze astrocyten, als steun voor neuronen. Het ependym vormt op enkele plaatsen een **plexus choroideus** (zie hierna), waar de liquor cerebrospinalis wordt geproduceerd.

> **Multipele sclerose** (MS) wordt gekarakteriseerd door een demyelinisatie van onderdelen van het CZS (onder andere de witte stof van het cerebrum, cerebellum en het ruggenmerg). Bij deze ziekte, waarbij in bepaalde fasen veel ontstekingsprocessen voorkomen en oedeem ontstaat, spelen **microgliacellen** een rol bij het opruimen van de restanten van myelineschedes, door receptor-gemedieerde fagocytose en lysosomale activiteit.

### CENTRALE ZENUWSTELSEL

Het centrale zenuwstelsel bestaat uit de grote hersenen (cerebrum), kleine hersenen (cerebellum) en het ruggenmerg. Het bevat bijna geen bindweefsel en is daarom een relatief zacht geleiachtig orgaan.

## Witte en grijze stof

Wanneer hersenen en ruggenmerg dwars worden doorgesneden, worden gebieden met witte en grijze stof waargenomen. Dit wordt veroorzaakt door het verschil in distributie van myeline, dat er wit uitziet (fig. 9.15).

**Tabel 9.2** Herkomst en belangrijkste functies van gliacellen

| Type gliacel | Herkomst | Voorkomen | Belangrijkste functie |
|---|---|---|---|
| Astrocyt | Neurale buis | Centrale zenuwstelsel | Steunfunctie (o.a. voor capillairen); zorgt voor herstel na beschadigingen en vele andere regulerende functies (zie tekst) |
| Oligodendrocyt | Neurale buis | Centrale zenuwstelsel | Vorming myelineschede (isolatieaxonen in CZS) |
| Microgliacel | Beenmerg | Centrale zenuwstelsel | Macrofagen van CZS |
| Ependymcel | Neurale buis | Centrale zenuwstelsel | Bekleding van de holten van het CZS |
| Cel van Schwann | Neurale buis | Perifere zenuwstelsel | Vorming myelineschede (isolatieaxonen in PZS) |

1 **De witte stof** bevat voornamelijk gemyeliniseerde axonen en neurogliacellen.
2 **De grijze stof** bevat de cellichamen van neuronen, gemyeliniseerde en vooral ongemyeliniseerde zenuwvezels, en neurogliacellen. Hier komen ook de meeste synapsen voor.

In de hersenen is de grijze stof voornamelijk gelokaliseerd aan de periferie (**cortex**) van cerebrum en cerebellum, terwijl de witte stof dieper ligt (fig. 9.16). Het omgekeerde geldt voor het ruggenmerg: de witte stof is perifeer gelokaliseerd en de grijze stof centraal (fig. 9.17), waar het in dwarsdoorsnee in de vorm van een **H** (of vlindervorm) te zien is.

### Grote hersenen
Voor de integratieve functies van het zenuwstelsel is de schors van de grote hersenen (**cortex cerebri**) belangrijk. Zij bestaat uit een zestal lagen waarin een dicht complex van neuronen (onder andere **piramidecellen**) voorkomt. Figuur 9.18 geeft een beeld van de uiterst complexe cellulaire verhoudingen binnen de cortex na zilverimpregnatie.

### Kleine hersenen
De schors van de kleine hersenen (**cortex cerebelli**) heeft drie lagen:
1 een buitenste **moleculaire laag**, die voornamelijk waaiervormige dendrietvertakkingen van de cellen van Purkinje bevat;
2 een **centrale laag**, waarin onder andere de cellichamen van de cellen van Purkinje liggen;
3 de **korrellaag**, met een dichte opeenpakking van voornamelijk kleinere neuronen (fig. 9.16A). Het geheel van de cerebellaire schors wordt door allerlei **schakelneuronen** verder geïntegreerd.

### Ruggenmerg
In de grijze stof ligt, midden in de horizontale as van de H-figuur, de **canalis centralis**. Deze is bekleed met ependymcellen en is een overblijfsel van het lumen van de neurale buis.

De grijze stof van de 'benen' van de H-figuur zijn de **ventrale hoorns** of **voorhoorns** (fig. 9.17A). Zij bevatten grote **motorische neuronen**, waarvan de axonen als ventrale wortels het ruggenmerg verlaten. De 'armen' van de H-figuur vormen de **achterhoorns** (fig. 9.17A). Zij ontvangen sensorische prikkels uit de **spinale ganglia**.

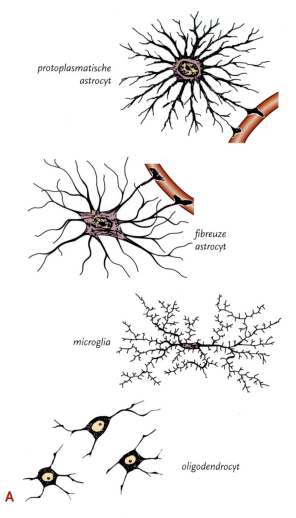

Figuur 9.12 Neuroglia.
A Afbeeldingen van neurogliacellen zoals die worden waargenomen in preparaten die met speciale metaalzoutimpregnaties zijn behandeld
Eindvoetjes, die op de wanden van bloedcapillairen eindigen (trompetvoetjes), komen alleen bij astrocyten voor.

### Meninges
Het CZS wordt beschermd door de schedel en de wervelkolom. Het wordt bovendien omhuld door drie bindweefselvliezen (fig. 9.19), de **meninges**. Van buiten naar binnen zijn dit de **dura mater** (het harde hersenvlies), de **arachnoidea** (het spinnenwebvlies) en de **pia mater** (het zachte hersenvlies). De arachnoidea en de pia mater zijn nauw met elkaar verbonden en worden tezamen ook wel als **pia-arachnoidea** aangeduid.

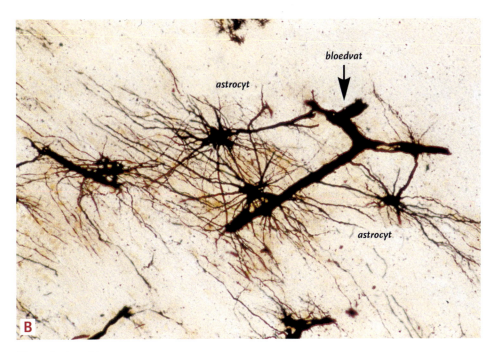

*Figuur 9.12 Neuroglia (vervolg).*
B  LM-opname van een met zilver gekleurd preparaat, waarin fibreuze astrocyten te zien zijn, die met hun trompetvoetjes eindigen op de wand van bloedvaten.

## *Dura mater*

De buitenste begrenzing van het CZS, de **dura mater**, bestaat uit dicht bindweefsel dat continu verbonden is met het binnenste periost van de schedelbeenderen. In de wervelkolom daarentegen is de dura mater van het periost van de wervels gescheiden door de **epidurale ruimte**, waarin zich dunwandige venen, losmazig bindweefsel en vetweefsel bevinden. De dura mater is van de arachnoidea gescheiden door een **subdurale ruimte**, waarin zich dunwandige venen, losmazig bindweefsel en vetweefsel bevinden.

## *Arachnoidea*

De **arachnoidea** bestaat uit **twee componenten**:
1. een laag die tegen de dura mater aan ligt, daarvan echter steeds gescheiden door de subdurale ruimte;
2. een systeem van balkjes (trabeculae), dat deze laag met de pia mater verbindt. De trabeculae bestaan uit '**arachnoid trabecular cells**' (gemodificeerde fibroblasten) en enkele collagene vezels. De ruimte tussen de balkjes is de **subarachnoïdale ruimte**. Zij is geheel gescheiden van de subdurale ruimte en gevuld met **liquor cerebrospinalis**, die hierin circuleert. De met liquor gevulde subarachnoïdale ruimte functioneert onder andere als een vochtkussen dat het zenuwweefsel tegen trauma door stoten beschermt.

De arachnoidea bestaat uit bindweefsel zonder bloedvaten en is bekleed met eenzelfde endotheelachtige laag als de laag die de dura mater aan de binnenzijde bekleedt. Omdat in het ruggenmerg de arachnoidea minder trabeculae heeft, kan deze laag daar beter van de pia mater worden onderscheiden.

Op enkele plaatsen boort de arachnoidea zich door de dura mater heen en vormt uitstulpingen die eindigen in de veneuze sinussen van de dura: de **villi arachnoidales**. Hun functie is de afvoer van liquor cerebrospinalis naar het bloed in de veneuze sinussen. Op oudere leeftijd versmelten deze villi tot grotere eenheden, waardoor ze met het blote oog te zien zijn (granulaties van Pacchioni).

## *Pia mater*

De pia mater is rijk aan bloedvaten en ligt dicht tegen het zenuwweefsel aan, zonder in direct contact te komen met zenuwcellen of vezels. Tussen beide ligt steeds een dunne laag, gevormd door uitstulpingen (voetjes) van astrocyten, die stevig aan de pia mater zijn vastgehecht (membrana limitans gliae).

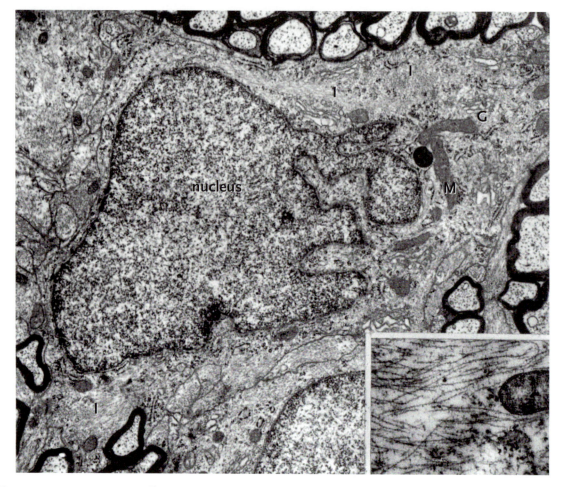

*Figuur 9.13 TEM-opname van een fibreuze astrocyt.*
G: Golgi-complex; M: mitochondrium; I: intermediaire filamenten. 12.000 ×. In het kader rechtsonder is de vergroting 42.000 ×, waardoor de talrijke filamenten in het cytoplasma goed kunnen worden waargenomen. (opname J. Peters)

De bedekkende platte mesenchymale cellen van de pia mater volgen alle oneffenheden van het oppervlak van het CZS. De pia mater dringt daarin binnen tezamen met grotere bloedvaten. Dit gebeurt in tunnels, de **perivasculaire ruimten**, die bekleed zijn met een laagje glia, waartegen enig bindweefsel van de pia mater ligt. Dit vormt een barrière voor de cerebrospinale vloeistof.

Nog voordat de bloedvaten zich vertakt hebben tot capillairen, verdwijnt de bekleding met pia mater en blijft als afschermende laag alleen de laag met astrocytenuitlopers over (fig. 9.19).

### Bloed-hersenbarrière

De samenstelling van de interstitiële vloeistof die de neuronen in het CZS omringt, en die essentieel is voor een goed functioneren van neurale netwerken, is verschillend van de extracellulaire vloeistof elders in het lichaam.

In het bloedplasma komen grote schommelingen voor van sterk werkzame moleculen die zeer storend zouden werken op de neurale functies. Om hiertegen bescherming te bieden is er de bloed-hersenbarrière, die goed doorgankelijk is voor $O_2$, $CO_2$ en vetoplosbare, niet al te grote moleculen (waaronder anesthetica), maar impermeabel voor grotere organische moleculen. De **bloed-hersenbarrière** wordt gevormd doordat de intercellulaire spleten van de endotheelcellen van de hersencapillairen door uitgebreide zonulae occludentes hermetisch zijn afgesloten. Van secundair belang is de dikke lamina basalis en de op de bloedvaten rustende astrocytenuitlopers, die geen continue laag vormen. Deze situatie komt in het hele CZS voor,

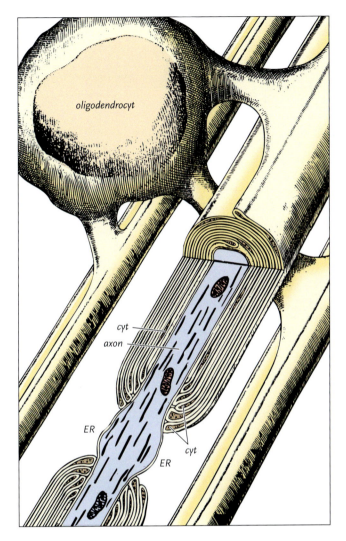

*Figuur 9.14 De myelineschede in het centrale zenuwstelsel.*
Eén oligodendrocyt vormt de myelineschede voor een aantal (3-50) zenuwvezels. In het centrale zenuwstelsel zijn de insnoeringen van Ranvier soms bedekt door uitlopers van andere cellen, of er is op die plaatsen een aanzienlijke extracellulaire ruimte (ER). Bovenaan links een oppervlaktebeeld van een oligodendrocyt. Cyt: cytoplasma van de gliacel.

behalve in de hypothalamus, die wel moet kunnen reageren op veranderingen in lichaamsvloeistoffen.

**Plexus choroideus en liquor cerebrospinalis**
Een **plexus choroideus** – de mens heeft er vier (in beide laterale ventrikels en in het dak van de derde en vierde ventrikel) – is een plaats waar de neurale buis alleen uit ependym bestaat. Hier puilt de sterk gevasculariseerde en met ependym bedekte pia mater uit in de lokale verwijdingen van het centrale kanaal die door de ventrikels worden gevormd. Hierbij vormt deze dunne laag gecompliceerde plooiingen (fig. 9.20), waardoor het een bloemkoolachtig uiterlijk heeft.

De ependymcellen maken de **liquor cerebrospinalis** aan (15-35 ml per uur). Deze vloeistof is van essentiële betekenis voor het handhaven van de optimale condities in het interstitium van het CZS. De totale hoeveelheid liquor bij volwassenen (circa 150 ml) wordt dus vier- tot vijfmaal per dag ververst. Tussen liquor en het interstitium van het CZS is een vrij gemakkelijke overgang: geneesmiddelen die de hersenen niet via het bloed kunnen bereiken, kunnen soms wel effect uitoefenen wanneer zij via de liquor worden toegediend.

De liquor is helder, heeft een laag soortelijk gewicht (1,004-1,008 g/ml) en bevat weinig eiwitten.

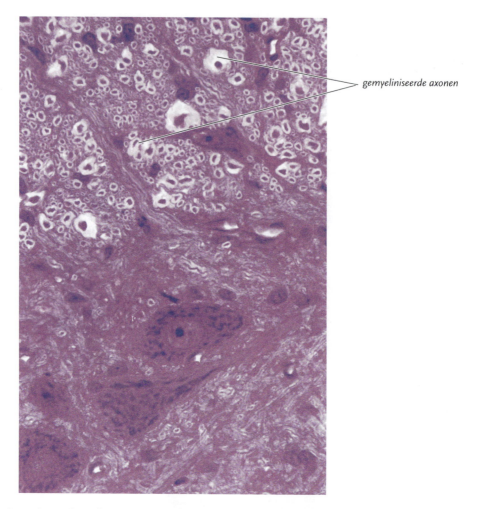

*Figuur 9.15 Dwarsdoorsnede van het ruggenmerg in het grensgebied tussen de witte stof (boven) en de grijze stof (beneden).* De witte stof is opgebouwd uit vele gemyeliniseerde axonen, die in dwarsdoorsnede te zien zijn. De cellen in de witte stof zijn voornamelijk neurogliacellen. Opvallend (in de grijze stof) zijn de kernen van neuronen met de donkere Nissl-lichaampjes bestaande uit RER en vrije polysomen.

Hij bevat ook enkele afgestoten cellen en twee tot vijf lymfocyten per ml. Bij ontstekingsprocessen in het CZS kan deze samenstelling sterk veranderen. Men onderzoekt de samenstelling van de liquor via punctie van de subarachnoïdale ruimte in het lumbospinale gebied (ruggenprik).

De liquor of weefselvloeistof van het CZS circuleert door de holten van het CZS: hersenventrikels, canalis centralis van het ruggenmerg, subarachnoïdale en perivasculaire ruimten. De liquor wordt vanuit de subarachnoïdale ruimte via de eerdergenoemde arachnoïdale villi afgevoerd naar het bloed in de veneuze sinussen van de dura mater.

Een verminderd vermogen tot absorptie van de cerebrospinale vloeistof, of een verstoorde afvoer vanuit de ventrikels, kan leiden tot het ontstaan van een 'waterhoofd' (**hydrocefalus**). Hierdoor wordt het hoofd abnormaal vergroot en treedt als gevolg van de verhoogde intracraniële druk atrofie van hersenweefsel op, hetgeen leidt tot mentale retardatie en spierzwakten.

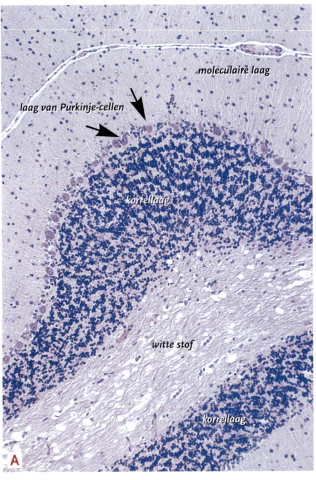

*Figuur 9.16 Cerebellum.*

◁ A  LM-opname van een deel van het cerebellum. Elke winding bevat een kern van witte stof en daarbuiten grijze stof, die in drie lagen kan worden verdeeld: korrellaag, laag van Purkinje-cellen en moleculaire laag.

▽ B  Deel van het cerebellum met Purkinje-cellen. Een Purkinje-cel toont een deel van zijn rijke dendrietenboom. HE-kleuring.

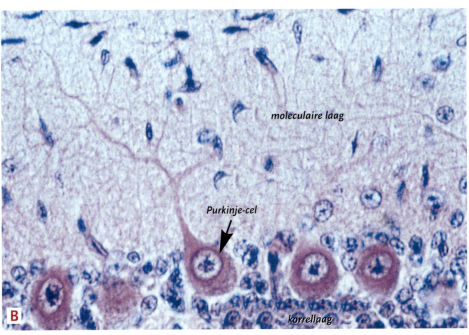

214 FUNCTIONELE HISTOLOGIE

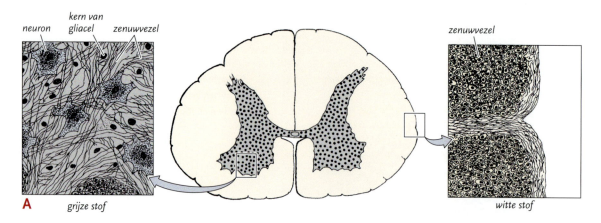

Figuur 9.17 Ruggenmerg.
A   Midden: een tekening van een dwarsdoorsnede door het ruggenmerg. Links is de grijze stof vergroot weergegeven, rechts de witte stof.

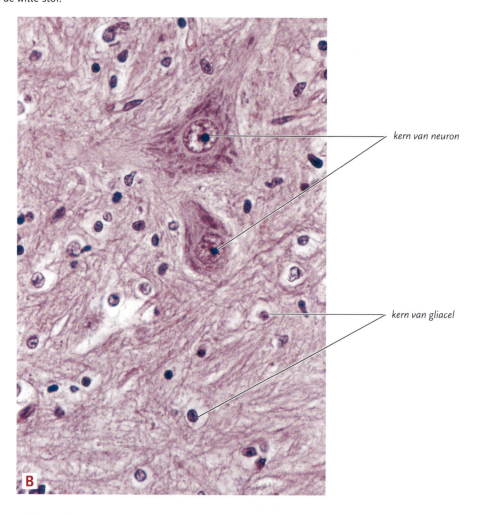

B   Coupe door de grijze stof van het ruggenmerg. Het netwerk van neuronale uitlopers en gliacellen is goed te zien. De grote kernen zijn van neuronen, de kleine kernen van gliacellen. HE-kleuring.

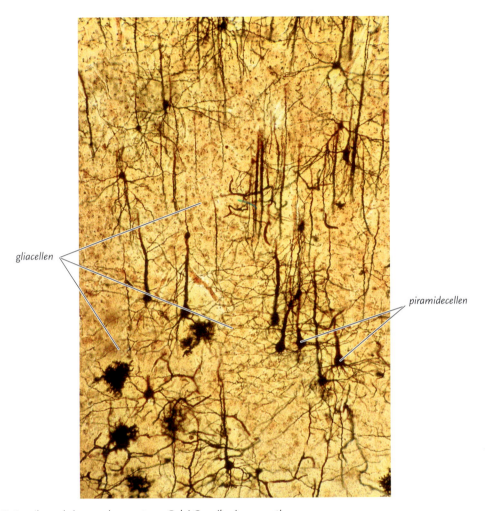

*Figuur 9.18 Detail van de hersenschors met een Golgi-Cox-zilverimpregnatie.*
De werkelijke complexiteit van de neuronale netwerken komt niet tot uiting door het feit dat slechts een deel van de neuronen (piramidecellen) is geïmpregneerd, maar deze worden wel met al hun uitlopers getoond.

### PERIFERE ZENUWSTELSEL

De belangrijkste componenten van het **perifere zenuwstelsel** zijn:

1. **zenuwen**, die bestaan uit gebundelde **zenuwvezels** omringd door bindweefsel;
2. **ganglia**;
3. **zenuwuiteinden**, zoals aanwezig in druk- en tastlichaampjes (dit onderdeel wordt behandeld in hoofdstuk 10).

### Zenuwvezels

Zenuwvezels bestaan uit axonen met de hun omhullende schedes. In de hersenen en het ruggenmerg vormen bundels van zenuwvezels de zogenoemde **banen** of **tractussen**. In het perifere zenuwweefsel worden zenuwvezels door bindweefsel gebundeld tot perifere zenuwen.

De meeste axonen in volwassen zenuwweefsel zijn omhuld door enkelvoudige of concentrische inplooiingen van de **cellen van Schwann**.

Dunne axonen vormen meestal **ongemyeliniseerde (mergloze) zenuwvezels** (fig. 9.21, 9.22 en 9.23). Naarmate de axonen dikker zijn, worden ze omgeven door steeds meer windingen van de omhullende cel: de **myelineschede**. Zij vormen de **gemyeliniseerde zenuwvezels** (fig. 9.24 en 9.25). Bij 'dikke' zenuwen vindt de impulsgeleiding in het algemeen sneller plaats.

### Cellen van Schwann

De cellen van Schwann hebben dezelfde functie als de oligodendrocyten in het CZS: zij omhullen de axonen en kunnen daarbij isolerende myelinesche-

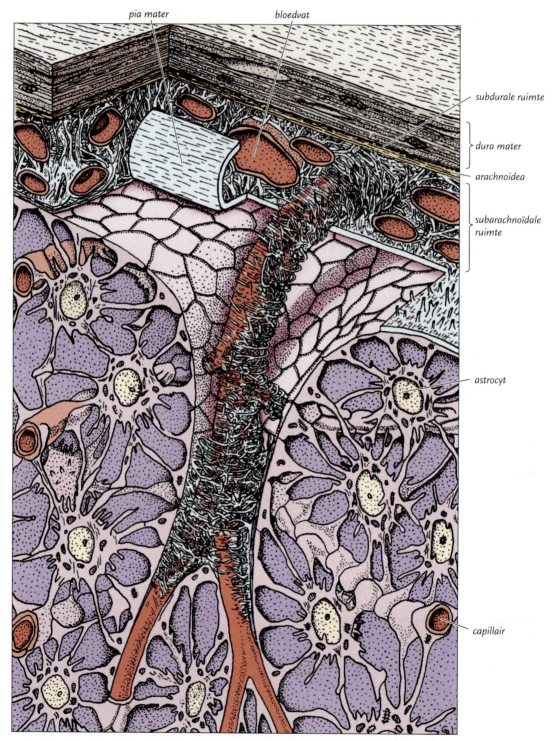

Figuur 9.19 Weergave van de bouw van de meninges, waarin de gelaagde structuur van pia mater, arachnoidea en dura mater tot uiting komt.
Let op de trompetvoetjes die de astrocyten op de bloedvaten vormen en die een onderdeel vormen van de bloed-hersenbarrière. (bron: Krstic 1991)

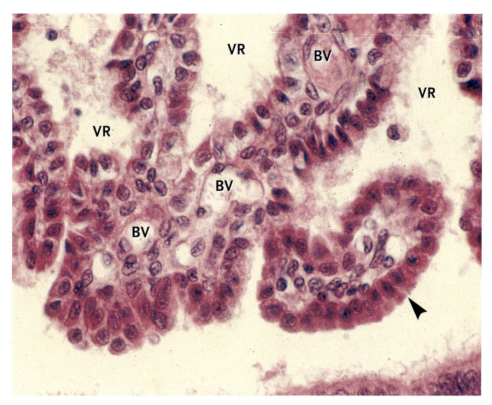

*Figuur 9.20  LM-opname van de plexus choroideus.*
De talrijke plooien worden bedekt door eenlagig kubisch epitheel, de ependymcellen (pijlpunt). BV: bloedvat; VR: ventriculaire ruimte. HE-kleuring. 400 ×.

des vormen. Echter, een cel van Schwann vormt bij gemyeliniseerde vezels een myelineschede om slechts één axon, in tegenstelling tot oligodendrocyten, die meerdere axonen van een myelineschede kunnen voorzien. Figuur 9.24 laat zie hoe een cel van Schwann oprolt rondom een axon. De functie van de cel van Schwann in relatie tot de voortgeleiding van zenuwimpulsen, wordt verderop besproken.

### Gemyeliniseerde zenuwvezels

In gemyeliniseerde vezels wordt het axon omhuld door vele concentrische windingen van de celmembraan van een cel van Schwann, waartussen zich zeer weinig cytoplasma bevindt (dit proces wordt geïllustreerd in fig. 9.14, 9.24 en 9.25). Deze dicht opeengelegen membranen vormen het myeline, een lipoproteïnecomplex. Bij gebruikelijke routinehistologische bewerking worden de lipidencomponenten opgelost en blijven de eiwitten achter: dit geeft een korrelige structuur. Myeline kan wel gefixeerd worden met osmiumtetroxide, dat deze laag ook contrasteert (fig. 9.23 en 9.24).

De myelineschede bevat periodieke onderbrekingen, de insnoeringen of knopen van Ranvier; dit zijn plaatsen waar twee cellen van Schwann (of oligodendrocyten) aan elkaar grenzen en complexe interdigitaties vormen. Het axolemma is hier over korte afstand niet door myeline omgeven. De afstand tussen twee insnoeringen van Ranvier wordt internodaal segment (internodium) genoemd, en wordt door één cel van Schwann bekleed (fig. 9.2 en 9.27). De lengte van een internodaal segment is 1-2 mm.

### Ongemyeliniseerde zenuwvezels

Zowel in het centraal als in het perifere zenuwstelsel komen axonen voor die niet door myeline omgeven zijn. In het perifere systeem zijn zulke ongemyeliniseerde (mergloze) axonen over hun totale lengte verzonken in plasmamembraaninstulpingen van cellen van Schwann; hierbij kan één cel van Schwann plaats bieden aan segmenten van een groot aantal axonen (fig. 9.21 en 9.22B). Door het ontbreken van myeline zijn er geen insnoeringen van Ranvier en sluiten de cellen van Schwann aaneen tot een continue schede.

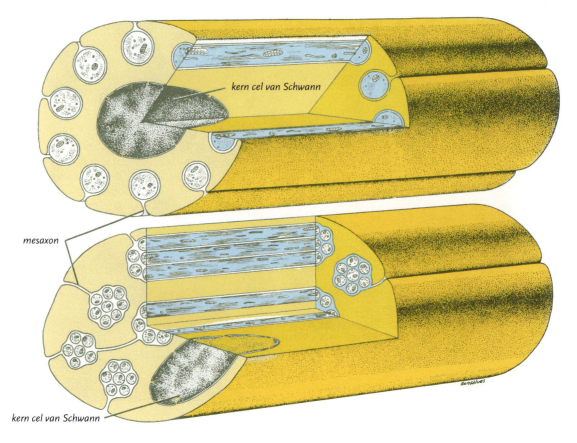

*Figuur 9.21  Axonen.*
Boven: Het meest voorkomende type van een ongemyeliniseerde zenuw, waarbij elk axon zijn eigen mesaxon heeft.
Onder: Vele dunne axonen worden soms bundelsgewijs in een cel van Schwann verzonken.
In dergelijke gevallen is er slechts één mesaxon voor een aantal axonen. Er bestaan ook mengvormen van beide situaties.

Het CZS is rijk aan ongemyeliniseerde axonen; in de hersenen en het ruggenmerg lopen zij vrij tussen het neuropileem. Ongemyeliniseerde vezels in een bundel kunnen niet afzonderlijk impulsen vervoeren, dat doen ze dus gezamenlijk.

## Zenuwen

De zenuwen van het perifere zenuwstelsel worden gevormd door bundels zenuwvezels. De meeste zenuwen bevatten mergloze en merghoudende vezels (fig. 9.23 en 9.26) en zijn wit van kleur door de myelineschede. Zeer dunne zenuwen, die alleen mergloze vezels bevatten, vormen hierop een uitzondering.
Zenuwen hebben een buitenlaag van dicht bindweefsel, het **epineurium**. De zenuwbundels die een onderdeel vormen van een zenuw, worden omgeven door het **perineurium**, een betrekkelijk dunne huls van dicht bindweefsel (fig. 9.28). De huls is aan de binnenzijde op veel plaatsen bekleed met afgeplatte cellen (fig. 9.23), die vaak door zonulae occludentes zijn verbonden en een afschermende functie hebben.
Binnen het perineurium is elke zenuwvezel bekleed met losmazig bindweefsel (fig. 9.26A en 9.28), het **endoneurium**, waarin bloedcapillairen voorkomen. Dit bindweefsel geeft steun en speelt een rol bij de voeding van de zenuwvezels.
Zenuwen verbinden zenuwcentra met zintuigen en effectoren, zoals spieren en klieren (fig. 9.28). De meeste zenuwen bevatten **afferente** en **efferente vezels** en vormen zo **de gemengde zenuwen**. Afferente vezels brengen informatie over de buitenwereld en het inwendige lichaam naar het CZS. Efferente vezels voeren impulsen naar de effectoren. Zenuwen met alleen afferente vezels zijn **sensorische zenuwen**, die met alleen efferente banen **motorische zenuwen**.

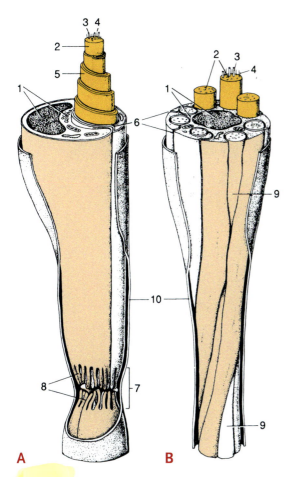

*Figuur 9.22 Schematische driedimensionale weergaven waarin enkele ultrastructurele kenmerken van zenuwvezels zijn aangegeven.*
A Gemyeliniseerde zenuwvezels.
B Ongemyeliniseerde zenuwvezels.
 1 Kern en cytoplasma van een cel van Schwann.
 2 Axon.
 3 Microtubulus.
 4 Neurofilament.
 5 Myelineschede.
 6 Mesaxon.
 7 Insnoering van Ranvier.
 8 Interdigiterende uitlopers van de cellen van Schwann bij de insnoering van Ranvier.
 9 Zijaanzicht van een ongemyeliniseerd axon.
 10 Lamina basalis.
(bron: Krstic 1979)

## Ganglia

Een **ganglion** is een opeenhoping van voornamelijk perikarya van zenuwcellen (**ganglioncellen**) buiten het CZS. Deze structuren zijn omgeven door dicht bindweefsel. Zij functioneren als schakelstations voor zenuwimpulsen; er zijn **sensorische** en **autonome ganglia**.

### Sensorische ganglia

Sensorische ganglia ontvangen afferente impulsen die doorgevoerd worden naar het CZS. Zij kunnen verdeeld worden in twee typen: **craniale ganglia**, die geassocieerd zijn met sommige hersenzenuwen; en **spinale ganglia**, die geassocieerd zijn met zenuwen van de dorsale wortels van het ruggenmerg (fig. 9.28).

De meeste ganglioncellen zijn **pseudo-unipolaire neuronen**: de zenuwimpuls gaat rechtstreeks naar het CZS, zonder het perikaryon te passeren. Deze neuronen tonen meestal een fijn verdeelde Nissl-substantie. In histologische coupes zijn de grote perikarya (circa 120 μm diameter) van de pseudo-unipolaire neuronen rondom omgeven door kleine kubische of afgeplatte cellen: de beschermende **kapsel-**, **mantel-** of **satellietcellen** (fig. 9.29). Elektronenmicroscopisch onderzoek heeft aangetoond dat deze bekleding continu is. Vaak is te zien dat de laag van kapselcellen zich voortzet in een myelineschede gevormd door cellen van Schwann; deze cellen zijn dus nauw verwant aan elkaar.

### Autonome ganglia

Autonome ganglia worden aangetroffen als ovaalvormige verdikkingen van autonome zenuwen. Een duidelijk voorbeeld hiervan zijn de **ganglia van de grensstreng**, gelegen aan weerszijden van de wervelkolom (truncus (ortho)sympathicus). Sommige autonome ganglia liggen in bepaalde organen, zoals in de wand van het maag-darmkanaal, de **intramurale ganglia**. Zij hebben geen bindweefselkapsel en de ganglioncellen worden gesteund door het stroma van het betreffende orgaan.

De neuronen zijn meestal multipolair, kunnen er stervormig uitzien en tonen een fijne Nissl-substantie. Zij zijn vaak omhuld door een laag kapselcellen. Bij intramurale ganglia liggen tegen elk perikaryon slechts enkele kapselcellen.

### AUTONOOM ZENUWSTELSEL

Het **autonoom zenuwstelsel** vervult een belangrijke rol bij het in stand houden van het inwendige milieu (homeostase). Het is vooral **een effectorsysteem**, dat invloed uitoefent op gladde spieren, sommige klieren en het hart. Toch worden ook sensorische vezels, die informatie over inwendige organen doorgeven, ertoe

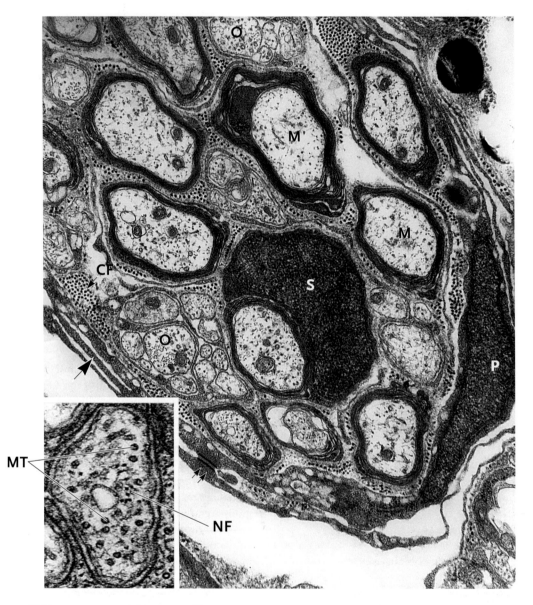

*Figuur 9.23 TEM-opname van een tak van een perifere zenuw.*
Deze bevat zowel gemyeliniseerde (M) als ongemyeliniseerde (O) vezels. De collagene fibrillen (CF) die dwars zijn getroffen, behoren tot het endoneurium. In het centrum een kern van een cel van Schwann (S). De perineurale cellen (P en de pijl linksonder) vormen een cellulaire schede die de kokervormige ruimte waarin de zenuwvezels verlopen, geheel afsluit. De dubbele pijl wijst naar een macula adhaerens. 30.000 ×. Inzet: Een gedeelte van een axon, waarin talrijke neurofilamenten (NF) en microtubuli (MT) te zien zijn. 60.000 ×.

gerekend. De term 'autonoom' suggereert dat dit deel van het zenuwstelsel zelfstandig zou functioneren, wat niet het geval is. De werking ervan staat onder invloed van het CZS, maar onttrekt zich wel aan de wil.

Anatomisch bestaat het autonoom zenuwstelsel uit concentraties van zenuwcellen in het CZS, die in drie groepen worden ingedeeld: (1) de **craniale** en (2) **sacrale celgroepen**, die tezamen het **parasympathisch systeem** vormen, en (3) een **thoracolumbale celgroep**, die het **(ortho)sympathisch systeem** vormt (fig. 9.30), evenals de zenuwen die deze cellen met de periferie verbinden en daarmee geassocieerde ganglia.

De meeste organen die onder invloed staan van het autonoom zenuwstelsel ontvangen zowel ortho-

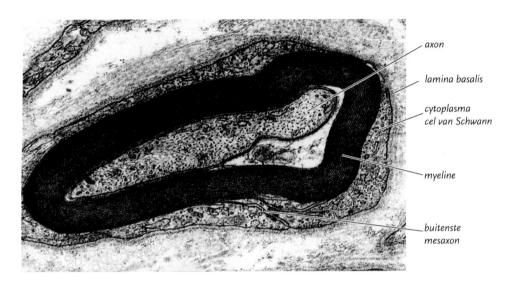

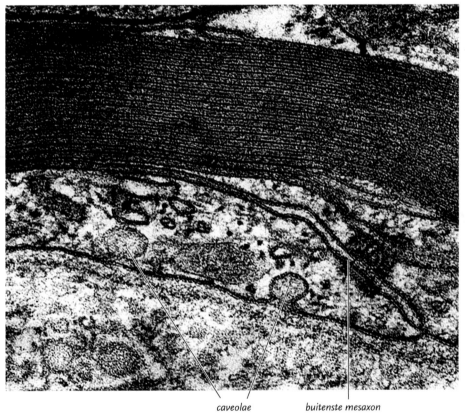

*Figuur 9.24 TEM-opname van een gemyeliniseerde zenuwvezel.*
Boven: Het axon ligt centraal en wordt omgeven door de myelineschede die gevormd wordt door de cel van Schwann. De cel wordt omgeven door een lamina basalis en bindweefsel. 20.000 ×.
Onder: Sterkere vergroting (80.000 ×) van het gedeelte rond het buitenste mesaxon. In het cytoplasma van de cel van Schwann zijn enkele caveolae te zien.
(bron: Ham 1969)

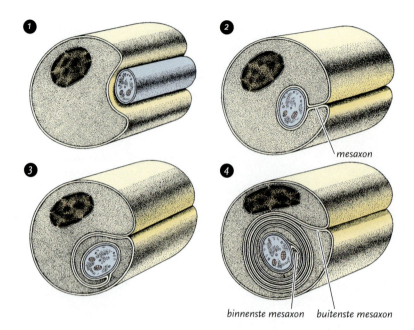

*Figuur 9.25 Vier opeenvolgende fasen bij de myelinevorming in perifere zenuwvezels.*

als parasympathische vezels. In het algemeen heeft in organen die door de orthosympathicus gestimuleerd worden, de parasympathicus een remmende werking en omgekeerd. Zo wordt de frequentie van de hartslag door de orthosympathicus versneld en door de parasympathicus vertraagd.

In beide systemen is typerend dat er een bineurale verbinding is met effectorcellen. De zenuwvezels (axonen) van het eerste naar het tweede neuron heten **preganglionaire vezels**. De axonen van de secundaire neuronen naar de effectoren heten **postganglionaire vezels**.

## Orthosympathisch systeem

In het **orthosympathisch systeem** verloopt de efferente informatiestroom via de reeks prevertebrale ganglia, die de **grensstreng** vormen, en de in het mesenterium gelegen **viscerale ganglia**.

De preganglionaire vezels verlaten het ruggenmerg via de ventrale wortels en de witte rami communicantes van de thoracale en lumbale zenuwen. In deze vezels komt in de synaptische blaasjes hoofdzakelijk **acetylcholine** voor. De neurotransmitter van de postganglionaire vezels, die aan het einde daarvan in het effector orgaan vrijkomt, is vooral het **noradrenaline (norepinefrine)**.

## Parasympathisch systeem

De cellichamen van het **parasympathische systeem** liggen in het **verlengde merg (medulla oblongata)** in de **middenhersenen (craniale** deel) en in het **sacrale deel van het ruggenmerg**.

De preganglionaire vezels van deze cellen verlaten het CZS via vier van de hersenzenuwen (III, VII, IX en X) en via de tweede tot en met de vierde sacrale ruggenmergszenuw. Het tweede neuron ligt steeds in een kleiner ganglion dat dicht bij of in het effectororgaan gelegen is, zoals in de wand van de maag of darm.

De belangrijkste neurotransmitter van pre- en postganglionaire zenuwuiteinden is **acetylcholine**. Deze stof wordt, eenmaal vrijgekomen, snel geïnactiveerd door **acetylcholinesterase**. Dit is een van de redenen waarom een parasympathische stimulatie wat betreft duur en intensiteit nauwer begrensd is dan een orthosympathische impuls.

### DEGENERATIE EN REGENERATIE

Wanneer door hogere leeftijd of door trauma neuronen afsterven, gaan mogelijkheden voor informatieoverdracht en integratie verloren. Het inzicht dat daarmee het afsterven van neuronen zou leiden tot onherstelbaar weefselverlies staat momenteel erg ter discussie. Weliswaar is het brein niet altijd gastvrij voor neuronale stamcellen, maar de ontwikkeling

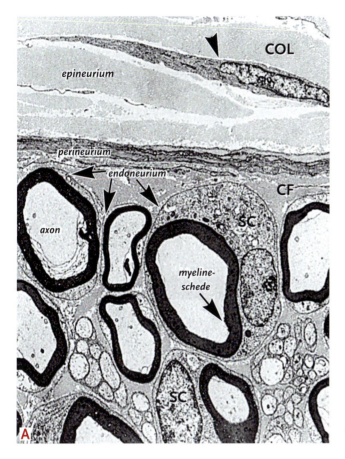

*Figuur 9.26 Dwarsdoorsneden door zenuwen*

◁ A  TEM-opname van een dwarsdoorsnede door een zenuw. Epineurium, perineurium en endoneurium zijn zichtbaar. Het epineurium is een dicht bindweefsel met veel collagene vezels (COL) en fibroblasten (pijlpunt). Het perineurium bestaat uit enkele lagen platte cellen, die, dicht tegen elkaar gelegen, het binnendringen van macromoleculen in de zenuw belemmeren. Het endoneurium bestaat hoofdzakelijk uit dunne collagene fibrillen (CF), gevormd door cellen van Schwann (SC).

▽ B  Dwarsdoorsnede door twee kleine zenuwen. Let op de cellen van Schwann (kernen: pijlpunten) en de axonen (pijlen). BV: bloedvat. PT-kleuring (pararosaniline-toluïdineblauw).

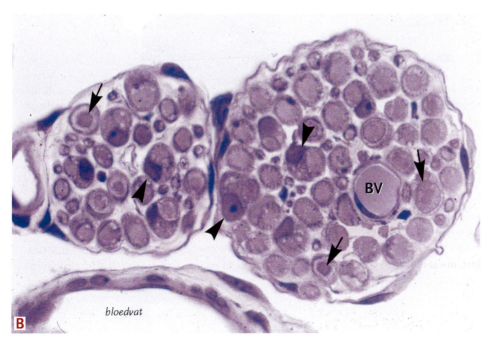

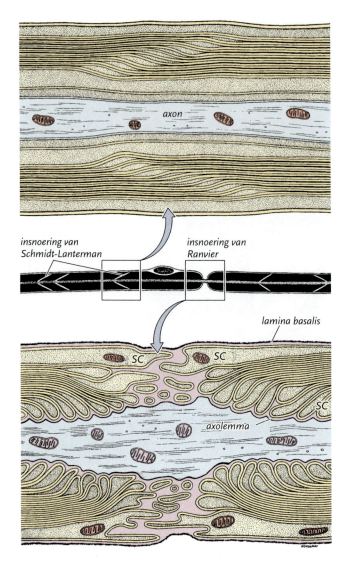

*Figuur 9.27 Schema van een gemyeliniseerde zenuw.*

Midden: Het axon op lichtmicroscopisch niveau; dit is omgeven door een myelineschede (zwart) en het cytoplasma van de cel van Schwann of neurolemma. Een kern van de cel van Schwann is getekend (in werkelijkheid ligt deze ongeveer midden tussen de twee insnoeringen van Ranvier), evenals een insnoering van Schmidt-Lantermann en een insnoering van Ranvier.

Boven: De ultrastructuur van een insnoering van Schmidt-Lantermann. Deze structuren worden gevormd door stroken Schwann-celcytoplasma die zijn ingesloten door myeline.

Onder: De ultrastructuur van een insnoering van Ranvier. Let op de losjes interdigiterende uitlopers van de buitenste bladen van de myelineschede ter plaatse van de insnoering en het nauwe contact tussen het axolemma (celmembraan van het neuron) en de binnenste bladen van de myelineschede (cel van Schwann, SC). Dit nauwe contact verhindert transport van stoffen van en naar de periaxonale ruimte tussen het axolemma en de cel van Schwann. De lamina basalis om de cellen van Schwann is continu.

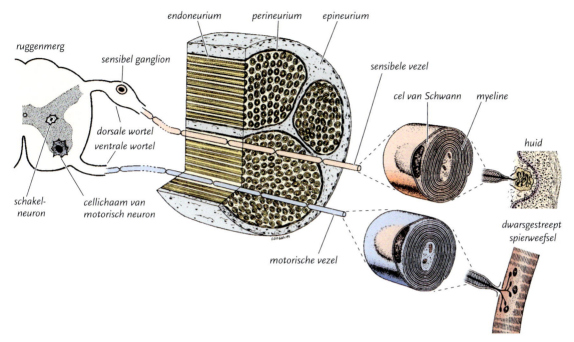

*Figuur 9.28 Schematische voorstelling van een zenuw met weergave van de eenvoudigste vorm van een reflexboog.*
In dit voorbeeld begint de sensorische prikkel in de huid en wordt deze via een schakelneuron overgedragen op een motorneuron dat een dwarsgestreepte skeletspier activeert. (bron: Ham 1969)

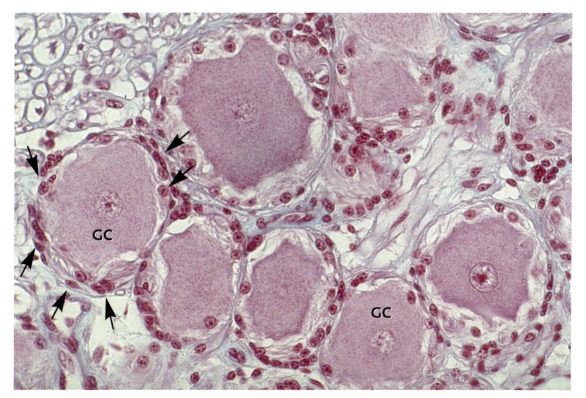

*Figuur 9.29 LM-opname van een coupe van een spinaal ganglion.*
Het ganglion bevat zenuwcellen (ganglioncellen: GC) en kapselcellen of satellietcellen (pijlen). (opname F.G.M. Kroese)

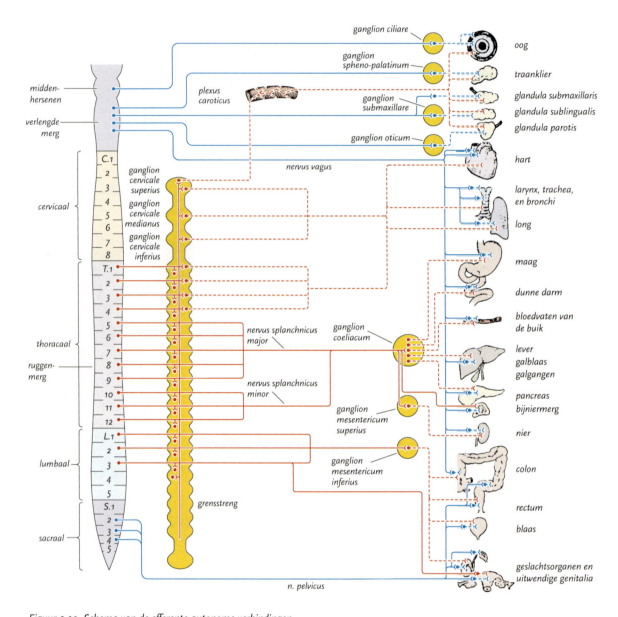

*Figuur 9.30 Schema van de efferente autonome verbindingen.*
Preganglionaire neuronen zijn als doorlopende lijnen getekend, postganglionaire neuronen als stippellijnen. De blauwe lijnen zijn parasympathische vezels; de rode lijnen zijn sympathische vezels. (gewijzigd overgenomen uit: Youmans 1962)

van nieuwe neuronen (en gliacellen) vindt in diverse hersengebieden continu plaats (zie neuronale stamcellen).

Het afsterven van neuronen kan soms ook de dood van andere neuronen die met het dode neuron in verbinding staan, tot gevolg hebben: **transneurale degeneratie**. De ruimte van verloren gegane neuronen kan worden opgevuld door prolifererende neurogliacellen. Dit geldt voor de neurogliacellen van het CZS en voor de cellen van Schwann en satellietcellen van de perifere ganglionen in het perifere zenuwstelsel.

Door de verbreiding van zenuwen kunnen zij gemakkelijk beschadigd raken. Als het perikaryon intact blijft, hoeft de beschadiging niet lethaal te zijn. In dat geval kunnen uitlopers (bijvoorbeeld axonen van een perifere zenuw) regenereren door de synthetische activiteit van het perikaryon. In geringe mate geldt dit ook voor uitlopers in het CZS, maar de omstan-

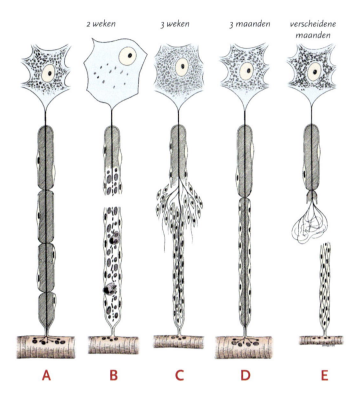

*Figuur 9.31 De belangrijkste veranderingen die plaatsvinden in een beschadigde zenuwvezel na bijvoorbeeld doorsnijding.*
A  Normale zenuwvezel met haar perikaryon en een effectorcel (dwarsgestreepte skeletspier). Let op de plaats van de kern in het neuron en de hoeveelheid en verdeling van de Nissl-substantie.
B  Wanneer de vezel wordt beschadigd, verplaatst de kern van het neuron zich naar de periferie van het perikaryon en de hoeveelheid Nissl-substantie neemt af. De zenuwvezel distaal van de beschadiging degenereert, evenals de bijbehorende myelineschede. Vervallen celmateriaal wordt door macrofagen opgeruimd.
C  De spiervezel vertoont een uitgesproken uitvalsatrofie. De cellen van Schwann prolifereren en vormen compacte strengen (banden van Büngner) waarin het uitgroeiende axon doordringt. Het axon groeit met een snelheid van 0,5-3 mm per dag.
D  In dit geval is de regeneratie van de zenuwvezel succesvol geweest. De spiervezel is, nadat zij weer zenuwimpulsen is gaan ontvangen, tot haar oorspronkelijke omvang teruggekeerd.
E  Wanneer het axon niet de streng van cellen van Schwann bereikt, wordt de uitgroei niet georganiseerd en is geen functieherstel te verwachten. (bron: Willis, Willis 1972).

digheden voor uitgroei van axonen zijn daar minder gunstig.

Wanneer een axon wordt doorgesneden of beschadigd, treden eerst **degeneratieve processen** op. Daarna treedt een **reparatieve fase** in (fig. 9.31).
A  De processen worden beschreven aan de hand van een normale zenuwcel die contact maakt met een dwarsgestreepte skeletspiervezel.
B  Na de beschadiging verplaatst de kern zich naar de periferie van het gezwollen perikaryon. De Nissl-substantie verdeelt zich fijnkorrelig, hetgeen mede gerelateerd is aan een verhoogde eiwitsynthese. Het distale uiteinde van de zenuwvezel (axon en myelineschede) staat niet langer in verbinding met het perikaryon en degenereert volledig (**Wallerse degeneratie**). De proximale stomp degenereert ook over een zekere afstand van de laesie (**retrograde degeneratie**). Alle resten worden opgeruimd door macrofagen, maar de bindweefselhuls waarin de gemyeliniseerde vezel verliep, blijft bestaan.
C  Terwijl de regressieve veranderingen plaatsvinden, prolifereren cellen van Schwann binnen de bindweefselhuls tot de **banden van Büngner**, die als geleiders dienen voor de uit de centrale stomp uitgroeiende zenuwvezels.
D  Slechts een klein deel van de uitgroeiende zenuwvezels komt in de bedding van de ban-

den van Büngner terecht om daar te worden gemyeliniseerd en uiteindelijk de effector weer te bereiken. De kans hierop is groter naarmate de centrale stomp en de perifere stomp dichter bijeen liggen. Zelfs wanneer zenuwvezels de effector weer bereiken kan slechts een aberrante innervatie optreden.

E  Wanneer deze afstand groot is, waaieren de regenererende vezels doelloos uiteen en kunnen een bolvormige zwelling (**amputatieneuroom**) vormen.

**Neuronale plasticiteit**
In embryonaal weefsel wordt een overmaat van zenuwcellen gevormd en zij die geen juist contact maken gaan apoptotisch te gronde. In volwassen zenuwweefsel kunnen zenuwen, na een beschadiging, nieuwe synaptische contacten leggen om de verloren gegane te vervangen. Deze eigenschap noemt men **neuronale plasticiteit**. Experimenteel onderzoek in volwassen zoogdieren heeft laten zien dat na hersenbeschadiging neuronale circuits gereorganiseerd kunnen worden door de uitgroei van neuronen, waarbij nieuwe synapsen aangelegd worden om de verloren gegane te vervangen. Deze regeneratieprocessen staan onder invloed van **groeifactoren** (**neurotrofinen**) die onder andere geproduceerd kunnen worden door gliacellen en cellen van Schwann. Tevens is aangetoond dat wanneer de sensorische input afneemt het aantal 'spines' op dendrieten ook afneemt. Dit komt in het bijzonder voor bij ontwikkelingsstoornissen, en onder neurologische en psychiatrische condities (trisomie 21, chronisch alcoholisme en schizofrenie).

**Neuronale stamcellen**
In verschillende weefsels van volwassenen komen stamcelpopulaties voor die nieuwe cellen kunnen aanmaken, al dan niet als gevolg van een beschadiging. Deze stamcelpopulaties blijven constant aanwezig in de weefsels: na de eerste celdelingen differentiëren slechts enkele dochtercellen, terwijl de andere als stamcellen bewaard blijven en daarmee een stabiele voorraad van stamcellen creëren. Omdat verloren gegane zenuwcellen niet door delende zenuwcellen kunnen worden vervangen, is er grote belangstelling voor onderzoek aan neuronale stamcellen. De voorraad van neuronale stamcellen kan een bron van reservecellen vormen die, na de juiste stimulatie, verloren gegane neuronen zou kunnen vervangen. Enkele regio's in de hersenen en het ruggenmerg bevatten stamcellen die kunnen prolifereren en differentiëren tot astrocyten, neuronen en oligodendrocyten. Recent is aangetoond dat neuronale stamcellen ook cellen kunnen genereren die niet gerelateerd zijn aan zenuwweefsel. Deze waarneming toont aan dat neuronale stamcellen in potentie sterk kunnen differentiëren.

**Samenvatting**
Het zenuwstelsel vormt een omvangrijk communicatienetwerk in ons lichaam, dat informatie van buiten of binnen ons lichaam kan opvangen, integreren en doorgeven naar effectoren, zoals spieren en klieren. Macroscopisch is het zenuwstelsel verdeeld in het **centrale zenuwstelsel** (CZS), bestaande uit de grote en kleine hersenen en het ruggenmerg, en het **perifere zenuwstelsel** (PZS), dat hoofdzakelijk is opgebouwd uit zenuwen en ganglia. Beide stelsels zijn microscopisch opgebouwd uit **zenuwcellen** (**neuronen**) en ondersteunende **gliacellen**.
De snelle communicatie wordt verzorgd door prikkelbare neuronen, die zenuwimpulsen kunnen voortgeleiden. De prikkel kan ontvangen worden op een dendriet van een volgende zenuwcel en worden doorgegeven naar het uiteinde van het axon. Daar wordt de impuls, via de synaps, op een ander neuron of effectorcel overgedragen.
De **gliacellen** van het centrale zenuwstelsel hebben grotendeels een ondersteunende functie. Zij worden onderverdeeld in **astrocyten**, die met hun eindvoetjes zenuwen en bloedvaten kunnen omhullen, **microgliacellen**, die kunnen fagocyteren (vergelijkbaar met macrofagen van het bindweefsel), en **ependymcellen**, die de wand van de hersenventrikels en het centrale kanaal, met daarin de **hersenvloeistof** (**liquor cerebrospinalis**), bekleden. Tevens bevat het CZS **oligodendrocyten** die met hun plasmamembraan neuronen kunnen omhullen en deze daardoor van een isolerende myelineschede voorzien.
Het **centrale zenuwstelsel** wordt beschermd door de schedel en de wervelkolom. Bovendien wordt het omhuld door drie bindweefselvliezen, de **dura mater**, de **arachnoidea** en de **pia mater**, die rijk is aan bloedvaten. Waar de pia mater uitstulpt in de hersenventrikels wordt zij **plexus choroideus** genoemd; de ependymcellen van de pia mater maken hier de **liquor cerebrospinalis** aan.
Het **perifere zenuwstelsel** bestaat uit **zenuwen** en **ganglia** (ophopingen van zenuwcellichamen buiten het CZS). Deze zenuwen verbinden het CZS met de zintuigen en effectoren en zijn opgebouwd uit **on-**

**gemyeliniseerde** of **gemyeliniseerde zenuwvezels**, of een combinatie van beide. Hier wordt de myelineschede gevormd door de **cellen van Schwann**, ongemyeliniseerde axonen worden ook door cellen van Schwann omhuld. Om de zenuwen bevindt zich een beschermende laag van dicht bindweefsel, het **epineurium**, dat ook de ruimte vult tussen de bundels van zenuwvezels. Elke bundel wordt omgeven door het **perineurium**, een huls van dicht bindweefsel. Binnen het perineurium is elke zenuwvezel bekleed met losmazig bindweefsel, het **endoneurium**, waarin ook bloedvaten voorkomen. Ziekten of beschadigingen van neuronen of de omgevende weefsels kunnen leiden tot degeneratieve processen, waarbij delen van het zenuwweefsel kunnen afsterven. Aangezien zenuwcellen niet meer tot deling in staat zijn, kan dit leiden tot ernstige verstoringen van de motoriek en van mentale functies.

# 10 Zintuigen

Inleiding 231
Receptoren 232
    Somatische en viscerale receptoren 232
    Proprioreceptoren 233
    Chemoreceptoren 234
Het oog 236
    Tunica fibrosa (tunica externa) 238
    Tunica vasculosa (tunica media) 241
    De lens 244
    Corpus vitreum 245
    De retina (tunica interna) 246
    De conjunctiva 253
    De oogleden 254
    De traanklieren 254
Het gehoor- en evenwichtsorgaan 254
    Het uitwendige oor 255
    Het middenoor 255
    Het inwendige oor 257
    Het vliezig labyrint 258
    Ductus cochlearis 258
    Het orgaan van corti 260
    Histofysiologie 261
Samenvatting 263

## INLEIDING

Het centrale zenuwstelsel verzamelt informatie over de omstandigheden buiten het lichaam door middel van **exteroceptieve receptoren**, maar doet dat eveneens voor de omstandigheden binnen het lichaam met behulp van **proprioceptieve receptoren**. De gewaarwordingen die kunnen worden geregistreerd zijn warmte, koude, pijn, druk, tast, geur, smaak, licht, geluid en evenwicht.

De signalen die aanleiding geven tot een zenuwimpuls, komen voort uit een fysische of chemische prikkel van buiten of binnen het lichaam.

Sensorische receptoren kunnen worden gevormd door:

1. een vrij zenuwuiteinde, al of niet ingekapseld (voorbeeld: druk- en tastreceptoren in de huid, spieren en bepaalde bindweefsels);
2. een gespecialiseerde zintuigepitheelcel die is geassocieerd met een afferent zenuwuiteinde (voorbeeld: de smaakregistrerende cellen);
3. een neuron (voorbeeld: de reukcellen).

De receptor genereert een elektrisch signaal, meestal een **zenuwimpuls**, waarvan de frequentie en het patroon karakteristiek zijn voor de waargenomen prikkel, en geeft die via **sensorische neuronen** door aan het **centrale zenuwstelsel**.

Het receptieve veld is het gebied waaruit een prikkel kan worden opgenomen door een **afferente zenuwvezel**. De grootte van dit gebied hangt af van de uitgebreidheid van de vertakkingen van deze neuriet. Wanneer een prikkel leidt tot een snel afnemende stroom van actiepotentialen, spreekt men van een **snel adapterende** receptor, die geschikt is om toestandsveranderingen te signaleren. **Langzaam adapterende** receptoren informeren het centrale zenuwstelsel over een blijvende toestand, zoals de zwaartekracht. Sommige sensoren geven informatie omtrent de situatie binnen het lichaam, zoals de positie van gewrichten, de tonus van spieren of de $O_2$- en $CO_2$-concentraties in het bloed. Lang niet alle sensorische prikkels dringen door tot het bewustzijn.

In dit hoofdstuk zullen in de paragraaf 'Receptoren', de receptoren voor warmte, koude, pijn, druk, tast, geur en smaak worden behandeld, in de volgende, enigszins arbitraire volgorde:
1. somatische en viscerale receptoren;
2. proprioreceptoren;
3. chemoreceptoren.

De receptoren voor licht komen aan bod in de paragraaf 'Oog', Geluid en evenwicht worden behandeld in 'Gehoor- en evenwichtsorgaan'.

## 232 FUNCTIONELE HISTOLOGIE

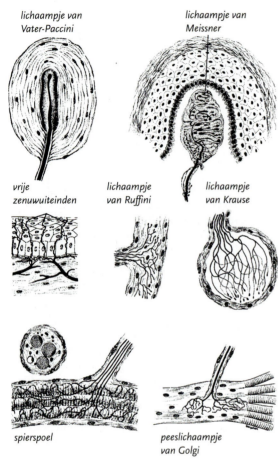

*Figuur 10.1 Verschillende typen sensorische zenuwuiteinden. De verschillende lichaampjes zijn niet alle op dezelfde schaal weergegeven. (gewijzigd uit: Ham 1969)*

### RECEPTOREN

#### Somatische en viscerale receptoren

Deze receptoren, gelegen in het lichaam (soma) of ingewanden (viscera), kunnen voorkomen in de vorm van:
1. vrije zenuwuiteinden;
2. ingekapselde zenuwuiteinden.

De inkapseling gebeurt door bindweefsel. Het sensorische deel bestaat uit een dendrietuiteinde of uit gespecialiseerde cellen, die meestal geen neuronen zijn.

#### Tast en druk

De gewaarwording van tast en druk door **mechanoreceptoren** wordt zowel door ingekapselde als door vrije zenuwuiteinden verzorgd. Ingekapselde zenuwuiteinden zijn omgeven door bindweefselkapsels met verschillende mogelijke structuren (fig. 10.1). Zij zijn talrijk in de dermis van de vingers, maar komen ook voor in de mesenteria van het peritoneum en in het periost.

De **lichaampjes van Vater-Pacini** bestaan uit 20 tot 70 lagen afgeplatte **fibroblasten**, die concentrische bollen vormen, waartussen zich lagen met vloeistof en dunne, collagene vezels bevinden. Een lichaampje kan tot 1 mm groot zijn. In een coupe lijkt zo'n lichaampje op het snijvlak van een doorgesneden ui (fig. 10.1 en 10.2). Centraal ligt een **dendriet**, die bij intree in het lichaampje zijn myelineschede verliest. Het lichaampje van Vater-Pacini registreert **vibraties** van 50-700 Hz en adapteert snel.

De **tastlichaampjes van Meissner** zijn circa 150 bij 50 μm groot en liggen in de dermispapillen (fig. 10.1) van de onbehaarde huid, zoals de toppen van vingers en tenen, handpalmen, voetzolen, tepels en lippen. Het lichaampje bestaat uit opeengestapelde, aangepaste cellen van Schwann die de centrale dendriet omhullen en die worden omgeven door een bindweefselkapsel. Dit zijn detectoren van langzame (10-30 Hz) **vibraties** en snelle bewegingen over de huid. Zij adapteren snel en zijn niet verantwoordelijk voor het fijne tastgevoel.

De **tastlichaampjes van Merkel** liggen binnen het epitheel en worden gevormd door de **cellen van Merkel**. Deze cellen bevatten talrijke elektronendichte **granulae** en vormen synapsen met afferente zenuwuiteinden. Soms hebben de vertakkingen van één zenuwvezel verbinding met een aantal Merkelcellen, waardoor het receptieve veld wordt vergroot. De Merkelcellen hebben een trage adaptatie en zijn waarschijnlijk verantwoordelijk voor het **fijne tastgevoel** van de vingerhuid.

De **lichaampjes van Ruffini** zijn spoelvormige, ingekapselde zenuwuiteinden tot 2 mm lang, die zowel in de **huid** als in dieper gelegen organen voorkomen. Bij het binnenkomen in het lichaampje verliest de zenuw zijn myelineschede, en vertakken de vrije zenuwuiteinden zich langs collagene vezels (fig. 10.1). De lichaampjes van Ruffini hebben een uiterst trage adaptatie en dienen waarschijnlijk voor de perceptie van **druk** en **spanning**.

**Haarfollikels** zijn omgeven door vrije, ongemyeliniseerde zenuwvezels, die rond en ook in de lengterichting van de haarwortel verlopen. Als het haar gebogen wordt, roept dit de gewaarwording van een aanraking op.

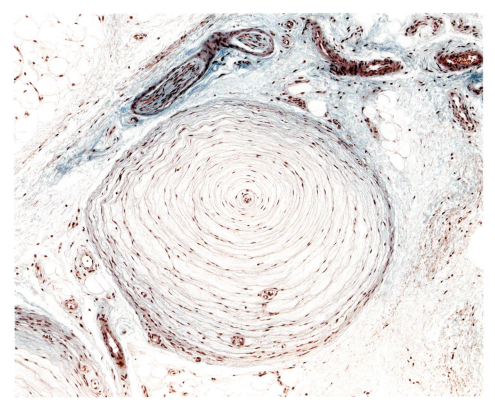

*Figuur 10.2 LM-opname van dwarsdoorsnede door lichaampje van Vater-Pacini bij de mens.*
Let op de concentrische lagen van fibroblastachtige cellen, die de centraal gelegen ongemyeliniseerde dendriet omgeven.
(opname: E. Wisse)

### Warmte, koude en pijn

Warmte, koude en pijn worden waargenomen door vertakkingen van vrije zenuwuiteinden in de dermis, die de basale membraan oversteken en eindigen in de onderste lagen van de epidermis (fig. 10.1).

### Proprioreceptoren

Hiertoe behoren de sensorische zenuwuiteinden in de spieren, pezen en gewrichtskapsels. De dwarsgestreepte spieren bevatten ingekapselde **proprioreceptoren**, ook wel **spierspoelen** genoemd (fig. 10.1). Deze langgerekte lichaampjes liggen verspreid door de spier, en bestaan uit een bindweefselkapsel dat een ruimte omhult die gevuld is met vloeistof, en vier tot twaalf dikke spiervezels en ook enkele korte, dunnere spiervezels, tezamen de **intrafusale** vezels genoemd (fig. 11.16). De intrafusale vezels contraheren mee met het omliggende spierweefsel; zij worden door aparte motorische vezels geïnnerveerd. De sensorische zenuwvezels dringen de spierspoelen binnen, waar zij veranderingen in de lengte van de **intrafusale** spiervezels detecteren en dit signaal doorgeven aan het ruggenmerg. Hier worden reflexen van verschillende complexiteit verwerkt voor het handhaven van de lichaamshouding en wordt ook de activiteit van antagonistische spiergroepen gecoördineerd bij activiteiten zoals lopen. Spieren die fijne bewegingen uitvoeren, zoals de spieren van de oogbol en de hand, hebben een groter aantal spierspoelen dan andere spieren.

In pezen vinden we op de plaatsen van aanhechting aan de spier de **peeslichaampjes van Golgi** . Dit zijn receptoren die bestaan uit een bindweefselkapsel dat een aantal grote bundels collagene vezels omsluit, die zich voortzetten in de bundels die deel uitmaken van de aanhechting. De sensorische zenuwvezel verliest zijn schede van Schwann op de plaats waar hij door het bindweefselkapsel het lichaampje binnendringt. De zenuwvezel vertakt zich en omhult de ingesloten collagene vezels. De receptoren worden geactiveerd door veranderingen in de spierspanning en hierbij voegt zich ook de sensorische informatie uit de bindweefselkapsels. Door informatie uit verschillende spieren en pezen kan in het centrale zenuwstel-

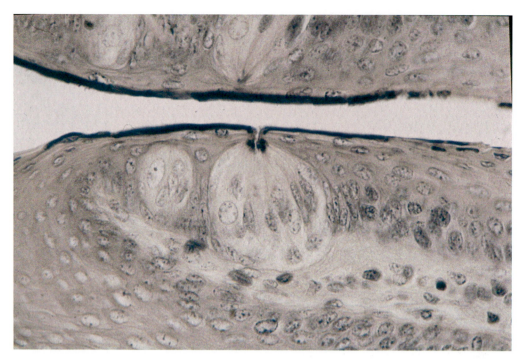

*Figuur 10.3  LM-opname van een coupe door een papilla circumvallata van de tong van een konijn. Hier kunnen de smaakknoppen in het epitheel worden waargenomen. (bron: A.P.M. Lamers)*

sel een ruimtelijk beeld worden opgebouwd van de toestand van het bewegingsapparaat.

> Doordat spierspoelen veranderingen in de lengte van verschillende spieren waarnemen, zijn ook blinde mensen in staat de exacte positie van hun ledematen te bepalen. Via de peeslichaampjes van Golgi kunnen zij ook de spierkracht bepalen die nodig is om bewegingen adequaat uit te voeren (bijvoorbeeld een ei optillen of pianospelen).

## Chemoreceptoren

### Smaak

De smaakgewaarwording is gelegen in de **smaakknoppen** op de tong. Smaakknoppen komen ook in kleinere aantallen voor in het zachte gehemelte en op de epiglottis, aan de zijde van de keelholte. Bij de mens zijn ongeveer tienduizend smaakknoppen ingebed in het meerlagig plaveiselepitheel van de **omwalde papillen** (papillae circumvallatae) en **paddenstoelvormige papillen** (papillae fungiformes) bovenop de tong. Vrouwen hebben meer smaakknop-pen dan mannen. Het aantal smaakknoppen loopt na het 45e levensjaar terug. Smaakstoffen passeren door de smaakporie, een klein gaatje, uitgespaard in de bovenste laag epitheelcellen, dat toegang geeft tot het oppervlak van de receptorcellen (fig. 10.3 en 10.4).

Smaakknoppen zijn uit een aantal verschillende celtypen opgebouwd, die vooral met TEM kunnen worden onderscheiden. De bouw van een smaakknop is vergelijkbaar met die van een sinaasappel, waarin de partjes (cellen) zijn samengevoegd tot een rond orgaantje. De in het algemeen langwerpige cellen rusten op een basaalmembraan en tonen apicaal microvilli die de smaakporie omsluiten. Veel van deze cellen zijn verantwoordelijk voor de smaakperceptie (**smaakcellen**) en maken daartoe contact met de dendritische uitlopers van een sensorische zenuw (fig. 10.4). Andere cellen hebben een ondersteunende functie en bevatten secretiegranula die in de **smaakporie** worden uitgescheiden. Ongedifferentieerde **basale cellen** zorgen voor de vervanging van de andere celtypen.

De in speeksel opgeloste smaakstoffen maken contact met de smaakcellen en beïnvloeden daarbij smaakreceptoren (voor zoete en bittere smaken) of ionenkanalen (voor zoute of zure smaken). Recent onderzoek geeft aan dat naast de vier primaire smaken

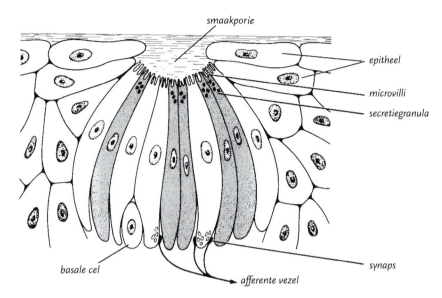

Figuur 10.4 *Structuur en innervatie van een smaakknop.*
Behalve basale cellen worden andere soorten cellen getoond. De donkere cellen bevatten apicale secretiegranula. Het lichte celtype heeft deze niet. De sensorische cel heeft basaal gelegen synaptische blaasjes en bijbehorende synapsen. De basale cellen prolifereren en differentiëren tot andere celtypen.

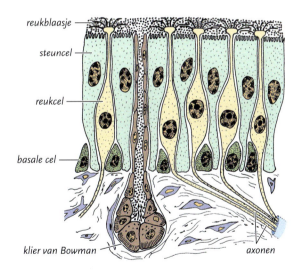

Figuur 10.5 *Reukepitheel met basale cellen, steuncellen en een reukcel met reukblaasjes waaraan de fila olfactoria ontspringen.* (bron: J. James)

**zoet**, **zout**, **zuur** en **bitter** nog een vijfde hoofdtype van smaak voorkomt die aangeduid wordt met **umami** (Japans woord dat 'vlezig' of 'pikant' betekent). Het is vooral de smaakstof natriumglutamaat die deze smaakgewaarwording geeft. De stof werkt in op een smaakreceptor.

De kliertjes van **Von Ebner** monden uit op de bodem van de groef van de circumvallate papillen (hoofdstuk 16). Door het secretievocht van deze klieren wordt de groeve voortdurend schoongespoeld, zodat een smaakstof na verloop van tijd wordt weggespoeld en vervangen kan worden door een andere.

### Reuk

De chemoreceptoren van de reuk zijn gelegen in het **reukepitheel**, een gespecialiseerd deel van de mucosa in het dak van de neusholte, met een kleine uitbreiding op het neustussenschot tot aan de middelste concha. Bij de mens is dit gebied ongeveer 10 cm² groot. Het schijnbaar meerrijig epitheel is ongeveer 100 μm dik en bevat 3 celtypen.

De **steuncellen** hebben een brede, cilindrische apex en een smalle basis. De microvilli op hun vrije oppervlak steken uit in een vloeistoflaag, die gevormd wordt door de sereuze en mucieuze klieren in het neusslijmvlies (fig. 10.5). Deze vloeistof bedekt de hele epitheellaag. Goed ontwikkelde celcontacten binden de steuncellen aan de naburige reukcellen. De cellen bevatten een pigment, dat het reukepitheel een geelachtige kleur geeft.

De **basale cellen** zijn klein, rond- tot kegelvormig en vormen een enkele basale laag. Deze cellen liggen tussen de steuncellen en de reukcellen in.

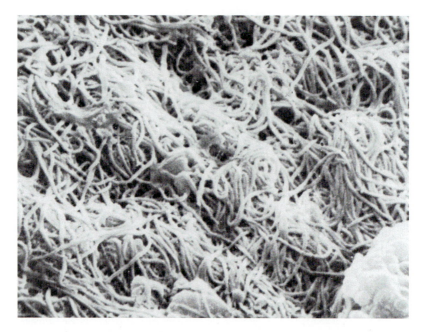

*Figuur 10.6 SEM-opname van het reukslijmvlies 'van boven' gezien. Let op het dichte netwerk van cilia dat het oppervlak bedekt. 6000 ×. (opname P.P. Graziadei)*

De **reukcellen** zijn **bipolaire neuronen** (zintuigzenuwcellen), die van de steuncellen kunnen worden onderscheiden doordat hun kern meer basaal gelegen is. Het apicale cytoplasma is verbreed tot een reukblaasje, waarop zes tot twintig **sensorische cilia** dwars (maar parallel aan het oppervlak) zijn bevestigd. Deze cilia (de 'dendrieten') zijn tot 50 μm lang, bedekken een oppervlak van 4-5 cm² en vormen een gecompliceerd vlechtwerk doordat zij in allerlei richtingen verlopen (fig. 10.6). De **onbeweeglijke** cilia hebben in hun proximale deel de '**9 × 2 + 2**'-**microtubuliformatie**, zoals die ook in beweeglijke cilia wordt gevonden. Deze cilia vergroten het receptoroppervlak aanzienlijk; zij genereren, als chemoreceptoren, een actiepotentiaal in antwoord op de aanwezigheid van een reukstof.

De efferente uitlopers (de axonen) van de reukcellen verenigen zich in kleine bundels (fila olfactoria), die verbonden zijn met het centrale zenuwstelsel. Een merkwaardig feit is dat reukcellen de enige neuronen zijn die kunnen regenereren vanuit de basale cellen (bijvoorbeeld na een ontsteking); andere neuronen zijn daartoe niet in staat.

In de lamina propria van het reukslijmvlies bevinden zich **tubulo-alveolaire klieren**, die uitmonden in het epitheeloppervlak, dat zij voortdurend vochtig houden. Door de continue verversing van deze vloeistoflaag wordt een prikkel weer uitgewist, zodat receptoren vrijkomen voor nieuwe reukgewaarwordingen.

## HET OOG

Het oog is in staat tot de registratie van vorm, lichtsterkte en kleur van alle voorwerpen in onze omgeving die licht weerkaatsen of uitzenden. De ogen bestaan uit een **oogbol** met aan de voorzijde een **lens**, die een scherpe afbeelding projecteert op het lichtgevoelige weefsel, de **retina**, aan de binnenachterzijde van het oog, waar de lichtprikkel wordt verwerkt en doorgegeven naar het **CZS**.

In de wand van het oog zijn drie concentrische lagen te onderscheiden (fig. 10.7 en 10.8):

1. de buitenste, de **tunica fibrosa** of **corneosclerale laag**. Deze vormt aan de voorzijde de **cornea**, die naar achteren overgaat in de **sclera**;
2. de middelste, de uvea of **tunica vasculosa**. Deze bestaat uit de **choroidea**, het **corpus ciliare** en de **iris**;
3. de binnenlaag of **tunica interna**. Deze is opgebouwd uit zenuwweefsel, meer specifiek de **retina** (het **netvlies**), die via de n. opticus (oogzenuw) communiceert met het CZS. De voorste begrenzing van de retina ligt bij de **ora serrata**; deze zet zich voort in de epitheliale bekleding van het **corpus ciliare**.

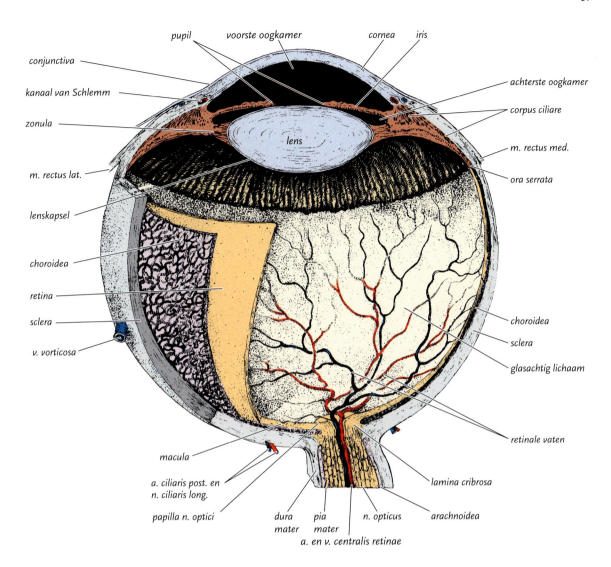

*Figuur 10.7  Inwendige structuur van het menselijk oog.
(Gewijzigd naar ill. P. Peck)*

De **biconvexe** lens van het oog is transparant en wordt op zijn plaats gehouden door de **zonula ciliaris of zonula Zinnii**, bestaande uit fijne vezels, uitgespannen tussen de lens en het corpus ciliare. Het **glasachtig lichaam** of **corpus vitreum** (fig. 10.7 en 10.8) vult het inwendige van de oogbol. De voorzijde van de lens wordt gedeeltelijk bedekt door de gepigmenteerde en ondoorzichtige **iris**, waarin zich een centrale, variabele opening bevindt, de **pupil** (fig. 10.7).

Het oog bevat drie achter elkaar liggende compartimenten:

1 de **voorste oogkamer**, tussen de cornea en de voorzijde van de iris;

2 de **achterste oogkamer**, tussen de achterzijde van de iris en voorzijde van de lens;

3 het **compartiment achter de lens**, dat is omgeven door de retina en dat wordt opgevuld door het corpus vitreum.

In de voorste en achterste oogkamers bevindt zich een eiwitarme vloeistof, het **kamerwater**. Het corpus vitreum bestaat uit een geleiachtige vloeistof, het **glasvocht**.

De **bloedvoorziening** van het oog geschiedt door de a. ophthalmica, die vertakt naar twee gebieden. Een eerste tak voedt de n. opticus en het binnenste deel van het netvlies. Deze vaten in het oppervlak van

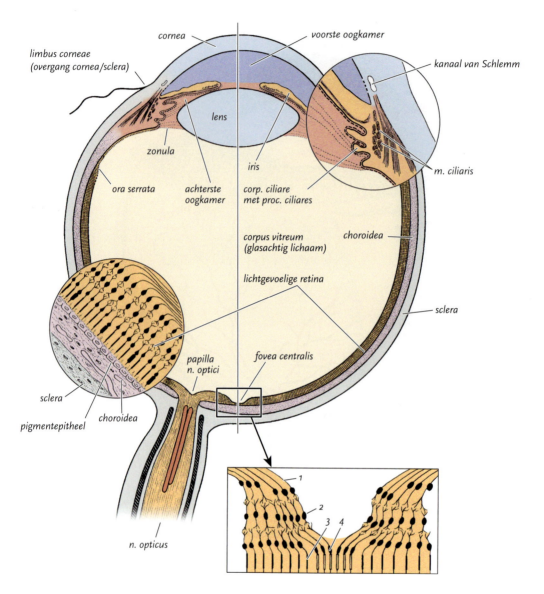

*Figuur 10.8  De algemene structuur van het menselijk oog, met retina, fovea en corpus ciliare.*
Rechtsonder een schema van de fovea:
1   Axon van ganglioncel.
2   Bipolaire cellen.
3   Staafjes.
4   Kegeltjes.
Schema's van het corpus ciliare (rechtsboven) en van de retina (linksonder) worden ook getoond. (bron: Ham 1969)

de retina kan men met de **oogspiegel** zien. De tweede tak vormt het vaatbed van de choroidea; het buitenste deel van de retina met de receptoren wordt gevoed vanuit de choriocapillaire laag van de choroidea.

### Tunica fibrosa (tunica externa)

De **sclera** (harde oogrok) vormt bij de mens een bolsegment met een doorsnede van ongeveer 22 mm (fig. 10.7, 10.11). De **witte sclera** ('wit van de ogen') is opgebouwd uit een straf bindweefsel, bestaande uit vlakke lintvormige collagene bundels, die elkaar in verschillende richtingen kruisen. Het oppervlak van

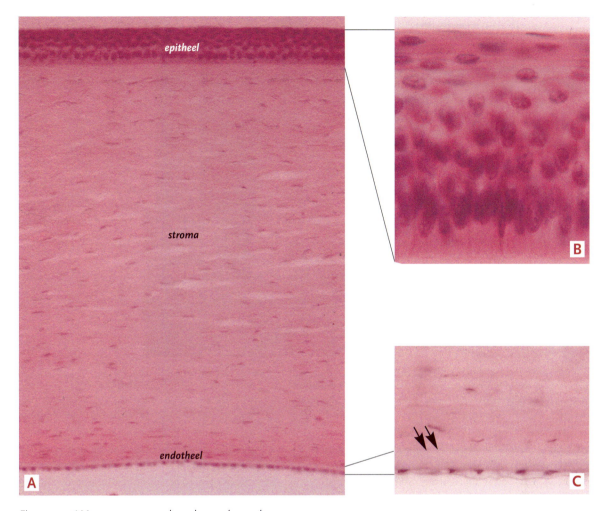

*Figuur 10.9 LM-opname van een dwarsdoorsnede van de cornea.*
A   Cornea bij zwakke vergroting.
B   Uitvergroting van het cornea-epitheel.
C   Uitvergroting van het cornea-endotheel met de membraan van Descemet (dubbele pijl).
(bron: A.P.M. Lamers)

de sclera, de **episclera**, is door middel van losmazig collageen verbonden met een laag van dicht bindweefsel, het **kapsel van Tenon** (fascia bulbi). Tussen dit kapsel en de sclera bevindt zich de **ruimte van Tenon**. De **oogspieren** hechten aan de sclera en roteren de oogbol. Recent MRI-onderzoek ('magnetic resonance imaging') wijst op het voorkomen van een zeer gespecialiseerd bewegingsmechanisme van de oogspieren in samenwerking met ringen van (collageen) bindweefsel, die als katrollen fungeren ('orbital pulley system'). Tijdens het roteren glijdt het kapsel van Tenon over het vetweefsel van de oogkas. De sclera beschermt de inhoud en geeft een vaste vorm aan de oogbol. Een verlenging van de as van de oogbol met 1 mm geeft aanleiding tot een merkbare bijziendheid (**myopie**), een verkorting geeft verziendheid (**hypermetropie**). Beide afwijkingen kennen ook andere, uiteenlopende oorzaken.

Het voorste deel van de tunica fibrosa, de **cornea** of het **hoornvlies**, is transparant (fig. 10.7 en 10.8). Deze laag wordt aan de voorzijde bedekt door een epitheel dat via de binnenzijde van de oogleden continu is met het epitheel van de huid.

In een coupe door de cornea kunnen **vijf lagen** worden onderscheiden (van buiten naar binnen): **epitheel, membraan van Bowman, stroma, membraan van Descemet** en **endotheel** (fig. 10.9).

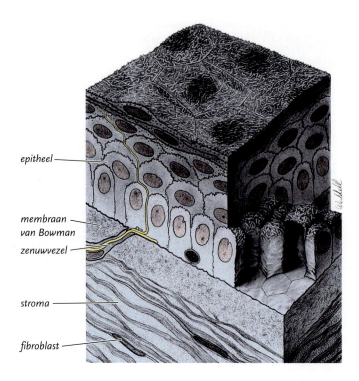

*Figuur 10.10 Schematische weergave van de voorzijde van de cornea.*
(bron: Hogan et al. 1971)

Het cornea-epitheel is een niet-verhoornend meerlagig plaveiselepitheel dat vijf tot zes cellagen dik is. Mitosen zijn te vinden in de basale laag; nieuwe cellen schuiven op in de richting van het oppervlak, waarbij zij geleidelijk afplatten. De cellen hebben een levensduur van ongeveer zeven dagen en tonen een groot **regeneratievermogen**. Kleine beschadigingen van het epitheel kunnen direct worden hersteld doordat de bestaande cellen langs elkaar kunnen schuiven en het defect opvullen (hoofdstuk 4). Voor een snel herstel van een grotere laesie is een gladde onderlaag, in dit geval een intacte membraan van Bowman, essentieel. De vermindering van de celpopulatie wordt aangevuld door mitose in het epitheel rondom het defect.

Het epitheel is voorzien van microvilli die uitsteken in de ± 7 μm dikke oppervlaktefilm met glycoproteïnen en lipiden, die uitgescheiden worden door de **klieren van Meibom** (zie hierna) en de slijmbekercellen. Het cornea-epitheel bevat veel vrije zenuwuiteinden, die de grote **contactgevoeligheid** van de cornea verklaren. De basale kant van het cornea-epitheel is vlak (fig. 10.9).

> Bij **ontsteking**sreacties in de cornea immigreren leukocyten uit de vaten van de sclera, wat eventueel gevolgd wordt door vaatingroei. Dit veroorzaakt **troebeling** van de cornea, hetgeen ook na afloop van de ontsteking tot storingen in het gezichtsvermogen kan leiden. Dit kan een indicatie zijn voor corneatransplantatie. Bij **corneatransplantatie**, die veel wordt toegepast, treden geen immunologische reacties op, onder andere door het feit dat in de cornea geen antigeenpresenterende cellen voorkomen.

Onder het cornea-epitheel ligt de **membraan van Bowman**, 7-12 μm dik en gevormd als een verdichting van het corneastroma, bestaande uit collagene vezels en grondsubstantie (fig. 10.10). Het **corneastroma** bestaat uit een groot aantal lagen collagene bundels. De 25 nm dikke collagene fibrillen wisselen af met geïsoleerde, platte fibroblasten ('cornealichaampjes'). De homogene grondsubstantie bevat veel gesulfateerde glycosaminoglycanen, die samen met de vezels en cellen volkomen transparant zijn.

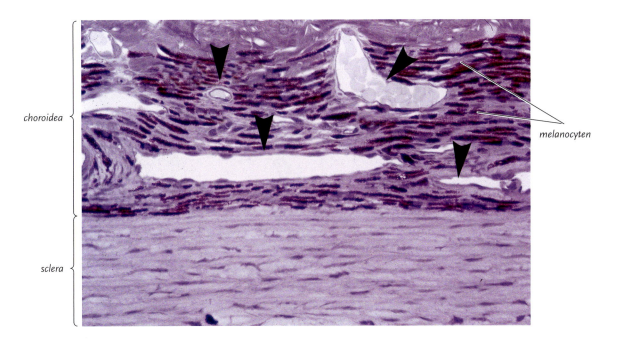

*Figuur 10.11 LM-opname van choroidea en sclera.*
De choroidea bestaat uit bindweefsel dat rijk gevasculariseerd is (pijlpunten) en veel pigmentcellen (melanocyten) bevat. De sclera is opgebouwd uit dicht bindweefsel dat veel parallel gerangschikte collagene vezels bevat. Pararosaniline-toluïdine blauw(PT)-kleuring.

Dit wordt bevorderd door:
1 het feit dat de **brekingsindex** van de grondsubstantie gelijk is aan die van de collagene vezels;
2 de geringe dikte en de uniformiteit van de collageen**fibrillen**;
3 de afwezigheid van **bloed- en lymfevaten**;
4 de afwezigheid van **vrije cellen** in het stroma

De **membraan van Descemet** (fig. 10.9) is een 5-10 μm dikke, homogene laag aan de achterzijde van het corneastroma en wordt gevormd door het endotheel, dat tegen de membraan gelegen is. Op latere leeftijd neemt de mitoseactiviteit van het endotheel af, terwijl de cellen groter worden en de celdichtheid afneemt. De continuïteit van het endotheel is belangrijk, omdat het samen met de membraan van Descemet de cornea afschermt tegen het **hypertone kamerwater**.

In de **limbus corneae** (corneosclerale overgang) gaat de transparante cornea over in de witte sclera. De **rijke vascularisatie** van dit gebied verzorgt, via diffusie, de voeding van de cornea. Bij ontsteking vinden cellulaire infiltratie en vaatingroei hiervandaan plaats. De cornea neemt direct **zuurstof** op uit de atmosfeer; dit blijkt uit de moeilijkheden die kunnen voortkomen uit het langdurig dragen van niet-zuurstofdoorlatende contactlenzen.

In het sclerale bindweefsel van de corneosclerale overgang bevindt zich een labyrint van anastomoserende kanaaltjes: de **ruimten van Fontana**. Deze staan in verbinding met de voorste oogkamer en monden ook uit in een kanaal rond de limbus corneae, de **sinus venosus sclerae (kanaal van Schlemm)** (fig. 10.7 en 10.8). Dit kanaal staat in contact met episclerale venen. De **kanalen van Fontana** en de sinus venosus sclerae **draineren** het kamerwater uit de voorste oogkamer en spelen dus een rol bij het regelen van de **intra-oculaire druk**.

### Tunica vasculosa (tunica media)
De middelste laag van het oog (tunica media) kan in drie delen worden onderscheiden (fig. 10.7):
1 de choroidea;
2 het corpus ciliare;
3 de iris.

De **choroidea** of het vaatvlies bevat dichte vaatnetten (fig. 10.11), afgewisseld met losmazig bindweefsel met veel elastische vezels, dat rijk is aan fibroblasten, macrofagen, lymfocyten, mestcellen en plasmacel-

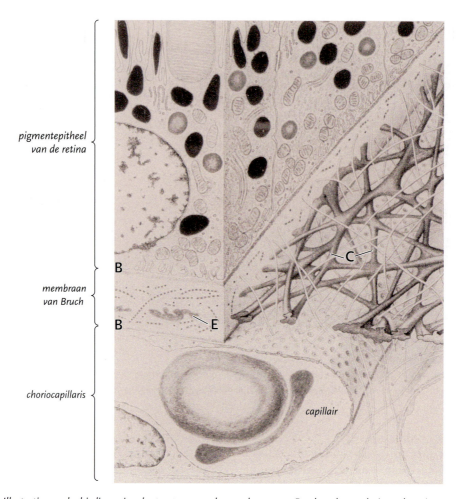

*Figuur 10.12 Illustratie van de driedimensionale structuur van de membraan van Bruch en haar relatie tot het pigmentepitheel van de retina en de choriocapillaris.*
B Lamina basalis.
E Elastische vezels.
C Collagene vezels.
(bron: Hogan et al. 1971)

len. Talrijke **pigmentcellen** (melanoforen) geven dit vlies een bruinzwarte kleur. De binnenste laag van de choroidea (lamina choriocapillaris) bevat veel kleine bloedvaten en wordt door de **membraan van Bruch** (fig. 10.12) gescheiden van de retina. Deze membraan bestaat uit een dicht net van elastische vezels met fibroblasten, met aan twee zijden collageen.

De **lamina vasculosa** van de choroidea bevat, naast het dichte net van bloedvaten, ook een netwerk van ongemyeliniseerde zenuwvezels en ganglia. De choroidea staat in verbinding met de sclera via de **lamina suprachoroidea**, een laag van losmazig bindweefsel rijk aan melanoforen.

Het **corpus ciliare** (straallichaam) is een verbreding van de tunica media ter hoogte van de lens (fig. 10.7 en 10.8). Het corpus ciliare vormt een op doorsnede **driehoekige ring** aan de binnenzijde van het voorste deel van de sclera. Aan de voorzijde heeft het onregelmatige uitstulpingen, de **processus ciliares**. Vanaf de sclera stralen bundels gladde spieren in het corpus ciliare uit, met drie verschillende oriëntaties. De **meridionale vezelbundels** liggen dicht tegen de sclera aan (m. tensor choroidea of spier van Brücke) en strekken de choroidea. De meer naar binnen gelegen **spier van Müller** speelt een rol bij de **accommodatie**. De naamloze spierbundels daartussen lopen radiair in verschillende richtingen.

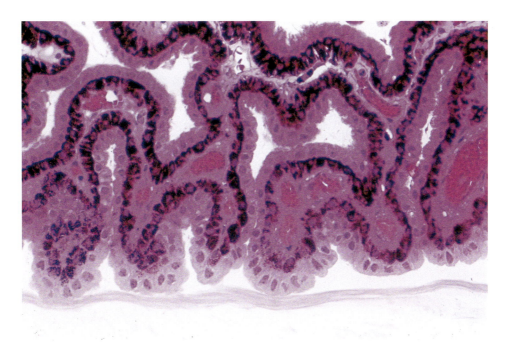

*Figuur 10.13 LM-opname van het corpus ciliare.*
De processus ciliares zijn aan beide zijden met epitheel bekleed. Het epitheel bestaat uit een dubbellaag, waarvan de binnenste uit gepigmenteerde epitheelcellen bestaat. PT-kleuring.

De binnenlaag van het corpus ciliare bestaat uit **twee cellagen**. Tegen het corpus ciliare ligt het buitenste blad, met een dichte melaninekorreling; dit is een voortzetting van de pigmentepitheellaag van de retina. Het binnenste blad bestaat uit een eenlagig epitheel en is gericht naar de voorste oogkamer en het corpus vitreum en bevat geen pigment. Beide epitheellagen zijn door **celcontacten** hecht met elkaar verbonden.

De **processus ciliares** zijn kamvormige radiaire uitstulpingen van het oppervlak van het corpus ciliare, bestaande uit losmazig bindweefsel bekleed met de zojuist beschreven dubbele epitheellaag (fig. 10.13). Vanuit de processus ciliares ontspringen zonulavezels met een dikte van enkele μm, die worden gevormd door het ciliaire epitheel. Zij lopen in een schuine richting van het binnenste ciliaire epitheel naar het lenskapsel.

Het epitheel van de achterste oogkamer produceert ook het **kamerwater**. Met diepe invaginaties van de celmembraan (zowel basaal als lateraal) en talrijke daartussen gelegen mitochondriën, tonen deze cellen de kenmerken van **ionentransport** (hoofdstuk 4). De hieronder gelegen cellaag, die deze ionentransporterende kenmerken in geringere mate toont, is gepigmenteerd, en doet vermoeden dat deze dubbellaag functioneert als **in serie geschakelde** ionenpompen. De occludensverbindingen tussen de cellen van het ciliaire epitheel en deze cellen vormen een afsluiting, waardoor het kamerwater wordt geïsoleerd van andere lichaamsvloeistoffen; in feite kan men hier spreken van een **bloed-kamerwaterbarrière**.

Het kamerwater is **hypertoon** door een vrij hoge concentratie van verschillende zouten en wordt afgescheiden door het ciliaire epitheel van de achterste kamer. Heel langzaam verplaatst het kamerwater zich naar de voorste oogkamer, waar het via de **kanalen van Fontana** en de sinus venosus sclerae naar de venen van de sclera wordt afgevoerd. De afvloed is **drukafhankelijk**. Er bestaat ook een **drukonafhankelijke**, uveosclerale afvloed vanuit de voorste oogkamer, die niet via de sinus venosus sclerae verloopt. Een storing in de afvoer van het kamerwater kan leiden tot verhoging van de intra-oculaire druk, een belangrijke oogheelkundige aandoening, die de oorzaak is van glaucoom.

De **iris** bedekt, als uitbreiding van de choroidea, de periferie van de lens. Het naar de voorste oogkamer gerichte oppervlak heeft in plaats van een bekledende cellaag, enige verspreide fibroblasten en pigmentcellen aan het oppervlak. De achterzijde is

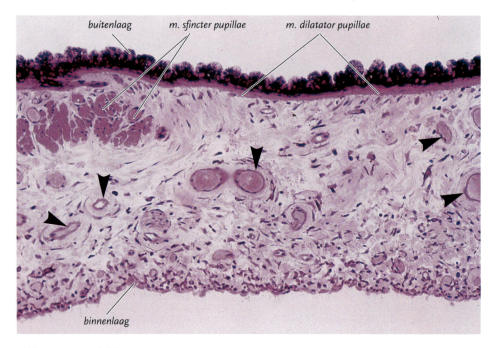

*Figuur 10.14  LM-opname van de iris.*
Deze heeft een losmazig karakter en is rijk gevasculariseerd in bepaalde gebieden (pijlpunten). De buitenlaag bevat veel pigment om het oog te beschermen tegen een overmaat aan licht. De binnenlaag bevat geen pigment. De m. sfincter pupillae en m. dilatator pupillae reguleren de grootte van de pupil. PT-kleuring.

bekleed met het ciliaire epitheel, waarvan de beide lagen aan de vrije rand van de iris in elkaar overgaan.

De iris is **rijk gevasculariseerd** en heeft een losmazig karakter (fig. 10.14). Naast diepliggende pigmentcellen met fagocyterende eigenschappen komen er meer vertakte melanoforen en fibroblasten in voor. De epitheellaag van de iris aan de kant van de achterste oogkamer is zo sterk met melanine beladen dat de cellen in de LM niet afzonderlijk kunnen worden waargenomen. De cellen van de hieronder gelegen tweede epitheellaag hebben contractiele uitlopers in het stroma, die evenwijdig aan het oppervlak en radiair zijn georiënteerd. Deze uitlopers vormen tezamen de **m. dilatator pupillae**. De cellichamen van deze cellen zijn gepigmenteerd, maar niet contractiel. Door de sterke pigmentatie van deze twee cellagen in de iris passeert het licht alleen via de pupil.

De gepigmenteerde cellen van de iris bepalen de oogkleur, eigenlijk de kleur van de iris. Bij een geringe hoeveelheid pigment is de kleur van het licht dat wordt weerkaatst van het pigmentepitheel aan de achterzijde **blauw**. Meer pigment in het stroma geeft de iris verschillende tinten blauwgroen, grijs en uiteindelijk bruin. Mensen zonder pigment in de iris (albino's), tonen een rode iris op basis van de bloedvaten erin. Flitsfoto's tonen soms **rode pupillen** als reflectie van de bloedvaten in de achterwand van het oog.

Een tweede spier in de iris, de **m. sphincter pupillae**, bestaat uit concentrisch glad spierweefsel, in de rand van de pupil. De m. dilatator en m. sphincter pupillae, die een verwijdend ('grote ogen van de schrik') of vernauwend effect op de pupil uitoefenen, hebben respectievelijk een sympathische en een parasympathische innervatie.

### De lens

De lens is **biconvex** en **elastisch**. Met het stijgen van de leeftijd verhardt de celmassa van de lens enigszins. De lens bestaat uit drie bestanddelen: **lenskapsel**, **lensepitheel** en **lensvezels** (fig. 10.15). De lens wordt omgeven door een dun (10-20 μm) kapsel met het karakter van een basale membraan, die sterk **PAS**-positief is. Het lenskapsel is aan de voorzijde dikker dan aan de achterzijde.

Een enkele laag kubisch **lensepitheel** is alleen aanwezig op de voorzijde van de lens. Dit hangt samen met het feit dat de lens oorspronkelijk een blaasje was, waarvan het lumen gevuld is door verlenging van de cellen in de achterwand tot de **primaire lensvezels**. Door toevoeging van steeds meer **secun-**

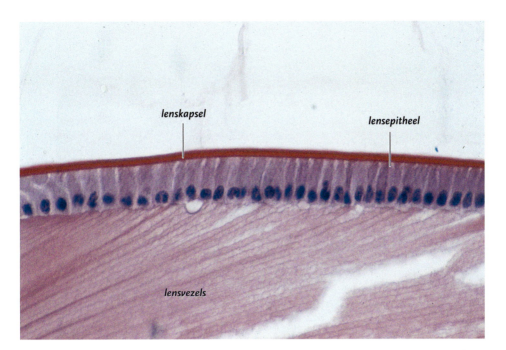

*Figuur 10.15 LM-coupe door de voorzijde van de lens.*
Het lensepitheel scheidt het lenskapsel uit, dat is opgebouwd uit collageen type IV en laminine. Onder het epitheel zijn de lensvezels zichtbaar.

daire **lensvezels** uit het voorste lensepitheel komt de definitieve lens tot stand. Dit proces zet zich in steeds trager tempo voort tot op hoge leeftijd.

Lensvezels zijn gedifferentieerde **epitheelcellen**, die zijn uitgegroeid tot zuilvormige, zeskantige prisma's van 8-10 × 2 μm (breedte) en 7-10 mm hoog. Bij de differentiatie gaat de **kern verloren** en wordt het cytoplasma arm aan organellen. De cellen liggen dicht opeen en zijn door maculae adhaerentes verbonden. De cellen zijn langer dan de doorsnede van de lens; daarom liggen zij in een complex patroon gevouwen. De **vaatloze** lens heeft een geringe metabole activiteit en is voor zijn stofwisseling op het kamerwater aangewezen. De (hoge) brekingsindex van de lensvezels wordt bepaald door de hoge concentratie van voor de lens specifieke eiwitten, de **crystallinen**.

De lens wordt in positie gehouden door de **zonula Zinnii** (fig. 10.16), die ook belangrijk is bij het **focusseren** op dichtbij en veraf gelegen objecten door wijziging in de bolling van de lens. Door het circulair verloop van de **spier van Müller** leidt contractie van het spierweefsel van het corpus ciliare tot verplaatsing van de plaats van aanhechting van de zonulavezels naar voren en naar binnen. Hierdoor neemt de spanning in de zonulavezels af en wordt de lens boller. Voor deze **accommodatie** is dus een zekere spierarbeid nodig. Daarom is langdurig focusseren op korte afstand, zoals bij het lezen van een boek, voor het oog meer inspannend dan het observeren op grotere afstand. De meest ontspannen stand van het oog blijkt die van lichte accommodatie.

## Corpus vitreum

Het **corpus vitreum** (glasachtig lichaam) vult de ruimte tussen de lens en de retina, en bestaat uit een transparante **gel**, die voor meer dan 99% uit water bestaat, met een consistentie die vergelijkbaar is met die van een geschilde druif. Het corpus vitreum bevat veel grondsubstantie, spaarzame, dunne collagene fibrillen, **weinig fibroblasten** en ronde fagocytaire cellen, **hyalocyten**. De vrije cellen in het glasvocht kunnen aanleiding geven tot optische gewaarwordingen ('mouches volantes'). Het glasvocht (humor vitreus) is een **colloïd**, rijk aan **hyaluronzuur**, maar ook aan andere waterbindende glycosaminoglycanen. Door het hoge watergehalte en de geringe steun van vezels, schrompelt het corpus vitreum sterk bij fixatie en behandeling voor histologie. De **druk** van het corpus vitreum op de retina is belangrijk voor de binding en het **contact** tussen de **retina** en het **pigmentepitheel**. Bij verlies van glasvocht, bijvoorbeeld bij een slag op het oog, kan **netvliesloslating** optreden. De restanten

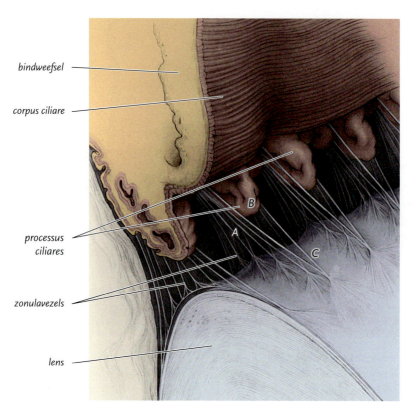

*Figuur 10.16 Vooraanzicht van de processus ciliares, waarbij de aanhechting van de zonulavezels aan de lens te zien is. Zonulavezels vormen bundels (A) aan beide zijden van de processus ciliares (B) die op één enkele plaats bijeenkomen (C), waar zij aanhechten aan het lenskapsel. (bron: Hogan et al. 1971)*

van een bloeding in het glasvocht worden traag opgeruimd, vanwege het geringe aantal hyalocyten.

### De retina (tunica interna)
Het achterste deel van de retina (**pars optica retinae**) is lichtgevoelig, terwijl het deel vóór de **ora serrata** (**pars caeca retinae**), dat het corpus ciliare en de achterzijde van de iris bekleedt, niet lichtgevoelig is (fig. 10.8 en 10.17).

De retina ontwikkelt zich uit een uitstulping van het prosencephalon. Het **oogblaasje** dat hierbij ontstaat vormt, wanneer het in de nabijheid van het ectoderm (oppervlak) komt, aan de voorzijde een instulping, waardoor een dubbelbladige structuur ontstaat, de **oogbeker**.

Later ontstaat uit het buitenblad van de oogbeker het pigmentepitheel; uit het binnenblad ontwikkelt zich het complexe en dikkere functionele deel van de retina.

Het **pigmentepitheel** bestaat uit kubische cellen met een basale kern. De cellen zijn via hun lamina basalis op de **membranen van Bruch van de choroidea** gehecht. De cellen tonen de eerder vermelde kenmerken van **ionentransporterend** epitheel (fig. 10.12). De pigmentcellen zijn apicaal aaneengehecht door zonulae occludentes en adhaerentes; 'gap junctions' komen ook voor. Het apicale deel van de cellen draagt microvilli en toont cilindrische invaginaties, waarin de uiteinden van de lichtgevoelige receptoren van de retina zijn verzonken. De aaneenvoeging van het pigmentepitheel en de fotoreceptoren, voortkomend uit de beide bladen van de oogbeker, kent geen gespecialiseerde celcontacten, al passen de lagen goed ineen. Toch vormt deze hechting een zwakke plek, zoals blijkt uit het verlies van gezichtsvermogen bij **netvliesloslating**. Het netvlies kan niet functioneren wanneer het lichtgevoelige deel van het netvlies niet in innig contact blijft met het pigmentepitheel.

Het SER van de pigmentepitheelcellen verestert het **vitamine A**, dat doorgegeven wordt aan de staafjes en daar belangrijk is voor de functie. **Melanosomen**

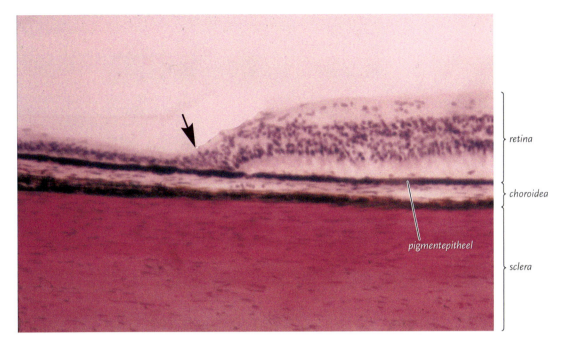

*Figuur 10.17 Microfoto van een coupe van de retina door het overgangsgebied (pijl) tussen het lichtgevoelige (rechts) en het 'blinde' gedeelte (links).*
Let op het pigmentepitheel dat doorloopt, de choroidea en de sclera. HE-kleuring. 200 ×. (bron: A.P.M. Lamers)

zijn overvloedig aanwezig in het apicale cytoplasma en in de uitlopers. De functie van het pigment is de absorptie van het licht dat door de laag fotoreceptoren is gepasseerd, daarmee wordt hinderlijke reflectie voorkomen. In het apicale cytoplasma van de pigmentcellen komen veel **lysosomen** voor, die afgestoten stukjes van de staafjes opnemen en verteren.

In het neurale deel van het netvlies kunnen drie niveaus worden onderscheiden:
- de laag van lichtgevoelige cellen, de **staafjes** en **kegeltjes**, die tegen de pigmentlaag ligt (fig. 10.8, 10.18 en 10.19);
- een laag van bipolaire **neuronen**, die de staafjes en kegeltjes verbinden met de ganglioncellen;
- een meer naar binnen gelegen laag **multipolaire ganglioncellen**, ook wel de ganglionaire laag genoemd. Deze cellen gaan met hun dendrieten verbindingen aan met de bipolaire cellen en zenden axonen uit naar het CZS, die tezamen de n. opticus vormen. Vanaf de lichtgevoelige sensoren worden dus twee synapsen gepasseerd.

Tussen de laag van de staafjes en de kegeltjes en die van de bipolaire cellen bevindt zich de **buitenste plexiforme** of **synaptische laag**, waarin de synapsen tussen de zenuwcellen van beide voorgaande lagen zijn gelegen. Het gebied waar de synapsen tussen de bipolaire en de multipolaire ganglioncellen liggen, heet de **binnenste plexiforme laag** (fig. 10.19).

De staafjes en kegeltjes zijn bipolaire zintuigzenuwcellen, die aan de van het licht afgekeerde zijde een lichtgevoelige dendriet hebben en aan de andere kant een kort axon, dat synapsen heeft met een bipolaire ganglioncel (fig. 10.19). De lichtgevoelige dendrieten hebben de vorm van een staafje of een kegeltje.

Zowel staafjes als kegeltjes reiken door de dunne laag van de **membrana limitans externa**, gevormd door dicht opeengepakte celuitlopers verbonden met desmosomen, die de diepst gelegen uitlopers van de **steuncellen van Müller** (zie hierna) verbinden met de binnensegmenten van staafjes en kegeltjes.

Het aantal **staafjes** wordt geschat op 95 miljoen. Zij zijn **zeer lichtgevoelig** en verzorgen de lichtwaarneming tijdens **schemering** of bij **nacht**. Dit is vooral een gevolg van de cumulatieve schakeling van de staafjes onderling door neuronale elementen.

De **staafjes** zijn langgerekte, slanke cellen (50 bij 3 μm) (fig. 10.20), waarvan het lichtgevoelige **buitensegment** is opgebouwd uit zeshonderd tot duizend

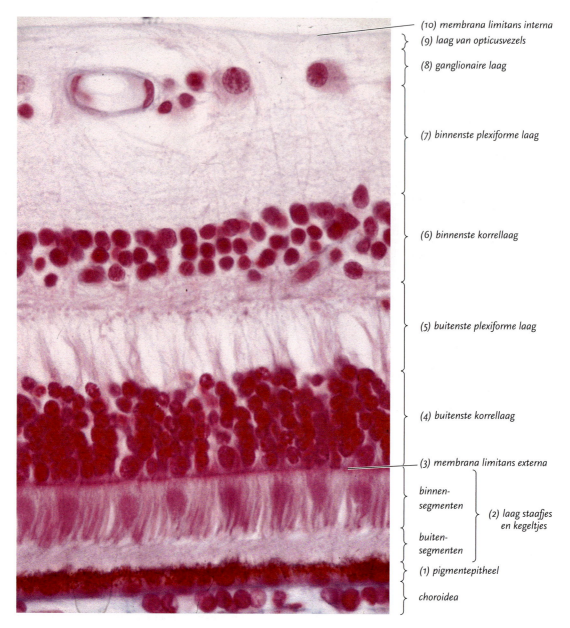

*Figuur 10.18 Coupe van de retina van een aap met aan de onderzijde de choroidea.*
Van beneden naar boven zijn de volgende lagen te onderscheiden.
1 Pigmentepitheel van de retina.
2 Laag van staafjes en kegeltjes met buitensegmenten en binnensegmenten.
3 Membrana limitans externa.
4 Buitenste korrellaag (kernen van staafjes en kegeltjes).
5 Buitenste plexiforme laag (synapsen tussen staafjes- en kegeltjescellen en bipolaire zenuwcellen).
6 Binnenste korrellaag.
7 Binnenste plexiforme laag (synapsen tussen de bipolaire en multipolaire ganglioncellen).
8 Ganglionaire laag (perikarya van multipolaire ganglioncellen).
9 Laag van de opticusvezels.
10 Membrana limitans interna (uitlopers van de steuncellen van Müller).
Deze lagen vormen de klassieke tien lagen van de retina. (bron: A.P.M. Lamers)

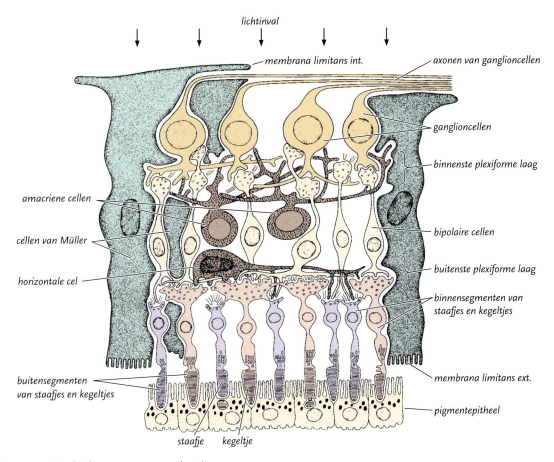

*Figuur 10.19 De drie lagen neuronen van de retina.*
De pijlen geven de richting van de lichtinval aan. De hyperpolarisatie van de staafjes en kegeltjes leidt tot een signaal dat in omgekeerde richting wordt voortgeleid. (gewijzigd uit: Boycott, Dowling 1966)

**afgeplatte vesikels**, die door een membraan worden begrensd. Het buitensegment is verbonden met het **binnensegment** door een structuur die is afgeleid van een **cilium**; er bevindt zich zelfs een basaal lichaampje aan de basis (fig. 10.21). Het binnensegment, het cellichaam van het staafje, is rijk aan glycogeen en mitochondriën. De membranen van de afgeplatte vesikels van het buitensegment bevatten **rodopsine** of **gezichtspurper**. Dit pigment bestaat uit **retinal**, een aldehyde van vitamine A, dat is gebonden aan specifieke eiwitten, de opsinen. Als er licht op een staafje valt, veroorzaakt dat een verandering in het rodopsine, waardoor hyperpolarisatie optreedt, zodat een signaal via een eerste synaps naar de bipolaire laag wordt gezonden.

De membraaneiwitten van de vesikels in het buitensegment worden gesynthetiseerd op polysomen in het binnensegment en worden daarna in de onderste vesikels ingebouwd (fig. 10.20 en 10.23). Deze vesikels schuiven in de tijd op naar de staafjesapex, waar zij worden **afgestoten** en **gefagocyteerd** door de cellen van het pigmentepitheel (fig. 10.22 en 10.23). In deze cellen vindt tevens de regeneratie plaats van pigmenten, die reeds aan licht zijn blootgesteld.

In het SER van de pigmentcellen vindt de verestering van vitamine A plaats (fig. 10.23). Naast een gebrek aan vitamine A, kan de oorzaak van nachtblindheid dan ook zijn dat de fotoreceptoren geen contact meer maken met de pigmentcellen (**netvliesloslating**).

> Er zijn erfelijke aandoeningen bekend van het samenspel tussen fotoreceptoren en pigmentcellen, die tot verlies van gezichtsvermogen leiden (hereditaire netvliesdystrofie).

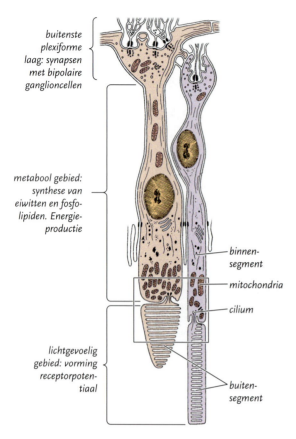

Figuur 10.20 *Schematische weergave van de ultrastructuur van staafjes (rechts) en kegeltjes (links).*
Een TEM-opname van het rechthoekige kader is weergegeven in fig. 10.21. (gewijzigd uit: Chèvremont 1966)

Bij de mens komen ongeveer 5 miljoen kegeltjes voor. Zij worden pas bij hogere lichtintensiteit gestimuleerd waarbij een meer gedetailleerde waarneming dan met staafjes kan worden bereikt. Tevens stellen de pigmenten van de kegeltjes ons in staat om kleuren waar te nemen. De verhouding van het aantal staafjes tot kegeltjes is circa 20:1.

Kegeltjes zijn langgerekte cellen en in bouw vergelijkbaar met de staafjes (60 bij 1,5 µm) De lengte van de kegeltjes neemt iets af naar de periferie van het netvlies toe. Het metabolisme van het binnensegment ondersteunt, met behulp van zijn ribosomen en mitochondriën, de lichtperceptie in het buitensegment (fig. 10.20). Het buitensegment is kegelvormig, de pakketten van **dwarsgelegen membranen** zijn plooien van de celmembraan van het kegeltje (fig. 10.20). Het afbraak- en regeneratiesysteem van de vesikelmembranen is niet gelijk aan dat van de staafjes

en de contacten met bipolaire cellen zijn anders (fig. 10.19).

Er zijn drie typen kegeltjes, elk met een variant van het kegeltjespigment **iodopsine**. De varianten komen voor met absorptiespectra bij 419 (**blauw**), 531 (**groen**) en 558 nm (**rood**). Daarmee kunnen verschillende delen van het lichtspectrum geïdentificeerd worden. De kleurherkenning komt tot stand door vergelijking van de reactie van de 3 typen kegeltjes.

> Verschillende vormen van **kleurenblindheid** kunnen worden verklaard door aangeboren defecten van een of meer van de varianten van de kegeltjespigmenten.

De **laag van de bipolaire cellen** bestaat uit twee soorten cellen (fig. 10.19):
1 **monosynaptische bipolaire** cellen, die alleen contacten hebben met het axon van één kegeltje en één multipolaire ganglioncel;
2 **verspreide bipolaire** cellen, die synapsen aangaan met twee of meer fotoreceptoren (staafjes en/of kegeltjes)

De **multipolaire ganglioncellen** hebben aan één zijde synaptisch contact met de bipolaire-cellenlaag en zenden anderzijds hun axonen uit naar de **blinde vlek** van de retina, waar zij bijeenkomen en de n. opticus vormen (fig. 10.8). Dit gebied, ter plaatse van de papilla nervi optici, bevat **geen receptoren**. De multipolaire ganglioncellen zijn typische zenuwcellen met een grote blazige kern, Nissl-substantie, enzovoort.

Naast de hiervoor beschreven fotoreceptoren, bipolaire cellen en multipolaire ganglioncellen, zijn er nog drie celtypen aanwezig, die met hun kernen meestal in de binnenste korrellaag gelegen zijn.
1 **Horizontale cellen** (fig. 10.19) brengen contacten tot stand tussen verschillende fotoreceptoren.
2 **Amacriene cellen** zijn neuronen van verschillende typen, die verbindingen tot stand brengen tussen multipolaire ganglioncellen.
3 **Neurogliacellen**, waaronder zich, naast gewone **fibreuze astrocyten**, enkele zeer grote en sterk vertakte steuncellen bevinden, de **cellen van Müller** (fig. 10.19 en 10.24). Deze cellen vervullen een belangrijke functie bij de fixatie van de neuronale cellen in de retina en reiken van de membrana

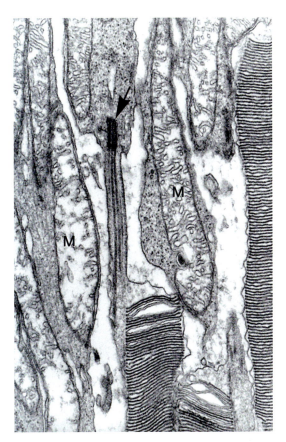

*Figuur 10.21 TEM-opname van een detail van de retina.*
In het onderste deel van de figuur zijn buitensegmenten te zien die bestaan uit lichtgevoelige gestapelde platte membraanschijven. De mitochondriën (M) liggen geconcentreerd in de binnensegmenten (zie ook fig. 10.20). In het midden van de afbeelding een basaal lichaampje (pijl) waaruit een cilium ontspringt dat overgaat in een buitensegment.

limitans interna (zie hierna) tot de membrana limitans externa (fig. 10.19). Het cytoplasma van deze cellen bevat veel intermediaire filamenten, glycogeen en SER. Zij verlenen steun en voeding aan de lichtgevoelige cellen van de retina, vooral de fotoreceptoren. De cellen van Müller met hun uitlopers zijn ten nauwste betrokken bij de opbouw van de membranae limitantes interna en externa. Bij de membrana limitans externa gaat het om een vervlechting van uitlopers van cellen van Müller met de binnensegmenten van de staafjes en kegeltjes, zoals eerder besproken. De membrana limitans interna bevat de sterk vertakte uitlopers van de cellen van Müller, naast andere glieuze bestanddelen.

De meeste celtypen van de retina zijn tot een of enkele lagen beperkt; alleen de cellen van Müller reiken door alle lagen heen. De **klassieke tien lagen van de retina**, van pigmentlaag tot en met de membrana limitans interna, zijn in figuur 10.18 afgebeeld.

Op de optische as, in de retina, ligt de **macula lutea** of **gele vlek**, 2–2,5 mm in doorsnede, gekleurd door het voorkomen van een **carotenoïd** pigment. In het midden van de gele vlek ligt de fovea centralis, een uitholling waar de retina erg dun wordt. Dit komt doordat de bipolaire cellen en de multipolaire ganglioncellen alleen aan de periferie van de fovea liggen, zodat de fovea eigenlijk alleen uit verlengde kegeltjes bestaat (fig. 10.8). Er zijn ook geen retinale bloedvaten vóór de lichtgevoelige cellen gelegen. Het licht valt dus direct op de kegeltjes, met als gevolg een **grote gezichtsscherpte** in dit gebied. De fovea wordt ook gekenmerkt doordat er veel meer ganglioncellen voorkomen.

> De oppervlakkige vaten van de retina kunnen met een **oogspiegel** worden bestudeerd. Dit is belangrijk bij de diagnose van verschillende, ook niet-oftalmologische aandoeningen, zoals **diabetes** en **hypertensie**. De vaten zijn bij premature pasgeborenen nog in ontwikkeling. Het gevaar van het toedienen van zuurstof aan prematuren is dat de retinale vaatontwikkeling door de overmaat zuurstof tot staan komt. Bij terugkeer naar atmosferische lucht vindt dan een 'inhaaloperatie' plaats, waarbij bindweefselvorming optreedt die **blindheid** kan veroorzaken ('retrolentale fibroplasie').

Lichtwaarneming vindt plaats doordat de energie van de fotonen, die op lichtgevoelige cellen vallen, een hyperpolarisatie veroorzaakt. Dit signaal wordt doorgegeven en getransformeerd tot impulsen die synaptisch worden doorgegeven. Er is geen directe transmissie van alle signalen van de ruim **100 miljoen** fotoreceptoren naar de n. opticus, want deze heeft slechts circa **één miljoen** axonen. Veel informatie die door de fotoreceptoren wordt verzameld, wordt in de retina door de ganglioncellen en amacriene cellen **voorbewerkt**. Hierbij brengen deze cellen een **integratie** en **codering** van de opgevangen signalen tot stand, voordat zij die aan het CZS doorzenden. De retina is dus een **integrerende receptorstructuur**. Het

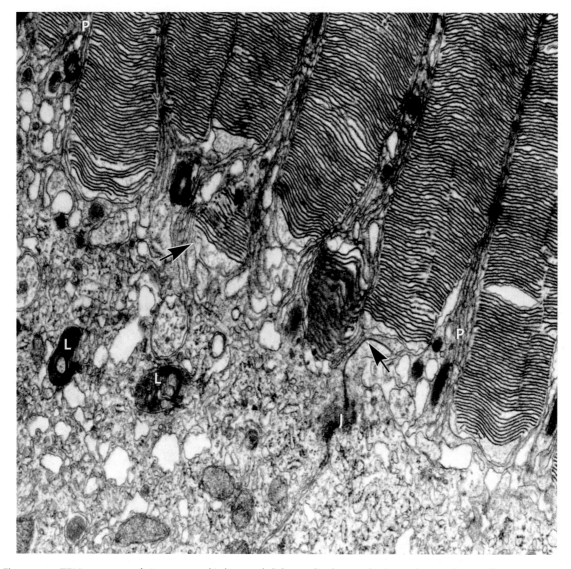

*Figuur 10.22 TEM-opname van het overgangsgebied tussen de lichtgevoelige laag en de pigmentlaag van het netvlies van een rat (voor oriëntatie zie fig. 10.19 en 10.23).*
Onderaan zijn delen van twee pigmentcellen te zien met speciale celcontacten (J). Bovenaan liggen de uiteinden van de lichtgevoelige gebieden van staafjes die ingebed zijn tussen de cytoplasmatongen van de pigmentcellen (P). De grote vesikels met afgeplatte membranen (pijlen) bevatten materiaal dat van de toppen van de staafjes is losgekomen. L: lysosomen.

oog blijft in aanleg hersenweefsel, hetgeen ook blijkt uit het ontbreken van bindweefsel en het voorkomen van **gliacellen**. Ook de n. opticus wordt door een piaschede en een dura mater omgeven. De opticusvezels worden voorbij de plaats waar zij de sclera doorboren (de lamina cribrosa) gemyeliniseerd door oligodendrocyten, zoals bij een hersenbaan.

De retina wordt aan twee zijden gevoed vanuit capillairlissen. De a. centralis retinae, die bij de papil binnentreedt, vertakt zich in een karakteristiek patroon van arteriën, die opgaan in een capillairnet juist binnen de membrana limitans interna. De capillairen die hiervan aftakken, dringen niet verder in de retina door dan tot aan de laag van de bipolaire cellen. Terwijl de retina op deze manier tot op de buitenste plexiforme laag (fig. 10.19) wordt gevoed, is de laag van de fotoreceptoren aangewezen op de choriocapillaris. De fotoreceptoren kennen een hoge (anaerobe) glycolytische activiteit, waarbij het zuurstofverbruik minimaal is. Dit hangt wellicht samen met de mar-

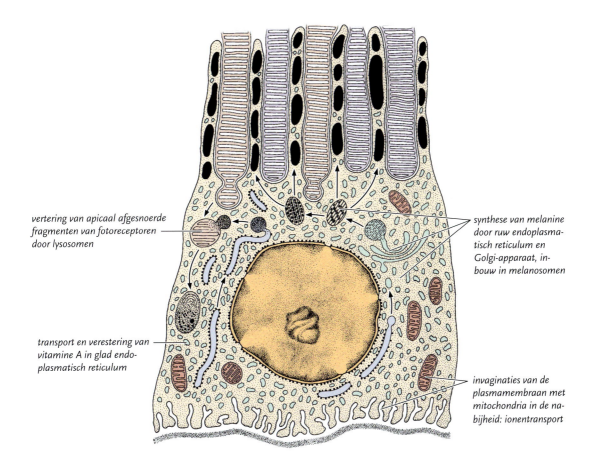

*Figuur 10.23 De vier functies van een pigmentcel van de retina.*
Het apicale deel van de cel heeft talrijke uitlopers die de ruimte tussen de buitensegmenten van de lichtgevoelige elementen opvullen. De celmembraan in het basale gebied toont celmembraaninvaginaties. Het gaat hier om een celtype met verschillende functies. Een daarvan is de aanmaak van melaninekorrels (via een proces dat in hoofdstuk 19 wordt beschreven) die strooilicht in het oog absorberen. Deze vorming wordt aan de rechterzijde van de figuur weergegeven, waar de organellen zijn afgebeeld die deelnemen aan de melaninesynthese. Aan de linkerzijde van de figuur is te zien hoe lysosomen samensmelten met de blaasjes die zijn afgestoten door de lichtgevoelige elementen en die door de pigmentcellen zijn gefagocyteerd, waarna het verteringsproces begint. Het vrij sterk ontwikkelde SER neemt deel aan de verestering en het transport van vitamine A. Afgezien van deze functies onderhouden deze cellen ook nog een actief ionentransport, waardoor een potentiaalverschil wordt opgebouwd tussen de twee oppervlakken van het epitheel.

ginale zuurstoftoevoer. Bij netvliesloslating wordt niet alleen de functie van de fotoreceptoren gestoord, maar komt ook het voortbestaan van deze cellen zelf in gevaar.

## De conjunctiva

De **conjunctiva** (bindvlies, tunica conjunctiva bulbi) is een dun, transparant slijmvlies, bestaande uit epitheel en bindweefsel, dat de **cornea** bedekt en dat zich via een plooi aan de binnenzijde van de oogleden (tunica conjunctiva palpebralis) voortzet totdat het aan de vrije rand van het ooglid in de huid overgaat.

Bij de overgang van het epitheel van de conjunctiva in dat van de cornea verdwijnt het lijstenpatroon met daarin passende bindweefselpapillen, terwijl ook pigmentkorrels in de epitheelcellen voorbij deze overgang niet meer voorkomen. Het epitheel van de conjunctiva is **meerlagig cilindrisch** tot kubisch, met fijne microvilli op het oppervlak; er komen verspreid slijmbekercellen voor. Nabij het omslagpunt krijgt het epitheel meer het karakter van een meerlagig plaveiselepitheel, in welke vorm het zich aan de buitenzijde van het ooglid voortzet. De lamina propria bestaat uit losmazig bindweefsel.

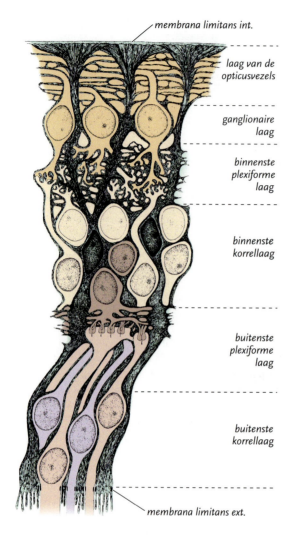

*Figuur 10.24 Weergave van de nauwe relatie van de cellen van Müller met zenuwelementen in het sensorische deel van de retina.*
De cellen van Müller (donker getekend, met een vezelige structuur) blijken qua bouw en functie equivalent te zijn met de astrocyten van het centrale zenuwstelsel; zij omgeven de neuronen en hun uitlopers in de retina dan ook op soortgelijke wijze. (bron: Hogan et al. 1971)

### De oogleden

Oogleden (**palpebrae**) zijn huidplooien die het oog beschermen. De huid van de oogleden is los geweven en elastisch, kan enorm opzwellen, maar daarna weer snel tot normale proporties terugkeren. De **tarsale platen**, een bindweefselskelet van de oogleden, bestaan uit dicht bindweefsel met veel elastische vezels.

In de oogleden komen de klieren van Meibom, Moll en Zeis voor. De klieren van Meibom zijn aangepaste **talgklieren** die in de tarsale platen zijn gelegen en uitmonden op de rand van het ooglid (fig. 10.25). Zij produceren een **olieachtige vloeistof**, die een laagje op het **oogtraanvocht** vormt dat de **verdamping** tegengaat. De klieren van Zeis zijn ook gemodificeerde talgklieren, die samenhangen met de follikels van de oogharen. De oogharen liggen in drie tot vier rijen en zijn naar voren gericht (fig. 10.25). De klieren van Moll zijn onvertakte, tubulaire zweetklieren tussen de haarfollikels. Ontsteking van de haarfollikel of van de klieren van Moll leidt tot een zwelling van de ooglidrand, die vanouds als 'strontje' bekendstaat.

### De traanklieren

Het **traanapparaat** (fig. 10.26 en 10.27) bestaat uit de **traanklier**, **traankanaaltjes**, **traanzak** en **ductus nasolacrimalis**. De **traanklier** (glandula lacrimalis), die in het temporale gebied van de oogkas ligt, produceert het traanvocht. De klier is opgebouwd uit een aantal lobben, die met zes tot twaalf uitvoergangen uitmonden in de bovenste conjunctivale ruimte. De traanklier heeft een tubulo-alveolaire bouw (fig. 10.26). De piramidevormige kliercellen hebben een sereus karakter en worden omringd door **myo-epitheelcellen**.

Het **traanvocht** stroomt na secretie naar beneden over de cornea en de conjunctiva bulbi en palpebralis, en houdt deze oppervlakken vochtig. Door het periodieke knipperen van de oogleden wordt de vloeistof over het oog verdeeld. Het traanvocht wordt naar de **traankanalen** afgevoerd via openingen, de **traanpunten**, die zich voortzetten in de bovenste en onderste traankanalen, die zijn bekleed met meerlagig plaveiselepitheel. Deze kanalen monden uit in het **traanzakje** (saccus lacrimalis), dat een verwijd deel is van het traanafvoersysteem, ingebed in een benige ruimte. Van hieruit gaat het traanvocht naar de traanbuis (**ductus nasolacrimalis**), die evenals het traanzakje bekleed is met **tweelagig cilindrisch** epitheel. De ductus nasolacrimalis mondt uit in de **neusholte**. Het traanvocht wordt door de capillaire werking in de traankanaaltjes gezogen; de afvoer van het traanvocht in de richting van de ductus nasolacrimalis wordt bevorderd door de zwaartekracht en de pompende werking van de m. orbicularis bij het sluiten van de oogleden. Het licht alkalische secreet van de traanklieren bevat naast verscheidene zouten het bactericide enzym **lysozym**.

## HET GEHOOR- EN EVENWICHTSORGAAN

Het **vestibulocochleaire apparaat** verenigt het **inwendige gehoororgaan** (de **cochlea**) en het **evenwichts-**

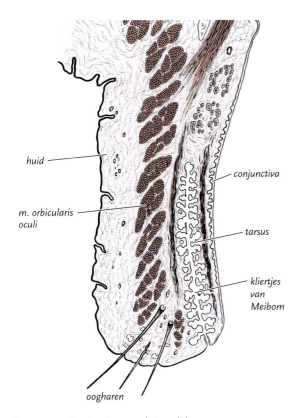

*Figuur 10.25 De structuur van het ooglid.*

orgaan (het **vestibulaire systeem**). Het gehoororgaan ontvangt de geluidsprikkels en draagt die over op het inwendige oor om te verwerken. Het evenwichtsorgaan registreert de stand en standsveranderingen van het hoofd en maakt deel uit van het inwendige oor. Aan het gehoororgaan onderscheidt men drie delen:
1. het **uitwendige oor**, dat de geluidsgolven opvangt;
2. het **middenoor**, waarin deze worden overgebracht via de gehoorbeentjes naar het inwendige oor;
3. de **cochlea**, waarin geluidstrillingen worden omgevormd tot impulsen, die via de n. acusticus naar het CZS worden overgebracht.

### Het uitwendige oor

De **oorschelp** (auricula) bestaat uit **elastisch kraakbeen**, aan twee zijden bedekt door huid met de normale structuur van dermis en epidermis.

De wand van de **gehoorgang** (meatus acusticus externus) wordt naar buiten gevormd door kraakbeen en meer naar binnen door een kanaal in het os temporale. De gehoorgang wordt bekleed met huidepitheel, dat rust op een dermis zonder papillen, die overgaat in het perichondrium of periost. In deze bekleding komen haren met grote **talgklieren** voor en specifieke **cerumenklieren**: gewonden tubulaire apocriene klieren met myo-epitheelcellen. Deze klieren secerneren een bruingeel, halfvloeibaar, vettig cerumen (**oorsmeer**). Cerumen en haren hebben een functie bij het tegenhouden van stof en andere deeltjes in het oor.

Aan het einde van de gehoorgang ligt het **trommelvlies (membrana tympani)**. Dit vlies is uitgespannen in een rond-ovale opening van het rotsbeen en is aan de buitenzijde bedekt met een epidermis en aan de binnenzijde met een eenlagig kubisch epitheel, zoals in de rest van de trommelholte. Tussen de twee epitheellagen bevindt zich een laag straf bindweefsel. Het uitgespannen trommelvlies is in het bovenkwadrant arm aan bindweefsel en daardoor gemakkelijk vervormbaar (pars flaccida of membraan van Shrapnell). Het trommelvlies vangt de geluidstrillingen op en brengt die over op de **gehoorbeentjes** (fig. 10.28).

### Het middenoor

Het middenoor bevindt zich in een in het os temporale uitgespaarde holte: de trommelholte (**cavum tympani**) die door het trommelvlies gescheiden wordt van het uitwendige oor. De trommelholte communiceert via de **buis van Eustachius (tuba auditiva)** met de mondholte (**nasofarynx**); aan de achterzijde communiceert zij met de ruimten van de processus mastoideus van het rotsbeen. De trommelholte wordt bekleed door een eenlagig plaveisel- tot kubisch epitheel, dat rust op een dunne lamina propria, op haar beurt bevestigd aan het **periost**. Op de bodem van de trommelholte is dit epitheel van **cilia** voorzien. In de tuba auditiva, bij het verlaten van de benige omhulling van het rotsbeen, wordt het epitheel hoger en meerrijig met **trilharen**, terwijl dan ook **slijmbekercellen** voorkomen. Dit epitheel zet zich voort in de **nasofarynx**. De trilharen slaan in de richting van de farynx. Normaal zijn de wanden van de tuba gecollabeerd, maar bij het slikken worden zij van elkaar getrokken, zodat de **luchtdruk in de trommelholte** gelijk blijft met de atmosferische druk. In de benige wand van de trommelholte komen het **ovale venster** en het **ronde venster** (fig. 10.28) voor.

Om geluid in lucht over te brengen naar het waterige milieu van de cochlea is het nodig de geluidsdruk te versterken. Dit is een belangrijke functie van het middenoor, die door twee verschillende mechanismen wordt gerealiseerd. Via het eerste mechanisme wordt de kracht op het grote oppervlak van het trommelvlies overgebracht op het veel kleinere oppervlak van het ovale venster. Het tweede mechanisme berust

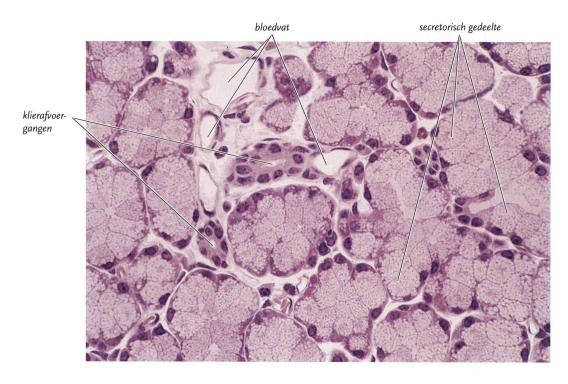

*Figuur 10.26 LM-opname van een coupe van een menselijke traanklier.*
Naast het tubulo-alveolaire secretorische gedeelte zijn bloedvaten en klierafvoergangen zichtbaar. HE-kleuring, 350 ×.

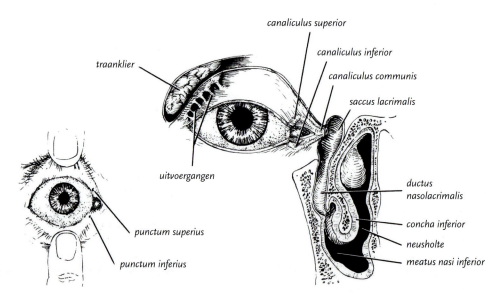

*Figuur 10.27 Het traanafvoersysteem.*
(bron: Thomsow 1949)

op de hefboomwerking van de gehoorbeentjes. Het trommelvlies is via de **gehoorbeentjes** met het ovale venster verbonden. Deze gehoorbeentjes zijn: **hamer** (malleus), **aambeeld** (incus) en **stijgbeugel** (stapes), die aan de uiteinden met elkaar verbonden zijn. Het handvat van de hamer (manubrium mallei) is bevestigd aan het trommelvlies en trekt dit in een **kegelvorm**. Anderzijds is de stijgbeugel beweeglijk

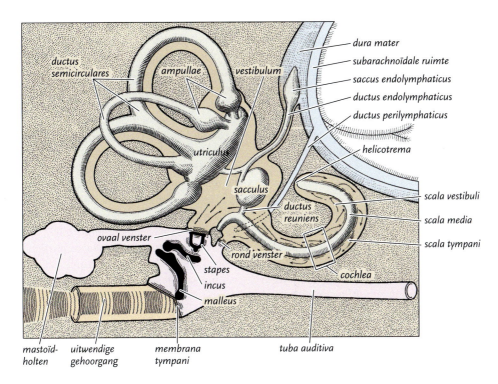

*Figuur 10.28 Het inwendige oor en de weg van geluidsgolven in het uitwendige oor, het middenoor en het inwendige oor. De cochlea is ter wille van het overzicht te kort getekend. Het omkaderde gebied wordt vergroot weergegeven in fig. 10.32. (gewijzigd uit: Best, Taylor 1966)*

aan het ovale venster bevestigd. Het slijmvlies van de trommelholte bekleedt ook de gehoorbeentjes.

### Het inwendige oor

Het inwendige oor of **labyrint** bestaat uit: (1) Het **vliezig labyrint**, dat is opgebouwd uit een aantal communicerende kanalen, zakjes en buisjes; dit complex ligt in gelijkvormige uitsparingen van het rotsbeen; (2) Het **benig labyrint**. Sommige structuren van het binnenoor hebben daarom een benig en een vliezig deel (tabel 10.1). Het benig labyrint bestaat uit vezelbot (hoofdstuk 8) en is met een afmeting van circa 20 mm bij de geboorte al op volwassen grootte. Het vliezig labyrint is op sommige plaatsen verbonden met het benig labyrint, maar op de meeste plaatsen is er een vloeistof aanwezig tussen beide. Deze vloeistof (de **perilymfe**) is gescheiden van de **endolymfe** binnenin. De ionensamenstelling van deze twee vloeistoffen is verschillend en wordt in stand gehouden door de **stria vascularis**. De perilymfruimte is een voortzetting van de subarachnoïdale ruimte; de samenstelling van de perilymfe lijkt op die van de liquor cerebrospinalis. Stervormige, fibroblastachtige cellen bevinden zich in de perilymfruimte naast bundels fijne vezeltjes waaraan het vliezig labyrint plaatselijk is opgehangen.

Het vliezig labyrint bestaat uit een dun, meestal eenlagig epitheel, omgeven door een dunne laag bindweefsel. Dit epitheel is embryonaal als oorblaasje ingestulpt van het kopectoderm, verliest daarna contact met het oppervlak en gaat zich in het mesenchym, waaruit het rotsbeen zich ontwikkelt, differentiëren tot het vliezig labyrint.

Wanneer men de ruimte achter het ovale venster binnengaat, komt men in het **centrale vestibulum**, gevuld met perilymfe (fig. 10.28). Hierin monden aan de ene zijde de benige **halfcirkelvormige kanalen** uit, aan de andere zijde de benige cochlea. In het vestibulum komen twee onderling verbonden structuren van het vliezig labyrint voor, namelijk de **sacculus** en de hoger gelegen grotere **utriculus**. In de utriculus monden de vliezige delen van de drie halfcirkelvormige gangen uit. Twee van de booggangen hebben een gemeenschappelijk deel, het **crus commune**. Elk van de booggangen heeft aan een uiteinde een verwijding (**ampulla**) bij de monding in de utriculus. De sacculus communiceert met de utriculus en met de ductus chochlearis door **korte gangen** (respectievelijk de ductus utriculosaccularis en de ductus reuniens). Het verbindingsstuk tussen utriculus en sacculus heeft de vorm van een Y, waarbij de aftakkende ductus endolymphaticus in posteromediane richting (in een eigen beenkanaaltje) naar het oppervlak van het **rotsbeen** verloopt en daar eindigt in een blinde verwijding, de saccus endolymphaticus, die in een duplicatuur van de dura mater ligt en hierdoor als enig deel van het vliezig labyrint niet rondom door botweefsel is omgeven (fig. 10.28).

## Het vliezig labyrint

De wand van de sacculus en utriculus bestaat voornamelijk uit een eenlagig plat plaveiselepitheel op een dunne laag bindweefsel, verbonden met het endost van het benig labyrint. Deze verbinding kan zeer los zijn, zodat er perilymfe door de mazen stroomt, maar kan plaatselijk ook vergroeid zijn. In de wand van sacculus en utriculus liggen de **maculae**, waar neuroepitheelcellen tot ontwikkeling zijn gekomen die geïnnerveerd worden door takken van de n. vestibularis. De maculae van de utriculus en die in de sacculus staan in een flauwe rechte hoek op elkaar (100-130 °C) en hebben een sterk vergelijkbare structuur.

In het **macula-epitheel** zijn **receptorcellen** en steuncellen aanwezig. De receptorcellen (**haarcellen**) zijn min of meer peervormig of langwerpig en worden door de afferente zenuwen omvat waarmee zij synapteren. Beide typen receptorcellen dragen **stereocilia**, en één **kinocilium** met een basaal lichaampje (fig. 10.29). In het kinocilium ontbreken de twee centrale tubuli. De steuncellen tussen de receptorcellen zijn cilindrisch en hebben basaal gelegen kernen en microvilli aan hun apicale oppervlak. Over het neuroepitheel ligt een laag van gelatineuze glycoproteïnen, waarschijnlijk gevormd door de steuncellen. In deze laag liggen de kristallen van de **gehoorsteentjes** of **statoconia** (otoconia) (fig. 10.29 en 10.30). De statoconia zijn 3-15 μm in doorsnede, bestaan uit calciumcarbonaat (calciet) en hebben een hoger **soortelijk gewicht** (2,0-2,6) dan de endolymfe (1,03-1,05).

De vorm van de booggangen (ductus semicirculares) komt overeen met die van de kanalen van het benig labyrint (canales semicirculares). De receptorcellen bevinden zich in de **ampullae** (fig. 10.28) in een plooi die de **crista ampullaris** wordt genoemd. Receptor- en steuncellen hebben een structuur die overeenkomt met de overeenkomstige cellen in de maculae, maar in plaats van de zware massa otoconia bevindt zich hier een geleiachtige massa, de **cupula**, die tot de overzijde van de ampulla reikt (fig. 10.31) en die de ruimte binnen de ampulla in tweeën deelt. De **stereocilia** die in de cupula steken, zijn langer dan die van de receptorcellen van de maculae. Door het hoge watergehalte van de cupula is deze in histologische preparaten vaak sterk geslonken, waardoor zij niet meer tot het dak van de ampulla reikt.

De **ductus** en **saccus endolymphaticus** zijn bekleed met een eenlagig plat epitheel, dat in de richting van de saccus endolymphaticus geleidelijk hoogcilindrisch wordt en dan twee celtypen bevat. Het ene celtype heeft microvilli, veel pinocytoseblaasjes en vacuolen, het andere celtype heeft deze structuren niet. Het eerste celtype **resorbeert endolymfe**, die circuleert door het vliezig labyrint, en verwijdert vermoedelijk ook celresten.

## Ductus cochlearis

De ductus cochlearis is een uitgroeisel van de sacculus en omgeven door perilymfe. Dit deel van het labyrint is gespecialiseerd in de **perceptie van geluid**. De gespiraliseerde cochlea (2,5 winding) beweegt zich om een kegelvormige conus van spongieus bot, de modiolus, waarin zich kanalen bevinden voor zenuwen en bloedvaten. In de modiolus ligt ook het ganglion spirale cochleae (fig. 10.32) dat bipolaire zenuwcellen bevat. Aan de periferie van de modiolus bevindt zich een spiraalsgewijs verlopende spitse beenrand, de **lamina spiralis ossea**. Modiolus en lamina spiralis vormen een conisch toelopende schroefvormige structuur.

Een coupe door de cochlea laat zien dat de **ductus cochlearis** op dwarsdoorsnede driehoekig is, waarbij de scherpste hoek gehecht is aan de lamina spiralis ossea. De ductus cochlearis deelt de ruimte in drie compartimenten in (fig. 10.32):

Tabel 10.1 De terminologie voor homologe delen van het benig en het vliezig labyrint

| Benig labyrint | Vliezig labyrint |
| --- | --- |
| Vestibulum | Utriculus en sacculus |
| Halfcirkelvormige kanalen (canales semicirculares) | Halfcirkelvormige gangen (ductus semicirculares) |
| (Benige) cochlea | Ductus cochlearis (scala media) |

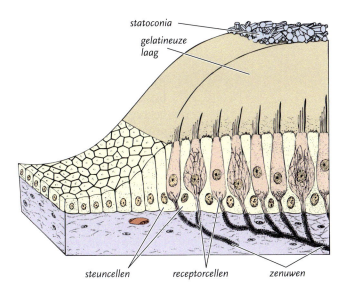

*Figuur 10.29 Schematische weergave van de bouw van de macula.*
(bron: J. James)

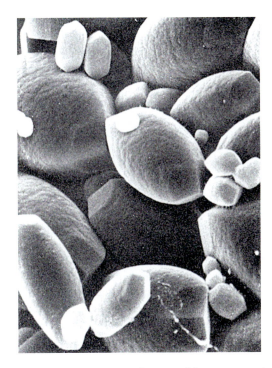

*Figuur 10.30 SEM-opname van het oppervlak van een macula (van een duif) met daarop statoconia.*
Let op de typische langgerekte vormen met gefacetteerde uiteinden. (bron: D.J. Lim)

1  een bovenste deel, de **scala vestibuli**;
2  het middendeel, dat bestaat uit de ductus cochlearis (hier ook **scala media** genoemd);
3  het onderste deel, de **scala tympani**.

Scala vestibuli en tympani zijn met perilymfe gevulde ruimten. De scala vestibuli staat in open verbinding met het vestibulum; de scala tympani niet (fig. 10.28). Deze ruimte communiceert met de middenoorholte door het ronde venster, dat door de dunne en elastische membrana tympani secundaria wordt afgesloten. Aan het andere uiteinde communiceert de scala tympani met de scala vestibuli door een smalle opening, het helicotrema.

De met endolymfe gevulde ductus cochlearis communiceert met de sacculus dicht bij het blinde begin via een dun kanaaltje (fig. 10.28, ductus reuniens), dat blijkbaar toch circulatie van endolymfe toelaat. De laterale wand van de ductus cochlearis is bekleed met een gevasculariseerd epitheel: de stria vascularis (fig. 10.32). De basale celmembraan van deze cellen is gekenmerkt door sterke plooiingen en veel mitochondriën en vertoont het karakteristieke beeld van ionentransporterende cellen. Hier komen veel **capillairen** voor **tussen** de **epitheelcellen**, een unieke situatie. De epitheelcellen van de stria vascularis **produceren** de **endolymfe**, die van hier via de ductus reuniens (fig. 10.28) door het vliezig labyrint circuleert. De twee lange zijden van de ductus cochlearis worden gevormd door een vliesdun 'dak', de **membrana vestibularis** of **membraan van Reissner** en een 'basale' epitheellaag, waarin zich het **orgaan van Corti** bevindt (fig. 10.32).

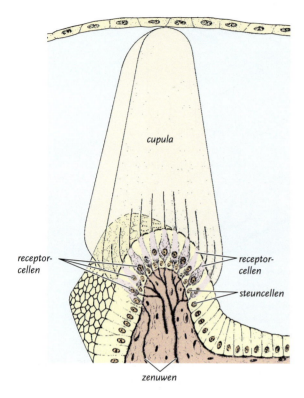

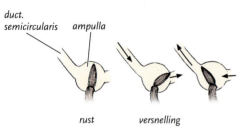

*Figuur 10.31  Crista ampullaris.*
Boven: Schematische weergave van de bouw van de crista ampullaris.
Onder: Schematische weergave van de bewegingen van de cupula in de crista ampullaris bij een hoekversnelling; de pijlen geven de richting van de vloeistofbeweging aan. (bron: Wersall 1956)

De endolymfe heeft een **hoog kalium-** en een **laag natrium**gehalte, overeenkomstig een intracellulaire vloeistof, en juist omgekeerd aan de gehaltes in het bloed. De perilymfe daarentegen komt overeen met de extracellulaire vloeistof elders in het lichaam. De endolymfe bevat verder nogal wat hyaluronzuur en weinig eiwitten, waardoor de vloeistof viskeuzer is dan de perilymfe.

## Het orgaan van Corti

De basale epitheellaag van de ductus cochlearis wordt gesteund door de membrana spiralis membranacea, waarin zich een vlies bevindt van collagene en elastische vezels met enkele fibroblasten, die **membrana basilaris** wordt genoemd. Aan de mediane zijde van het **orgaan van Corti** (fig. 10.33) bevindt zich een gebied van losmazig bindweefsel met bijzondere epitheelcellen, de **limbus spiralis**, van waaruit een afdakvormige structuur uitsteekt die over het orgaan van Corti reikt: de **membrana tectoria**. Deze laag is vrij stevig door een hoge concentratie **keratinefilamenten** en is een product van de epitheelcellen van de limbus spiralis. Deze membraan ligt zodanig ten opzichte van het orgaan van Corti, dat zij juist contact maakt met de zintuigharen van de receptorcellen. In een histologisch preparaat is de tectoriale membraan ten gevolge van schrompeling vaak verplaatst.

Het orgaan van Corti bestaat uit: (1) hoge epitheelcellen die een steunfunctie vervullen en waaruit (2) de **receptorcellen met stereocilia** oprijzen (fig. 10.33). Twee rijen **pilaar- of pijlercellen** zijn in een schuine hoek ten opzichte van elkaar geplaatst en vormen een soort langgerekte tent waardoor de inwendige tunnel (tunnel van Corti) wordt ingesloten. Deze pijlercellen bevatten zeer veel microtubuli in hun cytoplasma en hebben kennelijk een draagfunctie voor het ernaast gelegen zintuigepitheel met steuncellen (fig. 10.33). Het orgaan van Corti wordt omgeven door de **falanxcellen**, zodat de stereocilia van cellen van het orgaan van Corti juist van het apicale epitheeloppervlak afsteken. Zoals te zien is in figuur 10.33, bevindt zich aan de mediane zijde een rij **binnenste haarcellen**. Aan de andere zijde liggen drie tot vijf rijen **buitenste haarcellen**, met evenzoveel falanxcellen. De stereocilia ('zintuigharen') van al deze receptorcellen steken door de deklaag van het orgaan van Corti, de zogenoemde membrana reticularis, en raken zo aan de membrana tectoria (fig. 10.33). De stereocilia tonen bij 'bovenaanzicht' (bijvoorbeeld met een SEM) een zeer typische configuratie (fig. 10.34). De receptorcellen zijn homoloog met de type-I-cellen in de maculae; het **kinocilium** ontbreekt. De binnenste haarcellen hebben een sensorische functie. Als de stereociliën in de juiste richting worden afgebogen ontstaat een depolarisatie. Dit signaal wordt doorgegeven aan de gehoorzenuwen.

De buitenste en binnenste haarcellen synapteren met zenuwuiteinden in ruimten daartoe opengelaten door de falanxcellen (fig. 10.34). Het blijkt dat de meerderheid van de zenuwvezels die uit het orgaan

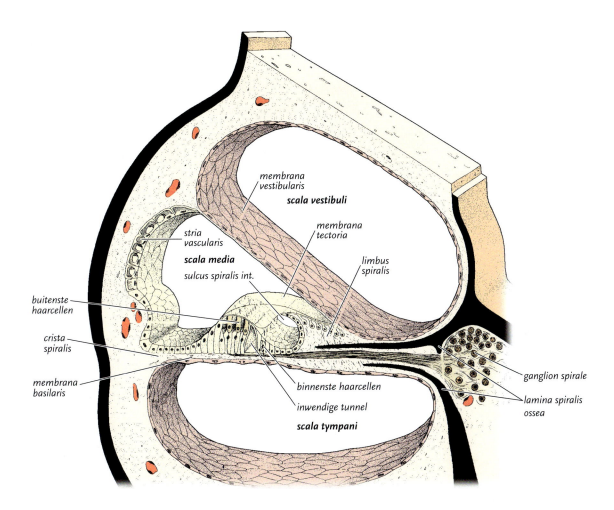

*Figuur 10.32 De structuur van de cochlea.*
(gewijzigd uit: Bloom, Fawcett 1968)

van Corti komen, afkomstig is van de binnenste haarcellen. Het gaat hoofdzakelijk om **afferente vezels** waarvan het cellichaam gelegen is in het ganglion spirale (fig. 10.32). Merkwaardigerwijs is 95% van de vezels van de buitenste haarcellen **efferent**, zodat deze cellen niet een directe rol spelen bij de geluidsperceptie. Deze cellen hebben echter een motorische functie. Het afbuigen van de stereociliën leidt tot een verandering in lengte, die de beweging van de basilaire membraan versterkt. Verlies van de buitenste haarcellen is een belangrijke oorzaak van hardhorendheid.

### Histofysiologie
Vergroting of verkleining van de **draaisnelheid van het hoofd (hoekversnelling)** veroorzaakt, door de traagheid van de vloeistof, een **stroming van de endolymfe** in de booggangen. Hierdoor wordt de **cupula** (vanwege zijn geringe massa) verplaatst, met als gevolg buiging van de zintuigharen. Het gaat hier om minuscule bewegingen (fig. 10.31). Er zijn ook aanwijzingen dat de cupula vastzit aan het dak van de ampulla. Als alternatief zou de beweging van de stereocilia in de geleiachtige massa van de vervormende cupula de prikkels moeten genereren. Metingen hebben aangetoond dat beweging van de cupula in één richting de receptoren prikkelt, zodat de ontladingsfrequentie in de n. vestibularis toeneemt. Beweging in de tegengestelde richting verlaagt de rustfrequentie. Als de vertraging of versnelling van de beweging van het hoofd stopt, komt de cupula terug in haar oorspronkelijke stand.

Elke hoekversnelling wordt steeds in **drie richtingscomponenten** ontleed door het systeem van de

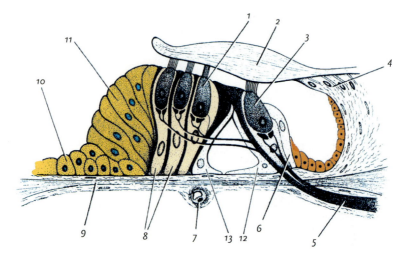

*Figuur 10.33 Halfschematische weergave van het orgaan van Corti (te beschouwen als een uitvergroting van fig. 10.32).*
1. Buitenste haarcellen.
2. Membrana tectoria.
3. Binnenste haarcel.
4. Limbus spiralis.
5. Efferente en afferente zenuwvezels van en naar de haarcellen (komende van en gaande naar het ganglion spirale).
6. Binnenste falanxcel.
7. Vas spirale tegen de basilaire membraan.
8. Buitenste falanxcellen.
9. Basilaire membraan.
10. Cellen van Claudius en Bötcher.
11. Cellen van Hensen.
12. Binnenste pilaarcel.
13. Buitenste pilaarcel.

(bron: J. James)

halfcirkelvormige kanalen, dat overigens niet gevoelig is voor de zwaartekracht, omdat de **cupulae** een gelijk soortelijk gewicht hebben als dat van de endolymfe. De maculae zijn gevoelig voor krachten die inwerken langs een rechte lijn, waaronder de zwaartekracht. Hierbij gaat het om verplaatsing van de **statoconia** (met hun hoger soortgelijk gewicht dan de endolymfe) ten opzichte van de receptorische stereocilia en kinocilia, waardoor deze worden afgebogen. Ook in de maculae is er een richtingsgevoeligheid van de receptorcellen, waarbij, evenals bij de cristae, de kinocilia een rol spelen.

In de cochlea worden mechanische geluidstrillingen omgevormd tot actiepotentialen, die door de n. cochlearis naar het CZS worden vervoerd. De gehoorbeentjes zetten de **geluidstrillingen** in de lucht om in **drukgolven** in vloeistof. De voetplaat van de stijgbeugel draagt deze drukgolven over op de perilymfe van het binnenoor. Voor een goede hoorfunctie is de beweeglijkheid van de stapesvoetplaat in het ovale venster essentieel.

> Wanneer ten gevolge van otosclerose de stapes vast komt te zitten in het ovale venster, gaat de hoorfunctie sterk achteruit.

Ook het ronde venster moet kunnen bewegen. Contractie van de **kleine spiertjes**, die aan de gehoorbeentjes zijn bevestigd (de m. stapedius en de m. tensor tympani), kan de overbrenging van trillingen dempen.

Wanneer door een geluidstrilling de voetplaat van de stapes in het ovale venster (fig. 10.28) beweegt, gebeurt het volgende.

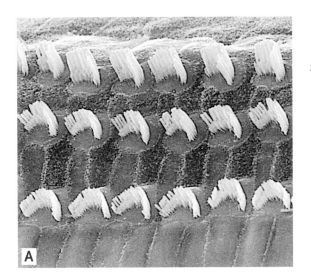

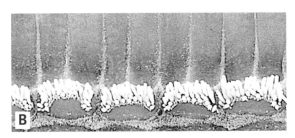

*Figuur 10.34 SEM-opname van stereocilia.*
Bovenaanzicht van het orgaan van Corti na verwijdering van de membrana tectoria in de middelste winding van de cochlea van een kat. 2700 ×. Vergelijk deze afbeelding met fig. 10.33. (opname P. Leake)
A  Drie rijen buitenste haarcellen.
B  Enkelvoudige rij binnenste haarcellen.

1   Een drukgolf ontstaat in de perilymfe, die zich via het vestibulum en de scala vestibuli en dan via het helicotrema naar de scala tympani verplaatst, en die uiteindelijk de membrana tympani secundaria in het ronde venster heen en weer doet gaan.
2   Een trager lopende golf ontstaat in de richting van de punt (apex) van de ductus cochlearis. De membrana basilaris is soepel genoeg om de lopende golf goed te laten verplaatsen. Doordat de membrana basilaris naar de apex steeds breder, slapper en lichter wordt, zal de lopende golf ergens in deze membraan een grotere amplitude krijgen. Hoe lager de frequentie, hoe dichter deze plek bij de apex is gelegen. Voorbij deze plaats loopt de golf dood. Ter plaatse van de grootste amplitude ($< \mu m$) van de lopende golf wordt het steunapparaat met de haarcellen bewogen in een richting loodrecht op de basilaire membraan. Hierdoor worden de binnenste haarcellen in het betreffende segment van het orgaan van Corti geprikkeld.

**Samenvatting**
In dit hoofdstuk werd een beschrijving gegeven van de structuur, ligging en functie van de zintuigen, die ons in staat stellen om prikkels uit de buitenwereld, maar ook van binnen het lichaam, te registreren en door te sturen naar het centrale zenuwstelsel. De receptoren zijn heel verschillend geconstrueerd en liggen op zeer verschillende plaatsen in andere weefsels ingebed. Sensoren voor mechanische en chemische prikkels zijn nog min of meer eenvoudig gebouwd, maar de zintuigen voor het registreren van licht en geluid zijn zeer gecompliceerd en beschikken over werkingsmechanismen die soms nog niet geheel zijn opgehelderd, hetgeen ook geldt voor de sensoren voor de registratie van koude, warmte en pijn.

# 11 Spierweefsel

Inleiding 265
Skeletspierweefsel 265
    Actine- en myosinefilamenten 266
    Contractiecyclus 268
    Sarcoplasmatisch reticulum 270
    T-buizensysteem 270
    Impulsoverdracht 271
    Energiemetabolisme 276
Hartspierweefsel 277
Glad spierweefsel 279
Regeneratie 284
Samenvatting 285

## INLEIDING

Spiercellen bevatten actine- en myosinefilamenten, die tijdens hun interactie de cel verkorten en een kracht uitoefenen op de uiteinden. De meeste spiercellen zijn verenigd in spieren, die door aanhechting op het skelet het lichaam kunnen bewegen.

Zoogdieren hebben drie soorten spierweefsel (fig. 11.1).

1. **Skeletspierweefsel** bestaat uit evenwijdig gerangschikte, veelkernige, **dwarsgestreepte** spiercellen met een snelle, krachtige wilsafhankelijke contractie.
2. **Hartspierweefsel** bestaat uit eenkernige, dwarsgestreepte, vertakte cellen, waarvan de contractie synchroon, ritmisch, krachtig en autonoom is.
3. **Gladde spiercellen** zijn spoelvormig en tonen geen dwarse streping; hun contractie is langzaam en niet onderworpen aan de wil.

Onderdelen van spiercellen worden aangeduid met het voorvoegsel **sarco-**. Het **sarcoplasma**, het **sarcoplasmatisch reticulum** en het **sarcolemma** duiden respectievelijk het cytoplasma, het ER en de celmembraan van de spiercel aan. Spiercellen worden omgeven door een **lamina basalis**, die aansluit op een omgevend netwerk van collagene vezels.

## SKELETSPIERWEEFSEL

De dwarsgestreepte **skeletspiercellen** of **spiervezels** zijn lange, cilindervormige **veelkernige reuscellen**. De lengte van individuele spiervezels varieert tussen 1 mm (zoals in de trommelholte) en 30 cm (bij de m. sartorius), terwijl de diameter ligt tussen 10 en 100 μm. Binnen één spier is de diameter tamelijk constant. Spiervezels ontstaan uit mesoderm, waarin eenkernige stamcellen, de **myoblasten**, door deling en fusie een veelkernig syncytium, de **spiercel**, vormen. Deze fusie begint bij de mens voor het 10-mm-stadium. In het hierop volgende myotubusstadium gaan de kernen achter elkaar in een centrale kolom in het cytoplasma liggen. Deze toestand is blijvend bij **spierspoelen**, die het sensorische apparaat van de spieren vormen (fig. 10.1 en 11.16). Bij de skeletspieren komen de kernen direct onder het sarcolemma te liggen (fig. 11.4), terwijl de myofibrillen het centrale deel van de cel innemen. Mitochondriën komen verspreid in het sarcoplasma voor. Tussen de myofibrillen liggen ze in rijen achter elkaar. Andere organellen, zoals ER en Golgi-complex, liggen in de buurt van de kernen. Het aantal spiervezels (spiercellen) neemt bij de mens niet meer toe na het 150-mm-stadium. Verdere groei vindt plaats door vergroting van de bestaande spiervezels. Oefening doet de omvang van de spiercellen en het aantal myofibrillen toenemen (**hypertrofie**). Toename van het aantal cellen (**hyperplasie**) of herstel van het aantal na verlies (regeneratie) komt niet voor bij hartspierweefsel, in zeer beperkte mate bij skeletspierweefsel (vanuit satellietcellen), maar wel bij glad spierweefsel. Dit is een belangrijk verschil in groei- en regeneratievermogen van de verschillende spiertypen. Bij langdurige immobilisatie van een spier treedt verkleining van het celvolume op (**atrofie**), doordat het aantal myofibrillen afneemt. Ook kan het aantal spiervezels afnemen, zoals gebeurt bij veroudering (ouderdomsspieratrofie).

De lamina basalis en het bindweefsel dat individuele spiercellen omringt, wordt **endomysium**

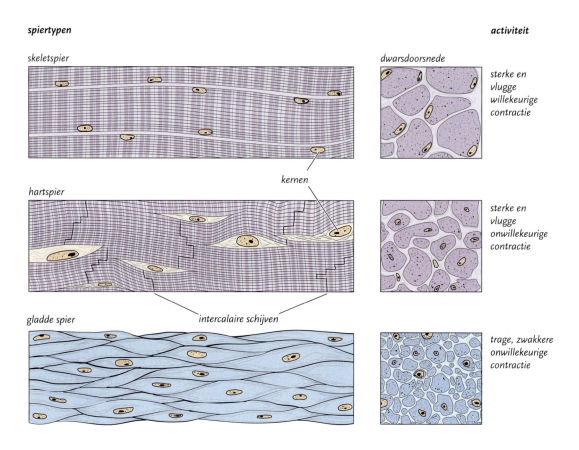

*Figuur 11.1 Schema van drie soorten spierweefsel, links in lengtedoorsnede en rechts in dwarsdoorsnede.*
Boven: skeletspiercellen.
Midden: hartspiercellen.
Onder: gladde spiercellen.

De skeletspieren bestaan uit meerkernige, dwarsgestreepte, zeer grote en lange cellen die ontstaan uit de fusie van myoblasten. De cellen (spiervezels) bevatten verschillende kernen, die soms op een rij tegen de celmembraan zijn gelegen.

De hartspier is opgebouwd uit kleine, niet-gefuseerde cellen meestal met één kern, die centraal in de cel ligt. Rond de kern bevindt zich een kleine hoeveelheid cytoplasma (geel) met de overige organellen van de cel. De korte cellen zijn met speciale celcontacten aan elkaar verbonden, die als verspringende intercalaire schijven te zien zijn.

Gladde spieren zijn opgebouwd uit een stapeling van spoelvormige cellen, die door een dunne laag bindweefsel bijeengehouden worden.

genoemd. Een bundel van spiercellen wordt omgeven door een perimysium, waarin we bloedvaten en zenuwen aantreffen (fig. 11.2). Het epimysium bekleedt de buitenzijde van de spier en zet zich voort in pezen of aponeurosen (peesplaten), die de spierkracht overdragen op hun aanhechtingsplaats. De overdracht van de contractiekracht gebeurt dus via de lamina basalis naar het endomysium, het perimysium, het epimysium en de pees. Wanneer door een te grote kracht de pees scheurt, kan een stukje bot bij de aanhechting worden afgerukt. Zelden scheurt de aanhechting tussen spier en pees. Bloedvaten dringen via het perimysium de spier binnen en vormen een anastomoserend net van capillairen (fig. 11.3), die evenwijdig aan de spiervezels verlopen.

### Actine- en myosinefilamenten

Met de lichtmicroscoop is een dwarse bandering te zien, die aansluit bij de bandering van naburige spiervezels (fig. 11.1, 11.2 en 11.5). De donkerkleurende A-banden worden afgewisseld met lichtere I-banden. De A staat voor anisotroop (dubbelbrekend); de I-banden zijn isotroop: in een polarisatiemicroscoop verwisselen de lichte en donkere banden van contrast.

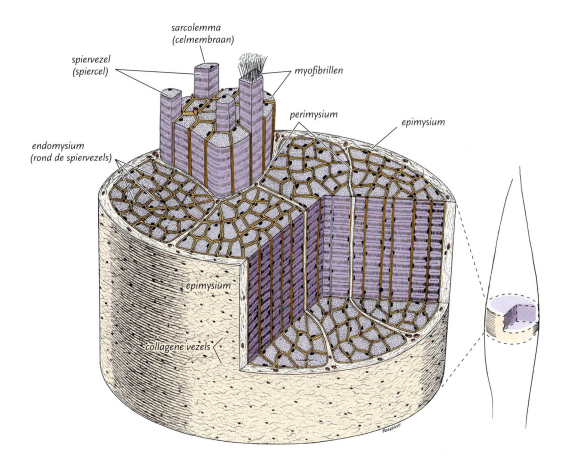

*Figuur 11.2 Schematische weergave van de opbouw van een dwarsgestreepte spier.*
De spiercellen (= spiervezels) bezitten een sarcolemma (= celmembraan), dat omgeven wordt door een endomysium bestaande uit een lamina basalis, bindweefsel en capillairen. Een groepje spiervezels vormt samen een fasciculus, die op zijn beurt wordt omgeven door een perimysium, bestaande uit een dunne laag bindweefsel. Binnen en ook buiten de fasciculus is de dwarse streping van alle spiervezels in register: alle banden liggen op dezelfde hoogte. Om de spier ligt een bindweefselkapsel, het epimysium. In de bindweefselkapsels liggen de aan- en afvoerende verzorgende elementen, zoals bloedvaten, zenuwen en lymfevaten (niet getekend).

In het midden van de I-band is in een EM-beeld een donkerkleurende **Z-lijn** te zien. In de lengterichting van de cel liggen vele myofibrillen evenwijdig naast elkaar, terwijl hun bandenpatroon in register ligt. Hierdoor strekt de dwarse streping zich over de hele breedte van de cel (en zelfs daarbuiten) uit. Ook op dwarsdoorsnede kan men de myofibrillen goed onderscheiden (fig. 11.7).

De donkere A-band van de myofibril bestaat uit een precieze openstapeling van een groot aantal 15 nm dikke **myosinefilamenten**, die aan beide uiteinden gedeeltelijk overlappen met 8 nm dunne **actinefilamenten**. Een centraal deel van de A-band, de H-band (fig. 11.6), bestaat uit dat deel van de myosinefilamenten dat niet door de actinefilamenten wordt overlapt. Bij contractie wordt deze band smaller. De actinefilamenten zijn aan het andere uiteinde aan de Z-lijnen gehecht (fig. 11.6). De Z-lijn die in het midden van de lichte I-band ligt, zendt naar twee zijden actinefilamenten uit. In de I-band overlappen de myosinefilamenten niet met de actinefilamenten. Het deel van de myofibril tussen twee Z-lijnen noemt men een **sarcomeer**. Bij contractie schuiven de actinefilamenten van weerszijden naar het midden van de A-band, zodat de afstand tussen twee Z-lijnen afneemt. De I-band wordt hierbij smaller, de H-band verdwijnt vrijwel geheel, maar de A-band blijft gelijk. Het ineenschuiven van de filamenten, als basisactie van de spiercontractie, werd door **Huxley** in 1954 beschreven als het **'sliding filament model'**.

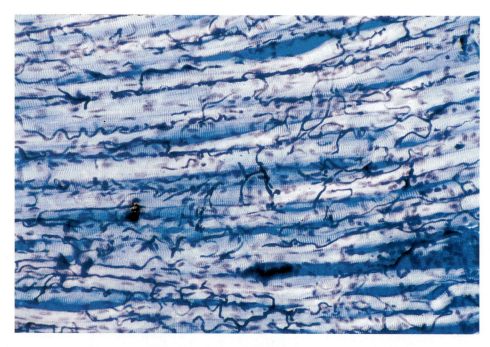

*Figuur 11.3 Dwarsgestreepte spieren zijn goed doorbloed, hetgeen blijkt wanneer de vaten en de capillairen worden opgevuld met een donkergekleurde plastic, die na perfusie verhardt.*
Na de fixatie, het maken van coupes en de kleuring (Giemsakleuring), komt het uitgebreide en dichte netwerk van capillairen tussen de spiercellen goed tot uiting.

Myosine en actine vormen meer dan de helft van de eiwitmassa van de skeletspiercel.

**F-actine** (F staat voor filamentair) bestaat uit twee spiraalvormig gewonden ketens van gepolymeriseerd G-actine (G staat voor globulair). Elk actinemonomeer (G-actine) heeft **één bindingsplaats** voor myosine. Actinefilamenten (F-actine) zijn gepolariseerd met een +pool (aan de Z-lijn) en een −pool (het vrije uiteinde) (fig. 11.9). In de Z-lijn zorgen **desmine** en **vimentine** voor de cohesie van aangrenzende sarcomeren. Het **α-actinine** in de Z-lijn verankert het actinefilament.

Het langgerekte **tropomyosine** en het globulaire **troponine** (waarvan drie varianten bestaan: TnT, TnC en TnI) binden zich aan het actine. Het TnT hecht zich aan tropomyosine, het TnC bindt calcium en het TnI speelt een rol bij de actine-myosine-interactie (fig. 11.9 en 11.10).

**Myosine** bestaat uit **twee zware ketens**, die als **een spiraal gewonden zijn over een lengte van 150 nm** (fig. 11.8). Aan het N-einde zijn beide ketens geknikt ('hinge region') en steekt er een excentrische kop naar buiten. Hier zijn **vier lichte ketens** met het dimeer geassocieerd, die door lichte hydrolyse kunnen worden afgesplitst (fig. 11.8). De uitstekende myosinekoppen vormen de bindingsplaats met het actinefilament, en hier vindt ook **ATP-hydrolyse** plaats. In de A-band liggen de dikke myosinefilamenten. Zij bestaan uit enkele honderden myosinemoleculen, waarvan hun koppen in een bepaald patroon naar buiten steken. In de H-band zijn geen koppen aanwezig (fig. 11.8). Het belangrijkste eiwit van deze M-schijf is **creatinekinase**. Creatinekinase katalyseert de overdracht van een fosfaatgroep van fosfocreatine naar ADP en levert zo ATP, dat nodig is voor de spiercontractie. EM-studie van myosine- en actinefilamenten in de sarcomeren heeft aangetoond dat de koppen van het myosine dwarsverbindingen vormen met het actine.

### Contractiecyclus
In rusttoestand overlappen myosine- en actinefilamenten elkaar gedeeltelijk. Tijdens een contractie veranderen de filamenten niet in lengte of in diameter, maar verplaatsen zij zich ten opzichte van elkaar (**'sliding filaments'**). Hierbij schuiven de myosinefilamenten tussen de actinefilamenten, zodat tijdens de contractie het hele pakket van myosine- en actinefilamenten van een sarcomeer in elkaar geschoven wordt. Dit proces speelt zich af in de A-band, waar myosine en actine elkaar overlappen. Hulpeiwitten houden de myosinefilamenten bijeen in de M-schijf,

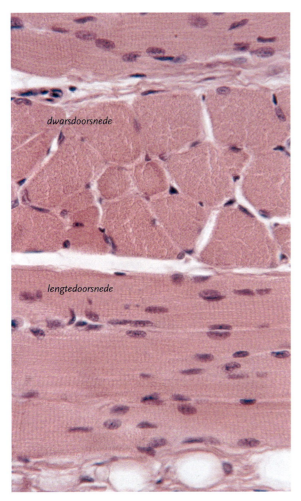

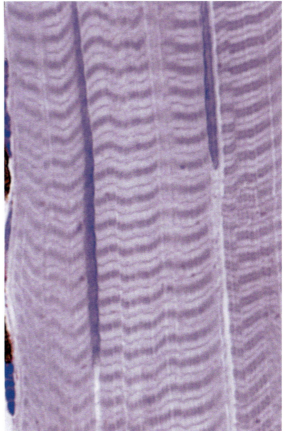

*Figuur 11.5 Lengtecoupe door een dwarsgestreepte spier.*
De A-banden kleuren donker en worden afgewisseld met de dunnere Z-banden, die in het lichte gebied van de I-banden gelegen zijn.

*Figuur 11.4 Dwarsgestreepte spier in dwars- en lengtedoorsnede (respectievelijk boven en onder).*
In de dwarse coupe komt de ligging van de kernen buiten de massa van de myofibrillen, aan de periferie van de cellen, goed tot uitdrukking. HE-kleuring.

terwijl de actinefilamenten in de Z-lijn met elkaar verbonden zijn.

In de rustende spier wordt de bindingsplaats tussen myosine en actine geblokkeerd door het **troponine-tropomyosinecomplex** op het actinefilament. Wanneer $Ca^{2+}$-ionen zich binden aan de TnC-subeenheden van het troponine, veranderen de structuur en de ligging van de troponinesubeenheden, zodat de bindingsplaatsen op de G-actine-eenheden meer naar buiten komen en met de koppen van het myosine reageren. Er wordt dan **ATP** gesplitst, waardoor de kop plus het aangrenzende staafvormige deel van het myosine wordt omgebogen (fig. 11.10) en het actinefilament langs het myosine wordt getrokken. Als het myosine een nieuw ATP-molecuul heeft gebonden, wordt de verbinding verbroken en kan de cyclus worden herhaald. Elk myosinefilament bevat honderden koppen en wordt door zes actinefilamenten omgeven. Eén cyclus, die maar een fractie van een seconde duurt, geeft slechts een geringe verkorting en moet dus voor elke contractie vele malen herhaald worden.

De maximale verkorting van een sarcomeer is ongeveer 50%, hierbij worden de I- en H-banden smaller en kunnen zelfs verdwijnen. Als er geen nieuw ATP beschikbaar is, blijft het myosine-actinecomplex geblokkeerd, zoals gebeurt bij **rigor mortis** (lijkstijfheid). Bij extreme rekking, waarbij dunne en dikke filamenten volledig uiteengaan en het contact verliezen, is contractie niet meer mogelijk. De Z-schijven van een myofibril zijn onderling verbonden met het langgerekte eiwit **titine**, dat een verende bescherming vormt tegen te sterke uitrekking van de sarcomeren.

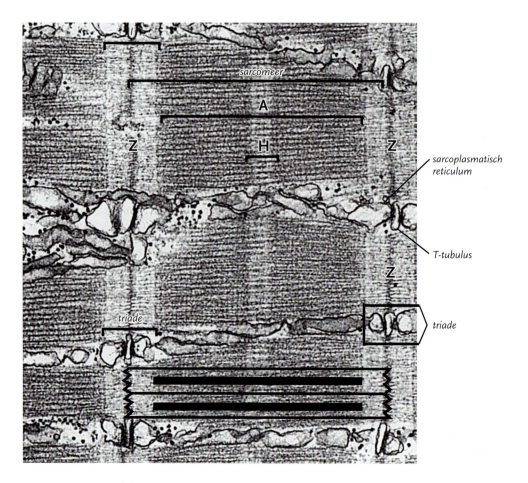

*Figuur 11.6 TEM-opname van enkele overlangs getroffen sarcomeren, onderdeel van myofibrillen uit een dwarsgestreepte skeletspier van een kikkervisje.*
Het sarcomeer kan worden onderverdeeld in de A-, I- en H-banden en de Z-lijn. De bandering komt voornamelijk tot stand door de overlapping (in de A-band) of de afwezigheid van overlapping (in de H- en I-band) van dunne actinefilamenten en dikke myosinefilamenten, zoals onderaan aangegeven. In dit spierweefsel van een amfibie liggen de triaden geassocieerd met de Z-lijn, bij zoogdieren liggen de triaden bij elke overgang van een A/I-band. 42.000 ×. (opname K. Porter)

Dwarsgestreepte spieren werken meestal volgens hun lengte-as; soms vormen zij zeer complexe 3D-structuren, die ingewikkelde bewegingen mogelijk maken, zoals in de tong (fig. 11.15).

### Sarcoplasmatisch reticulum
Het **sarcoplasmatisch reticulum** (SR) is een variant van het glad endoplasmatisch reticulum (SER) en bestaat uit vertakte cisternen die de myofibrillen omgeven. Het SR verwijdt bij elke overgang van A- naar I-band en ligt daar tegen een buis van het **T-buizensysteem** ('transverse tubule system') (fig. 11.6, 11.11 en 11.12). Dit T-buizensysteem bestaat uit diepe, buisvormige invaginaties loodrecht op de celmembraan, die een netwerk rond de myofibrillen vormen (fig. 11.11). De T-tubuli liggen bij elke overgang tussen A- en I-band. Samen met twee cisternen van het SR vormen zij daar een **triade** (bij de skeletspier) of een **diade** (bij de hartspier). Er zijn dus twee triaden per sarcomeer in de skeletspier. Bij de hartspier is de situatie anders.

### T-buizensysteem
De impuls van een motorische zenuwvezel wordt via een **synaps** – bij een spiervezel is dat de **motorische eindplaat** – omgezet in een **depolarisatie** van het sarcolemma. De membraandepolarisatie wordt via het T-buizensysteem tot op het niveau van de myofibrillen gebracht. Dit is nodig gezien de grote diameter van de

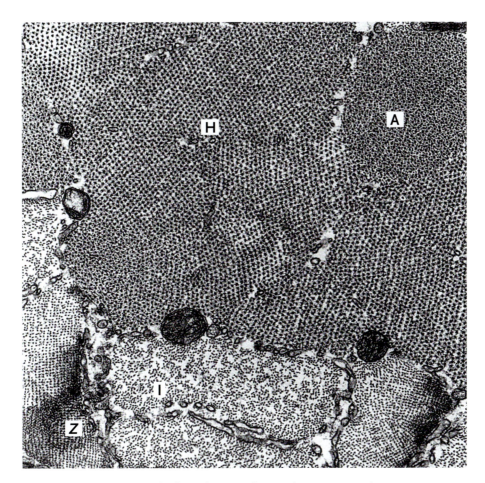

Figuur 11.7 TEM-opname van een enigszins scheef gesneden coupe door een dwarsgestreepte spier.
Beneden is een I-band getroffen, boven een deel van de H-band met alleen myosinefilamenten, of de A-band, waar actine en myosine overlappen.

spiervezel. In de triaden activeert de depolarisatie van het T-buizensysteem de membraan van het SR, zodat hieruit **calciumionen** vrijkomen, die zich binden aan het troponine om de brugvorming tussen actine en myosine tot stand te brengen. Hierna worden de calciumionen weer opgenomen in het SR en treedt verslapping op. Er bestaat geen directe verbinding tussen het SR en het T-buizensysteem. Wel liggen de membranen dicht tegen elkaar en zijn ze voorzien van **nexusverbindingen**.

## Impulsoverdracht

De **impuls** van een gemyeliniseerde, motorische zenuw start de contractie van een spiervezel. Motorische zenuwen vertakken in het perimysium en bereiken via het endomysium de spiervezels. Bij de **synaps** verliest het axon zijn myelineschede, maar wordt nog wel bedekt met een dunne laag cellen van Schwann.

Het axonuiteinde vormt een karakteristieke vertakking, die in een uitholling van het spiercelopppervlak ligt (fig. 11.13). Deze structuur wordt de **motorische eindplaat** of myoneurale verbinding genoemd. In het axonuiteinde bevinden zich veel mitochondriën en synaptische blaasjes, gevuld met **acetylcholine**.

De **synaptische spleet** wordt enerzijds begrensd door de geplooide membranen van het axon en anderzijds het sarcolemma ('junctional folds'). Het sarcoplasma onder dit celcontact is vaak gespecialiseerd tot subneuraal apparaat en bevat veel kernen, mitochondriën en glycogeen. Een actiepotentiaal in de motorische eindplaat start de exocytose van **acetylcholine** in de synaptische spleet. Aanhechting van acetylcholine aan de acetylcholinereceptor op de spiercel leidt tot depolarisatie van het sarcolemma, die via het T-buizensysteem wordt doorgegeven tot op het niveau van de myofibrillen. Na depolarisatie wordt gebonden

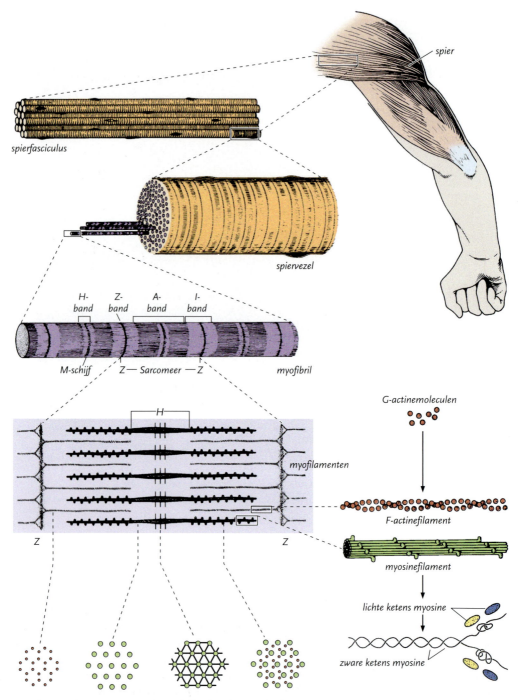

Figuur 11.8 *Schematische weergave van de verschillende opbouwende elementen van de spier op verschillende niveaus van vergroting.*
De afgebeelde niveaus gaan van de anatomische spier (rechtsboven) tot het macromoleculaire niveau van gepolymeriseerde filamentaire eiwitten (rechtsonder), dat bij de hoogste vergrotingen zichtbaar wordt. Van macro- naar microniveau treffen we de volgende structuren aan: de anatomische spier, de fasciculus (bundel van spiervezels), de spiervezels (spiercellen) met myofibrillen, de myofibril met de sarcomeren die lineair aaneengeschakeld zijn tot één myofibril, het sarcomeer opgebouwd uit myofilamenten (myosine en actine). Afhankelijk van de plaats van de dwarse doorsnede van de myofilamenten krijgen we verschillende beelden in een TEM te zien (linksonder, zie ook fig. 11.7). Rechtsonder de opbouw van actine en myosinefilamenten. (bron: Bloom, Fawcett 1968)

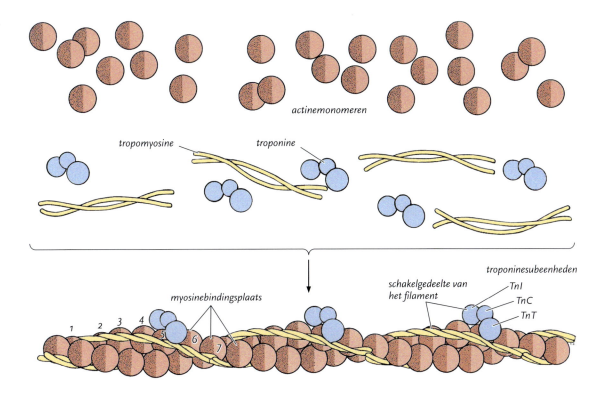

Figuur 11.9  Schematische weergave van de structuur van een actinefilament en de twee geassocieerde eiwitten tropomyosine en troponine.
De monomere elementen zijn boven apart weergegeven en beneden in hun gepolymeriseerde vorm getekend. De bolvormige, monomere actinemoleculen zijn polair (donker en een licht gedeelte) en polymeriseren voornamelijk naar één zijde tot een dubbele helix. Het tropomyosinemolecuul strekt zich uit over zeven actinemoleculen. TnI, TnC en TnT zijn troponinesubeenheden.

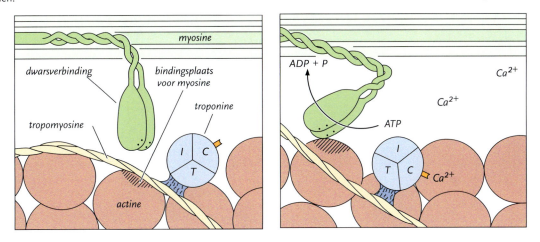

Figuur 11.10  Deel van een contractiecyclus.
De contractiecyclus begint door de binding van Ca$^{2+}$ aan de TnC-eenheid van troponine, die de myosinebindingsplaats (arcering) op het actine vrijmaakt. In een tweede stap bindt de kop van het myosine aan het actinefilament, het ATP valt uiteen in ADP en fosfaat en levert de energie voor de beweging van de kop van het myosine. Als gevolg van de vormverandering van het myosine glijdt het actinefilament langs het myosine. Dit proces wordt tijdens een contractie vele malen herhaald. Dit leidt tot een volledige overlapping van de actine- en myosinefilamenten en een contractie van de spier. I, T en C zijn onderdelen van het troponine. (bron: Ganong 2001)

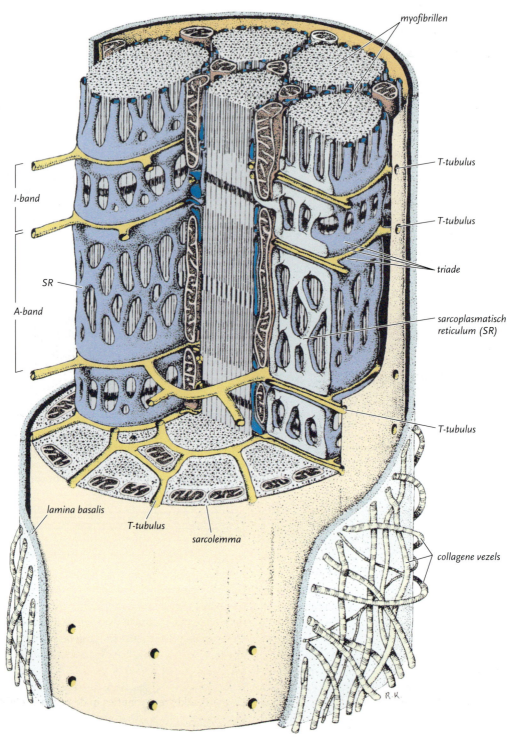

*Figuur 11.11 Ruimtelijke illustratie van een deel van een skeletspiervezel.*
Het endomysium vormt met enkele collagene vezels de buitenbekleding van de cel. De cel is opengewerkt getekend door een deel van het sarcolemma (geel) en de myofibrillen weg te laten. Invaginaties van het sarcolemma vormen de holle buizen van het T-buizensysteem, dat een inwendig netwerk vormt dat elk sarcomeer op de A/I-bandovergang omhult. Tussen de T-tubuli vinden we onregelmatige cisternen van het sarcoplasmatisch reticulum (SR, blauw), die plaatselijk met de T-tubuli (geel) de triaden vormen. Tussen de myofibrillen met hun A- en I-banden vinden we de mitochondriën, die het ATP voor de contractie leveren. (bron: Krstic 1979)

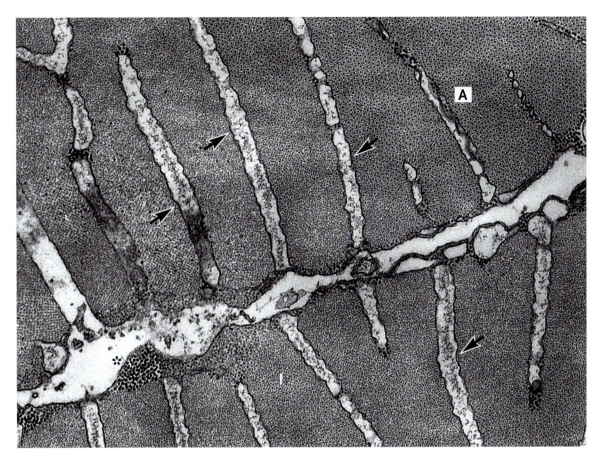

*Figuur 11.12 TEM-opname van een dwarse doorsnede van een spier van een vis, waarin delen van twee cellen, gescheiden door een intercellulaire ruimte, zichtbaar zijn.*
De tubuli van het T-buizensysteem worden gevormd door instulpingen van het sarcolemma (pijlen). De donkere korreltjes in het cytoplasma linksonder zijn glycogeenpartikels (*). Bij A is de A-band dwars getroffen, zodat dikke en dunne filamenten samen aanwezig zijn, bij I is de I-band getroffen, zodat alleen dunne filamenten zichtbaar zijn. 60.000 ×. (opname K.R. Porter)

acetylcholine afgebroken door cholinesterase, dat zich in de synaptische spleet bevindt. Hierdoor wordt voorkomen dat het acetylcholine de receptoren van het sarcolemma bezet houdt, waardoor de spiervezel refractair zou blijven.

Eén zenuwvezel kan één spiervezel innerveren, maar kan zich ook vertakken en een aantal spiervezels tegelijk, als **motorische eenheid**, innerveren. Hoe kleiner de motorische eenheden zijn, des te fijner zijn de bewegingen van een spier. In de oogspieren wordt elke spiervezel door een aparte zenuwvezel geïnnerveerd. Bij de spieren van de ledematen kan een motorische eenheid een honderdtal spiervezels omvatten.

Een dwarsgestreepte spiervezel toont geen gradatie in de contractie: er is geen reactie bij een prikkel onder de drempel, terwijl hij volledig verkort als de prikkel juist sterk genoeg is: een 'alles-of-niets-antwoord'. Gradatie in de spierkracht wordt bereikt door een wisselend aantal spiervezels dat contraheert. De grootte, het aantal motorische eenheden en de frequentie van contractie bepalen de arbeid die door een spier wordt verricht. Training bewerkstelligt een volumetoename van spiercellen; het aantal spiercellen noch de innervatie ervan verandert.

Zogeheten spierspoelen (fig. 11.16, 10.1), tezamen met vergelijkbare orgaantjes in de pezen (**Golgi-lichaampjes**, zie hoofdstuk 10) en in de gewrichten, kapsels en ligamenten, zorgen er voor, dat wij ons voortdurend bewust zijn van onze houding, positie in de ruimte en veranderingen daarin. Samen met het evenwichtsorgaan kunnen wij ons op basis van deze sensorische gegevens ook tijdens snelle bewegingen oriënteren en onze motoriek aanpassen.

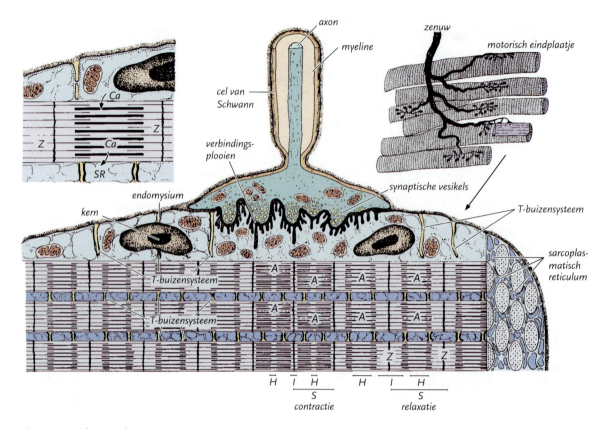

Figuur 11.13 *Schematische weergave van een motorische eindplaat.*
Rechtsboven de vertakkingen van een zenuw waarvan de axonuiteinden op verschillende spiervezels eindigen met grillig gevormde motorische eindplaatjes. Het eindplaatje is in het celoppervlak van de spiervezel als een soort voetafdruk verzonken (centrale tekening). In de spiercel is het cytoplasma ter plaatse iets ruimer en bevat onder andere kernen en mitochondriën (linksboven). Bij het eindplaatje verliest het axon zijn myelineschede (geel). Het axonuiteinde en het sarcolemma vormen samen de verbindingsplooien ('junctional folds'). In het axonuiteinde zijn synaptische vesikels aanwezig, die door exocytose hun neurotransmitterinhoud (acetylcholine) in de synaptische spleet uitscheiden. Dit veroorzaakt een verandering van de permeabiliteit van het sarcolemma, waardoor een prikkeloverdracht op de spiercel plaatsvindt. Deze prikkel zet zich als membraandepolarisatie over de celmembraan en in de T-tubuli naar het sarcoplasmatisch reticulum (SR) van de spiervezel voort, zodat de contractie van de myofibrillen tot stand komt. De contractie wordt ingeleid door de uitscheiding van $Ca^{2+}$ uit het SR. Tijdens de contractie glijden de actine- en myosinefilamenten langs elkaar en verkorten de sarcomeren (S). Onderaan de illustratie staat het verschil tussen sarcomeren in contractie en relaxatie getekend. Mitochondriën, T-tubuli, SR en $Ca^{2+}$-ionen spelen hierin een grote rol.

De myoneurale overgang kan met farmaca geblokkeerd worden en kent ook ziektebeelden. De ziekte **myasthenia gravis** wordt door een progressieve spierzwakte gekenmerkt en is een auto-immuunziekte waarbij de acetylcholinereceptoren door autoantilichamen worden geblokkeerd. De cel tracht zich hiertegen te verweren door de uitgeschakelde receptoren op te nemen en in lysosomen te verteren, terwijl de cel ondertussen nieuwe receptoren aanmaakt en aan de celmembraan toevoegt. Dit leidt echter tot een progressief ziekteproces, omdat de nieuwe receptoren in toenemende mate door antilichamen worden geneutraliseerd.

### Energiemetabolisme
Skeletspiervezels beschikken over energiedepots, die zij verbruiken bij hun contractie. Het beschikbare

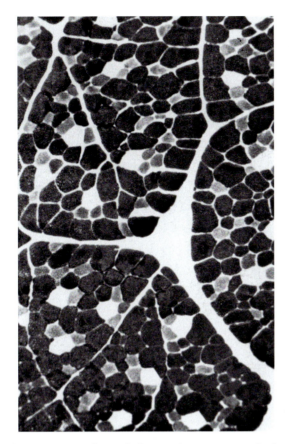

*Figuur 11.14 Dwarsdoorsnede door een dwarsgestreepte spier (m. rectus lateralis), gekleurd met een techniek waarmee het enzym ATP-ase wordt aangetoond.*
Door de incubatie zijn drie soorten vezels in de spier waarneembaar. Witte spiervezels kleuren donker in deze afbeelding door hun hoge ATP-aseactiviteit. De rode vezels zijn wit door hun lage ATP-aseactiviteit, terwijl de intermediaire vezels verschillende tinten grijs tonen. (bron: Khan et al. 1972)

**ATP** kan de behoefte van een actieve spier zelfs niet voor een seconde dekken. **Creatinefosfaat** fungeert als een soort batterij waaruit door middel van creatinefosfaatkinase ADP tot ATP wordt omgezet. Bij sterke inspanning loopt het creatinefosfaatgehalte terug. ATP moet dan uit de mitochondriën nageleverd worden. Spiercel**glycogeen** is als energiebron van belang bij kortdurende prestaties (sprint); het gevormde glucose wordt afgebroken tot **lactaat**, waarvan het verzurend effect spierkramp kan veroorzaken (anaerobe glycolyse).

Spierweefsel verbruikt veel zuurstof, dat door endomysiale capillairen wordt aangevoerd. Training bevordert de doorbloeding van spieren, waardoor ook de afvoer van afvalstoffen wordt verbeterd. Het sarcoplasma kan zuurstofbindend **myoglobine** bevatten,
waarvan het gehalte bij de mens laag is, in tegenstelling tot de situatie bij duikende zoogdieren zoals zeehonden.

Kleurverschillen op basis van myoglobine en cytochroom zijn bij de menselijke spieren niet erg uitgesproken (fig. 11.14).

**Rode spiervezels** (type I) contraheren langzamer dan witte spiervezels, maar kunnen een krachtige contractie lang volhouden. Voor hun energie doen zij een beroep op de oxidatieve fosforylering, waarvoor zij grote aantallen mitochondriën met veel cristae bezitten. Voorbeelden zijn de vleugelspieren van vogels, de ledematen van zoogdieren en de rugspieren van de mens, die een opgerichte houding lange tijd kunnen volhouden. In rode spiervezels zijn het SR en het T-buizensysteem minder sterk ontwikkeld dan bij witte spieren. De motorische eindplaten van de rode spieren zijn kleiner, met meer gedrongen uiteinden.

**Witte spiervezels** (type II) hebben minder mitochondriën, myoglobine en cytochroom. Voorbeelden hiervan zijn de borstspieren van niet-vliegende vogels en de oogspieren bij de mens. Witte vezels zijn zeer snel, maar kunnen een sterke contractie niet lang volhouden. De energie komt uit de anaerobe glycolyse. De motorische eindplaten van witte spieren zijn door grote plaatvormige zenuwuiteinden gekarakteriseerd.

**Intermediaire spiervezels** hebben eigenschappen tussen die van de rode en witte vezels in en komen bij de mens veel voor (fig. 11.14).

De spierkleur wordt ook bepaald door de innervatie. Wanneer de zenuwen die de vezels innerveren, worden doorgesneden en men deze gekruist laat regenereren, veranderen de spiervezels hun morfologie, kleur en fysiologie in overeenstemming met de nieuwe innervatie. De spierkleur is dus geen genetisch vastliggende eigenschap. Denervatie van een spier leidt tot verlamming en tot atrofie van de spiervezels.

### HARTSPIERWEEFSEL

Tijdens de embryonale ontwikkeling leggen cellen van het viscerale mesoderm zich in longitudinale richting tegen elkaar, rondom de primitieve hartbuis en differentiëren daarna tot **myo-epicardcellen**. Uit deze cellen ontstaan:

1. de **myoblasten**, die zich tot spiercellen ontwikkelen;
2. de **mesotheelcellen** van het epicard.

De myoblasten fuseren niet tot syncytia zoals bij de skeletspier. De cellen vertakken en hechten zich met

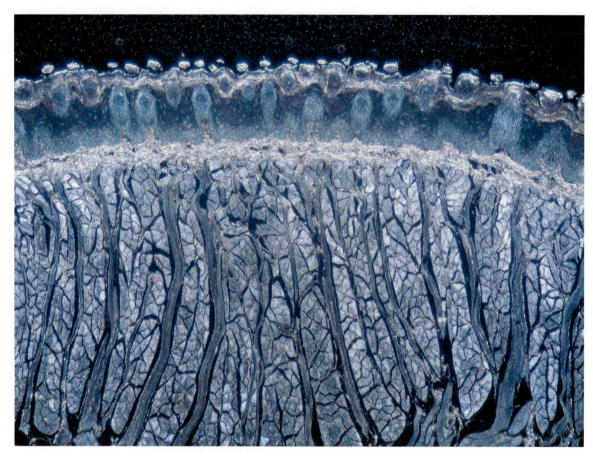

*Figuur 11.15 Plastic coupe door de tong van een rat, waarin het ingewikkelde driedimensionale netwerk van dwarse spieren met veel contrast zichtbaar wordt gemaakt met behulp van donkerveldmicroscopie bij zeer lage vergroting.*
Boven de spiermassa is de mucosa zichtbaar met aan de bovenzijde het meerlagig plaveiselepitheel, daaronder de lamina propria met dermispapillen. De massa spieren in de onderste helft van de opname toont een opeenvolgende lengte- en dwarsoriëntatie (opname E. Wisse)

de uiteinden van deze vertakkingen aan elkaar. Ter plaatse zijn de celmembranen verdikt en tonen sterker kleurende, dwars of trapsgewijs verlopende intercalaire schijven (fig. 11.17 t/m 11.20). In het dwars verlopende deel van de celmembraan bevindt zich de fascia adhaerens, waar actinefilamenten aanhechten aan de celmembraan. Hier bevinden zich ook desmosomen, die bijdragen tot de hechting van de hartspiercellen aan elkaar. In de lengterichting verlopende celmembranen bevatten 'gap junctions', die onder andere de impuls van cel tot cel doorgeven (hoofdstuk 4). Hierdoor is coördinatie van de contractiegolf van de hartspier mogelijk (zie ook hoofdstuk 12). Om de hartspiervezel ligt een dun endomysium, waarin capillairen gelegen zijn.

Hartspierweefsel (fig. 11.18) heeft ook een dwarse streping; de sarcomeren hebben ongeveer dezelfde lengte als in een skeletspier (circa 2 μm). De hartspiercel bezit een of twee kernen, die centraal gelegen zijn. Tussen de myofibrillen liggen veel grote mitochondriën, die een groot deel van het celvolume kunnen innemen (fig. 11.21), tegenover niet meer dan 5% bij de skeletspier. Dit weerspiegelt de intensiteit van de aerobe stofwisseling en de afhankelijkheid van zuurstof van het hartspierweefsel. De T-tubuli zijn wijd en liggen op de grens van de sarcomeren ter hoogte van de Z-lijn, waar zij met het minder sterk ontwikkelde SR diaden vormen. Er is dus één diade per sarcomeer.

De voornaamste brandstof van het hart zijn de lipoproteïnen, die via het bloed worden aangevoerd. Vetzuren worden tijdelijk in vetdruppeltjes als triglyceriden opgeslagen. Hartspiercellen bevatten ook een kleine hoeveelheid glycogeen. Lipofuscine (ouder-

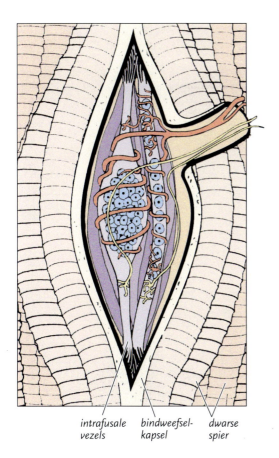

*Figuur 11.16 Tekening van een spierspoel, een sensorisch lichaampje dat ingebed is in een dwarsgestreepte spier. De spierspoel bestaat uit een bindweefselkapsel, waarbinnen vloeistof en intrafusale vezels gelegen zijn. De intrafusale vezels zijn gemodificeerde spiervezels. Deze Golgi-lichaampjes registreren via zenuwen (rood en geel) de verschillen in de lengte en de tonus van de spieren (zie ook hoofdstuk 10).*

domspigment) wordt soms in de buurt van de kernen aangetroffen.

## GLAD SPIERWEEFSEL

Glad spierweefsel is opgebouwd uit spoelvormige cellen, die, afhankelijk van de plaats waar zij voorkomen, verschillende lengtes kunnen hebben, bijvoorbeeld tot 20 μm lang in de wand van kleine bloedvaten en tot 500 μm in een zwangere uterus. Op dwarse doorsnede zijn de cellen 5-10 μm in diameter (fig. 11.23, 11.24 en 11.25). Elke gladde spiercel heeft een centrale, langgerekte kern, die bij samentrekking kurkentrekkerachtig oprolt. Bij de kern liggen veel mitochondriën, een goed ontwikkeld RER en een Golgi-complex. Het sarcoplasma bevat talrijke, min of meer evenwijdig verlopende myofilamenten.

In gladde spieren overlappen de spiercellen elkaar (fig. 11.24). Elke gladde spiervezel is omgeven door een **lamina basalis** en dunne collagene vezels, vergelijkbaar met het endomysium bij dwarsgestreepte spieren (fig. 11.25). De kracht die de spiervezel uitoefent, wordt overgebracht op deze lamina basalis en de omgevende spiervezels, waardoor individuele contracties gesommeerd worden en de spier als één geheel functioneert. Een perimysium en epimysium worden bij gladde spieren niet gevonden. Gladde spiervezels kunnen collageen, elastine, proteoglycanen en een lamina basalis **synthetiseren**. Bij sterke synthese nemen het RER en het Golgi-complex in omvang toe. Het volume van de **extracellulaire matrix**, gesynthetiseerd door de gladde spiervezels, kan van enkele procenten (bijvoorbeeld in de media van arteriën) oplopen tot meer dan 50% in bepaalde viscerale organen. Gladde spiervezels kennen soms een strikte oriëntatie. In het spijsverteringskanaal staan de vezelrichtingen van verschillende lagen van gladde spiervezels loodrecht op elkaar. In de prostaat en de vesicula seminalis, daarentegen, verlopen gladde spiervezels in allerlei richtingen in het bindweefsel tussen de klierelementen.

De contractie van de gladde spier verloopt langzaam, maar kan langere tijd volgehouden worden (tonusspieren). De contractie van de gladde spier berust ook op het langs elkaar verplaatsen van actine- en myosinefilamenten ('sliding filament'). Actine- en myosinefilamenten zijn niet zo strikt geordend als in een skeletspier. De filamenten vormen een ruitvormig netwerk van bundels, die min of meer evenwijdig aan de lengte-as van de cel verlopen. Door het ontbreken van sarcomeren glijden de filamenten over een grotere afstand langs elkaar. Bij een contractie kan het hele netwerk van de myofilamenten gelijktijdig samentrekken, of kan de contractie zich als een golf over de vezel verplaatsen.

In het sarcoplasma komen '**dense bodies**' voor, die verbonden zijn met de myofilamenten en soms tegen de binnenkant van de celmembraan liggen. Deze donkere lichaampjes bevatten **α-actinine** en lijken daardoor in hun functie enigszins overeen te komen met de Z-lijnen in een skeletspiercel. 'Dense bodies' dragen de contractiekracht over op de celmembraan. Daarnaast komen in het sarcoplasma niet-contractiele, 10 nm dikke **desmine**- of **-vimentine**filamenten voor, die ook verbonden zijn met de dense bodies. Het SR is in gladde spiervezels weinig ontwikkeld,

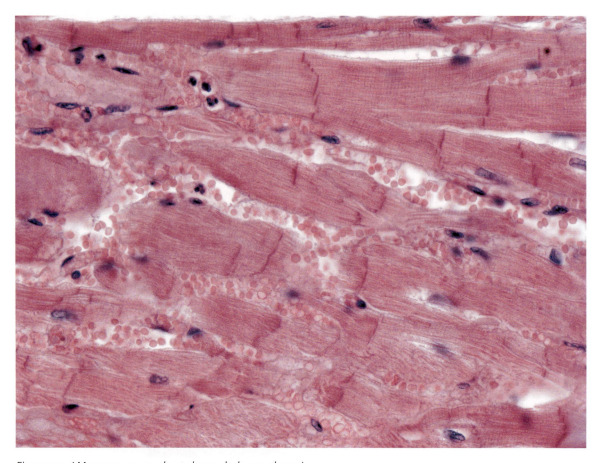

*Figuur 11.17 LM-opname van een lengtedoorsnede door een hartspier.*
Hartspiercellen zijn kleiner dan skeletspiercellen en zij bevatten meestal slechts één kern die centraal in de cel gelegen is. De spiercellen zijn zeer goed met elkaar verbonden door middel van intercalaire schijven, die hier als donkere, dwarse celmembranen in de coupe zichtbaar zijn. Boven in het midden is de trapsgewijze opbouw, die overeenstemt met de periodiciteit van de sarcomeren, zichtbaar (zie ook fig. 11.19). De goede bloedcirculatie van de hartspier wordt geïllustreerd door de aanwezigheid van veel capillairen met rode bloedcellen (opname: E. Wisse).

slechts enkele cisternen liggen verspreid tussen de myofilamenten. Pinocytoseachtige instulpingen van de celmembraan, de **caveolae** (fig. 11.25), zouden een rol spelen bij de impulsoverdracht naar de myofilamenten en zouden dus een analogon kunnen zijn van het T-buizensysteem.

De contractie van gladde spiercellen wordt bepaald door de concentratie van **$Ca^{2+}$-ionen** rond de myofilamenten. Hierbij speelt het $Ca^{2+}$-bindende eiwit **calmoduline** een rol, dat diffuus in de spiercel aanwezig is. De langzame, langdurige contractie van de gladde spiercel kent een relatief laag ATP-verbruik. Behalve door $Ca^{2+}$-ionen kan de contractie ook gereguleerd worden door hormonen via het cyclisch AMP (cAMP).

Glad spierweefsel wordt zowel door ortho- als door parasympathische vezels van het autonome systeem geïnnerveerd. De **synapsstructuren** zijn eenvoudiger dan de motorische eindplaat van de skeletspier. Bij het viscerale gladde spierweefsel van grotere organen, zoals het spijsverteringskanaal, de uterus en de ureter, zijn de gladde spiercellen spaarzaam geïnnerveerd. Talrijke **nexusverbindingen** zorgen dan toch voor een goede, synchrone prikkeloverdracht. Spieren die op deze manier functioneren worden viscerale of unitaire gladde spieren ('single unit') genoemd. Multipele gladde spieren ('multi unit') hebben een rijkere innervatie, die nauwkeurige bewegingen mogelijk maakt, zoals de irismusculatuur van het oog.

Visceraal glad spierweefsel kan spontaan ritmische actiepotentialen genereren zonder extrinsieke

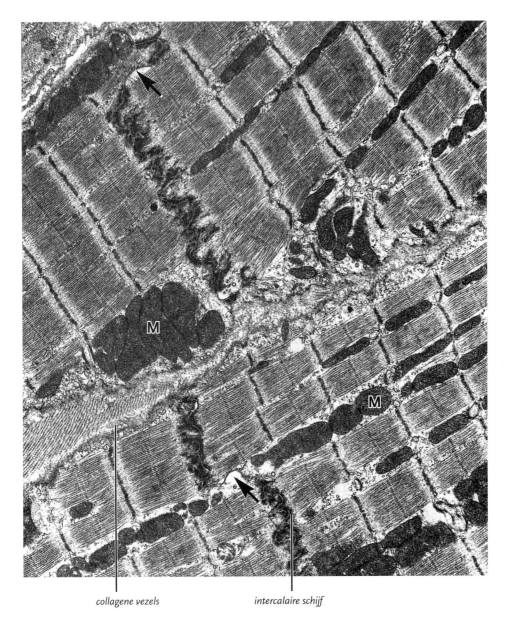

collagene vezels     intercalaire schijf

*Figuur 11.18 TEM-opname van een lengtedoorsnede door delen van twee hartspiercellen.*
De intercalaire schijf bestaat uit een donkerkleurende celmembraan, de fascia adhaerens, waarin talrijke desmosomen. Deze fascia verspringt, maar houdt rekening met de sarcomeren. De overlangs verlopende celmembranen zonder fascia (pijlen) bevatten nexusverbindingen. Mitochondriën (M) zijn groot en talrijk en liggen in serie tussen de myofibrillen of in 'hoekjes' van het cytoplasma. Tussen de twee cellen komen dunne collagene vezels voor, die een endomysium vormen. 18.000 ×. (bron: Junqueira, Salles 1975)

stimulatie. Ook kan het tot contractie komen door **rekking**. De innervatie heeft daardoor meer de taak het niveau van activiteit te regelen dan deze op te wekken. De gladde spiercellen van kleine arteriolen zijn slechts spaarzaam geïnnerveerd en reageren op de $O_2$-spanning. **Cholinerge** en **adrenerge** prikkels werken op de gladde spieren **antagonistisch**. Bij sommige gladde spieren is de cholinerge prikkel stimulerend, bij andere de adrenerge. Dit hangt af van de gebeurtenissen na de receptorbinding.

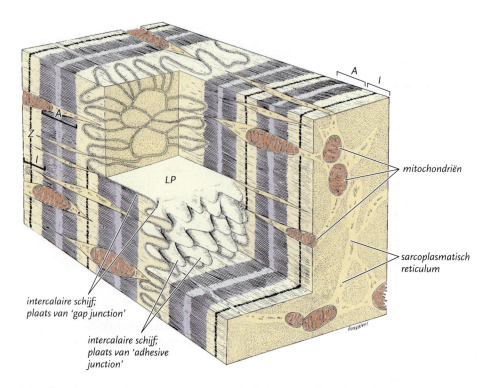

Figuur 11.19  Ruimtelijke tekening van het contact tussen twee naburige hartspiercellen in het gebied van een intercalaire schijf. De celmembranen zijn geïnterdigiteerd in dwarse richting, maar vlak in de longitudinale richting (LP). (bron: Marshall 1974)

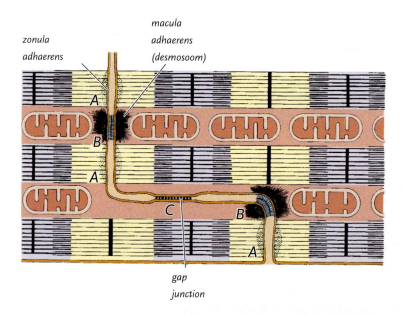

Figuur 11.20  Illustratie van de intercellulaire verbindingen waaruit een intercalaire schijf bestaat.
De fasciae adhaerentes (A) verankeren de actinefilamenten aan de celmembraan. De maculae adhaerentes of desmosomen (B) zijn een onderdeel van de fascia en brengen een extra stevige verbinding tot stand tussen de cellen. 'Gap junctions' (C) zijn beperkt tot het longitudinale vlak van de intercalaire schijf, waar geen trekkrachten op worden uitgeoefend. Zij zijn van betekenis voor de ionenuitwisseling en de elektrische koppeling tussen de cellen.

11 SPIERWEEFSEL 283

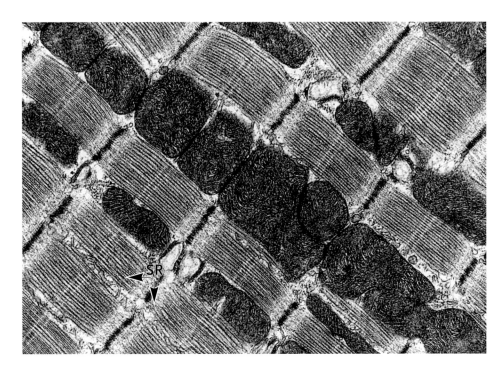

*Figuur 11.21 TEM-opname van een lengtecoupe door een hartspiercel bij hogere vergroting.*
De sarcomeren en de grote mitochondriën, die in groot aantal aanwezig zijn, zijn goed te zien. In de mitochondriën zijn de cristae dicht op elkaar gestapeld. De aanwezigheid van het T-buizensysteem ter hoogte van de Z-lijn (diaden) is duidelijk. SR: sarcoplasmatisch reticulum. 30.000 ×.

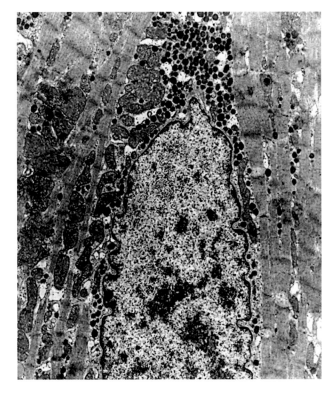

*Figuur 11.22 TEM-opname van een spiercel uit het atrium met de natriuretische granulae, die opgehoopt liggen in een driehoekig gebied naast de kern (zie ook hoofdstuk 12).*

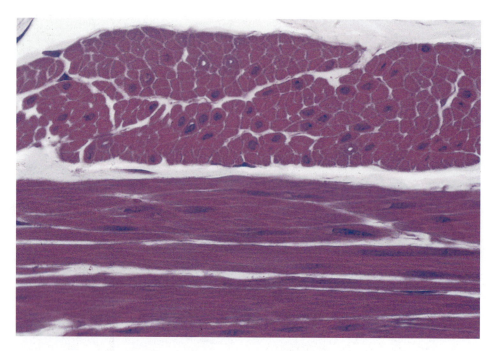

*Figuur 11.23 LM-opname van gladde spiercellen, zowel in dwarse (boven) als longitudinale doorsnede (onder). Een dergelijke oriëntatie van gladde spiercellen wordt bijvoorbeeld gevonden in de darmwand. De kernen van de cellen zijn centraal in de cel gelegen. PT-kleuring.*

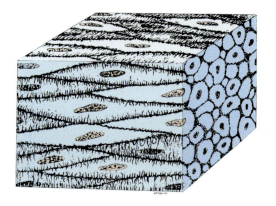

*Figuur 11.24 Illustratie van de opstapeling van gladde spiercellen in een gladde spier.*
Alle cellen zijn omgeven door een lamina basalis en een netwerk van reticulaire (dunne collagene) vezels. Op dwarsdoorsnede (zijvlak rechts) tonen de cellen verschillende diameters, hetgeen een gevolg is van de spoelvorm van de cellen en de onregelmatige stapeling.

### REGENERATIE

Tijdens de kinderleeftijd moeten de spieren de groei van het skelet bijhouden, terwijl zij ook in omvang toenemen. Men gaat ervan uit dat de spieren groeien door de vergroting van cellen. De lengtegroei vindt plaats aan de uiteinden van de spiercellen, zoals is aangetoond met autoradiografie.

De mitosen die men soms in skeletspiervezels vindt, zijn delingen van **satellietcellen**: eenkernige spoelvormige stamcellen (**myoblasten**), die in ondiepe uithollingen aan het oppervlak van de spiervezel liggen. Wanneer deze cellen delen, kunnen zij versmelten met de spiercel of met elkaar. Zij houden hun populatie in stand, zoals stamcellen betaamt. Bij de geboorte zijn deze cellen talrijk, soms 30% van de cellen. Later daalt het percentage tot enkele procenten of minder.

Door intensieve oefening **hypertrofiëren** de skeletspieren, waarbij ook het aantal kernen aanzienlijk toeneemt. Hierbij treedt ook **longitudinale splitsing** van de spiervezels op. Dit gebeurt ook bij de groei vóór de puberteit, wanneer de toename van de spiermassa zeer groot is. Op oudere leeftijd nemen het aantal myofibrillen en het aantal spiervezels af (**ouderdomsatrofie**), zoals bij verlamde of ongebruikte spieren.

In **hartspierweefsel** komen geen satellietcellen voor. Groei treedt op door vergroting van bestaande cellen, al wijst het voorkomen van tweekernige cellen op delingen in de groeifase. Meer dan de helft van de

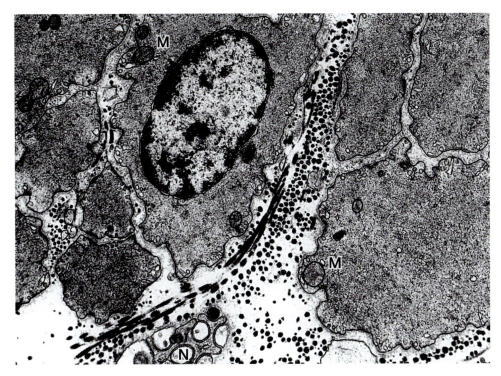

*Figuur 11.25 TEM-opname van een dwarsdoorsnede van glad spierweefsel.*
De cellen in een dwarse doorsnede tonen kleine pinocytoseblaasjes (caveolae) aan de celmembraan. Er zijn slechts weinig, kleine, mitochondriën aanwezig (M). Langs de cellen ziet men een dunne lamina basalis en tussen de cellen zijn er dunne collagene fibrillen met verschillende oriëntatie aanwezig. Middenonder is een kleine ongemyeliniseerde zenuw waarneembaar, waarin axonen te zien zijn, die ingebed zijn in het cytoplasma van een cel van Schwann (N). Verkleind van 7.500 ×.

kernen in het myocard van een volwassen mens is **tetraploïde**.

**Glad spierweefsel** kan ook hypertrofiëren, bijvoorbeeld in de zwangere **uterus**, waar ook polyploïde kernen ontstaan. Gladde spiercellen kunnen delen en verdwenen spiercellen vervangen, waarbij ook bindweefsel wordt gevormd.

Bij hypertrofie door een hartgebrek of bij sterk verhoogde bloeddruk neemt het volume van de cellen en het aantal **octoploïde** (8N) en **16-ploïde** kernen sterk toe. Hartspierweefsel heeft, behalve op zeer jeugdige leeftijd, een zeer gering regeneratievermogen. Beschadigingen met weefselverlies, zoals bij een **hartinfarct**, kunnen worden hersteld door bindweefsel, zodat een litteken ontstaat. Het littekenweefsel contraheert echter niet, zodat de contractiekracht afneemt. Training tijdens de genezing van een infarct is gunstig voor een zo goed mogelijk functieherstel.

**Samenvatting**
Drie verschillende soorten vezels (cellen), namelijk die van skeletspier, hartspier en gladde spier, baseren hun contractie op het langs elkaar glijden van filamenten bestaande uit actine en myosine. In gladde spiercellen zijn deze myofilamenten min of meer parallel georiënteerd en op bepaalde afstanden van 'dense bodies' voorzien, die de filamenten aan elkaar en aan de celmembraan hechten. In dwarsgestreepte skeletspiercellen en hartspiercellen zijn dikke myosine- en dunnere actinefilamenten met een bijna kristallijne regelmaat gerangschikt in sarcomeren, die in elkaars verlengde liggen en zo een myofibril opbouwen.
Parallelle myofibrillen vullen het sarcoplasma van de spiervezel, zodat de vele kernen en de rest van de organellen onder het sarcolemma komen te liggen. Een motorisch axon vormt bij zijn synaps een motorische eindplaat, waarmee een of meer spiervezels geïnnerveerd worden. 'Gap junctions' verzorgen het elektrische contact tussen spiercellen, terwijl T-tubuli (en waarschijnlijk caveolae bij >>

gladde spieren) de membraandepolarisatie tot op het niveau van de myofibrillen en filamenten brengen.

Dunne bindweefselschotten (lamina basalis of endomysium, perimysium en epimysium) bundelen de krachten van de contractie en kunnen deze overdragen op pezen, bot of andere structuren.

## 12 Circulatiesysteem

Inleiding 287
Algemeen bouwplan 287
Capillairen 289
Endotheel 291
Arteriën 295
Venen 298
Het hart 301
Lymfevaten 303
Samenvatting 305

### INLEIDING

Door de bloedcirculatie worden weefsels voorzien van zuurstof en voedingsstoffen en worden afvalstoffen afgevoerd. Ook functioneert het bloed als een transportsysteem, dat de communicatie en coördinatie tussen cellen en weefsels op grote afstand van elkaar verzorgt. Een mens van 75 kg heeft ongeveer zestien liter **extracellulaire vloeistof**, vijf liter **bloed** en een kleine hoeveelheid **lymfe**. De vijf liter bloed bestaat uit ongeveer drie liter plasma en twee liter bloedcellen, voornamelijk rode. De helft van het bloed bevindt zich in het **veneuze** systeem, een derde in het **arteriële** systeem, 12% in het hart en de longen en 5% in de capillairen. De bloedsomloop speelt ook een belangrijke rol bij het transport van hormonen en bij de **warmtehuishouding**.

### ALGEMEEN BOUWPLAN

Het bloedvaatstelsel is een gesloten systeem en is aan de binnenzijde bekleed met **endotheel**, zowel in het hart, de arteriën, de capillairen als de venen. In de capillairen en de kleinste venen (venulen) wordt de wand alleen door endotheelcellen gevormd, bij iets dikkere vaten komen meer lagen de wand versterken. In een vaatwand kunnen we de volgende lagen onderscheiden (fig. 12.1).

1  De **tunica intima** of intima bestaat uit aaneengesloten **endotheel** en een **lamina basalis**. De

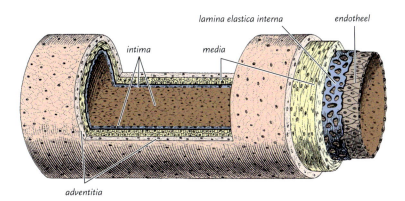

*Figuur 12.1 Illustratie van het bouwplan van een arterie waarin de lagen van de wand zijn aangeduid.*
Bloedvaten zijn aan de lumenzijde bekleed met een intima (bruin) bestaande uit een enkele laag endotheel en daaronder een dunne laag bindweefsel. Bij arteriën vinden we daaronder een lamina elastica interna (blauw), opgebouwd uit het eiwit elastine. De stevige dikke middenlaag, de media (geel), is opgebouwd uit gladde spiercellen en elastische vezels. De buitenlaag, de adventitia (roze), bestaat uit een laag bindweefsel van variabele dikte. Tijdens de fixatie contraheert de vaatwand, zodat de lagen vaak relatief dikker lijken en het lumen kleiner.

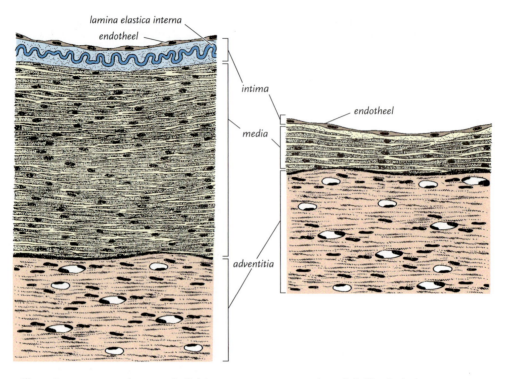

*Figuur 12.2 Illustratie van een musculeuze arterie (links) en een vene van overeenkomstig kaliber (rechts).*
De lagen van de vaatwand, namelijk de intima, de media en de adventitia, zijn van verschillende dikte. Alleen in de arterie vinden we een meanderende lamina elastica interna. De intima en de media zijn sterker ontwikkeld in de arterie, terwijl de tunica adventitia in de vene naar verhouding beter ontwikkeld is. In de adventitia vinden we kleine bloedvaten, de vasa vasorum, die de voeding van de vaatwand verzorgen.

glycocalix van de endotheelcellen heeft een negatieve lading, zodat bloedcellen en trombocyten, die ook een negatieve oppervlaklading hebben, worden afgestoten. Endotheelcellen zijn zeer dun, plat en uitgestrekt. In het cytoplasma vinden we bij de celkern de normale celorganellen, zoals mitochondriën, Golgi-complex en centriolen. Trombocyten kunnen snel aggregeren en zij hechten sterk op subendotheliaal collageen, dat bij beschadiging van de vaatwand aan het bloed kan worden blootgesteld. Dit is te beschouwen als een beschermings- en afdekkingsmechanisme (zoals een pleister). De vorming van een trombus kan echter ook nadelige effecten hebben op de doorstroming van het bloed. Bij arteriën wordt de intima van de media gescheiden door een karakteristieke lamina elastica interna (fig. 12.2). Deze lamina is samengesteld uit versmolten elastische vezels. Er blijven echter openingen in deze lamina bestaan, die de vorming van celcontacten en de uitwisseling van voedingsstoffen en metabolieten tussen de media en het lumen toelaten.

2   De **tunica media** of media bestaat uit circulair gerangschikte **gladde spiercellen**. Tussen de spiercellen bevindt zich extracellulaire matrix, die rijk is aan proteoglycanen en elastische en collagene vezels. De gladde spiercellen produceren deze extracellulaire matrix. Tussen de media en de adventitia ligt soms een **lamina elastica externa**.

3   De **tunica adventitia** of adventitia bestaat uit een bindweefsel, soms met enkele gladde spiervezels, dat soms zonder scherpe grenzen overgaat in het omgevende bindweefsel. Bij grotere vaten verzorgen de **vasa vasorum** ('vaten van de vaten') (fig. 12.2) het buitenste deel van de vaatwand, dat te ver van het lumen ligt om door diffusie gevoed te worden. In arteriën komen deze vaten meestal niet verder dan de buitenlaag van de media, terwijl zij bij venen tot vrij diep in de media kunnen doordringen. In de grotere vaten bevinden zich in de buitenste lagen ook lymfevaten, de **vasa lymphatica vasorum**. Ongemyeliniseerde, vasomotorische **zenuwen** vormen een netwerk in de adventitia en kunnen eindigen bij gladde

spiercellen aan de buitenzijde van de media. Norepinefrine is hier vaak de neurotransmitter. 'Gap junctions' dragen de prikkels over naar meer lumenwaarts gelegen gladde spiercellen. Takjes van gemyeliniseerde zenuwen kunnen tot in de intima reiken. Venen zijn minder geïnnerveerd dan arteriën.

Voor het transport van het bloed vanaf het hart zorgen **elastische arteriën** (transportarteriën), terwijl de **musculeuze arteriën** door hun contractiele eigenschappen zorgen voor een variabele verdeling van bloed over de verschillende regio's of organen (distributiearteriën). Deze arteriën gaan over in (terminale) **arteriolen**, **capillairen**, **postcapillaire venulen**, **venulen** en **venen**. De bouw en de specifieke functies van deze vaten worden hierna besproken. Bloedvaten die met het blote oog kunnen worden waargenomen, behoren tot de **macrocirculatie**, terwijl de vasculatuur van de **microcirculatie** met een microscoop moet worden bestudeerd. De grens tussen de twee wordt gelegd bij een diameter van ongeveer 0,2 mm (tabel 12.1).

## CAPILLAIREN

Capillairen of haarvaten zijn buizen met een diameter van 7-9 μm, gevormd door een enkele laag van aaneensluitende endotheelcellen, die de uitwisseling tussen het bloed en de omgevende weefsels mogelijk maken. Een erytrocyt met een doorsnede van 7 μm past dus precies in een capillair van gemiddelde grootte. In een nauw capillair zal een erytrocyt zijn natuurlijke rustvorm moeten aanpassen. De cel kan dit makkelijk en snel doen door de afwezigheid van een cytoskelet en een kern. Een witte bloedcel zal, door zijn grootte (10-15 μm) en geringere vervormbaarheid op basis van een cytoskelet en de aanwezigheid van een kern, al gauw de doorgang in een capillair kunnen blokkeren. Met in-vivomicroscopie kan men dit verschijnsel regelmatig waarnemen.

Op een doorsnede van een capillair kan blijken dat de wand gevormd wordt door een of meer op elkaar aansluitende endotheelcellen (fig. 12.3). Bij de aanhechting van twee endotheelcelranden ontstaan soms randplooien (**marginal folds**, fig. 12.3 en 12.5). In en rond endotheelcellen kunnen structuren voorkomen, die het type en de functie van een capillair bepalen. Deze structuren kunnen in verschillende combinaties voorkomen.

1. Rond het capillair kan een **lamina basalis** liggen, die door het endotheel zelf wordt gevormd en die aansluit op het omgevende collageen (fig. 12.3).
2. Soms zijn **fenestrae** (poriën) (fig. 12.4) aanwezig, die meestal in groepjes gelegen zijn en aldus zeefplaten vormen, die een zekere porositeit van de wand veroorzaken. Deze poriën zijn ongeveer 100-150 nm in doorsnede en nemen een oppervlak in van ongeveer 10% van de wand.

**Tabel 12.1** Algemene kenmerken van de verschillende bloedvatwanden

| | Elastische arterie (met uitzondering van aorta) | Musculeuze arterie | Arteriole | Capillair | Postcapillaire venule | Musculeuze venule | Venen (met uitzondering van v. cava) |
|---|---|---|---|---|---|---|---|
| Doorsnede | 5-15 mm | 1-10 mm | 30-300 μm | 7-9 μm | 10-30 μm | 100-300 μm | 0,1-10 mm |
| Endotheel | Continu | Continu | Continu | Continu of gefenestreerd (+/- diafragma) | Continu (zelden gefenestreerd) | Continu | Continu |
| Spieren (glad) | Alternerend met elastische membranen | 4-40 lagen | 1-3 lagen | Afwezig | Afwezig | 1-2 lagen | Wisselende losse lagen circulair en longitudinaal |
| Elastisch materiaal | 50-70 elastische membranen; verspreid elastine in adventitia | Lamina elastica interna + externa + fijne circulaire vezels | Aanzet tot lamina elastica interna | Afwezig | Afwezig | Geringe vezelnetten | Lamina elastica interna, alleen in grote venen, verder ijle netten |
| Bindweefsel | Weinig, maar meer dan in musculeuze arteriën, in adventitia veel | Tussen spierlagen geringe vezelnetten, weinig fibroblasten, alleen in adventitia veel | Vrijwel afwezig | Afwezig (pericyt) Soms basale lamina | Collagene vezels verspreide pericyt | Veel collageen + fibroblasten in media en adventitia | Bindweefsel vormt belangrijk deel van de wand en adventitia |

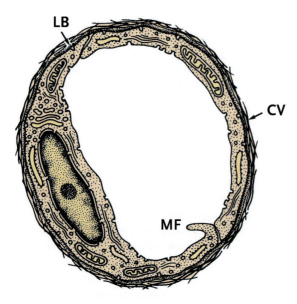

*Figuur 12.3 Tekening van een capillair van het continue type.*
Rond het capillair bevindt zich een basale membraan, bestaande uit een lamina basalis (LB) en aanhangende collagene vezels (CV). De wand van het capillair bestaat uit één of meer endotheelcellen, die het lumen omsluiten. Op de plaats waar de endotheelcel sluit (linksboven en rechtsonder), vinden we vaak een randplooi ('marginal fold', MF), een plooi van het cytoplasma, die uitsteekt in het lumen. Het cytoplasma van de endotheelcel bevat een kern, mitochondriën en een Golgi-apparaat. Aan de celmembraan worden veel pinocytoseblaasjes gevonden, die aantonen dat de cel veel vloeistof opneemt en eventueel doorgeeft naar het weefsel (diacytose) (J. James).

3   De fenestrae kunnen voorzien zijn van een **diafragma**, dat als fijne membraan de vrije doorgang van vloeistof en/of deeltjes beperkt.

Op grond van deze 'bouwelementen' kunnen de capillairen ingedeeld worden in ten minste vier typen met verschillende bouw (en functie).
1   Het **continue capillair** (fig. 12.3 en 12.5) komt het meeste voor. Er is een ononderbroken endotheellaag en een lamina basalis. Deze capillairen worden bijvoorbeeld gevonden in spieren, bindweefsel, exocriene klieren en zenuwweefsel. Transport vindt plaats door transcytose (zie hoofdstuk 3 en 4).
2   **Gefenestreerde capillairen**, waarin de fenestrae een diafragma bevatten (fig. 12.6) en omgeven worden door een lamina basalis. Transport vindt plaats door de fenestrae. Dit type wordt gevonden in de endocriene klieren en in het darmkanaal.
3   **Gefenestreerde capillairen** met fenestrae zonder diafragma, omgeven door een dikke basale lamina, vinden we in de nierglomerulus (fig. 20.9). De open fenestrae laten vloeistof en kleine deeltjes door.
4   **Sinusoïden** in de lever zijn capillairen, bekleed met een aaneengesloten laag endotheelcellen, voorzien van fenestrae met een diameter van 0,1 μm zonder diafragma's. Er is geen lamina basalis. In hemopoëtische organen, zoals het beenmerg en de milt, komen discontinue sinusoïden met een andere bouw voor, waar uitwisseling van cellen tussen het bloed en het weefsel plaatsvindt. Vloeistof en deeltjes tot de grootte van de fenestrae kunnen vrij passeren. Leversinusoïden zijn omgeven met een speciaal type pericyt, de 'fat-storing'-cel (fig. 17.6).

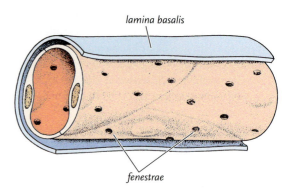

*Figuur 12.4 3D-illustratie van een capillair met enkele verspreide fenestrae in het endotheel.*
In deze weergave bekleden enkele endotheelcellen tezamen het lumen van het capillair. Sommige capillaire endotheelcellen bezitten fenestrae, waardoor een vrijere uitwisseling van vloeistof en kleine deeltjes tussen het lumen en het weefsel tot stand komt. De meeste capillairen worden omgeven door een lamina basalis die een extra bekleding vormt. In de uitwisseling tussen het capillair en het weefsel speelt deze basale membraan een grote rol.

Vaak komen in de wand van capillairen en de kleinste venulen **pericyten** of adventitiële cellen voor, die van mesenchymale oorsprong zijn. Zij worden aan de luminale en abluminale zijde omsloten door een lamina basalis. Pericyten bevatten actinefibrillen en kunnen, evenals sommige typen endotheelcellen, **contraheren**. Over hun functie is weinig bekend.

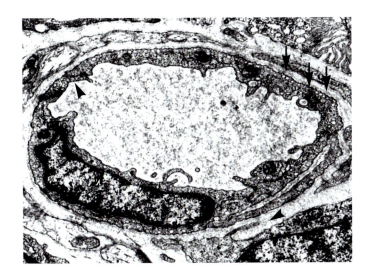

*Figuur 12.5 TEM-opname van een dwars doorgesneden capillair van het continue type.*
In dit soort capillairen toont het endotheel geen fenestrae, terwijl meestal wel een lamina basalis te zien is (pijlen). In de cel zien we een kern en enkele verspreide mitochondriën. Het lumen wordt door slechts één endotheelcel omsloten. Bij de pijlpunt linksboven zien we een celcontact. Uitwisseling tussen het lumen en het weefsel gebeurt door diffusie en door het transport via pinocytosevesikels 10.000 ×.

Een **capillairbed** wordt meestal niet volledig met bloed doorstroomd. Wat betreft histologische preparaten komt hier nog bij dat, door het uitnemen van weefsel vóór de fixatie, de bloeddruk in het weefsel wegvalt, zodat capillairen collaberen. In een fixatief zullen ook veel cellen contraheren. Hierdoor is de microcirculatie in histologische coupes niet goed te bestuderen, tenzij het weefsel langs de natuurlijke bloedweg met fixatief onder fysiologische druk wordt geperfundeerd (perfusiefixatie), zodat alle capillairen in open toestand worden gefixeerd. Een andere methode is het geheel opvullen van het vaatbed, inclusief de microcirculatie, met een plastic die na perfusie verhardt (zie fig. 17.24).

Capillairen ontstaan als strengetjes cellen in het mesenchym, terwijl sinusoïden ontstaan door het ingroeien van parenchymale celstrengen in wijde, dunwandige embryonale vaten. Sinusoïden komen – met onderlinge verschillen – voor in lever, beenmerg en bijnierschors. De sinussen in de milt zijn wijdere bloedruimten bekleed met evenwijdige, cilindrische endotheelcellen (fig. 15.23). De groei van endotheel en capillairen staat onder de invloed van VEGF ('vascular endothelial growth factor').

Capillairen vormen een anastomoserend netwerk tussen **terminale arteriolen** en **postcapillaire venulen** (fig. 12.7 en 12.8). De terminale arteriolen zijn bekleed met een enkele laag van dwars georiënteerde gladde spiercellen, die onderbroken raakt bij de overgang naar een capillair (zogenoemde **metarteriolen**). De laatste, dwarse gladde spiercel heeft de functie van **precapillaire sfincter**, die controle uitoefent op de doorstroming. De capillairen zonder een dergelijke sfincter zouden als voorkeurskanalen een constante basiscirculatie in stand houden. Bij sterke contractie van de sfincter zal het lumen nooit geheel afsluiten, zodat bloedcellen wel worden tegengehouden, maar plasma niet.

Capillairen bezitten eigenschappen die gunstig zijn voor de uitwisseling tussen bloed en weefsels. Het capillairendotheel is dun en beslaat een groot oppervlak (600 m$^2$). Bovendien is de **stroomsnelheid** van het bloed in de capillairen veel geringer dan in de macrocirculatie. Postcapillaire venulen spelen bij de uitwisseling ook een rol.

### ENDOTHEEL

**Endotheelcellen** zijn zeer plat, de kern of het perikaryon puilt meestal in het lumen uit. In het cytoplasma komen cisternen van het RER voor, tezamen met microtubuli en intermediaire filamenten, zoals desmine en vimentine. In de buurt van de kern vinden we het Golgi-complex, centriolen, transportvesikels en weinig mitochondriën. De aanwezigheid van microfilamenten suggereert dat endotheelcellen kunnen

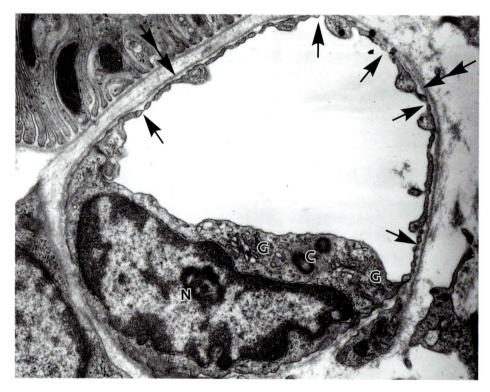

*Figuur 12.6 TEM-opname van een capillair met gefenestreerd endotheel (enkele pijlen).*
In de fenestrae is een diafragma te zien dat bestaat uit een dunne membraan, die de fenestrae afsluit. In deze endotheelcel zijn verder een kern (N) met een nucleolus, een Golgi-apparaat (G) en twee centriolen (C) zichtbaar. Rond het endotheel is een continue lamina basalis te zien (dubbele pijlen). Dit type capillair komt onder andere voor in de nier; linksboven is een klein deel van een tubulus contortus I te zien. 20.000 ×. (TEM-opname J. Rhodin)

contraheren en dus meespelen in het opbouwen van de bloeddruk.

Bij nadere studie van endotheelcellen blijkt dat zij een aantal belangrijke metabole functies uitoefenen en dus niet alleen maar een dunne bekleding van de bloedvaatwand vormen. Het endotheel heeft de volgende bijkomende functies.

1. Het activeert angiotensine I tot angiotensine II.
2. Het inactiveert bradykinine, serotonine, prostaglandinen, norepinefrine en trombine.
3. Het metaboliseert lipoproteïnen door middel van lipasen aan het celoppervlak tot triglyceriden en cholesterol.
4. Het produceert vasoactieve stoffen, zoals stikstofoxide en endotheline, dat onder andere gladde spiercellen doet contraheren.
5. Het produceert stollingsfactoren.
6. Het produceert bloedgroepantigenen.
7. Het endotheel van grotere vaten bevat **lichaampjes van Weibel-Palade**; dit zijn donkere, langwerpige granula, die de von Willebrand-factor bevatten.

Het endotheel heeft een antitrombogene werking op de vloeistof in en buiten het bloedvat. In het geval van schade aan het endotheel zullen op een onbedekte lamina basalis of bindweefsel dat direct rond het bloedvat ligt, zeer snel bloedplaatjes (trombocyten) aggregeren. Door deze aggregatie van bloedplaatjes wordt een cascade van stollingsreacties ingeleid. Hierdoor wordt rond de plaatjes een netwerk van dwarsgestreepte fibrinefilamenten gevormd. Een stolling in het lumen van het bloedvat vormt een trombus en door aan te groeien kan deze een bloedvat verstoppen en blokkeren. Delen van de trombus kunnen loslaten en als embolus vaatjes in andere weefsels blokkeren. De goede functie van het endotheel is daarom een belangrijke factor in de algehele gezondheid.

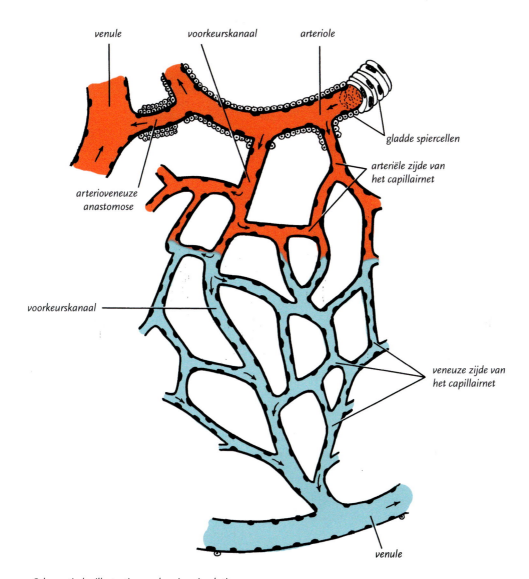

*Figuur 12.7 Schematische illustratie van de microcirculatie.*
De continue spierlaag in de wand van de arteriole (boven) verdwijnt abrupt bij de vertakking naar capillairen. De laatste gladde spiercellen in de wand kunnen zich ontwikkelen tot fysiologisch belangrijke sfincters (sluitspieren). Het iets wijdere voorkeurskanaal zal ook worden doorstroomd wanneer de precapillaire sfincter is gesloten. Als deze sluit, kan de circulatie links of rechts van het voorkeurskanaal worden vertraagd of tot stilstand komen. De arterioveneuze anastomose (linksboven) ontvangt zuurstofrijk bloed direct uit de arteriole en is hier kort getekend. In werkelijkheid is het capillairbed nog veel complexer (3D!) dan hier getekend is. Een goed instrument voor het bestuderen van de microcirculatie is de in-vivomicroscoop. (illustratie J. James naar het origineel van B.W. Zweifach)

De endotheelcellen uit verschillende capillairen en andere bloedvaten bezitten niet allemaal in dezelfde mate de hierboven opgesomde functies. We moeten wat betreft endotheelcellen aannemen dat er verschillende functies gelegen zijn in verschillende typen endotheel.

Endotheelcellen kennen onderling weinig of geen adhaerenscontacten. Zij dragen **adhesiemoleculen** aan hun oppervlak, bijvoorbeeld **selectinen**, die het aanhechten van witte bloedcellen bewerkstelligen. Bij ontsteking kan de expressie van deze moleculen toenemen, bijvoorbeeld van ICAM-1, zodat de adhesie en de extravasatie van ontstekingscellen worden be-

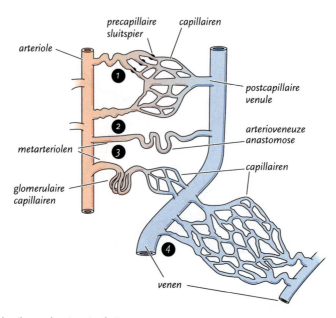

*Figuur 12.8 Tekening met details van de microcirculatie.*
Tussen de arteriole (links) en de postcapillaire venule (rechts) kunnen zich in principe verschillende capillaire verbindingen vormen.
1. Het reeds in fig. 12.7 weergegeven principe, waarbij een arteriole overgaat in een metarteriole, daarna in een capillair en een postcapillaire venule.
2. Een arterioveneuze anastomose maakt een afsluitbare, directe verbinding tussen de arteriole en de venules.
3. Sommige weefsels worden arterieel doorstroomd, zoals de nierglomerulus.
4. Een capillairbed dat via een vene opnieuw een capillairbed voedt, wordt een portasysteem (naar de v. porta) genoemd. Dit komt onder andere voor in de lever, waar het bloed dat eerst door een capillairbed in de darm stroomde, opnieuw door de capillairen van de lever stroomt. Dit komt ook voor in de hypofyse en de bijnier. (bron: Krstic 1984)

vorderd. Occludensverbindingen limiteren de lekkage van moleculen tussen de endotheelcellen door. Verder komen verspreide nexusverbindingen voor.

De uitwisseling van $O_2$, $CO_2$, water en apolaire verbindingen, die de celmembraan door diffusie kunnen passeren, onttrekt zich aan microscopische waarneming. Grotere moleculen kunnen de endotheelbekleding langs twee wegen passeren.
1. Via het labyrint van intercellulaire spleten dat openblijft tussen de occludensverbindingen, waardoor kleinere eiwitten of glycoproteïnen tussen de endotheelcellen door kunnen passeren (**pericellulaire passage**). In hersencapillairen is deze intercellulaire passage afgesloten (**bloed-hersenbarrière**).
2. Door **diacytose** of transcytose (vesikeltransport). Grote moleculen (molecuulmassa > 90 ku) worden door pinocytose opgenomen en door de endosomen over het endotheel getransporteerd en aan de abluminale zijde weer uitgeschei-

den. Dit proces kost tijd en energie. Receptoren kunnen hierbij een rol spelen, maar dat is niet noodzakelijk.

> De celcontacten tussen de endotheelcellen van de venulen lijken het minst stevig te zijn. Door ontsteking, of door de inwerking van histamine of bijengif, wordt de interendotheliale doorgang verwijd, zodat plasma naar buiten komt, hetgeen vocht toevoert aan de omliggende weefsels en deze doet zwellen. Hierdoor ontstaat **oedeem**. In zulke omstandigheden zullen ook leukocyten extravaseren (zich door de vaatwand verplaatsen, **diapedese**) en de extracellulaire matrix van het omgevende bindweefsel bezoeken. Lokale mediatoren, zoals histamine en bradykinine, verhogen ook de vasculaire permeabiliteit.

## ARTERIËN

Arteriën worden naar toenemende grootte ingedeeld in:
1. arteriolen of kleine arteriën;
2. musculeuze arteriën;
3. elastische arteriën.

**Arteriolen** behoren tot de microcirculatie en hebben een diameter groter dan 15 µm. De grotere arteriolen hebben een drielagige bouw, zoals bij de arteriën, bestaande uit een intima, een lamina elastica interna en meerdere lagen (een tot vijf) gladde spiercellen. Bij verdere vertakking en afname van de diameter verdwijnen de spiercellen en is er, zoals bij terminale arteriolen, geen elastica interna meer, maar nog wel één laag gladde spiercellen. Tijdens de histologische preparatie contraheren de gladde spieren en vinden we dus altijd vernauwde vaten in een coupe (fig. 12.9). Nerveuze en hormonale regulatie beïnvloeden de contractie van de arteriolaire gladde spiercellen, evenals plaatselijk vrijkomende histamine. Daardoor is er een onafhankelijke lokale regulatie van de microcirculatie, die door de metabole vraag van het weefsel wordt bepaald. Organen met een hoge stofwisselingsactiviteit, zoals nier, hart en skeletspier, hebben een dicht netwerk van capillairen.

**Musculeuze arteriën**, met een diameter van vele mm, hebben een drielagige wand (fig. 12.9 en 12.11). Tussen de intima en de media vinden we altijd een lamina elastica interna. Deze laag is door de contractie van de gladde spieren op een karakteristieke meanderachtige manier geplooid (fig. 12.9). Dit patroon maakt het makkelijk om arteriën in een coupe te herkennen. Musculeuze arteriën hebben een goed ontwikkelde media, opgebouwd uit gladde spiercellen, soms tot veertig spiervezels dik. De spiervezels zijn nagenoeg circulair georiënteerd, in feite spiraalvormig met een kleine spoel. De oriëntatie kan tussen opeenvolgende lagen een beetje veranderen, hetgeen bijdraagt aan de stevigheid van de wand. Tussen de spiervezels liggen collagene en elastische vezels in een glycosaminoglycaanrijke extracellulaire matrix. De binnenlaag van de adventitia bestaat uit longitudinale vezelbundels, die naar buiten losser worden. Alleen bij grotere vaten vinden we een lamina elastica externa.

**Elastische arteriën**, zoals de aorta en zijn hoofdtakken, gaan bij verdere vertakking over in musculeuze arteriën. Elastische vaten zijn op doorsnede lichtgeel door het hoge gehalte aan **elastine** in de media. De **intima** wordt afgedekt door endotheel, dat een vrij hoge vervangingssnelheid kent. De subendotheliale laag is dik en bevat bindweefselvezels met een longitudinale oriëntatie. Een enkelvoudige lamina elastica interna is niet altijd aanwezig; de subendotheliale laag bevat dan veel elastine. De **media** van de aorta bestaat uit vele lagen concentrisch gerangschikte, gevensterde **elastische membranen**, waarvan het aantal en de dikte met de leeftijd toeneemt tot ongeveer zeventig jaar. De ruimte tussen de elastische membranen is opgevuld met schuin verlopende gladde spiercellen, die met hun uiteinden aan de membranen vastgehecht zijn. Contractie van deze spiercellen bewerkstelligt geen vernauwing van het lumen, maar brengt de membranen dichter bij elkaar, waardoor de stijfheid van de aortawand wordt vergroot; zij regelen als het ware de elasticiteit (tonusmusculatuur).

---

Bloedvaten groeien, differentiëren en ondergaan pathologische veranderingen vanaf de geboorte tot aan de dood. Bij **arteriosclerose** verdikt en **fibroseert** de intima, terwijl de gladde spiercellen en het elastine in de media verdwijnen en voor een deel door collageen worden vervangen. Hierdoor verstijft de vaatwand en vermindert bijvoorbeeld de windketelfunctie bij een arterie. Bij **atherosclerose** ontstaan degeneratieve laesies (atheromata), waarin zich **lipiden** ophopen in gladde spiercellen. Monocyten, die zich ontwikkelen tot cholesterolrijke **schuimcellen**, immigreren eerst in de intima en later ook in de media. De verdikking van de wand, die hiermee gepaard gaat, belemmert de doorstroming. Deze aandoening kan leiden tot de vorming van **trombi** van bloedplaatjes die ontstaan en groeien op het beschadigde endotheel en die het vaatlumen verder kunnen afsluiten. De coronaire arteriën zijn hiervoor zeer gevoelig: bij een afsluiting ontstaat een **hartinfarct** waarbij een deel van het hartweefsel necrose ondergaat. Het is duidelijk dat bepaalde organen en weefsels gevoeliger zijn dan andere ten gevolge van het al of niet anastomoseren van arteriolen in de microcirculatie. **Aneurysmata** vormen zich wanneer de media van een arterie door atherosclerose aangetast is en de wand van de arterie dilateert, zodat het risico van een breuk van de wand toeneemt. Berucht is het zeer gevaarlijke aneurysma van de aorta abdominalis.

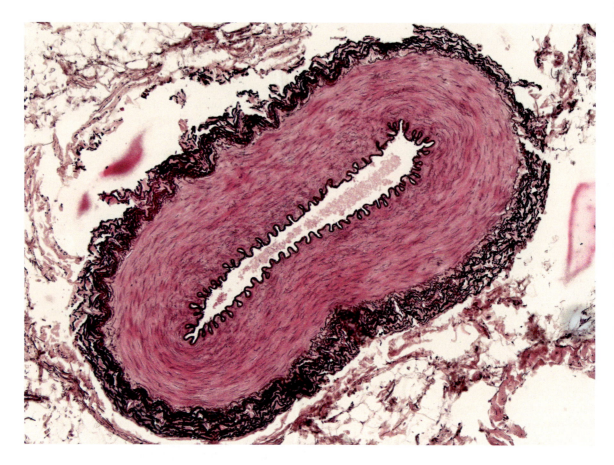

*Figuur 12.9 LM-opname bij lage vergroting van een musculeuze arterie.*
Door contractie van de spierwand tijden de fixatie heeft de lamina elastica interna (naast het lumen) zich sterk meandervormig geplooid. De roze massa van de tunica media bestaat voornamelijk uit gladde spiercellen met daartussen elastische vezels (niet zichtbaar, zie fig. 12.13). De buitenzijde van deze arterie bestaat uit de adventitia, die hier donkergekleurd is, evenals de lamina elastica. Een lamina elastica externa ontbreekt, zoals bij de meeste arteriën. Rond de arterie bevindt zich bindweefsel. (opname E. Wisse). Oorspronkelijke vergroting 200 ×.

Tussen de elastische membranen bevinden zich collagene vezels en amorfe tussenstof die rijk is aan chondroïtinesulfaat. De tunica **adventitia** heeft soms een lamina elastica externa en bevat veel elastische en collagene vezels, enkele fibroblasten en gladde spiercellen. De arteriën van de pulmonale circulatie zijn door de lagere druk dunwandiger dan die van de grote circulatie.

Door expansie compenseert de wand van de elastische arteriën de systolische maxima van de output van het hart, wat betreft zowel druk als volume. Als gevolg van deze dempende werking (**windketelfunctie**) ontstaat verder in het vaatsysteem een min of meer constante bloedstroom. Naarmate de arterie verder van het hart verwijderd ligt, neemt deze functie af. De overgang van elastische naar musculeuze arterie gaat gepaard met een sterke vermindering van het elastine. Bij verdere vertakking neemt de hoeveelheid elastine nog verder af, totdat eerst de elastica externa en ten slotte ook de elastica interna verdwijnt. Bij de geboorte heeft de aorta nog grotendeels de structuur van een musculeuze arterie. De differentiatie in elastische en musculeuze arteriën komt tijdens de eerste twintig levensjaren tot stand.

De musculeuze arteriën kunnen door contractie of relaxatie van hun gespierde wand de bloedstroom naar de verschillende organen beïnvloeden. Hierbij veranderen zowel de tonus van de wand als de doorsnede van het lumen. Bij de arteriolen leidt contractie tot een sterke vernauwing van het lumen en tot een verhoging van de perifere weerstand.

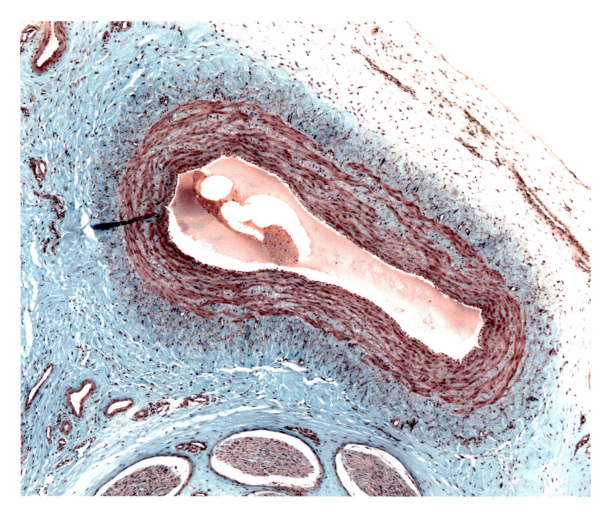

*Figuur 12.10 LM-opname bij lage vergroting van een vene.*
Het lumen, met de resten van gefixeerd bloed, wordt afgelijnd door het endotheel van de tunica intima. De laag is zo dun dat deze nauwelijks te onderscheiden is van de media, die hier roze gekleurd is. Al in de media is het blauwgekleurde bindweefsel te zien, dat de media een 'losse' structuur geeft. Bijna zonder overgang gaat dit bindweefsel over in het bindweefsel van de adventitia, dat niet overal duidelijk van de rest van het weefsel is afgescheiden (linksonder, in tegenstelling tot rechtsboven). Onder in de foto zijn nog enkele zenuwen te zien. Ook in het bindweefsel ziet men kleine bloedvaten. Oorspronkelijke vergroting 160 ×. (opname E. Wisse)

Endotheelcellen en gladde spiercellen kunnen via openingen in de elastica interna contact maken, waarbij ook nexusverbindingen betrokken kunnen zijn. Endotheelcellen kunnen specifieke stoffen uitscheiden, zoals endotheline, die gladde spiercellen kunnen doen contraheren. Een arterie bevloeit meestal slechts een bepaald deel van een orgaan. Wanneer er geen anastomosen tussen de arteriën bestaan, spreekt men van een **eindarterie**. De verstopping van een dergelijke eindarterie leidt tot een infarct, met ischemie en necrose van het corresponderende weefsel. Het hart, de nier, de long en de hersenen zijn gevoelig voor deze pathogenese. In andere organen, zoals de huid, **anastomoseren** de arteriën, zodat een lokale afsluiting niet leidt tot het afsterven van weefsel.

Het arteriële systeem kent **sensorische zenuwen** en specifieke orgaantjes, zoals de **carotislichaampjes** (fig. 12.16) of **glomera carotica**, die tegen de a. carotis communis zijn gelegen en de vergelijkbare **glomera aortica**. Wijde, gekronkelde capillairen in deze orgaantjes ontvangen arterieel bloed uit het grote vat. De orgaantjes functioneren als **chemoreceptoren** en detecteren schommelingen in de $O_2$-spanning, de $CO_2$-spanning en de pH van het bloed. **Barorecep-**

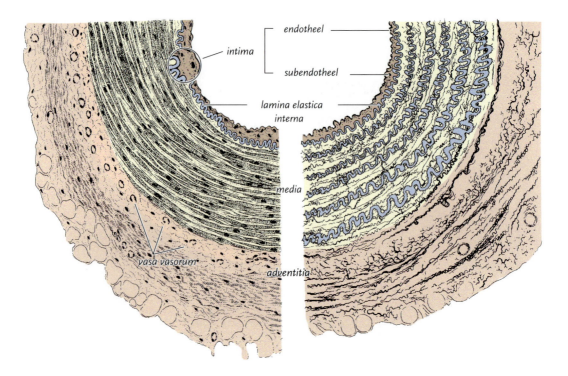

Figuur 12.11 Twee tekeningen naar coupes van een musculeuze arterie met HE-kleuring links en een elastische arterie met een Weigert-kleuring rechts.
Door de kleuringen komen de gladde spiercellen (links) en de elastische vezels (rechts) van de media goed tot uitdrukking. Het verschil tussen beide typen arteriën is relatief, dat wil zeggen wordt bepaald door het relatieve aandeel van gladde spiercellen en elastine. In de adventitia zijn de kleine bloedvaten gelegen die de vaatwand zelf voeden (vasa vasorum).

toren in de adventitia van de a. carotis communis (en op nog enkele andere plaatsen) bestaan uit een concentratie van **vrije zenuwuiteinden**, die gestimuleerd worden door rekking. Deze receptieve eenheden registreren veranderingen in de bloeddruk, die worden doorgegeven via de n. glossopharyngeus. Tezamen dragen deze sensoren bij tot de regulering van de bloedgaswaarden en de bloeddruk. De tevens aanwezige motorische zenuwen beïnvloeden de contractietoestand van de arteriën.

Directe verbindingen tussen het arteriële en veneuze systeem komen betrekkelijk vaak voor. Zij bestaan uit een arteriolaire zijtak met een lengte van 100-300 μm, verbonden met een venule. Deze **arterioveneuze anastomosen** (AVA's) (fig. 12.7 en 12.8) worden sterk geïnnerveerd door vasomotorische, autonome zenuwen. Door het gekronkelde verloop en de dikke spierwand kan een AVA de bloedstroom geheel stoppen, hetgeen bij arteriolen nooit het geval is. Hierdoor kan een AVA de weg van de minste weerstand afsluiten en het bloed dwingen de microcirculatie van een weefsel te volgen. Wanneer AVA's zich

openen, vormen zij een **shunt** (bypass), die het bloed min of meer direct van de arteriole naar de venule leidt, zodat het capillairnet nog maar een klein deel van het bloed ontvangt.

Er bestaan meer complexe, sterk geïnnerveerde orgaantjes waarin een gekronkelde arteriole en een venule in elkaar overgaan, de **glomera** (enkelvoud: glomus), die door een bindweefselkapsel zijn omgeven (fig. 12.14). Glomera komen voor in de vingers en tenen. Arterioveneuze anastomosen spelen een rol op plaatsen waar zij de lokale doorbloeding op korte termijn sterk kunnen veranderen, zoals bij een **erectie**, bij de **menstruatie** en in de huid (**thermoregulatie, blozen**).

### VENEN

Venulen met een diameter tot 0,3 mm en de grotere venen hebben een wand die dunner is dan die van arteriën van een gelijk kaliber. De capaciteit en het (potentiële) volume van het veneuze stelsel is (vele malen) groter dan die van het arteriële systeem.

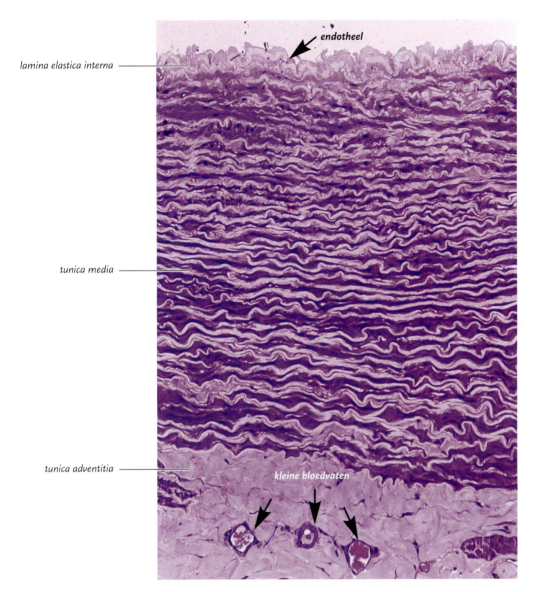

*Figuur 12.12 Dwarse coupe door de wand van een grote elastische arterie.*
In deze opname heeft het elastine, dat door deze kleuring niet wordt aangekleurd, een lichte kleur. Door de contractie van de wand tijdens het fixeren krijgen de elastineplaten op dwarsdoorsnede een kronkelig aspect. Direct onder het endotheel aan de bovenzijde van de foto ligt de intima met het endotheel. In de adventitia zijn kleine bloedvaten van de vasa vasorum te zien. PT-kleuring.

**Postcapillaire venulen**, met een doorsnede van 10-30 μm (fig. 12.8), spelen, net zoals capillairen, een rol bij de uitwisseling van gassen, metabolieten en vloeistof. De intercellulaire verbindingen tussen de endotheelcellen zijn zelfs meer doorgankelijk dan die in capillairen. Ook spelen de venulen mee bij het ontstaan van oedeem en bij ontstekingsprocessen. Buiten de basale membraan van het endotheel komen **pericyten** voor, terwijl gladde spiercellen ontbreken.

**Gladde spiercellen** worden wel weer gevonden bij venulen vanaf een diameter van circa 50 μm, ook wel **verzamelvenulen** genoemd. Bij **musculeuze venulen** vormen de spiervezels weer een aaneengesloten laag. Pas bij venen vanaf een doorsnede van 300 μm vormt zich een echte media die meer dan één spierlaag dik is (fig. 12.10). Bij venen heeft de intima een dunne sub-endotheliale laag. De adventitia bevat longitudinale collagene vezels en vormt een belangrijk deel van de

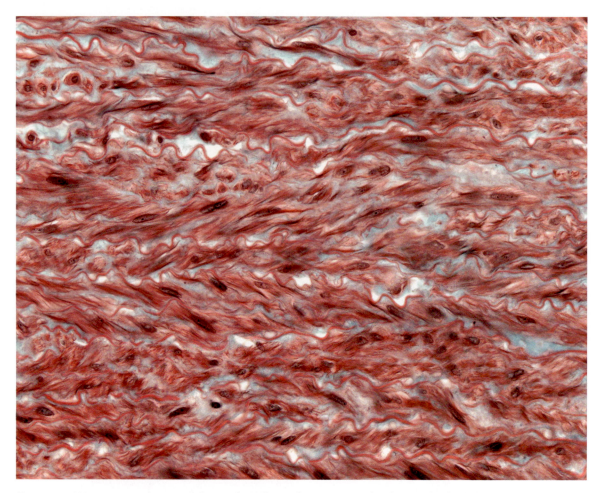

Figuur 12.13 LM-opname met hoge vergroting van de media van de aorta van een hond, waarin het kronkelig verloop van de elastineplaten te zien is tezamen met de positie van de gladde spiercellen.
Duidelijk te zien is dat de gladde spiercellen een verschillende oriëntatie hebben van laag tot laag. Door deze laagsgewijze verspringing van de gladde spiercellen wordt de stevigheid van de wand verhoogd. Het collageneuze bindweefsel kleurt in deze foto blauw. De elastische membranen zijn rood gekleurd. De kernen van de gladde spiercellen zijn donkergekleurd. Oorspronkelijke vergroting 630 ×. (opname E. Wisse)

wand. In de venen van de placenta en de dura mater ontbreekt de media.

**Grote venen** hebben een duidelijk ontwikkelde tunica intima. De tunica media is relatief dunner dan in arteriën, met meer bindweefsel tussen de lagen gladde spiercellen, die ook in de lengte georiënteerd kunnen voorkomen. De adventitia vormt het grootste deel van de wand. In de binnenste lagen van de adventitia komen bundels gladde spiercellen voor, die evenals de bindweefselvezels een longitudinale oriëntatie tonen. Venen, vooral van de ledematen, bezitten **kleppen**, die bestaan uit één of twee halvemaanvormige plooien, die de bloedstroom alleen in de richting van het hart doorlaten. De kleppen bevatten geen spierweefsel, het zijn plooien van de intima met in het centrum een bindweefselskelet; in de randen is er een concentratie van elastine. In venulen komen geen kleppen voor.

Venen vervullen een 'opslagfunctie', zij bevatten ongeveer 60% van het totale bloedvolume.

In figuur 12.15 wordt een opsomming gegeven van verschillende parameters van de bloedvaten (druk, permeabiliteit, elastische component e.d.), zoals ze tot hiertoe werden besproken. Het is wellicht voor de lezer interessant om de variaties, zoals die tijdens de doorgang van het bloed door de verschillende onderdelen van het circulatiesysteem optreden, in deze figuur samengevat te zien.

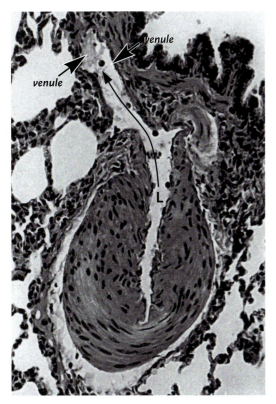

*Figuur 12.14 LM-opname van een glomus.*
De bijzondere, dikke wand van de arteriole in het onderste deel van de afbeelding heeft een aantal concentrische lagen van glad spierweefsel en is continu met een venule. De pijl geeft de richting van de bloedstroom aan, wanneer de spierlaag van de arteriole is verslapt en de glomus dus wordt doorstroomd. L: lumen. 160 ×.

Venen hebben door hun spierlaag en grote volume een belangrijk effect op de **bloeddruk**. Bij het wegvallen van de veneuze tonus, zoals gebeurt bij **shock**, is afvoer uit het veneuze systeem niet meer mogelijk en stort de circulatie in. De voortstuwing van het veneuze bloed wordt ondersteund door:
1 pulsaties in de begeleidende arteriën;
2 contracties en beweging van de musculatuur in de omgeving van de venen;
3 de restdruk van het hart na passage van de microcirculatie.

Bij chronisch verhoogde druk in de venen rekt de wand uit, waardoor de kleppen gaan lekken, zodat stasis en oedeem kunnen optreden, op langere termijn gevolgd door de vorming van **spataderen** (varices). Bij **bloedverlies** tot 20% kan de reservoirfunctie van het veneuze stelsel worden aangesproken en nog een vrij normale circulatie in stand worden gehouden.

## HET HART

Het hart is een holle spier die ritmisch contraheert en daardoor het bloed in de circulatie rondpompt. De **hartspierwand** heeft aan de binnenzijde een bekleding in de vorm van het **endocard**, grenzend aan het **myocard** en het **epicard**. Het hart heeft een **hartskelet** van dicht bindweefsel, dat de beide boezems (atria) en kamers (ventrikels) scheidt, waaraan bundels hartspiervezels aanhechten en waaraan ook de **hartkleppen** vastzitten.

Het **endocard**, dat homoloog is met de intima van de vaten, is bekleed met **endotheel**, waaronder een dunne laag losmazig bindweefsel. Deze laag is verbonden met de subendocardiale laag, een dicht bindweefsel dat venen, zenuwen en het impulsgeleidende systeem huisvest. Het **myocard** bestaat uit hartspiervezels, die gerangschikt zijn in complexe spiralen. In een histologische coupe ziet men deze vezels in allerlei richtingen door elkaar liggen, temidden van bindweefsel dat zeer rijk is aan capillairen. De spiercellen van atria en ventrikels, de **atriale hartspiercellen**, zijn kleiner. Het **T-buizensysteem** is nauwelijks ontwikkeld, nexusverbindingen komen frequenter voor en ze bevatten **atriumgranula** met natriuretische factor (ANF), dat een effect heeft op de bloeddruk en de elektrolytenhuishouding (fig. 11.22).

Het **aerobe metabolisme** van hartspiercellen bij de mens wordt geïllustreerd door het feit dat 22-37% van het celvolume wordt ingenomen door **mitochondriën**, in tegenstelling tot de 2-8% in skeletspierweefsel. Hiermee hangt de grote gevoeligheid van hartspierweefsel voor zuurstoftekort samen, dat kan optreden bij stoornissen van de coronaire circulatie.

Het **epicard** is de sereuze membraan van het hart, die het viscerale blad van het **pericard** (hartzakje) vormt. Aan de buitenzijde is het bedekt met een eenlagig **mesotheel**, gesteund door een dunne laag bindweefsel. Hierin komen ook coronairvaten en zenuwen met ganglia voor. Het vetweefsel aan de buitenzijde van het hart is in deze laag geconcentreerd.

Het **hartskelet** bestaat uit dicht bindweefsel. De belangrijkste anatomische componenten zijn de annuli fibrosi, de trigona fibrosa en het septum mem-

## 302 FUNCTIONELE HISTOLOGIE

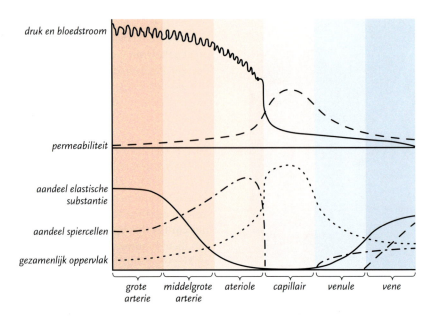

Figuur 12.15 Diagram waarin het verloop van een aantal parameters staat vermeld die betrekking hebben op verschillende typen bloedvaten.
Naast druk en bloedstroom worden permeabiliteit, het aandeel van de elastische substantie, de spiercomponent en het totaal binnenoppervlak van arteriën, capillairen, venulen en venen in relatieve waarden weergegeven. Merk op dat de maxima voor de verschillende parameters bij verschillende typen bloedvaten worden bereikt.

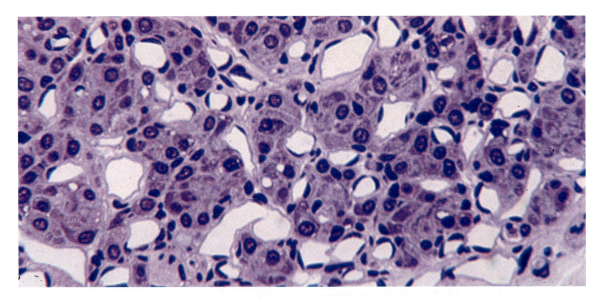

Figuur 12.16 LM-opname van een carotislichaampje.
In dit weefsel worden de zuurstof- en koolzuurspanning van het bloed geregistreerd, alsook de pH. Bij hogere vergroting zijn in de cellen granula te zien, die catecholaminen bevatten.

branaceum. Deze structuren bestaan alle uit dicht, vezelrijk bindweefsel, met dikke collagene vezels, die in allerlei richtingen verlopen. Op sommige plaatsen komt **vezelig kraakbeen** voor. Hartkleppen bestaan uit een kern van dicht vezelig bindweefsel, dat via een dunne laag van losser bindweefsel verbonden is met het endotheel dat de hartkleppen bekleedt.

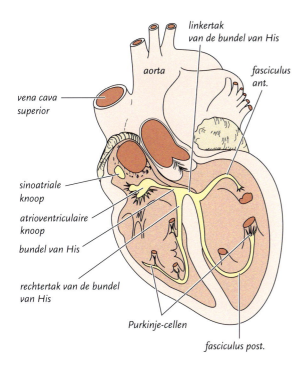

*Figuur 12.17 Illustratie van het hart, met daarin aangegeven het autonome, impulsvormende en -geleidende systeem, waartoe behoren de sinoatriale knoop, de atrioventriculaire knoop en de bundel van His met de Purkinje-vezels.*

Het prikkelvormende **geleidingssysteem** van het hart (fig. 12.17) verzorgt de coördinatie van de contractie van atria en ventrikels, zodat het hart als een efficiënte pomp functioneert. Het geleidingssysteem bestaat uit gespecialiseerd hartspierweefsel en omvat:

1. de **sinoatriale knoop** (SA-knoop) of **sinusknoop**, die ligt in de wand van het rechteratrium tussen de uitmondingen van de v. cava superior en inferior;
2. de **atrioventriculaire knoop** (AV-knoop) in de wand van het rechteratrium bij het septum.

Het weefsel van deze knopen bestaat uit kleine hartspiercellen, met weinig myofibrillen en veel mitochondriën en glycogeen (fig. 12.18). De cellen liggen in bindweefsel met bloedvaten. Er is geen aantoonbare structuur die de beide knopen met elkaar verbindt. In de AV-knoop ontspringt de atrioventriculaire bundel, of **bundel van His**, die zich in het septum tussen de ventrikels splitst in twee bundeltakken. De AV-bundel bestaat aanvankelijk uit dezelfde kleine cellen als waaruit de knopen bestaan, maar na de splitsing nemen deze cellen geleidelijk in omvang toe, tot hun diameter groter wordt dan gewone hartspiercellen. Deze **Purkinje-vezels** vormen het geleidingssysteem. De cellen hebben centraal gelegen kernen; de myofibrillen zijn schaars en liggen verspreid aan de periferie. De cel is rijk aan glycogeen (fig. 12.18); het sarcoplasmatisch reticulum is slecht ontwikkeld, maar er zijn veel mitochondriën. De cellen zijn door nexusverbindingen elektrisch gekoppeld.

Hartspiercellen kunnen spontaan contraheren, zonder dat zij van het zenuwstelsel impulsen ontvangen (**prikkelgeneratie**). Ook in vitro contraheren zij met een eigen ritme. *In situ* zijn de cellen via laterale nexusverbindingen (hoofdstuk 11) gekoppeld tot functionele complexen. De cellen die het snelst contraheren, kunnen hun contractietempo 'opleggen' aan de andere cellen. Normaal fungeren de cellen van de SA-knoop als gangmaker (**pacemaker**) van de hartcontractie: direct ten opzichte van de atriale hartspiercellen, en indirect door stimulatie van de AV-knoop en van de ventrikels via de Purkinje-vezels (fig. 12.17).

Zowel het orthosympathische als het parasympathische deel van het **autonoom zenuwstelsel** dragen bij tot de innervatie van het hart. In de gebieden dicht bij de SA- en ook de AV-knoop bevinden zich veel zenuwvezels en ganglioncellen. Deze zenuwvezels kunnen de frequentie van de hartslag beïnvloeden door een effect op de SA-knoop. Prikkeling via de parasympathicus (de n. vagus) heeft een vertraging van de hartslag tot gevolg, terwijl een prikkeling via de sympathicus het hartritme versnelt. De sensibele innervatie van het hart is onder andere verantwoordelijk voor de pijn bij een hartinfarct; daarnaast zijn er ook rekkingsgevoelige zintuigelementen.

## LYMFEVATEN

Niet alle vloeistof, die aan de arteriolaire en capillaire zijde naar het interstitium (de intercellulaire ruimte) lekt, wordt aan de veneuze zijde weer opgenomen. De resterende interstitiële vloeistof, de **lymfe**, wordt door **lymfvaten** afgevoerd (fig. 12.20). Dit systeem, dat een vrijwel celvrije vloeistof verzamelt, begint met blind eindigende **lymfecapillairen** (**lactealen**). De lymfevloeistof verschilt van het bloedplasma door een lager eiwitgehalte. Lymfecapillairen komen in het interstitium van organen en weefsels voor tussen de capillairen van de bloedcirculatie. Ze ontbreken echter in het CZS, het beenmerg en het beenweefsel. De endotheelcellen van lymfecapillairen sluiten niet precies aaneen, zodat weefselvloeistof gemakkelijk toegang heeft, zoals in een **drainage**systeem (fig. 12.19). De vloeistof wordt vastgehouden doordat de overlappende endotheelcellen bij vulling van het

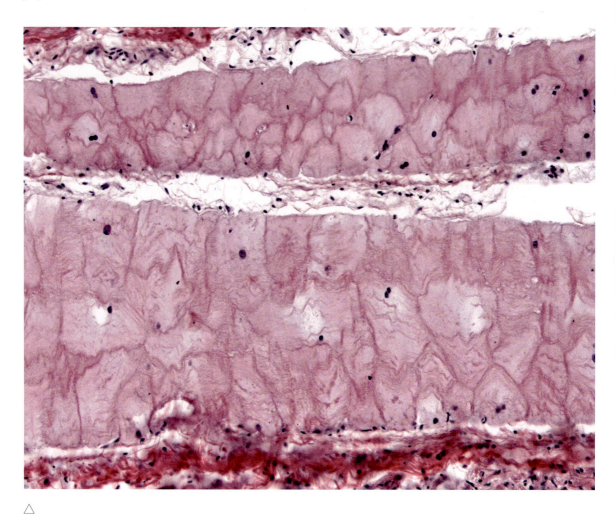

△
*Figuur 12.18 LM-opname bij middelhoge vergroting van de Purkinje-vezels van het geleidingssysteem van het hart.*
Deze cellen tonen bij hogere vergroting duidelijk verwantschap met de hartspiercellen door de aanwezigheid van een centraal gelegen kern en de aanwezigheid van ijle, dwarsgestreepte bundels van myofibrillen. Het lichte gebied rondom de kernen bevat veel glycogeen, dat bij de fixatie grotendeels is opgelost. HE-kleuring. (opname E. Wisse)

▷

*Figuur 12.19 Tekening van een lymfecapillair.*
De randen van de endotheelcellen liggen losjes over elkaar, zodat het capillair makkelijk toegankelijk is voor weefselvloeistof. Het capillair wordt niet door een intacte basale lamina omgeven, maar plaatselijk zijn er wel resten van te zien (pijlen). Ankervezels zijn aan de capillairwand gehecht.

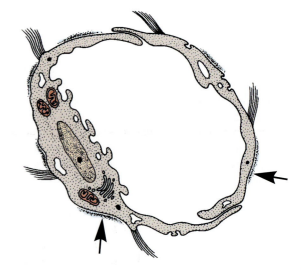

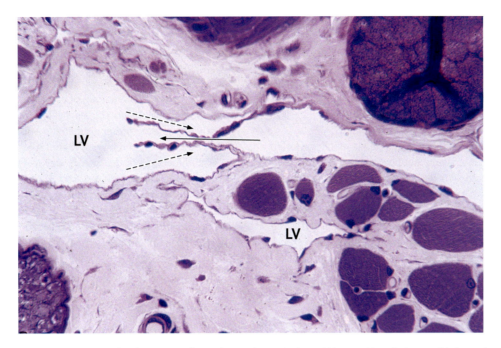

*Figuur 12.20 LM-opname van een lymfevat (LV) in lengtedoorsnede, met in het midden een klep, die het eenrichtingsverkeer in het vat bevordert.*
De doorgetrokken pijl geeft de stroomrichting weer, de onderbroken pijl simuleert de onmogelijkheid van vloeistoftransport in omgekeerde richting. Onder is nog een lymfevaatje (LV) getroffen. Let op het ver uiteenliggen van de endotheelcelkernen.

lymfecapillair bij enige druk als kleppen of ventielen fungeren. Om het capillair bevindt zich geen lamina basalis. Bindweefselvezels uit het interstitium vormen ankervezels, verbonden met de abluminale zijde van het endotheel. Mogelijk spelen ze een rol bij het openhouden van het capillair.

De lymfevaten, waarin de lymfecapillairen uitmonden, hebben aanvankelijk een zeer dunne wand en een onregelmatig lumen. Er zijn minder spiercellen dan bij venulen van overeenkomstig kaliber en deze zijn pas aanwezig bij grotere vaten. In dit systeem zijn de **lymfeklieren (lymfeknopen)** ingeschakeld (hoofdstuk 15). In vergelijking met even grote venen blijft de wand van de lymfevaten dun. Een duidelijk onderscheid tussen **intima**, **media** en **adventitia** is alleen bij de grotere lymfevaten mogelijk. De afgrenzing tussen de lagen is tamelijk onduidelijk, maar de spierlaag van de media is wat versterkt. De gladde spiercellen in de media hebben voornamelijk een longitudinaal verloop. De adventitia is vrij dun; hier bevinden zich vasa vasorum en een netwerk van zenuwvezels.

De gladde spiervezels in de wand van lymfevaten zijn waarschijnlijk niet betrokken bij de voortstuwing van de lymfe. De incidentele, comprimerende krachten die door spiercontractie of arteriële pulsaties uit de omgeving op het lymfevat worden uitgeoefend, vormen – tezamen met de talrijke **kleppen** – de belangrijkste voortstuwing van de lymfe (fig. 12.20).

De vloeistof die door de beide eindvaten van het lymfevatensysteem (truncus lymphaticus sinister en dexter) wordt aangevoerd, bevat grote hoeveelheden lymfocyten, die er in de lymfeknopen aan zijn toegevoegd. Uiteindelijk komt de lymfe terecht in de **ductus thoracicus** en de truncus lymphaticus dexter, die in het veneuze systeem dicht bij het hart (v. subclavia sinistra resp. dextra) uitmonden. Per uur stroomt gemiddeld 100 ml lymfe de veneuze circulatie binnen. Op deze wijze worden grote aantallen lymfocyten en een aanzienlijke hoeveelheid eiwit terug in de bloedstroom gebracht. Verstoring van de lymfecirculatie kan dan ook ernstige problemen in de eiwithuishouding veroorzaken.

### Samenvatting
Het circulatiesysteem is opgebouwd uit een stelsel van holle buizen met een specifieke histologische bouw. De binnenzijde van een bloedvat is altijd bekleed met endotheel. Afhankelijk van de dikte van de vaatwand volgen daarop verschillende lagen.

Bij een arterie en een vene is de wand drielagig en bestaat uit:
1 een intima met endotheel;
2 een media bestaande uit een in dikte variërende laag gladde spiercellen en elastische vezels of platen;
3 een adventitia van bindweefsel.

Arteriën worden ingedeeld in elastische arteriën voor transport vanaf het hart, en musculeuze arteriën voor de distributie van het bloed over verschillende regio's of organen. Arteriën gaan uiteindelijk over in (terminale) arteriolen, capillairen, postcapillaire venulen, venulen en venen. De uitwisseling tussen bloed en weefsel gebeurt door de microcirculatie, bestaande uit capillairen, gevormd door endotheelcellen, met eventueel speciale kenmerken, zoals fenestrae, diafragma's en laminae basales. Het alomtegenwoordige endotheel, dat ogenschijnlijk alleen dient om de bloedvatwand te bekleden, blijkt ook actief in de secretie of expressie van een groot aantal biologisch actieve stoffen, zoals stollingsfactoren, bloedgroepantigenen, endotheline, adhesiemoleculen, NO en andere. Weefselvocht en witte bloedcellen, die zich in de weefsels hebben begeven, worden via een stelsel van lymfecapillairen en grotere lymfevaten, via lymfeknopen terug naar de circulatie gebracht. In dit hoofdstuk zijn ook de structuur en functie van arterioveneuze anastomosen en van het hart besproken.

# 13 Bloed en bloedcellen

Inleiding 307
Bloedplasma 308
Bloedcellen 309
  Kleuring van bloedcellen 309
  Erytrocyten 311
  Leukocyten 313
Bloedplaatjes 325
Samenvatting 328

## INLEIDING

Bloed is een vloeibaar weefsel, waarin de **cellen** zijn gesuspendeerd in een vloeibare tussenstof (matrix of **plasma**). Het bloed bevindt zich in een gesloten circulatiesysteem, waar het – door de ritmische contracties van het hart – in één richting doorheen stroomt.

Bloed bestaat uit een **vloeibare fase** (het **plasma**) en de **cellen** (tabel 13.1).

De bloedcellen worden onderscheiden in:
1. de erytrocyten of rode bloedcellen;
2. de leukocyten of witte bloedcellen;
3. de trombocyten of bloedplaatjes.

Wanneer bloed buiten het circulatiesysteem komt, stolt het doordat fibrinogeen uit het bloedplasma een netwerk van fibrinevezels vormt, waarin de bloedcellen gevangen worden. De heldere vloeistof die vrijkomt naarmate de stolling vordert, heet **serum**. Serum verschilt van bloedplasma doordat de belangrijkste stollingseiwitten er – door verbruik – uit verwijderd zijn.

Bloed dat door anticoagulantia (heparine, citraat, enzovoort) onstolbaar is gemaakt, wordt bij centrifu-

**Tabel 13.1** Celtypen en functies van bloedcellen

| Celtype | Belangrijkste producten | Belangrijkste functies |
|---|---|---|
| Erytrocyt | Hemoglobine | $CO_2$- en $O_2$-transport |
| Leukocyt: | | |
| • Neutrofiel | Specifieke granula en niet-specifieke (azurofiele) granula (gemodificeerde lysosomen) | Fagocytose van bacteriën, ontstekingsreactie |
| • Eosinofiel | Specifieke granula, farmacologisch actieve stoffen | Afweer tegen parasitaire wormen, modulatie van ontstekingsreactie |
| • Basofiel | Specifieke granula (histamine, heparine) | Afgifte van histamine en andere ontstekingsmodulatoren |
| • Monocyt | Granula met lysosomale enzymen | Basis voor mononucleaire-fagocytensysteem in periferie; fagocytose en vertering van protozoa, viruspartikels en verouderde cellen |
| • B-lymfocyt | Immunoglobulinen | Vorming van antilichaamvormende plasmacellen |
| • T-lymfocyt | Stoffen die andere cellen doden; stoffen die de activiteit van andere leukocyten controleren (interleukinen) | Doden van door virus geïnfecteerde cellen |
| 'Natural-killer'-cel (heeft geen B- of T-cel-merkers) | Stoffen die andere cellen doden; actief zonder voorafgaande stimulering | Doden van sommige door virus geïnfecteerde cellen en tumorcellen |
| Bloedplaatje | Fosfolipiden en stollingsfactoren | Bloedstelping |

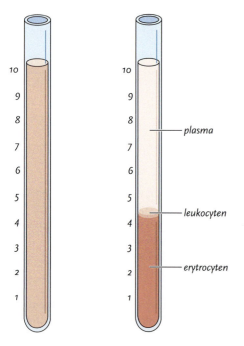

*Figuur 13.1 Hematocrietbuizen met bloed, links vóór en rechts na centrifugeren.*

In de buis die is gecentrifugeerd, nemen de opeengepakte erytrocyten ongeveer 45% van het volume in. Tussen de gesedimenteerde rode bloedcellen en het bovenstaande lichtgekleurde plasma bevindt zich een laagje leukocyten en trombocyten, dat 'buffy coat' wordt genoemd omdat het enigszins de (dofgele) kleur heeft van buffelleer.

geren in **drie lagen** gescheiden (fig. 13.1). De verhouding van het volume van de cellen (hoofdzakelijk erytrocyten) tot het totale bloedvolume noemt men de **hematocriet**. Normaalwaarden zijn: 40-50% bij mannen, 35-45% bij vrouwen, ongeveer 35% bij kinderen tot tien jaar en 45-60% bij pasgeborenen.

Bij scheiding door zwaartekracht of centrifugeren verzamelt zich het **bloedplasma** boven in de hematocrietbuis. Het is een doorzichtige, soms iets gelige, licht viskeuze vloeistof. Onder in de hematocrietbuis bevinden zich de **bloedcellen**, die in twee lagen gescheiden zijn. De onderste laag is rood en bestaat uitsluitend uit **erytrocyten**. De dunne hierboven gelegen laag is dofgeel en bestaat uit **leukocyten** en **trombocyten**. Deze wordt **'buffy coat'** genoemd. De scheiding komt tot stand doordat de leukocyten een geringere dichtheid hebben dan de erytrocyten. Boven de laag leukocyten bevindt zich een laagje **trombocyten**, dat onder normale omstandigheden niet met het blote oog zichtbaar is.

De **erytrocyten (rode bloedcellen)** hebben als functie het transport van $O_2$ en $CO_2$ (fig. 13.2). Dit geschiedt in hoofdzaak door binding aan het hemoglobine in de erytrocyten. Daarnaast kan $CO_2$ ook binden aan andere eiwitten van de erytrocyten en bevindt het zich in opgeloste vorm in het plasma, als $CO_2$ of $HCO_3^-$.

De **leukocyten (witte bloedcellen)**, waarvan sommige fagocyterende eigenschappen hebben (nietspecifieke immunologische afweer) en andere een rol spelen bij de specifieke immunologische afweer, vormen de primaire verdedigingslinie tegen infecties.

**Trombocyten (bloedplaatjes)** spelen een belangrijke rol bij het bloedstelpings- en het bloedstollingsproces en de wondgenezing.

Het **bloedplasma** vervoert allerlei stoffen van hun plaats van opname of synthese naar weefsels elders in het lichaam. Via het bloed kunnen chemische boodschappen (onder andere hormonen) worden uitgewisseld tussen organen die ver uit elkaar gelegen zijn. Ook transporteert het afbraakproducten, die door de excretieorganen (nieren, lever) uit het bloed en vervolgens uit het lichaam verwijderd worden. Ten slotte neemt het bloed deel aan de warmteverdeling en de handhaving van het osmotisch evenwicht en het zuur-base-evenwicht.

## BLOEDPLASMA

Bloedplasma is een waterige oplossing en bestaat voor 10% van zijn volume uit opgeloste stoffen. Plasmaeiwitten dragen hierin voor 7% bij en anorganische zouten voor 0,9%; het restant bestaat uit organische stoffen van verschillende aard: aminozuren, glucose, vitaminen, hormonen, lipiden, enzovoort.

> De in de kliniek gebruikte fysiologische zoutoplossing bestaat uit een oplossing van 0,9% NaCl, met een osmotische waarde van 310 mosmol. De zuurgraad of pH wordt vaak constant gehouden op 7,4 door toevoeging van een buffer.

Via de wanden van capillairen en venulen (het microcirculatiesysteem) zijn de laagmoleculaire stoffen in het plasma in evenwicht met de interstitiële vloeistof (lymfe) van de weefsels (hoofdstuk 5).

**Plasma-eiwitten** kunnen worden gescheiden in **albumine**, **α-, β- en γ-globulinen** en **fibrinogeen**. Het **albumine** vormt kwantitatief het belangrijkste

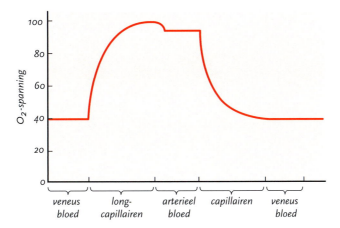

Figuur 13.2 Zuurstofspanning in het bloed in verschillende bloedvaten.
De O$_2$-spanning is het hoogste in de longcapillairen en arteriën, en loopt terug in de weefselcapillairen waar uitwisseling tussen bloed en weefsel plaatsvindt, om het laagste niveau te bereiken in veneus bloed.

bestanddeel. Het speelt een grote rol bij de handhaving van de colloïd-osmotische druk van het bloed (handhaven circulerend bloedvolume). Verschillende stoffen die niet of moeilijk oplosbaar zijn in water, kunnen door het bloedplasma worden getransporteerd wanneer zij gebonden zijn aan albumine of aan **α- en β-globulinen**. Lipiden, die op zich onoplosbaar zijn in het plasma, worden omgeven met apoproteïnen, waarvan het hydrofobe deel aan de lipiden bindt en het hydrofiele deel naar buiten gericht is, zodat het lipoproteïnedeeltje oplosbaar blijft. De **γ-globulinefractie** bevat de antilichamen (**immuunglobulinen, Ig**). **Fibrinogeen** is noodzakelijk voor de vorming van onoplosbaar fibrine, dat ontstaat als eindproduct van de enzymatische stollingscascade. Behalve de γ-globulinen worden al deze eiwitten in de lever geproduceerd.

## BLOEDCELLEN

### Kleuring van bloedcellen

Bloedcellen worden meestal bestudeerd in uitstrijkjes, die worden gemaakt door een druppel bloed dun uit te strijken op een objectglaasje (fig. 13.3). Het bloed moet gelijkmatig over het objectglas worden verdeeld, waarna het aan de lucht wordt gedroogd. In het middendeel van het preparaat liggen de cellen meestal zo uitgespreid dat hun cytoplasma en kern goed kunnen worden bestudeerd (fig. 13.4). De grotere leukocyten zijn vaak vooral aan de randen van het preparaat te vinden.

Aan het eind van de negentiende eeuw is door **Romanowsky** een kleuringstechniek ontwikkeld voor

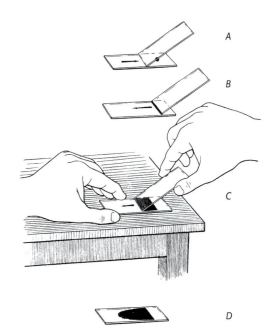

Figuur 13.3 Het maken van een bloeduitstrijkje.
A  Een druppel bloed wordt op een objectglas gebracht; een tweede objectglas wordt over het eerste naar rechts bewogen tot aan de druppel bloed, onder een hoek van circa 45°.
B  Wanneer de rand van het uitstrijkglas de bloeddruppel raakt, verspreidt het bloed zich door capillaire zuigkracht in de spleet tussen de twee glaasjes.
C  Door een gelijkmatige beweging van het uitstrijkglas naar links wordt een dunne laag bloed over het liggende objectglas uitgespreid.
D  Na drogen aan de lucht wordt het uitstrijkje gekleurd en onder een dekglas gemonteerd.

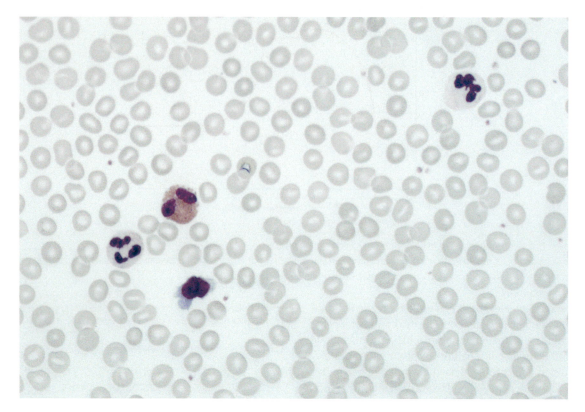

*Figuur 13.4  LM-opname van een bloedstrijkje van de mens – Giemsakleuring.*
Er zijn vele erytrocyten (biconcave schijfjes), twee neutrofiele granulocyten, één eosinofiele granulocyt en één lymfocyt (of monocyt) te zien. Kleine stipjes zijn bloedplaatjes. Middelsterke vergroting. (opname P. Nieuwenhuis)

routineonderzoek van bloeduitstrijkjes. Hij gebruikte een combinatie van kleurstoffen met als componenten het korenbloemblauwe **methyleenblauw**, de purperviolette **azuren** (oxidatieproducten van het methyleenblauw) en het oranjerode **eosine**. Varianten hierop zijn de mengsels volgens Giemsa, Wright of Leishman. In West-Europa gebruikt men vrijwel overal de fixatie/kleurtechniek volgens May-Grünwald-Giemsa, doorgaans **Giemsakleuring** genoemd.

Na kleuring kan een nadere bestudering van de bloedcellen plaatsvinden. Daarbij worden de volgende kleuringskenmerken onderscheiden:

1 affiniteit voor het methyleenblauw (een basische kleurstof), aangeduid als **basofilie**;

**Tabel 13.2  Bloedcellen van de mens**

| Cellen | Aantal | Diameter (μm) |
|---|---|---|
| Erytrocyten | $5,4 \times 10^{12}$/l bij mannen<br>$4,8 \times 10^{12}$/l bij vrouwen | 6,5-8<br>Gemiddeld 7,5 |
| Leukocyten: | $5\text{-}10 \times 10^9$/l | |
| • Neutrofielen | 60-70% | 12-15 |
| • Eosinofielen | 2-4% | 12-15 |
| • Basofielen | 0-1% | 12-15 |
| • Monocyten | 3-8% | 12-20 |
| • Lymfocyten | 20-30% | 6-18 |
| Trombocyten | $150\text{-}350 \times 10^9$/l | 2-5 |

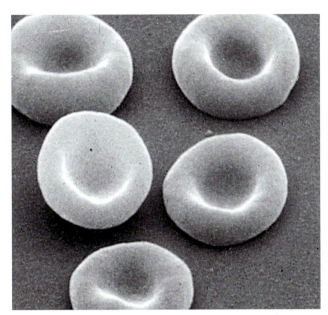

*Figuur 13.5 SEM-opname van normale erytrocyten van de mens. De biconcave vorm is goed te zien. 3300 ×.*

2 affiniteit voor het eosine (een zure kleurstof): **acidofilie** of **eosinofilie**;
3 affiniteit voor de azuren, **azurofilie** genoemd. Men spreekt van **neutrofilie** wanneer er affiniteit bestaat voor meer dan een kleurstof, waarbij een zalmkleurige tot lila tint ontstaat.

### Erytrocyten

Zoogdiererytrocyten hebben geen kern; bij de mens zijn het **biconcave schijfjes** met een doorsnede van gemiddeld 7,5 μm (fig. 13.4, 13.5). Aan de rand zijn zij 2,5 μm hoog en in het midden < 1 μm. Onder pathologische omstandigheden komen er echter kleinere en grotere varianten voor. Bij een diameter van > 9 μm spreekt men van **macrocyten**; bij een doorsnede van < 6 μm spreekt men van **microcyten**. De aanwezigheid van een hoog percentage erytrocyten met sterk uiteenlopende diameter, zoals bij sommige bloedziekten voorkomt, wordt **anisocytose** genoemd. De biconcave vorm van de erytrocyt vergroot het oppervlak, hetgeen de gaswisseling ten goede komt.

Waarnemingen **in vivo** hebben aangetoond dat een erytrocyt in een nauw capillair of bij het passeren van een vertakking in het capillaire netwerk een sterke vervorming ondergaat, waarbij hij vaak komvormig wordt. (NB: een erytrocyt past net in het lumen van een capillair, zie hoofdstuk 12.) Aangezien erytrocyten gemakkelijk vervormbaar zijn, blijft de **viscositeit** van het bloed als geheel vrij laag, ondanks het feit dat het voor bijna de helft uit cellen bestaat.

Onder normale omstandigheden komen erytrocyten in het circulerende bloed voor in een concentratie van gemiddeld 4,8 ×$10^6$/mm³ bij vrouwen en 5,4 ×$10^6$/mm³ bij mannen (tabel 13.2). Bij pasgeborenen liggen deze waarden wat hoger, terwijl de cellen ook groter zijn. **In vitro** tonen erytrocyten in ontstold bloed een neiging tot het vormen van 'geldrollen' ('rouleaux'), een normaal verschijnsel. Hierdoor wordt het fenomeen van de **bloedbezinking** veroorzaakt. Onder pathologische omstandigheden kan dit proces worden versterkt, met als gevolg een verhoogde bloedbezinking.

Bij de **sikkelcelanemie** wordt, ten gevolge van een puntmutatie in het DNA (het triplet GAA is vervangen door GUA), een ander aminozuur (glu -> val) in de β-keten van het hemoglobine ingebouwd. Hierdoor wordt het veranderde hemoglobine (HbS) bij lage zuurstofspanning verminderd oplosbaar en kan het in lange staafjes uitkristalliseren. Hierbij worden de erytrocyten sterk vervormd (fig. 13.6) en verliezen zij hun flexibiliteit. In nauwe doorgangen, zoals in de miltsinuspleten, blijven deze cellen hangen en worden ze op grote schaal gefagocyteerd, waardoor anemie ontstaat. Als gevolg van een verhoogde viscositeit van het bloed neemt de capillaire doorstroming af met als gevolg ernstige weefselanoxie.

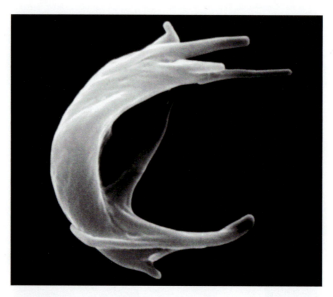

*Figuur 13.6 SEM-opname van een vervormde rode bloedcel van een patiënt die homozygoot is voor het HbS-gen (sikkelcelanemie). 6500 ×.*

**Membranen van bloedcellen** hebben een complexe structuur, opgebouwd uit drie onderdelen: (1) een lipidendubbellaag met daarin talloze eiwitten, (2) een naar buiten gekeerde koolhydraatlaag of glycocalyx bestaande uit geglycosileerde eiwitten en lipiden, en (3) een aan de binnenzijde van de cel aanwezig eiwitskelet (zie ook fig. 3.6). In deze membraan ligt daarmee een aantal mechanismen en structuren verankerd, die zowel de functie als verschillende kenmerken van de cel bepalen.

Zo zijn er verschillende **pomp-** of **transportfuncties**, die ook structureel detecteerbaar zijn. Een deel daarvan is gekoppeld aan specifieke **bloedgroepantigenen**.

Om in een bepaald milieu te overleven beschikken cellen over pomp- of transportmechanismen die ervoor zorgen dat de elektrolyt- en waterhuishouding van de cel zich voortdurend aanpast. Zo beschikt de celmembraan over kalium- en fosfaatpompen (K+/Na+ ATP-ase), maar, net als in de tubuluscellen in de nier, ook over een speciaal watertransportsysteem (aquaporine-1 en CHIP), die aanpassing aan het milieu, de omgevingstoniciteit, waarborgen.

Erytrocyten zijn omgeven door een **celmembraan** van het type 'unit membrane' (zie hoofdstuk 3). Deze bestaat voor 40% uit lipiden (fosfolipiden, cholesterol, glycolipiden, enzovoort), voor 50% uit eiwitten en voor 10% uit koolhydraten. Ongeveer de helft van de eiwitten bevindt zich in de lipidendubbellaag als **integrale membraaneiwitten**membraaneiwitintegraal. Aan de buitenzijde bevinden zich de determinanten van de ABO-bloedgroepen als eindstandige suikers op membraanglycoproteïnen en -glycolipiden. Aan de binnenzijde – en met de binnenmembraan verbonden – bevindt zich een soort cytoskelet, bestaande uit **spectrine**spectrine, dat een draderig netwerk vormt en tezamen met **actine**actine de bijzondere vorm van de erytrocyt in stand helpt houden.

Over de celmembraan wordt, op basis van een actief transport van kationen tegen een osmotische gradiënt in, het belangrijke verschil tussen kalium- en natriumconcentraties binnen de cel en in het bloedplasma onderhouden. De rijpe erytrocyt bezit geen mitochondriën. De energie die nodig is voor het in stand houden van de ionengradiënt en het handhaven van de vorm van de erytrocyt, wordt verkregen door **anaerobe glycolyse** van in het cytoplasma aanwezig glycogeen.

Door de grote rijkdom aan **hemoglobine** (dat 96% van de vaste stof van de rijpe erytrocyt uitmaakt) en de basische eigenschappen van dit eiwit zijn erytrocyten sterk acidofiel. Afgezien van hemoglobine bevatten erytrocyten een stroma van proteïnen en lipoproteïnen. Het hemoglobinemolecuul bestaat uit twee subeenheden, die elk een haemgroep bevatten.

Een lage concentratie rode bloedcellen gaat gewoonlijk gepaard met **anemie**. Een verhoogd aantal erytrocyten (**erytrocytose, polyglobulie** of **polycytemie**) kan een fysiologische aanpassing zijn, bijvoorbeeld bij mensen die in het hooggebergte wonen, als gevolg van de lage zuurstofspanning. Hierbij is de bloedviscositeit toegenomen door de verhoogde hematocriet, hetgeen de circulatie van het bloed in de capillairen bemoeilijkt. Bij topsporters kunnen als gevolg van het gebruik van EPO (erytropoëtine) of bijgeven van eigen, bewaard bloed hematocrietwaarden tot 60% worden gevonden.

**Anemie** is een pathologische situatie waarbij de hemoglobineconcentratie in het bloed lager is dan normaal. Dit is meestal het gevolg van een tekort aan erytrocyten (**normochrome anemie**), maar kan ook bij normale aantallen erytrocyten het gevolg zijn van een te laag gehalte aan Hb per erytrocyt (**hypochrome anemie**). Anemie kan ontstaan als gevolg van bloedverlies, onvoldoende aanmaak van rode bloedcellen of deficiënte aanmaak van Hb, meestal ten gevolge van ijzergebrek. Bij sommige ziekten vindt verhoogde afbraak van erytrocyten plaats (**hemolytische anemie**).

De haemgroep is een porfyrinederivaat dat ijzer ($Fe^{2+}$) bevat. Het normale hemoglobine bestaat voor 95% uit vier monomeren van twee typen polypeptideketens, α en β genoemd. Het wordt aangeduid als HbA (adult hemoglobine: $α_2β_2$). In de foetale periode worden, in plaats van β-ketens, γ-ketens geproduceerd en deze vormen HbF (foetaal hemoglobine: $α_2γ_2$).

Wanneer $O_2$ of $CO_2$ aan Hb bindt ontstaan respectievelijk **oxyhemoglobine** en **carbaminohemoglobine**. Deze verbindingen zijn instabiel. De verbinding van hemoglobine met koolmonoxide, HbCO, is echter stabiel (kolendampvergiftiging!)

Erytrocyten, die net uit het beenmerg in de bloedstroom terecht zijn gekomen, bevatten nog enig RNA in verspreide polysomen, waartussen zich nog enkele mitochondriën kunnen bevinden. De overige organellen zijn tijdens de laatste ontwikkelingsfase van de cel in regressie gegaan of uitgestoten (hoofdstuk 14). Met behulp van supravitale kleurstoffen (die toegepast worden op ongefixeerde preparaten), zoals briljant-kresylblauw, kunnen deze ribosomen worden geprecipiteerd en gekleurd. Onder de microscoop tonen deze cellen een korrelig-draderige of meer netvormige structuur, reden waarom zij **reticulocyten** worden genoemd (fig. 14.3 en 14.7). Onder normale omstandigheden komen reticulocyten voor in een verhouding van ongeveer 1:100 ten opzichte van de rijpe erytrocyten. Reticulocyten maken in het perifere bloed een rijping van 24 tot 36 uur door, waarbij nog enig (5%) hemoglobine wordt aangemaakt op de aanwezige polysomen.

De erytrocyten van de mens hebben in de circulatie een **levensduur** van circa 120 dagen. Oude ('versleten') erytrocyten worden gefagocyteerd en afgebroken door macrofagen in de bloedsinussen van de milt en het beenmerg (hoofdstuk 15).

1 Eliminatie wordt geïnitieerd door afwijkingen in de suikergroepen die gebonden zijn aan de integrale eiwitten van de celmembraan.
2 Bovendien raakt het systeem van anaerobe glycolyse uitgeput en gaat de cel zwellen, waardoor hij minder flexibel wordt.).

### Leukocyten

De witte bloedcellen (leukocyten, fig. 13.7) kunnen als volgt worden onderverdeeld. (1) Afhankelijk van het al of niet voorkomen van **granula** in het cytoplasma: in granulocyten en agranulocyten. Met deze indeling samenvallend is een indeling (2) naar de structuur van de **kern**: polymorfonucleaire cellen (met veelvormige kern) versus mononucleaire cellen (met één ronde of ovale kern). Op deze wijze onderscheidt men (polymorfonucleaire) granulocyten van (mononucleaire, agranulaire) lymfocyten en monocyten. Een derde indeling is (3) gebaseerd op het **differentiatieproces** in het beenmerg: granulocyten en monocyten behoren tot de **myeloïde** lijn, terwijl lymfocyten behoren tot de **lymfoïde** lijn.

**Granulocyten** bevatten twee soorten granula: de **specifieke** granula en de **niet-specifieke** of **azurofiele** granula (lysosomen) (tabel 13.3). Op grond van hun kleuringseigenschappen worden de granulocyten onderverdeeld in **neutrofielen**, **eosinofielen** en **basofielen**.

**Agranulocyten** missen de specifieke granula. Wel bevat hun cytoplasma soms (niet-specifieke) azurofiele granula. Een uitzondering vormen de 'naturalkiller'cellen (NK-cellen), ook wel 'large granular lymphocytes' (LGL) genoemd.

De diameter en de procentuele verdeling van de leukocyten in het bloed zijn weergegeven in tabel 13.2, en een overzicht van hun morfologie is te zien in figuur 13.7 en 13.8.

Leukocyten zijn betrokken bij de **afweer** van het organisme tegen binnengedrongen vreemde materie, zoals bacteriën, virussen, parasieten, weefsel, implantaten. In het circulerende bloed zijn het ronde cellen. Na hechting aan een vaste onderlaag (de bloedvatwand) zijn zij in staat tot amoeboïde bewegingen en kunnen zij zich op deze wijze verplaatsen. Leukocyten kunnen het compartiment van het stromende bloed verlaten door tussen of door de endotheelcellen van capillairen te kruipen om zich in het interstitium te begeven (**diapedese**) (fig. 13.10). Het aantal leukocyten in het perifere bloed schommelt tussen 5 en $10 \times 10^3$/mm³. Bij de geboorte zijn er 15 tot $25 \times 10^3$/mm³ en deze waarde loopt in vier dagen terug tot $12 \times 10^3$/mm³.

Rond het twaalfde levensjaar worden de volwassen waarden bereikt. Daarnaast doet zich met de leeftijd ook een opvallende verandering voor in de **relatieve frequentie** van de verschillende soorten leukocyten, zoals deze tot uiting komt in de **differentiële telling** van de witte bloedcellen. Bij de geboorte bestaat er een numerieke overheersing van de neutrofiele granulocyten, terwijl na de tweede week de lymfocyten al 60% van de leukocyten vormen; zij blijven het bloedbeeld domineren tot de kleuterleeftijd (**relatieve lymfocytose**). Hierna volgt weer een geleidelijke toeneming van het percentage granulocyten tot bij twaalf- tot veertienjarigen de verhouding granulocyten/lymfocyten twee op een wordt, die het verdere leven zal blijven bestaan (**relatieve granulocytose**).

### Neutrofiele granulocyten

Neutrofiele granulocyten ontwikkelen zich in het beenmerg en worden bij een zekere rijpingsgraad aan de circulatie afgegeven.

De **kernen** van alle granulocyten hebben een sterk gecondenseerd wandstandig chromatinepatroon (fig. 13.9). In een bloeduitstrijkje hebben neutrofiele granulocyten een kern bestaande uit twee tot vijf segmenten (kernlobben), die met elkaar verbonden zijn door chromatinebruggen (fig. 13.7).

Onder normale omstandigheden loopt het aantal segmenten van de kern parallel met de leeftijd van de cel (zie ook fig. 14.7). Indien het merendeel van de neutrofielen vijf of meer kernsegmenten bevat, spreekt men van **hypersegmentatie**.

Onrijpe neutrofielen, die in een laag percentage in het perifere bloed worden aangetroffen, hebben een kern in de vorm van een hoefijzer (**staafkernige granulocyt**).

Bij bepaalde anomalieën, zoals uitrijpingsstoornissen, kan hypersegmentatie ook bij jonge cellen optreden. Bij vrouwen kan het inactieve X-chromosoom zichtbaar zijn als een uitsteeksel van een van de kernlobben ('**drumstick**'-**fenomeen**).

Het **cytoplasma** van de neutrofiele granulocyt is gevuld met granula. In Giemsapreparaten geeft dit een fijne korreling met een zalmroze kleur. Elektronenmicroscopisch zijn twee soorten korrels te onderscheiden: de **specifieke** granula en de (niet-specifieke) **azurofiele** granula (fig. 13.9); beide typen granula zijn door een membraan omgeven.

Circa 80% van de granula behoort tot de specifieke granula. Deze worden tijdens de rijping relatief laat gevormd. Zij bevatten onder andere het enzym alkalische fosfatase (tabel 13.3). De 20% **azurofiele** granula vallen in het lichtmicroscopische beeld niet op. In het elektronenmicroscopische beeld zijn zij duidelijk groter en donkerder dan de specifieke granula. Azurofiele granula verschijnen al in het promyelocytenstadium van de rijping en nemen tijdens

**Tabel 13.3  Samenstelling van granula in granulocyten van de mens**

| Cel | Specifieke granula | Azurofiele granula |
|---|---|---|
| Neutrofielen | Alkalische fosfatase<br>Collagenase<br>Lactoferrine<br>Lysozym (2/3 deel)<br>Antibacteriële basische eiwitten | Zure fosfatase<br>α-mannosidase<br>Arylsulfatase<br>β-galactosidase<br>β-glucuronidase<br>Kathepsine<br>5'nucleotidase<br>Elastase<br>Collagenase<br>Myeloperoxidase<br>Lysozym (1/3 deel)<br>Kationische antibacteriële eiwitten |
| Eosinofielen | Zure fosfatase<br>Arylsulfatase<br>β-glucuronidase<br>Kathepsine<br>Fosfolipase<br>RNase<br>Peroxidase<br>'Major basic protein' | |
| Basofielen | Eosinofielen-chemotactische factor<br>Heparine<br>Histamine<br>Peroxidase | |

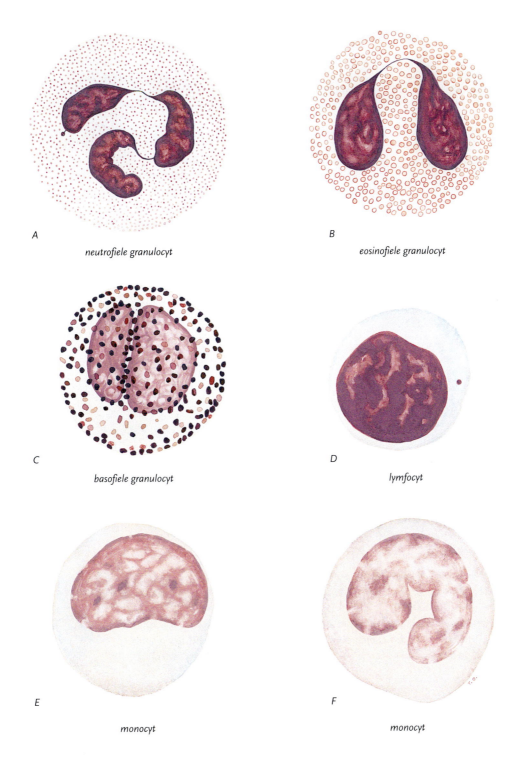

*Figuur 13.7 De vijf typen witte bloedcellen van de mens.*
Neutrofielen, eosinofielen en basofielen bevatten granula, die met bepaalde kleurstoffen aankleuren, en worden daarom granulocyten genoemd. Lymfocyten en monocyten zijn agranulocyten; wel kunnen ze azurofiele granula bevatten, die ook in andere leukocyten voorkomen.

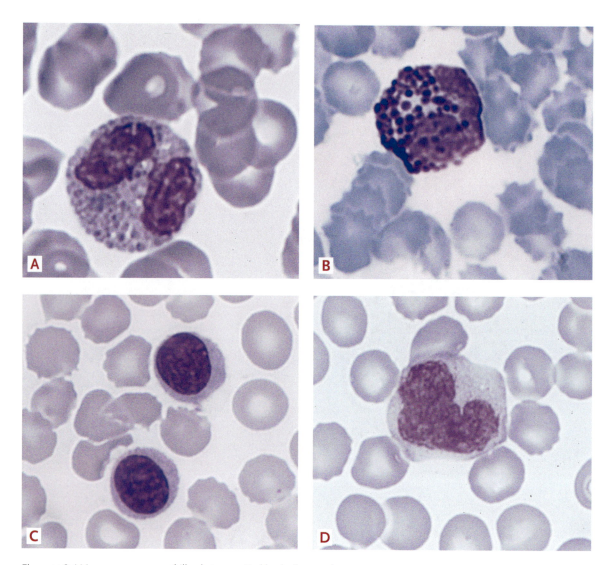

Figuur 13.8 LM-opnamen van verschillende typen witte bloedcellen van de mens.
A  Eosinofiele granulocyt: let op de typische tweelobbige kern en de ruwe cytoplasmatische granula (normaal kleuren de granula rood = eosinofiel).
B  Basofiele granulocyt: door de vele en grote granula is de kern slecht te zien.
C  Twee kleine lymfocyten: let op het ontbreken van (lichtmicroscopisch zichtbare) granula.
D  Monocyt: let op de niervormige kern en het licht basofiele cytoplasma. Giemsakleuring.

de delingen van de cel in aantal en grootte af (zie ook fig. 14.9). Azurofiele granula zijn primaire lysosomen: naast een aantal hydrolytische enzymen (onder andere lysozym) bevatten zij ook myeloperoxidase.

Neutrofielen zijn kortlevende cellen met een verblijfsduur in het bloed van zes tot zeven uur en een levensduur van een tot vier dagen in de weefsels. In de weefsels gaan neutrofielen uiteindelijk apoptotisch te gronde, waarna hun restanten door weefselmacrofagen worden gefagocyteerd.

Neutrofielen maken deel uit van de niet-(immunologisch)specifieke afweer tegen binnengedrongen micro-organismen. Bij een **ontstekingsreactie** worden endotheelcellen van lokale bloedvaten geactiveerd, waarbij specifieke adhesiemoleculen tot expressie komen. Deze bevorderen de aanhechting van witte bloedcellen aan de vaatwand, waardoor er ter plaatse een verhoogde passage van leukocyten door de wand van de capillairen of venulen optreedt (diapedese, fig. 13.10); er ontstaat dan een weefselinfiltraat. In het in-

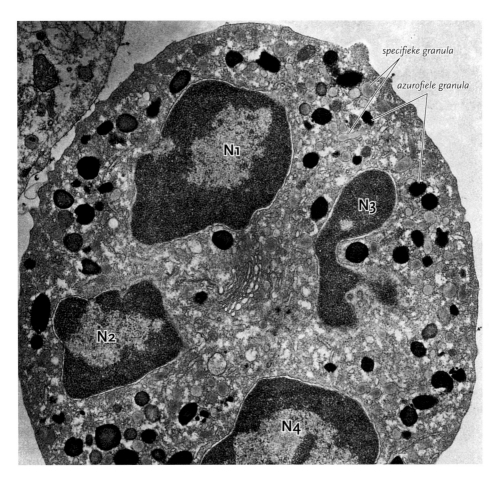

*Figuur 13.9 TEM-opname van een neutrofiele granulocyt van de mens, gekleurd op peroxidaseactiviteit.*
Het cytoplasma bevat twee soorten korrels: kleine, lichtgekleurde peroxidasenegatieve specifieke granula en de grotere donkergekleurde peroxidasepositieve azurofiele (niet-specifieke) granula. De kern is gelobd (N1-N4), het Golgi-complex is klein. Ruw endoplasmatisch reticulum en mitochondriën zijn niet sterk ontwikkeld, omdat deze cel zich in het eindstadium van de differentiatie bevindt. 27.000 ×. (opname D.F. Bainton)

terstitium **fagocyteren** zij daar aanwezige bacteriën en celresten; hun celoppervlak heeft voor dit proces receptoren voor immuunglobuline (Ig) en complement ($C_3b$), die de herkenning en fagocytose bevorderen.

Een partikel dat door een neutrofiel zal worden gefagocyteerd, wordt door uitstulpende **pseudopodia** omgeven, die om het partikel heen met elkaar versmelten (fig. 13.11); op deze wijze komt het partikel te liggen in een **fagosoom**, een vacuole omgrensd door een celmembraan die een kleine hoeveelheid extracellulaire vloeistof bevat. Vervolgens fuseren de azurofiele en specifieke granula met het fagosoom. Het **lysozym** (tabel 13.3) speelt een rol bij de destructie van de bacteriële celwand. Tijdens het proces van de fagocytose treedt een sterk verhoogd zuurstofverbruik op ('respiratory burst') en worden superoxide-anionen ($O_2^-$) en waterstofperoxide ($H_2O_2$) gevormd, die in overmaat zeer schadelijk voor het weefsel kunnen zijn. **Myeloperoxidase** bindt zich in een sterk bactericide mechanisme met het peroxide en met halide-ionen, zodat het kan inwerken op de celwand van de bacterie, waardoor deze uiteenvalt. Granulocyten zijn niet in staat nieuwe granula aan te maken, dus wanneer de granulocyt zijn granula opgebruikt heeft, gaat hij dood. Dode neutrofielen, bacteriën en halfverteerde celresten vormen een viskeuze, groengele vloeistof, die uit een zweer naar buiten stroomt en die **pus** wordt genoemd. De groene kleur is van het peroxidase, en pus ruikt niet lekker vanwege de aanwezige bacteriën.

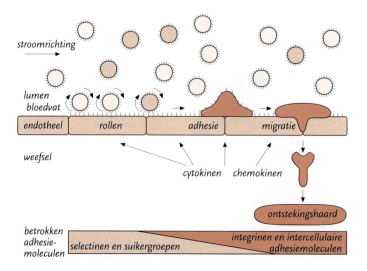

*Figuur 13.10 Adhesie aan endotheel en extravasatie van leukocyten bij een ontstekingshaard.*
Onder invloed van de ontstekingsmediatoren komen op het endotheel verschillende adhesiemoleculen sterk tot expressie. Aanvankelijk zullen de leukocyten langs de bloedvatwand rollen en vervolgens hechten de leukocyten aan het endotheel en migreren naar de ontstekingshaard. (bron: Benner 1998).

In het bloed van patiënten die een ernstige infectie doormaken, zijn de azurofiele granula groter: men spreekt wel van **toxische korreling**. Het groot en prominent blijven van de azurofiele granula is een teken van versnelde celproductie en afgifte aan het bloed. Hierbij maken de cellen tijdens de rijping minder delingen door en ondergaan de korrels niet de reductie in aantal en grootte. Deze influx in het bloed van snel gerijpte cellen, die onder andere bij infectieziekten optreedt, gaat doorgaans gepaard met een verhoogde frequentie van **staafkernige granulocyten**. Deze relatieve toename van het aantal staafkernige granulocyten wordt **linksverschuiving** genoemd: een oude term, die slaat op het gebruik van telformulieren, waarbij de jonge celvormen links werden genoteerd.

Neutrofiele granulocyten zijn metabool zeer actief. Voor hun energievoorziening zijn ze voornamelijk van **anaerobe glycolyse** afhankelijk; de cellen bevatten glycogeen. Zo kunnen zij ook onder **anaerobe condities** in leven blijven en in necrotisch weefsel bacteriën doden en restanten van cellen opruimen.

Er bestaan **erfelijke aandoeningen** waarbij de functie van de neutrofielen ernstig gestoord is. Als gevolg van een deficiëntie met betrekking tot NADPH-oxidase is hun vermogen om bacteriën te doden gestoord. Patiëntjes met deze aandoening hebben veelvuldige en **chronische infecties**.

### Eosinofiele granulocyten

Het aantal eosinofielen bedraagt slechts 1-4% van het totaal aantal leukocyten in normaal bloed. De eosinofiel heeft een diameter van ongeveer 12-15 μm en een karakteristieke **tweelobbige kern**. ER, mitochondriën en Golgi-complex zijn in de rijpe cel weinig ontwikkeld. Het **cytoplasma** wordt gekenmerkt door opvallend grote ovale **specifieke granula** – zo'n 200 per cel – die sterk met **eosine** kleuren (fig. 13.7, 13.8A en 13.12).

De specifieke – eosinofiele – granula zijn omgeven door een membraan en hebben een langgerekte kristallijne kern (**kristalloïd** of **internum**) met daaromheen minder dicht materiaal, de **matrix** (of **externum**). Het internum bevat het 'major basic protein' (**MBP**). Dit eiwit vormt 50% van het totale eiwit van de granula. Het MBP speelt een belangrijke rol bij het doden van wormen en parasieten zoals schistosomen. Het externum bevat ook andere enzymen, zoals vermeld in tabel 13.3.

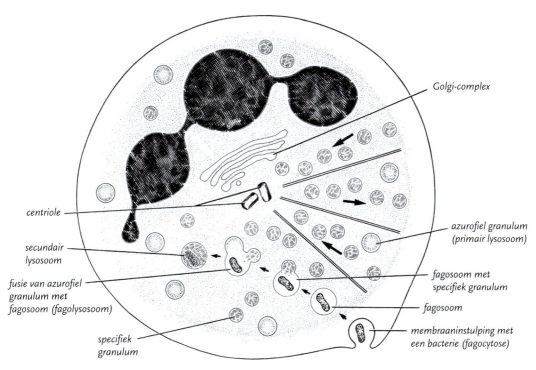

*Figuur 13.11 Enkele bijzonderheden van de ultrastructuur van de neutrofiele granulocyt.*
De granula zijn voortdurend in beweging; de microtubuli die hier waarschijnlijk bij betrokken zijn, stralen uit vanaf de centriolen. De richting van deze beweging is aangegeven door grote pijlen. Het onderste gedeelte van de illustratie toont het proces van de intracellulaire vertering van een gefagocyteerde bacterie (kleine pijlen). De korrels fuseren met fagosomen. In de aldus ontstane fagolysosomen wordt de bacterie gedood en verteerd door blootstelling aan de enzymen van de specifieke en azurofiele granula.

Bij allergische reacties en bij worminfecties neemt het absolute aantal eosinofielen in het bloed toe (**eosinofilie**). Eosinofielen kunnen daarbij worden aangetroffen in het onder het epitheel gelegen bindweefsel van huid, bronchiën, maag-darmkanaal, uterus en vagina en rondom parasieten. **Corticosteroïden** (hormonen uit de bijnierschors) veroorzaken een sterke daling van het aantal eosinofielen in het perifere bloed, waarschijnlijk als gevolg van een verminderde afgifte uit het beenmerg.

Eosinofielen zijn verder van belang bij het fagocyteren en opruimen van antigeen-antilichaamcomplexen die zijn gevormd als onderdeel van een allergische reactie zoals bij astma en hooikoorts. De specifieke granula fuseren met fagosomen en de hydrolasen verteren het gefagocyteerde materiaal. Zij kunnen de mediatoren die vrijkomen bij een allergische ontstekingsreactie, bijvoorbeeld histamine, inactiveren. Op deze wijze werken eosinofielen schadebeperkend.

### Basofiele granulocyten

Basofielen vormen minder dan 1% van de leukocyten in het bloed. Zij hebben een doorsnede van ongeveer 12 μm. De **kern** is in onregelmatige lobben verdeeld en wordt meestal overschaduwd door in het **cytoplasma** gelegen talrijke en relatief grote **specifieke granula** (fig. 13.7 en 13.8B). De korrels zijn in een uitstrijkpreparaat onregelmatig van vorm en grootte en tonen een metachromatische kleurreactie (blauwviolette kleur).

De granula zijn door een membraan omgeven (fig. 13.13) en bevatten heparine en **histamine**. Basofielen kunnen **leukotriënen** genereren, die een trage contractie van glad spierweefsel veroorzaken. De zure eigenschap van het heparine bepaalt de basofilie (en metachromasie) van de granula. Er is een grote overeenkomst tussen de granula van basofiele granulocyten en die van mestcellen. Bij een overge-

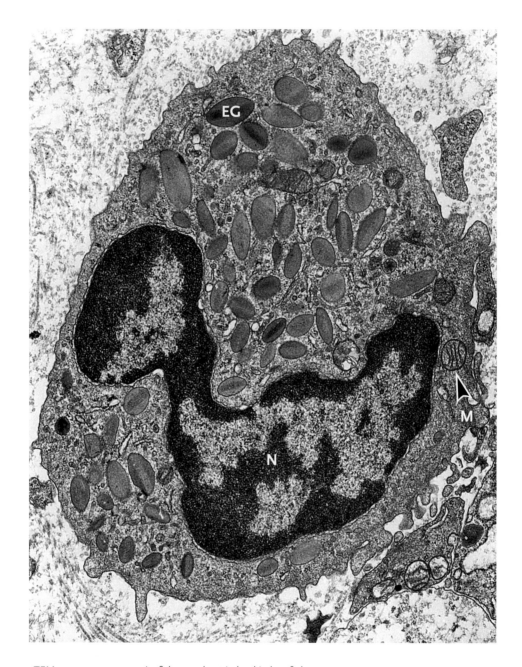

*Figuur 13.12 TEM-opname van een eosinofiele granulocyt in het bindweefsel van een mens.*
Typische eosinofiele granula (EG) zijn duidelijk zichtbaar. Elk granulum bevat een schijfvormig kristal dat sterk elektronenstrooiend is en wordt omgeven door een matrix waaromheen een membraan is gelegen. N: celkern; M: mitochondriën. 20.000 ×. (bron : Junqueira, Salles 1975)

voeligheidsreactie van het vertraagde type kunnen buiten de vaten getreden basofiele granulocyten degranuleren en daarmee de functie van weefselmestcellen ondersteunen. Degranulatie (exocytose) wordt, net als bij mestcellen, geïnduceerd door binding van een antigeen (allergeen) aan IgE, waarmee de basofiel via Fc-receptoren aan zijn buitenoppervlakte bezet is. Ondanks deze overeenkomsten worden deze celtypen van elkaar onderscheiden vanwege een mogelijk verschillende herkomst.

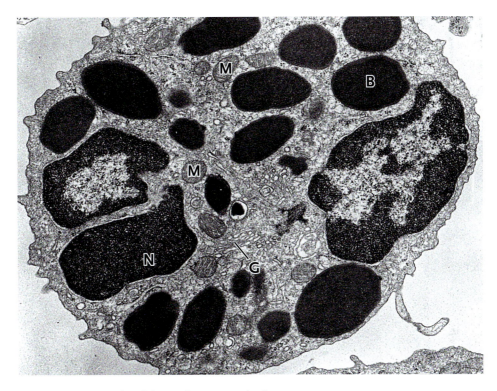

*Figuur 13.13  TEM-opname van een basofiele granulocyt van een konijn.*
Van de kern (N) zijn drie lobben getroffen; de verbindingsstukken liggen niet in de coupe. B: basofiel granulum; M: mitochondriën; G: Golgi-complex. (bron: Terry 1969)

Bij sommige overgevoeligheidsreacties kan massale degranulatie van basofielen optreden. Als gevolg van het vrijgekomen histamine kan een systemische reactie optreden, de **anafylactische shock**. Het histamine veroorzaakt daarbij een algemene vasodilatatie, vaatlekkage en mogelijk ook bronchospasme, leidend tot respiratoire insufficiëntie.

## Monocyten

Monocyten zijn, met een doorsnede van 12-20 μm, de grootste bloedcellen. De grote **kern** is nier- tot hoefijzervormig en meestal excentrisch gelegen (fig. 13.7 en 13.8D). Het chromatine is veel fijner verdeeld dan bij de lymfocyt (fig. 13.7 en 13.8C) en bevat twee à drie nucleoli.

Het **cytoplasma** van de monocyt is licht basofiel en bevat kleine, lichtmicroscopisch nauwelijks waarneembare lysosomen (niet-specifieke azurofiele granula). In het elektronenmicroscopisch beeld vallen een matig ontwikkeld RER, vrije polyribosomen en kleine, langwerpige mitochondriën op (fig. 13.14).

Een goed ontwikkeld Golgi-complex is betrokken bij de aanmaak van de lysosomale granula. Aan het celoppervlak bevinden zich verspreide microvilli en pinocytoseblaasjes.

Monocyten komen voor in het perifere bloed, in het bindweefsel en in de lichaamsholten en behoren tot het **mononucleaire-fagocytensysteem** (hoofdstuk 14). Zij circuleren in het perifere bloed en zijn in staat via diapedese door de wand van capillairen en venulen te dringen, waarna zij in het bindweefsel tot macrofagen differentiëren (hoofdstuk 5). Hierbij neemt het volume van de cel en het aantal lysosomen toe. De halfwaardetijd in het perifere bloed van een populatie monocyten, die zojuist door het beenmerg aan het bloed is afgegeven, bedraagt enkele dagen. Buiten de bloedbaan is hun levensduur veel langer.

Macrofagen spelen een belangrijke rol zowel bij ontstekingsreacties (niet-specifieke immuniteit) als bij het tot stand komen van specifieke immuunreacties. Zij ruimen dode cellen op en kunnen, als 'professionele' antigeenpresenterende cellen, gefagocyteerde antigenen (of brokstukken daarvan) op een zodanige wijze aanbieden aan B- en T-lymfocyten dat deze gaan prolifereren en differentiëren, en zo

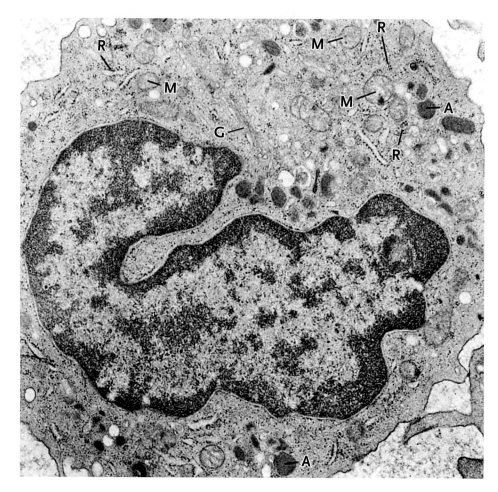

*Figuur 13.14 TEM-opname van een monocyt van de mens.*
G: Golgi-complex; M: mitochondriën; A: azurofiele korrels. Het endoplasmatisch reticulum is weinig omvangrijk; er zijn enkele vrije ribosomen (R). 22.000 ×. (opname D.F. Bainton en M.G. Farquhar)

kunnen ze dus een humorale of cellulaire immuniteit teweegbrengen (zie ook hoofdstuk 15).

### Lymfocyten

Lymfocyten vormen een populatie van ronde cellen met weinig opvallende morfologische kenmerken. Lymfocyten staan aan de basis van de specifieke immunologische afweer, die onder andere gericht is tegen binnengedrongen micro-organismen, vreemde macromoleculen (als onderdeel van virussen dan wel cellen en weefsels: transplantaten) en mogelijk ook kankercellen (tabel 13.4). Door middel van speciale receptoren aan hun oppervlak zijn zij in staat deze lichaamsvreemde elementen als **antigenen** te herkennen.

In het perifere bloed komen vooral **kleine lymfocyten** voor, met een diameter van 6-9 μm; een gering percentage vormen de **middelgrote** en **grote lymfocyten**, met een diameter tot 18 μm (fig. 13.15). Van deze laatste groep neemt men aan dat dit specifiek door antigeen geactiveerde cellen zijn die verder zullen differentiëren tot T- of B-effectorlymfocyten (zie hierna).

De **kleine lymfocyten** hebben een ronde **kern** met soms een geringe indeuking. Het chromatine is gecondenseerd in grove brokken heterochromatine (fig. 13.7 en 13.15). Met de elektronenmicroscoop is steeds een nucleolus aan te tonen (fig. 13.16). Het **cytoplasma** van de kleine lymfocyt vormt een smalle, licht basofiele zoom om de kern. Behalve enkele vrije ribosomen en een aantal kleine mitochondriën bevat het cytoplasma van de lymfocyt weinig organellen.

Lymfocyten zijn op grond van hun **oorsprong** te scheiden in twee populaties: de **B-lymfocyten** en de **T-lymfocyten**. B- en T-lymfocyten hebben in het bloed slechts een korte verblijfsduur. Zij kunnen via de wand van speciale bloedvaten in de lymfoïde organen, namelijk via de hoog-endotheliale venulen (zie hoofdstuk 15) tijdelijk het bloed verlaten om gedurende enkele dagen deel uit te maken van de B- en T-celpopulatie van dat orgaan. Daarna keren ze via efferente lymfevaten weer terug in het bloed, waarna de cyclus zich kan herhalen. Parallel aan deze cyclus is ook een kort verblijf in de milt mogelijk. Deze **recirculatie** van B- en T-lymfocyten verhoogt de kans een voor deze cellen herkenbaar antigeen te ontmoeten (**surveillancefunctie**). Bovendien leidt dit proces tot een adequate **distributie** van geheugencellen ('memory cells') over het hele lichaam. B- en T-lymfocyten zijn de enige witte bloedcellen die recirculeren. Tabel 13.4 geeft een overzicht van de lymfocytenpopulaties en hun functies.

B-lymfocyten
Van de kleine lymfocyten in het bloed is circa 15% **B-lymfocyt**. De B-lymfocyt wordt zo genoemd omdat hij zich ontwikkelt uit een stamcel aanwezig in het beenmerg (fig. 15.7). Aanvankelijk zijn deze cellen 'bursa-afkomstig' ('bursa-derived') genoemd, naar de bursa van Fabricius, een lymfoïde orgaan dat alleen bij vogels voorkomt in de wand van de cloaca. In het vogelembryo differentiëren hemopoëtische stamcellen in het micromilieu van de bursa tot B-lymfocyten. Als equivalent van de bursa heeft men bij zoogdieren wel het in de darmwand aanwezige lymfoïde weefsel beschouwd: het 'gut-associated lymphoid tissue' (GALT) en in het bijzonder de follikels daarin.

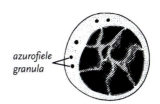
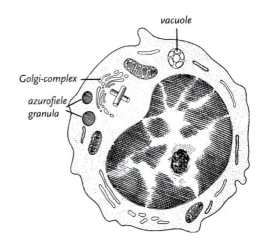

Figuur 13.15 Tekening van een lymfocyt in het lichtmicroscopische beeld (boven) en in de elektronenmicroscoop (onder).
Er zijn weinig organellen.

Hoewel in deze structuren wel vermenigvuldiging van B-cellen plaatsvindt (zie ook hoofdstuk 15) is het beenmerg de enige bron van naïeve, dat wil zeggen nog niet door antigeen gestimuleerde, B-lymfocyten.
In de **celmembraan** van de B-lymfocyt is een groot aantal (ongeveer $10^5$) **immuunglobulinemolecu-**

Tabel 13.4 Lymfocytensubpopulaties en hun functie

| Subpopulatie | Hoofdkenmerk en functie |
|---|---|
| B-lymfocyt | Heeft immuunglobulinen aan het oppervlak<br>Contact met het specifieke antigeen leidt tot activatie, proliferatie en differentiatie tot plasmacellen, die grote hoeveelheden antilichaam produceren en uitscheiden<br>Tijdens de immuunrespons ontstaan B-geheugencellen |
| T-lymfocyt | Heeft T-celreceptor (TCR + CD3) aan het oppervlak<br>Herkent antigenen aan het oppervlak van andere cellen<br>Er zijn vier subtypen: T-helpercellen, T-suppressorcellen, cytotoxische T-cellen en T-geheugencellen |
| ■ T-helpercel | Heeft CD4 aan het oppervlak<br>Secerneert bij een immuunrespons lymfokinen, die B-lymfocyten doen differentiëren tot plasmacellen |
| ■ T-suppressorcel | Heeft CD8 aan het oppervlak. Recentelijk is ook een CD4CD25 + T-regulatorcel beschreven. Beide celtypen zouden een regulerende werking hebben op een immuunrespons. |
| ■ Cytotoxische T-cel | Heeft CD8 aan het oppervlak<br>Vernietigt bijvoorbeeld door virusinfectie pathologisch veranderde eigen cellen (of tumorcellen) |
| ■ T-geheugencel | Heeft CD4 of CD8 aan het oppervlak.<br>Kan bij een tweede contact met hetzelfde antigeen snel reageren. |

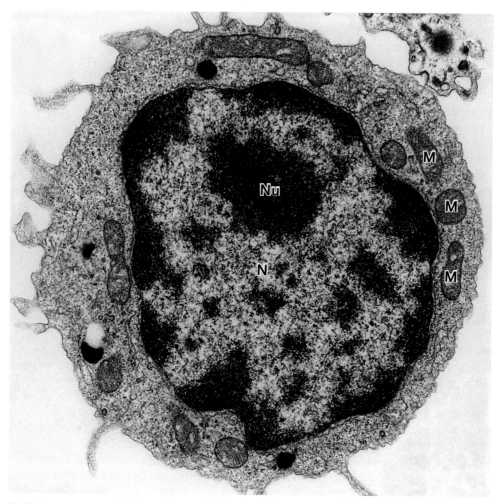

*Figuur 13.16 TEM-opname van een lymfocyt uit het perifere bloed van de mens.*
Deze cel heeft weinig ruw endoplasmatisch reticulum, maar een vrij groot aantal vrije polyribosomen. Let op de kern (N), de nucleolus (Nu) en de mitochondriën (M). 20.000 ×. (opname D.F. Bainton en M.G. Farquhar)

len (**B-celreceptoren**) ingebouwd. Het is gebleken dat er een grote variabiliteit aan B-celreceptoren bestaat. B-celreceptoren spelen een belangrijke rol in de herkenning van lichaamsvreemde eiwitten (bijvoorbeeld bacteriën). B-celreceptoren bestaan uit een tweetal zware ketens (Eng.: 'heavy chain'; Ned.: H-keten) en een tweetal lichte ketens (Eng.: 'light chain'; Ned.: L-keten). Aan het einde van iedere H- en L-keten bevindt zich een variabel deel. De variabele delen van een H- en een L-keten vormen tezamen een 'antigen binding site' (antigeenbindingsplaats) (fig. 15.2).

Per B-cel komt slechts één en hetzelfde type immuunglobulinemolecuul (B-celreceptor) voor, dat door de cel zelf is geproduceerd. Het is ook ditzelfde immuunglobuline (Ig), dat bij de zogenoemde **humorale immuunreactie** door de **plasmacel**, die zich uit de B-lymfocyt ontwikkelt, in grote hoeveelheden als antilichaam wordt gevormd en uitgescheiden. De aldus uitgescheiden antilichaammoleculen (Ig-moleculen) komen terecht in het bloed, de lymfe of de intercellulaire vloeistof en dragen daar bij aan de eliminatie van mogelijk aanwezige antigenen.

Een B-lymfocyt heeft een levensduur van enkele maanden. B-lymfocyten komen, behalve in het bloed, in veel grotere aantallen voor in de lymfoïde organen. Zij bevolken daar een eigen compartiment: de zogenoemde **B-celgebieden** (hoofdstuk 15).

Uit B-lymfocyten worden ook **B-geheugencellen** ('B-memory cells') gevormd. Dit zijn lymfocyten die ooit zijn blootgesteld aan een antigeen, maar zich daarna niet tot plasmacellen hebben ontwikkeld. Wanneer deze cellen 'met een verleden' op een later tijdstip weer in contact komen met hetzelfde soort antigeen, leidt dit tot versnelde en verhoogde antilichaamproductie van een ander isotype (IgG) en met een hogere affiniteit voor het antigeen.

## T-lymfocyten

T-lymfocyten in het bloed zijn afkomstig uit de **thymus** ('thymus derived'). Zij vormen 80% van de bloedlymfocyten. T-lymfocyten komen behalve in het bloed ook voor in de lymfoïde organen: ze bevolken daar de zogenoemde **T-celgebieden** (hoofdstuk 15). T-lymfocyten zijn langlevende cellen (maanden tot jaren). Ook de T-lymfocyt heeft op zijn celoppervlak receptormoleculen waarmee antigenen kunnen worden herkend. Het zijn geen echte immuunglobulinen, maar moleculen die veel gelijkenis daarmee tonen. Deze **T-celreceptor** (TCR) bestaat uit twee eiwitketens, een α- en β-keten, die elk een variabel en een constant deel hebben. Aan de variabele delen van de α- en β-keten kan een daarop passend antigeen worden gebonden.

**T-lymfocyten** zijn betrokken bij de zogenoemde **cellulaire immuunreactie**. Bepaalde antigenen, bijvoorbeeld tuberculine, maar ook een door een virus geïnfecteerde cel of een lichaamsvreemd weefseltransplantaat, induceren een proliferatie van T-cellen in de T-celgebieden van de lymfoïde organen. De hieruit ontstane lymfocyten (**T-effectorcellen**) produceren, wanneer zij opnieuw met hetzelfde antigeen in aanraking komen, een reeks biologisch actieve stoffen, zogenoemde **lymfokinen** (**interleukinen**), die helpen het antigeen onschadelijk te maken, bijvoorbeeld door stimulering van fagocytose door macrofagen of door lysis van viraal geïnfecteerde of lichaamsvreemde cellen. T-effectorcellen kunnen als **geheugencellen** ('T-memory cells') jaren in leven blijven.

## Nulcellen

Naast de B- en T-lymfocyten komen lymfoïde cellen voor die T- of B-kenmerken missen. Tot deze populatie behoren de '**natural-killer**'-**cellen (NK-cellen)**. NK-cellen worden zo genoemd omdat zij spontaan, zonder speciale activering, tumorcellen of viraal geïnfecteerde cellen doden. Morfologisch zijn NK-cellen grote granula bevattende lymfocyten ('**large granular lymphocytes**' of **LGL**). NK-cellen komen voor in beenmerg, milt, perifeer bloed en lever, waar zij ook pitcellen worden genoemd. Naast neutrofiele granulocyten en macrofagen behoren NK-cellen tot het systeem van aangeboren of natuurlijke (niet-specifieke) immuniteit.

## CD-nomenclatuur

T- en B-lymfocyten, maar ook monocyten, granulocyten en bloedplaatjes, kunnen tegenwoordig met behulp van specifieke monoklonale antilichamen die gericht zijn tegen merkermoleculen op de celmembraan, nader worden getypeerd, de zogenaamde immunotypering. Deze merkermoleculen (eiwitten en glycoproteïnen) zijn kenmerkend voor een bepaald type cel en voor de differentiatiefase waarin de cel zich bevindt; ze worden daarom ook wel **differentiatieantigenen** genoemd. In het gangbare taalgebruik wordt van '**cluster-of-differentiation**'-**antigenen** gesproken, afgekort **CD**.

De aanwezigheid van het **CD4-molecuul** is kenmerkend voor een subpopulatie van T-cellen: de **T-helperlymfocyten**. Het CD4-molecuul fungeert als coreceptor voor de zogenoemde klasse-II-moleculen van het '**major histocompatibility complex**' (MHC, zie hoofdstuk 15). Deze klasse-II-moleculen komen voor op de celmembraan van antigeenpresenterende cellen als B-lymfocyten, monocyten en macrofagen. T-helperlymfocyten herkennen een antigeen alleen als dat gepresenteerd wordt tezamen met eigen MHC-II-moleculen (MHC-restrictie, zie hoofdstuk 15).

Het **CD8-molecuul** komt voor op een andere subpopulatie van T-cellen: **cytotoxische T-lymfocyten**. Het CD8-molecuul fungeert als coreceptor voor de zogenoemde klasse-I-moleculen van het MHC. Deze komen voor op de celmembraan van alle kernhoudende cellen. Interactie van $CD8^+$-T-effectorlymfocyten met cellen die aan hun oppervlak een (passend) antigeen tezamen met eigen klasse-I-moleculen presenteren, leidt tot vernietiging van deze cellen.

Ook voor **B-cellen**, **monocyten**, **granulocyten** en **NK-cellen** zijn karakteristieke CD-moleculen bekend. Het aantal gedefinieerde CD-moleculen overschrijdt inmiddels de 339 (zie ook: http://www.ebioscience.com/ebioscience/whatsnew/humancdchart.htm).

Door hun ligging in en op de celmembraan spelen deze CD-moleculen een belangrijke rol bij de interactie van lymfocyten met endotheel van de bloedvatwand, met antigeenpresenterende cellen, met de extracellulaire matrix, en ook van B- en T-cellen onderling.

### BLOEDPLAATJES

Bloedplaatjes (trombocyten) zijn kleine, kernloze, schijfvormige celfragmenten afkomstig van grote polyploïde **megakaryocyten** in het beenmerg. Met een doorsnede van 2-5 μm zijn ze de kleinste gevormde elementen van het bloed. Het aantal bloedplaatjes

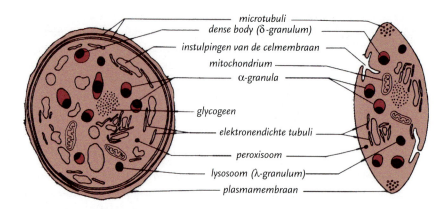

*Figuur 13.17 Schematische illustratie van een bloedplaatje van de mens in overlangse (links) en dwarse doorsnede (rechts).* (bron: Bentfield-Barker, Bainton 1982)

schommelt tussen 150 en 350 × 10³/mm³ bloed. Eenmaal in de bloedstroom terechtgekomen, hebben bloedplaatjes een levensduur van ongeveer tien dagen; zij verlaten de bloedbaan niet.

> **Membranen van bloedcellen** hebben **antigene** of **immuunkenmerken** die meer of minder sterk in de lipide-dubbellaag van de membraan verankerd zijn. De mate van verankering (enkelvoudige of meervoudige domeinen die de lipidendubbellaag overspannen) geeft de mate van expressie van die antigenen weer.
> **Elke celsoort** wordt gekenmerkt door zijn **eigen systeem van kenmerken**. Voor rode bloedcellen zijn dat de verschillende bloedgroep-antigeensystemen (ABO; Rh). Voor de witte bloedcellen is dat het complexe HLA-systeem ('Human Leucocyte Antigen') met zijn verschillende klassen (I en II). Granulocyten beschikken eveneens over een eigen antigenen- of kenmerkensysteem, het HNA-systeem ('Human Neutrophil Antigen'). Datzelfde geldt voor bloedplaatjes die naast HLA-antigenen beschikken over een specifiek antigenensysteem, het HPA-systeem ('Human Platelet Antigen').
> Alle antigenen-kenmerksystemen worden gestuurd door genen of gencomplexen op de chromosomen en hebben hun specifieke functie. Sommige door mee zorg te dragen voor de transporterfuncties, anderen door bij te dragen aan cytokine-expressie, celadhesie of complementcontrole.

In gekleurde bloeduitstrijkjes liggen bloedplaatjes vaak in geaggregeerde klompen bijeen. Aan een afzonderlijk gelegen trombocyt is bij sterke vergroting te zien dat er een zachtblauw homogeen perifeer deel is, het **hyalomeer**, en een dikker centraal gedeelte met purperviolette granula, het **granulomeer**. De ultrastructuur van het bloedplaatje wordt weergegeven in figuur 13.17 en figuur 13.18.

Het **hyalomeer** bezit een labyrint van buizen en vesikels, die als invaginaties van het celoppervlak kunnen worden beschouwd (fig. 13.18). Aan de uiterste rand van het hyalomeer ligt de **marginale bundel** van **microtubuli**, die verantwoordelijk is voor de handhaving van de typische vorm van het plaatje. **Actineachtige microfilamenten** in het hyalomeer spelen een rol bij vormveranderingen, zoals voorkomen bij beweging en aggregatie van de plaatjes. Aan de buitenzijde van de plasmamembraan bevindt zich een **glycocalix** met een dikte van 15-20 nm, die rijk is aan glycosaminoglycanen en glycoproteïnen; deze laag vervult een belangrijke rol bij de adhesie van bloedplaatjes aan de vaatwand.

Het **granulomeer** bezit een groot aantal door membranen omgeven korrels (granula), en ook mitochondriën en glycogeenpartikels (fig. 13.17 en 13.18). Van deze granula bevatten de α-**granula** een aantal bioactieve stoffen:

1 plaatjesfactor IV;
2 von Willebrandfactor VIII;
3 'platelet-derived growth factor' (PDGF);
4 trombospondine.

Deze stoffen spelen een rol bij de intravasale stolling. Een tweede type granula, de iets kleinere δ-**granula**,

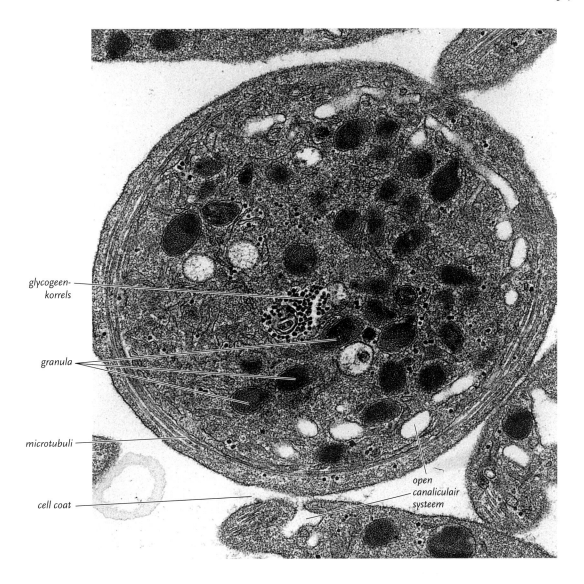

Figuur 13.18  TEM-opname van bloedplaatjes van de mens.
40.000 ×. (opname M. Harrison)

bevat serotonine, ATP en ADP. Een derde type, de λ-granula, bevat lysosomen.

De **functie van bloedplaatjes** is het beperken van bloedverlies bij bloedvatbeschadiging, voornamelijk door vorming van een trombus. Na beschadiging van een bloedvat komen de bloedplaatjes in contact met het onderliggende weefsel, waar collageen een alomtegenwoordig bestanddeel van uitmaakt. Collageen stimuleert de plaatjesaggregatie sterk. Aldus geactiveerde bloedplaatjes secerneren vervolgens de inhoud van hun granula, waarvan het ADP verdere aggregatie bevordert. Serotonine is een vaatvernauwende stof, met lokale vasoconstrictie en dus een vertraging van de bloedstroom in het getroffen vat als gevolg. Door het uitstorten van de inhoud van de granula ontstaat een sneeuwbaleffect, waarbij een groeiende prop ('**plug**') van bloedplaatjes wordt gevormd, die een provisorische **bloedstelping (primaire hemostase)** bewerkstelligt.

Bloedplasma bevat een aantal stollingsfactoren die aansluitend in de stollingscascade worden betrokken. Het betreft onder andere het (plasma)**protrombine** waaruit binnen enkele minuten sporen **trombine** ontstaan. Trombine is een enzym dat **fibrinogeen** omzet in **fibrine** en tevens plaatjesaggregatie bevordert. Protrombine en fibrinogeen worden beide door de parenchymcellen van de lever gevormd en aan het bloed afgegeven. Nadat bij het enzymatische stollingsproces fibrine is gevormd, polymeriseert en stabiliseert het tot een vezelig complex, waarin bloedplaatjes en andere bloedcellen gevangen worden. Zo ontstaat, door de samenwerking tussen bloedplaatjes en een dertiental opeenvolgende stollingsfactoren uit het plasma – in de zogeheten **stollingscascade** – een **bloedstolsel (hemostatische prop; trombus; secundaire hemostase)**.

Bloedplaatjes bevatten ook het **trombostenine**, een contractiel eiwit dat in het stolsel wordt geïncorporeerd en maakt dat dit samentrekt. Bovendien komen in bloedplaatjes actine en myosine voor, die aan deze **contractie** bijdragen.

**Hemofilie**-A en -B zijn klinisch identieke aandoeningen; zij verschillen alleen in de deficiënte factor. Beide zijn het gevolg van een geslachtsgebonden recessief erfelijke aandoening. Het bloed van hemofiliepatiënten stolt niet normaal. Er is een verlengde stollingstijd, hetgeen kan leiden tot ernstige bloedingen, zelfs bij relatief kleine trauma's, zoals een snee in een vinger. Bij ernstig trauma kan bloedverlies tot de dood leiden.
Bij hemofilie-A is er een tekort aan stollingsfactor VIII, of deze factor is abnormaal. Bij hemofilie-B is er een gebrek aan factor IX. In ernstige gevallen is het bloed geheel onstolbaar. Spontane bloedingen kunnen optreden in lichaamsholten en ook in gewrichten en in de tractus urogenitalis. In het algemeen zijn alleen mannen aangedaan, aangezien het gen voor factor VIII op het X-chromosoom gelokaliseerd is. Vrouwen kunnen een enkel defect X-chromosoom hebben, waarnaast het andere normaal is. Klinisch zijn deze vrouwen normaal; wel kunnen zij de ziekte op volgende generaties overdragen.

Het bloedstolsel wordt uiteindelijk opgeruimd door de inwerking van een eiwitsplitsend enzym, **plasmine**, ontstaan uit het plasma **plasminogeen** onder invloed van **plasminogeen-activerende factor** uit endotheelcellen. Inmiddels groeien vanuit de omgeving, op geleide van de fibrinedraden en onder invloed van **PDGF** ('platelet-derived growth factor'), fibroblasten het stolsel binnen, waarbij na afloop van het proces vezelig bindweefsel overblijft. Omliggende endotheelcellen migreren uiteindelijk over het defect om de normale vaatwandoppervlakte weer te herstellen.

## Samenvatting

In dit hoofdstuk worden de samenstellende elementen van het bloed beschreven, met nadruk op de bloedcellen.

De **bloedcellen** worden onderverdeeld in rode bloedcellen (rijk aan hemoglobine), witte bloedcellen (in feite kleurloos) en bloedplaatjes (eigenlijk celfragmenten). Van deze zogeheten 'gevormde' elementen zijn alleen de witte bloedcellen kernhoudend. Van deze witte bloedcellen kunnen alleen de agranulocyten (monocyten en lymfocyten) zich nog vermenigvuldigen. De granulocyten zijn, evenals de rode bloedcellen en de bloedplaatjes, eindstadia van differentiatiereeksen, die verder besproken worden in hoofdstuk 14.

De **rode bloedcellen** zijn essentieel voor het transport van $O_2$ en $CO_2$. Bloedverlies of een gestoorde aanmaak van rode bloedcellen en/of het hemoglobine leidt tot anemie.

De **witte bloedcellen** zijn betrokken bij de verschillende vormen van ontstekingsreacties. Neutrofiele granulocyten kunnen overal in het lichaam de bloedbaan verlaten en eventueel binnengedrongen micro-organismen in eerste aanleg trachten onschadelijk te maken. Eosinofiele granulocyten spelen een rol bij de afweer tegen worminfecties en het opruimen van antigeen-antilichaamcomplexen. Basofiele granulocyten ondersteunen de functie van mestcellen en spelen een rol bij overgevoeligheidsreacties.

De **functies** van deze cellen zijn in belangrijke mate gelegen in de verschillende soorten specifieke granula (met hun enzyminhoud), die karakteristiek zijn voor de respectievelijke celtypen. Daarnaast bevatten deze cellen in wisselende mate niet-specifieke (azurofiele) granula oftewel lysosomen.

De granulocyten behoren tezamen met de (agranulaire) monocyten en NK-cellen tot het **niet-specifieke immuunsysteem**.

**Specifieke immunologische afweer** (humoraal door middel van antilichamen; cellulair door middel van cytotoxie) is het terrein van de (agranulaire) lymfocyten, te weten B- en T-cellen.

**Bloedplaatjes**, ten slotte, komen in actie wanneer de vaatwand, bijvoorbeeld door een trauma, beschadigd is en bloedverlies dreigt. Contact met extravasaal weefsel (collageen) leidt tot aggregatie >>

van bloedplaatjes en uitstorten van allerlei bioactieve stoffen, opgeslagen in de verschillende soorten granula. Deze stoffen staan aan het begin van de stollingscascade, die eindigt met afsluiting van het defect door een bloedstolsel of hemostatische prop.

# 14 Hemopoëse

Inleiding   331
Stamcellen, groeifactoren en differentiatie   331
   Stamcellen, gerichte stamcellen en voorlopercellen   331
   Groeifactoren en differentiatie   333
Beenmerg   334
   Rood beenmerg   335
   Geel beenmerg   337
Erytropoëse   337
   Pro-erytroblast   338
   Basofiele erytroblast   339
   Polychromatofiele erytroblast   339
   Orthochromatofiele erytroblast (normoblast)   339
   Reticulocyt   341
   Het erythron   341
Granulocytopoëse   342
   Myeloblast   342
   Promyelocyt   342
   Myelocyt   342
   Metamyelocyt   343
   Staafkernige granulocyt   344
   Kinetiek van de neutrofiele granulocyten   344
   Regulering van de granulocytopoëse   345
Monocytopoëse   345
Mononucleaire-fagocytensysteem   345
Lymfocytopoëse   346
Trombocytopoëse   350
   Megakaryoblast   350
   Megakaryocyt   350
Embryonale hemopoëse   350
   Primordiale of prehepatische fase   351
   Hepatoliënale fase   351
   Medullaire fase   351
Samenvatting   351

## INLEIDING

Rijpe bloedcellen hebben een beperkte levensduur en moeten derhalve continu worden vervangen. De nieuwvorming van bloedcellen (**hemopoëse** (eigenlijk: bloedvorming), ook wel **hematopoëse** of **hematocytopoëse** (bloed**cel**vorming) genoemd) vindt plaats door proliferatie en differentiatie van een populatie van ongedifferentieerde **stamcellen**, die ook zichzelf in stand houdt (fig. 14.1, tabel 14.1). Bloedcellen behoren tot de zogenoemde **zelfvernieuwende populaties** van cellen in het lichaam (hoofdstuk 3), waartoe ook de epitheelcellen van de huid en het maag-darmkanaal en de spermatozoën behoren.

In de vroegste ontwikkelingsstadia van het embryo zijn erytrocyten afkomstig van het dooierzakmesoderm. Enige tijd later doen lever en milt dienst als hemopoëtische organen; vanaf de vijfde maand ontwikkelt zich het beenmerg, dat uiteindelijk het belangrijkste hemopoëtische weefsel wordt (fig. 14.16).

Bij de bloedcelvorming in het postnatale leven worden uit stamcellen in het beenmerg (myelum) erytrocyten, granulocyten, monocyten en trombocyten gevormd: de zogeheten **myeloïde elementen** uit het perifere bloed. Oorspronkelijk dacht men dat lymfocyten door lymfoïde organen werden geproduceerd; lymfocyten in het bloed werden daarom **lymfoïde elementen** genoemd. Tegenwoordig weet men dat de lymfocyten (B- en T-cellen) ook afkomstig zijn van beenmergstamcellen.

Waar cellen uit de myeloïde reeksen in het beenmerg hun volledige rijpheid bereiken voordat zij in circulatie komen, verlaten lymfoïde cellen in een bepaald stadium van rijping het beenmerg om zich elders (thymus, milt, lymfeklieren, enz.) te vermenigvuldigen en verder te differentiëren en uit te rijpen.

## STAMCELLEN, GROEIFACTOREN EN DIFFERENTIATIE

**Stamcellen, gerichte stamcellen en voorlopercellen**
Alle gevormde elementen van het bloed zijn afkomstig uit één cellulair voorstadium: de **universele, pluripotente hemopoëtische stamcel**. Dit is onder andere gebleken uit experimenten met bestraalde

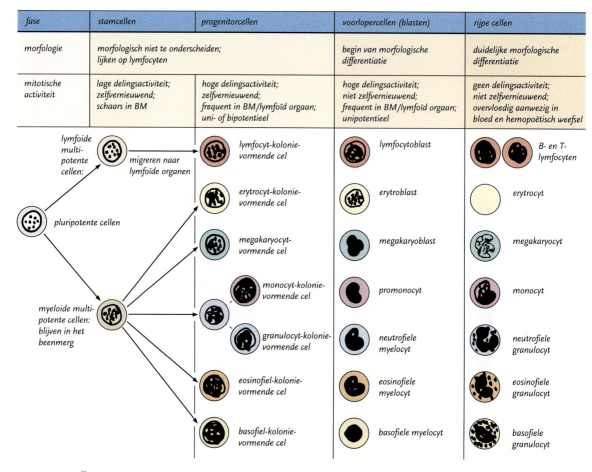

Figuur 14.1 Differentiatie van pluripotente stamcellen tijdens de hemopoëse (zie ook fig. 14.7).
BM: beenmerg

muizen, waar de bloedcelvorming geheel tot staan werd gebracht door een hoge (letale) dosis röntgenstralen. De hemopoëse kon bij een dergelijk dier weer op gang worden gebracht door het inspuiten van een suspensie van beenmergcellen van een andere muis. Onder deze cellen bevonden zich ook stamcellen, die aanleiding gaven tot de vorming van een zogenoemde chimaera (oorspronkelijk = mythisch monster: van voren leeuw, in het midden geit en van achteren slang). Tevens bleek dat zich, tijdens het herstel van de hemopoëse, in de milt van deze muizen kleine **haarden van bloedcelvorming** ontwikkelden, die slechts bestonden uit cellen van één enkele reeks (hetzij de erytrocytaire reeks, hetzij de granulocytaire reeks, enz.). Deze haarden of **kolonies** (Eng.: 'colonies', in feite klonen) hebben zich uit één daar ter plaatse genestelde cel ontwikkeld. Deze cel noemt men wel 'colony-forming unit-spleen' (CFU-S). Deze **unipotente** of **bipotente gerichte stamcellen** ('**progenitor**'-**cellen**) (tabel 14.1) hebben zich kennelijk

Tabel 14.1 Veranderingen in de eigenschappen van hematopoëtische cellen tijdens differentiatie

| Stamcellen | Progenitorcellen | Voorlopercellen (blasten) | Rijpe cellen |
|---|---|---|---|
| Potentie | | | |
| | | Delingsactiviteit | |
| Zelfvernieuwende capaciteit | | | Karakteristieke morfologische eigenschappen |
| | Invloed van groeifactoren | | |
| | | | Functionele activiteit |

> **Groeifactoren** worden klinisch toegepast om cellen in het beenmerg versneld te laten uitgroeien, bijvoorbeeld na chemotherapie. Een tweede belangrijke toepassing is de behandeling met groeifactoren met het doel om stamcellen uit het bloed te verzamelen voorafgaand aan een beenmergtransplantatie.
>
> Een ander voorbeeld is het gebruik van erytropoëtine (EPO), al dan niet legaal, waarmee het gehalte aan rode bloedcellen in het perifere bloed kan worden verhoogd. Bij sommige nierziekten kan een tekort aan EPO ontstaan (EPO wordt in de nier aangemaakt) met anemie als gevolg. Deze anemie kan goed met EPO behandeld worden.

reeds uit de oorspronkelijke stamcelpopulatie in één bepaalde richting gedifferentieerd, maar zijn nog wel tot proliferatie in staat. De **gerichte stamcellen** ('progenitor'-cellen) zijn **unipotent** voor erytrocyten of voor megakaryocyten, dat wil zeggen dat zij zich nog maar tot één type bloedcel kunnen ontwikkelen. Monocyten en granulocyten daarentegen ontwikkelen zich uit één gemeenschappelijke (dus) **bipotente** gerichte stamcel.

De hoge mitotische activiteit van deze gerichte stamcellen en van hun nakomelingen (de **voorlopercellen**, 'precursor cells'), die al een eerste stap van differentiatie hebben ondergaan, is voldoende om de aantallen cellen in het perifere bloed op peil te houden. Om deze reden kan het aantal universele, pluripotente stamcellen in het beenmerg gering zijn. Een lage mitotische activiteit volstaat om de populatie van deze stamcellen op peil te houden (zelfvernieuwend vermogen). Morfologisch tonen stamcellen gelijkenis met middelgrote lymfocyten en hebben ze geen opvallende kenmerken vanwege hun nog ongedifferentieerde status.

### Groeifactoren en differentiatie

Uit onderzoek van hemopoëtische cellen in weefselkweek blijkt dat de regulering van de hemopoëse tot stand komt door een groep van glycoproteïnemoleculen, de **hemopoëtische groeifactoren** ('colony stimulating factors', CSF; **koloniestimulerende factoren**) (tabel 14.2). Onderscheiden worden:

1. GM-CSF (voor granulocyten én monocyten);
2. G-CSF (alleen voor granulocyten);
3. M-CSF (alleen voor monocyten);
4. IL-5 (voor eosinofielen);
5. erytropoëtine (voor erytrocyten);
6. verschillende interleukinen (voor stamcellen (IL-1), voor B- en T-lymfocyten (IL-4, IL-2)).

Deze groeifactoren bevorderen vooral de proliferatie van de gerichte stamcellen (CFU's) en de daaruit ontstane voorlopercellen. Uit de voorlopercellen ontstaan uiteindelijk de respectievelijke typen rijpe bloedcellen (**terminale differentiatie**). Productie van CSF vindt plaats door fibroblasten, endotheelcellen, stromacellen, macrofagen en lymfocyten.

**Tabel 14.2** Belangrijkste eigenschappen van de vijf best bekende hemopoëtische groeifactoren (koloniestimulerende factoren)

| Naam | Factorproducerende cellen en genlocatie | Belangrijkste biologische activiteit |
|---|---|---|
| Granulocytkoloniestimulerende factor (G-CSF) | Macrofagen<br>Endotheelcellen<br>Fibroblasten<br>Chromosoom 17 | Stimuleert de vorming (in vivo en in vitro) van granulocyten. Verhoogt hun stofwisseling. Stimuleert leukemische cellen. |
| Granulocyt- en macrofaagkolonie-stimulerende factor (GM-CSF) | T-lymfocyten<br>Endotheelcellen<br>Fibroblasten<br>Chromosoom 5 | Stimuleert de vorming (in vivo en in vitro) van granulocyten en monocyten/macrofagen. |
| Macrofaagkolonie-stimulerende factor (M-CSF) | Macrofagen<br>Endotheelcellen<br>Fibroblasten<br>Chromosoom 5 | Stimuleert in vitro de vorming van monocyten/macrofagen.<br>Verhoogt de antitumoractiviteit van macrofagen. |
| Interleukine-3 | T-lymfocyten<br>Chromosoom 5 | Stimuleert de vorming (in vivo en in vitro) van alle myeloïde cellen. |
| Erytropoëtine (EPO) | Nier-interstitiële cellen (buitenste schors)<br>Chromosoom 7 | Stimuleert de vorming (in vivo en in vitro) van erytrocyten. |

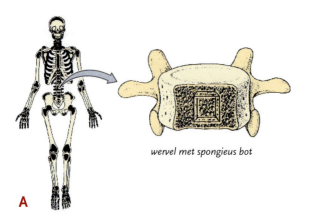

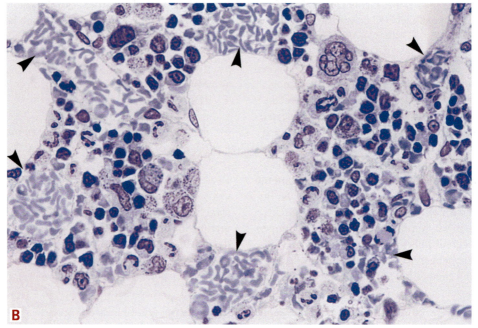

*Figuur 14.2 Rood beenmerg.*
A   Verdeling van rood beenmerg (actief) bij een volwassene. Deze soort beenmerg wordt vooral gevonden in spongieus bot
B   LM-opname van rood beenmerg waarin ruimtelijk samenhangende gebieden van hemopoëtisch weefsel te zien zijn met daartussen sinusoïdale capillairen. De ronde uitsparingen zijn vetcellen.

## BEENMERG

Het beenmerg bevindt zich in de mergholten van de lange pijpbeenderen en in de spongieuze holten van wervels en platte beenderen. Met het blote oog kunnen twee soorten mergweefsel worden onderscheiden:

1   **rood**, **hematogeen** of **actief beenmerg**, waarvan de kleur toe te schrijven is aan de aanwezigheid van de vele erytroblasten en erytrocyten in en buiten de vaten;
2   **geel beenmerg**, dat rijk is aan vetcellen.

Bij pasgeboren kinderen is al het beenmerg rood en actief betrokken bij de bloedcelproductie. Bij volwassenen wordt rood beenmerg, behalve in de proximale epifysen van femur en humerus, nog gevonden op zes andere plaatsen, namelijk in het borstbeen (sternum), de wervels, de ribben, het sleutelbeen, de beenderen van het bekken en de spongieuze diploë van de schedelbeenderen (fig.14.2A).

Bij een **beenmergpunctie** wordt met behulp van een holle naald, na doorboring van de corticalis van het bot een klein monster beenmerg opgezogen. Door analyse van de voorstadia kan men een indruk krijgen van de mate van nieuwvorming van cellen van de respectievelijke reeksen (erytrocytaire reeks, granulocytaire reeks, enz.).

Het gemeenschappelijke element van rood en geel beenmerg is het **reticulaire bindweefsel** dat bij beide het basisweefsel (stroma) vormt.

### Rood beenmerg

**Rood beenmerg** bestaat uit een **stroma** van reticulair bindweefsel, waarin **hemopoëtische velden** dan wel **strengen** met voorstadia van bloedcellen zijn gelegen te midden van wijde **sinusoïden** (fig. 14.2B).

Tot het **stroma** behoren, behalve de reticulumcellen, ook de endotheelcellen van de sinusoïden, de macrofagen en de vetcellen. De reticulumcellen zijn sterk vertakt en tonen gelijkenis met fibroblasten. Reticulumcellen fagocyteren niet of nauwelijks. Zij bevatten organellen voor eiwitsynthese en produceren een uitgebreid netwerk van dunne collagene vezels type I en III (reticulaire vezels), en ook fibronectine, laminine en proteoglycanen. Fibronectine, laminine en hemonectine spelen een belangrijke rol bij de hechting van hemopoëtische cellen aan de **stromale grondsubstantie**. Tussen de endotheelcellen van de bloedvaten en in de mazen van het reticulaire bindweefsel bevinden zich veel macrofagen. Verder komen geïsoleerde groepjes vetcellen in het rode beenmerg voor; de grens met geel beenmerg is niet altijd scherp aan te geven.

De **cellen** van het stroma vervullen zowel mechanische als metabole functies. Zij vormen de grondstructuur van het hemopoëtische weefsel en begeleiden de bloedvaten. Zij reguleren de migratie van de bloedcellen en hun voorstadia. Stromacellen dragen bij aan het micromilieu dat de differentiatie van stamcellen in de verschillende soorten bloedcellen induceert. De interactie van stromale en hemopoëtische cellen verloopt via humorale **groeifactoren of hemopoëtinen** (koloniestimulerende factoren). De haardjes waar erytrocyten en granulocyten worden gevormd, liggen evenals de megakaryocyten vrij in de mazen van het reticulum.

Doordat in de erytrocytaire reeks al vroeg pycnose van de kern optreedt, zijn de **erytropoëtische celhaarden** in histologische preparaten van beenmerg makkelijk te herkennen aan de groepjes bij elkaar liggende donkere kernen (fig. 14.5). De **granulopoëtische celhaarden** zijn veel lichter van kleur doordat verdichting van het chromatine pas in de rijpe cel gevonden wordt.

> Recent onderzoek heeft aangetoond dat **stamcellen** uit het beenmerg mogelijk tot meer in staat zijn dan alleen bloedcelvorming. Ook andere celtypen (epitheelcellen, zenuwcellen, hartspiercellen) zouden hieruit tot ontwikkeling kunnen komen, die dan voor (re-)transplantatie naar de beenmergdonor zouden kunnen worden gebruikt, zonder risico van afstotingsreacties (donor en ontvanger zijn immers identiek!). De procedure zou als volgt kunnen verlopen: beenmergcellen worden *in vitro* gestimuleerd met passende groeifactoren, die de differentiatie sturen in de richting van het voor transplantatie gewenste celtype om daarna de cellen te oogsten en deze weer aan de patiënt toe te dienen (patiënt is donor én ontvanger). Het is (vooralsnog?) een illusie dat een dergelijk proces zich direct *in vivo* zou kunnen afspelen. Ook wordt boven aangehaald onderzoek niet door alle onderzoekers geaccepteerd en lijkt de 'hype' in het stamcelonderzoek mogelijk al weer wat voorbij.

Naast de genoemde celtypen komen in het beenmerg ook lymfocyten en plasmacellen voor.

Wanneer de cellen in de hemopoëtische eilandjes het laatste stadium van de rijping hebben bereikt, treden zij de circulatie binnen door een actief proces. De sinusoïden hebben een discontinu endotheel, waarbuiten een eveneens discontinue basale membraan met dunne collagene vezels ligt. De jonge bloedcellen passeren de sinusoïde wand door zich door mazen in de basale membraan en tussen de endotheelcellen door te wringen (fig. 14.15). De **afgifte** van rijpe cellen wordt gereguleerd door '**releasing factors**', die geproduceerd worden in reactie op de behoeften van het lichaam. Deze factoren omvatten onder andere het C3 uit de reeks van complementfactoren, glucocorticoide en androgene hormonen en sommige bacteriële toxinen.

De **functies** van het rode beenmerg zijn:
1. productie van bloedcellen van de myeloïde lijn;
2. eliminatie en afbraak van versleten erytrocyten en opslag van ijzer en ijzerhoudende verbindingen daaruit;
3. productie van voorlopercellen voor T-lymfocyten, die in de thymus prolifereren en differentiëren

336 FUNCTIONELE HISTOLOGIE

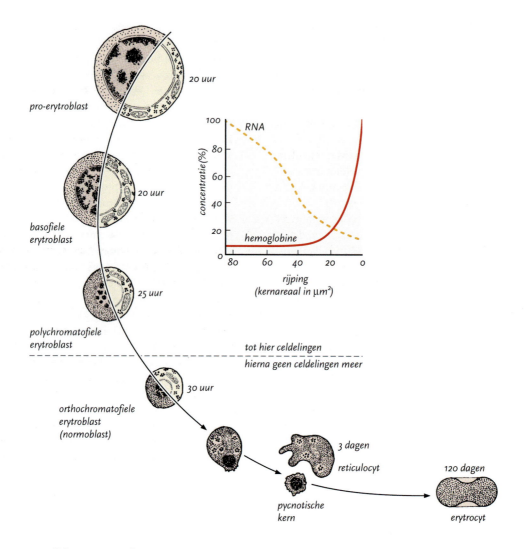

Figuur 14.3 Het rijpingsproces van de erytrocyt.
Met de stippeling van het cytoplasma wordt de hemoglobineconcentratie aangegeven; deze neemt voortdurend toe van het pro-erytroblaststadium tot het erytrocytstadium. Parallel hiermee vindt een afname van het kernvolume plaats en een toenemende condensatie van het chromatine, hetgeen uiteindelijk leidt tot een pycnotische kern die in zijn geheel wordt uitgestoten. De aangegeven tijden betreffen gemiddelde waarden voor de verblijfsduur in een bepaald compartiment. In de grafiek middenboven zijn de maximale concentraties van RNA en hemoglobine op 100% gesteld.

tot rijpe T-cellen, waarna ze aan het bloed worden afgegeven;
4 productie van B-cellen, die zich primair in het beenmerg ontwikkelen en aan het bloed worden afgegeven, waarna verdere proliferatie en differentiatie elders volgen.

Het opruimen van oude rode bloedcellen geschiedt door macrofagen in milt, lever en beenmerg. Hemoglobine wordt daarbij afgebroken tot bilirubine, waarbij onder andere ijzer vrijkomt, dat door het plasma-eiwit **transferrine** wordt getransporteerd naar het rode beenmerg, waar het ijzer opnieuw gebruikt kan worden bij de vorming van nieuwe erytrocyten.

IJzer wordt in het beenmerg – als **ferritine** en **hemosiderine** – opgeslagen in het cytoplasma van macrofagen, die centraal in de rode bloedeilandjes gelegen zijn. Het wordt daar aangeboden aan de jonge cellen van de rode reeks. Ferritine is een typisch intracellulaire vorm van ijzeropslag.

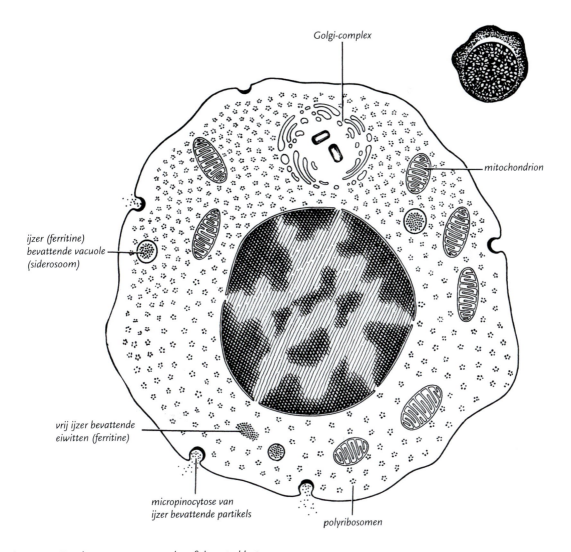

*Figuur 14.4 De ultrastructuur van een basofiele erytroblast.*
Het cytoplasma is rijk aan polyribosomen die betrokken zijn bij de hemoglobinesynthese. De illustratie rechtsboven toont het aspect van een dergelijke cel in een beenmerguitstrijk. Het lichte gebied bij de kern bevat het Golgi-complex en de centriolen.

## Geel beenmerg

In **geel beenmerg** domineren de vetcellen, hoewel verspreid eilandjes van bloedcelvorming kunnen voorkomen. Te midden van vetcellen en reticulumcellen komen verspreid macrofagen voor. Bij een verhoogde behoefte aan bloedcellen, bijvoorbeeld na sterk bloedverlies of bij een dalend zuurstofaanbod, kan de bloedcelvorming zich in korte tijd (dagen!) naar het gele beenmerg uitbreiden door de vestiging van nieuwe stamcellen. Het gele merg wordt dan weer getransformeerd tot actief hemopoëtisch weefsel en wordt met het terugdringen van de vetcellen weer rood beenmerg.

## ERYTROPOËSE

Uitgaande van de **CFU-E** ('colony forming unit-erythrocyte'), de gerichte stamcel van de 'rode reeks', kunnen de volgende stadia worden onderscheiden: **pro-erytroblast, basofiele erytroblast, polychromatofiele erytroblast, normoblast of orthochromatofiele erytroblast, reticulocyt** en **rijpe erytrocyt (normocyt)**.

In het algemeen spreekt men bij de bloedcelvorming van een rijpe cel wanneer deze alle bij het celtype behorende specifieke functies kan uitoefenen. Bij de rode reeks omvat het **rijpingsproces**: (1) de **vorming van hemoglobine**; en (2) de ontwikkeling van de **erytrocyt**, die een zo groot mogelijk oppervlak heeft

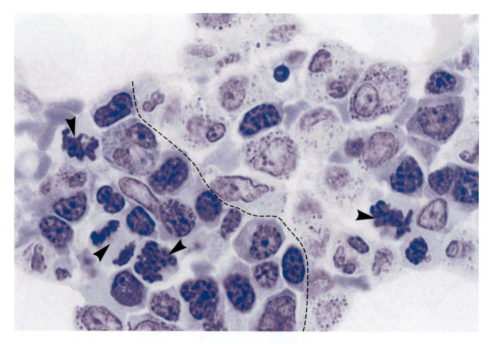

*Figuur 14.5  LM-opname van ten gevolge van bloedverlies gestimuleerd rood beenmerg.*
Let op celdelingsfiguren (pijlkoppen). Linksonder een erytropoëtische haard, rechtsboven granulocytopoëse. De meeste onrijpe granulocyten bevinden zich in het myelocytstadium. Zij bevatten nog grote donkergekleurde azurofiele korrels en al kleine minder sterk aangekleurde specifieke granula. Giemsakleuring.

voor optimale diffusie van $O_2$ en $CO_2$, bij een laag cytoplasmatisch volume (**biconcaaf schijfje**).

Gedurende de rijping van de cellen van de rode reeks treden de volgende cytologische veranderingen op:
1. het **volume** van de cel neemt af;
2. de **nucleoli** nemen af in grootte en verdwijnen uiteindelijk;
3. het **chromatine** van de kern condenseert, totdat de kern ten slotte geheel pycnotisch is geworden en wordt uitgestoten;
4. het aantal vrije **polyribosomen** neemt geleidelijk af, met **afnemende basofilie** van het cytoplasma;
5. via het polychromatofiele stadium gaat dit over in een **progressieve acidofilie** als gevolg van de vorming en ophoping van hemoglobine;
6. het **aantal mitochondriën** daalt tot nul (fig. 14.3).

Zoals in figuur 14.3 is aangegeven, duurt de ontwikkeling van een erytrocyt vanaf de pro-erytroblast tot de afgifte van reticulocyten aan de bloedbaan ongeveer zeven dagen. Gezien de voortschrijdende veranderingen in de kern is in deze reeks nog slechts een beperkt aantal **celdelingen** mogelijk. Het aantal celdelingen dat plaatsvindt tussen de pro-erytroblast en de rijpe erytrocyt, varieert van drie tot vijf.

Het hormoon erytropoëtine en stoffen als ijzer, foliumzuur en cyanocobalamine (vitamine $B_{12}$) zijn essentieel voor de erytropoëse.

### Pro-erytroblast

De pro-erytroblast, de eerste als zodanig herkenbare cel van de rode reeks, is een grote cel (14-17 μm in doorsnede) met alle kenmerken van een cel die actief eiwitten synthetiseert. De **kern** heeft een fijne chromatinestructuur en er zijn een tot twee grote nucleoli. Het **cytoplasma** is intens basofiel. Deze cel heeft het sterkst basofiele cytoplasma van alle beenmergcellen vanwege de talrijke vrije polyribosomen. De eiwitsynthese in het cytoplasma betreft in hoofdzaak de synthese van hemoglobine.

Pro-erytroblasten en de cellen die daaruit ontstaan krijgen **ijzer** toegevoegd in de vorm van het plasma-eiwit **transferrine**. Door middel van receptorgemedieerde endocytose wordt het receptor-transferrinecomplex binnen de cel gebracht via 'coated pits' (fig. 14.5), waarna ijzeratomen vrijkomen ten behoeve van de hemoglobinesynthese. IJzer kan ook aan erytroblasten worden overgedragen door **macrofagen**,

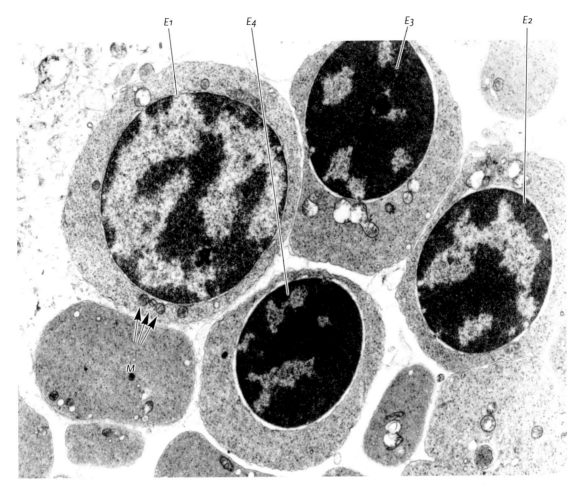

*Figuur 14.6 TEM-opname van het beenmerg van een rat.*
Er zijn vier erytroblasten te zien in opeenvolgende stadia van rijping van pro-erytroblast tot orthochromatofiele erytroblast (E1, E2, E3, E4). Bij het rijpen van de cel neemt de condensatie van het chromatine toe, terwijl de ophoping van hemoglobine de elektronendichtheid van het cytoplasma doet toenemen; het aantal mitochondriën (M) neemt geleidelijk af. 11.000 ×.

die vaak in het centrum van een groepje erytroblasten, het erytroblasteneilandje, worden aangetroffen.

### Basofiele erytroblast

De basofiele erytroblast heeft een geringere omvang (13-16 µm) dan de pro-erytroblast, met een condenserende kern (fig. 14.6 en 14.7). Polyribosomen liggen door het cytoplasma verspreid (fig. 14.4). Hemoglobine wordt nog voortdurend gevormd; in het cytoplasma komen ophopingen van ferritine voor, niet alleen in de vorm van siderosomen (door een membraan omgeven), maar ook vrij in het cytoplasma (fig. 14.4). Basofiele erytroblasten ondergaan één mitotische deling.

### Polychromatofiele erytroblast

De polychromatofiele erytroblast is met een doorsnede van 12-14 µm weer iets kleiner dan de basofiele erytroblast. De **kern** toont een chromatinepatroon met grote heterochromatinesegmenten. Het **cytoplasma** bevat inmiddels voldoende hemoglobine om acidofilie te veroorzaken. Tezamen met een nog steeds bestaande basofilie resulteert dit in een grauwpaarse kleur van het cytoplasma (fig. 14.7). In dit stadium ondergaat de cel nog een of twee delingen, waardoor een reductie van het aantal celorganellen tot stand komt.

### Orthochromatofiele erytroblast (normoblast)

Het laatste kernhoudende stadium van de erytrocytaire reeks heeft een doorsnede van 8-10 µm. De kern heeft een dicht gecondenseerd chromatine en is

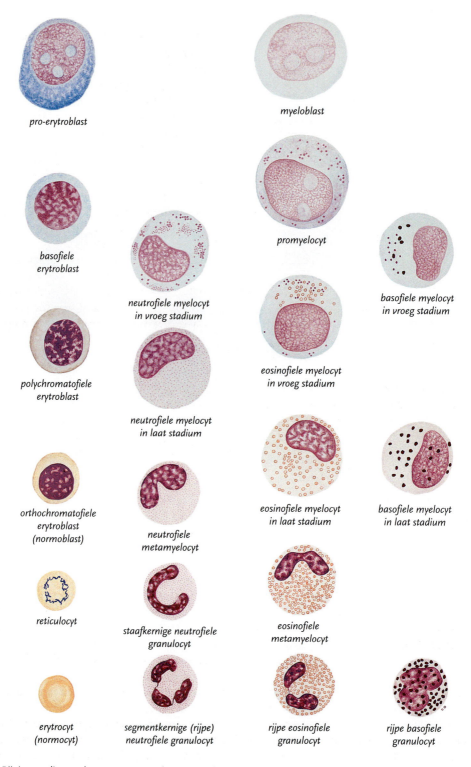

Figuur 14.7 Rijpingsstadia van de erytro- en granulocytaire reeks.
De illustraties zijn gebaseerd op beelden die zijn verkregen met de Giemsakleuring. De reticulocyt daarentegen is weergegeven naar het beeld na behandeling met briljantkresylblauw, waarbij het RNA in deze cel in de vorm van een karakteristiek netwerk (reticulum) wordt neergeslagen.

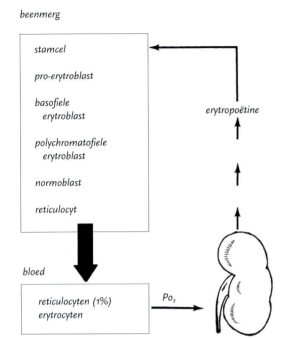

*Figuur 14.8 Het erythron.*
Het erythron is het erytrocytensysteem als één geheel beschouwd. Het bestaat uit het medullaire compartiment en het compartiment van het circulerende bloed én het sensorsysteem in de nier. Een verlaging van de zuurstofspanning in het bloed ($pO_2$) zet de productie van erytropoëtine door de nier aan. Dit hormoon verhoogt de delingsactiviteit en versnelt de rijping van voorstadia van rode bloedcellen in het medullaire compartiment. Hierdoor stijgt het aantal reticulocyten en zodoende ook het aantal erytrocyten dat aan het bloed wordt afgegeven.

veel kleiner geworden (fig. 14.3). Het cytoplasma van deze cel is acidofiel door de hoge concentratie aan hemoglobine. Na enige tijd wordt de totaal pycnotische kern in zijn geheel uit de cel uitgestoten. De uitgestoten kernen worden door macrofagen van het beenmerg gefagocyteerd.

## Reticulocyt

Wanneer de late normoblast de kern heeft uitgestoten, wordt de overblijvende cel **reticulocyt** genoemd omdat deze bij kleuring met briljantkresylblauw een klein, netvormig neerslag van de ribosomen laat zien. Reticulocyten passeren de wand van de sinusoïden om in het circulerende bloed te worden meegevoerd.

Onder pathologische omstandigheden, bijvoorbeeld bij een ijzertekort, is er een tekort aan de bouwstenen voor het hemoglobine, terwijl de celdelingen gewoon doorgaan. De gevormde cellen zijn dan te klein en hebben een te laag gehalte aan hemoglobine. Daardoor ontstaat een tekort aan circulerend hemoglobine. Men spreekt dan van een **microcytaire hypochrome anemie**. Omgekeerd, namelijk bij een tekort aan vitamine $B_{12}$ of foliumzuur, is de celvermenigvuldiging gestoord, terwijl de hemoglobinesynthese gewoon doorgaat. Er worden dan weinig, maar te grote, erytrocyten geproduceerd, die sterk gevuld zijn met hemoglobine. Ook hier ontstaat een tekort aan circulerend hemoglobine; men noemt dit een **macrocytaire hyperchrome anemie**. Aangezien bij deze vorm van anemie ijzertoediening niet effectief is, spreekt men ook wel van **pernicieuze** (hardnekkige) **anemie**.

Het **reticulocytstadium** duurt 72 uur, waardoor de reticulocyt, gezien de lange levensduur van de erytrocyt (120 dagen), slechts enkele procenten van de erytrocytenpopulatie uitmaakt. Een toename van dit percentage wijst op een verkorte levensduur van de rijpe erytrocyt en/of op een verhoogde aanmaak. Het aantal reticulocyten kan oplopen tot tientallen procenten van de erytrocytenpopulatie (**reticulocytencrisis**), bijvoorbeeld bij een anemie die op behandeling reageert.

## Het erythron

Het erythron (fig. 14.8) wordt gedefinieerd als het totaal van alle erytrocyten met hun voorstadia (met hun hemoglobine!) en kan gezien worden als één functioneel systeem. De belangrijkste functie van dit systeem is het vervoer van $O_2$ en $CO_2$ en het op peil houden van een adequate $O_2$-spanning in de weefsels.

Uit in-vitro-onderzoek van hemopoëtische cellen is gebleken dat de pluripotente stamcel zich kan differentiëren tot een zogenoemde '**burst forming unit-erythrocyte**' (**BFU-E**), waaruit in de kweek door proliferatie ('mitotic burst') ophopingen van erytroïde cellen ontstaan. Deze gerichte stamcel differentieert zich tot '**colony forming unit -erythrocyte**' (**CFU-E**), die op zijn beurt de directe voorlopercel van de pro-

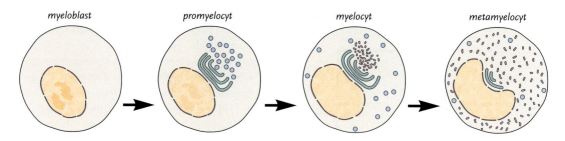

*Figuur 14.9 Illustratie die het rijpingsproces van granulocyten toont.*
Azurofiele granula zijn blauw; specifieke granula zijn roze. Let ook op de veranderingen in het Golgi-complex.

erytroblast is. Deze voorlopercel heeft receptoren voor **erytropoëtine**, een belangrijke stof voor de regulatie van de erytropoëse. Erytropoëtine wordt gevormd door endotheelcellen van de peritubulaire capillairen in de nier (hoofdstuk 20).

Wanneer de capaciteit van het erythron tekortschiet en de zuurstofvoorziening van de weefsels (met name in de nier!) deficiënt dreigt te worden (**hypoxie**), wordt de productie van erytropoëtine verhoogd. Onder invloed van erytropoëtine neemt het aantal erytropoëtische haarden in het beenmerg toe en worden erytrocyten versneld afgegeven aan de bloedbaan, waarmee de capaciteit van het erythron wordt hersteld.

> **Weefselhypoxie** kan voorkomen bij personen die zich naar grote hoogte verplaatsen, waar de atmosferische zuurstofspanning laag is en bij patiënten met chronische disfunctie van de longen, waarbij onvoldoende gaswisseling kan plaatsvinden, met als gevolg een relatieve tijdelijke dan wel een absolute en blijvende afname van de capaciteit van het erythron. Een soortgelijke situatie bestaat na sterk bloedverlies, ofwel een absolute tijdelijke afname van de capaciteit van het erythron.

IJzer, vitamine $B_{12}$ en foliumzuur zijn belangrijk voor een goed functioneren van het erythron en zijn regelsystemen. Androgene hormonen (anabole steroïden) hebben een stimulerend effect op de erytropoëse.

### GRANULOCYTOPOËSE

De **myeloblast** is de eerst herkenbare, gerichte stamcel van de granulocytaire reeks. Via delingen ontstaan uit de myeloblast de **promyelocyt**, en dan de **myelocyt**. Van de myelocyt kunnen, naar gelang de soort van specifieke granula, een **neutrofiele**, een **eosinofiele** en een **basofiele** vorm worden onderscheiden. De overgang van de myelocyt naar het volgende stadium, de **metamyelocyt**, wordt nog door een deling gekenmerkt. De metamyelocyt deelt zich niet meer. Bij de verdere rijping ontstaat uit de metamyelocyt één **staafkernige granulocyt** en ten slotte één **rijpe granulocyt** (**neutrofiel**, **eosinofiel** of **basofiel**). Onder normale omstandigheden worden alleen de laatste twee stadia in het circulerende bloed waargenomen.

### Myeloblast

De myeloblast meet 10-15 μm in doorsnede en heeft een grote bolvormige **kern** met een fijn verdeeld chromatine en een tot drie nucleoli. Het **cytoplasma** is niet zeer uitgebreid en minder basofiel dan dat van de pro-erytroblast (fig. 14.7). In het elektronenmicroscopisch beeld vallen veel mitochondriën, vrije ribosomen en verspreide cisternen van het RER op. Granula zijn nog niet aanwezig.

### Promyelocyt

De promyelocyt is meestal groter dan de myeloblast (tot 20 μm in doorsnede). Op de megakaryocyt na, is het de grootste cel in het beenmerg. De kern heeft een wat grovere chromatinestructuur dan de myeloblast; de nucleoli zijn opvallend (fig. 14.7). Het RER en het Golgi-complex zijn goed ontwikkeld. Het cytoplasma van de promyelocyt is meer basofiel dan dat van de myeloblast en bevat veel (niet-specifieke) **azurofiele granula**. Deze azurofiele granula bevatten lysosomale enzymen (fig. 14.9).

### Myelocyt

De myelocyt is een cel met een wisselende grootte (diameter van 10-15 μm). De **kern** is ovaal en ligt meestal excentrisch in de cel; het chromatinepatroon is vrij grof.

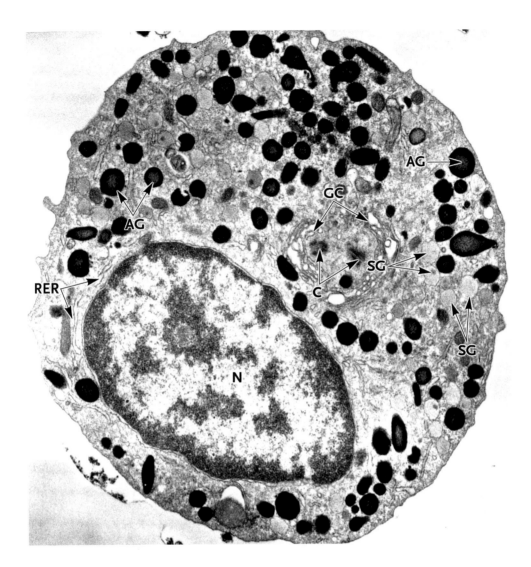

*Figuur 14.10 Neutrofiele myelocyt uit menselijk beenmerg, behandeld met een techniek voor het aantonen van de peroxidaseactiviteit.*

Het cytoplasma bevat twee soorten korrels: peroxidasepositieve azurofiele granula (AG) en peroxidasenegatieve specifieke granula (SG), die over het algemeen kleiner zijn. Vanaf het stadium van de myelocyt is er geen peroxidaseactiviteit meer in het ruw endoplasmatisch reticulum (RER) of in de Golgi-cisternen (GC) die zich rondom de centriolen (C) bevinden. N: celkern. 15.000 ×. (opname D.F. Bainton)

De **neutrofiele myelocyt** bevat talrijke (niet-specifieke) azurofiele granula (fig. 14.7, 14.9 en 14.10) te midden van de **specifieke granula**, die nu tot ontwikkeling komen. Bij de differentiatie van de granulocyt neemt het aantal azurofiele granula steeds af, daar zij alleen in het promyelocytenstadium worden gevormd en de cel nadien enkele delingen doormaakt. Bij de **eosinofiele** en de **basofiele myelocyt** komt slechts één type granula tot ontwikkeling.

De drie granulocytaire reeksen tonen elk eenzelfde ontwikkelingspatroon: een differentiatiefase die met mitotische delingen gepaard gaat (van de myeloblast tot en met de myelocyt) en die vier tot zes dagen duurt, gevolgd door een iets kortere rijpingsfase waarin de cel zich niet meer deelt.

### Metamyelocyt

De metamyelocyt wordt gekarakteriseerd door een boonvormige kern met een indeuking, die een eerste

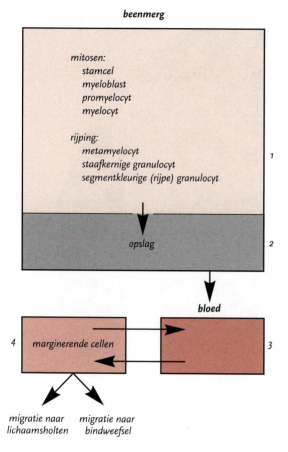

Figuur 14.11 Functionele compartimenten van de neutrofiele granulocyten
1 Vormingscompartiment in het beenmerg.
2 Opslagcompartiment in het beenmerg.
3 Compartiment van het circulerende bloed.
4 Compartiment van de marginerende cellen.
De grootte van elk compartiment, zoals hiervoor aangegeven, is niet in verhouding met het aantal cellen in elk van deze compartimenten (zie tekst). Na migratie uit de bloedbaan gaan deze cellen in een tot twee dagen te gronde

aanduiding is van het ontstaan van segmentatie. Het cytoplasma is meer roze dan dat van de blauwroze myelocyt. Door een toename van heterochromatine wordt het chromatinepatroon dichter van structuur; het kernvolume wordt kleiner. De metamyelocyt deelt zich niet meer: uit één metamyelocyt ontstaat dus uiteindelijk één rijpe granulocyt.

### Staafkernige granulocyt
Bij voortschrijdende condensatie van de kern krijgt deze een langgerekte, enigszins gebogen vorm (staafkern) (fig. 14.7). Deze kernvorm wordt normaliter bij 3-5% van de leukocyten in het perifere bloed gevonden. Bij versterking van de granulocytopoëse neemt het percentage toe (zogenoemde linksverschuiving), waarbij soms ook enkele metamyelocyten kunnen verschijnen.

### Kinetiek van de neutrofiele granulocyten
Het beenmerg van een volwassen man van 70 kg produceert per dag circa $60 \times 10^9$ neutrofiele granulocyten. Dit is van eenzelfde orde van grootte als de productie van rode cellen, die per dag op circa $200 \times 10^9$ kan worden geschat. Ondanks deze vergelijkbare productie is het aantal granulocyten in het bloed aanzienlijk lager dan het aantal erytrocyten. Dit hangt onder andere samen met een aanzienlijk verschil in levensduur van de cellen (enkele dagen versus 120 dagen) en het feit dat granulocyten uiteindelijk de bloedbaan verlaten.

Zoals in figuur 14.11 wordt getoond, kunnen de neutrofielen en hun voorlopers in vier verschillende compartimenten voorkomen:

1 het **medullaire vormingscompartiment**, waar nieuwe neutrofielen worden aangemaakt en rijpen, en dat kan worden onderverdeeld in een delingscompartiment en een rijpingscompartiment;
2 het **medullaire opslagcompartiment**;
3 het **compartiment van het circulerende bloed**;
4 het **compartiment van de marginerende cellen**: dit zijn cellen die zich weliswaar in het perifere bloed bevinden, maar tijdelijk niet circuleren, hetzij doordat zij aan de vaatwand kleven, hetzij doordat zij zich bevinden in capillairen die niet doorstroomd worden.

De **verblijfsduur** in de respectieve compartimenten is enigszins verschillend. Deze bedraagt in het delingscompartiment circa vier dagen, in het rijpingscompartiment circa drie dagen en in het opslagcompartiment enkele dagen. Vanuit het opslagcompartiment bereiken de neutrofielen het bloed via de intercellulaire spleten van het endotheel of dwars door de dunne delen van het endotheel. In het perifere bloed verkeert ongeveer de helft van de cellen in het circulerende compartiment en de andere helft in het marginerende compartiment. Er is een constante uitwisseling tussen beide compartimenten.

Vervolgens verlaat de granulocyt door diapedese de bloedbaan en verblijft dan gemiddeld ongeveer twee dagen in de weefsels of lichaamsholten om daarna door apoptose te gronde te gaan.

Toename van het aantal neutrofielen in het bloed (**granulocytose** of **neutrofilie**) kan op een aantal manieren tot stand komen. Sterke fysieke inspanning of injectie van adrenaline laat de marginerende cellen terugkeren naar het circulerende bloed. Bij een acute ontstekingsreactie treedt snel een neutrofilie op als gevolg van het vrijkomen van grote aantallen neutrofielen uit het medullaire opslagcompartiment. Hierbij verschijnen ook onrijpe vormen zoals staafkernige neutrofielen in het circulerende bloed. Deze neutrofilie is echter van voorbijgaande aard en wordt gevolgd door een 'herstelperiode' waarin gedurende enige tijd weinig neutrofielen meer vrijkomen (compensatoire **neutropenie**). Houdt de ontsteking aan, dan leidt een verhoogde productie tot een nieuwe stijging van het aantal granulocyten (neutrofilie), die voor de duur van de ontsteking blijft bestaan.

**Leukemieën** zijn aandoeningen waarbij er een pathologische klonale expansie is van voorlopercellen van leukocyten. Afhankelijk van de betrokken lijn spreekt men van lymfocytaire dan wel myeloïde of monocytaire leukemie. Door de excessieve ophoping van deze maligne cellen wordt de productie van andere celtypen in het beenmerg vaak verdrongen met als gevolg anemie en een verhoogde gevoeligheid voor infecties (granulocytopenie). Door middel van een **beenmergpunctie** kan een vermoedelijke diagnose (gesteld op basis van het bloedbeeld) vaak worden bevestigd. Met een naald wordt enig beenmerg uit bijvoorbeeld het sternum geaspireerd, waarna het preparaat op een glaasje wordt uitgestreken en gefixeerd. Met behulp van specifieke monoklonale antistoffen gericht tegen merkers op leukemische cellen kan het preparaat dan verder worden geanalyseerd en kan een nauwkeuriger diagnose worden gesteld).

## Regulering van de granulocytopoëse

Hoe de productie van granulocyten wordt gereguleerd, is nog onbekend. Waar bij de rode bloedcellen een onvoldoende $O_2$-voorziening in de nier het signaal vormt voor afgifte van erytropoëtine, is een vergelijkbaar signaleringssysteem voor granulocyten onbekend. Wel staat vast dat de productie afhankelijk is van de eerder in dit hoofdstuk genoemde hemopoëtische groeifactoren (GM-CSF, G-CSF).

Aangezien endotheelcellen een belangrijke bron van CSF zijn, zou – strikt hypothetisch – het aantal cellen in het marginerende compartiment en hun interactie met de endotheelcellen een signaleringssysteem kunnen vormen dat de productie van CSF en daarmee de omvang van de granulocytopoëse in het beenmerg bepaalt.

### MONOCYTOPOËSE

Hoewel de voorstadia van de monocyt in histologische preparaten van het beenmerg vrijwel niet te onderscheiden zijn van de vroege voorstadia van de andere bloedcelreeksen, staat vast dat pluripotente stamcellen zich via myeloblasten (gerichte stamcellen, CFU-GM) differentiëren tot **monoblasten**. De monoblast is een grote (20 μm) basofiele cel met een grote, lichte kern en een duidelijke nucleolus. Deze cel deelt zich in **promonocyten**, eveneens grote cellen (15 μm) met een matig grote, ingedeukte kern en een basofiel cytoplasma. Er is een groot aantal (niet-specifieke) azurofiele korrels (lysosomen). Uit promonocyten ontstaan door deling **monocyten**, die vervolgens in het bloed terechtkomen.

In de bloedbaan heeft de monocyt waarschijnlijk geen functie, maar wanneer hij door diapedese de bloedbaan heeft verlaten, kan hij zijn fagocyterende eigenschappen ontplooien en wordt hij **macrofaag** (hoofdstuk 5).

### MONONUCLEAIRE-FAGOCYTENSYSTEEM

De overal verspreid in het lichaam aanwezige van monocyten afgeleide macrofagen – en hun respectieve verschijningsvormen – vormen, tezamen met hun voorlopers, op grond van hun ontogenetische relatie, één familie van cellen, die het **mononucleaire-fagocytensysteem (MPS)** wordt genoemd (tabel 14.3). Tot dit systeem behoren behalve de monoblast en de promonocyt in het beenmerg, de monocyt in het stromende bloed en alle daarvan afgeleide macrofagen in de weefsels. In bindweefsel komt de macrofaag voor als **bindweefselmacrofaag** (ook wel **histiocyt** genoemd); in de long als alveolaire macrofaag of **longmacrofaag**; in lymfeklieren, milt en beenmerg als **vrije macrofaag** en in sereuze holten bijvoorbeeld als **buikholtemacrofaag**.

**Tabel 14.3** Het mononucleaire-fagocytensysteem

| | |
|---|---|
| Stamcel | **Beenmerg** |
| ↓ | |
| Gerichte stamcel | |
| ↓ | |
| Monoblasten | |
| ↓ | |
| Promonocyten | |
| ↓ | |
| Monocyten | **Perifeer bloed** |
| ↓ | |
| Macrofagen | **Weefsels:** |
| | **Normale toestand** |
| | ■ Bindweefsel (macrofaag, histiocyt) |
| | ■ Long (alveolaire macrofaag) |
| | ■ Lymfeklieren (macrofaag) |
| | ■ Milt (macrofaag) |
| | ■ Beenmerg (macrofaag) |
| | ■ Sereuze holten (pleurale en peritoneale macrofagen) |
| | ■ Lamina propria darm (macrofaag) |
| | ■ Bot (osteoclast) |
| | ■ Zenuwweefsel (microgliacel) |
| | ■ Synovia (cel van type A) |
| | ■ Andere organen (weefselmacrofaag) |
| | **Ontsteking** |
| | ■ Exsudaatmacrofaag |
| | ■ Residentmacrofaag |
| | ■ Epitheloïde cel |
| | ■ Veelkernige reuscel |
| | ■ Vreemdlichaamreuscel |

In bindweefsel kunnen bepaalde uit het beenmerg afkomstige voorlopercellen van mononucleaire fagocyten door fusie overgaan in **osteoclasten**. Ook de **microgliacellen** in het centraal zenuwstelsel zijn afkomstig van via het bloed aangevoerde mononucleaire fagocyten. Osteoclasten en microgliacellen worden daarom eveneens tot het mononucleaire-fagocytensysteem gerekend. Tot het systeem behoren ook de **tingibele-Körper-macrofagen** in de lymfoïde organen (hoofdstuk 15).

Bij een ontstekingsreactie ten gevolge van de aanwezigheid van een 'vreemd lichaam' (corpus alienum, bijvoorbeeld een glassplinter) kunnen macrofagen zich als een aaneengesloten formatie rangschikken: ze worden dan tot **epitheloïde cellen**; soms fuseren ze tot zeer grote **veelkernige vreemdlichaamreuscellen** ('**foreign body giant cells**') in een poging het vreemde lichaam in te kapselen.

Recentelijk wordt binnen het mononucleaire-fagocytensysteem onderscheid gemaakt tussen twee mogelijke sublijnen, die sterk in fagocyterend vermogen verschillen, maar beide van de monoblast afkomstig zouden zijn. Naast de sterk fagocyterende elementen van het mononucleaire-fagocytensysteem in engere zin, onderscheidt men een populatie van **dendritische cellen** ('dendritic cells'). Dit celtype is diffuus verspreid in alle organen en weefsels van het lichaam. Dendritische cellen zijn vooral bekend in lymfoïde organen, waar zij als **interdigiterende cellen** zijn beschreven. Opvallend kenmerk in deze organen is de nauwe relatie tussen dendritische cellen met hun uitlopers en omringende lymfocyten (T-cellen). Men neemt aan dat het hier om **antigeenpresenterende cellen (APC)** gaat. Tot deze populatie behoren ook de Langerhanscellen in de epidermis en de 'sluiercellen' ('veiled cells') in de afferente lymfe. Dendritische cellen hebben slechts een beperkt fagocyterend vermogen; zij zijn bij uitstek, als 'professionele' antigeenpresenterende cellen, in staat tot 'antigen processing'.

In hoeverre alle macrofagen in het lichaam tot het MPS behoren, is nog steeds niet duidelijk. Door sommigen wordt een populatie van '**resident macrophages**' onderscheiden, aanwezig in lever (Kupffercellen), milt, beenmerg en longen. Deze macrofagen hebben andere antilichaamspecificaties en andere enzymcytochemische specificaties, zijn zelfprolifererend en hebben een vooralsnog onbekende herkomst.

## LYMFOCYTOPOËSE

De ontwikkeling en rijping van lymfocyten in het beenmerg wijkt sterk af van het patroon dat bij de myeloïde celreeksen wordt aangetroffen. In de myeloïde reeks ontstaan uit stamcellen blastcellen, die zich vermenigvuldigen en differentiëren tot rijpe eindcellen. Na afgifte aan het bloed zullen deze cellen zich niet meer delen. In de lymfoïde reeks ontstaan daarentegen lymfocyten, die buiten het beenmerg opnieuw, na contact met antigeen, kunnen gaan prolifereren en differentiëren. Er zijn derhalve in de levensloop van de lymfocyt twee proliferatie- en differentiatiefasen: de eerste is antigeenonafhankelijk en speelt zich voor de B-lymfocyt af in het beenmerg en voor de T-lymfocyt grotendeels in de thymus. De tweede fase is antigeenafhankelijk en speelt zich voor zowel B- als T-lymfocyt af in de lymfoïde organen.

Naar analogie van de CFU-S, waaruit – in de milt – kolonies van de myeloïde reeks kunnen ontstaan (erytrocyten, granulocyten, monocyten), is ook het

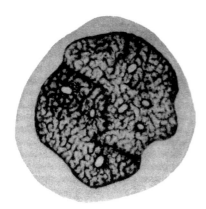
*megakaryoblast*

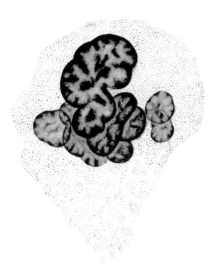
*megakaryocyt*

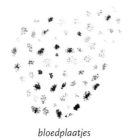
*bloedplaatjes*

*Figuur 14.12 Cellen van de megakaryocytenreeks.*
De cellen zijn hier afgebeeld zoals zij zich voordoen in beenmerguitstrijkjes na een Giemsakleuring. De onderlinge verhoudingen zijn niet representatief.

bestaan van een CFU-LY (CFU-lymfocyten) gepostuleerd als gemeenschappelijke gerichte stamcel voor B- en T-cellen. Alleen voor B-cellen zijn de voorstadia in het beenmerg geïdentificeerd.

De ontwikkelingsreeks voor B-lymfocyten kan als volgt worden beschreven. De **pro-B-lymfocyt** ontwikkelt zich uit een lymfoïde stamcel (CFU-LY). De pro-B-lymfocyt ziet eruit als lymfocyt, maar heeft geen aantoonbare hoeveelheid immuunglobulinen in het cytoplasma (cIg-), noch aan het celoppervlak (sIg-) ('s' staat voor 'surface'). Door de aanwezigheid van bepaalde oppervlaktemerkermoleculen (onder andere CD-antigenen; zie hoofdstuk 13) kunnen deze cellen als toekomstige B-cellen worden herkend. Bij de differentiatie van pro-B-lymfocyten tot **pre-B-lymfocyten** treden herschikkingen en mutaties op in genengroepen van het DNA (de zogenoemde V-genen), die coderen voor het antigeenbindende V-deel (variabele deel) van het Ig-molecuul. Hierdoor ontstaan pre-B-cellen die elk een eigen, van de andere pre-B-cellen verschillend, antigeenbindend fragment (antilichaamspecificiteit) hebben. De pre-B-lymfocyt ziet eruit als een lymfocyt en vormt in het cytoplasma μ-ketens; dit zijn de zogenoemde zware ketens van het immuunglobulinemolecuul IgM (hoofdstuk 15). Zowel pro-B- als pre-B-lymfocyten prolifereren. Nadat ook de lichte keten (L-keten) is gesynthetiseerd, worden complete immuunglobulinemoleculen aan het oppervlak tot expressie gebracht (sIg+). De **rijpe B-cel** ziet eruit als een lymfocyt, heeft geen cytoplasmatisch Ig (cIg-), maar wel oppervlakte-IgM en -IgD (sIgM+, sIgD+); deze cel wordt aan het bloed afgegeven. Bij de verdere rijping kan er een overschakeling (switch) plaatsvinden naar productie van een andere zware keten (γ, α, ε), leidend tot vorming van antilichamen van de klasse IgG, IgA of IgE. Bij stimulatie door antigeen zal deze cel gaan prolifereren en differentiëren tot antilichaamvormende plasmacel; het IgD verdwijnt dan van het oppervlak.

De ontwikkeling van de **T-lymfocyt** start eveneens met de lymfoïde stamcel (CFU-LY), waaruit in het beenmerg de **prothymocyt** ontstaat. Deze komt via het bloed in de thymus terecht en gaat zich daar als **thymocyt** onder invloed van contacten met de thymusepitheelcellen en de door deze gevormde factoren differentiëren. Voorafgaand aan dit differentiatieproces heeft eerst nog een uitgebreide celvermenigvuldiging plaats. Thymocyten brengen de T-celreceptor (TCR), waarmee deze cellen antigenen kunnen herkennen, aan hun oppervlak tot expressie. Slechts een kleine – geselecteerde – minderheid van de in de

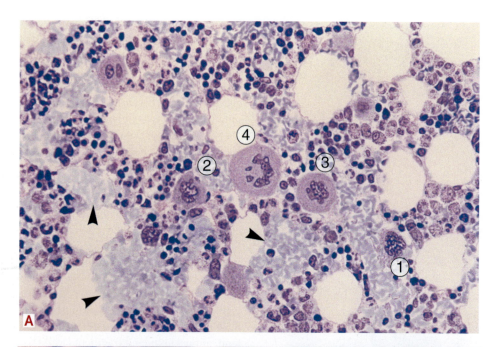
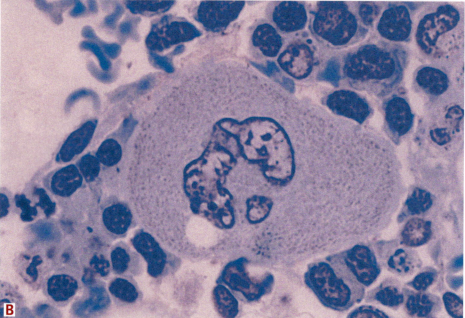

*Figuur 14.13  LM-opnames van megakaryocyten.*

A   LM-opname van een coupe van beenmerg, waarin verschillende stadia van de ontwikkeling van megakaryocyten (1 t/m 4) goed te zien zijn. Let verder op sinusoïden (pijlkoppen), gevuld met erytrocyten, en vetcellen (lichte uitsparingen). PT-kleuring. Middelsterke vergroting.

B   LM-opname van een megakaryocyt in situ, bij sterkere vergroting. Hoewel het anders lijkt, heeft deze cel slechts één kern (zie ook fig. 13A, stadium 4). Let verder op de relatieve afmetingen van deze cel en op het granulaire cytoplasma. Giemsa-kleuring. Hoge vergroting.

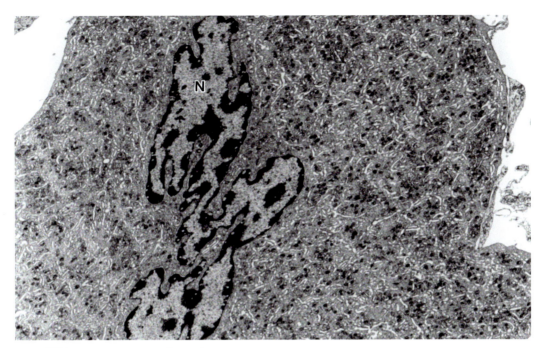

*Figuur 14.14 TEM-opname van een megakaryocyt.*
Let op de gelobde kern (N) en talrijke granula in het cytoplasma. De demarcatiemembranen vormen de wand van spleetvormige profielen. 4900 ×.

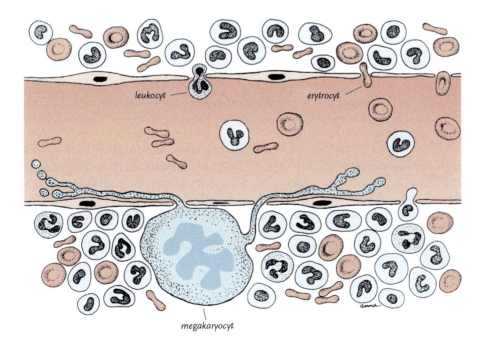

*Figuur 14.15 Diagram dat de afgifte van erytrocyten, witte bloedcellen en bloedplaatjes aan sinusoïdaal bloed in het beenmerg illustreert.*
Aangezien onrijpe rode bloedcellen geen eigen motiliteit bezitten, neemt men aan dat zij via een drukgradiënt in het bloed komen. Onder invloed van afgiftebevorderende stoffen ('releasing factors') kunnen witte bloedcellen vrijelijk de wand passeren. Megakaryocyten vormen dunne cytoplasma-uitlopers, die de sinusoïdewand penetreren (plaatjeslinten), door de bloedstroom worden meegesleurd en als individuele bloedplaatjes vrijkomen.

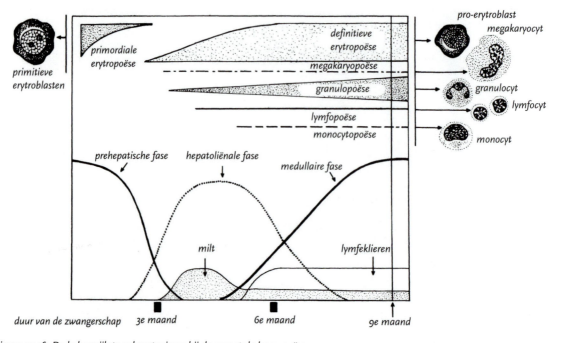

*Figuur 14.16* De belangrijkste gebeurtenissen bij de prenatale hemopoëse.
Bij de rechts getekende cellen is de megakaryocyt in verhouding tot de andere cellen veel te klein getekend.

thymus gevormde lymfocyten wordt als T-lymfocyten aan het bloed afgegeven en gaat dan de thymusafhankelijke gebieden van de lymfoïde organen bevolken (zie hoofdstuk 15).

## TROMBOCYTOPOËSE

Bij volwassenen ontstaan de bloedplaatjes in het rode beenmerg door fragmentatie van (een deel van) het cytoplasma van de (**granulaire**) **megakaryocyt**. Deze ontstaat uit de **megakaryoblast**, die als gerichte stamcel ontstaat uit de pool van pluripotente stamcellen.

### Megakaryoblast

De megakaryoblast heeft een sterk variabele diameter (15-50 μm) en een grote eivormige of meer niervormige diploïde kern met talrijke opvallende nucleoli. Het cytoplasma van deze cel is homogeen en sterk basofiel door een rijkdom aan vrije ribosomen (fig. 14.12).

In de megakaryoblast voltrekt zich het proces van **endomitose**, waarbij de gedupliceerde chromosomen binnen de cel blijven, met **polyploïdie** als gevolg. De aldus ontstane reusachtige megakaryocyt (tot 150 μm diameter) heeft een **kern** die 8, 16 of 32 maal het diploïde chromosoomaantal bezit (fig. 14.12 en 14.13A). Het **cytoplasma** van de megakaryoblast bevat azurofiele granula, die uiteindelijk het granulomeer van de trombocyten zullen gaan vormen (fig. 13.17).

### Megakaryocyt

Bij de verdere rijping van de megakaryocyt (fig. 14.13B) is er in het cytoplasma een toename van (gladde) membraanprofielen, die zogenoemde **demarcatiemembranen** vormen (fig. 14.14). Dit is een systeem van samenhangende dubbelmembranen, dat ontstaat door fusie van blaasjes in het cytoplasma en door invaginatie van de oppervlaktemembraan. Hieruit ontwikkelen zich gebieden, de zogenoemde **prospectieve plaatjesvelden**, waarin bloedplaatjes met al hun organellen al zijn te herkennen.

Uit onderzoek met de SEM is gebleken dat sliertvormige aanhangsels van megakaryocyten (plaatjeslinten) door openingen in het endotheel van de sinusoïden steken. Men heeft daarom wel verondersteld dat de plaatjes op deze wijze door de bloedstroom zouden kunnen worden meegenomen, waarbij één megakaryocyt enkele duizenden plaatjes kan genereren (fig. 14.15). De resterende celmassa sterft hierna af als een reuzenkern met een smalle zoom cytoplasma en wordt door macrofagen in het beenmerg gefagocyteerd.

## EMBRYONALE HEMOPOËSE

Gedurende de intra-uteriene periode bestaan er drie elkaar overlappende fasen van hemopoëse (fig. 14.16):
1   een primordiale of prehepatische fase;

2 een hepatoliënale fase;
3 een medullaire of definitieve fase.

Alle bloedcellen zijn van **mesenchymale oorsprong**.

> Bij bepaalde vormen van trombopenie, waarbij een tekort aan bloedplaatjes in de circulatie bestaat, blijven de bloedplaatjes aan het cytoplasma van de megakaryocyt gehecht en bestaat er klaarblijkelijk een defect van het loslaatmechanisme. Bloedplaatjes blijven ongeveer tien dagen in circulatie om daarna te gronde te gaan.

### Primordiale of prehepatische fase

Bij de mens verschijnen de eerste bloedcellen in het mesoderm van de dooierzak gedurende de derde week van de embryonale ontwikkeling. Er ontstaan nesten van mesenchymale cellen, zogenoemde **bloedeilandjes**. Het endotheel van de eerste bloedvaten ontstaat hier ter plaatse uit de mesenchymcellen die het eilandje omgeven; de meer naar binnen gelegen cellen ronden zich af en differentiëren tot de stamcellen van het bloed.

Door aaneensluiting van de endotheelcellen van de bloedeilandjes worden de eerste bloedvaten gevormd. Deze vaten gaan al snel verbindingen aan met het zich ontwikkelende vasculaire systeem van het embryo. Hierdoor ontstaat de mogelijkheid dat cellen die in de dooierzak zijn gevormd, in het lichaam van het embryo terechtkomen en daar gaan circuleren.

De stamcellen van het bloed, die ontstaan in de bloedeilandjes, maken enkele delingen door in de vaten en differentiëren dan tot de **primitieve erytroblasten**. Pas aan het einde van de primordiale fase van de bloedcelvorming komen kernloze erytrocyten voor na uitstoting van de kern in het late erytroblastenstadium.

Gedurende deze gehele primordiale fase bevat het bloed alleen de hiervoor genoemde cellen van de erytrocytaire reeks; er worden dan nog geen leukocyten of bloedplaatjes gevormd.

### Hepatoliënale fase

Deze periode begint in de tweede maand van de embryonale ontwikkeling, waarbij de bloedcelvorming zich concentreert in de **lever** en, in mindere mate, in de **milt**.

In het mesenchym, dat de entodermale aanleg van de **lever** omgeeft en binnendringt wanneer deze in celplaten wordt gerangschikt, verschijnen nu de eerste voorstadia van granulocyten en megakaryocyten en erytroblasten in hun definitieve vorm. De hemopoëse in de lever heeft zijn hoogtepunt tussen de derde en de zesde maand van de embryonale ontwikkeling.

In de **milt** worden in de eerste maanden van de ontwikkeling voornamelijk cellen van de erytrocytaire reeks geproduceerd; ook vindt hier productie van granulocyten en bloedplaatjes plaats, maar op veel kleinere schaal.

> Onder normale omstandigheden zijn bij volwassenen de lever en de milt geen hemopoëtische organen. De hemopoëse verdwijnt hier kort na de geboorte. Alleen onder pathologische omstandigheden kan de bloedcelvorming in lever en milt weer op gang komen (**extramedullaire hemopoëse**, bijvoorbeeld bij leukemie of chronisch bloedverlies).

### Medullaire fase

De eerste medullaire hemopoëse treedt, in vervolg op het verbeningsproces, op in het **beenmerg** van het sleutelbeen (clavicula); de activiteit begint daar al bij de overgang van de tweede naar de derde maand van de embryonale ontwikkeling. Geleidelijk vindt de verbening en daarmee de bloedcelproductie ook elders plaats en in de vierde maand levert het beenmerg al een aanzienlijke bijdrage tot de productie van bloedcellen. Hierbij staat vooral aanmaak van erytrocyten, granulocyten en megakaryocyten op de voorgrond. De aanmaak van lymfocyten (beenmerg en thymus) en monocyten komt nu op gang.

> **Samenvatting**
>
> Bloedcelvorming (hemopoëse) gaat uit van één populatie **universele** of **pluripotente stamcellen**, waaruit alle gevormde elementen van het bloed (erytrocyten, granulocyten, monocyten, lymfocyten en trombocyten) ontstaan. Deze stamcelpopulatie heeft een zelfvernieuwend vermogen.
> Uit deze stamcelpopulatie ontwikkelen zich twee **multipotente stamcelpopulaties**:
> 1 de CFU-S voor de **myeloïde** lijn;
> 2 de CFU-LY voor de **lymfoïde** lijn.
>
> In de **myeloïde** lijn ontwikkelen zich uit de CFU-S **gerichte stamcellen** ('progenitor cells') die of **uni-** >>

potent zijn (erytrocyten óf trombocyten) of **bipotent** (granulocyten én monocyten). Gerichte stamcellen hebben nog een beperkt zelfvernieuwend vermogen. Uit deze gerichte stamcellen ontstaan **voorlopercellen** ('precursor cells') waaruit na enkele celdelingen en gelijktijdige differentiatie de rijpe bloedcellen ontstaan.

Proliferatie en differentiatie worden gereguleerd door voor elke reeks specifieke **groeifactoren**, bijvoorbeeld erytropoëtine voor erytrocyten, GM-CSF ('colony stimulating factor') voor granulocyten/monocyten en trombopoëtine voor trombocyten. Wanneer de $O_2$-spanning in de nier daalt als gevolg van een (absoluut of relatief) te laag circulerend hemoglobine, neemt de productie van erytropoëtine toe, met als gevolg verhoogde productie van erytrocyten. Soortgelijke regelsystemen voor de overige reeksen zijn (nog) onbekend.

In de **lymfoïde** lijn vinden alleen de productie en differentiatie van **B-lymfocyten** in het beenmerg plaats. Prothymocyten bereiken, vanuit het beenmerg, via het bloed, de thymus, waarin door proliferatie en differentiatie **T-lymfocyten** ontstaan, waarna deze worden afgegeven aan de bloedbaan. Bloedcelvorming treedt al vroeg op tijdens de **embryonale** ontwikkeling. Een eerste fase speelt zich af in (1) het **dooierzakmesenchym**, met de vorming van bloedeilandjes, waaruit primitieve bloedvaten ontstaan en een stamcelpopulatie voor de vorming van rode bloedcellen. In een latere fase is de bloedcelvorming gelokaliseerd in (2) **lever** en **milt**. Dan worden ook voor het eerst de overige typen bloedcellen gevormd. Enkele maanden vóór de geboorte neemt (3) het **beenmerg** reeds de belangrijkste plaats in; een situatie die gedurende de rest van het leven zal blijven bestaan.

# 15 Lymfoïde systeem

Inleiding 353
Immuunreacties 355
   Humorale immuunrespons 355
   Cellulaire immuunrespons 356
   Cytokinen 356
Immuunglobulinen 356
Thymus 358
   Algemene bouw 360
   Vaatvoorziening 361
   Schors en bloed-thymusbarrière 361
   Merg 362
   Ontwikkeling en involutie van de thymus 363
   Histofysiologie 363
   Effecten van een aantal hormonen op de thymus 364
Orgaantransplantatie 364
Lymfeklieren 365
   Algemene bouw 365
   Vaatvoorziening 369
   Histofysiologie 371
Milt 375
   Algemene bouw 375
   Miltpulpa 375
   Vaatvoorziening 375
   Witte pulpa 377
   Rode pulpa 378
   Histofysiologie 379
Mucosa-geassocieerd lymfoïd weefsel en tonsillen 382
   Tonsillae palatinae 383
   Tonsilla pharyngea (adenoïd) 384
   Tonsillae linguales 384
   Solitaire follikels 384
Samenvatting 385

## INLEIDING

Vanaf zijn geboorte is de mens in aanraking met de niet-steriele buitenwereld. Zo lang het oppervlakte-epitheel van huid, maag-darmkanaal, luchtwegen en urogenitaal systeem intact is, zullen ziektekiemen niet in het 'milieu intérieur' kunnen binnendringen. Wanneer deze barrière echter niet intact is, is penetratie naar het 'milieu intérieur' mogelijk, waar exponentiële vermeerdering van de ziektekiemen kan optreden. Het is de taak van de cellen en de organen van het **immuunsysteem** om het organisme te beschermen tegen binnengedrongen lichaamsvreemde stoffen en organismen.

Het immuunsysteem bestaat uit een **niet-specifieke** en een **specifieke** component. Tot de **niet-specifieke** component behoren de granulocyten en de monocyten/macrofagen, die bij een ontstekingsreactie een eerste verdedigingslinie vormen, en de 'natural-killer'-cellen. In tweede instantie komt de **specifieke** component aan bod, met als hoofdrolspelers de lymfocyten. **Lymfocyten** maken deel uit van het **lymfoïde systeem**.

**Lymfocyten** zijn **immuuncompetente cellen**, dat wil zeggen cellen die in staat zijn op lichaamsvreemde stoffen/organismen met een specifieke immunologische reactie te reageren, zodat het organisme onvatbaar (**immuun**) wordt voor hun schadelijke werking. Immuuncompetente cellen hebben de volgende kenmerken.
1. Zij kunnen onderscheid maken tussen enerzijds moleculen en cellen, die tot het eigen lichaam (**zelf**) behoren, en anderzijds moleculen die daar niet toe behoren – die niet-eigen (**niet-zelf**) zijn.
2. Zij kunnen deze vreemde (niet-eigen) stoffen inactiveren en vernietigen. Als niet-eigen kunnen soms ook 'eigen' cellen worden herkend, die door bepaalde processen zodanig veranderd zijn dat zij door het immuunsysteem als **lichaamsvreemd** worden gezien ('altered-self'), zoals voorkomt bij cellen die geïnfecteerd zijn met een virus en mogelijk ook bij tumorcellen.

Het **lymfoïde systeem** omvat de **lymfoïde organen** en alle **lymfocyten** buiten deze organen zoals aanwezig

## 354 FUNCTIONELE HISTOLOGIE

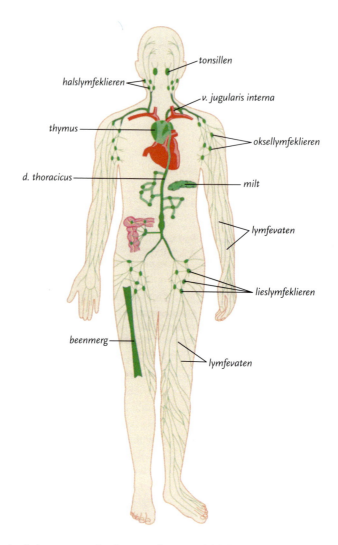

*Figuur 15.1 Lokalisatie van lymfoïde organen en lymfevaten in het menselijk lichaam.*
Lymfevaten verzamelen de weefselvloeistof van het lichaam om deze weer terug te voeren naar de lichaamscirculatie. Het grootste deel gaat via de d. thoracicus. NB lymfevaten van de longen zijn in deze figuur niet weergegeven.

in het **bloed**, de **lymfe** en de overige organen. Men onderscheidt enerzijds **centrale lymfoïde organen**, zoals de thymus en het beenmerg, waarin een antigeenonafhankelijke proliferatie van lymfoïde stamcellen en een differentiatie tot immuuncompetente T- en B-lymfocyten plaatsvinden, en anderzijds **perifere lymfoïde organen** waarin contact met antigeen leidt tot proliferatie en differentiatie van deze immuuncompetente T- en B-lymfocyten met productie van specifieke effectorcellen/-moleculen (fig. 15.1, tabel 15.1).

Tot de perifere lymfoïde organen behoren:
1 de **lymfeklieren**, ingeschakeld in de lymfebanen;
2 de **milt**, ingeschakeld in de bloedbaan;
3 de **lymfo-epitheliale organen**, die in nauwe relatie staan tot het epitheel van een slijmvlies/mucosa. Hiertoe behoren het '**gut-associated lymphoid tissue**' (**GALT**); **tonsillen**, **platen van Peyer**, **appendix** van het maag-darmkanaal en het '**bronchus-associated lymphoid tissue**' (**BALT**) langs de luchtwegen. Tezamen worden deze structuren wel het '**mucosa associated lymphoid tissue**' (**MALT**) genoemd.

De grondstructuur van de perifere lymfoïde organen bestaat uit een ruimtelijk netwerk van mesenchymale reticulumcellen te midden van dunne collagene vezels (reticulaire vezels). Tijdens de ontogenie wordt dit reticulaire bindweefsel bevolkt met T- en

Tabel 15.1 Gemiddelde percentages lymfocyten in verschillende lymfoïde organen

| Lymfoïde orgaan | T-lymfocyten % | B-lymfocyten% |
|---|---|---|
| Thymus | 100 | 0 |
| Beenmerg | 10 | 90 |
| Milt | 45 | 55 |
| Lymfeklieren | 60 | 40 |
| Bloed | 80 | 20 |

B-lymfocyten, die daar hun eigen voorkeurslokalisatie hebben, alsmede met monocyten dan wel macrofagen. Milt en lymfeklieren zijn omgeven door een bindweefselkapsel, van waaruit bindweefselschotten (trabekels) in het orgaan dringen en daaraan steun geven. Het MALT bevat ongekapseld lymfoïd weefsel.

#### IMMUUNREACTIES

Een macromolecuul, dat door het lichaam als lichaamsvreemd (niet-eigen) wordt herkend, wordt een **antigeen** genoemd. Het lymfoïde systeem reageert hierop met een **specifieke immuunreactie**. Het deel van het antigeenmolecuul dat verantwoordelijk is voor deze eigenschap, wordt **antigene determinant** of **epitoop** genoemd. Antigenen, die een respons van het immuunsysteem teweeg kunnen brengen, ook wel **immunogenen** genoemd, zijn in het algemeen macromoleculen met een molecuulmassa van meer dan 5000 u, bijvoorbeeld eiwitten, nucleïnezuren en koolhydraten. Sommige kleinere moleculen, die op zichzelf niet immunogeen zijn, kunnen zich als **haptenen** aan een **dragermolecuul** (bijvoorbeeld een lichaamseigen eiwit) hechten en zo toch aanleiding geven tot een immuunreactie.

> Helper-T-cellen worden gedood door het retrovirus (hiv) dat **aids** ('acquired immune deficiency syndrome') veroorzaakt. Door deze **eliminatie van helper-T-cellen** is een goede afweer van sommige micro-organismen niet meer mogelijk, met als gevolg het optreden van gewone maar vooral ook '**opportunistische**' **infecties** (infecties die bij gezonde personen zelden optreden).

Antigene determinanten worden herkend door **specifieke receptoren** aan het oppervlak van (T- of B-) lymfocyten. Afhankelijk van de aard van het antigeen en het type antigeenpresenterende cel (APC, zie hierna), ontketent deze herkenning een humorale (B-cel) of cellulaire (T-cel) immuunrespons. In beide gevallen is het doel van de reactie het antigeen onschadelijk te maken en het te (doen) elimineren.

Zowel bij de **humorale** als bij de **cellulaire immuunrespons** leidt herkenning van een antigeen tot activering van lymfocyten, met voor het antigeen passende receptoren, waardoor zij sterk in grootte toenemen. Zij krijgen een grote, heldere kern met een duidelijke nucleolus; het cytoplasma wordt basofiel. De lymfocyten (diameter circa 6 μm) transformeren tot **blasten** (diameter circa 20 μm).

Bij de **humorale** immuunrespons transformeren de B-lymfocyten tot **plasmablasten**, die zich enkele malen delen (klonale expansie) en dan via het stadium van onrijpe plasmacel differentiëren tot rijpe plasmacellen. Bij de **cellulaire** immuunrespons transformeren de T-lymfocyten tot **T-lymfoblasten**, die zich eveneens enkele malen delen alvorens te differentiëren tot T-effectorcellen. De basofilie van de respectieve blasten berust op de aanwezigheid van RNA in de vorm van vrije of aan ER gebonden ribosomen. Bij de plasmablast zijn de ribosomen gebonden aan de membranen van het ruw endoplasmatisch reticulum voor de synthese van **immuunglobulinen (antilichaammoleculen)** (eiwitten!), die door de cel worden uitgescheiden. Bij de T-lymfoblast gaat het om vrije (poly)ribosomen waaraan eiwitten worden gevormd voor de cel zelf.

#### Humorale immuunrespons

B-lymfocyten hebben aan hun oppervlakte **receptoren** waarmee zij antigenen kunnen herkennen. Deze receptoren zijn immuunglobulinemoleculen, die in de celmembraan van de B-lymfocyt tot expressie worden gebracht. Individuele B-lymfocyten vormen slechts één soort antilichaammolecuul (immuunglobuline) met één specificiteit. **Specificiteit** betekent hier dat de antigeenbindende delen van het antilichaammolecuul een zodanige ruimtelijke structuur hebben, dat daarin slechts één type antigene determinant (epitoop) met een complementaire ruimtelijke structuur past (zoals een sleutel in een slot).

Alle B-lymfocyten van een individu tezamen bezitten op hun respectieve oppervlakten antilichamen met zo veel verschillende antigeenbindende configuraties, dat zij in staat zijn alle verschillende antigenen waarmee het individu in aanraking kan komen, te herkennen. Men gaat ervan uit dat het totale **antili-**

chaamrepertoire, dat wil zeggen het potentiële maximum aantal antilichaamspecificiteiten, ten minste $10^{11}$ bedraagt. Er is dus een hoge mate van **diversiteit**. Deze diversiteit wordt voor een deel bepaald door de genen waarin voor de respectieve antilichaammoleculen wordt gecodeerd. Bovendien blijkt in de praktijk dat één bepaald type antigene determinant op meerdere specificiteiten past (en omgekeerd!), zij het op de ene beter dan op de andere. Er is, met andere woorden, verschil in **affiniteit** (bindingsneiging) tussen verschillende soorten immuunglobulinen en één bepaald epitoop.

Bij de **humorale immuunrespons** wordt dus slechts een deel van de B-lymfocyten geactiveerd, namelijk die B-cellen waarvan het membraanimmuunglobuline reageert met een bepaald antigeen. Aldus geselecteerde B-cellen transformeren tot plasmablasten, die prolifereren en differentiëren tot rijpe plasmacellen. Vervolgens synthetiseren en secerneren deze plasmacellen immuunglobulinen in grote hoeveelheden en met **dezelfde specificiteit** als het immuunglobuline van de B-lymfocyt waaruit ze zijn ontstaan.

De immuunglobulinen komen terecht in de lichaamsvloeistoffen (de 'humores' zoals lymfe, bloed en weefselvocht, vandaar: humorale immuunrespons) en kunnen zich binden met het passende antigeen tot antigeen-antilichaamcomplexen of **immuuncomplexen**. Door de complexvorming verliest het antigeen niet alleen zijn eventuele specifieke (al dan niet toxische) werking, maar tevens wordt op deze wijze de fagocytose en eliminatie van het antigeen sterk bevorderd.

Hiernaast vindt proliferatie plaats van B-lymfocyten, die, zonder te differentiëren tot plasmacellen, als B-geheugencellen aan het bloed worden afgegeven en na een hernieuwd contact met hetzelfde antigeen snel kunnen reageren.

## Cellulaire immuunrespons

Een **cellulaire immuunrespons** treedt op wanneer antigeen wordt herkend door een T-lymfocyt. Ook T-lymfocyten hebben specifieke receptoren aan hun oppervlak met een hoge mate van diversiteit en specificiteit. Antigeenherkenning leidt dus tot activering van slechts een deel van de T-lymfocyten. Activering leidt ook hier tot sterke vermeerdering van de betrokken T-lymfocyten. Wanneer deze opnieuw in contact komen met hetzelfde antigeen (bijvoorbeeld viruspartikels op een lichaamseigen cel), scheiden zij biologisch actieve stoffen uit: de **lymfokinen**. Aldus ontstane **cytotoxische T-cellen** kunnen door direct cel-celcontact de geïnfecteerde cellen vernietigen door cytolyse met behulp van **granzymen** en **perforinen**. De cytotoxiciteit berust op de inductie van apoptose en/of necrose in de doelcel ('target cell'). Omdat deze vorm van immuuneliminatie berust op activiteit van cellen en niet van immuunglobulinen, spreekt men van een **cellulaire (celgemedieerde, 'cell-mediated')** immuunreactie.

## Cytokinen

De functies van het immuunsysteem worden gereguleerd door een groot aantal moleculen, waaronder de **cytokinen**: peptiden of glycoproteïnen met een lage moleculmassa (8-80 u). Zij beïnvloeden zowel de humorale als de cellulaire immuunrespons (zie tabel 15.2). Niet alleen cellen van het immuunsysteem hebben receptoren voor cytokinen, maar ook cellen van andere systemen, zoals het zenuwstelsel en het endocriene systeem. Cytokinen worden vooral geproduceerd door cellen van het immuunsysteem, zoals lymfocyten (vandaar '**lymfokinen**'), macrofagen en granulocyten, maar ook door endotheelcellen en fibroblasten. **Chemokinen (chemotaxinen)** zijn cytokinen, die de migratie van leukocyten naar de plaats van een ontsteking reguleren.

### IMMUUNGLOBULINEN

Een immuunglobulinemolecuul (Ig-molecuul) bestaat uit vier polypeptideketens, die twee aan twee gelijk zijn: twee **zware ketens** ('heavy chains', H-ketens), die

Tabel 15.2 Overzicht van de belangrijkste cytokinen, gegroepeerd naar hun functie

| Cytokine* | Belangrijkste functie(s) |
|---|---|
| GM-CSF, M-CSF | Groei- en differentiatiefactoren voor beenmergcellen |
| TNF-α, IL-1, IL-6 | Ontsteking (inflammatie) en koorts |
| IL-12 | Stimulatie B- en T-celreactie |
| IL-2, IL-4, IL-3 | Groeifactoren voor B- en T-cellen |
| IL-5 | Differentiatie en activatie van eosinofielen |
| Interferon-γ | Activatie macrofagen |
| IL-10, TGF-β | Regulatie van de immuunrespons |
| Interferon-α, Interferon-β | Antivirale activiteit |

GM-CSF: 'granulocyte-macrophage colony stimulating factor'; M-CSF: 'macrophage colony stimulating factor'; TNF: 'tumor necrosis factor'; IL: interleukine; TGF: 'transforming growth factor'

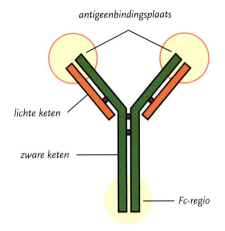

*Figuur 15.2 Schematische weergave van een antilichaammolecuul.*
De variabele delen aan het einde van de zware en de lichte keten binden samen het antigeen. Het gemeenschappelijke einde van de beide zware ketens (Fc-regio) kan aan membraanreceptoren binden.

door enkele disulfidebruggen met elkaar verbonden zijn; en twee **lichte ketens** ('light chains', L-ketens), die elk met een disulfidebrug aan een zware keten gebonden zijn (fig. 15.2). Elke keten bestaat, wat zijn aminozuursamenstelling betreft, uit een **variabel deel** en een **constant deel**. De **specificiteit** van een immuunglobulinemolecuul en de bindingsplaats voor een antigeen is gelegen in de variabele delen. De vier variabele delen liggen aan hetzelfde einde van het Ig-molecuul. Op grond van de soort H-keten worden de immuunglobulinen ingedeeld in vijf klassen (zie hierna).

Met behulp van het eiwitsplitsende enzym papaïne kan het Ig-molecuul in drie fragmenten worden gesplitst. Twee daarvan zijn aan elkaar gelijk en bestaan elk uit de complete L-keten en een daaraan vastzittend stuk H-keten. Deze fragmenten bevatten de variabele einden. De binding aan het antigeen berust onder andere op de ruimtelijke structuur, zodat op één bepaald Ig-molecuul alleen daarin redelijk passende antigeenmoleculen worden gebonden (sleutel en slot). Men noemt ze daarom **Fab** ('antigen binding fragment'). Elk Ig-molecuul heeft dus twee Fab-fragmenten.

Het derde fragment bestaat uit de, door disulfidebruggen verbonden, overblijvende delen van de H-ketens. Dit deel wordt **Fc** genoemd ('crystallizable fragment'). Het Fc-gedeelte bestaat dus alleen uit de constante delen van de twee H-ketens en kan geen antigeen binden. Bij B-lymfocyten zijn de oppervlakte-Ig-moleculen door middel van het Fc-deel in de celmembraan ingebouwd. Vrije Ig-moleculen kunnen met hun Fc-deel binden aan de Fc-receptoren op bepaalde cellen, zoals macrofagen, granulocyten en mestcellen. Daarnaast speelt het Fc-deel ook een rol bij de activering van het complementsysteem.

Bij de mens zijn er vijf **klassen** immuunglobulinen, namelijk IgM, IgG, IgA, IgD en IgE (tabel 15.3).

1 **IgM** wordt in de beginfase van een immuunreactie geproduceerd. Het vormt 10% van de im-

**Tabel 15.3** Overzicht van klassen immuunglobulinen

| | IgM | IgG | IgA | IgD | IgE |
|---|---|---|---|---|---|
| Structuur | Pentameer | Monomeer | Dimeer + 'secretory component' | Monomeer | Monomeer |
| Antilichaam % in serum | 5-10 | 80 | 10-15 | 0,2 | 0,002 |
| Plaats van voorkomen | Aan oppervlak van B-cellen (als monomeer), bloed | Aan oppervlak van B-cellen, bloed, lymfe, darmlumen | Aan oppervlak van B-cellen, darmlumen, luchtwegen, secreta elders (speeksel, tranen, melk) | Alleen aan oppervlak van B-cellen | Aan oppervlak van mestcellen en basofiele granulocyten |
| Functie | Eerste antilichaam geproduceerd in een primaire immuunreactie | Neutraliseert antigeen, bevordert fagocytose, bescherming pasgeborene | Speelt een rol bij de afweer van darmflora | Speelt een rol bij activering van B cellen | Speelt een rol bij allergische reacties; lysis van parasitaire wormen |

muunglobulinen in het plasma en komt meestal voor in de vorm van een pentameer met een molecuulmassa van 900.000 u. Het is in staat om het complementsysteem te activeren. Dit is een groep enzymen in het bloedplasma, die onder andere het vermogen hebben om cellen te lyseren, bacteriën inbegrepen.

2   **IgG** vormt 80% van de immuunglobulinen in het bloedplasma (de γ-globulinefractie). Het heeft een molecuulmassa van 140.000 u. IgG is het enige immuunglobuline dat de placenta kan passeren en zo de foetale bloedsomloop kan bereiken en daarmee passieve immuniteit van het kind kan bewerkstelligen.

3   **IgA**, met een molecuulmassa van 160.000 u (in monomere vorm), vormt 13% van de immuunglobulinen in het bloedplasma. Het is het belangrijkste immuunglobuline in speeksel, en in secreten van de slijmvliezen van het darmkanaal, de luchtwegen en de urinewegen. IgA komt ook voor in colostrum – de eerste moedermelk die vrijkomt bij het begin van het zogen – en in traanvocht. Het **secretorisch** IgA (**sIgA**) is een dimeer en bestaat uit twee IgA-monomeren, die door een polypeptideketen, de J-keten, met elkaar verbonden zijn (J staat voor 'joining' = samenvoegen). Dit complex wordt gekoppeld aan een ander eiwit dat bekendstaat als secretiecomponent ('secretory component'). Het **sIgA** heeft een molecuulmassa 400.000 u en speelt een belangrijke rol bij de verdediging van het organisme tegen het binnendringen van bijvoorbeeld bacteriën via de slijmvliezen. IgA-monomeren en J-ketens worden gesecerneerd door plasmacellen onder de epithelia die de slijmvliezen van darmkanaal, luchtwegen en urinewegen bekleden. De secretiecomponent wordt door de epitheelcellen van het slijmvlies gevormd (zie verdere details in hoofdstuk 16).

4   **IgD** heeft een molecuulmassa van 180.000 u. In het bloedplasma vormt dit Ig slechts 0,2% van het totaal van de immuunglobulinen. Het komt samen met IgM voor op de celmembraan van B-lymfocyten, die nog niet met antigeen in contact zijn geweest. De eigenschappen en activiteiten van IgD zijn nog onvoldoende bekend.

5   **IgE** heeft een grote affiniteit voor Fc-receptoren op de celmembraan van mestcellen en basofiele granulocyten. Nadat het door plasmacellen is gesecerneerd, hecht IgE zich aan deze cellen en verdwijnt daardoor vrijwel uit het bloedplasma. Binding van antigenen aan het IgE aan het oppervlak van mestcellen en basofielen zet de productie en het vrijkomen van verschillende biologisch actieve stoffen zoals histamine, heparine, SRS-A ('slow reacting substance of anaphylaxis'; zie hoofdstuk 5) in gang. Bij het ontstaan van een allergische reactie spelen IgE en de antigenen (allergenen) die de productie hiervan stimuleren een rol.

> Tegen het einde van de **zwangerschap** gaan antilichamen, met name die van het type IgG, van de moeder via de placenta over naar de circulatie van de foetus. Na de geboorte kan dit gebeuren via de moedermelk (IgA), dankzij het feit dat een pasgeborene in de eerste week van zijn bestaan complete eiwitten (dus ook immuunglobulinen) kan opnemen, dat wil zeggen dat deze het epitheel van de darm ongewijzigd kunnen passeren. Op deze wijze kan door de **pasgeborene** een **passieve immuniteit** worden opgebouwd, die bescherming kan bieden totdat het immuunapparaat zich ontwikkelt en de antilichaamproductie op gang komt. Dit is een belangrijk aspect van de borstvoeding.

### THYMUS

De thymus is een **primair** of **centraal lymfoïd orgaan** dat in het mediastinum vóór de trachea gelegen is op het niveau waar de grote vaten uit het hart ontspringen. Het orgaan bestaat uit twee lobben (**lobi**), elk opgebouwd uit een groot aantal kwabjes (**lobuli**), die door septa (trabekels) afkomstig uit het kapsel van elkaar gescheiden zijn (fig. 15.3A).

De thymus wordt een primair of centraal lymfoïd orgaan genoemd omdat het de bron is van alle T-lymfocyten. Stamcellen uit het beenmerg die via de bloedbaan in de thymus terechtkomen, vinden er een optimaal micromilieu voor proliferatie en differentiatie tot rijpe T-lymfocyten.

Terwijl alle andere lymfoïde organen uit mesenchym ontstaan en in volwassen toestand reticulair bindweefsel als basisweefsel hebben, is de thymus primair van **entodermale oorsprong** (3e en 4e kieuwboog). In deze epitheliale 'Anlage' dringen vervolgens mesenchymcellen en bloedvaten binnen. Vanuit deze vaten emigreren gerichte stamcellen (**prothymocyten**) naar het epitheliale parenchym, waarbij zij zich tussen de epitheliale elementen nestelen. Op deze

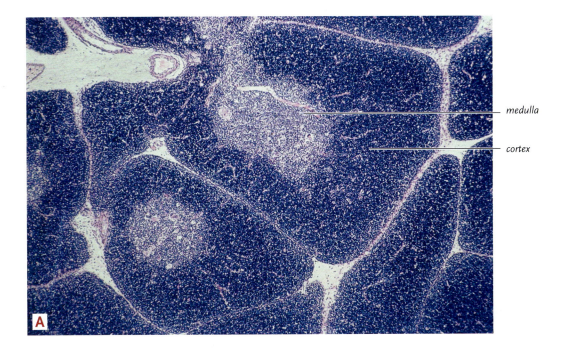

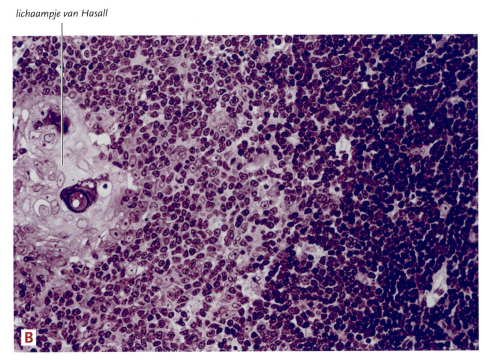

*Figuur 15.3 Microscopische bouw van de thymus.*
A  LM-opname van een coupe van de thymus met lobuli. Twee lobuli laten duidelijk het donkere schors- en het lichtere merggebied zien. Linksboven bloedvaten en een bindweefselseptum. Pararosaniline-toluïdineblauw (PT)-kleuring. Lage vergroting.
B  LM-opname van een stukje schorsweefsel (donker, rechts) en een stukje mergweefsel (licht, links) met daarin een lichaampje van Hassall (uiterst links). PT-kleuring. Middelsterke vergroting.

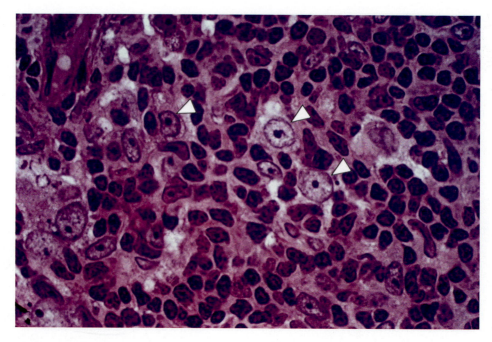

*Figuur 15.4 Microscopische bouw van de thymus (vervolg).*
LM-opname van een stukje schorsweefsel met daarin grote heldere epitheliale reticulumcellen te midden van donker kleurende thymocyten. Sterke vergroting.

wijze ontstaat een ruimtelijk netwerk van stervormige epitheelcellen: een **epitheliaal reticulum**.

Elke lobulus van de thymus bestaat uit de volgende twee gebieden.

1. Een **schorsgebied (cortex)** met daarin een dicht opeengepakte populatie van thymocyten gelegen in de mazen van het epitheliale reticulum.
2. Een lichter kleurend centraal gebied, het **merg (medulla)**, waarvan het epitheliale reticulum door een minder grote dichtheid van thymocyten meer op de voorgrond treedt. In het mergweefsel komen de **lichaampjes van Hassall** voor, die bestaan uit concentrisch om elkaar gelegen epitheelcellen (fig. 15.3B).

**Algemene bouw**

Zowel de **schors**- als de **mergzone** bestaan uit eenzelfde grondstructuur van een **epitheliaal reticulum**, geïnfiltreerd met grote massa's **lymfocyten**, hun voorstadia en **macrofagen**. De getalsverhouding tussen lymfocyten en reticulaire epitheelcellen is bij de mens in de schors ongeveer 6:1 en in het merg 2,5:1.

De **reticulaire epitheelcellen**, die de grondstructuur van het orgaan vormen, zijn in het lichtmicroscopisch beeld op sommige plaatsen goed te herkennen (fig. 15.4). Zij hebben grote blazige **kernen** met fijn verdeeld chromatine; de uitlopers van deze cellen zijn met elkaar verbonden door desmosomen. Het **cytoplasma** bevat weinig opvallende organellen; wel komen in het elektronenmicroscopische beeld bundels tonofilamenten (**keratine**) voor als uiting van het epitheliale karakter van deze cellen (fig. 15.5). Verder ziet men in deze cellen dichte korrels, die wijzen op secretorische activiteit. **Thymushormonen**, die uit thymusextracten zijn geïsoleerd (onder andere thymosine-α, thymuline en thymopoëtine) en die de proliferatie van T-lymfocyten bevorderen, worden door de reticulaire epitheelcellen gesynthetiseerd.

In het **merg** komen naast de epitheliale reticulumcellen ook **interdigiterende cellen** voor. Zij behoren tot de gespecialiseerde bindweefselelementen en worden wel gerekend tot het mononucleaire-fagocytensysteem. Het zijn cellen met sterk vertakte uitlopers, die tussen de epitheliale reticulumcellen en de lymfocyten lopen en vooral met de laatste in nauw contact staan. Interdigiterende cellen worden eveneens aangetroffen in de T-celgebieden van perifere lymfoïde organen (bijvoorbeeld in de PALS van de milt; fig. 15.20, 15.22). Hun belangrijkste functie is antigeenpresentatie, waarbij ze in de thymus een rol zouden spelen bij de (negatieve) selectie van die T-cellen die tegen lichaamseigen antigenen zouden

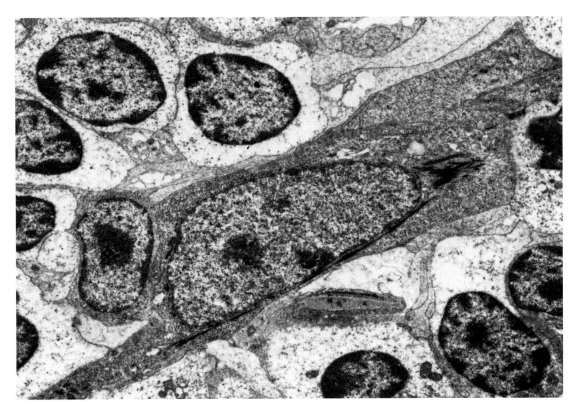

*Figuur 15.5  TEM-opname van een deel van het merg van de thymus.*
Een epitheliale reticulumcel loopt diagonaal door de foto. De kern ervan heeft fijn verdeeld chromatine; het cytoplasma bevat tonofilamenten (donkergekleurde tonofibrillen). 3500 ×.

kunnen reageren: de **klonale deletie** van autoreactieve T-cellen (zie verder).

### Vaatvoorziening

Takjes van de thymusarterie dringen vanuit het kapsel via interlobulaire trabekels door tot op de grens van schors en merg. Van daaruit worden schors en merg gescheiden van bloed voorzien. **Schorscapillairen** verlopen radiair door de cortex naar het kapsel, van waaruit ze via de cortex weer naar de grens schors-merg terugkeren en in daar gelegen venentakjes uitmonden. Met uitzondering van een capillairgedeelte in het kapsel, hebben thymusschorscapillairen een niet-gevensterd endotheel (continue type) en een zeer dikke lamina basalis (fig. 15.6); dit speelt waarschijnlijk een rol bij de bloed-thymusbarrière (zie hierna). In het **merg** is een normaal capillairnetwerk aanwezig zonder bijzondere eigenschappen. Capillairen uit schors en merg verenigen zich in mergvenen. Venen in het merg en in het grensgebied tussen merg en schors dringen door in de bindweefselsepta en verlaten de thymus via het kapsel.

De thymus heeft geen afferente **lymfevaten** en vormt geen filter voor passerende lymfe zoals de lymfeklieren. De weinige lymfevaten die in de thymus kunnen worden gevonden, zijn efferent; zij komen voor in de nabijheid van grotere bloedvaten en in het bindweefsel van de septa en het kapsel.

De afvoer van in de thymus gevormde lymfocyten vindt hoofdzakelijk plaats via venulen. In de lymfevaten op de grens van schors en merg worden soms lymfocyten aangetroffen; kennelijk kunnen zij dus ook op deze wijze de thymus verlaten.

### Schors en bloed-thymusbarrière

In het **schorsgebied** vindt een enorme **productie van lymfocyten** plaats. De overgrote meerderheid daarvan gaat in dit gebied echter ook te gronde door **apoptosis** (geprogrammeerde celdood) (zie 'Histofysiologie'). De restanten worden door schorsmacrofagen gefagocyteerd. Slechts een klein deel, de 'positief geselecteerde' thymocyten, overleeft en bereikt het merg (zie hierna).

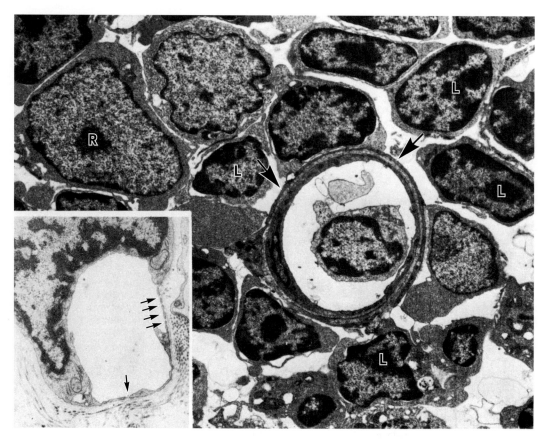

*Figuur 15.6 TEM-opname van een deel van de schors van de thymus.*
Rechts van het midden een bloedcapillair met een dikke lamina basalis (lichte zoom). De pijlen wijzen naar uitlopers van epitheelcellen, die een onvolledige omhulling van de bloedvaten vormen. Let op de verschillen tussen de lymfocyten (L) en de epitheliale reticulumcel (R). 2850 ×.
Inzet: Elektronenmicroscopische opname van een capillair uit het kapsel van de thymus. Let op het gevensterde endotheel (pijlen), dat verschilt van dat van schorscapillairen. 5500 ×. (opname: P. Nieuwenhuis)

In het schorsparenchym omgeven reticulaire epitheelcellen met hun uitlopers groepjes lymfocyten, waardoor nauwe cel-celcontacten mogelijk zijn, die bij het differentiatieproces van de T-lymfocyten een belangrijke rol spelen. Deze epitheelcellen worden daarom wel '**thymic nurse cells**' genoemd. Aan de buitenzijde van de schors en overal rond de capillairen in de schors vormen de epitheelcellen een continue en afsluitende laag, tegen het bindweefsel afgegrensd door een lamina basalis. Uit elektronenmicroscopisch onderzoek, waarbij gebruikgemaakt werd van in vitro ingespoten tracermoleculen, is gebleken dat de wand van de schorscapillairen voor deze moleculen ondoorlaatbaar is. Op deze waarnemingen was het concept van de **bloed-thymusbarrière** gebaseerd. Op deze wijze zou het proces van T-celvorming antigeenonafhankelijk kunnen verlopen.

Hoewel de bloed-thymusbarrière de passage van grote moleculen door de schorscapillairen verhindert, is uit onderzoek gebleken dat sommige plasma-eiwitten (ten minste tot een moleculmassa van ± 200.000 u) toch – en wel vanaf de periferie – in de schors terechtkomen. Zij worden door de capillairen van het kapsel doorgelaten en bereiken tezamen met de interstitiële vochtstroom het thymusmerg (fig. 15.6: inzet). Langs deze **transcapsulaire weg** zouden lichaamseigen eiwitten in de thymusschors een rol kunnen vervullen bij het tot stand brengen van tolerantie voor lichaamseigen eiwitten door eliminatie van potentieel autoreactieve T-cellen.

## Merg

Slechts ongeveer 5% van het totale aantal **thymuslymfocyten** wordt in het merg gevonden. Er zijn hier

# 15 LYMFOÏDE SYSTEEM

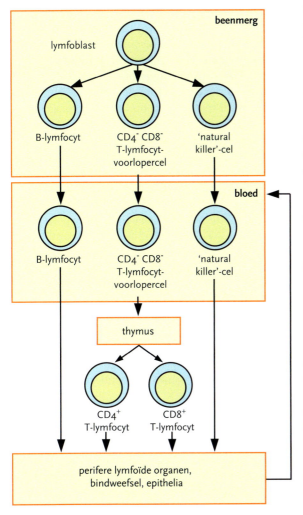

*Figuur 15.7 Oorsprong, ontwikkeling en functies van de belangrijkste typen lymfocyten.*
B-lymfocyten ontstaan en rijpen in het beenmerg en migreren naar perifere lymfoïde organen zoals milt en lymfeklieren. T-lymfocytvoorlopercellen migreren van het beenmerg naar de thymus, waar ze verder uitrijpen, waarna ze als CD4$^+$ of CD8$^+$-cellen de thymus weer verlaten. 'Natural-killer'-cellen ontstaan in het beenmerg en spelen een rol in de niet-specifieke immuniteit.

naar verhouding meer **reticulaire epitheelcellen**. Het merg is daarom in histologische preparaten licht van kleur (fig. 15.3A). De merglymfocyten zijn vrijwel rijpe T-cellen en voor het overgrote deel afkomstig uit de schors. Zij verlaten de thymus via venulen en efferente lymfevaten. Negatieve selectie (zie hierna) zou op de grens van schors en merg plaatsvinden.

In de mazen van het epitheliale reticulum van het merg komen naast lymfocyten ook **macrofagen** en **interdigiterende cellen** voor. Kenmerkend voor het merg zijn de **lichaampjes van Hassall** (fig. 15.3B). Deze hebben een doorsnede van 30-150 μm en bestaan uit concentrische lagen van drie tot twintig afgeplatte epitheliale cellen, die een wisselende graad van verhoorning tonen; soms hebben zij keratohyaliene granula. De functie van deze lichaampjes is nog steeds onduidelijk.

### Ontwikkeling en involutie van de thymus

In verhouding tot het lichaamsgewicht heeft de thymus zijn maximale ontwikkeling direct na de geboorte. Bij het begin van de puberteit wordt de grootste omvang bereikt, waarna de involutie inzet. Het **gewicht** van de thymus is bij de mens direct na de geboorte 12-15 g, bij het begin van de puberteit 30-40 g en op oudere leeftijd weer 10-15 g. Op oudere leeftijd komen in de thymus echter steeds meer vetcellen voor. De thymus is erg gevoelig voor stress. De thymussen van kinderen en volwassenen die na langdurige ziekteprocessen zijn overleden, blijken bij sectie vaak veel kleiner dan normaal te zijn.

De **productie van T-lymfocyten** is waarschijnlijk maximaal in de periode voor de puberteit. Met toenemende involutie neemt deze productie geleidelijk af. Het **involutieproces** begint in het schorsgebied, dat geleidelijk dunner wordt waarbij vooral het aantal lymfocyten afneemt. De thymus verdwijnt nooit helemaal: het orgaan is ook bij hoogbejaarden nog te vinden en bestaat dan uit reticulaire epitheelcellen, lichaampjes van Hassall, enkele gebieden met concentraties van lymfocyten en grote hoeveelheden bindweefsel met veel vetcellen.

### Histofysiologie

Prothymocyten verlaten als gerichte stamcellen het beenmerg en bereiken via de bloedbaan de thymus (fig. 15.7); dit is een continu proces. In dit speciale micromilieu ondergaan deze cellen eerst een **proliferatieproces** en vervolgens een **selectieproces**. Tijdens beide processen vindt geleidelijke **differentiatie** tot rijpe T-lymfocyten plaats.

Proliferatie van **thymocyten** speelt zich voornamelijk af in de schors. Na enkele celdelingen begint een proces dat uiteindelijk leidt tot de expressie van antigeenreceptoren (**T-celreceptor**; **TCR**) aan het oppervlak van de cel. Deze TCR toont een overeenkomstige diversiteit als de B-celreceptoren. Aansluitend brengen de thymocyten ook de differentiatiemerkers **CD4** en **CD8** tot expressie (**CD4$^+$CD8$^+$-cellen**). In dit stadium vindt een eerste (**positieve**) **selectie** plaats. Hierbij speelt het micromilieu van het epitheliale reticulum van de schors een essentiële rol (zie hierna).

De epitheelcellen van de schors brengen zowel MHC-klasse-I-moleculen (MHC-I) tot expressie, net als alle andere kernhoudende cellen, als MHC-klasse-II-moleculen (MHC-II) (voor betekenis MHC ('major histocompatibility complex') zie paragraaf 'Orgaantransplantatie'). Elders in het lichaam worden MHC-klasse-II-moleculen voornamelijk door antigeenpresenterende cellen (APC, monocyten, macrofagen, dendritische cellen) en B-cellen tot expressie gebracht. Bij het **eerste (positieve) selectieproces** overleven alleen die thymocyten waarvan de TCR 'past' op de MHC-moleculen zoals deze op de schorsepitheelcellen voorkomen (**MHC-restrictie**). De niet-geselecteerde cellen (de overgrote meerderheid!) gaat via **apoptose** te gronde en wordt door nabijgelegen schorsmacrofagen opgeruimd.

Afhankelijk van de mate waarin de T-celreceptor (TCR) MHC-I- dan wel MHC-II-moleculen op het epitheliale reticulum kan herkennen, ontstaan nu bij verdere differentiatie respectievelijk **CD4⁻CD8⁺** dan wel **CD4⁺CD8⁻**-T-lymfocyten. Bij de overgang van schors naar merg worden vervolgens nog uit deze primair (positief) geselecteerde T-cellen, door middel van interactie met daar gelegen dendritische cellen, die cellen geëlimineerd waarvan de TCR een te *hoge* affiniteit heeft voor de eigen MHC-moleculen (**klonale deletie** of **negatieve selectie**). Op deze wijze worden potentieel autoreactieve T-cellen uit het repertoire verwijderd.

Het hiervoor beschreven selectieproces leidt ertoe dat rijpe T-lymfocyten, na het verlaten van het merg, in de periferie (1) hetzij MHC-II⁺-antigeenpresenterende cellen kunnen herkennen (dit geldt voor de CD4⁺-helper-T-lymfocyten), dan wel (2) bijvoorbeeld door virus geïnfecteerde MHC-I⁺-cellen (dit geldt voor CD8⁺-cytotoxische-T-lymfocyten) (CTL) en daardoor geactiveerd worden.

Bij bovengenoemde processen spelen de door de thymusepitheelcellen geproduceerde **thymushormonen** een rol, al is nog niet geheel duidelijk hoe.

Na de thymus te hebben verlaten migreren de T-lymfocyten via de bloedbaan naar de **thymusafhankelijke gebieden** in de **perifere lymfoïde organen**. Dit zijn de paracorticale gebieden van de lymfeklieren, de periarteriolaire lymfocytenscheden (PALS) in de witte pulpa van de milt en de interfolliculaire gedeelten van het met de darm geassocieerde lymfoïde weefsel (GALT), zoals de platen van Peyer in de dunne darm.

De T-lymfocyten, die door de thymus aan het bloed zijn afgegeven, zijn langlevende lymfocyten; zij vormen de meerderheid van de lymfocyten in het bloed en de lymfe.

## Effecten van een aantal hormonen op de thymus

De thymus is ook onderhevig aan de inwerking van verschillende hormonen. Inspuiting van **bijnierschorshormonen**, zoals **glucocorticosteroïden**, leidt tot een sterke vermindering van de lymfocytenaantallen en van de delingsactiviteit in de thymus. Hierbij treedt vooral atrofie op van het schorsgebied. Langdurige stress zou een soortgelijk effect hebben. **Adrenocorticotroop hormoon** (**ACTH**) uit de hypofysevoorkwab veroorzaakt hetzelfde effect doordat het de secretorische activiteit van de bijnierschors aanzet.

**Androgene** en **oestrogene hormonen** versnellen de involutie van de thymus; castratie heeft een omgekeerd effect. **Groeihormoon** uit de hypofyse (somatotropine, STH) bevordert de groei van de thymus op een niet-specifieke wijze, als onderdeel van een algemeen effect op de groei van het lichaam.

### ORGAANTRANSPLANTATIE

Men spreekt van een **autotransplantaat** (Eng.: 'autograft') wanneer een transplantaat (weefsel of orgaan) afkomstig is van het individu zelf (bijvoorbeeld een stukje huid). Een **isotransplantaat** ('isograft') is een transplantaat tussen genetisch identieke individuen,

---

In het algemeen worden **allotransplantaten** afgestoten. Dit is echter niet het geval wanneer een dergelijke transplantatie wordt uitgevoerd tussen genetisch ongelijke (twee-eiige) tweelingen die dezelfde placenta hebben gedeeld. Dit is experimenteel aangetoond bij tweelingkalveren die samen één placenta hadden. Hoewel zij erytrocyten van verschillende bloedgroepen hadden, trad er bij hen geen immunologische kruisreactie op. De verklaring hiervoor is dat in deze gevallen gedurende het embryonale leven uitwisseling van erytrocyten optreedt tussen de twee embryo's via de gemeenschappelijke placenta. Het niet optreden van een afweerreactie hangt samen met het feit dat een organisme nooit reageert tegen een antigeen dat in het lichaam aanwezig was in de periode vóórdat het immuunsysteem ging functioneren ('**zelftolerantie**'). Alleen moleculen die het lichaam binnendringen nadat het organisme immuuncompetent is geworden, dat wil zeggen in staat om met een specifieke immuunreactie te reageren, worden als lichaamsvreemd herkend.

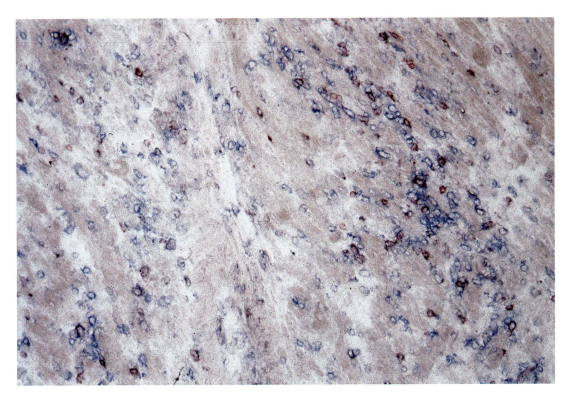

*Figuur 15.8 LM-opname van hartspierweefsel van een rat na allogene transplantatie.*
Immunocytochemische analyse van cellen die betrokken zijn bij de afstotingsreactie. De blauw aankleurende cellen zijn T-cellen, de donkerbruin aankleurende cellen zijn B-cellen. De hartspiercellen zelf (lichtbruine achtergrond) tonen tekenen van degeneratie. Lage vergroting. (opname J.L. Hillebrands)

bijvoorbeeld eeneiige tweelingen. Wanneer het transplantaat afkomstig is van een ander individu van dezelfde soort, noemt men het een **allotransplantaat** ('allograft') en men noemt het een **xenotransplantaat** ('xenograft') wanneer het afkomstig is van een andere soort (bijvoorbeeld varken).

Zo lang gezorgd kan worden voor een adequate bloedvoorziening, worden autologe en isologe transplantaten goed geaccepteerd. Er treedt geen afstoting op omdat de getransplanteerde cellen in hun genetische constitutie niet afwijken van die van de gastheer en dus door de ontvanger niet als lichaamsvreemd worden herkend. Allo- en xenotransplantaten daarentegen bevatten cellen waarvan de membranen bestanddelen bevatten die door de gastheer als lichaamsvreemd (niet-eigen) worden herkend en waartegen dus een immunologische reactie in gang wordt gezet. Deze membraanbestanddelen zijn vooral eiwitten waarvoor in de genen van het zogeheten **MHC ('major histocompatibility complex')** wordt gecodeerd. Deze genen tonen binnen de soort een hoge mate van **polymorfisme**: van een bepaald membraaneiwit komen binnen de soort vele varianten (multipele allelen) voor. Individuen zullen daardoor met betrekking tot de door hen tot expressie gebrachte MHC-moleculen (een selectie van wat er binnen de soort mogelijk is) van elkaar verschillen. Afstoting van een transplantaat (bijvoorbeeld een getransplanteerde nier) komt vooral tot stand door de lytische activiteit van **cytotoxische T-cellen**, zoals besproken bij de cellulaire immuunreactie (fig. 15.8). Om het succes van een transplantatie enigszins te kunnen inschatten wordt een **weefseltypering** ofwel HLA-typering (immunotypering, zie hoofdstuk 13) uitgevoerd, waarbij de aard van een aantal 'human leukocyte antigens' (HLA) op witte bloedlichaampjes bepaald wordt. Voor HLA-antigenen wordt in het MHC gecodeerd.

## LYMFEKLIEREN

### Algemene bouw

Lymfeklieren zijn boon- of niervormige organen, die uit lymfoïd weefsel bestaan, omgeven door een **kapsel** (fig. 15.9, 15.10 en 15.11). Vanuit het kapsel gaan schot-

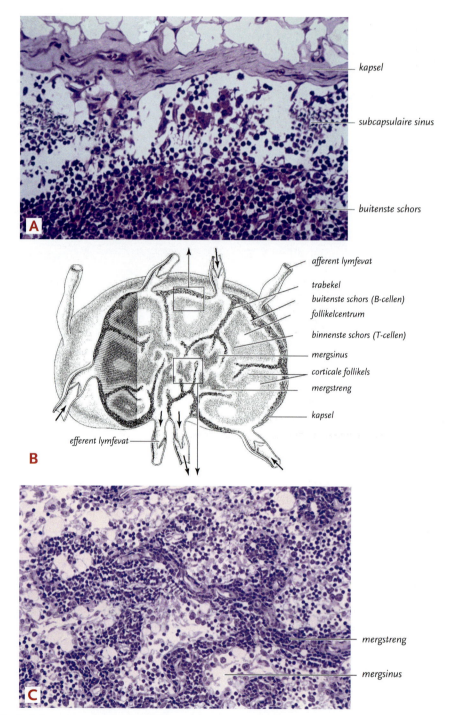

*Figuur 15.9 Histologische structuur van een lymfeklier.*
De rechthoekige gebieden in de middelste illustratie zijn in de bovenste en onderste figuur verder vergroot weergegeven.
De bovenste figuur toont het kapsel met daaronder de subcapsulaire sinus. Het corticale gebied (buitenste schors) bestaat hoofdzakelijk uit dicht opeengepakte lymfefollikels, waarvan de follikelcentra (lichter) in de middelste illustratie te zien zijn. Het paracorticale gebied is naar verhouding te klein weergegeven.
Het medullaire gebied (onderste figuur) is een wijdmazig reticulair bindweefsel, uitgespannen tussen collageenrijke trabekels. Rondom de zogenoemde mergstrengen, die uit een reticulum met dicht opeengehoopte lymfocyten bestaan, vormt het overige mergweefsel min of meer duidelijk anastomoserende ruimten, de mergsinussen.

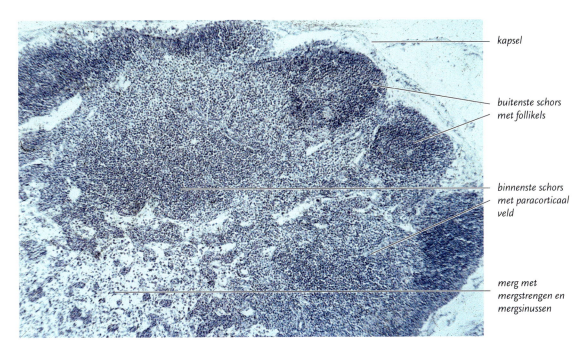

*Figuur 15.10 LM-opname van een lymfeklier.*
Hoewel ogenschijnlijk een statisch beeld, vormen de lymfocyten die deze lymfeklier bevolken een uiterst dynamische populatie. Na binnenkomst via hoogendotheelvenulen die zijn gelegen in het paracorticale veld, migreren B-lymfocyten naar de buitenste schors (follikels), terwijl T-cellen de binnenste schors bevolken. Na een verblijf van enkele dagen verlaten B- en T-cellen de lymfeklier weer via de efferente lymfe om bijvoorbeeld via de d. thoracicus (betreft alle lymfeklieren onder het diafragma) de bloedbaan weer te bereiken, waarna de cyclus zich herhaalt. Lage vergroting. Hematoxylinekleuring. (opname P. Nieuwenhuis)

vormige bindweefseltrabekels het orgaan binnen, waardoor dat in een aantal onvolledig afgesloten compartimenten wordt onderverdeeld. De **grondstructuur** van het orgaan wordt gevormd door een netwerk van stervormige, vertakte reticulumcellen en reticulaire vezels. In de mazen van het netwerk bevinden zich talrijke lymfoïde cellen en macrofagen.

Lymfeklieren worden ook wel lymfeknopen ('lymph nodes', noduli lymphatici) genoemd omdat de vorming van lymfe, door de naam lymfe*klier* gesuggereerd en vroeger aan deze orgaantjes toegedacht, hier zeker niet plaatsvindt. Zij komen door het hele lichaam verspreid voor, steeds tussengeschakeld in het verloop van lymfevaten. Zij worden in groepjes bijeen gevonden in de oksel en in de liesstreek, langs de grote vaten van de hals en in grote aantallen in borst- en buikholte en vooral aan de basis van het mesenterium (fig. 15.1).

Lymfeklieren vormen in serie geschakelde **filters**, waar de lymfe, die als weefselvloeistof afkomstig is uit de weefsels, ten minste door één lymfeklier wordt gefiltreerd alvorens te worden uitgestort in de bloedbaan.

Lymfeklieren hebben aan de **concave zijde** een iets verzonken gebied, de **hilus**, waar, via de **vaatsteel**, arteriën en zenuwen het orgaantje binnenkomen, terwijl venen en een efferent lymfevat daar uittreden.

De **lymfe** komt de lymfeklier binnen aan de convexe zijde via de **afferente lymfevaten** en verlaat het orgaan via een of soms meer **efferente lymfevaten** aan

> **Maligne tumoren** kunnen op verschillende manieren hun tumorcellen over het lichaam verspreiden: (1) lymfogeen (via de lymfe), waarbij de tumorcellen in eerste instantie in de drainerende lymfeklier lokaliseren en **lymfekliermetastasen** vormen; en (2) hematogeen (via het bloed): hetzij direct, hetzij indirect via lymfeklieren, waarbij de uiteindelijke lokalisatie afhankelijk is van het circulatiepatroon (levermetastasen, longmetastasen, beenmerg).

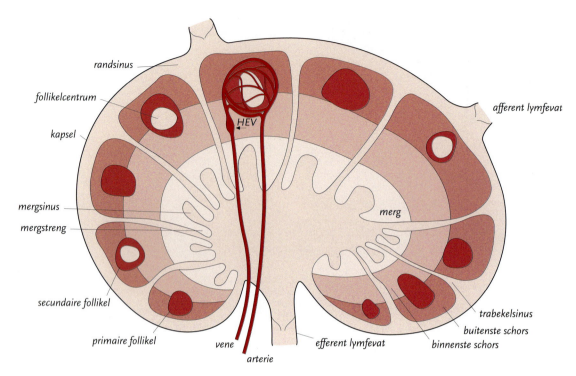

*Figuur 15.11 Schematische opbouw van een lymfeklier.*
Een bindweefselkapsel omgeeft het lymfoïde weefsel, waarbij onderscheid wordt gemaakt tussen buitenste schors, binnenste schors en merg. Lymfocyten treden de lymfeklier vooral via de hoogendotheelvenulen (HEV) binnen.

de hilus (fig. 15.9 en 15.11). Dankzij de aanwezigheid van kleppen in de afferente en efferente lymfebanen stroomt de lymfe in één richting door de lymfeklier.

Aan een lymfeklier zijn een perifere **schors** (**cortex**), die onder het kapsel is gelegen, en een meer centraal gelegen **merg** (**medulla**) te onderscheiden. De schors is onder te verdelen in een **buitenste schorsgebied**, dat vooral uit (lymfe)follikels bestaat, en een meer naar binnen gelegen **paracorticaal gebied**, dat aan het merg grenst (fig. 15.9, 15.10 en 15.11).

De in de **schors** gelegen **lymfefollikels** zijn bolvormige structuren met een diameter van 0,2-1 mm, vrijwel uitsluitend bestaande uit donkerkleurende **B-lymfocyten**. Men noemt deze structuren ook wel **primaire follikels**. Soms bevindt zich in het centrum van de follikel een lichter gebied, het **follikelcentrum** of **kiemcentrum** ('germinal center'). Men spreekt dan van **secundaire follikels**. Rond het follikelcentrum bevindt zich een donkerder krans, de **lymfocytencorona**.

Behalve de reticulumcellen van de grondstructuur bevinden zich in de follikels bijzondere reticulumcellen met sterk vertakte dunne uitlopers, die tussen de talrijke dicht opeengepakte lymfocyten van de follikel liggen, de **folliculaire dendritische cellen** (**FDC**). Zij kunnen immuuncomplexen aan hun oppervlak vasthouden en zouden een belangrijke rol spelen bij de vorming van **B-geheugencellen**, die in het follikelcentrum ontstaan.

Het **paracorticale** gebied, ook wel 'diepe schorszone' genoemd, bevat vrijwel uitsluitend **T-lymfocyten**. Omdat deze T-lymfocyten uit de thymus afkomstig zijn, zoals onder andere is gebleken uit dierexperimenten waarbij neonataal de thymus werd verwijderd, wordt dit gebied ook wel thymusafhankelijk gebied genoemd.

In het paracorticale gebied komt naast de reticulumcellen een ander soort niet-lymfoïde cellen voor, de **interdigiterende dendritische cellen** (**IDC**), die met talrijke vingervormige uitlopers in nauw contact staan met de omgevende T-lymfocyten. Bij de activering van de T-lymfocyten tijdens een cellulaire immuunrespons spelen zij, als **antigeenpresenterende cellen**, een belangrijke rol. IDC's hebben een typisch onregelmatig gevormde, sterk ingedeukte kern in een lichtgekleurd cytoplasma; zij zijn redelijk te onderscheiden van gewone macrofagen en reticulumcellen. IDC's behoren tot het mononucleaire-fagocytensysteem. Ook in de thymusafhankelijke gebieden van de milt

*Figuur 15.12 Schematische weergave van antigeenverwerking en -presentatie in de context van MHC-I- respectievelijk MHC-II-moleculen.*

Links: Route waarlangs eigen antigenen en antigenen van in de cel doorgedrongen micro-organismen (virussen, sommige bacteriën, parasieten) worden verwerkt en aan het oppervlak worden gepresenteerd.
1 Peptidefragmenten, vrijgekomen bij de afbraak door proteasomen van intracellulaire antigenen, worden door het RER opgenomen, waar zij binden aan nieuw gesynthetiseerde MHC-I-moleculen.
2/3 Het MHC-I-antigeencomplex wordt via het Golgi-complex naar het oppervlak van de cel getransporteerd, waar de MHC-I moleculen de antigeenfragmenten presenteren.

Rechts:
1 Synthese van MHC-II-moleculen in het RER
2 Deze worden vervolgens via vesikels naar het Golgi-complex getransporteerd.
  a Endocytose van micro-organisme met vorming van fagosoom.
  b Fusie van fagosoom met lysosoom en afbraak van antigeen tot peptidefragmenten.
  c Koppeling van lysosoom aan Golgi-vesikel.
3 Fusie van een Golgi-vesikel (met MHC-II) met een lysosoom, waarin zich peptidefragmenten van exogeen antigeen bevinden (bacterie); waarop binding van de peptidefragment aan MHC-II-molecuul volgt.
4 Presentatie van MHC-II-antigeencomplex aan het oppervlak van de cel.

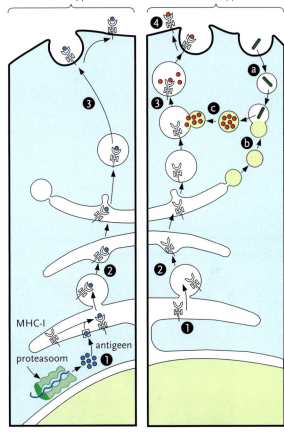

(PALS) (fig. 15.20, 15.22) worden deze cellen aangetroffen, evenals in het merg van de thymus. Deze cellen zijn in staat om antigenen, die bijvoorbeeld met de lymfe of het bloed zijn aangevoerd, op te nemen (fagocytose) en intracellulair gedeeltelijk af te breken. Bij deze '**antigen processing**' worden in het cytoplasma peptidefragmenten gekoppeld aan MHC-klasse-II-moleculen, waarna het geheel als antigeen-MHC-complex aan het oppervlak verschijnt (fig. 15.12). Aangezien T-lymfocyten bij hun rijping in de thymus geselecteerd zijn op hun vermogen om deze MHC-moleculen te herkennen (MHC-selectie en -restrictie), kan antigeenpresentatie in associatie met deze MHC-moleculen effectief plaatsvinden (fig. 15.13).

Onder het bindweefselkapsel van de lymfeklier bevindt zich aan de hele convexe zijde een **randsinus** of **subcapsulaire sinus**, die via **schorssinussen** of peritrabeculaire sinussen met de **mergsinussen** in verbinding staat (fig. 15.11). In deze sinussen verzamelt zich de door de afferente lymfevaten aangevoerde lymfe, die zeer traag door de lymfeklier stroomt op weg naar de efferente lymfevaten.

Het **merggebied** bevat, behalve de zojuist genoemde **mergsinussen**, **mergstrengen** van dicht lymfoïd weefsel, waarin naast lymfocyten en plasmacellen ook macrofagen voorkomen.

### Vaatvoorziening

De eerste vertakkingen van de aan de hilus binnentredende arteriën verspreiden zich in het hilusgebied via de trabekels (fig. 15.11). Kleinere arteriolen verlaten de trabekels en lopen via mergstrengen schorswaarts, waar zij in een **capillairnet** overgaan. De capillairen verenigen zich tot venulen, die in trabekelvenen uitmonden. In de wand van het direct op de capillairen aansluitende deel van de venulen bevinden zich sterk verdikte endotheelcellen; deze venulen worden daarom **hoogendotheelvenulen** (**HEV**) genoemd (fig. 15.14). Dit type venule komt onder normale omstandigheden uitsluitend voor in perifere lymfoïde orga-

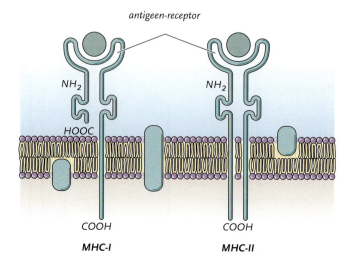

Figuur 15.13 *Schematische weergave van de twee typen MHC-moleculen.* Merk op dat het MHC-I-molecuul slechts één transmembraansegment heeft.

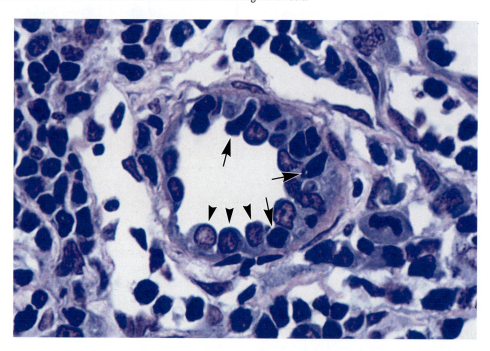

Figuur 15.14 *LM-opname van een gedeelte van een paracorticaal veld in een lymfeklier met daarin een hoogendotheelvenule.* Let op de lymfocyten (pijlen) tussen de gezwollen endotheelcellen (pijlkoppen). Moleculen aan het oppervlak van deze lymfocyten worden herkend door receptoren op de endotheelcellen. Deze interactie bepaalt de 'homing' van lymfocyten in dit gebied.

nen, behalve in de milt. Het zijn plaatsen waar T- en B-lymfocyten, na specifieke herkenning en aanhechting aan het endotheel, uit de bloedbaan treden en in het lymfoïde weefsel terechtkomen. HEV's hebben op hun oppervlak adhesiemoleculen ('vascular addressins'), waaraan T- of B-lymfocyten, met speciale receptoren ('selectins') in hun celmembraan, kunnen hechten. Na aanhechting kan een T- of B-lymfocyt, door middel van amoeboïde bewegingen, tussen de endotheelcellen naar het lymfoïde weefsel migreren.

HEV's komen bij uitstek voor in de **paracorticale gebieden**. B-lymfocyten, die hier via de wand van deze vaten de bloedbaan verlaten, migreren vervolgens naar het buitenste schorsgebied, het B-celcompartiment. Op gelijke wijze bereiken T-lymfocyten uit het bloed de rond de HEV's gelegen paracorticale gebieden. Na enige tijd (uren tot dagen) verlaten de via de bloedbaan binnengetreden T- en B-lymfocyten de lymfeklieren weer via het efferente lymfevat, tenzij zij inmiddels bij een immunologische reactie betrokken zijn geraakt (zie paragraaf 'Histofysiologie'). In de wand van HEV's worden steeds veel lymfocyten aangetroffen.

Bij antigene stimulatie van een lymfeklier, wanneer zich in het weefsel een immuunreactie gaat afspelen, vindt via de HEV's een sterk verhoogde aanvoer van lymfocyten plaats, waardoor de lymfeklier sterk in omvang toeneemt; dit verklaart de lymfeklierzwelling bij ontstekingen.

### Histofysiologie

Elke lymfeklier ontvangt lymfe uit een bepaald gebied van het lichaam, waarvan het de **regionale** of **drainerende lymfeklier** is. Met deze lymfe kunnen antigenen (onder andere bacteriële toxinen, bacteriefragmenten, dode celresten of antigeenpresenterende cellen, die in de periferie antigeen hebben opgenomen) de lymfeklier bereiken. In de lymfeklier worden partikels door de fagocyterende activiteit van macrofagen uit de lymfe verwijderd (**zeeffunctie**).

Bovendien kan de lymfe, stromend door het reticulum, de B- en T-lymfocyten van de lymfeklier bereiken. Bij een ontsteking in het drainagegebied kan zo, in de drainerende lymfeklier, een **humorale** of **cellulaire immuunreactie** (meestal beide) op gang komen (fig. 15.15 en 15.16).

Voor de meeste antigenen geldt dat zij **thymusafhankelijk** zijn, dat wil zeggen dat de hulp van helper-T-lymfocyten nodig is om B-lymfocyten te activeren tot proliferatie en differentiatie. De hulp bestaat daaruit, dat de **T-lymfocyt**, nadat deze met zijn T-celreceptor het antigeen én de MHC-klasse-II-moleculen op de celmembraan van een **antigeenpresenterende cel** (interdigiterende cel of macrofaag) heeft herkend, lymfokinen uitscheidt, die de B-celproliferatie en -differentiatie initiëren. **B-lymfocyten** transformeren daarbij tot plasmablasten op de grens van de diepe en buitenste schorszone, aan de 'onderzijde' van de follikel. De plasmablasten delen zich en differentiëren achtereenvolgens tot onrijpe en tot rijpe plasmacellen, die in groten getale in de mergstrengen komen te liggen en aan de langsstromende lymfe immuunglobulinen meegeven.

Deze zogenoemde **plasmacellulaire reactie** heeft zijn hoogtepunt ongeveer drie tot vier dagen na het eerste contact met antigeen.

Aansluitend vindt ook in het centrale deel van de follikels een reactie plaats, de **follikelcentrumreactie**, gekenmerkt door een lokale proliferatie van **B-lymfoblasten (centroblasten)**.

Antilichamen die via de circulatie het ontstekingsgebied bereiken, zullen daar met antigenen aan het oppervlak van bacteriën reageren en deze zo onschadelijk maken. Daarbij ontstaan antigeen-antilichaamcomplexen, die voor een deel weer via de lymfe de drainerende lymfeklier bereiken. Deze 'immuuncomplexen' worden daar aan het oppervlak van de folliculaire dendritische cellen gedurende langere tijd (weken) vastgehouden, waardoor ze bijdragen tot het onderhouden van de follikelcentrumreactie. Een deel van de bij de proliferatie ontstane cellen gaat ter plaatse te gronde door apoptose. De (kern)resten van deze cellen worden door de aanwezige macrofagen gefagocyteerd en zijn hierin als **tingibele Körper** ('kleurbare lichaampjes') zichtbaar. De follikels en vooral hun centra worden ten gevolge van deze delingsactiviteit veel groter. Enkele weken na contact met het antigeen neemt de delingsactiviteit van het centrum weer af. Hierbij ontstaan **B-geheugencellen** ('**memory B cells**'). Dat zijn B-lymfocyten die op een hernieuwd contact met hetzelfde antigeen door hun grotere aantallen met een sterke 'secundaire respons' kunnen reageren. Tijdens de differentiatie van geheugencellen vindt een omschakeling plaats van IgM-productie naar productie van IgG-moleculen ('isotype switch'). De voor de specificiteit verantwoordelijke Fab-gedeelten van het immuunglobuline veranderen hierbij uiteraard niet. Wanneer de hiervoor genoemde reactie zich in een primaire follikel afspeelt, transformeert deze tot een **secundaire follikel**. Vanwege de vorming van geheugencellen in de follikelcentra werden deze ook wel **kiemcentra** genoemd.

**Activering** door antigeen **van T-lymfocyten** vindt plaats in de paracorticale gebieden, waarbij het antigeen gepresenteerd wordt door de interdigiterende dendritische cellen (IDC). Bij deze **cellulaire immuunreactie** vindt ook proliferatie en differentiatie plaats, in dit geval van geactiveerde T-lymfocyten (T-lymfoblasten). Hierbij zijn twee typen T-helpercellen betrokken, te weten **$CD4^+Th1$-cellen**, die $CD8^+$-T-cellen activeren tot cytotoxische T-cellen, en

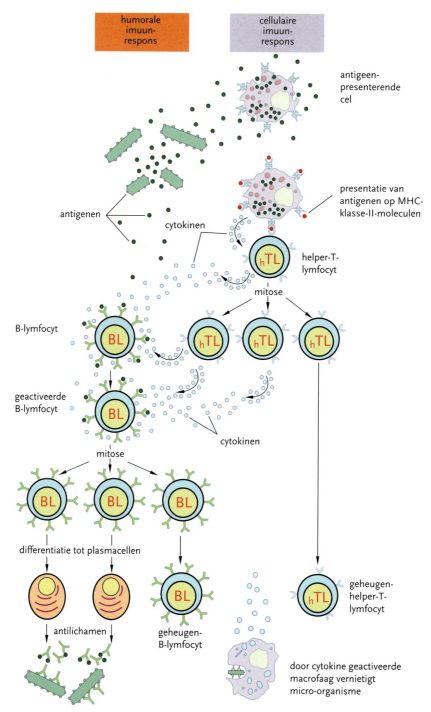

Figuur 15.15 *Immuunreactie gericht tegen een micro-organisme (humorale respons).*
Helper-T-lymfocyten (h-TL) worden door antigeenpresenterende cellen (zie fig. 15.12 rechts) geactiveerd. Aldus geactiveerde h-TL reageren na enkele celdelingen met antigeenpresenterende B-cellen en activeren die, waarna deze cellen op hun beurt, mede onder invloed van door h-TL geproduceerde cytokinen, een reeks celdelingen doormaken. Uiteindelijk differentiëren deze B-cellen tot plasmacellen, die antilichamen vormen tegen het primair herkende antigeen. Nadat het antigeen geneutraliseerd en geëlimineerd is kan een deel van de B-cellen als geheugencellen blijven circuleren en zo nodig bij een tweede contact snel reageren.
NB: in deze figuur komt niet goed tot uiting dat door antigeenpresenterende cellen (APC) geactiveerde h-TL ook antigeen herkennen aan het oppervlak van B-cellen en met deze cellen fysiek contact maken ('cognate interaction').

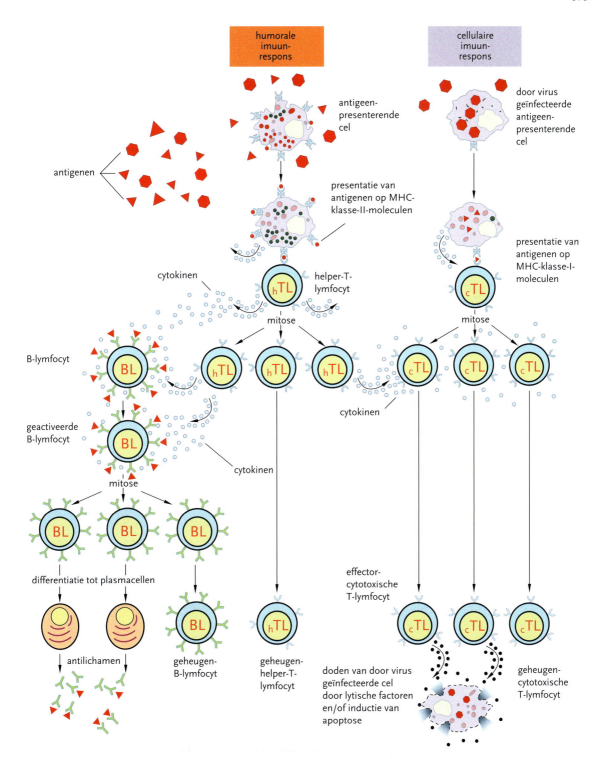

*Figuur 15.16 Immuunreactie gericht tegen een virus (cellulaire respons).*
Cytotoxische T-lymfocyten (c-TL) worden geactiveerd door virusgeïnfecteerde cellen, door middel van een virusantigeen-MHC-I-complex aan het oppervlak van de geïnfecteerde cel (zie fig. 15.12 links). Deze activering leidt, mede onder invloed van eveneens geactiveerde h-TL en door deze geproduceerde cytokinen, eveneens via proliferatie en differentiatie, tot de vorming van meer cytotoxische T-cellen (effectorcytotoxische T-cellen) en T-geheugencellen. Effectorcytotoxische T-cellen produceren perforine, dat lysis van de geïnfecteerde cel veroorzaakt.

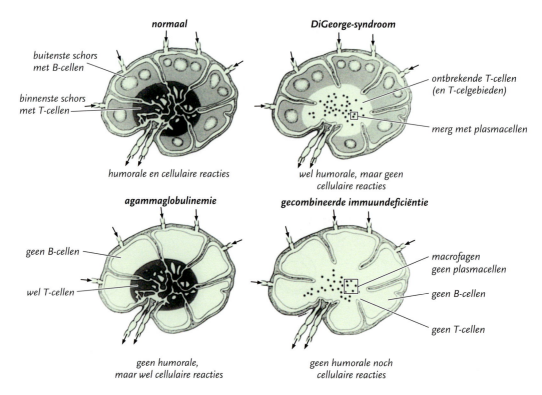

Figuur 15.17 *Pathologische veranderingen in lymfeklieren geassocieerd met B-celdeficiëntie, T-celdeficiëntie of beide.* (bron: Chandrasoma, Taylor 1991).

CD4+Th2-cellen, die B-lymfocyten activeren. Geactiveerde CD4+Th2-cellen hebben daarnaast ook een 'down'-regulerend effect op CD4+Th1-cellen, reden waarom zij ook wel suppressor- of regulator-T-cellen worden genoemd.

Bij de cellulaire immuunreactie ontstaan grote aantallen geactiveerde cytotoxische T-lymfocyten, die via de efferente lymfe worden afgevoerd. Deze effector-T-cellen scheiden, zodra zij in aanraking komen met het antigeen waartegen zij zijn gericht, lokaal lymfokinen uit. Een deel van de aldus geactiveerde T-cellen blijft waarschijnlijk als **T-geheugencellen** bestaan, zodat bij een tweede contact met hetzelfde antigeen (bijvoorbeeld virus) een snelle en effectieve afweer mogelijk is.

Wanneer in het **drainagegebied** van een lymfeklier geen ontsteking aanwezig is en er dus ook geen antigeen de lymfeklier bereikt, zal deze in de B- en T-celgebieden weinig activiteit tonen. De lymfeklier toont dan zijn normale, dat wil zeggen niet-gestimuleerde, beeld. Anders is dat met de **mesenteriale lymfeklieren**, die de lymfe van de ingewanden ontvangen en daardoor voortdurend in aanraking komen met veel antigenen afkomstig van de bacterieflora van de darm (hoofdstuk 16). Deze lymfeklieren tonen steeds een grote activiteit.

De respectieve functies van B- en T-cellen komen duidelijk tot uitdrukking in **immuundeficiëntie**ziektebeelden, veroorzaakt door defecten in de aanwezigheid of functie van B- cellen, T-cellen of beide. Figuur 15.17 illustreert de relatie tussen deze pathologische aandoeningen en veranderingen zoals onder andere gevonden in lymfeklieren.

Cellen die in een lymfeklier zijn gevormd of in een vorig lymfeklierstation aan de lymfe zijn toegevoegd, en ook lymfocyten die via de HEV's de lymfeklier zijn binnengekomen en enige tijd daarin hebben vertoefd, verlaten de lymfeklier via de sinussen en de efferente lymfevaten. Via de **ductus thoracicus** of de **truncus lymphaticus dexter** komen zij (weer) in de bloedbaan terecht. Vanuit de bloedbaan kunnen zij opnieuw deel gaan uitmaken van een lymfoïd orgaan. Door deze **recirculatie** van zowel B- als T-lymfocyten

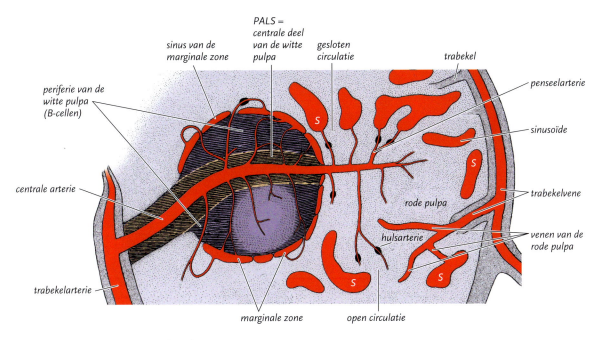

*Figuur 15.18 De bloedcirculatie in de milt.*
De voorstellingen van een open en een gesloten circulatie zijn beide weergegeven. PALS: periarteriolaire lymfocytenschede. (bron: Greep, Weiss 1973)

vindt een continue herverdeling (**redistributie**) van lymfocyten over de lymfoïde organen plaats, waardoor deze verspreid liggende organen functioneel als één **immuunsysteem** kunnen worden beschouwd.

## MILT

### Algemene bouw

De milt is bij de mens het grootste lymfoïde orgaan en is ingeschakeld in de bloedbaan. Door zijn rijkdom aan fagocyterende cellen en het nauwe contact dat deze met het circulerende bloed onderhouden, is de milt:

1 een belangrijke verdedigingsbarrière tegen in het bloed binnengedrongen micro-organismen (gezwollen pijnlijke milt bij 'bloedvergiftiging' (sepsis));
2 de plaats waar rode (en andere) bloedcellen uit de circulatie worden weggevangen en afgebroken.

De milt wordt omgeven door een kapsel van dicht bindweefsel van waaruit trabekels uitgaan, die het parenchym van de milt – de **miltpulpa** – binnendringen. Aan de mediale zijde van de milt bevindt zich een hilus, waar arteriën en zenuwen het orgaan binnenkomen en zich via de trabekels door het orgaan verdelen. De venen, die het bloed uit het parenchym verzamelen, verlaten de milt door de hilus. De milt heeft geen afferente lymfevaten; de efferente lymfevaten, die pas in de trabekels ontstaan, verlaten het orgaan eveneens aan de hilus.

### Miltpulpa

Een snede door een verse milt toont een dieprode massa, de **rode pulpa**, te midden waarvan scherp afgegrensde witte vlekken, de **witte pulpa**, voorkomen.

De **rode pulpa** bestaat voor 60% uit speciale bloedruimten, de **veneuze sinussen**, gevuld met rode bloedcellen afgewisseld met strengen van reticulumweefsel, de **strengen van Billroth** (fig. 15.19). Deze strengen bevatten veel macrofagen.

De **witte pulpa**, rond de arteriële vaatvertakkingen, wordt gevormd door dicht opeen gelegen grote hoeveelheden lymfocyten ('witte' bloedcellen) (fig. 15.18 en 15.20).

Zowel **rode** als **witte pulpa** hebben als **grondstructuur** een ruimtelijk netwerk van reticulumcellen, gesteund door dunne collagene vezels (fig. 15.21).

### Vaatvoorziening

De structuur van de milt is het beste te beschrijven door uit te gaan van de weg die de bloedstroom door

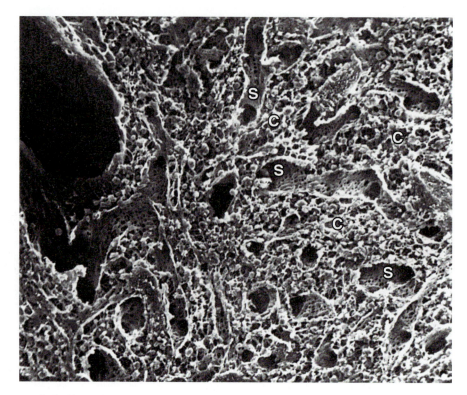

Figuur 15.19  Overzichtsbeeld van de rode pulpa van de milt; SEM-opname van een aangesneden oppervlak.
S: sinussen; C: strengen van Billroth in de rode pulpa. 360 ×. (bron: Miyoshi, Fujita 1971)

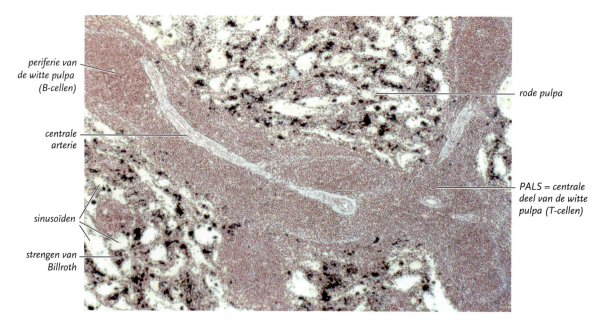

Figuur 15.20  LM-opname van rode en witte pulpa in de milt.
Milt van een konijn na i.v. (intraveneuze) injectie van Oost-Indische inkt. Koolstofpartikels zijn opgenomen in de macrofagen van de rode pulpa. Mallorykleuring. Lage vergroting. PALS: periarteriolaire lymfocytenschede. (opname P. Nieuwenhuis)

het orgaan volgt (fig. 15.18). De vertakkingen van de **a. lienalis**, die de milt aan de hilus binnentreden, splitsen zich in het bindweefsel van het hilusgebied in arteriën, die het verloop van de trabekels volgen en **trabekelarteriën** worden genoemd.

Takken van deze arteriën verlaten de trabekel en dringen het parenchym binnen, waar ze direct en volledig omgeven worden door een schede van lymfoïd weefsel (**periarteriolaire lymfocytenschede, PALS**). Dit weefsel is zo dicht met lymfocyten bevolkt, dat de reticulumcellen daarin geheel schuilgaan. Gezien hun centrale ligging in de PALS worden deze vaten **centrale arteriolen** genoemd. Aan de rand van de PALS liggen **follikels**, die uit de centrale arteriole een eigen vaatvoorziening ontvangen, die uitmondt in de **marginale sinus**, van waaruit het bloed vrijelijk het reticulaire bindweefsel van de rode pulpa instroomt.

Wanneer de centrale arterie in zijn verdere verloop een dikte heeft bereikt van ongeveer 50 μm, wordt de lymfoïde schede dunner en deelt het vat zich in een aantal uitwaaierende, recht verlopende arteriolen, die de rode pulpa ingaan. Deze **terminale arteriolen** worden **penseelarteriën** (penicilli) genoemd; ze hebben een diameter van circa 25 μm en zijn nog door één of twee lagen lymfocyten omgeven. Hierna zetten de penseelarteriën zich als gewone capillairen voort.

De wijze waarop het bloed uit de penseelarteriën en de daarvan aftakkende capillairen in de **veneuze sinussen** terechtkomt, is lange tijd onduidelijk geweest. Enkele onderzoekers waren van mening dat er in de milt, zoals vrijwel overal elders, een **gesloten circulatie** is, dat wil zeggen dat alle capillairen continu zijn met de veneuze sinussen. Anderen stelden zich een **open circulatie** voor (fig. 15.18, 15.23), waarbij het bloed uit de capillairen in het reticulumweefsel van de strengen van Billroth zou uitstromen en van daaruit, via openingen in de wand van de veneuze sinussen, in de circulatie zou terugkeren. Uit SEM-onderzoek is gebleken dat veruit de meeste capillairen eindigen in het reticulum van de strengen van Billroth; dit komt dus overeen met een open circulatie.

Vanuit de veneuze sinussen wordt het bloed afgevoerd naar venen, die zich tot grotere vaten verenigen en, na een vrij kort verloop door de rode pulpa, als **trabekelvenen** in de bindweefseltrabekels van de milt gaan verlopen in de richting van de hilus, waar zij zich in de **v. lienalis** verenigen.

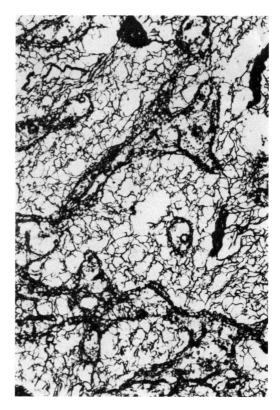

*Figuur 15.21 LM-opname van het netwerk van dunne collagene reticulaire vezels in de milt.*
Let op het verschil tussen de witte pulpa (donker omlijnde gebieden) en rode pulpa (ijle structuren). Zilverimpregnatie. 200 ×.

### Witte pulpa

De witte pulpa (het lymfoïde weefsel van de milt) bestaat uit twee componenten.

1. De **periarteriolaire lymfocytenscheden (PALS)**: compacte lymfocytenmassa's die de arteriolen over hun hele lengte omgeven. Het meer centraal gelegen deel van de PALS ('inner PALS' of 'binnen-PALS') is bevolkt door **T-lymfocyten** (fig. 15.22). Evenals in de paracorticale gebieden van de lymfeklieren worden ook hier **interdigiterende dendritische cellen (IDC)** gevonden. De op de grens met de rode pulpa gelegen lymfocyten zijn **B-lymfocyten** (fig. 15.18, 15.20 en 15.22).

2. De **follikels**, die aan de rand van de witte pulpa gelegen zijn (fig. 15.18, 15.20 en 15.22). Op doorsnede ontstaat daardoor het voor de milt kenmerkende beeld van een follikel, waarlangs een arteriole verloopt, die zelf nog weer door lymfocyten omgeven is. De follikels in de milt kunnen, net als in lymfeklieren, voorkomen als **primaire**

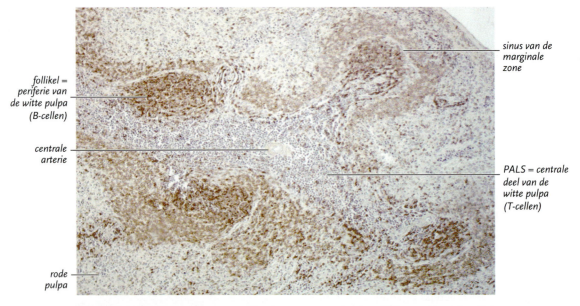

*Figuur 15.22  LM-opname van de milt van een rat na aankleuring met HIS14 (B-cel-specifiek monoklonaal antilichaam). Overzicht van rode en witte pulpa. Merk op dat in de witte pulpa alleen de B-celgebieden (follikels met marginale zone) aangekleurd zijn. De PALS (periarteriolaire lymfocytenschede) is niet aangekleurd, evenmin als de rode pulpa. Lage vergroting. (opname: P. Nieuwenhuis)*

en **secundaire follikels**. Deze laatste hebben een **follikelcentrum**, omgeven door een **lymfocytenkrans (corona)** of **mantelzone**, gevormd door rijpe **B-lymfocyten** (membraan-IgM-IgD+).

De follikels worden aan de buitenzijde begrensd door een **randzone** met 'marginal zone' **B-cellen**. De grens tussen de mantelzone (corona) en de randzone wordt gemarkeerd door de **marginale sinus** (zie paragraaf 'Vaatvoorziening'). De cellen van de marginale zone zijn een speciaal soort **B-lymfocyten**, die op hun oppervlak bezet zijn met IgM-moleculen (IgM+IgD-) (fig. 15.22). De randzone kan zich voor een deel over de PALS uitstrekken.

> 'Marginal zone' B-cellen spelen een rol bij de afweer tegen kapseldragende bacteriën, zoals pneumokokken. Patiënten bij wie bijvoorbeeld wegens een trauma (miltruptuur) de milt is verwijderd, blijken daarna een verhoogde gevoeligheid te hebben voor infecties met dit soort bacteriën (**postsplenectomiesyndroom**).

Evenals bij de lymfeklier bevatten de follikels van de milt sterk vertakte **folliculaire dendritische cellen**, die ook hier immuuncomplexen kunnen vasthouden aan hun oppervlak. Het aantal follikels wisselt sterk, afhankelijk van de immunologische activiteit in de witte pulpa.

### Rode pulpa

De rode pulpa is een **reticulair bindweefsel**, dat gekenmerkt wordt door:
1. de betrekkelijk dichte strengen van Billroth, gelegen tussen:
2. de meer open **veneuze sinussen**, die de rode pulpa het karakter van een spons geven.

De strengen van Billroth vormen een ruimtelijk samenhangend netwerk. In de mazen van het reticulum bevatten deze strengen macrofagen, monocyten, lymfocyten, plasmacellen en de verschillende soorten bloedcellen (erytrocyten, granulocyten en bloedplaatjes).

De **veneuze sinussen** van de milt vormen een karakteristiek bestanddeel van de rode pulpa van de milt. Deze veneuze sinussen monden rechtstreeks uit in vrij grote venen. Zeer opvallend is de wand van deze vaatruimten, die bestaat uit langgerekte,

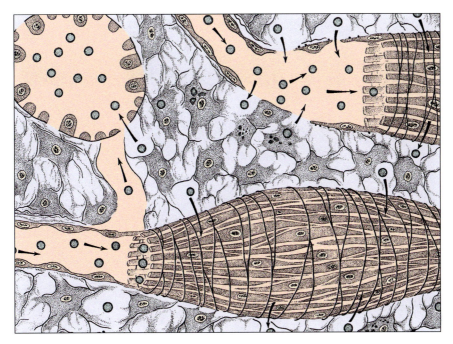

*Figuur 15.23 Schematische weergave van de structuur van de rode pulpa in de milt.*
Sinussen, afgewisseld door strengen van Billroth met fagocyterende cellen, waarvan sommige beladen met gefagocyteerd materiaal. Let op de samenhang tussen de cellen in de wand van de sinus en de hen omgevende reticulaire vezels. Linksboven een sinus in dwarsdoorsnede. De 'open' en de 'gesloten' circulatie zijn beide weergegeven (respectievelijk rechtsboven en linksonder).

rolvormige endotheelcellen, die niet aaneensluiten. Door de langwerpige spleten die deze merkwaardige endotheelcellen openlaten wordt de uitwisseling van bloedcellen tussen het lumen en de strengen van Billroth en de omliggende sinussen vergemakkelijkt (fig. 15.23 en 15.24).

### Histofysiologie
De milt is een lymfoïd orgaan met de volgende kenmerkende functies:
1. vorming van bloedcellen;
2. afbraak van erytrocyten;
3. verdediging van het lichaam tegen vreemde stoffen door fagocytose en immunologische afweer;
4. opslag van een reservevoorraad bloed, in het bijzonder erytrocyten.

### Vorming van bloedcellen
In de embryonale periode is de milt een **productieplaats** voor granulocyten en erytrocyten (hoofdstuk 14), maar deze activiteit gaat verloren tegen het einde van het embryonale leven.

Onder bepaalde omstandigheden kan in de milt ook bij volwassenen weer extramedullaire bloedcelvorming optreden in de strengen van Billroth. Men spreekt dan van **myeloïde metaplasie** van de rode pulpa. Bij **chronisch bloedverlies** kunnen zich weer rode bloedcellen vormen. Bij oudere individuen treft men onder normale omstandigheden regelmatig megakaryocyten in de strengen van Billroth aan. Bij **leukemie** kan er een pathologische vermeerdering van myeloïde cellen in de milt worden gevonden. De milt kan dan in volume toenemen (**splenomegalie**).

In de witte pulpa van de milt worden, als onderdeel van immuunreacties, lymfocyten gevormd, onder andere B-geheugencellen en effector-T-lymfocyten, die naar de rode pulpa migreren en vandaar via de veneuze sinussen in de bloedsomloop komen. Dit proces staat los van de continue **recirculatie van B- en T-lymfocyten**, die in de milt de bloedbaan verlaten, voor enige tijd respectievelijk in follikels en PALS ver-

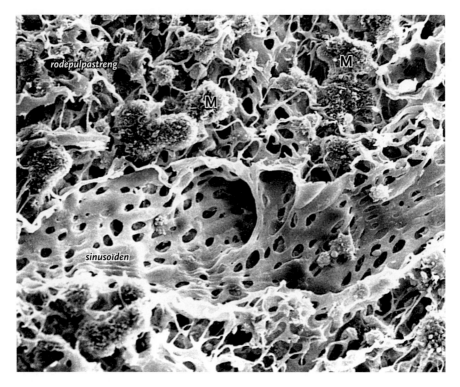

*Figuur 15.24  SEM-opname van de rode pulpa van de milt, waarin sinussen, strengen van Billroth en macrofagen (M). Let op de vele fenestraties in de wand van de veneuze sinus. 1600 ×. (bron: Miyoshi, Fujita 1971)*

blijven om daarna opnieuw, via de veneuze sinussen, in het bloed te komen.

### Afbraak van erytrocyten

Rode bloedcellen hebben een gemiddelde levensduur van 120 dagen, waarna zij worden gefagocyteerd en afgebroken, voornamelijk in de milt (fig. 15.25), maar ook in het beenmerg. De **macrofagen in de** strengen van Billroth fagocyteren fragmenten van oude erytrocyten. Deze cellen verliezen ten gevolge van membraanveranderingen hun elasticiteit (hoofdstuk 13) en zwellen, zodat zij in de strengen van Billroth of in de sinuswand blijven steken en vervolgens fragmenteren. De erytrocytfragmenten worden in de lysosomen van de fagocyterende cellen verteerd. Het **hemoglobine** wordt afgebroken, waarbij verschillende producten worden gevormd. Een daarvan is het **ferritine**, een verbinding van ijzer met een speciaal dragereiwit, het apoferritine. Verder ontstaat het **hemosiderine**, een ijzerhoudende verbinding die in de lichtmicroscoop als bruingele pigmentkorrels kan worden waargenomen. De ijzerbevattende eiwitten worden hergebruikt bij de synthese van hemoglobine in het beenmerg (zie ook hoofdstuk 14). Een ander product dat ontstaat bij de afbraak van de haemkern, is het **bilirubine**, dat geeloranje van kleur is. Dit product wordt aan albumine gekoppeld en door het bloed naar de lever vervoerd, waar het als galkleurstof wordt uitgescheiden.

### Fagocytose en immunologische afweer

In het concept van de open circulatie stroomt het bloed uit de terminale arteriolen – via capillairen – uit in de strengen van Billroth en komt dan in contact met de daar aanwezige macrofagen: **zeeffunctie.** Deze zuivering van het bloed van 'ongerechtigheden' (bacteriën, vetdruppeltjes bij hyperlipemie (komt bijvoorbeeld vaak bij diabetici voor)) kan nagebootst worden door intraveneuze inspuiting van Oost-Indische inkt, een vloeistof die bestaat uit een waterige suspensie van koolstofpartikeltjes, die door de miltmacrofagen worden gefagocyteerd (fig. 15.26).

Doordat de milt is ingeschakeld in de bloedbaan, kan deze als een immunologisch filter en detectieorgaan ten opzichte van het bloed functioneren, zoals de lymfeklieren dat doen voor de lymfe.

Voor T-cel-afhankelijke antigenen vindt de **humorale reactie** plaats aan de buitenzijde van de PALS,

## 15 LYMFOÏDE SYSTEEM

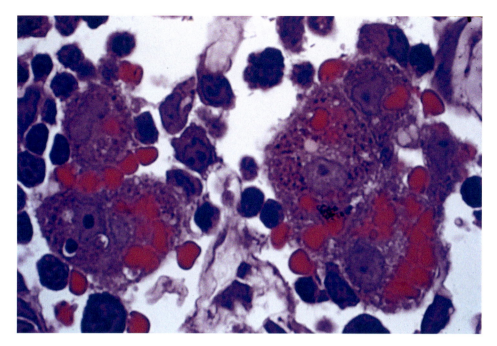

*Figuur 15.25  LM-opname van macrofagen in de milt die betrokken zijn bij actieve fagocytose van rode bloedcellen. Merk op dat de erytrocyten zich in verschillende fasen van degradatie bevinden. PT-kleuring. Sterke vergroting.*

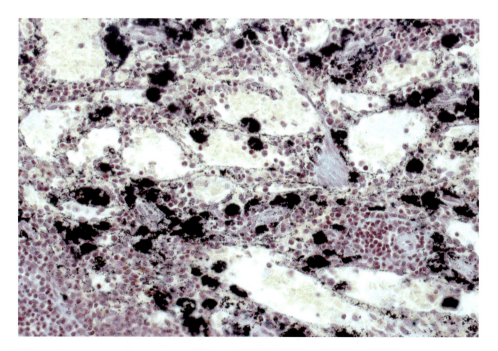

*Figuur 15.26  LM-opname van macrofagen in de milt die betrokken zijn bij actieve fagocytose van i.v. ingespoten Oost-Indische inkt. Merk op dat de met koolstofdeeltjes (zwart) beladen macrofagen vooral in de strengen van Billroth gelegen zijn, dan wel wandstandig langs de sinussen. Het geelgekleurde materiaal betreft erytrocyten. Mallorykleuring. Middelsterke vergroting. (opname P. Nieuwenhuis)*

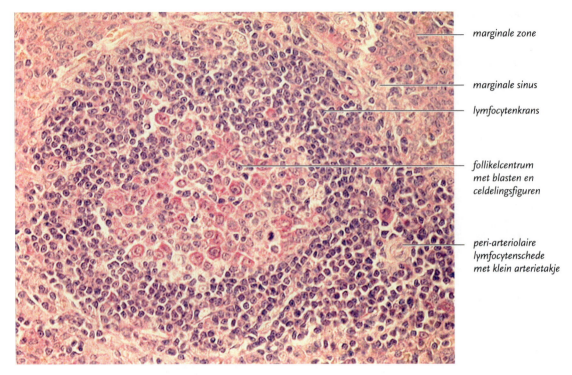

*Figuur 15.27  Follikelcentrumreactie in de milt van een rat, vijf dagen na i.v. toediening van rode bloedcellen van een schaap (als antigeen).*
Let op de grote, sterk pyroninofiele blasten en delingsfiguren. Methylgroen-pyroninekleuring. Middelsterke vergroting. (opname P. Nieuwenhuis)

waar B-cellen langs migreren op weg naar de follikel. Door antigeen gestimuleerde B-cellen transformeren dan tot **plasmablasten**, die, ook hier, via proliferatie en differentiatie uitrijpen tot klonen van plasmacellen (**plasmacellulaire reactie**). Het hoogtepunt van deze reactie in de milt valt ongeveer drie à vier dagen na contact met antigeen. De gevormde **antilichamen** (humorale immuniteit!) worden rechtstreeks aan het bloed afgegeven, terwijl ook de rijpe plasmacellen met het bloed de milt verlaten en voor een groot deel uiteindelijk in het beenmerg terechtkomen. De **cellulaire reactie**, die aan deze humorale reactie voorafgaat (T-celactivatie voor T-celhulp aan B-lymfocyten), vindt vooral plaats in de binnen-PALS.

Na enkele dagen treedt, net als in de lymfeklieren, in de centra van de follikels een **follikelcentrumreactie** op (fig. 15.27). Bij deze reactie gevormde **B-geheugencellen** kunnen zich via de bloedbaan over het gehele lichaam verspreiden.

### Opslag van bloed
In tegenstelling tot de situatie bij sommige dieren, is de functie van opslag van bloed bij de mens van weinig of geen belang.

## MUCOSA-GEASSOCIEERD LYMFOÏD WEEFSEL EN TONSILLEN

Tonsillen zijn organen die bestaan uit opeenhopingen van onvolledig door een kapsel omgeven lymfoïd weefsel, die aan het begin van het darmkanaal en de luchtwegen onder het slijmvlies zijn gelegen. De tonsillen vormen een **krans van lymfoïd weefsel** om de keelingang, die de **ring van Waldeyer** genoemd wordt. Deze bestaat uit de **tonsilla pharyngea** (het **adenoïd**),

> Bij **sikkelcelanemie** komt in de B-keten van het hemoglobine op een bepaalde plaats het aminozuur valine voor in plaats van glutaminezuur. Het hemoglobine is hierdoor zo veranderd dat het bij de passage van de erytrocyt door de milt uitkristalliseert, waardoor de cel zijn karakteristieke 'sikkelvorm' krijgt, aan elasticiteit verliest en in de strengen van Billroth wordt gefagocyteerd. Deze continue eliminatie van passerende rode bloedcellen leidt uiteindelijk tot anemie.

de beide, ter linker- en rechterzijde gelegen, **tonsillae palatinae** en de **tonsillae linguales** (fig. 15.28).

Deze lymfoïde formaties maken deel uit van een systeem van – in principe **ongekapseld** – lymfoïd weefsel, gelegen langs de slijmvliezen van het maag-darmkanaal, de luchtwegen en het urogenitale systeem, samengevat als **mucosa-geassocieerd lymfoïd weefsel** ('mucosa associated lymphoid tissue', MALT) (zie ook hoofdstuk 16 en 18).

Van de onderdelen van de ring van Waldeyer zijn alleen de tonsillae palatinae echt afzonderlijke orgaantjes; de andere tonsillen zijn minder scherp begrensd. De tonsillen kunnen beschouwd worden als **lymfklieren zonder aanvoerende lymfevaten**. Dit geldt in het algemeen ook voor andere onderdelen van het **MALT**. Antigenen bereiken het lymfoïde weefsel van de tonsillen direct via het epitheel. Er zijn dus ook geen afferente lymfevaten en geen lymfesinussen. Wel bevinden zich aan de rand lymfecapillairen, die naar efferente lymfevaten leiden.

Het niet-verhoornend plaveiselepitheel over de tonsillen is meestal sterk geïnfiltreerd met polymorfnucleaire granulocyten en/of lymfocyten (fig. 15.29).

Onder invloed van de in de keelholte steeds aanwezige bacteriën worden in de tonsillen veel plasmacellen gevormd, die IgA synthetiseren. De IgM->IgA-switch vindt ook hier plaats tijdens de differentiatie van B-lymfocyten in de follikels. Samen met soortgelijk IgA uit de speekselklieren zou dit een zekere afweer van de mond-keelholte tegen bacteriële infecties vormen.

In de tonsillen gesynthetiseerde antilichamen en hier gevormde lymfocyten worden afgevoerd via de efferente lymfevaten naar de regionale lymfeklieren. In de lymfefollikels van de tonsillen is, als uiting van continue antigene stimulering, steeds een follikelcentrumreactie te zien.

## Tonsillae palatinae

De twee tonsillae palatinae (**keelamandelen**) liggen in de nissen tussen de beide verhemeltebogen van de farynx. Elk van de beide tonsillen heeft een aantal, soms vertakte, instulpingen: invaginaties of **crypten**, die een voortzetting zijn van het **niet-verhoornend meerlagig plaveiselepitheel** van de farynx (fig. 15.28). In het lumen van de crypten vindt men afgestoten epitheelcellen, lymfocyten en meestal ook bacteriën en granulocyten.

De crypten zijn omgeven door compact lymfoïd weefsel met talrijke **follikels**. In de dicht bevolkte lymfocytenvelden (**T-celgebieden**) tussen de follikels

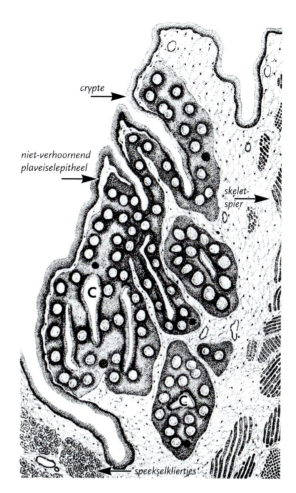

*Figuur 15.28 Tonsilla palatina.*
Onder het niet-verhoornend meerlagig plaveiselepitheel van de mond-keelholte liggen talrijke lymfefollikels. De lichte gebieden in de lymfefollikels zijn de follikelcentra. Bij C een aangesneden crypte.

liggen **hoogendotheelvenulen (HEV's)**, waar B- en T-lymfocyten uit het bloed het lymfoïde weefsel binnentreden.

---

Vaak (vooral bij kinderen) is de afweerfunctie van de tonsillen maar zeer ten dele of geheel niet effectief, doordat zich daar een chronisch ontstekingsproces ontwikkelt. Ook de halslymfeklieren kunnen hierbij gezwollen zijn. Omdat dan van hieruit allerlei ontstekingsprocessen elders worden onderhouden, worden de tonsillen (dat wil zeggen het adenoïd en de tonsillae palatinae) verwijderd (A+T: **adenoïdectomie + tonsillectomie**).

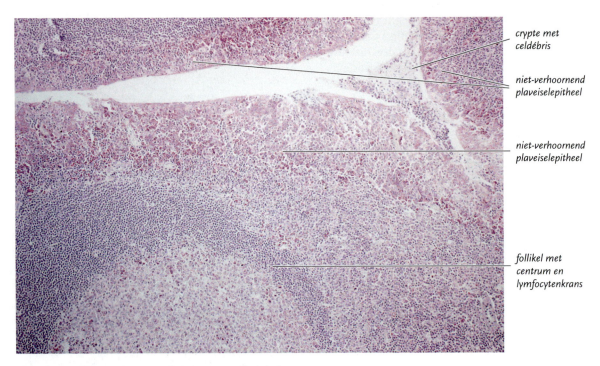

*Figuur 15.29  LM-opname van een deel van een tonsilla palatina.*
Het niet-verhoornend meerlagig plaveiselepitheel is massaal door lymfocyten geïnfiltreerd. Methylgroen-pyronine (MGP)-kleuring. Lage vergroting. Zie ook fig 16.15. (opname P. Nieuwenhuis)

De tonsillae palatinae worden omgeven door een matig ontwikkeld kapsel. Dankzij de losse structuur van het omliggende bindweefsel, is het vrij gemakkelijk om de tonsil, bijvoorbeeld bij chronische ontsteking, te verwijderen ('pellen'). De bij deze ingreep soms optredende nabloeding wijst op een sterke vascularisatie van de tonsillae palatinae, die ook samenhangt met de ontsteking.

### Tonsilla pharyngea (adenoïd)
De tonsilla pharyngea is een ongepaarde ophoping van lymfoïd weefsel in het dak van de **nasofarynx**, die in het Nederlands wel met de term **neusamandel** wordt aangeduid. Onder een geplooid epitheel ligt hier een grote agglomeratie van lymfoïd weefsel dat zich kan uitstrekken tot aan de uitmonding van de tuba auditiva (buis van Eustachius). Het epitheel is meerrijig trilhaarepitheel dat typerend is voor de luchtwegen. Plaatselijk kunnen gebieden van meerlagig plaveiselepitheel voorkomen.

De farynxtonsil bestaat uit diffuus lymfoïd weefsel met vele **follikels**, dat het epitheeloppervlak volgt; er zijn geen crypten. Er is een – niet overal even duidelijk aanwezig – kapsel dat dunner is dan dat van de tonsillae palatinae.

Bij **tonsillitis** (ontsteking van de keelamandelen) zijn de crypten, die dan vaak verstopt zijn met necrotisch materiaal en leukocyten, bij inspectie van de keelholte als geelwitte puntjes te zien.

### Tonsillae linguales
De linguale tonsillen zijn kleiner, nog minder scherp afgegrensd en talrijker dan de andere tonsillen. Zij zijn in het slijmvlies van de tongbasis gelegen en bevinden zich derhalve onder het niet-verhoornend meerlagig plaveiselepitheel. Elke tongtonsil heeft één enkele, ondiepe crypte.

### Solitaire follikels
Solitaire follikels (lymphonoduli solitarii) komen, in sterk wisselende aantallen, afhankelijk van de voorgeschiedenis ter plaatse, verspreid voor onder alle slijmvliesepithelia. Het zijn structuren waarvan de aanleg **niet genetisch bepaald** is: zij zijn per definitie **reactief**. In principe kunnen ze onder invloed van een ontstekingssituatie overal in het bindweefsel en zelfs in parenchymateuze organen ontstaan. Vaak ziet

men overgangen van infiltraten van mononucleairen (lymfocyten en monocyten) naar **follikels**, soms met een goed ontwikkeld **follikelcentrum** en een typische **lymfocytenkrans (B-cellen)**. In hun directe omgeving kunnen vaak enkele **HEV's** worden aangetroffen, omgeven door **T-lymfocyten**.

Solitaire follikels kunnen beschouwd worden als een lokale reactie op een chronische ontstekingsprikkel, waardoor een tussenvorm ontstaat tussen een verspreide ophoping van lymfocyten en macrofagen in het bindweefsel en een echt 'zelfstandig' lymfoïd orgaan zoals milt, lymfeklier, tonsil, platen van Peyer en appendix.

### Samenvatting

Het lymfoïde systeem is een onderdeel van het **immuunsysteem**, waaraan een **specifieke** en een **niet-specifieke component** te onderscheiden zijn.

De niet-specifieke component wordt vertegenwoordigd door monocyten, macrofagen, granulocyten en 'natural-killer'cellen. De **specifieke component**, het **lymfoïde systeem**, wordt gekarakteriseerd door de aanwezigheid van specifieke receptoren aan het oppervlak van B- en T-lymfocyten waarmee lichaamsvreemde antigenen herkend kunnen worden. Deze **receptoren** hebben een hoge graad van **diversiteit**, waardoor de populatie van lymfocyten als geheel de vele **antigene determinanten** waarmee het organisme wordt geconfronteerd, kan detecteren.

Het lymfoïde systeem kent **centrale** en **perifere lymfoïde organen**. In de **centrale** lymfoïde organen, beenmerg en thymus, vindt de productie van respectievelijk B- en T-lymfocyten plaats. Via de bloedbaan bereiken deze de **perifere** lymfoïde organen, zoals de milt, lymfeklieren en mucosa-geassocieerd lymfoïd weefsel, waar zij eigen lokalisaties innemen in follikels en bepaalde lymfocytenvelden.

**Perifere lymfoïde organen** hebben een **grondstructuur** van reticulumcellen, die gedurende hun ontwikkeling bevolkt wordt met lymfocyten en elementen van het mononucleaire-fagocytensysteem, zoals macrofagen en dendritische cellen. Deze laatste functioneren als antigeenpresenterende cellen (APC's). **Antigenen** kunnen perifere lymfoïde organen bereiken via de lymfe (lymfeklieren), het bloed (de milt) of direct via het epitheel (MALT).

De populatie van **B- en T-cellen** in deze organen is niet stabiel, maar is betrokken bij een proces van **recirculatie**, waardoor ook een voortdurende herverdeling (redistributie) van deze cellen over alle onderdelen van het perifere lymfoïde systeem tot stand komt (**surveillance**functie). Dit proces is fundamenteel antigeen**on**afhankelijk. Wel wordt door dit proces de functie van het perifere lymfoïde systeem als **ontmoetingsplaats** tussen antigeen, antigeenpresenterende cellen (APC's) en immuuncompetente B- en T- lymfocyten mogelijk gemaakt.

Bij een **specifieke immuunreactie** wordt antigeen, na een intracellulaire verwerking (processing), via APC's aan B- en T-cellen gepresenteerd. Deze presentatie vindt plaats in de context van eigen MHC-moleculen. Om deze vorm van presentatie te kunnen herkennen zijn de T-lymfocyten, bij hun vorming in de thymus, door middel van hun T-celreceptor, geselecteerd op de mogelijkheid van interactie met *deze* moleculen (positieve selectie, MHC-restrictie). Antigeenherkenning (vanwege de specificiteit van de receptor dus slechts door een klein deel van de populatie) leidt tot activering van T-cellen (**cellulaire immuniteit**). Geactiveerde T-cellen kunnen differentiëren tot helper-T-cellen, cytotoxische T-cellen en T-geheugencellen. Geactiveerde helper-T-cellen kunnen B-cellen (na antigeenherkenning via hun membraan-Ig) activeren tot plasmablasten, die door deling en differentiatie overgaan in actief antilichaamproducerende plasmacellen (**humorale immuniteit**). In follikelcentra worden, in parallel, B-geheugencellen gegenereerd.

Processen als hiervoor beschreven worden besproken in relatie tot de specifieke bouw van lymfeklieren, milt en tonsillen, als een voorbeeld van MALT.

## 16 Het spijsverteringskanaal

Inleiding 387
De mondholte 387
De tong 389
Het gebit 391
  Dentine 392
  Glazuur 393
  Pulpa 394
  Tandwortel 395
  Cement 395
  Gingiva 397
  Ontstaan van de gebitselementen 397
De farynx 399
Algemeen bouwpatroon 400
De oesofagus 406
De maag 407
  De maagmucosa 407
  De overige lagen van de maagwand 412
De dunne darm 417
  Het darmepitheel 419
  De lamina propria 424
  Innervatie 425
  Immunologische aspecten 427
  Vetopname en overige resorptie 428
  De dikke darm 430
Samenvatting 434

### INLEIDING

Het spijsverteringskanaal en de bijbehorende klieren (hoofdstuk 17) hebben als taak het verteren van voedsel en het opnemen van voedingsstoffen in het bloed. Deze processen vinden plaats op de grens van de buitenwereld en het inwendige milieu. Het voedsel bevat de moleculen, die nodig zijn voor de instandhouding, groei en energiebehoeften van het lichaam. Tijdens het kauwen wordt het voedsel gemengd met speeksel, dat een begin maakt met de vertering van koolhydraten. Speekselklieren produceren ook mucus, dat als glijmiddel dienst doet. In de maag en de darm worden eiwitten, vetten, koolhydraten en nucleïnezuren afgebroken tot aminozuren, vetzuren en glyceriden, monosachariden en nucleotiden, die daarna worden geresorbeerd door het darmepitheel. Door wateronttrekking worden in de dikke darm de onverteerbare resten ingedikt en samen met de afgestorven epitheelcellen en bacteriën als feces door de anale opening geloosd.

> Problemen van de tractus digestivus zijn bekend door hun veelvuldig voorkomen. Het betreft slikproblemen, indigestie, misselijkheid, constipatie, gasvorming, diarree, bloedingen en tumoren. Aangezien de tractus in verbinding staat met de buitenwereld, zijn veel aandoeningen te wijten aan infecties door bacteriën, virussen of parasieten.

### DE MONDHOLTE

De lippen (fig. 16.1) zijn rood omdat het epitheel iets dunner is dan de huid, en de onderlaag sterker doorbloed is. Bij pasgeborenen is dit epitheel verdikt tot een zuigkussen.

De mondholte wordt bekleed door een **meerlagig plaveiselepitheel** waarvan de cellen een niet-volledig proces van verhoorning ondergaan (**parakeratotisch**), in tegenstelling tot het **harde gehemelte** (palatum durum) en het **tandvlees** (gingiva), waarvan de cellen wel geheel verhoornen (**orthokeratotisch**). De parakeratotische cellen van het mondepitheel zijn tot aan het oppervlak **kernhoudend** en kunnen in een uitstrijkpreparaat worden gebruikt om bijvoorbeeld het **lichaampje van Barr** op te sporen en zo de sekse te bepalen (fig. 3.29). Het epitheel aan de onderzijde van de tong en de mondbodem is dun, zodat bepaalde geneesmiddelen langs deze weg snel kunnen worden geresorbeerd (sublinguale toediening). Op het zachte gehemelte en andere plaatsen in de mondholte is het slijmvlies beweegbaar; hier zijn de oppervlakkige epi-

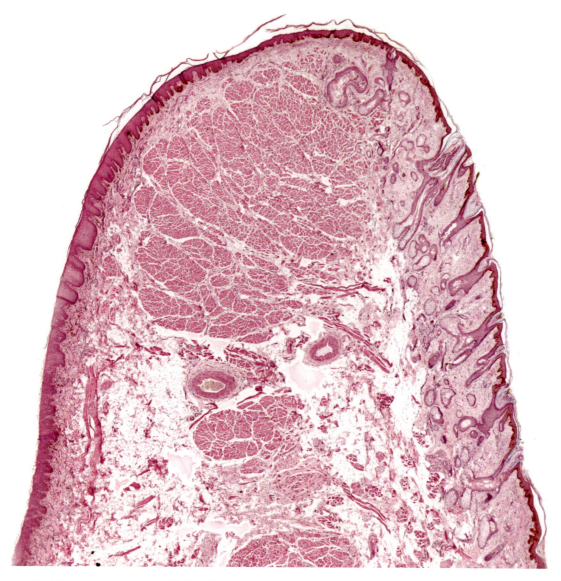

*Figuur 16.1 LM-opname van een menselijke lip bij lage vergroting.*
Aan de rechterzijde vinden we de structuur van de huid met de epidermis, dermis en hypodermis. De epidermis (verhoornend plaveiselepitheel) is gelaagd en ingestulpt bij de periodiek voorkomende haarfollikels, die van talgklieren zijn voorzien. Aan de linkerzijde de mondholte met de structuur van de mondmucosa. Reeds bij deze lage vergroting is te zien dat het epitheel van de mondmucosa weinig tot geen gelaagdheid bezit (niet-verhoornend plaveiselepitheel). In het midden van de coupe zijn spieren, twee arteriën (midden) en bindweefsel te zien. Objectief 1,6 ×. (opname E. Wisse)

theelcellen ook een beetje gezwollen door een hoog watergehalte ('waterzakcellen') zodat zij dienen als stootkussen tegen hard voedsel.

De bindweefsellaag direct onder het epitheel, de **lamina propria** (fig. 16.2), heeft vrij hoge papillen, die zorgen voor een goede hechting aan de oppervlakkige epitheelbekleding. De lamina propria is niet scherp afgegrensd ten opzichte van de submucosa, waarin kleine speekselklieren verspreid liggen.

Het dak van de mondholte wordt gevormd door het **harde** en **zachte gehemelte** (palatum molle). In het orthokeratotische, harde gehemelte (fig. 16.3B) vinden we ook een stratum granulosum met keratohyaliene granula, dat elders in de buccale mucosa ontbreekt. De verhoornde gebieden ondervinden de

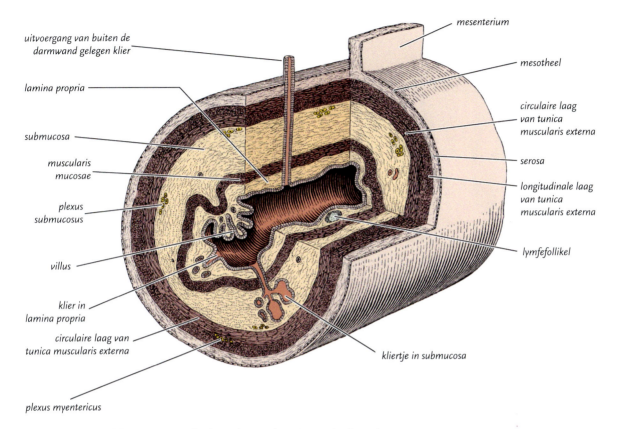

*Figuur 16.2 Ruimtelijke weergave van het bouwplan van het spijsverteringskanaal.*
Van binnen naar buiten zijn de volgende lagen te herkennen: een epitheellaag bij het lumen, een dunne bindweefsellaag (de lamina propria) en de muscularis mucosae, die de mucosa afsluit. De submucosa bestaat uit een laag bindweefsel en wordt afgesloten met een circulaire en daarbuiten longitudinale spierlaag bestaande uit gladde spieren. Deze spieren worden geïnnerveerd door een neurale plexus, voornamelijk tussen de twee spierlagen gelegen, die de darmmotiliteit (peristaltiek) ondersteunt. De serosa sluit de wand af met een bindweefsellaag en een buitenste epitheellaag, het mesotheel. Klieren van toenemende grootte zijn gelegen in de mucosa, in de submucosa of net buiten de tractus. In de mucosa vinden we naast het bindweefsel ook structuren van het immuunapparaat, zoals de lymfefollikels. Via de mesenteriale vliezen is de tractus bevestigd aan de wand van de buikholte. (bron: Bevelander 1971)

grootste druk of slijtage tijdens het kauwen. Hier is het epitheel door dicht bindweefsel vast verbonden met het periost van het onderliggende bot en daardoor is het niet beweegbaar over de onderlaag.

Aan de achterrand van het zachte gehemelte (fig. 16.3A) hangt de **huig** (uvula), opgebouwd uit een kegelvormige uitstulping van spierweefsel en losmazig bindweefsel, bekleed door mondslijmvlies.

Afvoergangen van de **speekselklieren** lozen het speeksel in de mondholte (hoofdstuk 17). Door de mondholte verspreid komen kleine speekselklieren voor. De klieren onder de tong en voor in de mond zijn voornamelijk sereus, terwijl ze elders meer muceus zijn.

### DE TONG

De tong bestaat uit een complexe massa dwarsgestreept spierweefsel, afgewisseld met muceuze en sereuze klieren, omhuld door een slijmvlies (fig. 11.15 en fig. 16.4). Typisch voor de tong is het ingewikkelde driedimensionale patroon van de spiervezels en het voorkomen van vertakte spiervezels, die in meer dan één punt eindigen. Dit maakt complexe bewegingen mogelijk, zoals bij het spreken. Het slijmvlies is vast met de spiermassa verbonden doordat de lamina propria diep tussen de spierbundels doordringt. Aan de onderzijde van de tong is het slijmvlies glad, aan de bovenkant steken talrijke **papillen** uit. Achter op de tong bevinden zich de **tonsillae linguales**, bestaande uit lymfefollikels, die langs **crypten** gelegen zijn (fig. 16.15A).

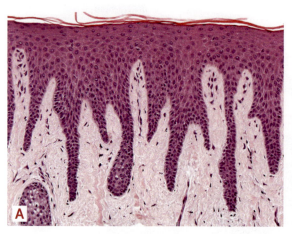 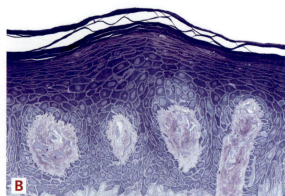

*Figuur 16.3 LM-opname van een biopsie van de mondmucosa van de mens.*

A  Het epitheel toont cellen die kernhoudend zijn tot op het niveau van het lumen (boven). Bij het lumen schilferen de cellen af. De cellen van het epitheel zijn **parakeratotisch** en verhoornen dus niet volledig. In de epidermis is geen gelaagdheid te zien, de cellen behouden tijdens hun ontwikkeling een min of meer gelijke morfologie. De lamina propria is met lange papillen verankerd in het epitheel. HE-kleuring van een paraffinecoupe. Objectief 25 ×.

B  LM-opname van een biopsie van de mondmucosa op een plaats waar wel een volledige verhoorning (**orthokeratotisch**) optreedt, zoals bij het tandvlees (gingiva) en het verharde gehemelte. Door de volledige verhoorning verdwijnen de kernen en de organellen. De cellen schilferen af in het lumen (boven). Een differentiatie in lagen binnen de epidermis ontbreekt. Ook hier zijn dermispapillen aanwezig die hier door scheve aansnijding als eilanden in de epidermis te zien zijn. Toluïdineblauwkleuring van een plastic coupe. Objectief 40 ×. (opnamen E. Wisse)

De papillen zijn uitstulpingen van het tongepitheel en de lamina propria. Zij kunnen drie verschillende vormen aannemen.

1 **Papillae filiformes** (draadvormige papillen) komen in grote aantallen voor en veroorzaken een zekere ruwheid, die bij katachtigen zo sterk is dat deze dieren hun tong als rasp kunnen gebruiken. Rond een puntig toelopende bindweefselkern vormt het epitheel een spits toelopende massa (fig. 16.4), die uit dicht opeengepakte parakeratotische cellen bestaat. De turnover van dit epitheel is door slijtage vrij hoog. Wanneer, bijvoorbeeld bij ernstig zieken, de afgestoten cellen door immobiliteit van de tong niet worden verwijderd, kan een beslagen tong ontstaan.

2 **Papillae fungiformes** (paddenstoelvormige papillen) hebben een smalle basis en een breed boveneinde (fig. 16.4). Deze papillen zijn in kleinere aantallen tussen de filiforme papillen verspreid. Zij dragen enkele smaakknoppen op hun bovenvlak.

3 **Papillae circumvallatae** (omwalde papillen) zijn grote ronde papillen, waarvan de bovenkant verder boven het tongoppervlak uitsteekt dan die van de andere papillen (fig. 16.4). Zeven tot twaalf van deze papillen liggen in een V-vormige formatie (de sulcus terminalis) op het achterste deel van de tong. Deze papillen zijn ook paddenstoelvormig en worden omgeven door een ronde groeve, in de wand waarvan tweehonderd tot driehonderd **smaakknoppen** gelegen zijn. In de bodem van deze groeve monden de sereuze **kliertjes van Von Ebner** uit. Het secreet van deze kliertjes spoelt de groeve schoon, zodat de smaakknoppen nieuwe smaakprikkels kunnen registreren (zie hoofdstuk 10 voor de bouw van de smaakknoppen).

Bij sommige diersoorten komen foliate papillen voor, die bij de mens slechts rudimentair aanwezig zijn. De sensorische cellen in de smaakknoppen registreren vier basissmaken: zout, zuur, zoet en bitter. Soms wordt de smaak van glutamaat, veel toegepast in de Aziatische keuken, ook als een aparte smaak (umami) beschouwd. De scherpe smaak van peper wordt waargenomen via pijnreceptoren op de tong (zie verder hoofdstuk 10 voor tekst en illustraties 10.3 en 10.4).

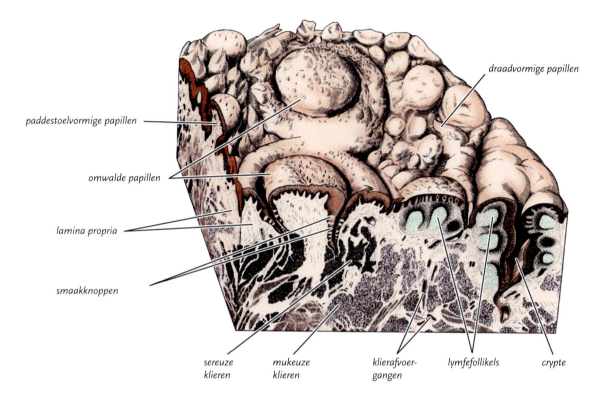

*Figuur 16.4 Driedimensionale weergave van het gebied van de V-vormige grens tussen het achterste en het voorste deel van de tong. Op het oppervlak zijn draadvormige, paddenstoelvormige en omwalde papillen te zien. Op de twee laatste papillen vinden we de smaakknoppen, die de smaakgewaarwording tot stand brengen. Deze papillen zijn bekleed met een epitheel, zoals in fig. 16.3A. In het weefsel zijn kliertjes aanwezig, die de tong vochtig houden. Op het voorvlak is een doorsnede door een tongtonsil getekend, die bestaat uit een invaginatie van het epitheel met crypten, waarlangs lymfefollikels gelegen zijn. Dergelijk lymfoïd weefsel komt langs de gehele tractus voor en vormt een immunologische afweer tegen binnendringende antigenen.*

Normaal hecht het tandvlees zich ter hoogte van de **glazuurgrens** op de tand, namelijk op de grens tussen de anatomische kroon (het met glazuur bedekte deel van de tand) en de tandwortel (bedekt met cement). Door ontsteking of beschadiging kan de aanhechting van het **tandvlees** zich naar beneden verplaatsen, waarbij een deel van de kroon en een deel van de wortel bloot komen te liggen. Zo wordt de klinische kroon (zichtbare kroon in de mondholte) groter dan de anatomische kroon, terwijl het aanvankelijk andersom was (fig. 16.5). Als de aanhechting tussen tand en epitheel loslaat, ontstaat er gemakkelijk een infectie van de parodontale weefsels (parodontitis). Direct boven de aanhechting vormt de gingiva een plooi, de **sulcus gingivalis**, die normaal circa 0,5-3 mm diep is. Beschadigingen en ontsteking, veroorzaakt door een **plaque** van bacteriën op het tandoppervlak, tasten dit gebied vaak aan, waardoor de sulcus verandert in een diepe geul (**pocket**). Hierin kunnen zich voedselresten ophopen, waarin zich bacteriën nestelen. Een chronische aantasting van het parodontium is een oorzaak van verlies van gebitselementen.

### HET GEBIT

De gebitselementen zijn in twee gebogen rijen ingeplant in de maxilla en mandibula (boven- en onderkaak). Elke tand of kies steekt met zijn 'klinische kroon' boven het tandvlees uit, terwijl de 'anatomische kroon', het deel van de tand dat door glazuur (email) bedekt is, gedeeltelijk door het tandvlees is

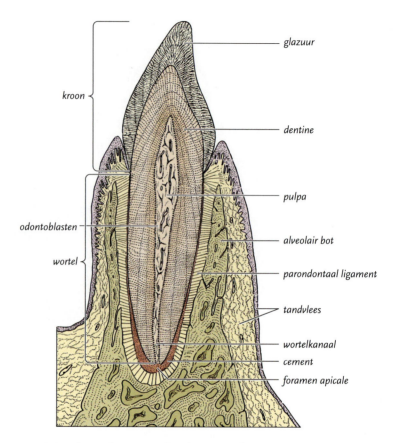

Figuur 16.5 *Weergave van een overlangse doorsnede van een snijtand in zijn tandkas.*
De tand is met een parodontaal ligament (vezels van Sharpey) verankerd in de tandkas van de kaak. De kroon van de tand is bedekt met glazuur. De massa van de tand wordt voornamelijk gevormd door het dentine, dat de pulpaholte omsluit. In de pulpa bevindt zich een speciaal muceus bindweefsel met veel bloedvaten, zenuwen en wandstandige odontoblasten die het (pre)dentine opbouwen. Via een opening aan het einde van het wortelkanaal (foramen apicale) kunnen bloedvaten en zenuwen naar binnen of buiten treden. De tandwortel is bedekt met een dunne laag cement. Het tandvlees (gingiva) is aan de tand gehecht op de grens tussen de kroon en de wortel van de tand. (bron: Leeson, Leeson 1970)

bedekt. Het overgangsgebied tussen **kroon** en **wortel** heet de **tandhals** (fig. 16.5). De tand is met zijn wortel vast in de **tandalveole** verankerd (fig. 16.14B).

Alle tanden bestaan uit een kern van losmazig bindweefsel, de **pulpa**. Het harde deel van de tand bestaat uit **dentine** (tandbeen), **glazuur** (email) en **cement** (fig. 16.5). Aan de wortelpunt bevindt zich een opening, het **foramen apicale**, waar bloedvaten en zenuwen binnenkomen. Rond de tandwortel bevindt zich het wortelvlies, ook wel het **parodontaal ligament** genoemd. Dit ligament hecht de tandwortel vast in de **tandalveole** door middel van talrijke collagene vezels, die in de alveolewand en aan de tandwortel zijn gehecht (fig. 16.5 en 16.14B). Deze ophanging geeft de tand een geringe beweeglijkheid.

**Dentine**
Door een hoger gehalte aan **hydroxy-apatiet** (70% in plaats van 65% in bot) is dentine of tandbeen iets harder dan botweefsel. De organische matrix bestaat uit collageen type I, fosfoproteïnen en proteoglycanen en wordt gesynthetiseerd door odontoblasten.

**Odontoblasten** vormen een monolaag van cilindrische cellen op de grens tussen pulpa en (pre)dentine (fig. 16.7B en 16.8). De cellen zijn polair en zetten predentine af. De odontoblasten bevatten een basale kern, veel ribosomen, zowel vrije als aan ER-cisternen gebonden, een goed ontwikkeld Golgi-apparaat en apicale secretieblaasjes die procollageen bevatten. Vanuit het apicale cytoplasma vertrekt een lange, dunne uitloper, de **vezel van Tomes**, die door

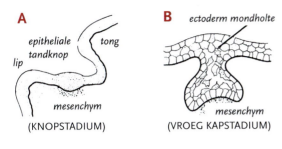
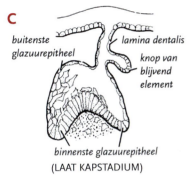
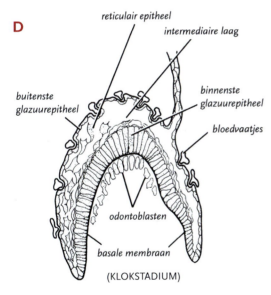

*Figuur 16.6 Weergave van de verschillende stadia van de epitheliale tandaanleg.*

A  De tandknop prolifereert en groeit uit in het onderliggende mesenchym.
B  Daar vormt de tandknop een kapvormige structuur.
C  In latere stadia differentieert zich in de epitheelmassa het binnenste glazuurepitheel, waaruit de ameloblasten ontstaan.
D  In het klokstadium ontstaan de odontoblasten uit mesenchymcellen, die zich in een rij leggen tegen de basale membraan van het binnenste glazuurepitheel. (bron: Warshawsky, 1983)

**Dentine** is niet afhankelijk van de aanwezigheid van functionele odontoblasten, zoals bot afhankelijk is van de aanwezigheid van osteocyten. Als het weefsel van de pulpa door een infectie is aangetast, of bij een wortelbehandeling is verwijderd, kan de tand zelf aanwezig blijven. Een gaatje in het glazuur door slijtage, erosie of cariës zet de **odontoblasten** aan tot de synthese van (reparatie)dentine. De gevoeligheid van glazuur voor zuren, meestal afgescheiden door bacteriën in **tandplaque**, is de oorzaak van **cariës**. Tandenpoetsen verwijdert de **plaque**. Behandeling van het **glazuur** met fluor, waardoor hydroxy-apatiet wordt omgezet in fluoroapatiet, verhoogt de hardheid en de weerstand van het glazuur. Ook het cement rond de tandwortel heeft een andere structuur dan botweefsel, het weefsel is niet doorbloed. Dit verklaart de inertie van het cement bij orthodontische gebitsaanpassingen: het botweefsel van de kaak past zich aan, het dentine en cement niet.

een kanaaltje in het dentine loopt tot aan de grens met het glazuur. De vezels van Tomes van naburige cellen lopen parallel aan elkaar door het dentine (fig. 16.9 en 16.10). De odontoblasten blijven het hele leven actief en kunnen reparaties aan het dentine uitvoeren.

De vorming van extracellulaire matrix door odontoblasten gaat vooraf aan de verkalking van het **predentine**, zodat er tussen de odontoblasten en het dentine steeds een helder laagje predentine ligt. Bij de verkalking spelen de matrixblaasjes een rol; deze worden uitgescheiden door de odontoblasten en zijn rijk aan alkalische fosfatase. Dentine is gevoelig voor prikkels zoals warmte, koude, zuren en traumata. De meest frequente gewaarwording is pijn. Hierbij spelen ongemyeliniseerde zenuwvezels in de dentinekanaaltjes een rol.

Later aangelegd secundair of **reparatief dentine** vormt zich in de pulpaholte aan de binnenzijde van het dentine. Het reparatieve dentine vormt zich na beschadiging of slijtage van de tand.

## Glazuur

Terwijl de tand wordt gevormd door cellen van mesodermale afkomst, wordt het **glazuur** (email, 'enamel') tijdens de tandaanleg gevormd door cellen van het ectoderm: de **ameloblasten**. Na de eruptie en na de

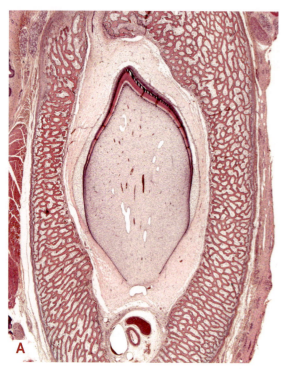 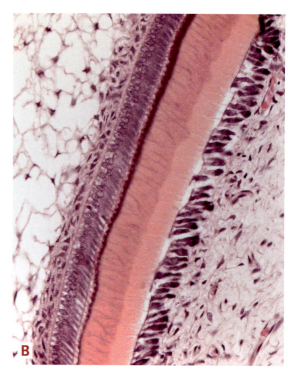

*Figuur 16.7 LM-opname van een tandkiem van een hond.*
A   In deze coupe zijn de elementen van het in fig. 16.6 genoemde laatste stadium terug te vinden. De massa van deze vroege tand bestaat vooral uit de pulpa en de zich ontwikkelende kroon. Onder in het beeld zien we een vene, een arterie en een zenuw. Het alveolaire bot van de kaak wordt aan de buitenzijde afgegrensd door een periosteum. Links zijn huid- en spierlagen te zien. Lage vergroting. Objectief 1,6 ×.
B   Hogere vergroting van hetzelfde preparaat (objectief 40 ×) met een detail van de kroon in opbouw. Van rechts naar links zien we de pulpa, de enkele laag van odontoblasten, de lichtere laag van het predentine, de iets donkerder laag van het dentine, een dunne donkere laag van het glazuur en vervolgens de enkele rij van cilindrische ameloblasten die het glazuur aanleggen. Daarbuiten vinden we het reticulair epitheel. (opnamen E. Wisse)

vorming van het glazuur verdwijnen de ameloblasten. Glazuur is het hardste materiaal in het lichaam; het bevat 97% hydroxy-apatiet en slechts 3-4% eiwitten (enameline, amelogenine) of ander organisch materiaal en water.

**Ameloblasten** zijn hoogcilindrische cellen met een apicale **uitloper van Tomes** (niet te verwarren met de vezel van Tomes op de odontoblast), die secretiegranula bevat waarin matrixeiwitten voorkomen. Bij de vorming van glazuur, de amelogenese, trekken de ameloblasten zich terug. Het eerste onrijpe glazuur, dat later wordt vervangen, bevat 30% organische bestanddelen. Van rijp glazuur blijft bij een ontkalking niets over, maar van het onrijpe glazuur zijn nog resten terug te vinden in ontkalkte preparaten. Voor de microscopische bestudering van glazuur gebruikt men:
1   slijppreparaten;
2   coupes gesneden met een diamantmes;
3   coupes van een ontkalkt preparaat.

In het volwassen glazuur onderscheidt men **glazuurprisma's** met daartussen interprismatische substantie. De 3-7 μm dikke langgerekte, parallelle glazuurprisma's liggen dwars of iets schuin ten opzichte van de dentine-glazuurgrens (fig. 16.10 en 16.12). De glazuurprisma's en de interprismatische substantie bestaan uit dichte kristallen van hydroxy-apatiet. De OH-groepen uit het hydroxy-apatiet kunnen uitgewisseld worden tegen **fluor**ionen, waardoor een zeer hard kristal ontstaat dat zeer resistent is. Dit verklaart het nut van fluortoediening tijdens de groei van de tand.

### Pulpa
De pulpa bestaat uit losmazig bindweefsel en is ontstaan uit de tandpapil tijdens de embryonale ontwikkeling. In de pulpa liggen dunne collagene vezels in alle richtingen door elkaar, samen met veel amorfe grondsubstantie van glycosaminoglycanen (fig. 16.8)

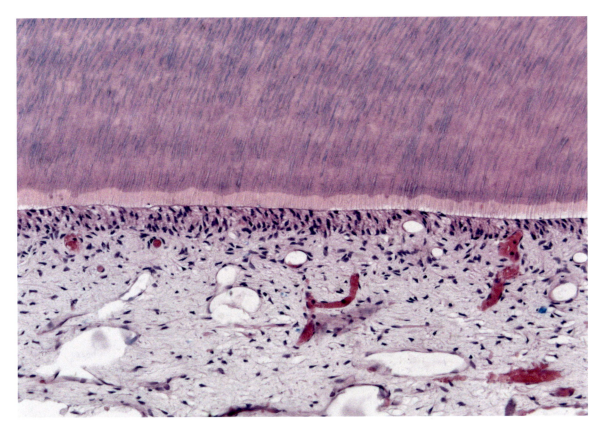

*Figuur 16.8 Doorsnede van een volwassen tand.*
Onder is de pulpa aanwezig, bestaande uit bindweefsel met veel bloedvaten. Tussen de pulpa en de dentinemassa (boven in de figuur) bevindt zich een enkele rij odontoblasten, waarvan de uitlopers het dentine ingaan (hier niet te zien). De onderste laag van het dentine is het lichtgekleurde predentine, dat nog voornamelijk bestaat uit collageen. Door verkalking ontstaat het dentine, dat het bovendeel van de figuur inneemt. De streping in het dentine is afkomstig van de uitlopers van de odontoblasten (objectief 20 ×). (opname E. Wisse)

De stervormige fibroblasten (**pulpacellen**) hangen met hun uitlopers samen; daarnaast komen macrofagen en leukocyten voor. Bloedvaten, lymfevaten en gemyeliniseerde zenuwen komen door het nauwe foramen apicale binnen en vertakken zich door de pulpa.

### Tandwortel

De **tandwortel** is opgebouwd uit dentine en wordt bekleed met een laag cement dat via het parodontaal ligament aan het bot van de tandalveole is gehecht. De tand is een heel klein beetje beweeglijk, zodat plotselinge sterke krachten tijdens het kauwen kunnen worden opgevangen, bijvoorbeeld wanneer men per ongeluk op een kersenpit bijt. De aard van de bevestiging laat ook toe dat de gebitselementen hun positie in de kaak kunnen aanpassen. Hierdoor wordt optimale aansluiting (**occlusie**) tussen boven- en ondergebit bereikt en is **gebitsregulatie** mogelijk.

### Cement

Het cement lijkt op bot, zowel wat betreft het mineraalgehalte (65%), als door de ligging, aard en vorm van de **cementocyten** (fig. 16.13). Cement is iets minder hard dan bot; osteonen ontbreken. In de tandhals is de cementlaag dun en acellulair. Dit cement wordt afgezet door de fibroblasten van het parodontaal ligament. Naar de wortelpunt toe wordt het cement dikker. Dit cement wordt gevormd door **cementoblasten**, die bij de vorming van het cement ingesloten raken in de matrix. De cementocyten zijn door uitlopers in canaliculi met elkaar verbonden. Bij de vorming van het cement zijn talrijke collagene vezels ingebouwd die via het parodontaal ligament tot in het alveolaire bot doorlopen. Deze vezels zijn zo gericht dat zij bij

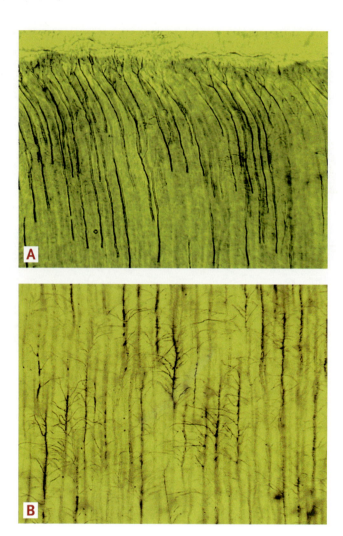

*Figuur 16.9  LM-opname van een coupe door een tand, waarin de odontoblastenuitlopers in het dentine zijn te zien.*
A   Dentinelaag nabij het glazuur
B   Middenlaag van het dentine
Deze uitlopers worden geleidelijk dunner en eindigen tegen het glazuur in fijne vertakkingen. 400 ×.

het kauwen worden strakgetrokken. Het parodontaal ligament bestaat uit dicht opeengepakte collagene vezels en bevat bloedvaten, zoals blijkt uit het bloeden bij extractie. Het parodontaal ligament bestaat voornamelijk uit collageen type I, maar bevat relatief veel (15-20%) collageen type III.

Het bot dat de **tandkas** vormt, is spongieus en wordt afgedekt door een laagje compact bot. De collagene vezels van het parodontale ligament zijn als **vezels van Sharpey** in dit bot verankerd. De tandkas reageert op veranderingen in de belasting, bijvoorbeeld wanneer een naburige tand uitvalt. Dit kan resulteren in trekkrachten op de collagene vezels aan één kant van de tandkas en druk aan de andere. Trek

Autoradiografische gegevens duiden op een sterke turnover van collageen in het **parodontaal ligament**. Een gevolg hiervan is dat, bij gebrek aan aminozuren of vitamine C – de cofactor van prolylhydroxylase, die nodig is voor de 'crosslinking' van tropocollageen – de collageenvorming verstoord raakt, zodat tanden los gaan zitten en kunnen uitvallen (**scheurbuik**). De relatief snelle turnover van dit bindweefsel speelt ook een rol in gebitsregulatie. Het weefsel past zich relatief snel aan een nieuwe positie van de tand aan.

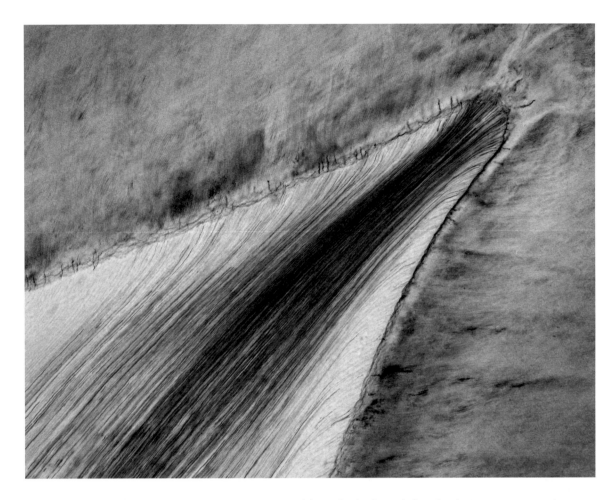

*Figuur 16.10 LM-opname van een slijppreparaat van een menselijke tand in het bovendeel van het dentine: overgang naar het glazuur (kroon).*
De odontoblastuitlopers komen hier samen en sluiten aan op de prisma's van het glazuur, dat hier meer bruin gekleurd is. Objectief 5 ×. (opname E. Wisse)

wordt beantwoord met botafzetting, druk induceert botafbraak. Men maakt van deze eigenschappen gebruik in de orthodontie.

### Gingiva
De rode kleur van het tandvlees weerspiegelt de rijkdom aan bloedvaten in de bindweefselpapillen van de lamina propria. Het epitheel hecht zich aan de kroon. Deze aanhechting begint op het glazuur, maar schuift in de loop van de jaren geleidelijk naar de tandhals op. De hechting vindt plaats via hemidesmosomen in de celmembraan en de lamina basalis van de basale epitheelcellen, die zich via een **glazuurcuticula**, een dunne eiwitlaag, aan het tandoppervlak hechten.

### Ontstaan van de gebitselementen
In de zesde embryonale week vormt het ectoderm de tandlijst, die uitgroeit in het onderliggende mesenchym. Vanuit deze lijst groeien **tandkiemen**, die aan de onderzijde instulpen, zodat een klokvorm ontstaat (fig. 16.6 en 16.7A), en die gevuld worden door mesenchym, dat de papil (de latere pulpa) vormt. In elke kaak ontstaan tien tandkiemen van het melkgebit.

In de tiende week ontstaan aan de tongzijde de tandkiemen van de definitieve gebitselementen (fig. 16.6). De verbinding met de tandlijst verdwijnt, zodat de **tandklok** vrijkomt van het oppervlakte-epitheel; de epitheliale massa wordt het **glazuurorgaan** genoemd.

In de twaalfde week bestaat het glazuurorgaan uit een laag cellen tegen de tandpapil, het **binnenste glazuurepitheel**, dat aan de buitenzijde wordt

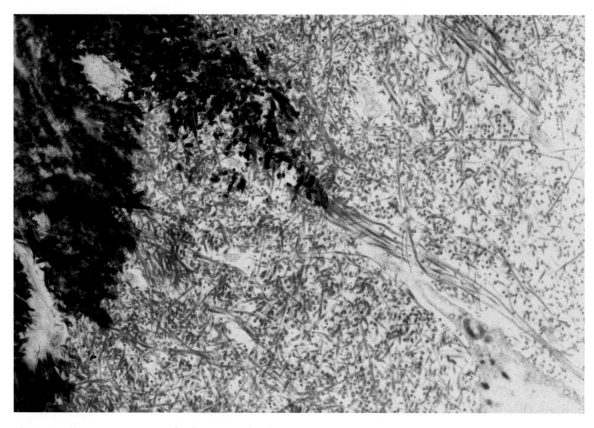

*Figuur 16.11 TEM-opname van een ultradunne coupe door het (pre)dentine van een tand.*
De coupe werd gemaakt met een diamantmes, dat in staat is om de hardste materialen te snijden, dus ook glazuur zoals in fig. 16.12.
In deze figuur zien we een massa collagene vezels met een lengteoriëntatie op een vage, diagonale uitloper van een odontoblast (rechtsonder). In de linkerbovenhoek zien we kleine kristalletjes van hydroxy-apatiet, die zich afzetten op de collagene vezels. Hier begint dus het dentine 14.300 ×. (opname I. Gorter de Vries).

afgegrensd door een **buitenste glazuurepitheel**. De ruimte tussen deze twee epitheellagen wordt opgevuld door het **reticulair epitheel** (fig. 16.6 en 16.7A). Bloedvaten dringen binnen in het glazuurorgaan om de epitheelmassa te voeden. Uit de mesenchymcellen van de tandpapil ontwikkelt zich een laag odontoblasten langs de basale membraan van het binnenste glazuurepitheel. De apicale cellen van het binnenste glazuurepitheel differentiëren tot ameloblasten. Het glazuurepitheel breidt zich naar onderen in het mesenchym uit en vormt zo de epitheliale wortelschede, waarbij de diameter van de tandklok van onderen (het latere foramen apicale) kleiner wordt, zodat de vorm van de tand tot stand komt. Na de vorming van het eerste dentine beginnen de ameloblasten glazuurmatrix te vormen.

Aanvankelijk zijn de ameloblasten zo georiënteerd dat hun basis naar de basale membraan en het dentine, respectievelijk de pulpa gericht is. Wanneer de vorming van het glazuur begint, ondergaan de ameloblasten een ompoling, waarbij de kern aan de oorspronkelijke apicale kant, bij het reticulair epitheel komt te liggen. Tussen de kern en de basale membraan bevindt zich veel RER en een sterk ontwikkeld Golgi-complex, terwijl zich in het nieuwe apicale cytoplasma secreetgranula ophopen. In de ruimten tussen de nieuwgevormde apicale celuitlopers (van Tomes) vormen de ameloblasten de eerste **glazuurmatrix** (initieel glazuur). Deze primaire glazuurmatrix bevat hydroxy-apatietkristallen, al is het aandeel aan organische bestanddelen nog aanzienlijk. Het initiële glazuur wordt op enige afstand van de uitlopers van Tomes gevormd, waardoor een honingraatachtig patroon ontstaat. Het initiële glazuur correspondeert met de latere interprismatische substantie. De prisma's zelf worden gevormd in de ruimten binnen

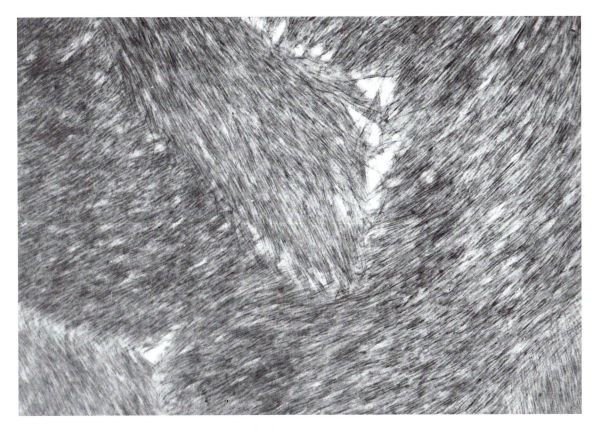

*Figuur 16.12 TEM-opname van een ultradunne coupe door het glazuur van een tand.*
TEM-opname bij hoge vergroting van de fijne, dicht gestapelde kristallen van het glazuur. De kristallen komen voor in bundels (prisma's), die een verschillende oriëntatie hebben ten opzichte van elkaar. Tussen de dicht opeengepakte kristallen bevindt zich geen ander materiaal. (opname I. Gorter de Vries).

de honingraatstructuur, terwijl de ameloblast zijn uitloper van Tomes terugtrekt. Als de glazuurvorming voltooid is, vormen de ameloblasten nog de primaire glazuurcuticula (**membraan van Nasmyth**), die bij het doorbreken van de tand nog korte tijd als een dun vliesje over de kroon ligt, maar bij gebruik van het gebit verdwijnt. Als het glazuur voltooid is, sterven de ameloblasten af.

Ter hoogte van de tandhals leggen de odontoblasten zich aaneen zonder dat hier ameloblasten tegenover komen te liggen. Als de dentineafzetting het foramen apicale heeft bereikt, verdwijnt de epitheliale wortelschede, op enkele resten (**eilandjes van Malassez**) na. Pas dan gaan de uit mesenchymcellen ontstane cementoblasten cement afzetten tegen het worteldentine.

Wanneer de knoppen van het blijvende gebit zich later gaan ontwikkelen tot glazuurorganen, herhaalt het hele proces zich. Onder de druk van deze groeiende kiemen worden de elementen van het **melkgebit** door **osteoclasten** afgebroken; deze afbraak begint aan de wortelpunt. Als dit proces tot aan de hals is gevorderd, kan de tand nog met enkele collagene vezels via het halscement aan het bindweefsel van de gingiva vastzitten. Als ook dit cement geresorbeerd is, ligt de melktand geheel los en valt hij uit.

## DE FARYNX

De farynx verbindt de mondholte met de holten van het spijsverteringskanaal en van de luchtwegen. De farynx is bekleed met hetzelfde epitheel als de mondholte, maar op plaatsen die niet aan de passage van voedsel en wrijving blootstaan, bevindt zich meerrijig **trilhaarepitheel** met slijmbekercellen. In de farynx liggen de tonsillen, als onderdeel van een krans van lymfoïd weefsel rond de keelingang, de **ring van Waldeyer** (hoofdstuk 15). In het dichte bindweefsel onder de mucosa liggen kleine slijmkliertjes. Daaronder vindt men de circulaire en longitudinale spieren van de farynx, die onder meer een belangrijke functie hebben bij het **slikken**.

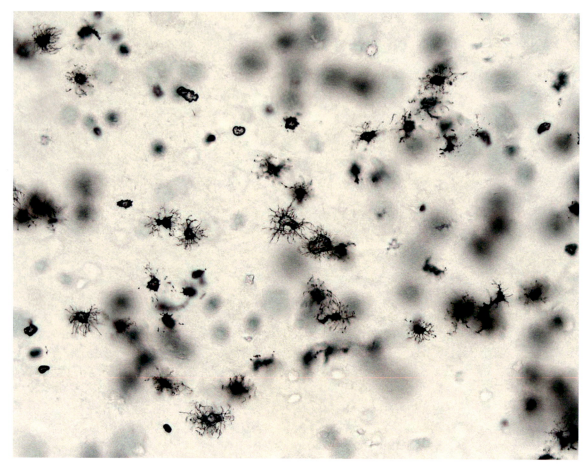

*Figuur 16.13  LM-opname van het cement, waarin duidelijk cementocyten zichtbaar zijn.*
De cementocyten lijken sterk op osteocyten door de aanwezigheid van medusa-achtige uitlopers. In het cement zijn echter geen bloedvaten aanwezig, zoals in het botweefsel. Objectief 10 ×. (opname E. Wisse)

## ALGEMEEN BOUWPATROON

Het spijsverteringskanaal bezit een **algemeen bouwpatroon** dat bestaat uit vier lagen, van binnen naar buiten: (fig. 16.2): de **mucosa** (het slijmvlies), de **submucosa** (de bindweefsellaag daaronder), de tunica **muscularis** externa of muscularis (spierlaag) en (indien aanwezig) de **serosa** (peritoneum en onderliggend bindweefsel).

De **mucosa** bestaat uit:
1 een epitheel;
2 een lamina propria van losmazig bindweefsel, met daarin bloed- en lymfevaten en soms gladde spiervezels, klieren en lymfefollikels;
3 een (tunica) muscularis mucosae, een dun laagje glad spierweefsel dat op de grens tussen mucosa en submucosa ligt.

In de **farynx**, de **slokdarm** en de **maag**, waar het voedsel nog een vrij vaste consistentie heeft, heeft de mucosa een glad oppervlak. Pas enkele centimeters voorbij de **pylorus**, die alleen vloeibare maaginhoud doorlaat, vormt het slijmvlies **villi** of **darmvlokken**. Deze worden tegen het einde van het ileum korter en ontbreken in het colon. De functie van het darmepitheel is:
1 selectieve **resorptie** van nutriënten;
2 bijdragen aan het verteren en transporteren van het voedsel;
3 de productie van **entero-endocriene** hormonen;
4 barrière tegen infecties.

De **muscularis mucosae** geeft de mucosa een eigen beweeglijkheid, die het contact tussen het darmepitheel en de darminhoud bevordert. Deze spierlaag gaat waarschijnlijk ook de perforatie van de

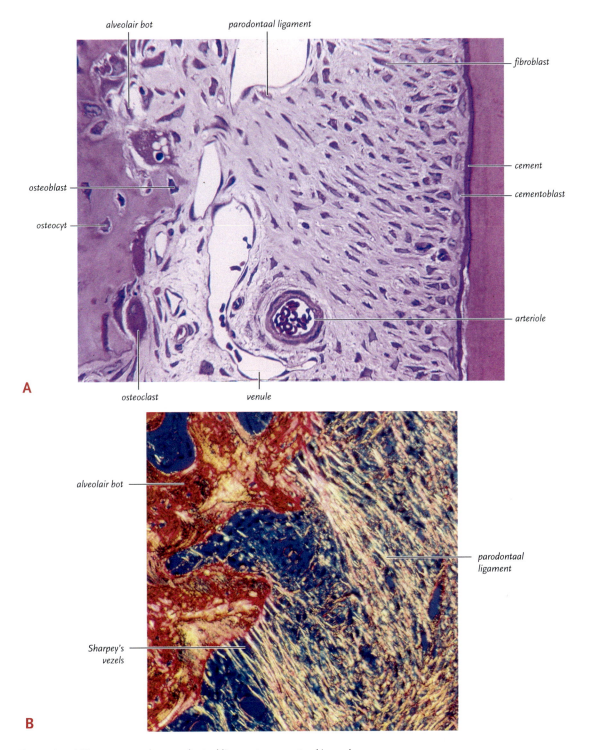

*Figuur 16.14 LM-opname van het parodontaal ligament van een tand in aanleg.*
A  Rechts bevindt zich de tand, links de wand van de tandkas. Het parodontaal ligament bestaat uit dicht-vezelrijk bindweefsel. Osteoclasten (links) en een hoge turnover van het bindweefsel bieden de mogelijkheid dat de tand niet vastzit en onder de inwerking van externe krachten een andere positie kan innemen.
B  De vezels van het parodontaal ligament komen in de polarisatiemicroscoop goed tot uitdrukking (geel).

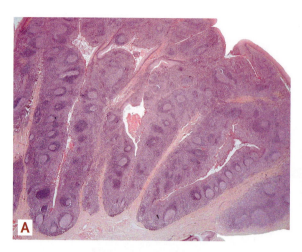
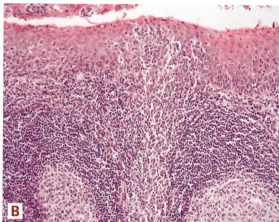

*Figuur 16.15 LM-opname van een tonsil.*
A   Deze opname bij lage vergroting laat duidelijk de invaginaties, crypten en lymfefollikels zien. De lymfefollikels zijn langs de crypten gelegen, die via hun lumen met de mondholte verbonden zijn (niet in het vlak van de coupe). Objectief 1,6 ×.
B   Hogere vergroting (objectief 43 ×) van hetzelfde preparaat, waarbij het crypte-epitheel en twee corona's van lymfefollikels te zien zijn. Duidelijk is te zien dat het epitheel door grote aantallen lymfocyten is geïnfiltreerd, die de immunologische 'boodschap' uit het lumen van de crypte kunnen ophalen en mededelen aan het immuunsysteem. (opnamen E. Wisse)

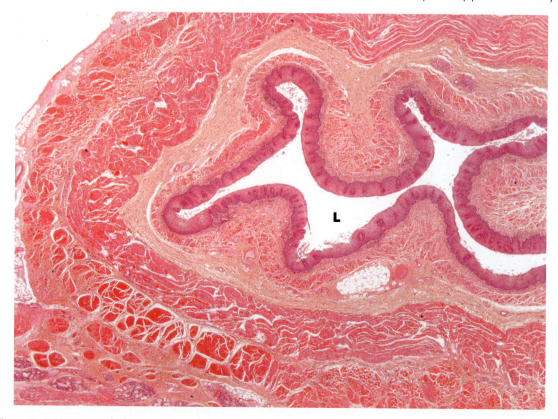

*Figuur 16.16 LM-opname bij lage vergroting van de slokdarm van een mens.*
Overeenkomstig het bouwplan (fig. 16.2) zijn de verschillende lagen van de tractus te zien. Het lumen (L) wordt begrensd door een meerlagig plaveiselepitheel, dat sterke gelijkenis toont met dat van de mondholte. Direct onder het epitheel een dunne laag bindweefsel (de lamina propria), dat door een spierlaagje afgegrensd wordt (muscularis mucosae). Daarbuiten de submucosa en de twee dikke spierlagen van de muscularis externa. Objectief 1,6 ×. (opname E. Wisse).

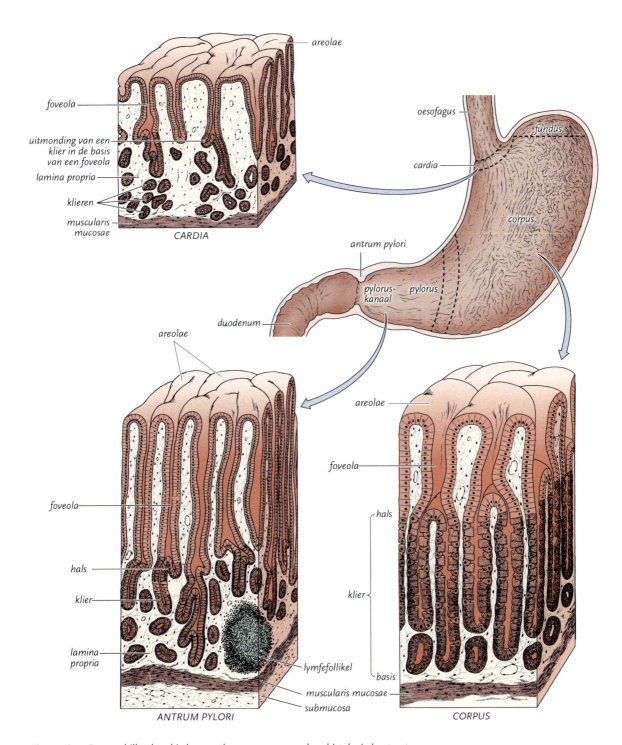

*Figuur 16.17  De verschillende gebieden van de maagmucosa en hun histologische structuur.*
De maagkliertjes komen tot stand door invaginatie van het epitheel van de maagwand. Aan de kliertjes onderscheidt men de volgende onderdelen (van boven naar beneden): de nekgedeelten en het eigenlijke kliergedeelte. De lengte, vertakking en kronkeling van de verschillende onderdelen zijn verschillend in de verschillende regio's van de maag, zoals de cardia, de fundus, het corpus en het antrum pylori. De grote massa van het orgaan (en de kliertjes) wordt gevormd door het corpus. Vooral in het pylorusdeel vinden we de ontwikkeling van lymfefollikels.

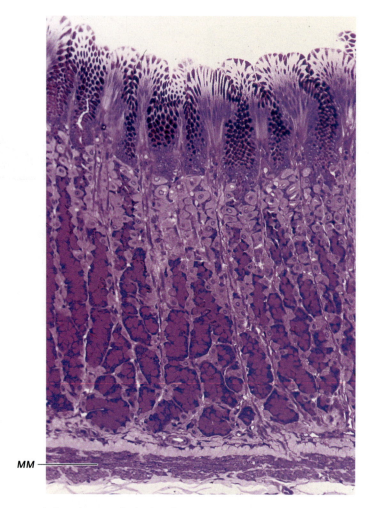

*Figuur 16.18 Overzicht van een deel van het maagfundusslijmvlies.*
Aan het oppervlak en in de foveolae (boven) zien we de slijmnapcellen, in de diepte van de foveolae de muceuze halscellen. De wandcellen (pariëtale cellen) domineren in het bovenste deel van de klieren, de hoofdcellen (zymogene cellen) in het onderste deel. Geheel onder in de figuur is de muscularis mucosae (MM) te zien.

darmwand tegen, omdat hij contraheert wanneer een scherp voorwerp (bijvoorbeeld een visgraat) het slijmvlies dreigt binnen te dringen. Deze reflex wordt gestuurd vanuit de plexus submucosus.

De **submucosa** bestaat ook uit losmazig bindweefsel, waarin veel bloed- en lymfevaten voorkomen en een zenuwplexus, de plexus submucosus of **plexus van Meissner**. In de submucosa kunnen ook **klieren** en concentraties van **lymfoïd weefsel** liggen.

De **muscularis** bestaat uit een dikke circulaire laag van gladde spieren en daarbuiten een dunnere longitudinale laag. Tussen de beide spierlagen ligt een tweede zenuwplexus, de plexus myentericus of **plexus van Auerbach**. De muscularis kneedt en stuwt het voedsel voort (**peristaltiek**). De contracties van de beide spierlagen, die ook spontane contracties tonen, worden door de plexus myentericus gecoördineerd. Deze plexus bevat parasympathische ganglia met multipolaire neuronen en een net van pre- en postganglionaire vezels van het autonome systeem (ook postganglionaire vezels van de orthosympathicus) en enkele viscerosensorische vezels.

De **serosa** bestaat uit bindweefsel met veel bloed- en lymfevaten, afgedekt met een dunne laag **mesotheel**. Injectie van een stof in de peritoneale holte leidt meestal tot een snelle opname in de circulatie. Van deze eigenschap wordt gebruikgemaakt bij peritoneale dialyse in het geval van falende nierfunctie. Anderzijds leidt een prikkeling van de peritoneale holte snel tot de exsudatie van witte bloedcellen uit

# 16 HET SPIJSVERTERINGSKANAAL 405

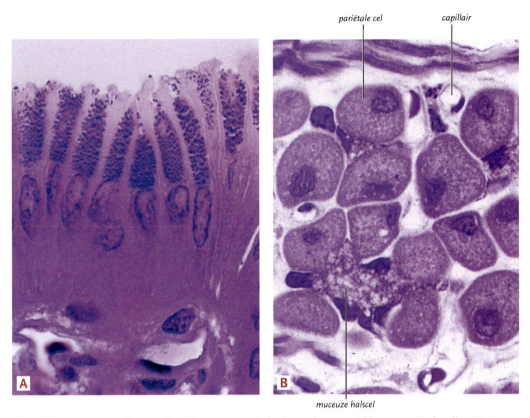

*Figuur 16.19 LM-opnamen van slijmnapcellen (A) en muceuze halscellen, gelegen te midden van pariëtale cellen (B). 800 ×.*

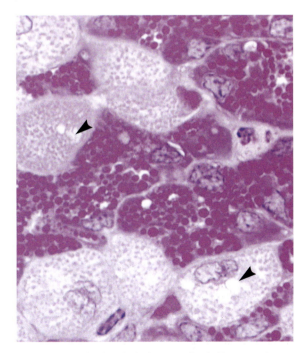

*Figuur 16.20 LM-opname bij hoge vergroting van het basale deel van een fundusklierje uit de maag.*
De lichtgekleurde cellen zijn de wandcellen (pariëtale cellen), die veel mitochondriën bevatten en waarin canaliculi te zien zijn (pijlpunten). De donkere cellen zijn de hoofdcellen met veel secretiegranula in hun cytoplasma. Pararosaniline-toluïdine-blauwkleuring.

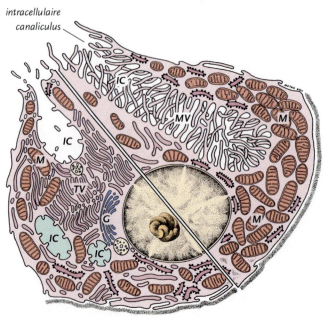

*Figuur 16.21 Illustratie van een wandcel.*
Wandcel in rust (linkerhelft) en actieve secretie (rechts). De tubulaire blaasjes (TV), die in het cytoplasma van de inactieve cel aanwezig zijn, fuseren na stimulatie met de plasmamembraan, waardoor de microvilli (MV) ontstaan die het lumen van de canaliculi (IC) vullen. G: Golgi-apparaat; M: mitochondriën. (illustratie S. Ito)

de serosa naar de peritoneale holte. Door deze cellen uit te spoelen (peritoneale lavage), kan men vrij snel witte bloedcellen verzamelen. Bij de slokdarm ontbreekt een serosa.

Verschillende **klieren** dragen bij tot de smering van de voedselbrij door het afscheiden van mucus, of leveren een aandeel in de vertering door de toevoeging van spijsverteringsenzymen. Klieren van de tractus kunnen unicellulair zijn, en dan zijn zij in de bedekkende epitheellaag gelegen. Meercellige, samengestelde klieren kunnen in de mucosa, de submucosa of zelfs buiten de tractus gelegen zijn, zoals in het geval van de pancreas of de lever.

Het **lymfoïde apparaat** (waaronder de **platen van Peyer**) in het darmkanaal beschermt ons lichaam tegen het binnendringen van infectieuze organismen en antigenen. De **plasmacellen** in de lamina propria vormen **IgA**, dat na secretie via de basale celmembraan aan de darmepitheelcellen wordt gekoppeld door middel van een '**secretory component**'. Het gevormde complex wordt door receptorgemedieerde endocytose opgenomen en daarna naar het darmlumen uitgescheiden (fig. 16.45), waar het zijn functie kan uitoefenen. 'Secretory component' beschermt het IgA tegen proteolyse tijdens het intracellulaire transport en in het darmlumen. Naast verspreide cellen van het immuunsysteem, komen in de lamina propria ook lymfefollikels voor (zie hierna).

### DE OESOFAGUS

In de **oesofagus** is het meerlagig niet-verhoornend plaveiselepitheel vergelijkbaar met dat van de mond (fig. 16.16). De muscularis mucosae is matig ontwikkeld. De muscularis bestaat dicht bij de farynx uit **dwarsgestreept skeletspierweefsel**, is verderop gemengd en bestaat in het onderste derde deel volledig uit **glad spierweefsel**. Men kan dus uit een coupe van de slokdarm ongeveer afleiden van welk deel het weefsel afkomstig is.

De oesofagus bevat twee soorten klieren.

1. De **glandulae propriae** of glandulae oesophageae, die door de hele oesofagus voorkomen en gelegen zijn in de submucosa. Dit zijn tubulo-alveolaire klieren, die slijm produceren en waarvan de uitvoergang door de muscularis mucosae heendringt en omgeven kan zijn met lymfoïd weefsel.
2. De **cardiaklieren** nabij de maag, die gelegen zijn in de lamina propria, en die met een korte uitvoergang in het lumen uitmonden. Men vindt dit type klieren ook ter hoogte van de bifurcatie van de trachea en bij de farynx. De cardiaklieren bevatten hoogcilindrische slijmvormende cellen en incidenteel wandcellen, zoals in de maag.

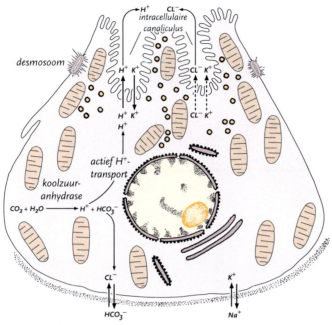

*Figuur 16.22 Illustratie van een wandcel.*
In de wandcel is de zoutzuursecretie aangegeven. Door het koolzuuranhydrase wordt uit $CO_2$ en $H_2O$ het molecuul $H_2CO_3$ gevormd, dat vervolgens dissocieert in $HCO_3^-$ en $H^+$. Het $H^+$-ion wordt actief uitgescheiden naar het klierlumen, het $HCO_3^-$ gaat naar het basale interstitium en het bloed. $Cl^-$-ionen worden ook actief uitgescheiden. Het aantal tubulaire blaasjes in de apex van de cel neemt af na stimulering van de wandcellen. De bicarbonaationen uit de wandcellen zijn verantwoordelijk voor een meetbare stijging van de pH van het bloed tijdens de spijsvertering.

---

Gastro-oesofageale **reflux** of regurgitatie (terugstroming) is een veelvoorkomende klacht, die ontstaat door een onvolledig sluitende, of niet goed werkende sfincter. De zure maaginhoud kan **erosie** van het oesofagusepitheel veroorzaken. In een chronische vorm kan een '**Barrett's oesophagus**' ontstaan, waarbij het meerlagig plaveiselepitheel van het laatste deel van de oesofagus is vervangen door een metaplastisch epitheel van cilindrische cellen, gemengd met slijmbekercellen. Het gevaar van ontwikkeling van een tumor of een perforatie van de oesofaguswand is dan aanwezig.

Bij **portale hypertensie** (verhoogde druk in de vena portae, onder andere als gevolg van cirrose) kan de splanchnische circulatie zich omleggen en kunnen **varices** (spataderen) ontstaan in de submucosa van de oesofagus. Het gevaar van bloedingen is groot en deze bloedingen zijn levensbedreigend. Naast medicatie en maatregelen om de portale hypertensie tegen te gaan, probeert men soms door sclerotherapie het bindweefsel van de submucosa zodanig te versterken dat de varices ingekapseld worden.

### DE MAAG
In de maag wordt het voedsel:
1 met een grote hoeveelheid vocht gemengd, zodat de **bolus** (spijsbrok) overgaat in de halfvloeibare **chymus**;
2 enige tijd bewaard, zodat het verteringsproces kan beginnen.

### De maagmucosa
Zoals de wand van een lege oesofagus in longitudnale plooien ligt die door vulling worden strakgetrokken,

Bij de maagingang vinden we een **abrupte overgang** van het meerlagig plaveiselepitheel van de oesofagus in het eenlagig cilinderepitheel van de maag.

Soms monden de cardiaklieren uit in eilanden van maagepitheel die als roze plekken ('erosies') te zien zijn met een oesofagoscoop. Daar deze klieren pepsine en HCl kunnen vormen, kunnen ze het epitheel aantasten, dat hier niet afdoende wordt beschermd door een slijmlaag.

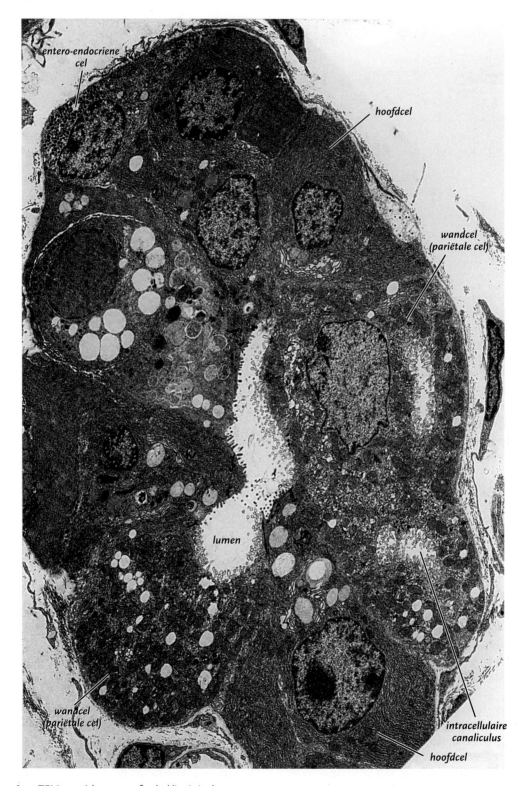

*Figuur 16.23  TEM-overzicht van een funduskliertje in de maag.*
De hoofdcellen bevatten een uitgebreid RER en in deze coupe weinig secretiegranula. De wandcellen zijn rijk aan mitochondriën, terwijl ook canaliculidoorsneden te zien zijn. Linksboven ligt één argentaffiene of entero-endocriene cel met secreetgranula. Alle cellen dragen microvilli op hun apicale celmembraan. 5300 ×.

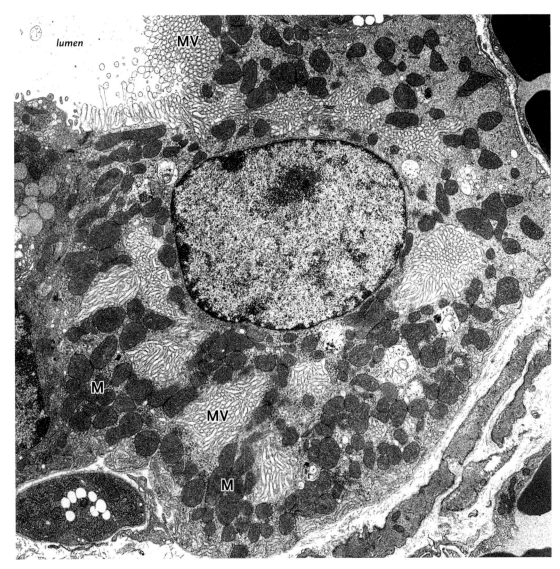

*Figuur 16.24  TEM-opname van een actieve wandcel.*
Opvallend zijn de kern, de microvilli (MV) die in de intracellulaire canaliculi uitsteken en de talrijke mitochondriën (M), die samen voor weinig andere organellen plaats overlaten. 9000 ×. (opname S. Ito)

zo liggen ook de mucosa en submucosa van de lege maag in plooien (**rugae**), die bij vulling verstrijken. Ook in uitgerekte toestand heeft het maagslijmvlies ondiepe plooien, die het oppervlak verdelen in veldjes van 2 - 5 mm, de **areae gastricae**. De klieren van de mucosa monden uit op dit oppervlak met afvoergangen, de **foveolae gastricae** ('**gastric pits**'), gescheiden door **areolae gastricae** (fig. 16.17).

Het **oppervlakte-epitheel** van de maagwand is eenlagig cilindrisch en zet zich in de foveolae voort tot aan de vernauwing (isthmus). Het bestaat uit **slijmnapcellen** (pseudoslijmbekercellen; 'gastric surface mucous cells': **GSM-cellen**) die uitsluitend in de maag worden gevonden. Deze cellen synthetiseren slijm, dat ze opslaan in dicht opeengestapelde secreetgranula, die als een nap apicaal in de cel liggen. Het slijm bestaat uit verschillende typen **mucinen** (glycoproteïnen). Het slijm verspreidt zich na de secretie over het epitheeloppervlak. De slijmnapcellen zijn onder meer door occludensverbindingen met elkaar verbonden. De kern van de slijmnapcellen is ovaal en ligt in het basale deel van de cel, maar is niet weggedrukt zoals bij veel muceuze cellen (fig. 16.18). De slijmlaag beschermt de slijmnapcellen en daarmee

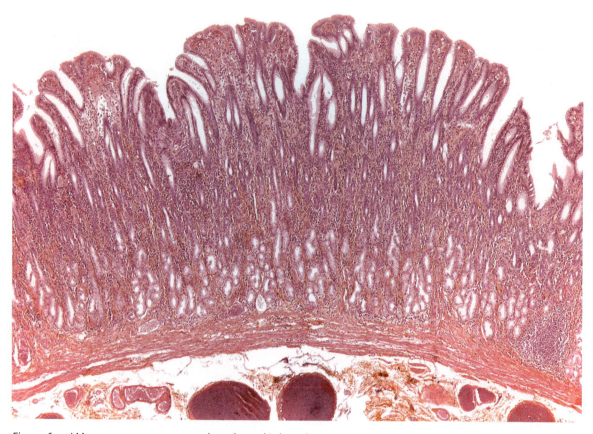

*Figuur 16.25  LM-opname van een coupe van het pylorusgebied van de maag.*
In dit gebied vinden we lange foveolae met relatief korte klierdelen. De lamina propria wordt begrensd door de muscularis mucosae, daaronder de submucosa (bindweefsel). HE-kleuring. Objectief 2,5 ×. (opname E. Wisse)

de maagwand tegen het sterk zure (**pH 0,9-2,0**) maagsap, dat ook eiwitsplitsende enzymen bevat. De $HCO_3^-$-ionen, die ook door de slijmnapcellen worden uitgescheiden, vormen een pH-gradiënt in de mucuslaag, die varieert van een pH van 1 (aan het lumen) tot neutraal aan het celoppervlak. De $HCO_3^-$-ionen en hydrofobe eigenschappen van het mucus vormen een belangrijke, beschermende barrière tegen het maagsap. De celcontacten tussen de slijmnapcellen voorkomen lekkage van de maaginhoud tussen de cellen door. De afscheiding van **bicarbonaat** en de microcirculatie in de lamina propria beschermen het maagepitheel aan de abluminale zijde verder tegen de inwerking van de zure maagsappen. Ondanks deze bescherming leven de slijmnapcellen zeer kort, namelijk drie tot vijf dagen.

Naar de aard van de klieren die in de foveolae uitmonden, kan de maagmucosa in drie zones worden ingedeeld (fig. 16.17):

1. het cardiagebied;
2. het corpusgebied;
3. het pylorusgebied.

In het **corpusgebied** wordt anatomisch nog een **fundus**deel onderscheiden. Histologisch verschillen beide gebieden echter niet van elkaar. De klieren van het maagslijmvlies liggen in de lamina propria (intramucosale klieren). Regionale verschillen tussen de klieren betreffen de wijze van vertakking en het al of niet kronkelige verloop (fig. 16.17).

Het **cardiagebied** van de maag vormt een 1,5 tot 3 cm brede zone in het maagslijmvlies rond de monding van de oesofagus (fig. 16.17). De **cardiaklieren** komen overeen met de oesofageale cardiaklieren en bestaan uit soms vertakte, sterk gekronkelde buizen met een wand van muceuze cellen, waartussen af en toe een wandcel. De klieren produceren onder andere **lysozym**. Zij liggen in een lamina propria van losmazig bindweefsel met bloed- en lymfevaten, verspreide gladde spiervezels en lymfoïde cellen.

In de klieren in het **corpusgebied** kunnen vijf soorten cellen worden gevonden met regionaal wisselende onderlinge verhoudingen. In het corpus zijn de foveolae tamelijk ondiep (fig. 16.17). Onder in de foveolae monden twee tot drie rechte klierbuizen uit via een vernauwd verbindingsstuk (**isthmus**). In de lamina propria, het interstitieel bindweefsel tussen de **corpusklieren**, is een rijke vascularisatie aanwezig.

De celtypen in deze klieren zijn de volgende.

1. Enkele **ongedifferentieerde stamcellen** in het halsgebied, die zich door mitose vermenigvuldigen, maar niet allemaal differentiëren. Een deel van de dochtercellen schuift op in twee richtingen: (a) in de richting van het maagoppervlak, waar de cellen differentiëren tot slijmnapcellen die dode cellen vervangen; en (b) in basale richting, waar zij differentiëren tot muceuze halscellen, zymogene hoofdcellen en wandcellen. De levensduur van de laatste twee cellen is enkele maanden tot een jaar.

2. **Muceuze halscellen** ('mucous neck cells'). Deze cellen zijn langwerpig (fig. 16.18), hebben een kleine, ronde kern en vormen een koolhydraatrijk secreet dat meer zure kenmerken heeft dan het neutrale slijm van de slijmnapcellen.

3. **Wandcellen** of **pariëtale** cellen, die opvallen door hun eosinofilie in een HE-preparaat (fig. 16.20-16.24).

Rondom de centrale kern van de wandcellen komen **canaliculi** voor, instulpingen van het celoppervlak die bekleed zijn met microvilli (fig. 16.21 en 16.24). In het cytoplasma bevindt zich een **tubulo-vesiculair** systeem dat een membraanreserve vertegenwoordigt, die gebruikt wordt bij de vorming van microvilli voor de actieve secretie van HCl. Tijdens de secretie nemen de microvilli in de canaliculi toe, terwijl het tubulo-vesiculaire systeem afneemt. Bij vermindering van de secretie gebeurt het omgekeerde. Het eiwitsyntheseapparaat (RER, Golgi) is zwak ontwikkeld. Pariëtale cellen bevatten zeer veel **mitochondriën** (fig. 16.24), die meer dan 40% van het cytoplasma innemen. De mitochondriën leveren de energie voor de **secretie van HCl**, waarbij $H^+$-ionen en $Cl^-$-ionen actief over de celmembraan worden getransporteerd (fig. 16.22). De secretoire activiteit van de zoutzuurproductie wordt door cholinerge zenuwen of door gastrine en histamine gestimuleerd. Voor deze stoffen heeft de wandcel receptoren in de basolaterale celmembraan. De wandcel produceert ook '**intrinsic factor**', een glycoproteïne met een moleculaire massa van 60.000 u. Deze factor bindt zich aan **vitamine B12** (cobalamine, 'extrinsic factor') in het voedsel en maakt opname van dit vitamine in de dunne darm mogelijk.

> Bij vitamine B12-deficiëntie, ontstaan door een tekort aan 'intrinsic factor', zoals bij atrofische gastritis of een maagresectie, ontstaat een bloedziekte die bekendstaat als **pernicieuze anemie** (pernicieus: hardnekkig, dat wil zeggen niet met eenvoudige ijzertherapie behandelbaar). Daarnaast bestaat er een auto-immuunziekte waarbij antilichamen gevormd zijn tegen het ATP-ase van de pariëtale cellen van de maagklieren, met als gevolg dat de HCl-secretie en de productie van 'intrinsic factor' afnemen (ziekte van Addison Biermer). Dit gaat gepaard met een atrofie van de maagklieren en een relatieve hyperplasie van de entero-endocriene kliercellen. Normaal wordt het complex van vitamine B12 en 'intrinsic factor' door darmepitheelcellen in het ileum opgenomen.

4. **Zymogene cellen** of **hoofdcellen** (fig. 16.20 en 16.23) zijn eiwitproducerende cellen, die een basofiel cytoplasma tonen ten gevolge van een goed ontwikkeld RER. De secreetgranula bevatten **pepsinogeen**, dat door het zure milieu van de maag tot werkzaam pepsine wordt omgevormd. De zymogeencellen produceren ook een minder belangrijk lipase.

5. **Entero-endocriene** cellen werden oorspronkelijk aangetoond met zilver- of chroomkleuring. De cellen liggen tussen de basale delen van de andere epitheelcellen, die deze cellen kunnen afdekken aan de luminale zijde (gesloten type). Aan endocriene cellen die niet worden afgedekt en het lumen van de darm 'zien' (open type), wordt een sensorische functie toegeschreven. Deze cellen bevatten granula, die in het basale cytoplasma gelegen zijn. De cellen scheiden hun producten af aan de basale membraan, zodat zij via de extracellulaire ruimte een effect kunnen hebben op de naburige cellen (**paracrien**), of door de bloedcapillairen in de lamina propria kunnen worden afgevoerd (**endocrien**). Zij behoren tot een uitgebreid en gevarieerd systeem van verschillende endocriene cellen in het spijsverteringskanaal (tabel 16.1). In de maag bevinden deze cellen zich in de basale delen van de klierbuizen. Deze cellen hebben in de loop der tijden verschillende namen gekregen, meestal gebaseerd op een van de eigenschappen van de cel, en zijn vaak ook gezien als onderdeel van een meer samenhangend systeem.

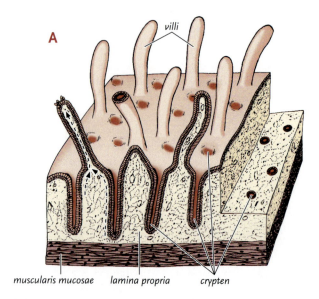

*Figuur 16.26A Illustratie van de bouw van de wand van de dunne darm.*
In de dunne darm is een opvallende oppervlaktevergroting aanwezig in de vorm van vingervormige darmvlokken (villi), die in het lumen uitsteken. Tussen de darmvlokken vinden we de ingestulpte kliertjes van Lieberkühn of crypten. Deze kliertjes liggen in de lamina propria. Dit bindweefsel omgeeft de kliertjes en bevat bloedvaten, lymfevaten en zenuwen. Het bindweefsel van de lamina propria is in de praktijk vaak minder overvloedig dan hier is getekend, zodat de kliertjes dicht op elkaar gepakt zijn. De lamina propria wordt beneden begrensd door de muscularis mucosae.

De namen die men in de literatuur kan tegenkomen zijn gebaseerd op:
A  kleureigenschappen, zoals **enterochromaffiene** cellen of **argentaffiene** cellen;
B  metabole eigenschappen, zoals **APUD-cellen**, hetgeen staat voor 'amine precursor-uptake and decarboxylation';
C  **DNES-cellen**, een afkorting voor 'diffuse neuro-endocrine system'.

**De overige lagen van de maagwand**
In het **pylorusgebied** van de maag zijn de foveolae dieper en de klierbuizen meer gewonden en vertakt dan in het corpus (fig. 16.17 en 16.25). De cellen in de **pylorusklieren** lijken op mukeuze cellen zoals die de in de cardia. Ze bevatten veel lysozym en scheiden dit

Defecten in het maagepitheel ontstaan vrij gemakkelijk door een mechanische beschadiging, of door de inwerking van stoffen zoals aspirine, alcohol of niet-steroïde anti-inflammatoire medicijnen, of door psychosomatische factoren of een combinatie hiervan. De bescherming van de maagmucosa berust op de **slijmlaag** op het epitheel, de goede doorbloeding en de prostaglandine-E-uitscheiding in de mucosa. *Helicobacter pylori* is in staat zich te vestigen tussen de epitheelcellen en de bedekkende slijmlaag. Het epitheel kan zich vrij snel herstellen van kleine beschadigingen, ondanks de aanwezigheid van proteasen en zoutzuur. Herstel vindt plaats vanuit de stamcelpopulatie in naburige klieren waarbij oppervlakte-epitheelcellen naar de laesie migreren en de slijmproductie sterk wordt verhoogd, zodat een beschermende laag over de cellen wordt gelegd. Na een tijdje zullen de slijmnapcellen en eventueel maagkliercellen zich weer differentiëren. Een **maagzweer** kan ontstaan wanneer de laesie te groot is voor het normale epitheliale sluitingsmechanisme. Gastritis of een maagzweer beschadigt de maagmucosa. Chronische maagzweren kunnen bloedingen en perforatie van de maagwand tot gevolg hebben. Bij atrofische gastritis is het aantal pariëtale cellen en hoofdcellen sterk verminderd, met als gevolg een sterk verlaagde pepsine- en zoutzuurconcentratie in het maagsap.

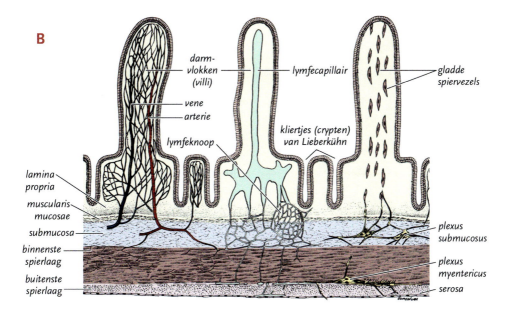

*Figuur 16.26B Weergave van de bloedcirculatie (links), de lymfecirculatie (midden) en de innervatie (rechts) van de darmvlokken. De microcirculatie door de villus is gebaseerd op de aanvoer van arterieel bloed, dat in de vlok een capillairnetwerk vormt. De afvoer van alle nutriënten behalve de vetten (chylomicronen) gebeurt door de venulen, die zich uiteindelijk tot een poortadersysteem verenigen dat het bloed naar de lever brengt. De chylomicronen verzamelen zich in het weefselvocht, dat door de (blind eindigende) lymfecapillairen wordt afgevoerd. De lokale plexussen met ganglioncellen maken deel uit van een systeem van gedeeltelijke autonome nerveuze stimulatie van de gladde spieren van de darmwand. Gladde spiercellen en myofibroblasten zorgen voor de contractie van de villi zoals in de rechtervillus schematisch is weergegeven. De pompbeweging die hiervan het resultaat is, helpt bij de afvoer van nutriënten.*

**Tabel 16.1 De belangrijkste entero-endocriene cellen in het darmkanaal**

| Celtype | Plaats | Geproduceerd hormoon | Belangrijkste functies |
|---|---|---|---|
| A-cel | Maag | Glucagon | Glycogenolyse in de lever |
| G-cel | Pylorus, duodenum | Gastrine | Stimulering van de maagsapsecretie |
| D-cel | Pylorus, duodenum | Somatostatine | Remming van andere endocriene cellen |
| $D_1$ | Darmkanaal | Vasoactief intestinaal polypeptide (VIP) | Uitscheiding van ionen en water; versterking van de darmmotiliteit |
| S-cel | Dunne darm | Secretine | Stimulering van de secretie van bicarbonaat en water in de pancreas |
| I-cel | Dunne darm | Cholecystokinine | Stimulering van de secretie van pancreasenzymen; galblaascontractie |
| K-cel | Dunne darm | Gastric inhibitory peptide (GIP) | Remming van de maagsapsecretie |
| EC-cel | Darmkanaal | Serotonine, substantie P, motiline | Versterking van de darmmotiliteit |
| L-cel | Dunne darm, colon | Glucagon | Glycogenolyse |

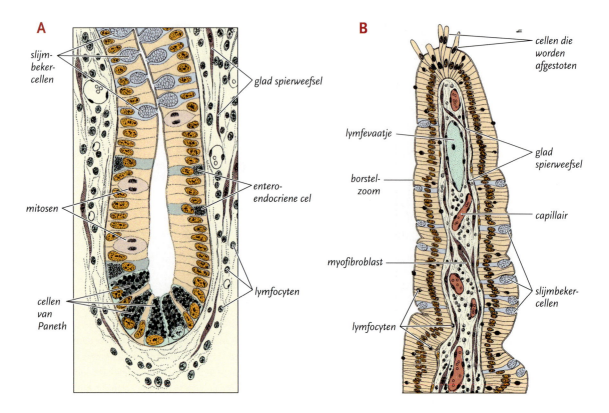

*Figuur 16.27 Illustraties van de bouw van de wand van de dunne darm.*

A   De crypten worden gevormd door cilindrische epitheelcellen, omgeven door een basale membraan. Beneden in de crypte vinden we een populatie van entero-endocriene cellen en Panethcellen. Sommige onrijpe epitheelcellen zijn in mitose. Wanneer de nieuwgevormde cellen over de basale membraan naar boven opschuiven, ondergaan zij differentiatie tot enterocyt of slijmbekercel. Bij de enterocyten komen de microvilli (borstelzoom) tot ontwikkeling en worden specifieke enzymen gesynthetiseerd. De functies van het weefsel in de crypten verschillen dus vrij sterk van de functies van het weefsel van de darmvlok.

B   De darmvlok wordt bekleed met een enkele laag cilindrische epitheelcellen, namelijk de resorberende enterocyten en de slijmproducerende 'goblet cells' of slijmbekercellen. De epitheelcellen worden door een basale membraan gescheiden van de bindweefselkern van de villus, de lamina propria. In de lamina propria zijn bloedcapillairen en lymfecapillairen aanwezig, die de opgenomen nutriënten afvoeren. Verder vinden we daar nog gladde spiercellen, myofibroblasten en leukocyten. Lymfocyten penetreren in groten getale het epitheel. Aan de top van de villus vallen de oude cellen af, die vervangen worden door nieuwe cellen die voortdurend vanuit de crypte opschuiven langs de basale membraan. (bron: Ham 1969)

waarschijnlijk uit. Het epitheel bevat ook entero-endocriene G-cellen, die gastrine afscheiden, dat corpusklieren tot secretie aanzet. Wandcellen en hoofdcellen worden in het pylorusgebied niet aangetroffen.

Vanuit de **muscularis mucosae**, die uit twee tot drie cellagen bestaat, lopen gladde spiervezels loodrecht op het oppervlak tussen de corpusklieren door. Mogelijk helpt hun contractie de inhoud van de corpusklieren naar buiten te stuwen.

De **submucosa** bestaat uit bindweefsel met bloed- en lymfevaten, mestcellen en ophopingen van lymfoide cellen, soms in de vorm van solitaire follikels. De tunica **muscularis externa** bestaat uit drie dikke lagen spiraalsgewijs gerangschikte gladde spieren: de buitenste longitudinaal, de middelste circulair en de binnenste diagonaal. De middelste laag verdikt zich bij de maaguitgang tot de **sphincter pylori**.

In de submucosa vinden we ganglia van de **plexus submucosus van Meissner**, terwijl tussen de lagen van de muscularis analoge ganglia van de **plexus myentericus van Auerbach** van gelegen zijn.

De **serosaserosa** is dun en wordt bedekt door een mesotheel.

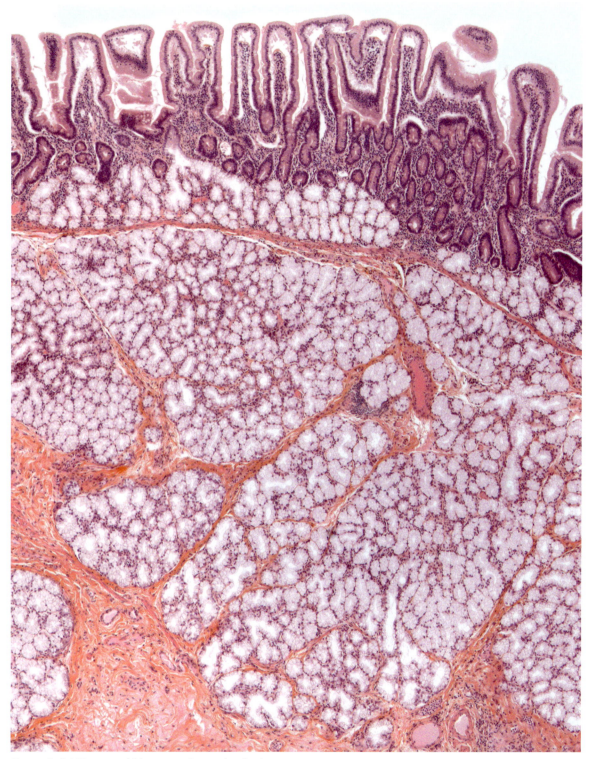

*Figuur 16.28 LM-opname bij lage vergroting van het duodenum.*
Hierbij zijn villi, crypten en de glandulae duodenales (klieren van Brunner) in de lamina propria en in de submucosa zichtbaar. De scheiding tussen lamina propria en submucosa wordt door de muscularis mucosae boven in de figuur duidelijk weergegeven: de kliertjes van Brunner liggen in beide lagen. HE-kleuring. Objectief 5 ×. (opname E. Wisse)

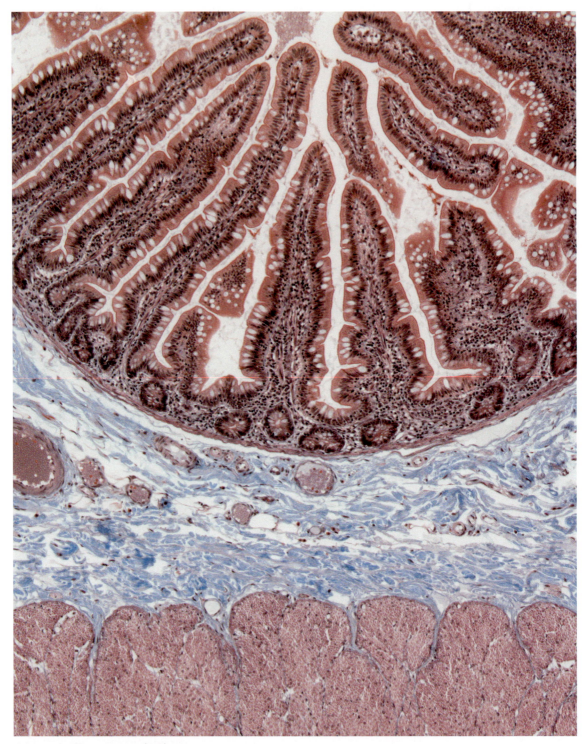

*Figuur 16.29 LM-opname van het ileum.*
De darmvlokken vullen een belangrijk deel van het (lege) lumen. De vlokken zijn langgerekt, op hun oppervlak kunnen we de slijmbekercellen herkennen aan het lichtgekleurde cytoplasma. De crypten zijn kort en kronkelig. De muscularis mucosae is dun en grenst direct aan het bindweefsel van de submucosa (blauw gekleurd), waarin links nog een arterie te zien is. De laag beneden in de foto is de eerste (dikke) laag van de tunica muscularis. Objectief 5 ×. Trichroomkleuring volgens Mallory. (opname E. Wisse)

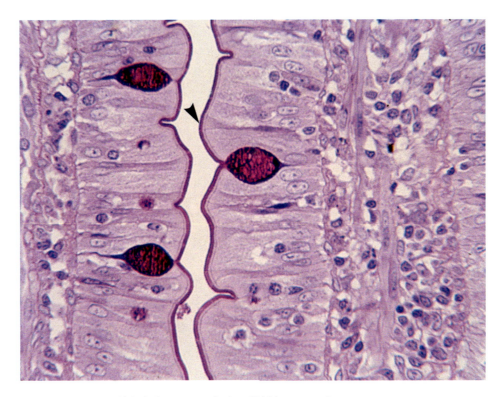

*Figuur 16.30 LM-opname van een klein deel van twee naburige villi bij hoge vergroting.*
De cilindrische enterocyten worden afgewisseld met slijmbekercellen, die donkerrood zijn door een PAS-kleuring. De apicale celmembraan van de enterocyten toont de borstelzoom (pijlpunt), die ook PAS-positief reageert, door de aanwezigheid van slijm uit de slijmbekercellen. Ook de basale membraan onder de epitheelcellen kleurt zwak PAS-positief. Parallel aan de staafjeszoom is een dunne lijn te zien; dit is het 'terminal web', gevormd door het cytoskelet direct onder de apicale celmembraan. Tussen de enterocyten zijn lymfocyten aanwezig. Grote aantallen mononucleairen zijn aanwezig in de lamina propria, waar ook nog enkele in lengterichting verlopende gladde spiercellen en andere cellen van het bindweefsel te zien zijn.

## DE DUNNE DARM

In de dunne darm wordt het **verteringsproces** voltooid en worden de producten van de vertering **geresorbeerd**. De dunne darm is circa 5-6 m lang, zodat het voedsel langdurig in contact is met de verteringsenzymen en met het grote resorberende binnenoppervlak van de darmwand. De dunne darm wordt in drie gebieden ingedeeld:

1. **duodenum** (twaalfvingerige darm, 25 cm lang; in de klassieke geneeskunde werden afstanden gemeten met dwars gelegde vingers);
2. **jejunum** ('nuchtere darm'; nuchter = leeg bij een lijk);
3. **ileum** ('kronkeldarm', langer dan het jejunum).

Het duodenum kan histologisch worden herkend aan de klieren van Brunner; het jejunum en het ileum gaan zonder scherpe grens in elkaar over.

Het resorberend oppervlak van de dunne darm wordt op drie manieren vergroot.

1. Door de **plicae circulares** of **plooien van Kerckring**. Dit zijn permanente, dwarse plooien van de mucosa. Zij zijn het meest prominent in het duodenum.
2. Door de **darmvlokken** of **villi**; dit zijn millimeterhoge uitstulpingen van de lamina propria, bekleed met epitheel (fig. 16.29). Villi verschijnen enkele centimeters voorbij de pylorus en zijn in het duodenum **bladvormig**, in het jejunum **vingervormig** (tabel 16.2) en worden in het ileum gaandeweg korter en plomper.
3. Door de **microvilli**, die tezamen de **staafjeszoom** (borstelzoom, 'brush border', 'striated border') vormen op de resorberende cellen van het darmepitheel (fig. 16.37 en 16.38).

Men heeft berekend dat de plicae het darmoppervlak driemaal vergroten, de villi tienmaal en de microvilli tien- tot twintigmaal. Tezamen bewerkstelligen zij dus een zeshonderdvoudige vergroting van het

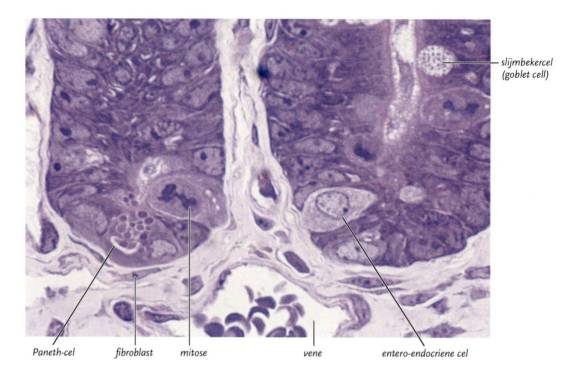

*Figuur 16.31  LM-opname van het basale deel van twee crypten van de dunne darm.*
Verschillende cellen zijn hier aanwezig, waaronder slijmbekercellen, Panethcellen en entero-endocriene cellen. Ook is een cel in mitose te zien.

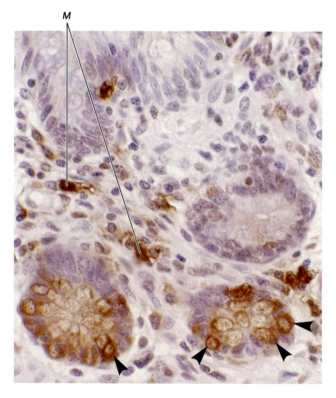

*Figuur 16.32  LM-opname van een preparaat dat werd geïncubeerd voor het aantonen van lysozym.*
Het blijkt dat dit bactericide eiwit aanwezig is in de granula van de Panethcellen, die hier bruin kleuren (pijlpunten). Ook de macrofagen in de lamina propria tonen een positieve reactie (M).

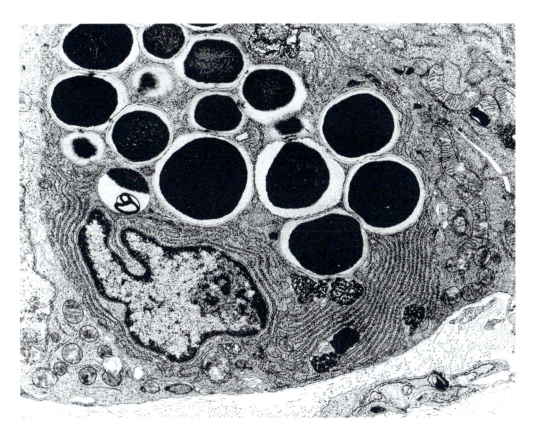

*Figuur 16.33 TEM-opname van een Panethcel uit een crypte van de dunne darm.*
De kern is basaal gelegen en is omringd door RER. De grote, donkere secretiegranula bevinden zich in het apicale cytoplasma en liggen gereed voor exocytose (secretie).

resorberend oppervlak, dat daardoor ongeveer 200 m$^2$ groot is.

De mucosa bevat tussen de villi instulpingen: de **crypten**, of **kliertjes van Lieberkühn** (fig. 16.27, 16.26B en 16.31).

### Het darmepitheel

Het epitheel van de dunne darm bevat vijf celtypen. Op de villi vinden we: (1) **enterocyten** en (2) **slijmbekercellen**, terwijl de crypten (3) **entero-endocriene cellen**, (4) **Panethcellen** en (5) **stamcellen** bevatten.

De **enterocyt** is een tot 25 μm hoge, cilindrische epitheelcel, die aan de apicale zijde bezet is met dicht opeengepakte microvilli van meer dan 1 μm lengte, de staafjeszoom (fig. 16.34 en 16.37). Deze zoom kan in een lichtmicroscoop als een donkere band worden waargenomen (fig. 16.30).

Op de celmembraan bevindt zich een zeer dikke, filamentaire **glycocalix** ('fuzzy coat'), die zich als een 0,5 μm dikke laag uitspreidt over en tussen de microvilli. Disacharidasen, peptidasen en andere enzymen zijn aan de glycocalix gehecht. We mogen ook veronderstellen dat deze vezelige, resistente laag als een **filter** functioneert en dat de opname van voedselcomponenten vanuit de vloeistof, tussen de filamentaire massa, aan de eigenlijke celmembraan gebeurt.

**Tabel 16.2 Regionale verschillen van de dunne darm**

|  | Plicae circulares | Villi | Bijzonderheden |
|---|---|---|---|
| Duodenum | Hoog, breed | Dicht opeen; tong-of bladvormig | Glandulae duodenales van Brunner |
| Jejunum | Hoog, smal | Lang, dun |  |
| Ileum | Laag, breed | Kort, wijd uiteen; crypten dieper dan villi hoog | Platen van Peyer |

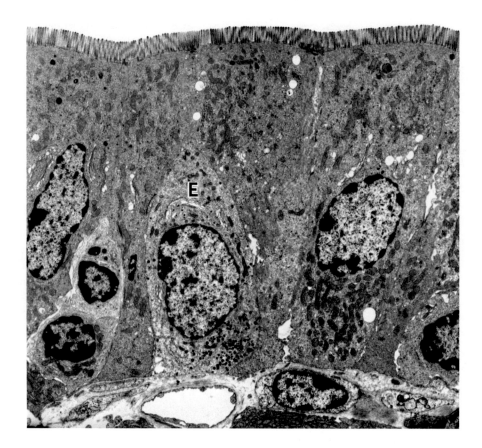

*Figuur 16.34 TEM-opname van het epitheel van de dunne darm.*
In een EM blijkt de borstelzoom (boven) te bestaan uit een zeer dicht op elkaar gepakte massa van microvilli, die een specialisatie vormen van de apicale celmembraan. Deze microvilli vergroten het oppervlak van de resorberende celmembraan. In het cytoplasma van de enterocyten zien we veel mitochondriën, die de energie leveren voor de opname en het transport. Links zien we twee lymfocyten die het epitheel zijn binnengedrongen. In het midden een entero-endocriene cel (E), met basaal gelegen secretiegranula die naar de weefselzijde worden uitgescheiden. In het midden beneden een bloedcapillair, dat slechts door een geringe hoeveelheid bindweefsel wordt gescheiden van de enterocyt. 2600 ×.

De microvilli bevatten een bundel parallelle **actinefilamenten**, die in het apicale cytoplasma verbonden zijn met het '**terminal web**'. Dit is een onderdeel van het cytoskelet, dat als een vezelige laag in het apicale cytoplasma ligt en dat weinig ruimte laat voor andere organellen, met uitzondering van enkele apicale vesikels en tubuli, die tegen de celmembraan aan liggen. Het 'terminal web' is verbonden met de goed ontwikkelde laterale **celcontacten**, die bestaan uit een **zonula occludens**, gevolgd door een **zonula adhaerens** en verspreide **desmosomen**. Hierdoor ontstaat een stevige samenhang in de laag van enterocyten. Deze celcontacten, vooral de zonula occludens, bepalen ook dat alle opgenomen stoffen via het cytoplasma van de enterocyten moeten passeren, omdat transport tussen de cellen door is geblokkeerd.

De enterocyten bezitten veel verspreide mitochondriën. Boven de kern ligt een complex van samenhangende Golgi-apparaten, naast een aantal cisternen van het RER. Meer apicaal bevinden zich grote, elektronenstrooiende lysosomen. De grote ronde kern bevindt zich in het basale deel van de cel.

De laterale celmembraan kan met **laterale interdigitaties** (fig. 16.37 en 16.48) en met '**gap junctions**' met de naburige celmembraan verbonden zijn, of kan uitwijken en een zijwaartse ruimte tussen de epitheelcellen vrij laten. Tussen de enterocyten kunnen verspreid lymfocyten worden aangetroffen.

De basale celmembraan maakt direct contact met een continue **basale membraan**, die het epitheel afgrenst van de lamina propria.

cellen hebben in een coupe meestal een driehoekige vorm. De **secretiegranula** liggen in het basale deel van de cel (fig. 16.35), hetgeen suggereert dat het secretieproduct in de richting van de lamina propria wordt uitgescheiden. De identificatie van de verschillende endocriene celtypen gebeurt op basis van de immunocytochemische kleuring van hun product. De entero-endocriene cellen hebben maar weinig RER. Dit houdt verband met het feit dat de synthese van peptidehormonen veel minder omvangrijk is dan de volumineuze synthese van spijsverteringsenzymen. Entero-endocriene cellen liggen vooral in het onderste deel van de crypte.

De **Panethcellen** liggen onder in de crypten en zijn herkenbaar aan de grote, apicaal gelegen, acidofiele **secretiegranula** (fig. 16.33). Deze cellen bevatten **lysozym** (fig. 16.32), een eiwit dat een bactericide werking heeft en dat een rol speelt in de regulering van de darmflora. De Panethcellen worden om de circa dertig dagen vervangen.

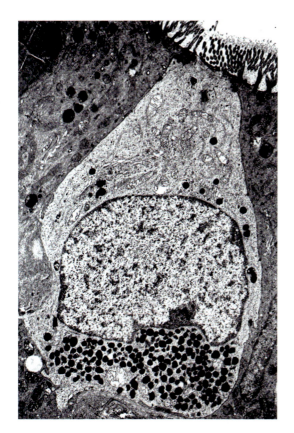

*Figuur 16.35 TEM-opname van een entero-endocriene (argentaffiene) cel.*
De kleine secretiegranula liggen voornamelijk in het basale cytoplasma. Die waarneming maakt het op zichzelf aannemelijk dat de inhoud van de granula ook over die membraan wordt uitgescheiden. Het apicale cytoplasma bevat weinig RER en een Golgi-apparaat. De naburige cellen zijn enterocyten. (opname A.G.E. Pearse)

**Slijmbekercellen** (of 'goblet cells', 'goblet' = kelk, wijnglas) zijn eencellige klieren (hoofdstuk 4), die verspreid voorkomen tussen de resorberende enterocyten. Hun frequentie neemt gaandeweg toe in de dunne darm. Deze cellen produceren slijm, dat zich over het apicale celoppervlak verspreidt en daardoor de wrijving tussen de cellen en de darminhoud vermindert.

In het epitheel van het darmkanaal liggen verschillende soorten **entero-endocriene cellen**, die behoren tot het DNES, waarop door het zenuwstelsel ook invloed kan worden uitgeoefend (fig. 16.34). De (glyco)proteïnehormonen, die deze cellen uitscheiden, hebben een paracriene of endocriene werking. Zie tabel 16.1 voor een overzicht. Entero-endocriene

> De hoge mitose-index van het maag-darmepitheel verklaart de gevoeligheid van dit weefsel voor het toepassen van **cytostatica** (mitoseremmers), zoals gebruikt in kankertherapie. In zulke gevallen gaat het verlies van cellen, bijvoorbeeld op de top van de darmvlokken, gewoon door terwijl de aanmaak van nieuwe cellen geremd wordt. De resulterende atrofie van het epitheel heeft een weerslag op de voedselresorptie en veroorzaakt vloeistofverlies en diarree. De meer stabiele celpopulaties van de crypten, zoals de Panethcellen en de entero-endocriene cellen, hebben minder last van dit verschijnsel. Vitamine B12-deficiëntie geeft gelijksoortige verschijnselen (spruw).

De **stamcellen** in de crypten staan in voor de nieuwvorming en vervanging van cellen van het darmepitheel, die slechts enkele dagen oud worden. Mitosen in de weinig gedifferentieerde stamcellen vinden plaats in de onderste helft van de crypten (fig. 16.31 en 16.39). De cellen differentiëren in de bovenste helft van de crypte tot enterocyten of slijmbekercellen. Cytochemisch is de achtereenvolgende verschijning van disacharidasen en dipeptidasen tijdens de differentiatie en het opschuiven van de enterocyten op de villus aangetoond. Aan de top van de villi vallen de cellen af ('shedding'), die dan tekenen van apoptotisch verval tonen (fig. 16.27B). Ook slijmbekercellen differentiëren

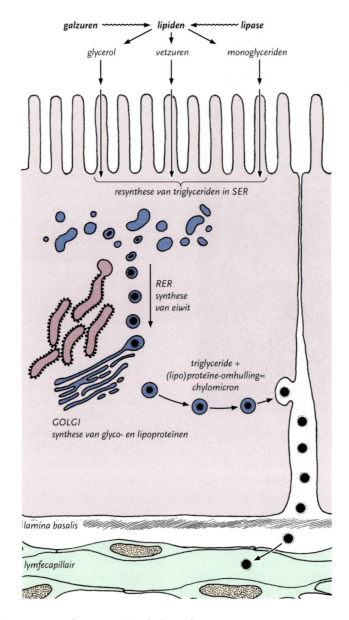

*Figuur 16.36 Schematische weergave van de vetresorptie in de dunne darm.*
Vetten worden door galzouten in het darmlumen geëmulgeerd tot micellen, terwijl het pancreaslipase de vetten afbreekt tot monoglyceriden en vetzuren. Deze moleculen passeren de apicale celmembraan van de enterocyten, die sterk (15×) vergroot is door microvilli. De opgenomen moleculen verzamelen zich in het SER, waar een resynthese van de triglyceriden plaatsvindt. Zo (fig. 16.35) worden kleine vetdruppeltjes in het SER zichtbaar. Tijdens hun transport naar het Golgi-apparaat worden de vetdruppeltjes gecoat met apoproteïnen, die een hydrofiele buitenlaag vormen. Andere vetoplosbare substanties worden toegevoegd (cholesterol, cholesterolesters, fosfolipiden en het vetoplosbare vitamine A), zodat complexe chylomicronen ontstaan met een diameter van 0,2-1 μm. Deze worden via exocytose aan de laterale membraan van de enterocyt uitgescheiden. De basale membraan aan de basis van het epitheel heeft plaatselijk openingen, waardoor de chylomicronen in de lamina propria terechtkomen. Daar worden zij verzameld in de lymfecapillairen en via de lymfevaten afgevoerd naar de ductus thoracicus en later naar de algemene bloedcirculatie. Vrije vetzuren (FFA, 'free fatty acids') met een keten van minder dan 10-12 koolstofatomen, worden niet via chylomicronen afgevoerd, maar gaan direct naar de bloedcapillairen.

16 HET SPIJSVERTERINGSKANAAL  423

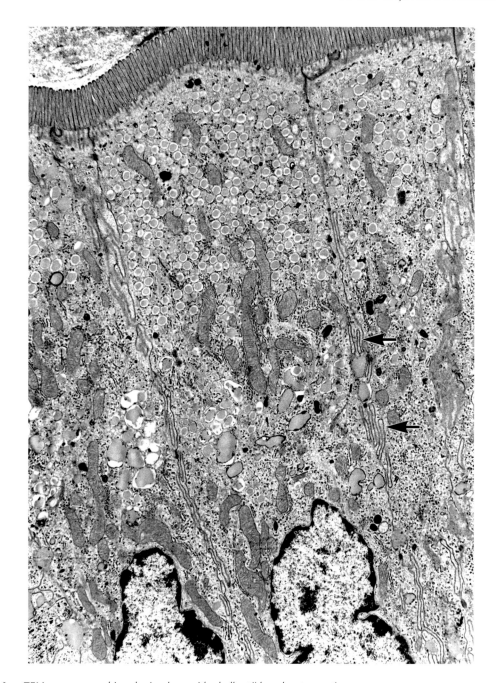

Figuur 16.37  TEM-opname van drie naburige darmepitheelcellen tijdens de vetresorptie.
Aan de apicale celmembraan, waar de resorptie plaatsvindt, zijn geen veranderingen te zien. De borstelzoom is intact en toont geen veranderingen. Aansluitend aan de celcontacten zien we het 'terminal web' als een iets donkere laag onder de microvilli. In het apicale cytoplasma zien we veel vetdruppeltjes in blaasjes van het SER (vergelijk fig. 16.33). Deze blaasjes gaan naar het Golgi-gebied, waarbij grotere lipoproteïnedruppels ontstaan, die door een vesikel van het Golgi-complex worden getransporteerd naar de laterale celmembraan. Door exocytose zullen deze blaasjes hun inhoud met chylomicronen uitstorten in de extracellulaire ruimte (pijlen). Deze chylomicronen zijn niet meer door een membraan, maar wel door een laagje apoproteïnen omgeven. In het cytoplasma kunnen we verder nog de celkernen zien (beneden) en mitochondriën, die dit energievragende proces ondersteunen. De laterale celmembranen zijn geïnterdigiteerd (pijlen). 5000 ×. (opname H.J. Friedman)

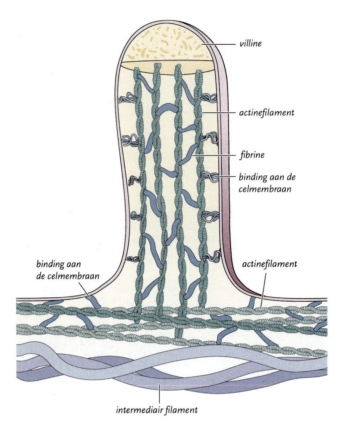

*Figuur 16.38 Detailweergave van een microvillus, onderdeel van de borstelzoom.*
Een parallelle bundel actinefilamenten ligt in het centrum van de microvillus en geeft daaraan stevigheid en een recht verloop. Waarschijnlijk is het actine hier niet betrokken bij contractie, hoewel contractie van microvilli (zoals de contractie van darmvlokken!) het transport van opgenomen nutriënten wel zou bevorderen. Een aantal eiwitten is geassocieerd met de microfilamenten en verzorgt het contact met de celmembraan (villine), de onderlinge samenhang (fibrine) of het contact met de intermediaire filamenten en actinefilamenten van het 'terminal web', dat een laag vormt aan de basis van de microvilli (zie ook fig. 16.29 en 16.35). In de staafjeszoom staan de microvilli zeer dicht op elkaar gepakt, hetgeen in deze figuur niet tot uitdrukking komt. In werkelijkheid zijn de microvilli ook bedekt met een zeer dikke celcoat (glycocalix), die als filter en bescherming van de microvilli dienst doet.

in de crypte (fig. 16.37) totdat zij aan de top van de villus apoptotisch worden en afvallen. Met een gemiddelde levensduur van twee tot vier dagen behoort het darmepitheel tot de weefsels met een van de hoogste **vervangingssnelheden**. Het tempo van celaanmaak kan door hormonale of nerveuze (cholinerge) prikkels worden beïnvloed. Per dag komt hierdoor minstens 30 gram celmateriaal in het darmlumen terecht, dat tezamen met de resten van de bacteriële darmflora en de onverteerde voedselresten als feces wordt geloosd. Dit verklaart waarom bij volledig vasten nog altijd feces wordt geproduceerd.

### De lamina propria

De lamina propria bestaat uit losmazig **bindweefsel** met bloed en lymfevaten, zenuwen en gladde **spiervezels**. De gladde spiervezels, die in de lengte van de darmvilli lopen (het 'asspiertje'), hebben samen met de lokale myofibroblasten een functie bij de **contractie van de villi**. Onder de basale membraan van het villusepitheel is het ijle bindweefsel rijk aan macrofagen, lymfocyten, plasmacellen, granulocyten en mestcellen.

De bloedvaten, die de darmwand van bloed voorzien, komen uit het mesenterium, penetreren de muscularis externa en vormen plexussen in de submucosa. Van hieruit gaan aftakkingen door de muscularis mucosae naar de lamina propria in de

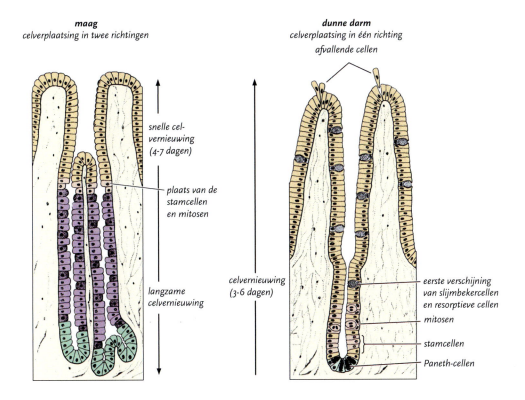

*Figuur 16.39 Weergave van de regeneratie van het maag- en darmepitheel.*
Door de extreme fysiologische omstandigheden wordt de regeneratiecapaciteit van het epitheel van de maag (links) en de darm (rechts) sterk aangesproken. Regeneratie vindt plaats door de mitose van de stamcellen, die diep in de foveolae of crypten zijn gelegen. Hierna schuiven de jonge cellen op langs de basale membraan, totdat zij de plaats bereiken waar de oude cellen zijn afgevallen of verdwenen. De meer permanente celpopulaties (pariëtale cellen, hoofdcellen, Panethcellen, enteroendocriene cellen) bevinden zich onder de regeneratiezone van de kliertjes.

villi. In elke villus lopen één of twee arteriolen naar de top van de villus en vertakken zich daar in een **netwerk van capillairen** onder het resorberend epitheel. Deze capillairen voeren de geresorbeerde verteringsproducten af. De capillairen gaan in de villus over in venulen, die vervolgens in de venenplexus van de submucosa uitmonden.

In de top van elke villus begint een **lymfecapillair** of **lacteaal**, dat juist boven de muscularis mucosae uitmondt in een netwerk van efferente lymfvaten. In de submucosa wordt de lymfe afgevoerd via anastomoserende lymfvaten.

In de **submucosa** van het duodenum liggen de **klieren van Brunner** (fig. 16.28): sterk vertakte tubuloalveolaire klieren, waarvan de afvoergangen onder in de crypten uitmonden. Het **alkalische secretieproduct** (pH 8,1-9,3) neutraliseert de zure spijsbrij die uit de maag komt en beschermt zo het duodenumepitheel en brengt de darminhoud op het pH-optimum van de pancreasenzymen. De klieren van Brunner bevatten,

net als de glandula submandibularis, urogastron ('epidermal growth factor'), dat de secretie van zoutzuur door de maag remt.

**Innervatie**
De innervatie van het maagdarmkanaal wordt van de slokdarm tot aan de anus verzorgd door vele miljoenen neuronen, minstens zoveel als het ruggenmerg bevat. Sommigen spreken daarom wel van het **enterische zenuwstelsel**. Deze innervatie is bijzonder omdat ze uit twee componenten bestaat: een **inwendige** en een **uitwendige** component.

De **inwendige** component wordt gevormd door **de interstitiële cellen van Cajal**, die een uitgebreid netwerk vormen in de wand van het maagdarmkanaal. Het zijn waarschijnlijk gemodificeerde spiercellen, die het vermogen hebben ontwikkeld tot prikkelgeneratie en prikkelgeleiding. Dit is vergelijkbaar met de sinusknoop in de wand van het atrium van het hart en het prikkelgeleidingsysteem dat gevormd

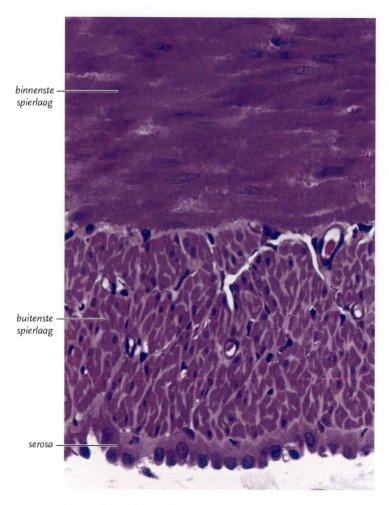

*Figuur 16.40  LM-opname van een dwarse doorsnede door de spierlaag van de dunne darm.*
Getoond wordt de loodrechte oriëntatie van de twee spierlagen opgebouwd uit gladde spiercellen, behorend tot de muscularis externa. De bovenste (en binnenste) laag is circulair, de buitenste longitudinaal. Tezamen ondersteunen zij de peristaltiek van de darm. Beneden in de figuur is de serosa te zien, die bestaat uit een dunne laag bindweefsel, afgedekt met mesotheel.

wordt door de cellen van Purkinje. Een gedenerveerd stukje darmweefsel is in staat tot spontane, langzame contracties ('slow wave contractions'), waarbij ieder darmgedeelte zijn eigen contractiefrequentie heeft. Deze cellen functioneren deels als **pacemaker**, die de contracties initieert, en als **geleidingssysteem** naar te innerveren structuren als spieren, bloedvaten, klieren enzovoort.

De **uitwendige** component wordt gevormd door uit het ruggenmerg afkomstige zenuwbanen als onderdeel van het autonome zenuwstelsel. Dit zijn (1) **postganglionaire orthosympatische**, meest adrenerge vezels, waarvan de uitlopers eindigen in de wand van het maagdarmkanaal. De ganglia van deze vezels liggen in de orthosympatische grensstreng, ter weerszijden van het ruggenmerg. Daarnaast zijn er (2) **preganglionaire parasympathische** vezels, waarvan de ganglia en hun uitlopers in de wand van het maagdarmkanaal zijn gelegen. Zij hebben daar hun laatste synapsen (cholinerge innervatie).

Naast deze **efferente** banen zijn er ook sensorische **afferente** banen, die informatie overdragen over de samenstelling van de darminhoud (chemoreceptoren) en de spanning in de wand (mechanoreceptoren).

In **morfologische** zin zijn deze twee componenten terug te vinden in de vorm van een aantal **plexussen** of zenuwnetwerken, bestaande uit efferente (orthosympatische) motoneuronen, (parasympathische) ganglia en hun uitlopers, steuncellen (gliacellen

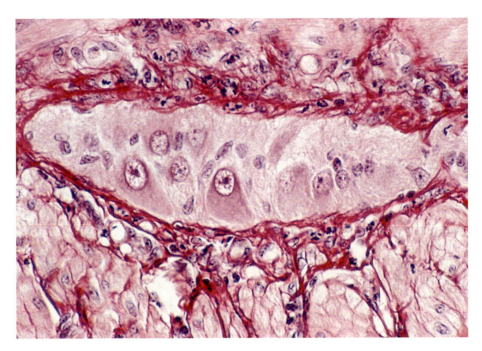

*Figuur 16.41  LM-opname van een groep neuronen (ganglioncellen) met bijbehorende satellietcellen, die deel uitmaken van de plexus myentericus tussen de beide lagen van de muscularis externa. 425 ×.*

of satellietcellen) en de interstitiële cellen van Cajal. Deze laatste zijn alleen met speciale kleuringstechnieken te identificeren.

De volgende plexussen worden onderscheiden: (1) de **plexus submucosus van Meissner**, gelegen in de submucosa, en (2) de **plexus myentericus van Auerbach**, gelegen tussen de binnenste (circulaire) en de buitenste (longitudinale) spierlaag (fig. 16.40 en 16.41). De interstitiële cellen van Cajal (ICC) zijn vooral te vinden in de plexus myentericus van Meissner (ICC-My) en intramusculair tussen de spiercellen (ICC-IM), die zij innerveren.

De submuceuze neuronen zijn voornamelijk betrokken bij de regulatie van de **secretie- en absorptieprocessen** in mucosa en submucosa en de myenterische neuronen bij de regulatie van de **motiliteit** van de respectieve spierlagen. Deze processen staan onder invloed van de ortho- en parasympathische vezels, waarbij de eerste vooral een remmend en de laatste vooral een stimulerend effect hebben.

### Immunologische aspecten

In het ileum komt, op enige afstand van elkaar gelegen, een dertigtal **platen van Peyer** voor. Deze liggen in de submucosa tegenover de plaats van aanhechting van het mesenterium. De platen van Peyer dringen door tot vlak onder het epitheel (fig. 16.44). In de platen van Peyer zijn 10-200 **lymfefollikels** tot grotere eenheden samengevoegd (**lymphonoduli aggregati**). In de dikke darm worden alleen solitaire lymfefollikels (**lymphonoduli solitarii**) gevonden. Dit lymfoïd weefsel behoort tot het **GALT** ('gut-associated lymphoid tissue').

**M-cellen** zijn gespecialiseerde epitheelcellen in het ileum, die gelegen zijn in het epitheel tussen de lymfefollikels en het lumen. De basale membraan onder de M-cellen is onderbroken, zodat lymfocyten en macrofagen kunnen doordringen in instulpingen in de M-cellen (fig. 16.42B en 16.43). M-cellen bezitten specifieke plooien aan het apicale oppervlak ('**microfolds**'). M-cellen kunnen, na endocytose vanuit het darmlumen, opgenomen **antigenen presenteren** aan de lymfocyten (APC-functie). De B-lymfocyten prolifereren en differentiëren tot IgA-secernerende **plasmacellen** (fig. 16.42).

Via efferente lymfe en regionale lymfklieren en hun efferente lymfevaten kunnen deze cellen de bloedbaan bereiken. Zij kunnen zich vervolgens nestelen in de submucosa van de darm en ter plaatse IgA-antilichamen uitscheiden naar het darmlumen met behulp van 'secretory component' (fig. 16.45). De follikelcentra in de platen van Peyer spelen waar-

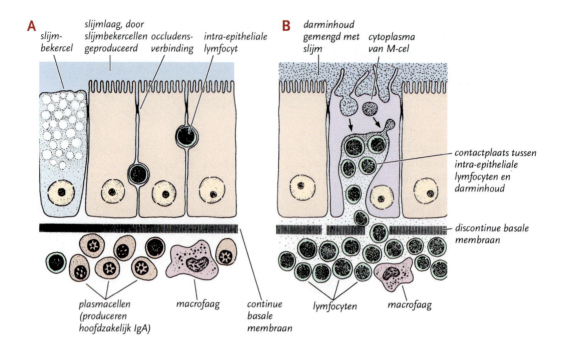

*Figuur 16.42 Weergave van het verkeer van lymfoïde cellen in de darm, die behoren tot het darm-geassocieerde lymfoïde weefsel (GALT).*
A  De situatie in het jejunum. In de lamina propria bevinden zich talrijke IgA-producerende plasmacellen, lymfocyten en macrofagen. Enkele lymfocyten overschrijden de basale membraan en bevinden zich tussen de epitheelcellen, maar gaan niet verder dan tot de occludensverbinding.
B  De situatie in het ileum, bij de platen van Peyer. De M-cellen vormen een ruimte waar antigenen (micro-organismen, macromoleculen), lymfocyten en macrofagen elkaar ontmoeten. Het contact met antigenen stimuleert lymfocyten te differentiëren tot immunoblasten of plasmacellen die zich via de lymfe of het bloed naar andere delen van het darmslijmvlies of elders kunnen verplaatsen en zo aan de immunologische afweer bijdragen.

schijnlijk een rol in de aanmaak van IgA-geheugencellen (zie ook hoofdstuk 15).

Bij zuigelingen kunnen de enterocyten in het ileum wel materiaal uit het lumen opnemen door pinocytose. Onverteerde eiwitten en **antilichamen** uit de moedermelk kunnen zo direct op de baby worden overgedragen en bijdragen aan een **immuunbescherming**. Deze mogelijkheid gaat na de eerste levensmaand verloren.

### Vetopname en overige resorptie

De **vertering van vetten** tot monoglyceriden en vetzuren gebeurt door pancreaslipase, nadat het vet door galzouten tot micellen is geëmulgeerd. De resorptie vindt voornamelijk plaats in het jejunum. Lipiden contrasteren goed met het fixatief osmium, zodat details van de vetopname met de EM gevolgd zouden moeten kunnen worden. Het blijkt dat van het eigenlijke proces van opname geen relevante EM-waarnemingen kunnen worden gedaan. De vet-micellen worden in de darminhoud gesplitst tot glycerol en vrije vetzuren, die als moleculen over de celmembraan worden opgenomen (fig. 16.36). Wanneer men enige tijd na een vetrijke maaltijd de enterocyten onderzoekt, blijkt dat in de apicale cisternen van het **SER** 50 nm-vetdruppeltjes gesynthetiseerd worden (fig. 16.36 en 16.37). Deze vetdruppeltjes worden door middel van vesiculair transport naar het **Golgi-apparaat** gevoerd. Vanuit het RER wordt een apoproteïne toegevoegd. In het Golgi-complex worden zo **chylomicronen** gevormd met een doorsnede tot ongeveer 1 μm. Vanuit het Golgi-apparaat worden de chylomicronen in vesikels naar de **laterale celmembraan** getransporteerd en daar via **exocytose** uitgescheiden.

De apicale **celcontacten** tussen de epitheelcellen beletten het terugtransport naar het darmlumen. Chylomicronen vinden hun weg via de **intercellulaire** ruimte en door gaten in de basale membraan naar de lamina propria, waar zij in de lymfevaten worden opgenomen en afgevoerd. Na een vetrijke maaltijd is de lymfe die uit de darm komt melkachtig (vandaar de term 'lacteal'). Na lozing in de ductus thoracicus bereikt deze lymfe uiteindelijk de grote circulatie en de weefsels.

Vetzuren met ketens van twaalf of minder C-atomen gaan rechtstreeks naar het bloed en worden niet opnieuw veresterd en verwerkt in chylomicronen.

**Aminozuren** en **monosachariden** worden door de membraan van de microvilli actief getransporteerd, zonder dat dit met in de EM waarneembare structuurveranderingen gepaard gaat.

Een belangrijk element in de afvoer van geresorbeerde stoffen is de ritmische **contractie van de villi** (enkele malen per minuut), tot stand gebracht door de gladde spieren, die in de lengte van de villi verlopen (fig. 16.26B). Deze samentrekkingen hebben ook betekenis voor het leegdrukken van de lymfevaten in de lamina propria.

> De **dynamiek** van het darmepitheel bepaalt mede de hoogte van de darmvilli. Bij behandeling van tumoren met cytostatica of bestraling worden de villi lager. Infectie en deficiënte voeding kunnen ook leiden tot verminderde delingsactiviteit en atrofie van het darmepitheel. De resorptie is dan sterk verminderd, zodat zich een malabsorptiesyndroom kan ontwikkelen.
>
> Ook de **darmflora** heeft zijn effect op de structuur van de darmwand. Wanneer dieren in een volledig kiemvrije omgeving ('germ free') worden gekweekt, zet de darm uit en wordt de wand dunner. Bij reconventionaliseren herstelt de normale structuur zich weer.
>
> **Diarree** ten gevolge van verhoogde slijmafscheiding (stimulatie of vermeerdering van slijmbekercellen en klieren) en verminderde waterresorptie (colonfunctie), heeft infecties als voornaamste oorzaak. **Infecties** kunnen worden veroorzaakt door bacteriën, virussen, gisten, amoeben, eencelligen, wormen en dergelijke. Bekende voorbeelden zijn: *Helicobacter pylori*, *Entamoeba histolytica*, herpesvirus, cytomegalovirus, *Candida albicans* en *Giardia lamblia*.

> Bij een aantal aandoeningen, zoals spruw (vitamine B12-deficiëntie), kan de darmmucosa haar vlokken en de enterocyt zijn microvilli verliezen. Het gevolg is **malabsorptie** door het grote verlies aan resorberend oppervlak. Malabsorptie is meestal het gevolg van infecties of een allergische reactie van de mucosa (**glutengevoeligheid**). Malabsorptie moet men wel onderscheiden van **ondervoeding** (vasten) of **slechte vertering**, bijvoorbeeld door een ziekte van de pancreas of de lever. Een toestand die ook tot malabsorptie kan bijdragen, is een **disacharidasedeficiëntie** (lactasedeficiëntie) ter hoogte van de glycocalix en microvilli van de enterocyten.

> Bij de genetisch bepaalde ziekte van Hirschsprung (megacolon congenitum) ontbreken de ganglia in de **plexus van Auerbach** en de **plexus van Meissner** in het distale colon, zodat motiliteitsproblemen en dilataties in de darm ontstaan. Dit is een belangrijke oorzaak van transitproblemen. De uitgebreide innervatie van de darm door het autonome zenuwstelsel verklaart het psychosomatische effect van emotionele stress op het spijsverteringskanaal. Ook chirurgische ingrepen kunnen een neurogene of musculaire verandering in de peristaltiek tot gevolg hebben (paralytische ileus).
>
> **Obstructie** van de darm kan relatief gemakkelijk ontstaan door een hernia inguinalis (liesbreuk) of door postoperatieve **adhesies** en komt voornamelijk voor in het ileum. Adhesies tussen verschillende darmlussen kunnen ontstaan door beschadiging van het mesotheel (serosa) door een peritoneale operatie, of als gevolg van een peritonitis. Door mesotheelbeschadiging komt het bindweefsel van de serosa vrij en vergroeit het met een willekeurige andere plaats in het darmgebied. Het gevaar van obstructie is necrose van de wand en perforatie. Obstructie van de appendix kan aanleiding geven tot **appendicitis**, met als gevolg oedeem en infarct van de wand van de appendix, met als gevaarlijke ontwikkeling oplopende druk en **perforatie** en **peritonitis** tot gevolg. Acuut chirurgisch ingrijpen is hier nodig.

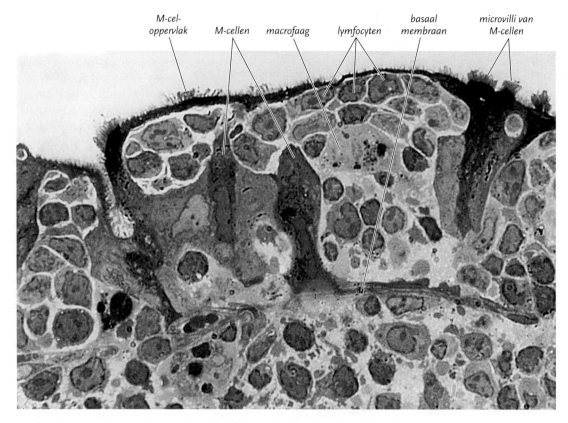

*Figuur 16.43 LM-opname van een gebied in het ileum boven een plaat van Peyer.*
De koepelvormige M-cellen omvatten een speciale ruimte, die plaats biedt aan lymfocyten en macrofagen. Het luminale oppervlak van de M-cellen is dun en bezet met microvilli. De basale membraan heeft openingen en biedt doorgang aan het verkeer van lymfocyten naar de lager gelegen lymfefollikel. 1000 ×. (opname M. Neutra)

De darm bevat een voortdurend veranderend mengsel van voedsel, antigenen, micro-organismen en celresten, die van het lichaam gescheiden zijn door een eenlagig, kortlevend epitheel en een dunne slijmlaag. In principe zijn de occludensverbindingen tussen de enterocyten in staat potentieel gevaarlijke stoffen uit het lumen tegen te houden. Deze afsluiting blijkt echter niet volledig, vooral niet in de crypten.

De veranderingen in de dunnedarmmucosa van pylorus tot de dikke darm tonen de overgang van een weefsel dat is ingericht voor resorptie naar een weefsel dat de darminhoud gereedmaakt voor defecatie (ontlasting) (tabel 16.2), hetgeen in de dikke darm wordt voltooid.

## De dikke darm

De dikke darm of einddarm bestaat uit het **caecum** (met **appendix**), **colon** en **rectum** en wordt gekenmerkt door het **ontbreken van villi** in de mucosa. De structuur van de dikke darm volgt verder het algemeen bouwpatroon (fig. 16.2). In de submucosa en de lamina propria bevinden zich wisselende aantallen follikels. Tot bij de anus vinden we een eenlagig cilindrisch epitheel (fig. 16.48) en dicht opeengepakte **crypten** (fig. 16.47). In het anale kanaal, 2-3 cm voor de anus, gaat het epitheel abrupt over in het **meerlagig plaveiselepitheel** van de epidermis.

In de dikke darm is het epitheel rijk aan **slijmbekercellen**. De enterocyten hebben korte microvilli en zijn door apicale celcontacten stevig aan elkaar gehecht. Op de laterale celmembraan vinden we een uitgebreid labyrint van intercellulaire ruimten (fig. 16.48). De gemiddelde levensduur van deze cellen, die net als de epitheelcellen in de dunne darm opschuiven vanuit de bodem van de crypten, varieert van vier tot zes dagen.

De **appendix vermiformis** (wormvormig aanhangsel) is een uitstulping van het caecum (blinde darm) met een stervormig lumen, dat ontstaat door de

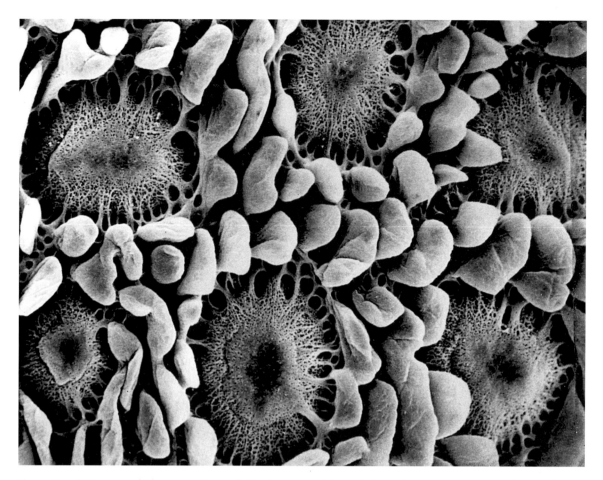

*Figuur 16.44 SEM-opname bij lage vergroting van het luminale oppervlak van de dunne darm ter hoogte van een plaat van Peyer, na verwijderen van het epitheel, maar met behoud van de basale membraan.*
Twee structuren zijn zichtbaar, namelijk (wat overblijft van) de darmvlokken en de individuele lymfefollikels van de plaat van Peyer. De structuur van de basale membraan is duidelijk verschillend. Bij de darmvlokken is de basale membraan bij deze vergroting continu, over de follikels is een ingewikkeld patroon van poriën van verschillende diameter in de basale membraan aanwezig. Door deze grotere porositeit kunnen immunogene materialen gemakkelijker het onderliggende lymfoïde weefsel bereiken. (opname S. McClugage)

uitpuilende lymfefollikels in de wand (fig. 16.46). Het grote aantal follikels hangt samen met het grote aantal bacteriën in het lumen. In de crypten van de appendix vinden we lysozymproducerende Panethcellen, die elders in de dikke darm ontbreken.

In het **colon** is de longitudinale spierlaag gebundeld tot drie dikke **taeniae coli**. Daartussen heeft de mucosa verstrijkende plooien. De crypten zijn circa 0,5 mm diep, maar worden naar het rectum toe dieper. Het epitheel bevat meer slijmbekercellen dan in de dunne darm en de frequentie neemt nog toe naar het rectum (fig. 16.47). Toch overschrijdt de verhouding slijmbekercel:enterocyt de waarde van 1:3 niet. Het colonslijmvlies legt zich toe op **waterresorptie**, waardoor de feces wordt geconcentreerd tot een substantiële massa. Vitaminen en zogenoemde 'korteketenvetzuren', zoals door de darmflora worden geproduceerd, worden opgenomen. Het **slijm** uit de slijmbekercellen vervult een glijfunctie voor de steeds droger en stijver wordende darminhoud. De serosa vormt langs de taeniae coli smalle tongvormige uitstulpingen van vetweefsel, de appendices epiploicae. Aan het einde van het rectum verdwijnt de muscularis mucosae. De muscularis externa is hier verdikt tot een krachtige **sphincter ani internus** opgebouwd uit glad spierweefsel, waarna een **sphincter ani externus** van dwarsgestreept spierweefsel volgt. Een plexus van dunwandige venen in de submucosa begeleidt deze sfincters.

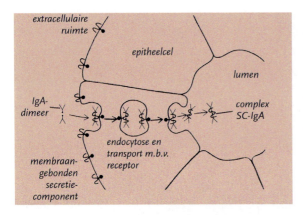

*Figuur 16.45 Schematische weergave van het transport van het dimeer IgA-molecuul door een epitheelcel met behulp van de secretiecomponent (SC).*
De secretiecomponent wordt gevormd door de epitheelcel als een transmembraanglycoproteïne en fungeert als receptor voor het dimeer IgA. Het complex SC-IgA wordt door een endocytoseblaasje in de cel opgenomen en aan het luminale celoppervlak door exocytose uitgescheiden. Het deel van het SC dat aan het dimeer IgA is gebonden, wordt daarbij van het transmembranaire deel (zwarte stip) afgesplitst, waardoor het complex in het lumen vrijkomt. (bron: Alberts 1983)

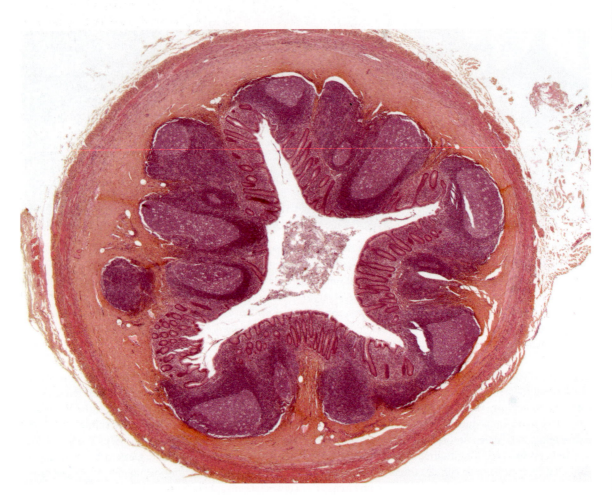

*Figuur 16.46 LM-opname bij lage vergroting van een menselijke appendix.*
De mucosa heeft een wat donkerder kleur door de aanwezigheid van lymfocyten, waarvan de meeste georganiseerd zijn in lymfefollikels. De kliertjes van de appendix bestaan uit crypten, die zoals bij de platen van Peyer plaatselijk worden verdrongen door het lymfoïd weefsel. De buitenste lagen van de appendix worden voornamelijk door de muscularis externa ingenomen. Objectief 1,6 ×. (opname E. Wisse)

16 HET SPIJSVERTERINGSKANAAL  433

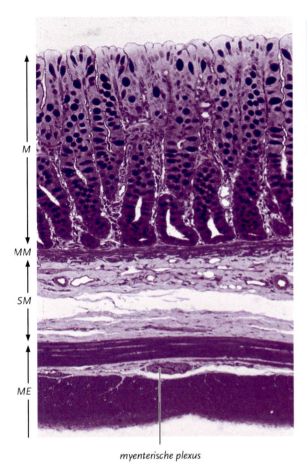

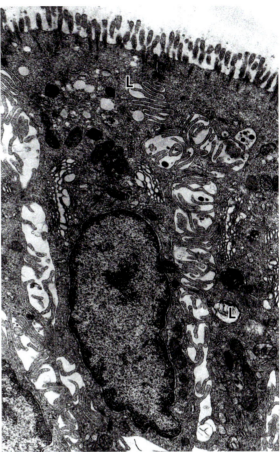

myenterische plexus

*Figuur 16.47 LM-opname van een coupe van de dikke darm.*
De wand van de dikke darm heeft geen darmvlokken. De mucosa (M) bevat veel kliertjes (crypten), die instulpen vanuit het oppervlak. De wand van deze crypten is zeer rijk aan slijmbekercellen. Direct onder de basis van de kliertjes ligt de muscularis mucosae (MM), daaronder de submucosa (SM), gevolgd door de muscularis externa (ME).

*Figuur 16.48 TEM-opname van een epitheelcel in de dikke darm.*
De microvilli op de apicale celmembraan zijn korter en minder dicht opeengepakt dan in de dunne darm. Het Golgi-apparaat is goed ontwikkeld. Verder zijn enkele lysosomen (L) en mitochondriën in de cel te zien. Opvallend zijn de laterale celmembranen, die veel interdigitaties en microvilli tonen en een intercellulaire ruimte openlaten, zoals vaak het geval is bij actief watertransporterend epitheel (bijvoorbeeld in de galblaas). 3900 ×.

Hemorroïden of **aambeien** ontstaan uit de veneuze plexus van bloedvaten in de submucosa rond de anus. Dit kan aanleiding geven tot het waarnemen van bloed bij de ontlasting, hetgeen ook het geval kan zijn bij een tumor in het rectum. Incontinentie ontstaat door een verslapping of verlies van controle over de werking van de sfincter rond de anus.
Het spijsverteringskanaal is gevoelig voor de ontwikkeling van tumoren. Het relatief hoge niveau van celdelingen in het epitheel en het effect van toxische stoffen in de voeding versterken dit verschijnsel. Voor een deel zijn deze tumoren geografisch bepaald, mede door het verschillende voedsel, bijvoorbeeld in Japan (meer maagkanker) en Europa en de VS (meer darmkanker). Kanker van het dikkedarmklierepitheel (colonkanker, adenocarcinoma) kan, mits vroeg gediagnosticeerd, als primaire tumor chirurgisch relatief goed verwijderd worden. Echter, als cellen eenmaal >>

via de poortader naar de lever zijn gemetastaseerd, ontwikkelen zich daar secundaire tumoren (metastasen) die veel moeilijker te verwijderen zijn. Colonkankercellen maken specifiek een eiwit aan dat herkend kan worden als CEA, het **carcino-embryonaal antigeen**.
Na longkanker bij mannen en borstkanker bij vrouwen geeft darmkanker de hoogste mortaliteit. Er is een verband gelegd tussen het voorkomen van poliepen en de ontwikkeling van adenoma en carcinoma.
Carcinoïden zijn tumoren die ontstaan uit de **serotonine**producerende entero-endocriene cellen. Dit leidt tot klinische symptomen van overproductie van serotonine, dat normaal een functie heeft in de bevordering van de darmperistaltiek, maar dat bij hogere concentraties leidt tot vasoconstrictie in de mucosa en ischemie.
Problemen met de **motiliteit** van de dikke darm komen veel voor en kunnen optreden bij 'inflammatory bowel disease', spastisch colon, colitis ten gevolge van het gebruik van antibiotica, poliepen en dergelijke.

## Samenvatting

De tubulaire tractus digestivus kenmerkt zich door een lineaire opeenvolging van een groot aantal structuren en functies, die de vertering en resorptie van de voeding verzorgen. Dit uit zich in een groot aantal celtypen en weefsels met verschillende structuur en functie, vooral in de mucosa.
In de mondholte verwerken de kauwspieren, tanden, kiezen en het secret van speekselklieren het voedsel tot een spijsbrij.
Door de zwaartekracht en de peristaltiek van de oesofagus, die als eerste onderdeel van de tractus het algemeen bouwpatroon toont, wordt het voorbewerkte voedsel naar de maag getransporteerd. In de maag en de dunne darm vinden de vertering en de resorptie plaats. In de dikke darm wordt water onttrokken en slijm toegevoegd, zodat de feces ontstaat, die bestaat uit de resten van het voedsel, epitheelcellen en darmflora.
De spijsbrij wordt in drie fasen verteerd door de toevoeging van spijsverteringsenzymen:

1. in de mond door het secret van de sereuze en muceuze cellen in de speekselklieren, dat koolhydraatsplitsende enzymen bevat die bij neutrale pH werkzaam zijn;
2. in de maag door de toevoeging van pepsine en HCl, producten van de hoofdcellen en parietale cellen in de maagkliertjes, die bij een lage pH voornamelijk eiwitten verteren;
3. in de dunne darm, waar de overige voedselbestanddelen worden verteerd bij licht-alkalische pH. In dat stadium voegen de lever en de pancreas hun emulgatoren en enzymen toe aan de spijsbrij.

De resorptie wordt uitgevoerd door de enterocyten, die door plooiing van de (sub)mucosa, door de vorming van darmvlokken en het bezit van talrijke lange microvilli een enorm groot resorberend oppervlak vormen.
Bescherming en controle op het voedsel worden uitgeoefend door de smaak, door de reuk en door het immunologisch apparaat, dat langs de hele tractus aanwezig is en op bepaalde plaatsen op een bijzondere manier is georganiseerd, bijvoorbeeld in de vorm van tonsillen (tong), platen van Peyer (ileum) en appendix, alsook solitaire lymfefollikels op veel plaatsen in de mucosa en verspreide cellen in het bindweefsel van de lamina propria, zoals plasmacellen, macrofagen en witte bloedcellen.

# 17 Grote klieren van het spijsverteringskanaal

Inleiding   435
Speekselklieren   435
  Parotis   436
  Submandibularis   437
  Sublingualis   437
  Histofysiologie van de speekselklieren   438
Pancreas   439
  Histofysiologie van de exocriene pancreas   442
Lever   446
  Leverlobulus   447
  Parenchymcellen   447
  Bloedvoorziening van de leverlobuli   454
  De sinusoïden en sinusoïdale cellen   456
  Histofysiologie van de lever   460
  Eiwitsynthese   460
  Vetsynthese   461
  Galproductie   462
  Opslag van metabolieten   463
  Detoxificatie en inactivatie   465
  Regeneratie   466
De galwegen en galblaas   467
  Histofysiologie van de galwegen   468
Samenvatting   471

## INLEIDING

De grote klieren die in dit hoofdstuk worden behandeld, zijn buiten het spijsverteringskanaal gelegen, maar daarmee wel door een afvoergang verbonden.

De **speekselklieren** hebben als taak om de inhoud van de mondholte vochtig te maken, te smeren en bovendien een begin te maken met de **spijsvertering** van het gekauwde voedsel.

De exocriene **pancreas** voegt daar in de dunne darm nog spijsverteringsenzymen aan toe, terwijl de endocriene pancreas insuline en glucagon uitscheidt naar de bloedbaan.

De **lever** controleert het binnenstromende portale bloed, dat in samenstelling kan variëren, afhankelijk van het opgenomen voedsel. De lever heeft een centrale functie in de **stofwisseling** van eiwitten, koolhydraten en vetten en breekt ook toxische stoffen, geneesmiddelen en hormonen af. Tevens maakt de lever bloedeiwitten en stollingsfactoren aan en draagt bij in de ijzerstofwisseling. De lever produceert **gal**, met daarin galzouten en bilirubine, die een rol spelen bij de vertering en opname van vetten. De **galblaas** concentreert, bewaart en levert de gal af op het juiste moment.

## SPEEKSELKLIEREN

Naast vele kleine speekselklieren in het mondslijmvlies, monden drie paar grote speekselklieren in de mondholte uit: de **glandula parotis**, de **glandula submandibularis** (submaxillaris) en de **glandula sublingualis**. Het zijn klieren die samengesteld zijn uit (fig. 17.1):
1 een secretoir deel, dat kan bestaan uit een **sereuze**, **muceuze** of **gemengde acinus**;
2 een **schakelstuk** ('intercalated duct') waarop een aantal acini uitmonden;
3 een **speekselbuis** ('striated duct').

Tezamen vormen deze onderdelen de functionele eenheid van de speekselklier. De acini zijn met hun afvoergangen en een beetje bindweefsel tot een dichte massa samengepakt in **lobuli**. Deze lobuli worden afgegrensd door **bindweefselschotten** (trabekels), die samenhangen met het **bindweefselkapsel** waarmee de speekselklier is omgeven. In de trabekels lopen de interlobulaire afvoerbuizen, die het speeksel afvoeren, en ook de andere verzorgende elementen, zoals bloedvaten, zenuwen en lymfevaten. Elke acinus is opgebouwd door een enkele laag kubische kliercellen, die aansluit op het eenlagig cilindrisch epitheel van de afvoergangen, dat op zijn beurt, via een eerst meerrijig en later meerlagig cilindrisch epitheel, in het laatste deel van de hoofdafvoergang overgaat in een meerlagig plaveiselepitheel, zoals dat van de mondholte.

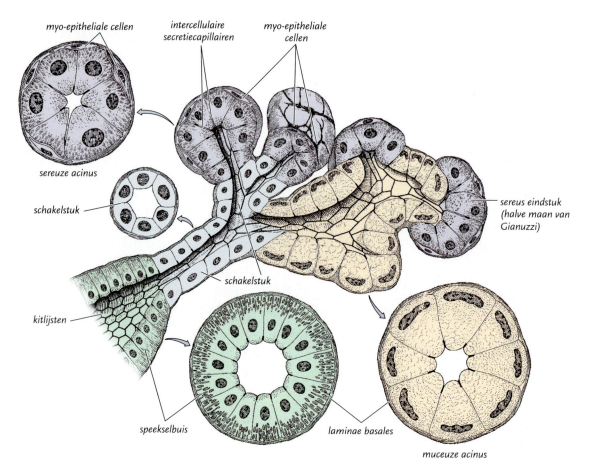

Figuur 17.1 *Schematische weergave van een kliereenheid (adenomeer) in de glandula submandibularis.*
De klier wordt opgebouwd door sereuze en muceuze acini of mengvormen van beide, waarbij het buitengelegen sereuze deel een donker halvemaanvormig kapje (demilune) vormt op de lichtere muceuze cellen. Rondom de acini liggen myo-epitheelcellen, die bij contractie het speeksel uit de acini uitdrijven. De afvoergangen beginnen tussen de muceuze of sereuze kliercellen en zetten zich buiten de acini voort met een eigen epitheelbekleding in de vorm van 'intercalated ducts' (schakelstukken). De 'striated ducts' die hier op volgen, bevatten veel mitochondriën, die de energie leveren voor het ionentransport dat de samenstelling van het primaire speeksel in deze ductus verandert.

## Parotis

De acini van de parotis bestaan uit sereuze kliercellen rond een nauw lumen (fig. 17.4). Het cytoplasma van de acinaire cellen is zeer rijk aan RER, de ronde kern ligt centraal en heeft een duidelijke nucleolus. Het apicale cytoplasma is gevuld met een wisselende hoeveelheid **secretiegranula**. De granula bevatten onder meer het enzym **amylase**, dat zetmeel afbreekt. De acini zijn omgeven door **myo-epitheelcellen**, een basale membraan en een capillairnetwerk (fig. 17.1 en 17.6). Door contractie van de myo-epitheelcellen wordt het primaire speeksel uitgedreven. Elke acinus geeft zijn secreet af aan een **schakelstuk 'intercalated duct'**, dat in een histologisch preparaat te herkennen is aan de dicht opeen liggende ronde celkernen (fig. 17.4). Een aantal schakelstukken vloeit samen in een **speekselbuis ('striated duct')**, die een grotere diameter heeft en bekleed is met hoog, eosinofiel epitheel. De cellen tonen in het basale cytoplasma een radiaire streping (vandaar 'striated') door de aanwezigheid van mitochondriën tussen basale invaginaties van de celmembraan. Dit is een kenmerk van **ionentransporterende** cellen (fig. 17.4). De intralobulaire speekselbuis wordt nauwelijks door bindweefsel omgeven (fig. 17.2). De sereuze acini vormen ongeveer 90% van het weefselvolume van de parotis. Muceuze acini zijn zeldzaam. Speekselbuizen vormen 3-5% van het volume en de rest wordt ingenomen door schakelstukken, interlo-

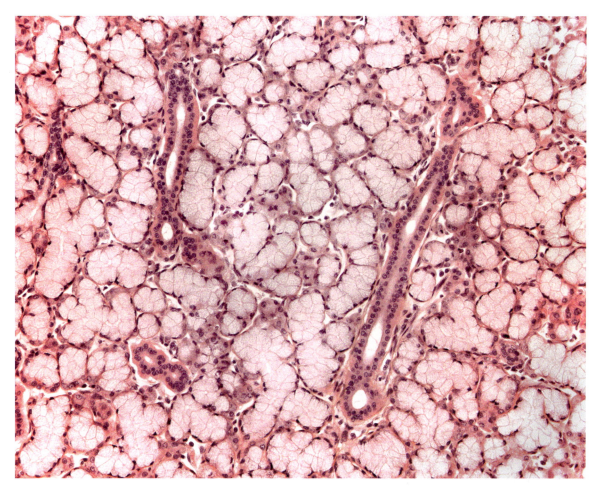

*Figuur 17.2  Lage vergroting van een glandula sublingualis.*
De acini zijn vrijwel allemaal muceus. Twee intralobulaire afvoergangen zijn min of meer in de lengte getroffen. De muceuze kliercellen zijn goed herkenbaar aan de lichte kleuring en de basaal gelegen kern. De acini worden bijeengehouden door weinig bindweefsel. Objectief 20 ×. (opname E. Wisse)

bulaire afvoerbuizen, bindweefsel, vaten en zenuwen. In het bindweefsel rond de acini komen lymfocyten en plasmacellen voor. Deze laatste produceren het immunoglobuline **IgA**, dat een complex vormt met de '**secretory component**', een receptoreiwit dat door de acinuscellen zelf wordt geproduceerd (fig. 16.45). Het complex van IgA met dit eiwit wordt eerst opgenomen en daarna naar het lumen uitgescheiden en verschaft zo een immunologische bescherming tegen via de mond binnengekomen micro-organismen.

## Submandibularis

De glandula submandibularis heeft een bouw die vergelijkbaar is met de parotis. Het grootste deel van de cellen is van het sereuze type, slechts een klein deel van de acini bevat muceuze cellen. De klier bevat ook **gemengde acini**, dat wil zeggen weinig kleurende, heldere muceuze acini (fig. 17.3), die aan hun buitenzijde een halvemaanvormige schil van basofiele, sereuze kliercellen dragen (**demilune of sereus eindkapje**, fig. 17.3). Deze sereuze eindstukken scheiden hun product uit in een ruimte tussen de muceuze cellen. Behalve amylase produceren de sereuze cellen ook het bacteriolytische eiwit **lysozym**. De muceuze cellen bevatten een sterk afgeplatte, basaal gelegen kern, terwijl het cytoplasma diffuus kleurt met de PAS-reactie. Ook de muceuze cel bevat **secretiegranula** (fig. 17.5).

## Sublingualis

De glandula sublingualis is een verzameling van kliertjes met afzonderlijke afvoergangen; de versprei-

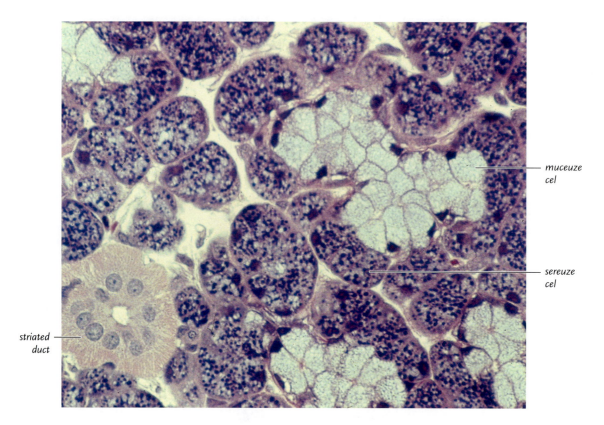

*Figuur 17.3 Hogere vergroting van een glandula submandibularis, waarin het verschil tussen donkere sereuze en lichte muceuze cellen tot uitdrukking komt.*
De sereuze cellen vormen demilunes rond de muceuze cellen. Het mucus dat zich in secretiegranula bevindt, fixeert slecht, zwelt daardoor en drukt de kern terzijde. Linksonder is een 'striated duct' te zien.

de klier wordt niet door één bindweefselkapsel omgeven. Het aandeel sereuze cellen bedraagt 30%, terwijl de muceuze cellen 65% innemen (fig. 17.2). Naast de korte schakelstukken komen ook speekselbuizen voor, die geen kenmerken dragen van ionentransporterend epitheel.

### Histofysiologie van de speekselklieren

Het speeksel maakt het voedsel glijbaar door de toevoeging van mucus (slijm), dat uit glycoproteïnen bestaat. Ook neemt het vochtgehalte toe, zodat de **smaakregistratie** door de smaakpapillen mogelijk wordt. Via het speeksel worden ook IgA, lysozym, ureum en ionen toegevoegd. Het speeksel is voor 25% afkomstig van de parotis, voor 70% van de submandibularis en voor 5% van de sublingualis. De speekselsecretie hangt af van de aard van het voedsel. Speeksel draagt bij aan de vertering van koolhydraten door amylase, afkomstig van de sereuze kliercellen.

De **speekselklierafvoergang** kan geblokkeerd raken door bijvoorbeeld een steentje (sialolithiasis). Andere oorzaken zijn een mucusprop, een bacteriële of virale infectie of een tumor. Ontsteking van het weefsel (sialoadenitis) kan door zwelling bijdragen aan deze afsluiting. Tijdens het eten kan de opgewekte speekselsecretie een bijkomende, pijnlijke zwelling van de klier veroorzaken. De diagnose wordt radiologisch gesteld (**sialografie**, CT-scan), terwijl de therapie, naar gelang de oorzaak, berust op antibiotica, anti-inflammatoire middelen of een chirurgische ingreep. Verminderde speekselklierfunctie (bijvoorbeeld na bestraling wegens larynxcarcinoom) bevordert **cariës**, atrofie van de buccale mucosa en spraakstoornissen.

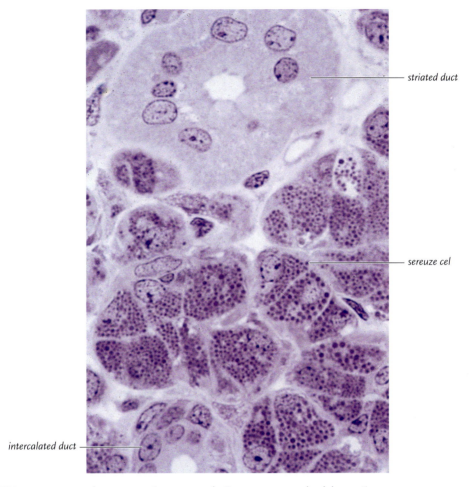

*Figuur 17.4 LM-opname van een hogere vergroting van een plastic coupe van een glandula parotis.*
Let op het verschil in detail met fig. 17.3, veroorzaakt door de betere inbedding en coupetechniek. De kliercellen in de onderste helft van de figuur bevatten veel secretiegranula, waarvan bekend is dat ze amylase bevatten. De ductus boven in beeld is een 'striated duct', waarvan de streping niet goed tot uitdrukking komt. De ductus beneden in de figuur is een 'intercalated duct', die kleiner in diameter is.

Door vergelijking van de inhoud van de klierbuizen met die van de afvoergangen, bleek dat de samenstelling wordt veranderd (fig. 17.6). Het primaire speeksel heeft dezelfde **ionensamenstelling** als het bloed en is isotoon. De speekselbuizen ('**striated ducts**') vervangen de natriumionen door kaliumionen (fig. 17.6). Het secundaire speeksel is hypotoon en heeft een hoger kaliumgehalte en een andere pH. In de glandula sublingualis, met kortere speekselbuizen, treden deze veranderingen in mindere mate op. Uitlopers van orthosympathische en parasympathische zenuwen zijn aanwezig in het klierweefsel en hebben een onderling antagonistisch effect op het watergehalte van het speeksel.

## PANCREAS

De pancreas of alvleesklier is een gecombineerde **exocriene** en **endocriene** klier. Het endocriene deel bestaat uit de **eilandjes van Langerhans**, die in hoofdstuk 22 verder worden behandeld. Deze eilandjes nemen ongeveer 1% van het volume van het weefsel in beslag, het exocriene deel 84%. De rest wordt ingenomen door bloedvaten, afvoergangen en bindweefsel. De pancreas ontwikkelt zich embryonaal uit twee uitgroeiingen van de darm, de ventrale en dorsale **pancreasaanleg**, die later samensmelten. De dorsale afvoergang wordt de hoofdafvoergang, waarop de ventrale afvoergang aansluit, om samen met de ductus choledochus op de papilla duodeni (**papilla Vateri**) uit te monden. Exocriene en endocriene cellen zouden

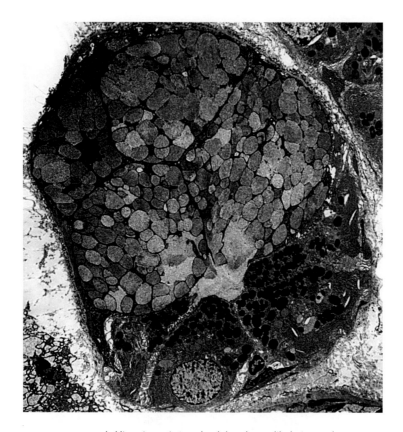

*Figuur 17.5  TEM-opname van een gemengde klieracinus uit een glandula submandibularis van de mens.*
Let op de verschillen tussen de sereuze granula (beneden in de figuur) en de muceuze granula (boven). 2000 ×. (opname J.D. Harrison)

een gemeenschappelijke voorlopercel hebben. Soms worden in het exocriene weefsel losse endocriene cellen gevonden. De eilandjes van Langerhans worden door een dun bindweefselvliesje omgeven.

De **exocriene pancreas** is een samengestelde acinaire klier, die wat zijn bouw betreft lijkt op de parotis (fig. 17.8). Er zijn echter kenmerkende verschillen, zoals het ontbreken van speekselbuizen en myo-epitheelcellen, terwijl de epitheelcellen van de afvoergang (schakelstukje, dat ook secretoir actief is) zich tot in het centrum van de pancreasacini voortzetten als **centroacinaire cellen** (fig. 17.7 en 17.10). Deze cellen bevatten weinig RER en kleuren helder. De acinaire afvoergangen vloeien samen tot intralobulaire gangen met een betrekkelijk laag, kubisch epitheel, dat geen kenmerken toont van ionentransport (fig. 17.9). Er vindt dus geen wijziging van het primaire secreet plaats, zoals in de speekselklier. Incidenteel komen **slijmbekercellen** in het epitheel van de interlobulaire buizen voor. De hoofdafvoergang wordt omgeven door de grootste concentratie van bindweefsel in het orgaan; het epitheel is hoogcilindrisch.

De cellen van de exocriene acinus bevatten een zeer grote hoeveelheid dicht opeengepakte **RER-cisternen**. De eiwitsynthesecapaciteit van deze cellen behoort tot de grootste van alle cellen in het lichaam. Een pancreascel van een rat kan per uur 1,5% van zijn eigen eiwitmassa synthetiseren. Het nieuw geproduceerde eiwit wordt met kleine vesikels getransporteerd van het RER naar het Golgi-apparaat, waar zich **condenserende vacuolen** afsnoeren, die bij verdere rijping als **zymogeengranula** in het apicale cytoplasma komen te liggen in afwachting van de secretie (fig. 17.10, 17.11 en 17.12). De totale duur van dit proces is relatief kort; radioactieve aminozuren kunnen al een uur na toediening in de zymogeengranula aangetroffen worden. Ook de **exocytose** (secretie) van de granula-inhoud kan zeer snel plaatsvinden, doordat achter elkaar gelegen granula fuseren en hun inhoud gezamenlijk in het lumen uitscheiden. De synthese van pancreasenzymen kent een zekere autonomie.

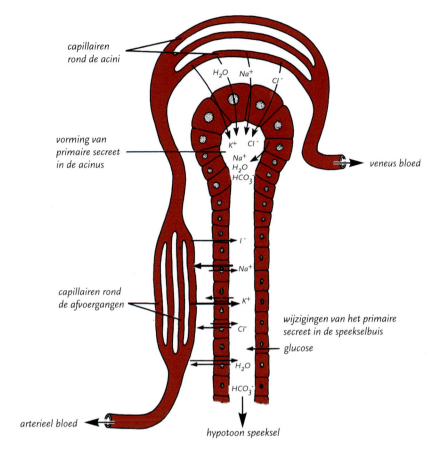

*Figuur 17.6 De microcirculatie van de kliereenheden in de glandula parotis wordt gevormd door een capillairnetwerk rond de afvoergangen en de acini.*
Het speeksel wordt in de acini gevormd, door de uitscheiding van de secretiegranula van de kliercellen. Na allerlei toevoegingen, zoals aangegeven in de figuur, wordt het primaire speeksel in de afvoergang nog veranderd door de uitwisseling van ionen en water in de 'striated duct', die bestaat uit een typisch ionentransporterend epitheel.

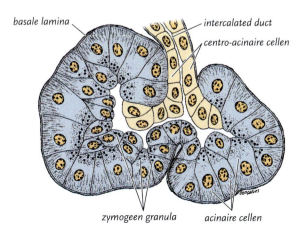

*Figuur 17.7 Schematische weergave van een acinus in de pancreas.*
De acinaire, sereuze cellen (blauw) hebben een piramidale vorm en bevatten veel apicale secretiegranula en RER in de rest van het cytoplasma. De cellen zijn gelegen rond een klein lumen waarin de inhoud van de secretiegranula door exocytose wordt uitgescheiden. Op het lumen sluit een 'intercalated duct' aan, bekleed met kubische epitheelcellen. Deze ductuscellen vormen ook groepjes lichtgekleurde centroacinaire cellen in het lumen van de acinus. Myo-epitheliale cellen en 'striated ducts' ontbreken in de pancreas.

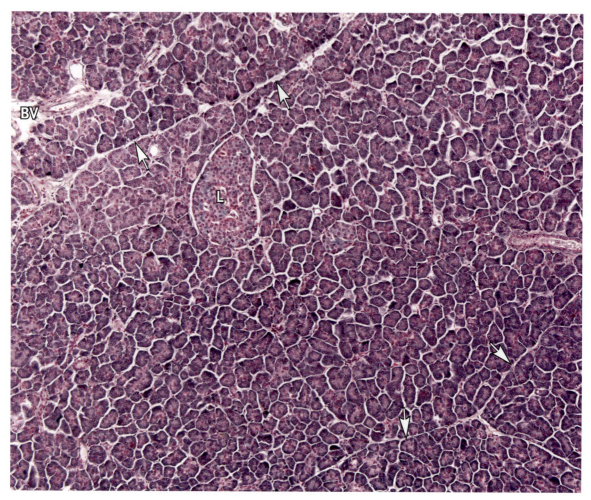

*Figuur 17.8 LM-opname van een menselijke pancreas.*
Hierin zijn dicht opeengepakte exocriene acini door lichtgekleurde, rechte en vertakkende bindweefselschotten (pijlen) in lobuli verdeeld. Linksboven enkele bloedvaten (BV). De ronde structuur links boven het midden van de figuur is een eilandje van Langerhans (L), onderdeel van de endocriene pancreas. Objectief 10 ×. (opname E. Wisse)

Ongebruikt secretieproduct wordt in de lysosomen afgebroken via het proces van **crinofagie**. Ongeveer vijftien (pro-)enzymen worden door de exocriene pancreas uitgescheiden, waaronder **trypsinogeen**, pro**carboxypeptidase**, chymotrypsinogeen, ribonuclease, desoxyribonuclease, lipase en amylase. De eerste twee enzymen vormen tezamen 70% van de eiwitmassa. Doordat het merendeel van de enzymen in de onwerkzame **zymogeen**vorm (pro-enzym) wordt uitgescheiden, wordt het pancreasweefsel beschermd tegen autodigestie. De pancreas produceert circa twee liter secreet per dag.

### Histofysiologie van de exocriene pancreas

De secretie wordt gereguleerd door de hormonen **secretine** en cholecystokinine, afkomstig uit de entero-endocriene cellen van de duodenummucosa, en door nerveuze invloeden van de **nervus vagus**. Secretine bevordert de uitscheiding van een waterrijk, alkalisch, **bicarbonaat** bevattend secreet, dat afkomstig is van de centroacinaire cellen en cellen van de schakelstukken. Hierin worden de enzymen opgelost die door de acinaire cellen worden gevormd. Door de eerder uitgescheiden, reeds werkzame enzymen in het darmlumen worden de zymogenen geactiveerd. Het bicarbonaat zorgt er voor dat de pancreasenzymen bij hun eigen pH-optimum kunnen werken en helpt

## 17 GROTE KLIEREN VAN HET SPIJSVERTERINGSKANAAL 443

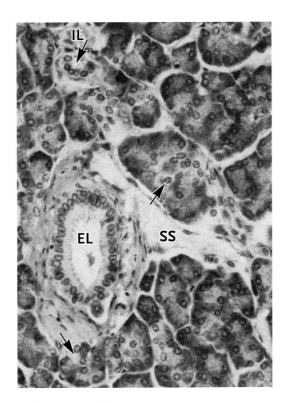

Figuur 17.9 *LM-opname van een coupe door een menselijke pancreas.*
Let op de centroacinaire cellen (pijlen), waarvan hier goed is te zien dat zij zich voortzetten in een schakelstuk (SS). IL: intralobulair buisje. De extralobulaire afvoerbuis (EL) heeft cilinderepitheel en komt in grootte en morfologie dicht bij de hoofdafvoerbuis, waarin hij even verderop zal uitmonden. HE-kleuring. 450 ×.

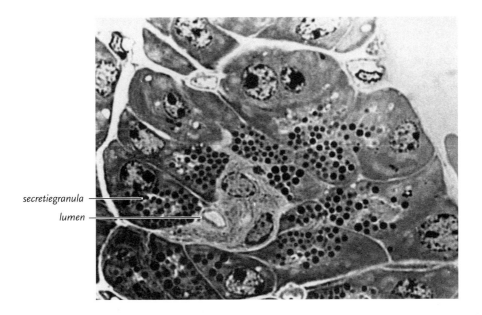

Figuur 17.10 *LM-opname bij hogere vergroting (plastic coupe) van een acinus van exocriene pancreascellen.*
Hierin zijn de apicale secretiegranula duidelijk te zien. Rond het nauwe lumen liggen twee centroacinaire cellen.

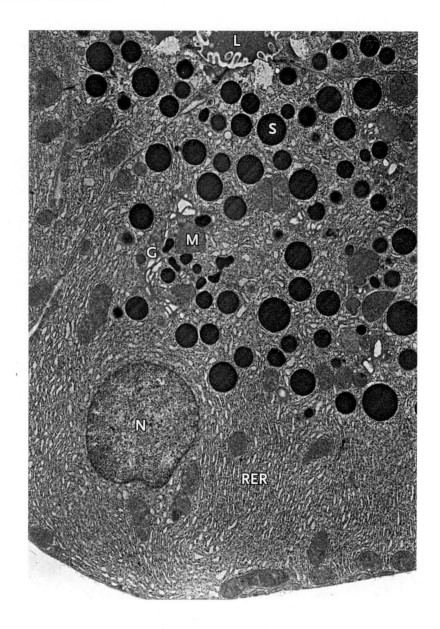

*Figuur 17.11 TEM-opname van een acinaire cel van de pancreas.*
Het kleine lumen (L, boven) bevindt zich in het centrum van de acinus. De acinaire cellen zijn polair, dat wil zeggen dat alle cellen een gelijke, maar langs de lengte-as van de cel niet-symmetrische opstelling hebben van de organellen, namelijk basaal het volumineuze RER (RER), centraal de kern (N) en apicaal de zymogene (secretie)granula (S). De acinaire pancreascel is een cel die voor zijn enorme enzym(eiwit)productie een grote hoeveelheid RER bevat, waar de kern middenin ligt. Boven de kern vinden we het Golgi-apparaat (G), te midden van de secretiegranula. De mitochondriën (M) bevinden zich tussen de cisternen van het RER, waar zij de energie leveren voor de synthese. 4500 ×.

mee om de nog zure inhoud van het duodenum te neutraliseren.

**Cholecystokinine**, dat meer inwerkt op de acinaire cellen, veroorzaakt de uitscheiding van een geringere hoeveelheid secreet, dat rijker is aan enzymen. Inwerking van beide hormonen tegelijk veroorzaakt de uitscheiding van veel pancreassap met een sterke enzymwerking.

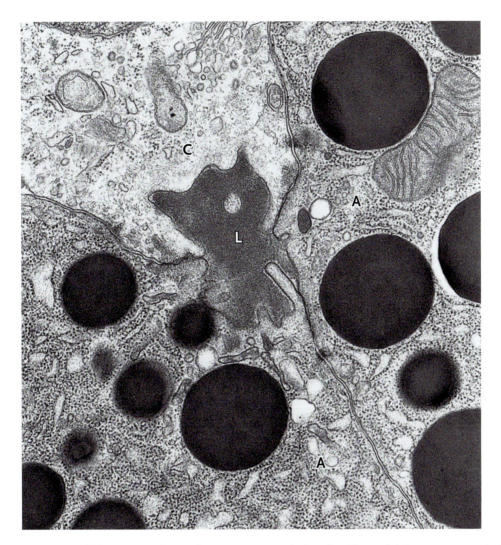

Figuur 17.12 TEM-opname bij hogere vergroting van de toppen van twee acinaire cellen (A), met linksboven een centroacinaire cel (C) uit de pancreas van een rat.
De donkere materie in het lumen (L) betreft het secretieproduct direct na exocytose uit de acinaire cellen. De zymogeengranula zijn zeer donker en omgeven door RER-cisternen. De celmembranen van de zymogeencellen zijn door 'tight junctions' afgesloten om lekkage van de krachtige spijsverteringsenzymen te voorkomen. 30.000 ×.

Ondanks de natuurlijke voorzorgen kan door alcoholmisbruik of obstructieve galstenen (cholelithiasis) met reflux van gal in de ductus pancreaticus, toch weefselschade door lekkage van de zeer werkzame pancreasenzymen optreden. Dit veroorzaakt een **acute pancreatitis**, een levensbedreigende en zeer pijnlijke aandoening. Een verscheidenheid aan diagnostische criteria bepaalt de ernst en de prognose. Een acute pancreatitis kan overgaan in een recurrente of chronische aandoening, waarbij het normale weefsel geleidelijk vervangen kan worden door bindweefsel (**fibrose**) en pseudocysten kunnen ontstaan. **Carcinoom** van de pancreaskop kan zich lokaal uitbreiden en de ductus choledochus afsluiten met **geelzucht** als gevolg. Bij verregaande ondervoeding (bijvoorbeeld bij **kwasjiorkor**) atrofiëren de pancreascellen; zij verliezen veel van hun RER en hun enzymproductie neemt af. Deze toestand is irreversibel.

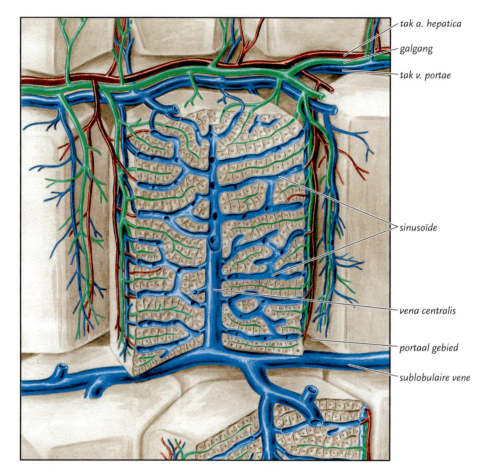

*Figuur 17.13 Schematische illustratie van een leverlobje (lobulus), begrensd door takken van de vena portae, de galgang en de arteria hepatica.*
Centraal in de lobulus ligt de centrale vene, die het bloed verzamelt dat van alle kanten toestroomt. Tussen de vena portae en de vena centralis stroomt het bloed door de sinusoïden (levercapillairen) langs de parenchymcellen, die stoffen opnemen en afgeven aan het bloed. De parenchymcellen secerneren gal in de intercellulaire galcapillairen (of galcanaliculi), die de gal vervoeren naar de periportaal gelegen galgangen. De afmetingen van het leverlobje zijn ongeveer 0,7 × 2 mm. (bron: Bourne)

## LEVER

De lever is na de huid het grootste orgaan. De lever bestaat uit een aantal grote lobben, die tegen de onderzijde van het diafragma zijn gelegen. De **hilus** bevat de grote bloedvaten, de afvoerende galgangen, de lymfevaten en een tak van de n. vagus. Het orgaan wordt omgeven door een bindweefselkapsel, het **kapsel van Glisson**, dat aan de hilus samenhangt met het intrahepatische bindweefsel, dat de bloedvaten en galwegen binnen de lever begeleidt.

In de dunne darm geresorbeerde stoffen worden via de **vena portae** aangevoerd en door de microcirculatie over het weefsel verdeeld. Een netwerk van **sinusoïden** (leverspecifieke capillairen) verzorgt de intensieve uitwisseling tussen het bloed en het weefsel, dat voornamelijk bestaat uit grote **parenchymcellen**. Het bloed verzamelt zich in de **vena centralis** en wordt naar de twee venae hepaticae afgevoerd, die op hun beurt in de vena cava inferior uitmonden.

De lever heeft een centrale plaats in het **vet-, koolhydraat- en eiwitmetabolisme** en neutraliseert bovendien toxische stoffen en hormonen. De parenchymcellen secerneren **galzouten**, die vetten emulgeren in het darmlumen. De lever heeft ook een endocriene (d.w.z. op het bloed gerichte) functie door de secretie van stollingsfactoren, albumine en lipoproteïnen (VLDL).

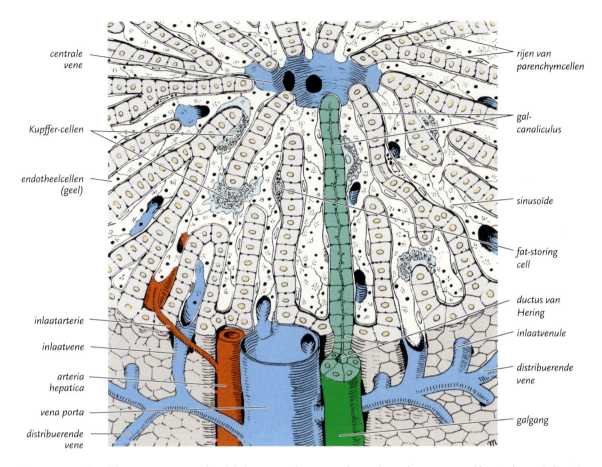

Figuur 17.14 *Ruimtelijke weergave van een leverlobulus met op de voorgrond een tak van de vena portae (blauw), de arteria hepatica (rood) en een galgang (deel van het groen).*
In het centrum boven een centrale vene (blauw), die het bloed ontvangt nadat het door de sinusoïden is gestroomd. De parenchymcellen liggen in deze figuur in rijen, die begrensd worden door de sinusoïden. In werkelijkheid volgen de sinusoïden een kronkelig verloop en vormen zij een driedimensionaal netwerk. De bloedstroom gaat van portaal naar centraal, de galstroom juist andersom. Dit veroorzaakt metabole gradiënten in het weefsel. Naast de parenchymcellen komen ook Kupffercellen (macrofagen), endotheelcellen (bekleden de sinusoïd) en 'fat-storing'-cellen voor in en rond de sinusoïd. (gewijzigd, uit: Muto)

## Leverlobulus

Het weefsel kan worden ingedeeld in functionele eenheden, de **leverlobjes** of lobuli (fig. 17.13 en 17.14). De lobuli worden aan hun periferie gemarkeerd door een tak van de vena portae, die samen met een galgang in het **periportale bindweefsel** is gelegen (**driehoekjes van Kiernan**, 'portal triad'). In dit bindweefsel liggen ook nog een takje van de a. hepatica, een lymfevat en een tak van de n. vagus (fig. 17.15-17.17). Centraal in de lobuli is de **centrale vene** gelegen, die geen begeleidende elementen kent. De lobuli zijn bij het varken met bindweefselschotten afgegrensd, bij de mens zijn deze in gezonde toestand afwezig. De lobuli zijn ongeveer 0,7 mm in dwarse doorsnede en ongeveer twee keer zo lang. Soms wordt een ander model van functionele eenheid gehanteerd, namelijk de **leveracinus**, die uitgaat van een centrale positie van een terminale tak van de vena portae, waarbij het omgevende weefsel ingedeeld wordt in drie niet scherp gescheiden, concentrische zones.

## Parenchymcellen

De parenchymcellen, vaak **hepatocyten** genoemd, zijn veelhoekige, grote (20-30 μm) cellen. De parenchymcel heeft drie verschillende **functionele oppervlakken**:
1. de **sinusoïdale celmembraan** met microvilli, die de ruimte van Disse begrenst;
2. de vlak verlopende **laterale celmembraan** tussen twee naburige cellen;

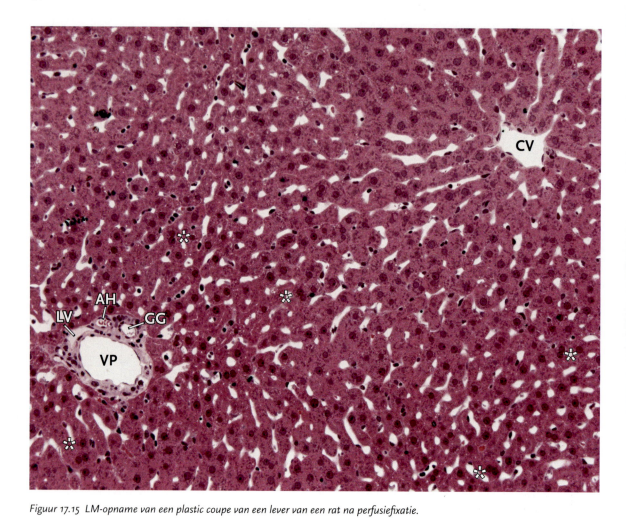

*Figuur 17.15 LM-opname van een plastic coupe van een lever van een rat na perfusiefixatie.*
Links een driehoekje van Kiernan, herkenbaar aan de aanwezigheid van een tak van de vena portae (VP) en een galgang, (GG, rechts boven de v. portae), met links daarvan respectievelijk een takje van de a. hepatica (AH) en een lymfevat (LV). Rond de portale vene ligt ook meer bindweefsel. Rechtsboven in de figuur een tak van de centrale vene (CV), die niet begeleid wordt door andere vaten of bindweefsel. In deze figuur wordt dus een halve diameter van een leverlobje afgebeeld. Rond de vena portae zijn de sinusoïden nauwer en hebben ze een meer kronkelig verloop dan rond de centrale vene (zie ook fig. 17.24). De sinusoïden maken een goede interactie tussen het bloed en de parenchymcellen mogelijk en geven de lever een sponsachtige structuur. De meeste parenchymcellen hebben één kern, sommige cellen bevatten twee kernen (sterretjes). De kleinere sinusoïdale cellen zijn te herkennen aan hun kleine kernen, die ook een andere vorm hebben dan die van de parenchymcellen. HE-kleuring. Objectief 10 ×. (opname E. Wisse)

3 de membraan die de intercellulaire ruimte van de **galcapillair** of **galcanaliculus** vormt en die ook microvilli draagt.

Meer dan één zijvlak van een parenchymcel kan aan een sinusoïd of een galcapillair grenzen (fig. 17.23). In de parenchymcel liggen één of soms twee ronde kernen, elk met één of meer nucleoli. Naast éénkernige **diploïde** parenchymcellen, komen cellen voor met twee diploïde kernen, maar ook grotere cellen met één **tetraploïde** kern, of ook cellen met twee tetraploïde of één nog grotere **octoploïde** kern. Zulke cellen ontstaan uit de éénkernige diploïde cellen die aanwezig zijn bij de geboorte. Bij de mens zijn tetraploïde parenchymcellen rond het twintigste levensjaar talrijk, maar zijn octoploïde cellen niet aanwezig voor het veertigste levensjaar. De ploïdiesprongen 2n-4n-8n komen tot stand door de fusie van metafasen tijdens een synchrone mitose in tweekernige cellen. De functionele betekenis van dit **polyploïderingspro-**

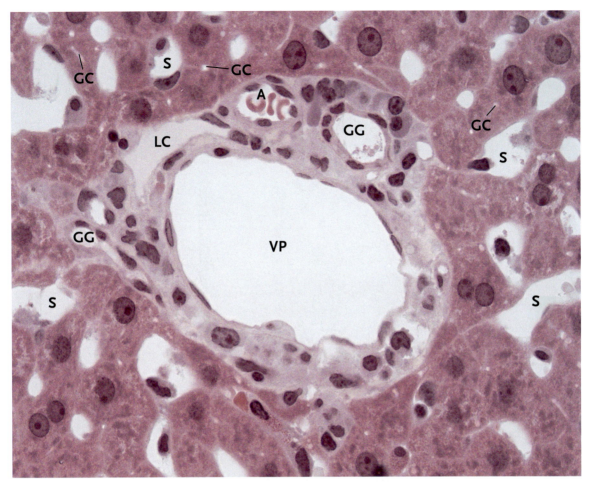

*Figuur 17.16  EM-opname van een detail van het weefsel rond de vena porta van een konijn.*
De tak van de v. portae (VP) is omgeven door een dun bindweefselkapsel, waarin twee galgangen (GG), een takje van de arteria hepatica (A, met erytrocyten), en een lymfecapillair (LC, zonder bloedcellen) aanwezig zijn. De galgangen zijn bekleed met een kubisch epitheel. De lymfecapillairen bevatten geen cellen, maar een lichtelektronenstrooiende massa van gefixeerde bloedeiwitten. Een zenuwtak is in deze coupe niet identificeerbaar. De vena portae wordt aan de binnenzijde bekleed door enkele platte endotheelcellen. Er zijn geen inlaten vanuit de porta naar de sinusoïden in de coupe aanwezig (zie hiervoor fig. 17.17). De omgevende parenchymcellen hebben een of twee kernen en op sommige plaatsen zijn galcapillairen (GC) te zien. In de sinusoïden (S) zien we enkele achtergebleven erytrocyten. Oorspronkelijke vergroting 700 ×. (opname E. Wisse)

ces is onbekend, maar leidt wel tot een grote hoeveelheid DNA, beschikbaar voor de programmering van de parenchymcel.

De parenchymcellen bevatten een uitgebreid **glad en ruw ER** (fig. 17.19-17.21). Het RER bestaat uit pakketten van parallelle cisternen, die verspreid zijn over het cytoplasma en die continu zijn met het SER. Zij zijn gemengd met **mitochondriën**, waarvan de parenchymcel er enkele duizenden bevat. Het glad ER, dat een sterk vertakt tubulovesiculair netwerk in het cytoplasma vormt, ligt vaak gemengd met glycogeen en mitochondriën. Het **glycogeen** is op EM-beelden te zien als donkere, samengestelde korrels. In het cytoplasma worden vaak **vetdruppels** gezien. In het ER zijn enzymen aangetoond die bij de **gluconeogenese** en **glycogenolyse** betrokken zijn (fig. 17.19). Het SER inactiveert en detoxificeert endogene en exogene verbindingen door deze te koppelen aan sulfaat of glucuronide, waarna ze worden uitgescheiden in de gal. Kleine partikels die in het lumen van het SER kunnen voorkomen, zijn 'very-low-density'-lipoproteïnepartikels (VLDL), die hier worden gesynthetiseerd en via het Golgi-apparaat naar het bloed worden uitgescheiden.

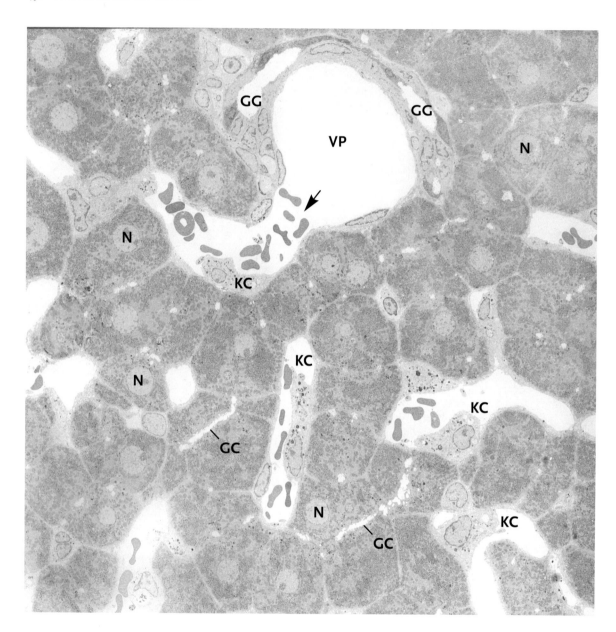

Figuur 17.17  *TEM-opname bij lage vergroting van een lever na perfusiefixatie.*
Boven in het midden een tak van de vena portae (VP), herkenbaar aan de aanwezigheid van een scheef aangesneden galgang (links en rechts, GG). Twee endotheelcellen met kernen zijn zichtbaar in de wand van de vena portae. Vanuit de vena portae sluit een korte inlaatvenule aan op een perifere sinusoïd (pijl), waarin enkele rode bloedcellen en trombocyten ondanks de perfusie zijn achtergebleven. In deze sinusoïd bevindt zich een Kupffercel (KC), zoals ook in andere sinusoïden, herkenbaar aan zijn ligging, zijn onregelmatige vorm en de aanwezigheid van veel lysosomen (kleine, donkere granula). De parenchymcellen zijn het talrijkst, zij hebben een ruim cytoplasma en een of twee grote ronde kernen (N) met veel euchromatine. Tussen de parenchymcellen herkennen we galcapillairen (GC), die soms dwars, soms in de lengte doorgesneden zijn. In het periportale gebied staan de galcapillairen vaak wijd open, een indicatie dat hier gal wordt geproduceerd. 700 ×. (opname E. Wisse)

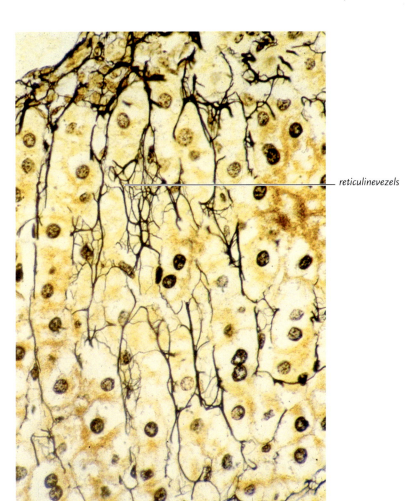

*Figuur 17.18  LM-opname van een levercoupe, waarin het reticulinenetwerk van collagene vezels, voornamelijk bestaande uit collageen type III, zichtbaar gemaakt is met behulp van zilverimpregnatie.*
Linksboven een portatak, die herkenbaar is aan het dichtere collageennetwerk. Men veronderstelt dat dit collageen het leverweefsel bijeenhoudt. In het geval van fibrose en cirrose is deze bindweefselcomponent in het weefsel drastisch toegenomen.

De **lysosomen** zijn georiënteerd op het galcapillair, hetgeen doet vermoeden dat zij een functie bij de galsecretie vervullen. Inderdaad zijn lysosomale hydrolasen in de gal aangetoond en worden ook materialen in de gal aangetroffen die eerder in de lysosomen werden gestapeld. Parenchymcellen zijn, samen met de epitheelcellen van de niertubulus, een van de weinige celtypen in het lichaam waar 0,5 μm grote **peroxisomen** worden aangetroffen. Waarschijnlijk veroorzaakt het uitgebreide metabolisme van de parenchymcellen het evolutionair 'bewaren' van dit katabolische, oxidatieve organel. Een rol van de peroxisomen in het metabolisme van vetzuren (β-oxydatie), galzuren, cholesterol en alcohol is aangetoond. Een deficiëntie van een van de enzymen of een storing in de biogenese van peroxisomen kan leiden tot een peroxisomale ziekte.

Een parenchymcel bevat een groot aantal **Golgi-apparaten**, die bestaan uit een aantal gebogen, parallelle cisternen, en die net als de lysosomen in de buurt van de galcapillairen gelegen zijn (fig. 17.21).

De sinusoïdale celmembraan van een parenchymcel, die naar de sinusoïd is gekeerd, draagt talrijke microvilli, die in de **ruimte van Disse** uitsteken. Via deze, door microvilli ongeveer 6 x vergrote membraan, vinden alle metabole uitwisselingen plaats en worden ook de meeste secretieproducten uitgescheiden (fig.

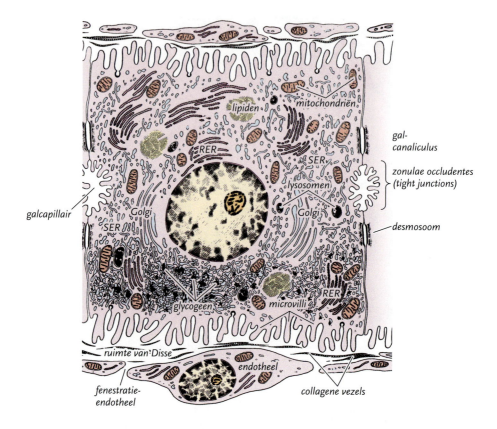

*Figuur 17.19 Tekening waarin de ultrastructurele elementen van een leverparenchymcel zijn weergegeven.*
Een parenchymcel ligt aan meerdere zijden aan een sinusoïd, met de ruimte van Disse als interface. In de ruimte van Disse liggen de reticulinevezels en steken microvilli van het oppervlak van de cel uit, zodat het resorberend oppervlak van de cel ongeveer zes keer wordt vergroot. De ruimte van Disse wordt begrensd door het endotheel van de sinusoïd. In de cel vinden we een kern, RER en SER, mitochondria, lipidedruppeltjes, glycogeen en twee Golgi-systemen, waarvan een met lysosomen. Deze Golgi-systemen zijn georiënteerd op het galcapillair waarin de primaire gal wordt uitgescheiden. 'Tight junctions' en desmosomen sluiten het galcapillair goed af, zodat galbestanddelen niet in het weefsel en bloed terechtkomen.

17.26 en 17.27). De vlakke, laterale membranen bevatten gap junctions, die het transport van metabolieten tussen de cellen mogelijk maken.

Tussen de parenchymcellen bevinden zich de intercellulaire **galcapillairen** of **galcanaliculi** (fig. 17.22 en 17.23), die aan alle zijden zijn afgesloten door **zonulae occludentes** ('tight junctions'), die beletten dat gal tussen de cellen weglekt. Naast de 'tight junctions' vinden we op de laterale membraan vaak desmosomen. De vorming en secretie van gal gaat niet gepaard met microscopisch waarneembare verschijnselen; dat wil zeggen dat er geen exocytoseproces te zien is. Wel bezit de canaliculaire membraan actieve transportmechanismen, ondersteund door ATP-ase. In principe zijn alle parenchymcellen tot galvorming in staat, maar er zijn lobulaire gradiënten. De galcapillairen beginnen blind en vormen een anastomoserend netwerk dat zich uitstrekt over de vlakke, laterale celmembranen van naburige parenchymcellen (fig. 17.23). Galcapillairen zijn pericentraal nauwer, maar wijder in het periportale gebied. Waarschijnlijk is het openstaan van een galcapillair een teken van activiteit. Het pericanaliculaire cytoplasma van de parenchymcellen is rijk aan **microfilamenten** (actine), die een rol spelen in de waargenomen periodieke contractie van de galcapillairen. Zo'n soort peristaltische beweging kan belangrijk zijn voor de voortstuwing van de gal. De gal wordt afgevoerd naar de periferie van de lobulus, dus in een richting tegengesteld aan de bloedstroom, waar zij via de kanaaltjes van Hering wordt overgedragen aan de interlobulaire galductuli.

# 17 GROTE KLIEREN VAN HET SPIJSVERTERINGSKANAAL 453

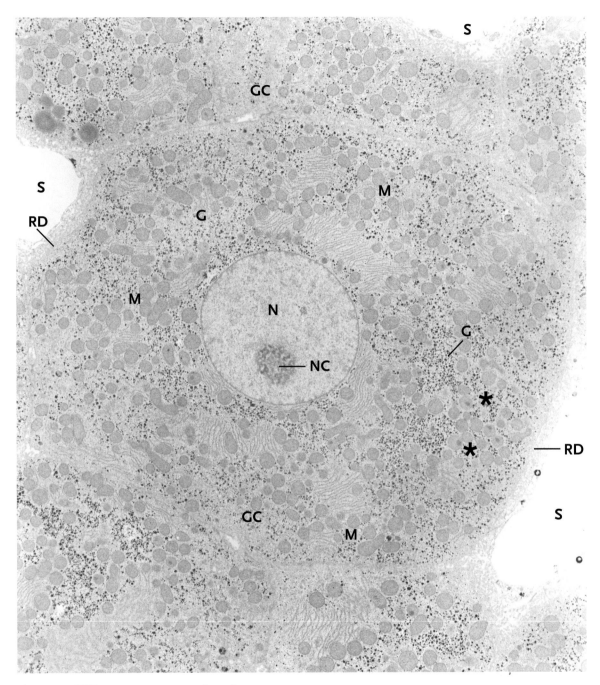

*Figuur 17.20 TEM-opname van een parenchymcel.*
Centraal ligt de ronde, euchromatische kern (N) met een nucleolus (NC). In het cytoplasma zijn veel mitochondria aanwezig (M). Het donkere, gruisachtige materiaal is het glycogeen (G), dat verspreid is over het cytoplasma. Overal in het cytoplasma vinden we gestapelde RER-cisternen. Peroxisomen zijn zo groot als de mitochondriën, maar bezitten een donker nucleoïd (sterretje). De intercellulaire galcapillairen (GC) staan niet wijd open en zijn terug te vinden langs de celmembraan. Zowel links als rechts zijn twee sinusoïden (S) te vinden. Tussen het endotheel en de parenchymcel bevindt zich de ruimte van Disse (RD) (zie ook fig. 17.27). (opname E. Wisse)

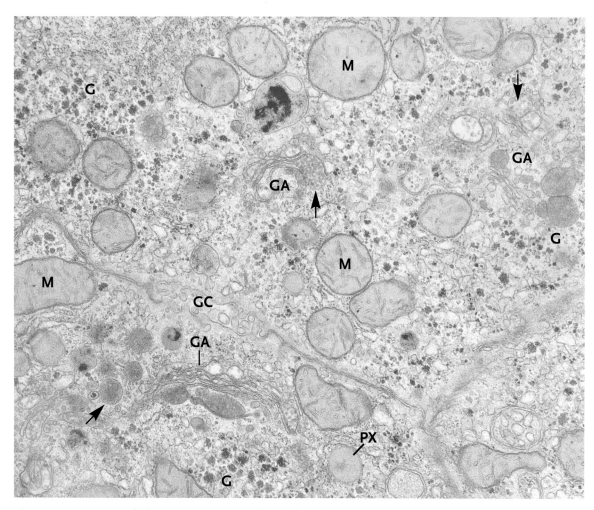

*Figuur 17.21 TEM-opname bij hogere vergroting van een klein deel van het cytoplasma van een parenchymcel.*
Linksonder is een Golgi-apparaat (GA) te zien, opgebouwd uit enkele parallelle cisternen. Meer naar het midden toe is een galcapillair (GC) aanwezig, dat niet open staat (zie ook fig. 17.22). De samenhang met de celmembraan is duidelijk. Spiegelbeeldig vinden we in de naburige parenchymcel ook enkele Golgi-apparaten (GA), waaruit de oriëntatie van dit organel op het galcapillair duidelijk wordt. De donkere materie of korreltjes in het Golgi-apparaat zijn VLDL-('very-low-density'-lipoproteïne)deeltjes (pijlen). Grote ronde mitochondriën (M) tonen hun dubbele membraan en cristae. Beneden, rechts van het midden, vinden we een peroxisoom (PX), herkenbaar aan het donkere nucleoïd. Donkere rozetten van glycogeen (G) liggen verspreid in het cytoplasma van beide cellen. Tussen het glycogeen liggen moeilijk herkenbare vesiculotubulaire membranen van het SER. RER is vrijwel niet aanwezig in deze foto, vrije ribosomen wel. (opname E Wisse)

### Bloedvoorziening van de leverlobuli

De vena portae draagt ongeveer 75% bij aan de lever-'blood flow', de overige 25% komt van de **arteria hepatica**. De lever heeft 15% residuaal bloedvolume, hetgeen overeenstemt met de totale inhoud van het intrahepatisch vasculair systeem. De lever wordt door zijn lage weerstand vlot doorstroomd bij een **lage druk** (12 cm water). De v. portae geeft vertakkingen tot op het niveau van de lobuli en wordt daarbij vergezeld door de a. hepatica. Merkwaardigerwijze zijn de kleinste portatakken maar via een gering aantal inlaten verbonden met de kronkelige, periportale sinusoïden (fig. 17.24 en 17.25). De sinusoïden doorstromen het leverlobje en convergeren naar de v. centralis (fig. 17.24 en 17.25). De centrale vene begint in de lobulus betrekkelijk nauw en wordt gaandeweg wijder naarmate meer bloed wordt opgenomen. De v. centralis mondt uit in een v. sublobularis, die uiteindelijk in verbinding staat met de twee grote **vv. hepaticae**, die in de v. cava inferior uitmonden.

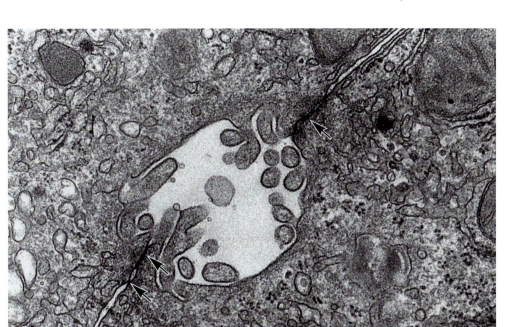

*Figuur 17.22 TEM-opname van een galcapillair van een rattenlever.*
Een galcapillair is een intercellulaire ruimte tussen twee naburige parenchymcellen. De celmembranen vormen ter plaatse microvilli en 'tight junctions' naast de galcanaliculus (pijlen), die lekkage van gal tussen de cellen door voorkomen. In het cytoplasma rond het galcapillair liggen vrije ribosomen, SER-cisternen en vesikels. 54.000 ×. (opname S.L. Wissig)

Tijdens het proces van **fibrose** verandert de microcirculatie en neemt de bloeddoorstroming en het aantal parenchymcellen af. Dit leidt tot functieverlies en tot verhoging van de druk in de v. portae zodat **portale hypertensie** ontstaat. De verhoogde druk leidt tot stuwing in de splanchnische circulatie. Het bloed van de v. portae zoekt dan via collateralen een uitweg naar de v. cava, soms ook naar de oesofagus. Zo kunnen soms zichtbare uitzettingen van het cutane vaatnetwerk rond de navel ontstaan (**caput medusae**) en **oesofageale varices**, die ernstige bloedingen met bloedbraken kunnen veroorzaken. Ook in de wand van het rectum kunnen spataderen ontstaan (inwendige hemorroïden), die bij beschadiging aanleiding kunnen zijn tot (soms occult) bloed bij de ontlasting. De therapeutische mogelijkheden zijn beperkt, zodat een levertransplantatie vaak de enige optie is. Bij alcoholische hepatitis kan echter na het staken van het alcoholgebruik een goede verbetering worden verkregen.

De aa. interlobulares staan in contact met een arteriële plexus, die de galgangen omgeeft (**peribiliaire plexus**) en geven capillairen af, die direct uitmonden in de vena portae. Een directe verbinding tussen de arterie en de sinusoïden wordt zelden gezien. Het arteriële bloed wordt dus voor een groot deel met het portale bloed gemengd voordat het weefsel wordt bereikt (niet getekend in fig. 17.14). In de leverlobulus stroomt het bloed van perifeer naar centraal, de gal stroomt in omgekeerde richting. Als gevolg van de interactie tussen het bloed en de parenchymcellen, zullen de **zuurstofspanning** en de concentratie van **nutriënten** en eventuele toxische stoffen van perifeer naar centraal afnemen. De morfologie en fysiologie van periportale en pericentrale parenchymcellen tonen in samenhang hiermee verschillen: in het weefsel vinden we voor bijna alle parameters een **gradiënt** van portaal naar centraal. Deze 'functionele zonering' is ook voor de pathologie van belang. Perifeer vinden vooral het oxidatief energiemetabolisme en de afbraak van eiwitten in aminozuren en ureum plaats, terwijl meer centraal de vorming van glutamine, vetten en ketonen is gelokaliseerd, en ook de metabolisering van lichaamsvreemde stoffen (fig. 17.29).

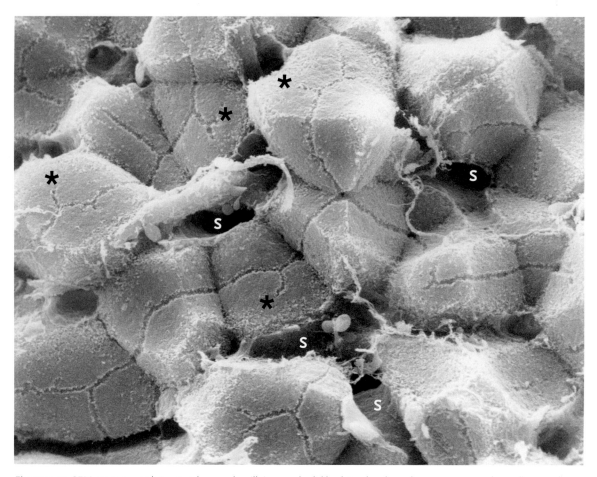

*Figuur 17.23  SEM-opname van het netwerk van galcapillairen op de vlakke, laterale celmembranen van parenchymcellen van de lever van een rat.*
Na perfusiefixatie en dehydratie in alcohol is dit weefsel 'kritisch-punt-gedroogd' en daarna gebroken. Het breukvlak heeft de laterale celmembranen blootgelegd en de cellen intact gelaten. De galcapillairen beginnen met een 'blind' einde (sterretje), kunnen vertakken en hangen samen over de celgrenzen heen, zodat ze een netwerk vormen. In alle gevallen blijven de galcapillairen gescheiden van de sinusoïden (S), die als donkere tunnels in het weefsel zichtbaar zijn. De 'tight junctions' worden in dit preparaat niet zichtbaar. De reticulinevezels zijn tijdens het breekproces als rafelige slierten hier en daar blijven uitsteken (pijlen). 1100 × (opname E. Wisse)

Hoewel in de lever veel **lymfe** wordt gevormd, is het niet zeker hoe dat gebeurt. Men neemt aan dat de ruimte van Disse in verbinding staat met het periportale weefsel en dat van daar weefselvocht wordt verzameld in de periportale lymfevaten (de ruimte van Mall), die uiteindelijk uitstromen in de lymfevaten van de hilus.

### De sinusoïden en sinusoïdale cellen
De microvilli van de parenchymcellen steken uit in de **ruimte van Disse**, die van het lumen afgegrensd wordt door het **endotheel** (fig. 17.26 en 27). Het endotheel rust niet op een basale lamina en bevat talrijke open **fenestrae** met een diameter van 100-150 nm (fig. 17.26). Fenestrae zijn in groepjes ('**sieve plates**'; sieve: zeef) gerangschikt en vormen een endotheliaal filter ('**liver sieve**') tussen het sinusoïdale lumen en het oppervlak van de parenchymcellen. Bloedplasma kan ongehinderd het parenchymceloppervlak bereiken. Het is aangetoond dat de fenestrae grotere deeltjes niet toelaten tot de ruimte van Disse, hetgeen van belang is voor de passage van lipoproteïnedeeltjes, zoals chylomicronen, hun remnants, VLDL, maar ook virussen. De porositeit van het endotheel bedraagt ongeveer 10% van het oppervlak en is groter in het parenchym rond de vena centralis, waar de sinusoïden

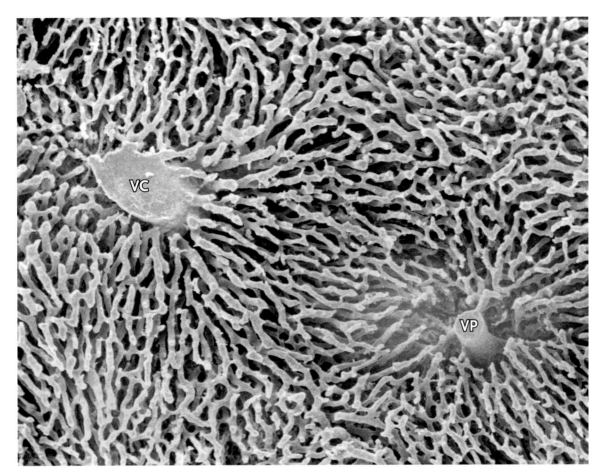

*Figuur 17.24 SEM-opname bij lage vergroting van een afgietsel van de microcirculatie van de lever.*
Hierin is links een tak van de vena portae (VP) te zien en rechts een tak van de vena centralis (VC), zoals in fig. 17.15 en fig. 17.25. Het preparaat is tot stand gekomen door een lever van een rat met een vloeibaar monomeer plastic te perfunderen. Na korte tijd zijn alle bloedvaten, inclusief de kleinste sinusoïden, gevuld en verhardt het plastic. Door sterke loog zijn de cellen en het weefsel, maar niet het verharde plastic opgelost en blijft de complete vulling van de microcirculatie over. Zo ontstaat een vasculaire replica of 'vascular cast'. Het verloop van alle bloedvaten kan in dit preparaat in detail worden bestudeerd door het preparaat in verschillende richtingen of in verschillende laagjes aan te snijden en vervolgens in de SEM te bekijken. De sinusoïden rond de vena portae blijken dunner dan die rond de centralis, die bovendien rechter verlopen. De afstand tussen de vena porta en vena centralis bedraagt ongeveer 250 µm (opname E. Wisse)

een grotere diameter hebben en rechter verlopen (fig. 17.24 en 17.25). De diameter van de sinusoïden varieert van 5-7 µm. Aangezien rode bloedcellen (7 µm) en witte bloedcellen (tot 15 µm) een grotere diameter hebben dan de sinusoïden, moet men aannemen dat er wrijvingsinteracties zijn, zodat hierdoor een massage van het endotheel (**'endothelial massage'**) en compressie van de ruimte van Disse zou plaatsvinden, die de vloeistof in de ruimte van Disse zou helpen verversen. De langsschuivende bloedcellen zouden ook lipoproteïnedeeltjes helpen bij hun toegang tot de ruimte van Disse (**'forced sieving'**). Endotheelcellen (fig. 17.28B) zijn ook zeer actief in **pinocytose** en kunnen bovendien kleine partikels opnemen; zij bezitten veel lysosomen en hebben een aandeel in de turnover van bloedeiwitten en de klaring van de restproducten van de extracellulaire matrix, zoals hyaluronaat en brokstukken van collageen via **'scavenger'-receptoren**.

Behalve de endotheelcellen komen in de sinusoïden nog **Kupffercellen** voor (fig. 17.28A). Deze ster-vormige macrofagen zijn vastgehecht aan het endotheel van de sinusoïdwand. Kupffercellen vormen de grootste populatie macrofagen binnen een orgaan in het lichaam en zijn vooral aanwezig in de

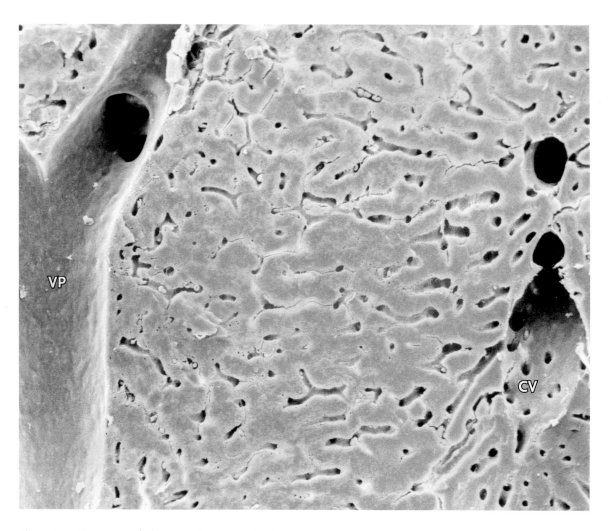

*Figuur 17.25 SEM-opname bij lage vergroting van een leverlobje.*
Na perfusiefixatie van de lever en dehydratie is het weefsel in 100% alcohol door onderdompeling in kokende vloeibare stikstof bevroren bij -196 °C en daarna gebroken. Na kritisch-punt-drogen in een mengsel van $CO_2$ en alcohol is het preparaatoppervlak geleidend gemaakt door in vacuüm een dunne laag goud op te dampen. Het vlakke breukvlak is vergelijkbaar met een histologische coupe. De venen, de positie van de cellen en de sinusoïden zijn goed te zien. De vena portae (VP) aan de linkerzijde heeft zeer weinig inlaten in het weefsel, in tegenstelling tot de centrale vene (CV), die van alle kanten bloed ontvangt. Ook hier is duidelijk dat de periportale sinusoïden nauw en kronkelig zijn, terwijl de centrale sinusoïden rechter en wijder zijn. Tussen de sinusoïden liggen de parenchymcellen, waarin niet veel detail zichtbaar is. (opname E. Wisse)

periferie van de lobuli. Kupffercellen kunnen deeltjes uit het binnenstromende portale bloed aanhechten en fagocyteren. Hierdoor controleren zij het binnenstromende portale bloed op de aanwezigheid van vreemd materiaal, zoals bacteriën, vreemde cellen en celfragmenten. Kupffercellen hebben een groot verterend vermogen, zoals blijkt uit de aanwezigheid van vele en grote lysosomen. Zij nemen ook specifiek de soms in het portale bloed aanwezige **endotoxinen (lipopolysacharide, LPS)** op en worden daardoor **geactiveerd** tot het afscheiden van een hele serie schadelijke stoffen. Men beschouwt de Kupffercellen als **residente macrofagen**, ter onderscheid van de monocyt-afgeleide macrofagen, die behoren tot het '**Mononucleair Phagocyte System**' (MPS).

In de ruimte van Disse vinden we bundels van dunne fibrillen van collageen type III, ook wel **reticulinevezels** genoemd (fig. 17.18 en 17.23). Deze bundels liggen verspreid en zorgen voor het bijeenhouden en de stevigheid van het parenchym. Deze

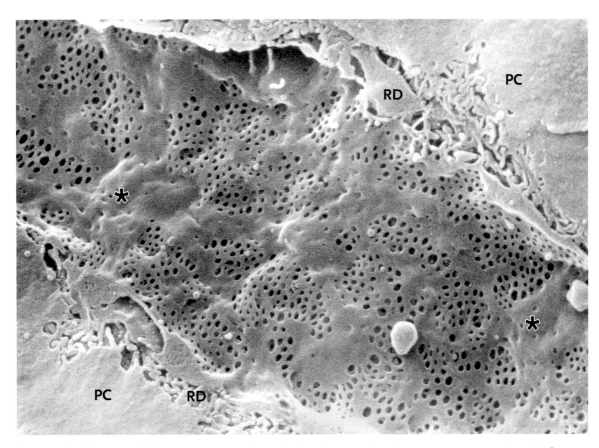

*Figuur 17.26 SEM-opname bij hogere vergroting van de endotheelwand van een sinusoïd van een rat, geprepareerd zoals in fig. 17.27. Het endotheel is voorzien van fenestrae, die in groepjes (zeefplaten) gelegen zijn. Uitwisseling van vloeistof en deeltjes tussen de parenchymcellen (PC) en het bloed verloopt via deze fenestrae. Er is geen basale lamina onder het endotheel aanwezig. In de dikkere cytoplasma-armen van de endotheelcel zijn de kleine putjes van pinocytoseblaasjes (sterretjes) te zien. Op de plaats waar het endotheel doorgebroken is, zijn de talrijke microvilli van de parenchymcellen te zien die uitsteken in de ruimte van Disse (RD). Met deze techniek is er vrijwel geen detail in het cytoplasma van de parenchymcellen te zien. (opname E. Wisse)*

collagene bundels worden vaak in contact gezien met **'fat-storing'-cellen** (ook wel Itocellen of **'stellate cells'** genoemd), die altijd in de ruimte van Disse gelegen zijn (fig. 17.28C). De lever bevat ongeveer 90% van het lichaamsdepot van **vitamine A**, waarvan de 'fat-storing'-cellen het grootste deel opslaan in hun vetdruppels. Deze cellen spelen een belangrijke rol bij de synthese van collageen en het ontstaan van levercirrose. Bij sommige aandoeningen (verschillende vormen van hepatitis) worden zij geactiveerd tot myofibroblasten, die een grote hoeveelheid collageen gaan synthetiseren.

Naast de Kupffercellen komen ook **pitcellen** voor (fig. 17.28D), zij het in minder grote aantallen. Deze cellen bevatten kleine specifieke granula. Deze cellen zijn aangehecht aan de wand van de sinusoïd. Pitcellen zijn leverspecifieke, geactiveerde varianten van de

**NK-cellen** ('natural-killer'-cellen) uit het bloed, ook wel LGL of 'large granular lymfocytes' genoemd. LGL zijn herkenbaar als lymfocyt, maar wel met enkele juist-waarneembare granula in het cytoplasma. Pitcellen herkennen en hechten zich vast aan vreemde, getransformeerde of door virussen geïnfecteerde cellen en voeren dan een **cytotoxische reactie** uit. De granula bevatten **perforinen** die na secretie de celmembraan van een aangehechte cel permeabel maken, zodat deze sterft door necrose of apoptose. Pitcellen kunnen deze reactie spontaan uitvoeren, dat wil zeggen zonder activatie of samenwerking met immunocompetente cellen of antilichamen. De pitcel is cytotoxisch tegen tumorcellen, zoals coloncarcinoma-cellen, die door het portale bloed kunnen worden aangevoerd uit het darmgebied en die in de lever tot metastasen kunnen uitgroeien. Pitcellen kunnen zich lokaal vermeerderen

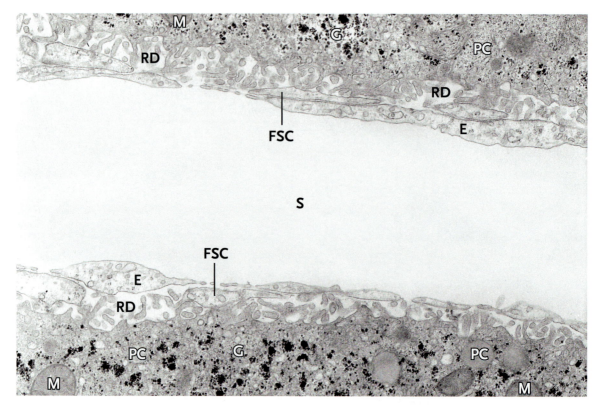

*Figuur 17.27 TEM-opname bij hogere vergroting van een sinusoïd in de lever van een rat na perfusiefixatie.*
Het lumen van de sinusoïd (S) is leeggespoeld door de fixatievloeistof. De eerste cellaag naast het lumen is het endotheel (E), dat afwisselend iets dikkere delen van het cytoplasma en zeefplaten met fenestrae laat zien. Er is duidelijk geen basale lamina aanwezig, zoals we die wel bij andere capillairen vinden. Direct tegen het endotheel liggen op verschillende plaatsen dunne uitlopers van de 'fat-storing'-cellen (FSC), die als spinvormig vertakte pericyten de endotheliale sinusoïdwand omgeven. De ruimte van Disse (RD) is gevuld met de microvilli van de parenchymcellen (PC). Het cytoplasma van de parenchymcellen wordt gekenmerkt door de aanwezigheid van donkere glycogeenrozetten (G) en enkele mitochondria (M). (opname E. Wisse)

onder invloed van lymfokinen (interleukine-2), maar zijn normaliter afhankelijk van aanvoer uit het bloed. Na vestiging in de lever, waar zij ongeveer twee weken verblijven, raken zij geactiveerd tot een hoge graad van cytotoxiciteit. Pitcellen zijn afhankelijk van de aanwezigheid van Kupffercellen, want als deze selectief worden verwijderd, verdwijnen ook de pitcellen.

Het is aangetoond dat eventueel in het portale bloed aanwezige **endotoxine** (**LPS**, **lipopolysacharide**) specifiek door Kupffercellen wordt opgenomen, die hierdoor sterk geactiveerd raken en schadelijke stoffen kunnen uitscheiden, bijvoorbeeld TNF-α ('tumor necrosis factor') en zuurstofradicalen. Deze toestand is gevaarlijk en komt onder meer voor bij terminale patiënten met een bacteriëmie.

## Histofysiologie van de lever
De parenchymcel is zonder twijfel een van de meest veelzijdige cellen van het lichaam. Hij is tegelijkertijd exocrien en endocrien, neemt op, produceert, bewaart, verteert, ontgift, synthetiseert en secerneert zowel naar het bloed als naar de gal.

### Eiwitsynthese
Behalve de eigen eiwitten, nodig voor de cel, produceert de parenchymcel eiwitten voor de export, zoals **albumine**, **protrombine**, **fibrinogeen** en andere **stollingsfactoren** (o.a. vitamine K), en transferrine als onderdeel van de plasma-eiwitten. De opname van aminozuren via het sinusoïdale oppervlak in de ruimte van Disse gaat aan de eiwitsynthese vooraf. De secretie loopt via een vesiculair transport via het Golgi-apparaat. Secretievesikels worden naar de sinusoïdale membraan getransporteerd, waar de

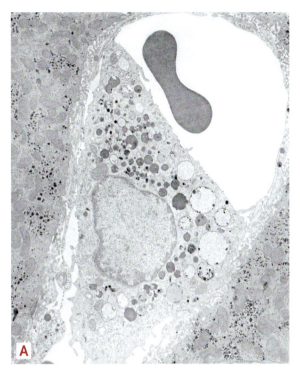 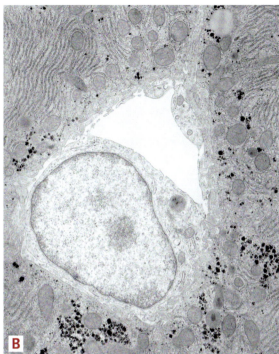

*Figuur 17.28 TEM-opnamen van de vier sinusoïdale celtypes.*

A  De Kupffercel is een macrofaag, zoals blijkt uit de grote fagocytosecapaciteit, de vele lysosomen met verschillende grootte en densiteit en de onregelmatige vorm van de cel die een voortdurende beweging suggereert. Een groot deel van het oppervlak van de Kupffercel heeft direct contact met het bloed. De Kupffercel hecht zich aan het endotheel, dat ook gedeeltelijk door de Kupffercel vervangen kan worden, zodat de cel in direct contact komt met de parenchymcel. In de naburige parenchymcel zijn glycogeenpartikels, vetdruppels en mitochondriën te zien. De Kupffercel klaart het binnenkomende portale bloed van endotoxinen, die eventueel uit het darmgebied worden meegevoerd.

B  TEM-opname van een sinusoïdale endotheelcel, met een kern en weinig organellen (lever van de rat). De endotheelcel heeft dunne, gefenestreerde uitlopers, die het lumen van de sinusoïd begrenzen. Het endotheel rust op de microvilli van de parenchymcel en begrenst ook de ruimte van Disse. De fenestrae bepalen de grootte van de deeltjes, die toegelaten worden tot de ruimte van Disse, zoals chylomicronen en hun remnants en virusdeeltjes. In de naburige parenchymcellen zijn RER, mitochondriën en glycogeen aanwezig.

>>

inhoud door exocytose in de ruimte van Disse wordt uitgescheiden (fig. 17.30A). Een verminderde eiwitsynthese (albumine) wordt gezien als een symptoom van slechte leverfunctie.

**Vetsynthese**

De parenchymcel speelt een belangrijke rol bij de vetstofwisseling. **Chylomicronen** uit de darm (zie hoofdstuk 16) worden tijdens hun circulatie in de perifere weefsels ontdaan van een deel van hun triglyceriden, zodat ze relatief verrijkt met cholesterol als **chylomicronen-'remnants'** door de parenchymcel worden opgenomen. De aanvoer van cholesterol speelt een rol in de regulatie van de *de novo* cholesterolsynthese in de parenchymcel. Dieetvetten kunnen door de parenchymcellen worden opgeslagen, maar ook worden omgezet. Vetten die door de lever worden uitgescheiden, zijn ook gedeeltelijk *de novo* gesynthetiseerd uit koolhydraten. Deze synthese vindt plaats in het SER; uit het RER worden hieraan apoproteïnen toegevoegd. VLDL verlaten de cel via het Golgi-apparaat door exocytose. VLDL dienen als lichaamseigen vettransport tussen de parenchymcellen en de andere weefsels. Door de onttrekking van triglyceriden aan de VLDL ontstaan 'low-density'-lipoproteïnen (LDL). Hiernaast synthetiseert de parenchymcel ook 'high-density'-lipoproteïnen (HDL), die cholesterolesters 'ophalen' uit de weefsels en naar de lever vervoeren, waar zij kunnen worden omgezet tot galzouten. De verschillende lipoproteïnepartikels verschillen in

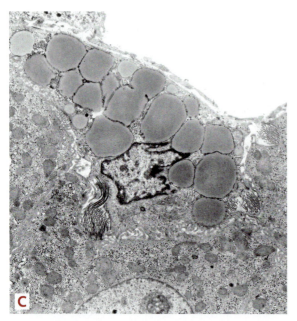 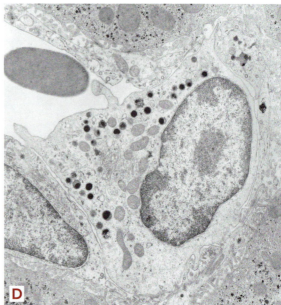

>> *Figuur 17.28 TEM-opnamen van de vier sinusoïdale celtypes (vervolg).*
C  TEM-opname van een 'fat-storing'-cel uit menselijke lever. Deze cel is altijd in de ruimte van Disse gelegen, wordt dus altijd door endotheel bedekt en is vaak omringd door bundels reticulinevezels. Kenmerkend is de aanwezigheid van vetdruppeltjes, die vitamine A bevatten. Na activatie differentieert de cel tot **myofibroblast** en gaat over tot het vormen van grote hoeveelheden collageen (fibrose, cirrose).
D  TEM-opname van een pitcel uit een rattenlever, ook wel LGL- of lever-'natural-killer'-cel genoemd. De cel is polair, dat wil zeggen alle granula liggen aan één kant van de kern. De cel bevat ook mitochondriën en een Golgi-apparaat. De cel heeft een onregelmatige vorm, hecht aan het endotheel en zendt microvilli uit, die in de ruimte van Disse contact kunnen maken met de microvilli van de parenchymcel. De variabele vorm doet net als bij de Kupffercel vermoeden dat deze cel voortdurend beweegt en van plaats kan veranderen. De granula bevatten perforine en granzym. De cellen zijn cytotoxisch voor onder meer metastaserende coloncarcinoma-cellen. (opnamen E. Wisse)

**Steatosis** of vervetting van de lever komt voor bij overmatig alcoholgebruik, overgewicht en leverschade door medicamenten. Met behulp van een **naaldbiopsie** kan de diagnose vetlever makkelijk worden gesteld. Bij toename van de vervetting kan de **β-oxidatie** in de mitochondriën gestoord raken waarbij de **productie van ATP** in het gedrang komt. Dit geeft aanleiding tot de productie van **zuurstofradicalen,** die fosfolipiden in de celmembraan van de mitochondriën aantasten met als gevolg lekkage van radicalen en celdood. Bij een tekort aan **antioxidanten**, zoals vitamine E en C, glutathion en superoxidedismutase, ontstaat een cascade waarbij ontsteking leidt tot meer celdood en fibrose.

grootte (chylomicronen 100-1000 nm, VLDL 30-70 nm, LDL 20-25 nm en HDL 10 nm), lipidegehalte en eiwitsamenstelling. Op grond van hun afmetingen kunnen deze partikels, wanneer zij kleiner zijn geworden dan 100-150 nm, dus met uitzondering van de natieve chylomicronen en hun recente 'remnants', gemakkelijk passeren door de fenestrae van de endotheelcellen in de sinusoïden. Op grond van deze functies en de centrale rol in de vet- en cholesterolhuishouding, speelt de lever een rol bij arteriosclerose.

**Galproductie**
Gal bevat naast **galzuren** en (geconjugeerd) **bilirubine** ook nog water, **IgA**, ionen en afvalstoffen (fig. 17.30B/C). Ongeveer 10% van de galzouten wordt *de novo* in het SER van de parenchymcel geproduceerd door conjugatie van cholzuur met de aminozuren glycine en taurine, waaruit respectievelijk glycocholzuur en taurocholzuur ontstaan. In het SER wordt eveneens

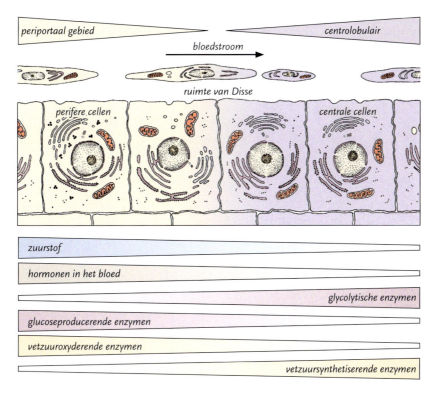

Figuur 17.29 *De aanvoer van bloed met nutriënten en zuurstof via de vena portae veroorzaakt fysiologische gradiënten in het leverweefsel.*

Deze gradiënten betreffen zuurstof en nutriënten, die altijd eerst periportaal worden aangeboden. De functie en de structuur van de parenchymcellen hangen samen met deze metabole gradiënt in het weefsel. Ook toxische stoffen komen het eerst in het periportale gebied binnen. Cellen in het centrale gebied ontvangen bloed dat al een interactie met de perifere cellen heeft ondergaan. Glucoseopname gebeurt vooral perifeer, waar dan glycogeen wordt opgebouwd en gestapeld in de cellen. Bij een lagere glucosespiegel in het bloed zullen de perifere cellen eerst weer glucose afgeven door het glycogeen af te breken. Hierdoor zullen de centrale cellen onderworpen zijn aan een meer gelijkmatige bloedglucoseconcentratie. In het schema hierboven staan voor een aantal factoren, zoals zuurstof, hormonen en enzymen, de lobulaire gradiënten aangegeven.

cholzuur gevormd uit cholesterol. De aanmaak van galzuren uit cholesterol is belangrijk voor de balans van **cholesterol** in het lichaam. Galzuren worden ook gesynthetiseerd door conjugatie van cholzuur met glycine of taurine in het SER. Ongeveer 90% van de galzouten wordt gerecupereerd in de **enterohepatische kringloop** en wordt teruggeresorbeerd uit de darminhoud en aan het portale bloed afgegeven.

**Bilirubine** wordt in de milt gevormd uit de ijzervrije restanten van het haemmolecuul. Dit bilirubine wordt in het bloed getransporteerd na koppeling aan albumine. Het oppervlak van de parenchymcellen neemt alleen het bilirubine op, dat in het SER tot een oplosbaar diglucuronide wordt geconjugeerd door het glucuronyltransferase (fig. 17.30C). Wanneer de galsecretie of de galafvoer wordt geblokkeerd, komt het gele bilirubineglucuronide in het bloed terecht en treedt geelzucht (icterus) op.

**Opslag van metabolieten**

Koolhydraten en lipiden worden in de parenchymcel opgeslagen als respectievelijk **glycogeen** en **vetdruppels**. Glycogeen is in elke parenchymcel te vinden temidden van het SER; vetdruppels komen meestal op kleinere schaal voor. De hoeveelheid glycogeen in de parenchymcel volgt een **dag-en-nachtritme**, maar hangt ook samen met de algemene voedingstoestand en de positie van de cel in de leverlobulus. Wanneer de **glucosespiegel** in het bloed onder een bepaalde drempelwaarde zakt, kan door de enzymen van het SER snel glucose worden vrijgemaakt door **glycogenolyse** en wordt glucose aan het bloed afgegeven (fig. 17.30A). Bij vasten verdwijnt het glycogeen bijna volledig binnen één dag uit de parenchymcel. De glucosespiegel kan dan alleen nog op peil worden gehouden door proteolyse. Bij de rat is na 24 uur vasten al 25%

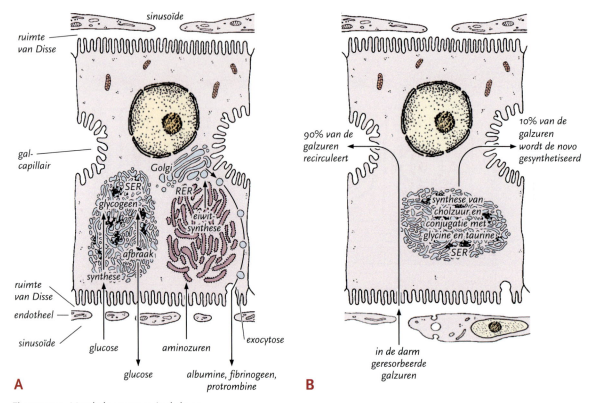

Figuur 17.30 *Metabole processen in de lever.*
A  Eiwitsynthese vindt plaats in het RER en is een maatstaf voor het goed functioneren van de lever. In een goed functionerende lever zal de productie van albumine, fibrinogeen en protrombine op peil zijn. Afwijkingen van de concentraties van deze eiwitten in het bloed zijn indicaties voor een verminderde synthesecapaciteit van de lever. Bij verschillende ziekten is de glycogeenafbraak geremd, zodat grote hoeveelheden glycogeen worden gestapeld.
B  Secretie van galzuren in de galcapillairen. Ongeveer 90% van de galzouten wordt door het darmepitheel geresorbeerd en door het bloed terug naar de lever vervoerd in de enterohepatische kringloop. Het overige deel van de galzuren wordt in de lever gesynthetiseerd door conjugatie van cholzuur met de aminozuren glycine en taurine, of splitsing van cholesterol. Dit proces vindt plaats in het SER.

van het eiwit van de parenchymcel afgebroken. Bij de mens treedt proteolyse in de parenchymcel bij vasten later op en gaat eiwitafbraak in de spieren voor.

De lever heeft ook een belangrijke functie in de omzetting van aminozuren in koolhydraten: de **gluconeogenese**, een proces waarbij als bijproduct **ureum** wordt gevormd. Dit ureum wordt door het bloed afgevoerd en door de nier uitgescheiden. In de kliniek worden verschillende vormen van pathologische glycogeenstapelingen gezien.

De lever speelt ook een rol bij de opslag van een aantal specifieke nutriënten, zoals vitamine B12, koper en ijzer. Storingen kunnen leiden tot **stapelingsziekten**.

Een belangrijke aandoening is **hemochromatose**. Door een storing in het terugkoppelingsmechanisme wordt te veel ijzer uit de dunne darm opgenomen en opgeslagen in de lever. De overmaat aan ijzer lijdt tot een chronische ontsteking met fibrose en cirrose tot gevolg. Door genetisch familieonderzoek kan een genetische predispositie gevonden worden voordat de aandoening tot expressie komt. Een eenvoudige behandeling bestaat uit twee tot zes aderlatingen per jaar. Ook op andere punten kunnen stapelingsziekten optreden, zo ontstaat een **lysosomale stapelingsziekte** als er een hydrolase ontbreekt. Er zijn ook stapelingsziekten bekend waarbij zich enorm veel glycogeen ophoopt in de parenchymcellen.

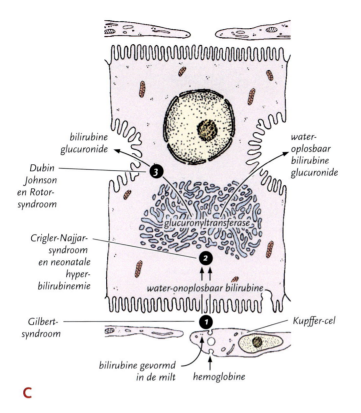

*Figuur 17.30  Metabole processen in de lever (vervolg).*
C  Secretie van bilirubine. Bilirubine ontstaat door de afbraak van hemoglobine in macrofagen van milt, lever of beenmerg. Na uitscheiding wordt het bilirubine gehecht aan albumine en in het bloed getransporteerd naar de lever. In het SER van de parenchymcellen wordt het bilirubine door het glucuronyltransferase geconjugeerd met twee glucuronidemoleculen, waardoor een oplosbare verbinding ontstaat. Wanneer de galsecretie geblokkeerd wordt, komt het gele bilirubinediglucuronide in het bloed terecht en treedt geelzucht (icterus) op. De secretie van bilirubine kan op verschillende niveaus geblokkeerd raken: bij de opname (1), voor de glucuronidering (2) en na de glucuronidering (3).

## Detoxificatie en inactivatie

Talrijke geneesmiddelen en andere stoffen worden in de lever door oxidatie, hydroxylering, sulfatering, methylering en/of conjugatie tot glucuronide **necrose** van het parenchym veroorzaken. Necrose trekt doorgaans ontstekingscellen aan, die na activatie verdere schade aan het weefsel kunnen toe-brengen. Ook de Kupffercellen en de 'fat-storing'-cellen worden geactiveerd. Geactiveerde 'fat-storing'-cellen kunnen zich ontwikkelen tot **myofibroblasten**, die hun vetdruppels en vitamine A verliezen, en die enorme hoeveelheden collageen gaan produceren. Hierdoor ondergaat het weefsel een sterke verbindweefseling (**fibrose**) met als eindstadium **cirrose**, waarbij zich bindweefselschotten vormen tussen de portale en centrale venen, waardoor de bloedciculatie verstoord raakt. Door het langzame proces worden de complicaties vaak pas zichtbaar in een laat stadium.

In samenhang met de vele functies van de lever, kennen leveraandoeningen zeer verschillende pathogenesen, die door uiteenlopende agentia worden veroorzaakt. Men neemt aan dat in de meeste gevallen schade aan de parenchymcel de oorzaak is van het leverlijden. Hoewel diagnose, behandeling en prognose voor de meeste aandoeningen bekend zijn, zijn de cellulaire implicaties, behalve bij fibrose, vaak nog niet duidelijk. Overmatig alcoholgebruik, hepatitis, toxische stoffen, autoimmuunziekten of schistosomiasis kunnen

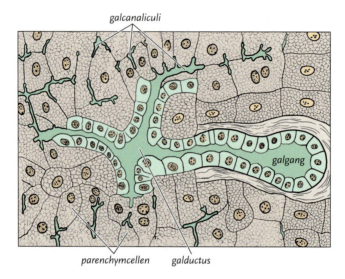

Figuur 17.31 De overgang van galcapillair naar galgang gebeurt in de ductus van Hering.
Hier vinden we een overgang van galcapillair zonder epitheel, naar een lumen met een, daarna met twee epitheelcellen, totdat een volledige bekleding van het lumen met een aantal ductuscellen is voltooid. Deze ductus gaat over in interlobulaire galgang.

onwerkzaam gemaakt of ontgift. Men neemt aan dat de meeste enzymen voor deze omzettingen gebonden zijn aan de membranen van het SER. Verschillende enzymen zijn betrokken bij het conjugeren van verbindingen zoals steroïden, barbituraten, antihistaminica en anticonvulsiva. De capaciteit van de lever voor deze processen kan binnen enkele dagen enorm worden opgevoerd door aanbieding van barbituraten (slaapmiddelen). De **proliferatie van het SER**, die hierop volgt, gaat samen met een enzyminductie, dit is een vermeerdering van de enzymen en de bijbehorende enzymactiviteit.

### Regeneratie

Leverparenchymcellen zijn langlevende cellen, hetgeen blijkt uit een bepaling van de mitotische index, die in normale toestand extreem laag is, namelijk 1:10.000 à 20.000. Niettemin hebben de cellen hun vermogen tot proliferatie niet verloren en dat vormt de basis voor de zeer grote **regeneratiecapaciteit** van

Chronische **hepatitis** wordt doorgaans veroorzaakt door een virale ontsteking. Ongeveer 370 miljoen mensen, voornamelijk in Azië en in de landen rond de Middellandse Zee, hebben een chronische hepatitis-B-infectie. Hepatitis-B-virus is een DNA-virus. De behandeling met **interferon-α** is succesvol bij 35-50% van de gevallen. De verspreiding van hepatitis B is met vaccinatie goed te voorkomen. Ongeveer 130 miljoen mensen hebben een chronische hepatitis-C-infectie. Hepatitis-C-virus is een RNA-virus. De behandeling met interferon-α en ribavirine, een nucleosideanaloog, is succesvol bij 50% van de gevallen. Chronische hepatitis-C-infecties worden gevonden bij patiënten met intraveneus druggebruik of bij patiënten die vóór de ontdekking van hepatitis C in 1989 frequent bloedtransfusies hebben gekregen. Er is geen vaccin beschikbaar tegen hepatitis C. Preventieve maatregelen en voorlichting zijn de enige methoden om verspreiding tegen te gaan.

De ontwikkeling van primaire leverkanker (**hepatocellulair carcinoom**, HCC) is in West-Europa zeldzaam, maar komt in Azië meer voor. Met echografie en de bepaling van α-foetoproteïne kan men een HCC vroegtijdig opsporen. Alcoholinjecties en thermo- of cryoablatie voor tumoren met een doorsnede kleiner dan 5 cm zijn effectief gebleken. Er treden echter frequent nieuwe tumoren op zodat **levertransplantatie** als enige optie overblijft. Secundaire levertumoren, bijvoorbeeld metastasen van darmkanker (**coloncarcinoom**), vormen in de Westerse wereld een belangrijke doodsoorzaak.

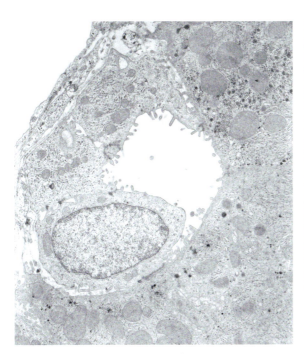

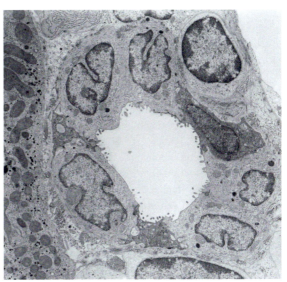

*Figuur 17.32A TEM-opname van een ductus van Hering, waarin duidelijk de gemengde bekleding van het lumen door een parenchymcel (rechts) en drie ductuscellen (links) aanwezig is.*
In de linkerbovenhoek een klein deel van de vena portae. De samenstelling van het cytoplasma van de ductuscellen en de parenchymcellen is duidelijk verschillend: in de parenchymcellen vinden we glycogeen, RER en mitochondriën. De ductuscellen zijn kleiner, bevatten geen glycogeen, weinig RER en kleine mitochondriën. De ductuscellen staan op een basale lamina. (opname E. Wisse)

*Figuur 17.32B TEM-opname van een galgang (ductus), gevormd door kubische epitheelcellen.*
De ductus ligt tussen de v. portae (rechtsboven) en het parenchym (links). Sommige ductuscellen zijn donkerder gekleurd, hetgeen waarschijnlijk op een fixatieartefact berust. In het lumen steken de korte stompe microvilli (en solitaire ciliën) van de ductuscellen uit. In dit geval nemen de parenchymcellen dus niet meer deel aan de bekleding van het lumen. (opname E. Wisse)

het leverweefsel. Bij ratten kan men 75% van het orgaan verwijderen (**partiële hepatectomie**), waarna de achterblijvende leverlob binnen twee weken weer tot het oorspronkelijke gewicht met de volledige functionele capaciteit uitgroeit. Dit experiment is een veelgebruikt model voor orgaangroei en regeneratie.

Het is aannemelijk dat, als er leverweefsel verloren gaat door de inwerking van toxische stoffen of door chirurgische verwijdering, de lever zijn regeneratiecapaciteit zal gebruiken om het verlies te compenseren.

## DE GALWEGEN EN GALBLAAS

In de periferie van de leverlobulus sluit het galcapillair via een **kanaaltje van Hering** aan op het ductulaire systeem, dat bekleed is met **galgangepitheel**. Een kanaal van Hering wordt gevormd door één of meer parenchymcellen met één of meer galgangepitheelcellen (fig. 17.31 en 17.32A). De kanaaltjes van Hering zijn gelegen in de directe omgeving van een tak van de vena portae en staan in verbinding met de **interlobulaire galgang**. Bij het samenkomen van de galgangen in de richting van de hilus verkrijgen zij (fig. 17.32B) een groter lumen en een meer cilindrisch epitheel. De galgangen vloeien samen totdat uiteindelijk twee hoofdstammen de lever aan de hilus verlaten, die zich vrij snel verenigen tot de **ductus hepaticus communis**, die via de **ductus cysticus** verbonden is met de **galblaas**. Na vereniging met de ductus cysticus zet de ductus hepaticus zich voort in de **ductus choledochus** die in het duodenum uitmondt, samen met de afvoergang van de pancreas. De ductus hepaticus, cysticus en choledochus zijn bekleed met een cilindrisch epitheel met verspreide slijmbekercellen. De lamina propria is dun en wordt afgegrensd door een laag glad spierweefsel. Naarmate de ductus choledochus het duodenum nadert, wordt de spierlaag dikker tot hij zich vlak voor de uitmonding verdikt tot een **sfincter van Oddi**, die de doorstroom van gal naar het duodenum regelt.

De bouw van de wand van de galblaas volgt min of meer het **bouwpatroon** van de tractus digestivus

**Icterus** of **geelzucht** is de klinische expressie van **cholestase**. Er wordt onderscheid gemaakt tussen pre-, post- en intra-hepatische cholestase.

Bij prehepatische cholestase is de lever onvoldoende in staat het aangeboden bilirubine dat bijvoorbeeld is vrijgekomen door hemolyse, te conjugeren.

Intrahepatische cholestase kan veroorzaakt worden door virale ontsteking, medicamenten of toxische stoffen, zoals alcohol. Een andere mogelijkheid is een stoornis in het vermogen van de parenchymcel om bilirubine te conjugeren via het enzym glucuronyltransferase. Bij pasgeborenen treedt regelmatig een voorbijgaande neonatale **bilirubinemie** op, doordat het **glucuronyltransferase** nog niet optimaal ontwikkeld is (fig. 17.30B). Ongeconjugeerd bilirubine kan door externe bestraling met blauw licht worden omgezet in een oplosbaar product, dat door de nieren kan worden uitgescheiden. Barbituraten (slaapmiddelen) kunnen het SER laten prolifereren, waarbij ook enzyminductie optreedt, zodat conjugatie en detoxificatie versterkt worden.

Extrahepatische cholestase wordt gekenmerkt door een obstructie van de galwegen door **galstenen (cholelithiasis)** of een pancreaskopcarcinoom. Tijdens de cholestase kunnen cholesterol en bilirubine neerslaan en nieuwe stenen vormen of de bestaande stenen vergroten.

Bij cholestase verwijdt het lumen van de galcapillairen zich enorm en vervormen de parenchymcellen. Ook de intrahepatische galducti zullen zich verwijden en na enige tijd gaan prolifereren. Bij aanhoudende afsluiting treedt geelzucht op en begint vrij snel daarna het proces van fibrose.

De galstenen migreren doorgaans vanuit de galblaas naar de **ductus choledochus**, waar obstructie plaatsvindt voor de **papilla Vateri**.

De behandeling bestaat uit het endoscopisch wegnemen van de galblaas (**cholecystectomie**) en het verwijderen van de galstenen via een endoscopische, retrograde **cholangiopancreaticografie** (ERCP). Na galblaasresectie verwijden de extrahepatische galwegen zich ter compensatie van het verlies aan volume van de galblaas.

Ook opstijgende infecties of lokale bacteriële proliferatie kunnen de oorzaak zijn van aandoeningen van de galblaas (**cholecystitis**) of de galwegen (**angiocholitis**).

(fig. 17.33A en B) en bestaat uit een **mucosa** met cilindrisch epitheel, daaronder een fijnvezelige lamina propria, een laag glad **spierweefsel**, een goed ontwikkelde laag van perimusculair bindweefsel en een **serosa**. De spierlaag is homoloog met de muscularis externa van het darmkanaal. De mucosa is vooral bij een lege galblaas sterk geplooid; deze plooien verstrijken grotendeels bij vulling van de galblaas. In de buurt van de overgang naar de ductus cysticus liggen **tubulo-alveolaire klieren** als invaginaties in de lamina propria. Deze klieren produceren slijm dat aan de gal wordt toegevoegd. In het fundusgebied van de galblaas komen **crypten** voor (van Aschoff-Rokitansky). Deze crypten spelen een rol in de pathologie, daar zij door retentie van bacteriën een bron van ontsteking kunnen vormen. Op grond van de onregelmatige plooiing van het epitheel, het ontbreken van slijmbekercellen en het ontbreken van een muscularis mucosae is een coupe van de wand van een galblaas makkelijk van die van een darmwand te onderscheiden. De cilindrische epitheelcellen van de galblaas bevatten veel mitochondriën, de kern ligt basaal (fig. 17.33B). De apicale celmembraan draagt talrijke korte microvilli (fig. 17.34) en occludensverbindingen met de naburige cellen, zodat de inhoud van de galblaas niet kan weglekken.

### Histofysiologie van de galwegen

De functies van de galblaas zijn het opslaan en beschikbaar houden van de gal en het **onttrekken van water** aan de gal. De epitheelcellen van de galblaas nemen actief **$Na^+$- en $Cl^-$-ionen** op aan de apicale celmembraan, terwijl zij deze weer uitscheiden in de laterale intercellulaire ruimte. Omdat $Na^+$- en $Cl^-$-ionen in gelijke hoeveelheden worden getransporteerd, ontstaat er geen potentiaalverschil tussen de beide zijden van het epitheel. Watertransport treedt op als gevolg van het osmotisch aantrekken van water naar de intercellulaire ruimte. Tijdens dit proces verwijdt de basale intercellulaire ruimte zich. Het water wordt verder afgevoerd door de bloedvaten in de lamina propria.

**Cholecystokinine**, afkomstig van de entero-endocriene cellen van de darmmucosa die reageren op de

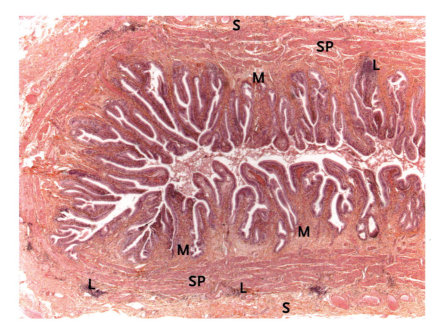

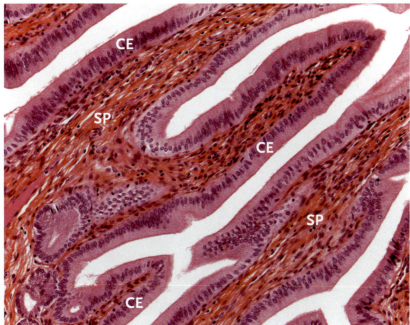

*Figuur 17.33 LM-opnamen van een menselijke galblaas.*
A   Bij lage vergroting. Het bouwpatroon van de tractus digestivus is aanwezig in een simpele vorm: mucosa (M), spierlaag (SP) en serosa (S). De galblaas is leeg en gecollabeerd, de mucosa plooit zich. Bij vulling van de blaas verstrijken de plooien en wordt de wand glad. De plooien vormen dus geen permanente instulpingen of villi zoals in de darm of de maag. Het epitheel en de spierlagen in de wand zijn duidelijk zichtbaar. Hier en daar zijn opstapelingen van lymfocyten (L) te zien, maar er vormen zich geen lymfefollikels. Objectief 1,6 ×. (opname E. Wisse)
B   Hetzelfde preparaat bij een hogere vergroting. De galblaas is bekleed met een éénlagig cilindrisch epitheel (CE), dat de lamina propria bedekt, waarin bindweefsel, gladde spieren (SP) en bloedvaten gelegen zijn. Objectief 20 ×. (opname E. Wisse)

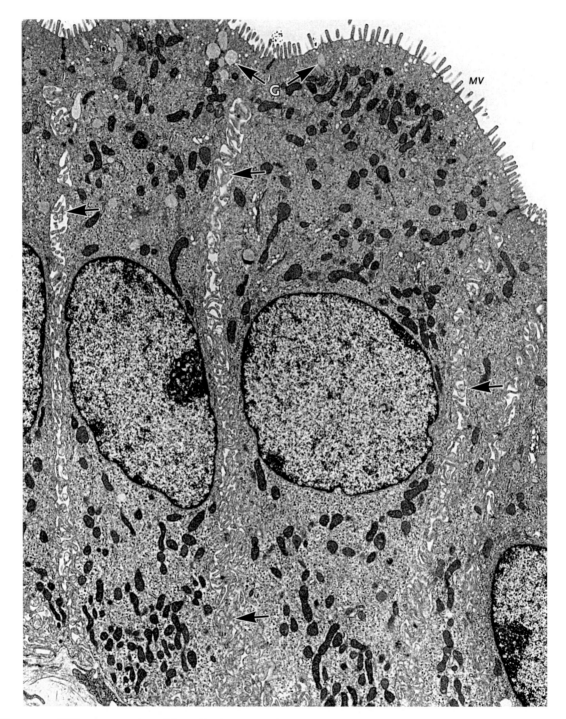

*Figuur 17.34 TEM-opname van het galblaasepitheel van een cavia.*
Aan het adluminale oppervlak steken microvilli uit. In het apicale cytoplasma liggen secretiegranula (G), die mucus bevatten dat na secretie het oppervlak van de cellen beschermt tegen de inwerking van de geconcentreerde gal. Pijlen (zonder G) wijzen naar de intercellulaire ruimten. Mitochondriën liggen verspreid in het cytoplasma, de kernen liggen centraal. 5600 ×.

aanwezigheid van vet in het darmlumen, induceert de contractie van de gladde spierlaag van de galblaas, waardoor de inhoud wordt uitgedreven. De peristaltische beweging van het duodenum beïnvloedt de sfincter, waardoor de gal intermitterend naar de darm wordt doorgelaten.

De parenchymcel is in staat kleurstoffen, zoals broomsulfaleïne (BSP), selectief uit het bloed op te nemen en in de gal uit te scheiden. Dit vermogen wordt gebruikt als een test voor de leverfunctie.

### Samenvatting

De structuur en de functie van de grote klieren van het spijsverteringskanaal worden in dit hoofdstuk behandeld. Op een aantal details na, blijken de speekselklieren en de pancreas overeenstemming in bouw te tonen, vooral wat betreft de opbouw van eiwitproducerende kliereenheden en de grotere samenstelling en inrichting van de klier. In beide soorten klieren worden de acinaire kliercellen gekenmerkt door een grote hoeveelheid RER, Golgi-apparaat en secretiegranula. De secretie vindt plaats door de exocytose van secretiegranula. Door een stelsel van vertakte afvoergangen met verschillende typen epitheel komen de producten van deze klieren in het lumen van de tractus digestivus terecht.

De lever oefent een grote verscheidenheid aan functies uit. Naast de definitie van de functionele eenheid, de leverlobulus en de daarmee samenhangende microcirculatie, werden in dit hoofdstuk de verschillende celtypen in het leverweefsel beschreven. De grote parenchymcellen zijn vaak meer dan eenkernig en diploïd, hebben drie verschillende functionele oppervlakken en een grote hoeveelheid organellen, waarvan vooral RER, Golgi-apparaat, lysosomen en mitochondriën opvallen. De sinusoïdale cellen, bestaande uit endotheelcellen, Kupffercellen, pitcellen en 'fat-storing'-cellen, vervullen uiteenlopende functies en zijn bij een aantal processen betrokken, zoals filtratie, endotoxineklaring, afweer tegen tumorcellen, fibrose en opslag van vitamine A.

De galwegen dienen om de gal te vervoeren die door de parenchymcellen is uitgescheiden. De galblaas dient om de gal op te slaan, water aan de gal te onttrekken en de gal beschikbaar te houden tot het moment van gebruik. De intrahepatische galwegen worden bekleed met een kubisch galgangepitheel; in de extrahepatische galwegen wordt dit vervangen door een cilindrisch epitheel, dat in de galblaas actief is in het transport van ionen en het onttrekken van water aan de gal.

# 18 Het ademhalingssysteem

Inleiding 473
Het geleidende deel 474
    Respiratorisch epitheel 474
    Neusholte 479
    Vestibulum nasi 479
    Neusbijholten 479
    Farynx 479
    Larynx 480
    Trachea 481
    De bronchiale boom 481
Longweefsel in engere zin 486
    Ductuli alveolares en sacculi alveolares 486
    Alveoli 487
    Bloed-gasbarrière 487
    Ontwikkeling alveoli 487
    De alveolaire wand 489
Bloedvaten van de long 493
Lymfevaten van de long 496
Innervatie van de long 496
Pleura 496
Ademhalingsbewegingen 496
Samenvatting 497

Aan het ademhalingssysteem worden vier delen onderscheiden (fig. 18.1):
1. het **geleidende deel**, bestaande uit de neusholte, nasofarynx, larynx, trachea, bronchi, bronchioli en bronchioli terminales;
2. het **respiratoire deel**, gevormd door de bronchioli respiratorii, de ductuli alveolares en de hierop aansluitende sacculi alveolares en alveoli;
3. de **pulmonale circulatie**, bestaande uit een groot capillair bed rond de alveoli waar het bloed onder lage druk, vanuit de rechterventrikel, via de longarterie, doorheen wordt gepompt;
4. de **ventilatoire pomp**, bestaande uit de borstkas, de tussenribspieren, de hulpademhalingsspieren, het diafragma en het elastische weefsel van de long.

Uitwisseling van gassen tussen het bloed en de ingeademde lucht vindt plaats in de alveoli: zakvormige structuren die het grootste deel van het longvolume in beslag nemen. Het geleidende deel neemt niet deel aan de gaswisseling en wordt daarom de **dode ruimte** genoemd.

## INLEIDING

Het ademhalingssysteem omvat de longen en een stelsel van buizen dat de buitenwereld verbindt met de plaats van gaswisseling, het longweefsel. De functie van de longen is het lichaam van zuurstof te voorzien en kooldioxide te verwijderen (gaswisseling). Daarnaast spelen de longen, evenals de nieren, een rol in de regulatie van het zuur-base-evenwicht van het lichaam.

De gaswisseling vindt plaats in de alveoli aan het einde van de luchtwegen. In de alveoli vindt het transport plaats van zuurstof uit de ingeademde lucht naar de longcapillairen, waar de zuurstof wordt gebonden aan hemoglobine in de erytrocyten. Tegelijkertijd wordt kooldioxide vanuit het bloed afgegeven aan de lucht in de alveoli, waarna deze wordt uitgeademd.

De longventilatie wordt gestuurd vanuit de hersenen en wordt onder meer bepaald door het zuurstof- en kooldioxidegehalte in het bloed. Een laag zuurstofgehalte of een hypercapnie (verhoogd kooldioxidegehalte in het bloed) leidt tot een toename van de ventilatie door een verhoging van de activiteit van de ventilatoire pomp. Door toename van de ademdiepte en een toename in de ademfrequentie kan het ademminuutvolume stijgen van ongeveer 6 liter naar meer dan 100 liter per minuut.

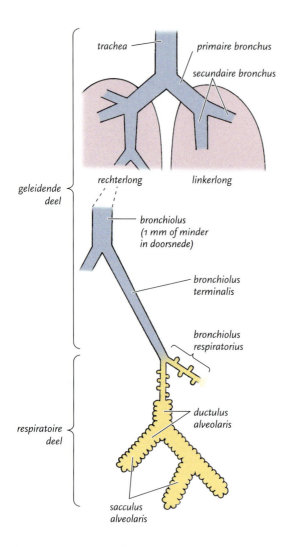

Figuur 18.1 *De zones van de tractus respiratorius.*
Voor de duidelijkheid zijn de ruimtelijke verhoudingen sterk veranderd; zo is bijvoorbeeld de bronchiolus respiratorius in werkelijkheid een vrij korte structuur; de bronchiolus terminalis ontstaat ook niet uit de eerste vertakking van een bronchiolus.

### HET GELEIDENDE DEEL

Het geleidende deel heeft een tweeledige functie:
1. het verschaffen van een weg waarlangs de lucht van en naar de longen gaat;
2. het bevochtigen, verwarmen en reinigen ('conditioneren') van de ingeademde lucht.

Teneinde een onbelemmerde aan- en afvoer van de ingeademde lucht mogelijk te maken is het geleidende deel opgebouwd uit een complex van kraakbeen, elastische vezels en glad spierweefsel, dat de wand voldoende steun en een zekere mate van vervormbaarheid geeft.

Het **kraakbeen** is hyalien van bouw; alleen in de larynx komt enig elastisch kraakbeen voor. Het kraakbeen in de wand van de trachea is U-vormig; in de bronchiën heeft het de vorm van ringen of onregelmatige platen. Het kraakbeen voorkomt dat de wand bij expiratie samenvalt, waardoor de luchtafvoer belemmerd zou worden.

**Elastische vezels** zijn vooral gelegen in de lamina propria direct onder het epitheel. De concentratie van elastische vezels is omgekeerd evenredig met de doorsnede van de desbetreffende buis: de kleinste bronchioli hebben relatief het grootste aandeel elastine.

Bundels glad spierweefsel, meestal circulair gerangschikt, komen voor van de trachea tot aan de ductuli alveolares. Dit gladde spierweefsel voorkomt dat bij inademen de buizen van het geleidingssysteem te sterk worden opgerekt, hetgeen zou leiden tot een nutteloze toename van de dode ruimte.

Een belangrijke functie van het geleidende deel is de '**conditionering**' van de ingeademde lucht door bevochtiging, verwarming en reiniging. Vanuit de trachea neemt de gezamenlijke diameter van de luchtwegen sterk toe waardoor de luchtstroomsnelheid afneemt. Hierdoor vallen ingeademde stofdeeltjes, bacteriën, virussen en antigenen neer op het slijmvlies. Het slijmvlies van het geleidende deel is bekleed met respiratorisch epitheel, bevat veel klieren en een uitgebreide vaatplexus in de lamina propria. De lucht wordt tijdens het transport naar de alveoli niet alleen bevochtigd tot een vochtigheidsgraad van honderd procent, maar ook opgewarmd en gereinigd, waardoor de alveoli worden beschermd tegen droogte, koude en ongerechtigheden vanuit de buitenwereld. Stof en andere deeltjes worden door de neusharen (vibrissae) vóór in de neusholte tegengehouden.

### Respiratorisch epitheel

Het grootste deel van de luchtwegen is bekleed met een meerrijig epitheel met trilharen, dat veel slijmbekercellen bevat: het **respiratorisch epitheel**. Deze naam is echter misleidend, aangezien over dit epitheel geen gaswisseling plaatsvindt.

Het vestibulum nasi is met meerlagig niet-verhoornend plaveiselepitheel bekleed; in de laatste vertakkingen van de bronchiale boom wordt het epitheel eenlagig cilindrisch en vervolgens kubisch in de terminale bronchioli. De alveoli, ten slotte, worden bekleed door een eenlagig plat epitheel.

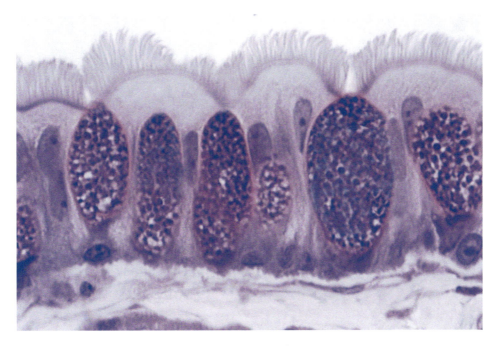

*Figuur 18.2  LM-opname van de trachea met typisch respiratorisch epitheel.*
Let op het cilindrisch trilhaarepitheel met slijmbekercellen. PT-kleuring. Sterke vergroting.

Het aantal **slijmbekercellen** neemt in de kleinere bronchi af; in de terminale bronchioli ontbreken zij geheel. Het trilhaarepitheel zet zich daar echter nog wel voort: hierdoor wordt voorkomen dat zich slijm in het feitelijke respiratoire deel, de gaswisselingszone, ophoopt. De slijmlaag, die stofdeeltjes en wateroplosbare gassen (bijvoorbeeld $SO_2$ en ozon) opvangt, drijft als het ware op een dun vloeibaar laagje, uitgescheiden door de sereuze klieren in de lamina propria. De **trilharen** bewegen deze vloeistoflaag tezamen met de oppervlakkige slijmlaag als een soort transportband ('tapis roulant') naar de keelholte, waar het aangevoerde materiaal meestal wordt doorgeslikt of uitgehoest. De sereuze en muceuze secretieproducten zijn verder van betekenis voor het bevochtigen van de ingeademde lucht, waardoor uitdroging van het alveolaire epitheel voorkomen wordt.

Bij **elektronenmicroscopisch onderzoek** heeft men vijf verschillende celtypen in het respiratorisch epitheel kunnen onderscheiden.

Het meest talrijk zijn de **trilhaardragende cilindercellen**. Elke cel heeft ongeveer driehonderd ciliën aan zijn oppervlak (fig. 18.2 t/m 18.4), die bevestigd zijn aan de basale lichaampjes in het apicale cytoplasma. Voor de trilhaarslag is ATP noodzakelijk, afkomstig van de talrijke kleine mitochondriën (zie ook hoofdstuk 4).

> Bij patiënten met het **syndroom van Kartagener (primaire ciliaire dyskinesie)**, vroeger ook wel '**immotile cilia syndrome**' genoemd, komen veel chronische luchtweginfecties voor. De oorzaak van deze afwijking is een structureel defect in het eiwit **dyneïne**, dat essentieel is voor de trilhaarslag (hoofdstuk 3). Naast chronische luchtweginfecties treedt bij mannelijke patiënten ook verminderde fertiliteit op door slechte beweeglijkheid van de spermatozoën. Ook treedt vaak een situs inversus viscerum (links-rechtsverwisseling van de ligging der inwendige organen) op. Waar onder normale omstandigheden, in een vroeg stadium van ontwikkeling, trilharen door een gerichte vloeistofstroom met daarin groeihormonen ervoor zorgen dat het hart en overige inwendige organen zich op de juiste plaats ontwikkelen, ontstaat er bij gestoorde trilhaarfunctie een kans van 50% op een omgekeerde ontwikkeling.

De cel die na de trilhaarcel het meest voorkomt, is de **slijmbekercel** (fig. 18.2, 18.5) met zijn typische ophoping van secretiekorrels in het apicale cytoplasma (zie ook hoofdstuk 4).

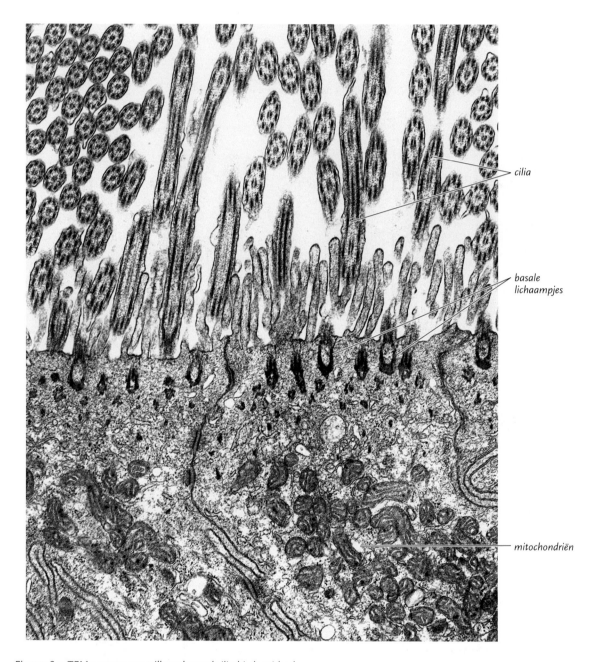

*Figuur 18.3 TEM-opname van trilhaardragend cilindrisch epitheel.*
De microtubuli van de ciliën zijn dwars en schuin aangesneden. In het apicale deel van de cel bevinden zich de basale lichaampjes waaruit de ciliën ontspringen. Iets lager bevindt zich een ophoping van mitochondriën, die een rol spelen bij de energieproductie die nodig is voor de ciliaire beweging. In het midden verbindingscomplexen (o.a. desmosomen) tussen de apicale celgedeelten. Let ook op het voorkomen van microvilli tussen de trilharen. 9200 ×.

Een derde type cilindrische cellen wordt gevormd door de zogenoemde **borstelcellen** ('brush cells'), die gekarakteriseerd worden door veel en lange microvilli op het apicale celoppervlak (fig. 18.4, onderste figuur, grote pijlen). Aan het basale oppervlak bevinden zich afferente zenuwuiteinden: borstelcellen worden beschouwd als sensorische receptorcellen.

De **basale cellen** zijn afgeronde of piramidevormige cellen, die op de lamina basalis van het epitheel rusten en waarvan de top niet tot aan het epitheelop-

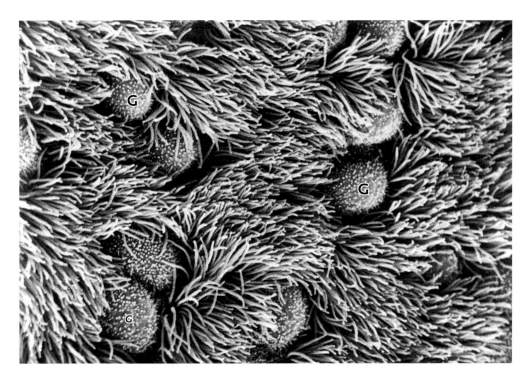

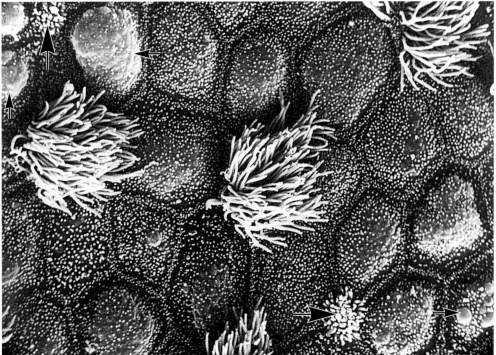

*Figuur 18.4  SEM-opnamen van het oppervlak van respiratorisch slijmvlies van de rat.*
In de bovenste figuur is het grootste deel van het oppervlak met trilharen bezet. G: 'goblet cells' of slijmbekercellen.
In de onderste figuur is het opwellen zichtbaar van slijm dat zich uit de slijmbekercellen (kleine pijlen) over het oppervlak verspreidt. De grote pijlen wijzen naar borstelcellen.
5000 ×. (opname P. Andrew)

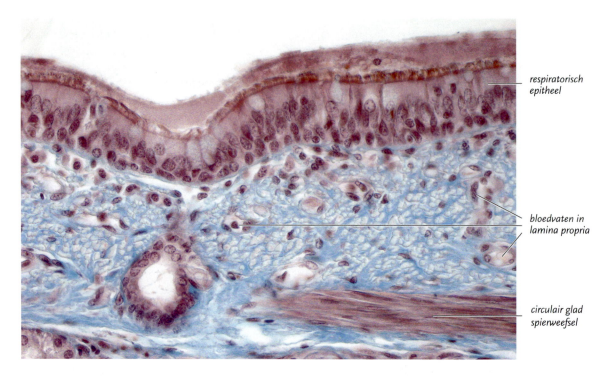

*Figuur 18.5  LM-opname van de mucosa van een grote bronchus met karakteristiek respiratorisch epitheel.*
Een meerrijig hoogcilindrisch trilhaarepitheel met slijmbekercellen (blauw aankleurende cellen zonder trilharen aan het oppervlak). Dit epitheel speelt een belangrijke rol bij het reinigen en bevochtigen van ingeademde lucht. Let op de slijmlaag over de trilharen ('tapis roulant'). Let ook op de bloedvaatjes in de lamina propria. De witroze uitsparingen te midden van blauwe collageenvezels representeren elastinevezels. Mallorykleuring. Middelsterke vergroting. (opname P. Nieuwenhuis)

pervlak reikt. Ze hebben de cytologische kenmerken van een onrijpe cel en zijn waarschijnlijk te beschouwen als generatieve stamcellen van het epitheel, die kunnen delen en tot andere celtypen kunnen differentiëren.

endocriene systeem (DNES, zie ook hoofdstuk 4). Zij zouden een rol spelen bij de regulering van secretieprocessen in het slijmvlies.

Alle cellen die in het respiratorisch epitheel voorkomen, liggen op de basale membraan.

> Van de neusholte tot en met de larynx kan op sommige plaatsen (bijvoorbeeld epiglottis en stembanden) die blootgesteld zijn aan een directe luchtstroom (mechanische wrijving), **meerlagig** plaveiselepitheel in plaats van respiratorisch epitheel voorkomen. Dit verschijnsel noemt men **metaplasie**. Dit type epitheel kan beter weerstand bieden aan mechanische krachten, aangezien het stevig aan de onderlaag is bevestigd.

> Vergelijkenderwijs is bij **rokers** het aantal slijmbekercellen relatief toegenomen als reactie op de inademing van fijne stofpartikels en gasvormige verontreinigingen ($CO$, $SO_2$). De hiermee gepaard gaande afname van het aantal trilhaarcellen (mogelijk ook door inwerking van het koolmonoxide uit de rook) leidt echter tot een tragere voortbeweging van de slijmlaag. In de kleinere vertakkingen van de bronchiale boom kan hierdoor overvulling met slijm optreden, dat met hoesten moet worden verwijderd

Het vijfde celtype is de **kleine korrelcel**, die wordt gekenmerkt door een groot aantal basaal gelegen granula. Deze cellen behoren tot het diffuse neuro-

## Neusholte

De neusholte bestaat uit het direct met de buitenwereld communicerende **vestibulum nasi** (voorhof van de neus) en de meer inwendig gelegen **fossae nasales** (neusholten in engere zin), van elkaar gescheiden door het neustussenschot, het **septum nasi**.

## Vestibulum nasi

Het **vestibulum** is het begin van het geleidende deel en staat via de **nares** (neusgaten) met de buitenwereld in open verbinding. Het vestibulum wordt bekleed door een meerlagig verhoornend plaveiselepitheel, dat via een niet-verhoornend plaveiselepitheel in het respiratorisch epitheel van de fossae nasales overgaat. In de submucosa komen talrijke zweet- en talgklieren voor, tezamen met de follikels van de dikke neusharen (**vibrissae**).

## *Fossae nasales*

In de schedel liggen twee **neusholten**, gescheiden door het benige neustussenschot. In de neusholte bevinden zich links en rechts, symmetrisch ten opzichte van het neustussenschot, drie dunne met slijmvlies beklede botplaten (**conchae**), die het inwendig oppervlak van de neusholte sterk vergroten. De middelste en onderste daarvan zijn geheel met respiratorisch epitheel bekleed; de bovenste concha en het dak van de neusholte dragen het reukslijmvlies (hoofdstuk 10). De vormgeving van deze conchae bevordert het conditioneren van de inademingslucht door vergroting van het contactoppervlak en door het veroorzaken van wervelingen in de binnenkomende luchtstroom. De middelste en onderste concha vertonen hierdoor vaak meerlagig plaveiselepitheel (metaplastische verandering).

> Allergische reacties (hooikoorts) of ontstekingsreacties als gevolg van een infectie veroorzaken een zodanige zwelling dat de passage van lucht aan beide zijden tegelijk wordt belemmerd, met als gevolg een sterk bemoeilijkte ademhaling door de neus. De venenplexus voor op het neustussenschot is een bekende bron van neusbloedingen (locus Kiesselbachi).

In de lamina propria van de middelste en onderste concha bevinden zich grote venenplexussen, die men wel **zwellichamen** noemt. Om de twintig tot dertig minuten worden de zwellichamen aan één zijde met bloed gevuld, waardoor het slijmvlies daar ter plaatse gaat zwellen en de passage van lucht geheel of vrijwel geheel tot staan komt. Gedurende deze periode passeert het merendeel van de lucht door de andere neusholte. Hierdoor wordt het respiratorisch slijmvlies van elk van de beide neusholten beurtelings in staat gesteld zich te herstellen van uitdroging

Naast de zwellichamen heeft de neusholte een rijk en complex vaatsysteem, waarbij de hoofdrichting van de bloedstroom van achter in de neusholte naar voren is. Dit systeem functioneert als een warmtewisselaar: het verwarmt de inademingslucht volgens een tegenstroomprincipe.

## Neusbijholten

De **neusbijholten** (**sinus paranasales**) zijn holten in het os frontale, het os maxillare, het os ethmoidale en het os sphenoidale; zij zijn bekleed met een respiratorisch epitheel met weinig slijmbekercellen. De lamina propria bevat slechts weinig klieren en gaat over in het onderliggende periost. De neusbijholten staan via kleine openingen in verbinding met de neusholte. Het slijm en andere secretieproducten van de neusbijholten worden door de activiteit van de trilhaarcellen afgevoerd naar de neusholte.

> **Sinusitis** is een ontstekingsproces van de neusbijholten. Dit ontstekingsproces kan gemakkelijk chronisch worden als gevolg van obstructie (als gevolg van zwelling) van de afvoeropeningen. Chronische sinusitis komt ook veel voor bij het syndroom van Kartagener (deficiënte trilhaarfunctie) of bij patiënten met 'cystic fibrosis' omdat bij deze patiënten het slijm zeer taai is, waardoor de trilharen hun werk niet kunnen doen.

## Farynx

Bij neusademhaling passeert de lucht uit de neus onderweg naar de larynx de farynx en kruist daarbij de tractus digestivus. In het bovenste deel van de farynx, de **nasofarynx**, monden ter linker- en rechterzijde de tubae auditivae (buizen van Eustachius) uit. In het dak van de nasofarynx bevindt zich ook de faryngeale tonsil (het adenoïd). De nasofarynx wordt grotendeels bekleed door respiratorisch epitheel. Het bindweefsel

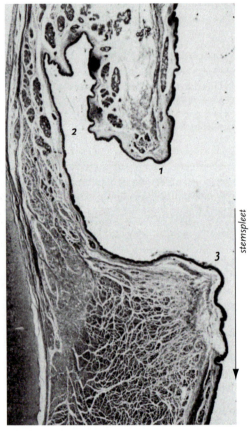

*Figuur 18.6 Frontale snede door de menselijke larynx.*
1. Plica ventricularis met aan de linkerachterzijde klierpakketten.
2. Zijdelingse inham achter plica ventricularis (ventriculus laryngis).
3. Plica vocalis, met daaronder de massa van de m. vocalis.
NB: De figuur laat slechts de helft van de wand van de stemspleet zien! De veranderingen in het epitheeltype zijn bij deze vergroting niet vast te stellen. HE-kleuring. 6 ×.

onder het epitheel in de farynx is dicht van bouw en bevat veel elastische vezels.

## Larynx

De **larynx** is een buisvormig orgaan dat de farynx met de trachea verbindt. In de wand gelegen grotere kraakbeenstukken (het cartilago thyroidea, het c. cricoidea en de grootste van de cc. arytenoideae) bestaan uit hyalien kraakbeen; op oudere leeftijd kunnen hierin verkalkingen optreden. De kleinere kraakbeenstukken (de epiglottis, de cc. cuneiformes, de cc. corniculatae en de toppen van de arytenoideae) bestaan uit elastisch kraakbeen. Deze kraakbeenstukken zijn door ligamenten met elkaar verbonden, terwijl de meeste actief kunnen bewegen door de intrinsieke musculatuur van de larynx.

De larynx is betrokken bij het openhouden van de luchtweg, bij de stemvorming (zie hierna), en bij het slikmechanisme.

De **epiglottis**, die van de voorste rand van de larynx naar boven steekt, reikt tot in de farynx en heeft derhalve een linguale (voor-) en een laryngeale (achter-)zijde. De gehele linguale zijde en de bovenkant van de laryngeale zijde zijn bekleed met meerlagig niet-verhoornend plaveiselepitheel. Naar de basis van de epiglottis aan de laryngeale zijde gaat het epitheel over in een meerrijig cilinderepitheel met trilharen en slijmbekercellen (respiratorisch epitheel). In de lamina propria komen hier gemengde seromuceuze klieren voor. De epiglottis fungeert als klep en moet voorkomen dat er voedsel in de trachea komt.

Onder de epiglottis vormt het slijmvlies van de larynx twee paar sagittaal verlopende plooien die van opzij in het lumen van de larynx uitsteken. Het bovenste paar, de **plicae ventriculares** ('valse stembanden'), is bekleed met respiratorisch epitheel. In de losmazige lamina propria liggen vele seromuceuze klieren (fig. 18.6). Deze plooien kunnen het lumen wel vernauwen, maar dit niet geheel afsluiten. Dit is wel het geval met de daaronder gelegen stembanden (**plicae vocales**, 'ware stembanden') die tezamen de stemspleet, **rima glottidis**, vormen.

De stembanden zijn bekleed met een meerlagig niet-verhoornend plaveiselepitheel. Daaronder liggen dicht opeengepakte bundels van parallel gerangschikte elastische vezels, die tezamen het **ligamentum vocale** (links en rechts) vormen. Parallel aan deze vezels lopen bundels dwarsgestreepte spiervezels, de beide **musculi vocales**, die door hun variabele tonus de stemhoogte kunnen variëren.

> Klinisch is het verschil in bouw tussen de plicae ventriculares, die uit celrijk losmazig bindweefsel bestaan met veel mestcellen en pakketten klierweefsel, en de straf gebouwde plicae vocales (de glottis) van grote betekenis (fig. 18.6). Bij reactieve zwelling van het larynxslijmvlies, bijvoorbeeld door een ontsteking of anafylactische reactie, kunnen de plicae ventriculares een zo sterke **oedemateuze zwelling** vertonen dat de luchtweg geheel kan worden afgesloten. Dit wordt klinisch – ten onrechte – wel '**glottisoedeem**' genoemd.

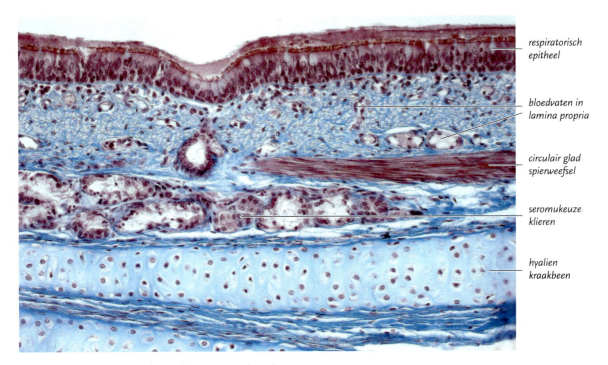

*Figuur 18.7 LM-opname van de wand van een grote bronchus.*
Merk op dat het kraakbeen geen continuüm meer vormt, terwijl er nu wel spierweefsel aanwezig is. Hierdoor wordt regulering van de diameter van de bronchus en verderop de bronchioli mogelijk. Het circulair gerangschikte gladde spierweefsel grenst de mucosa af van de submucosa, waarin zich een klierpakket bevindt. Mallorykleuring. Lage vergroting. (figuur 18.5 is een uitvergroting van een deel van deze afbeelding – opname P. Nieuwenhuis)

## Trachea

De **trachea** is een buis die verloopt van de basis van de larynx (het cartilago cricoidea) tot de plaats waar deze zich splitst in de twee primaire (hoofd)bronchi.

De wand van de trachea is bekleed met respiratorisch epitheel (fig. 18.4).

De lamina propria bestaat uit celrijk bindweefsel met veel elastische vezels. In de los geweven submucosa liggen talrijke seromuceuze kliertjes. Daarbuiten ligt hyalien kraakbeen in de vorm van zestien tot twintig U-vormige ringen. In het open gedeelte van deze ringen (achterzijde) bevindt zich bindweefsel (**paries membranaceus**), dat rijk is aan collagene en elastische vezels, en ook aan glad spierweefsel. De slokdarm ligt tegen het deel van de trachea waar de open ringen gelegen zijn.

Het spierweefsel bevat zowel longitudinaal als transversaal verlopende bundels. Bij de ademhalingsbewegingen wordt de trachea door deze spieren ritmisch verkort en vernauwd.

Bij hoesten wordt, na een diepe inademing, de glottis gesloten en worden de ademhalingsspieren aangespannen. Hierdoor wordt een hoge druk opgebouwd in de luchtwegen. Door de glottis plotseling te openen ontstaat een hoge, explosieve luchtstroom in de richting van de mond-keelholte waardoor slijm vanuit de grote luchtwegen naar buiten wordt gebracht. Hoesten kan worden opgewekt door prikkeling van de 'irritant receptors' in de luchtwegen of bewust worden uitgevoerd. Hoesten komt voor als gevolg van ziekteprocessen in de luchtwegen, zoals infecties of longkanker, of bij chronische aandoeningen van de luchtwegen zoals astma, COPD of 'cystic fibrosis'.

## De bronchiale boom

De trachea deelt zich bij de zogenoemde bifurcatie in de twee **primaire bronchi** of **hoofdbronchi**, die bij de hilus de long binnendringen (fig. 18.1). Hier treden ook de arteriën binnen en verlaten de venen en lymfevaten het orgaan.

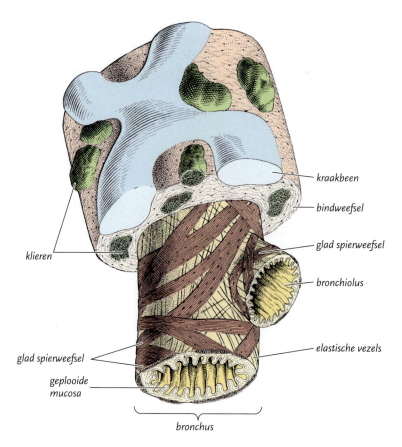

*Figuur 18.8 Ruimtelijke weergave van een bronchus en een bronchiolus met onderbroken spierlaag.*
Glad spierweefsel is in de gehele bronchiale boom aanwezig, tot en met de bronchiolus respiratorius. Bij contraheren van deze spierbundels wordt de mucosa geplooid. De elastische vezels in de bronchi blijven als een netvormige laag in de wand aanwezig in de bronchioli. De onregelmatige kraakbeenplaat van de bronchuswand (lichtblauw in de figuur) is op twee plaatsen aangesneden. De adventitia is niet afgebeeld in deze figuur.

De primaire bronchi verlopen naar caudo-lateraal en vertakken zich nog in het hilusgebied in **secundaire** of **lobaire bronchi**, twee aan de linkerzijde en drie aan de rechterzijde, waarbij elk van deze takken met een lobus in verbinding staat. Longkwabben (lobi) zijn van elkaar gescheiden door de viscerale pleura.

Elke lobus bestaat uit enkele piramidevormige **segmenten**, die door een laagje bindweefsel van elkaar gescheiden zijn. Aan de top van een longsegment treedt, als afsplitsing van de lobaire bronchus, de **segmentale bronchus** het segment binnen, tezamen met bloedvaten. Een segment is het kleinste, chirurgisch afgrensbare, longgedeelte met een eigen bloedvoorziening. Op hun beurt bestaan de segmenten weer uit een aantal kleinere kwabjes, de **lobuli** (fig. 18.21) voorzien van **intralobulaire bronchioli**. Tussen de lobuli bevinden zich nog wel bindweefselschotjes; hierin verlopen echter de kleinste vertakkingen van de v. pulmonalis en lymfevaten (fig. 18.21), waardoor de lobuli niet meer los van elkaar te prepareren zijn.

De lobulaire bronchioli vertakken zich in de lobuli tot vijf à zeven **bronchioli terminales**, waaruit **bronchioli respiratorii** ontspringen. Deze eindigen vervolgens in de **ductuli alveolares**. Hierna volgt nog een twee- tot drietal splitsingen totdat het eindpunt, de **sacculus alveolaris**, is bereikt (fig. 18.11).

De grenzen van de lobuli zijn meestal aan het longoppervlak zichtbaar als een fijn netwerk, dat het gevolg is van de geleidelijke ophoping van met stof en roetdeeltjes beladen macrofagen in de lymfevaten in de interlobulaire septa (fig. 18.21).

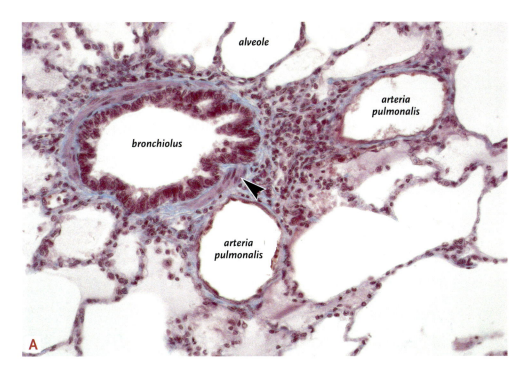

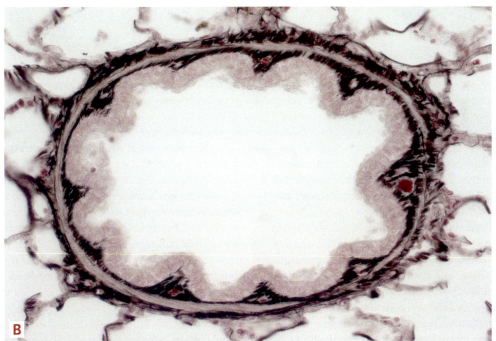

Figuur 18.9  LM-opname van een dwarsdoorsnede door een bronchiolus.
A   Het min of meer stervormige lumen van de bronchiolus (linksboven) is een artefact, dat postmortaal ontstaan is door de contractie van de laag glad spierweefsel met als gevolg plooivorming van de mucosa (o.a. kubisch epitheel). Let op de takken van de begeleidende a. pulmonalis (deze heeft zich kennelijk net gesplitst). Merk op dat het gladde spierweefsel (pijlkop) geen continue ring (meer) is. Mallorykleuring. Middelsterke vergroting.
B   Idem als A maar nu voor elastine gekleurd. Let op de aanwezigheid van elastine in de mucosa en buiten de spierlaag, waar continuïteit is met het elastine in de alveolewanden. De roze binnenlaag is het bronchiolusepitheel. Elastinekleuring. Middelsterke vergroting. (opnamen P. Nieuwenhuis)

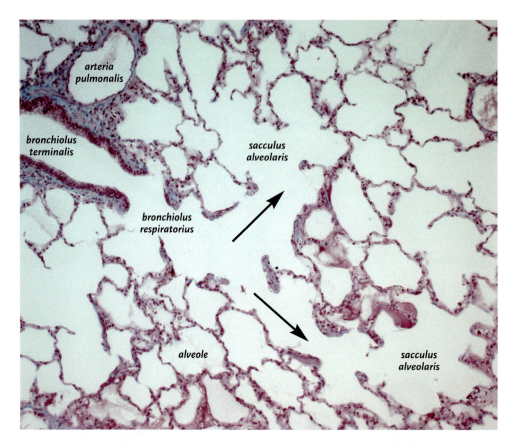

*Figuur 18.10 LM-opname van een bronchiolus terminalis met aansluitend een bronchiolus respiratorius en alveolengangen (pijlen). Let op het bronchiolusbegeleidende takje van de a. pulmonalis. Let op de ribben langs de alveolengangen. Mallorykleuring. Lage vergroting. (opname P. Nieuwenhuis)*

## Bronchi

Elke primaire bronchus vertakt zich dichotoom negen- tot twaalfmaal, waarbij elke volgende vertakking geleidelijk kleiner wordt, tot een diameter van ongeveer 5 mm is bereikt (fig.18.8).

De wand van de bronchus is, net als de trachea, bekleed met respiratorisch epitheel. De lamina propria van de bronchi is onder andere rijk aan elastische vezels en bevat vele seromuceuze klieren (fig. 18.7). In het epitheel en het losmazige bindweefsel van de lamina propria komen veel lymfocyten voor, die op sommige plaatsen (vooral bij vertakkingen) follikels vormen, het 'bronchus-associated lymphoid tissue' (BALT, zie hoofdstuk 15).

In de lamina propria is het gladde spierweefsel spiraalsgewijs rondom het lumen gelegen (fig. 18.8). Hier bevindt zich ook (vooral bij de grotere bronchi) een venenplexus, die van betekenis is bij de verwarming van de ingeademde lucht.

In de wand van de bronchi gaan de kraakbeenringen over in onregelmatige platen, die het lumen nog geheel omgeven (fig. 18.7). Bij kleinere bronchi liggen er losse stukken kraakbeen in de wand; deze zijn nog wel onderdeel van grotere complexen.

Bij de kleinste bronchusvertakkingen neemt het epitheel in hoogte af en wordt de lamina propria dunner. De gladde spierbundels nemen relatief in omvang toe terwijl het kraakbeen uiteindelijk geheel ontbreekt.

## Bronchioli

**Intralobulaire bronchioli**, met een diameter van 5 mm of minder (fig. 18.8 en 18.9), hebben geen kraakbeen of klieren meer in hun wand.

Het beginsegment is nog bekleed met respiratorisch epitheel (meerrijig epitheel met trilhaarcellen en slijmbekercellen). Dit epitheel wordt al snel vervangen door eenlagig cilindrisch epitheel zonder slijmbekercellen. Bij de laatste vertakkingen, de

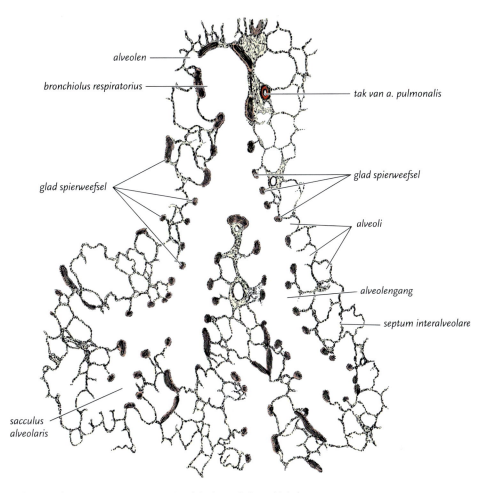

*Figuur 18.11  Schematische weergave van een terminaal deel van de bronchiale boom.
Het gladde spierweefsel in de wand van de alveolengang zet zich niet om de alveoli voort.*

**bronchioli terminales**, wordt dit een eenlagig kubisch epitheel, nog steeds met trilharen. Het epitheel van de bronchioli bevat verder nog in het lumen uitpuilende **Clara-cellen** (fig. 18.13).

Clara-cellen tonen het beeld van secernerende cellen met apicale secreetgranula. Clara-cellen zouden de functie van type-II-cellen (zie onder) ondersteunen en bijdragen aan de vorming van surfactant (zie hierna). Daarnaast zouden ze een lokaal anti-inflammatoir effect hebben. In de lamina propria bevindt zich circulair gerangschikt glad spierweefsel.

Onder het gladde spierweefsel bevinden zich veel elastische vezels, die in de omgeving uitstralen. Bij inademing worden deze elastische vezels opgerekt, hetgeen bijdraagt tot de doorgankelijkheid van de bronchioli (fig. 18.9B).

Het **spierweefsel van bronchi en bronchioli** staat onder invloed van de n. vagus en het orthosympathische zenuwstelsel. Prikkeling van de vagus doet de diameter van deze structuren afnemen, terwijl stimulering van de orthosympathicus een tegengesteld effect veroorzaakt. Dit is de reden voor het feit dat men bij astma-aanvallen, die worden gekenmerkt door een spasme van de gladde musculatuur, adrenaline en andere sympathicomimetische stoffen geeft om de spieren tot verslapping te brengen. De verhoogde luchtweerstand bij een **astma-aanval** is hoofdzakelijk toe te schrijven aan contractie van de bronchiolaire musculatuur.

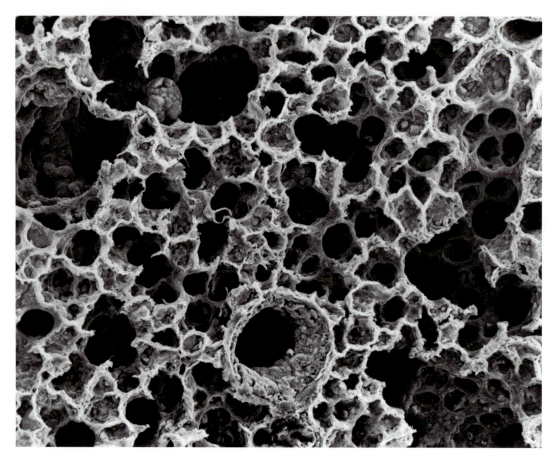

*Figuur 18.12  SEM-opname van een breukvlak door longweefsel waarin de ruimtelijke structuur van het longweefsel is te zien. Middenonder een doorsnede van een bronchiolus. 250 ×. (opname W.L. Jongebloed)*

### Bronchioli respiratorii

Elke bronchiolus terminalis splitst zich in een aantal **bronchioli respiratorii**, die de overgang vormen van het geleidende deel naar het respiratoire deel (fig. 18.10 en 18.11). Hier komen de eerste alveolaire uitstulpingen voor.

De buisvormige delen van de bronchioli respiratorii hebben een kubisch epitheel dat al bij het begin zijn trilharen verliest. In het elastinerijke bindweefsel onder het epitheel komen verspreid liggende bundels glad spierweefsel voor.

### LONGWEEFSEL IN ENGERE ZIN

### Ductuli alveolares en sacculi alveolares

Een bronchiolus respiratorius deelt zich nog in een aantal **ductuli alveolares** (alveolengangen): hier bestaat de wand uit een aaneenschakeling van alveoli (fig. 18.11). De wand is bekleed met hetzelfde epitheel als de alveoli, terwijl hieronder een smalle strook glad spierweefsel is gelegen. Dit gladde spierweefsel is in een lengtedoorsnede van een ductulus als knopvormige verdikking ('ribben') tussen de naast elkaar gelegen alveoli te zien (fig. 18.11). Een ruimtelijk complex van collagene en elastische vezels vormt de enige steun voor de ductulus en zijn alveoli.

De ductulus alveolaris eindigt in een verwijde ruimte of **atrium**, waaruit twee of meer **sacculi alveolares** ontspringen. De overgrote meerderheid van de **alveoli** in de long ontspringt aan de sacculi alveolares.

Rondom het geheel van atrium, sacculi alveolares en alveoli bevindt zich een complex netwerk van collagene en elastische vezels, dat zich concentreert in de vrije rand van de alveoli. De elastische vezels maken het mogelijk dat de alveoli, die bij inspiratie worden opgerekt, bij expiratie weer kleiner worden. Het collageen voorkomt overrekking van het kwetsbare geheel van dunne alveolaire septa met de daarin verlopende capillairnetten.

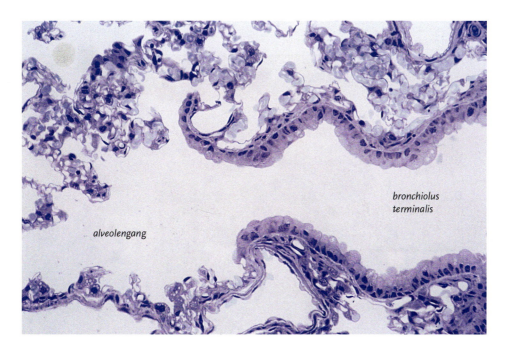

*Figuur 18.13 LM-opname van de overgang van een bronchiolus terminalis (rechts) naar een alveolengang (links). Let op de Clara-cellen die in het lumen van deze bronchiolus terminalis uitpuilen. PT-kleuring. Middelsterke vergroting.*

## Alveoli

**Alveoli** zijn zakvormige uitstulpingen in de wand van een bronchiolus respiratorius, ductulus alveolaris of sacculus alveolaris. De alveoli bepalen het sponsachtige karakter van de long (fig. 18.12). Over de wand van de alveoli vindt de gaswisseling plaats. Alveoli zijn onderling gescheiden door een **interalveolair septum**, dat is opgebouwd uit twee lagen **alveolair epitheel** met daartussen een **interstitium**, waarin zich de longcapillairen bevinden, evenals een netwerk van collagene en elastische vezels. In dit interstitium komen behalve endotheelcellen en fibrocyten ook in wisselende aantallen macrofagen, leukocyten en andere vrije cellen van het bindweefsel voor (fig. 18.13).

Alveoli staan met elkaar in verbinding door middel van interalveolaire poriën (fig. 18.14 en 18.16A). Deze openingen met een diameter van circa 10 μm bevorderen de verdeling van de gassen over de alveoli.

## Bloed-gasbarrière

De lucht in de alveoli wordt van het capillaire bloed gescheiden door een samengestelde laag bestaande uit (fig. 18.15 en 18.17):

1. alveolair plaatepitheel (waarover nog een laag surfactant, zie hierna);
2. de lamina basalis van het epitheel;
3. interstitieel bindweefsel;
4. de lamina basalis van het endotheel;
5. endotheel van de longcapillairen.

Op veel plaatsen zijn de beide laminae basales met elkaar versmolten, zodat de barrière tussen lucht en bloed tot een minimum is gereduceerd. De dikte hiervan is gemiddeld 0,5 μm (fig. 18.16B en fig. 18.17). De zuurstof uit de alveolaire lucht diffundeert naar de erytrocyten in het bloed van de capillairen via de eerder genoemde lagen, waar het wordt gekoppeld aan hemoglobine; kooldioxide diffundeert in omgekeerde richting. Het vrijmaken van $CO_2$ uit $H_2CO_3$ wordt gekatalyseerd door het enzym koolzuuranhydrase, dat in hoge concentratie in de rode bloedcellen voorkomt.

## Ontwikkeling alveoli

De longen bij de volwassen mens bevatten elk ruwweg 300 miljoen alveoli, waarvan het totale oppervlak wordt geschat op 140 m². In de loop van het leven zullen de alveoli aanzienlijke veranderingen ondergaan. Bij de geboorte zijn er slechts circa 24 miljoen alveoli, die door betrekkelijk dikke tussenschotten worden gescheiden. Ook zijn de alveoli aanzienlijk kleiner dan in de volwassen toestand. Het totale alveolaire oppervlak is bij een pasgeborene ongeveer 3 m². De overgang van een long, gebouwd als een vertakte klier met klierbuizen bekleed met kubisch epitheel, naar

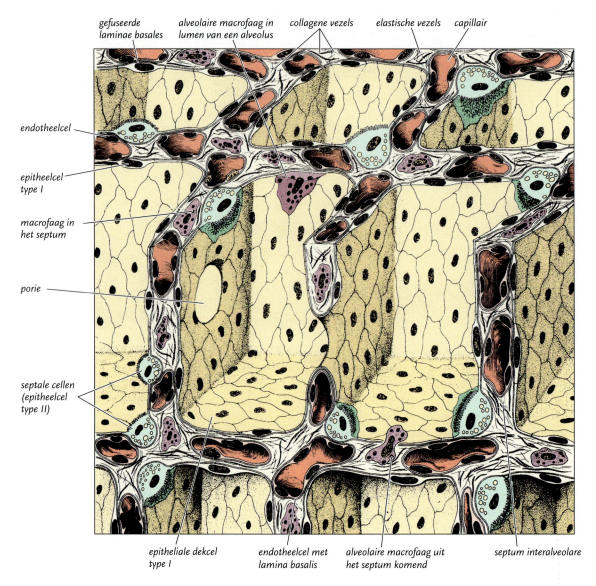

*Figuur 18.14 Driedimensionale weergave van alveolaire wanden in de long.*
Let op de ligging van de bloedvaten, het voorkomen van bindweefsel in de interalveolaire septa en de positie van de macrofagen hierin en in de alveolaire ruimten. De alveolaire ruimten staan door poriën met elkaar in verbinding. De min of meer in het lumen uitpuilende septale cellen (alveolaire cellen type II) zijn o.m. te herkennen aan de microvilli op hun oppervlak. De alveoli zijn overal bekleed met epitheelcellen van type I.

een structuur met alveoli die bekleed zijn met een sterk afgeplat epitheel, voltrekt zich bij de mens in het derde trimester van de intra-uteriene ontwikkeling, als gevolg van intra-uteriene 'ademhalingsbewegingen'. Bij de geboorte worden de alveoli, die op dat ogenblik met vruchtwater gevuld zijn, bij de eerste ademhalingsbewegingen met lucht gevuld.

> In het geval van perinatale sterfte kan de vraag rijzen of het kind al dan niet geademd heeft (levend geboren is). De beantwoording van deze vraag kan belangrijke medisch-juridische consequenties hebben. Op deze vraag kan het antwoord verkregen worden door een stukje long in water te leggen: blijft het drijven, dan heeft het kind geademd.

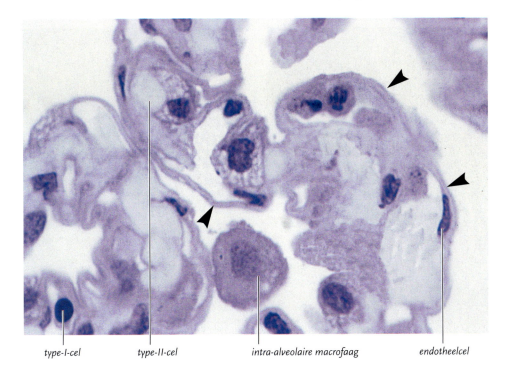

type-I-cel  type-II-cel  intra-alveolaire macrofaag  endotheelcel

*Figuur 18.15 LM-opname van een perfusiegefixeerde long.*
Let op de drielagenstructuur in de wand tussen capillair en alveole, gevormd door één gemeenschappelijke basale membraan en twee lagen cytoplasma (van endotheelcel c.q. type-I-cel) (pijlkoppen). PT-kleuring. Hoge vergroting.

Bij de verdere postnatale groei gaat het om de vorming van nieuwe alveoli in de wand van reeds bestaande buizen: bronchioli terminales worden bronchioli respiratorii en bronchioli respiratorii worden ductuli alveolares. Met de toename in aantal en grootte van de alveoli neemt ook de wanddikte van de interalveolaire septa af.

## De alveolaire wand
De **alveolaire wand** wordt door twee celtypen bekleed (fig. 18.14, 18.15 en 18.20):
1 alveolaire dekcellen (pneumocyten type I);
2 grote alveolaire cellen (pneumocyten type II, septale cellen).

### *Alveolaire dekcellen (pneumocyten type I)*
Dit zijn sterk afgeplatte epitheelcellen die alleen ter plaatse van de kern enigszins in het lumen van de alveole uitsteken. Daar de kernen vaak in groepjes bijeenliggen, is het grootste deel van het alveolaire oppervlak bekleed door een dunne (0,2 µm) kern- en organelloze laag cytoplasma (fig. 18.15). Dit dunne cytoplasma toont pinocytoseblaasjes, die een cruciale rol spelen bij de afvoer van surfactant (zie hierna) en de verwijdering van kleine verontreinigingen uit de alveolaire ruimte.

Dekcellen zijn onderling verbonden door maculae adhaerentes, terwijl occludensverbindingen, die overal rondom deze cellen voorkomen, de alveolaire ruimte van het interstitium afsluiten (fig. 18.18).

De belangrijkste functie van de alveolaire dekcellen is de vorming van een barrière van minimale dikte, die voor gassen goed doorlaatbaar is. Zij tonen geen mitosen.

### *Grote alveolaire cellen (pneumocyten type II, septale cellen)*
Dit celtype komt verspreid tussen de alveolaire dekcellen voor, waarmee zij met adhaerens- en occludensverbindingen zijn verbonden (fig. 18.15 en 18.19). Het zijn min of meer kubische cellen met een grote ronde kern met ijle chromatinestructuur, die in het lumen van de alveole uitpuilen. Zij liggen vaak in groepjes van twee of drie bijeen op plaatsen waar de alveolaire wand een hoek maakt of twee wanden bijeenkomen. Slechts 3% van het oppervlak van alveoli wordt door deze cellen ingenomen. Deze cellen zijn wel in staat tot mitotische vermeerdering, hetgeen bij regeneratie een rol speelt. Hierbij kunnen ook alveolaire dekcellen uit grote alveolaire cellen ontstaan.

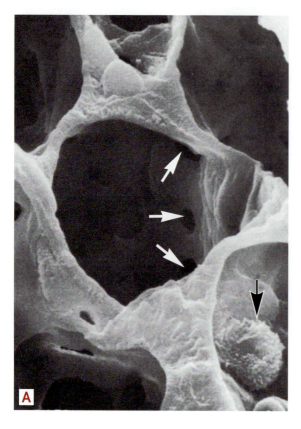 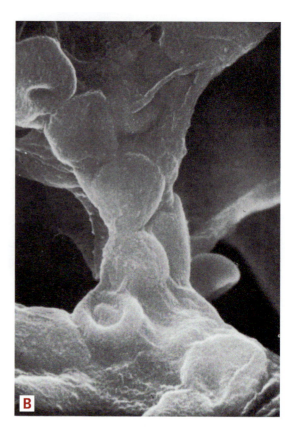

*Figuur 18.16  SEM-opname van een muizenlong.*
A   Let op de dunne schotten en poriën van de alveoli (witte pijlen). Bij de zwarte pijl een macrofaag met zijn typische geplooide membraan. 3200 ×.
B   De alveolaire wand is zo dun dat de contouren van de rode bloedcellen in een capillair doorschemeren. 67.000 ×. (bron: Greenwood, Holland 1972)

Cytologisch zijn het secretoire cellen met talrijke mitochondriën, RER, een goed ontwikkeld Golgi-netwerk en een oppervlak dat dicht bezet is met microvilli. In histologische coupes hebben zij een karakteristiek blazig of meer schuimig cytoplasma. De vacuolen bevatten opvallende **lamellaire lichaampjes** ('zebra bodies') met een gemiddelde diameter van 0,2 μm en een concentrisch-lamellaire structuur (fig. 18.19 en 18.20). De inhoud bestaat voornamelijk uit fosfolipiden (90%), maar bevat ook glycoproteïnen en eiwitten. Door exocytose wordt deze inhoud op het celoppervlak geledigd, waarna het secreet zich over het oppervlak van de alveolen verspreidt. Zo ontstaat een extracellulaire vloeistoffilm, de **surfactant**, die van groot belang is voor de longfunctie en in het bijzonder de gaswisseling. De surfactant bestaat uit een waterige, eiwitbevattende onderlaag, waar overheen een monomoleculaire laag van fosfolipiden ligt, die hoofdzakelijk bestaat uit **dipalmitoyl-fosfatidylcholine** en **fosfatidylglycerol**. De surfactant verlaagt de oppervlaktespanning van de alveolaire dekcellen op de grenslaag lucht-surfactant. Zonder surfactant zouden deze afgeplatte cellen de neiging tonen zich af te ronden. De verlaging van de oppervlaktespanning bevordert de ontplooiing van de alveolen bij de inspiratie, zodat daarvoor minder kracht nodig is.

De surfactant heeft een turnover-tijd van enkele uren. De lipoproteïnen worden uit de laag verwijderd door de pinocytoseblaasjes in de alveolaire dekcellen, macrofagen en pneumocyten type II. Er is dus een voortdurende cyclus van secretie en resorptie. De vloeistof uit de alveolaire ruimte wordt ook afgevoerd naar de bronchiale boom (het geleidende deel), waar deze zich vermengt met secretieproducten uit de bronchioli, de zogenoemde **bronchoalveolaire vloeistof**.

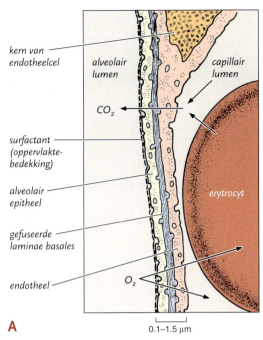

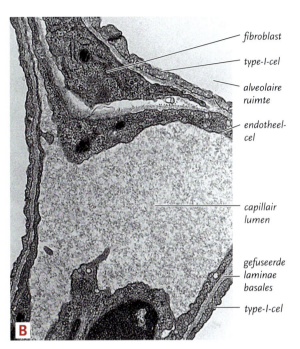

*Figuur 18.17A  De grenslaag tussen (alveolaire) lucht en bloed.* Om de rode bloedcel te kunnen bereiken, passeert het $O_2$ uit de alveolaire ruimte achtereenvolgens de oppervlakkige extracellulaire bedekking, het cytoplasma van de endotheelcel, de versmolten laminae basales, het cytoplasma van de endotheelcel en een laagje bloedplasma. Circa 30.000 ×. (bron: Ganong 1985)

*Figuur 18.17B  EM-opname van het interalveolaire septum.* Let op het capillairlumen, de alveolaire ruimte, type-I-cellen, gefuseerde basale membraan, endotheelcel en een fibroblast. 30.000 ×. (opname M.C. Williams)

### Interstitiële elementen van de alveolewand

De **endotheelcellen** van de capillairen zijn sterk afgeplat en hebben een kleinere, meer langgerekte kern dan de alveolaire dekcellen waarmee zij in een lichtmicroscopisch preparaat zouden kunnen worden verward. Het endotheel is **continu**; er zijn geen fenestrae. De meeste organellen zijn rond de celkern gerangschikt; de overige delen van het cytoplasma zijn buitengewoon dun, waardoor de gaswisseling wordt vergemakkelijkt. Het meest opvallende kenmerk van het cytoplasma van de endotheelcellen is het voorkomen van talrijke pinocytoseblaasjes.

Hoewel **alveolaire macrofagen** (fig. 18.14 en 18.15) per definitie in de alveole thuishoren, zijn zij afkomstig uit het bloed en zijn zij via het interstitium en de alveolewandbekleding in de alveolaire ruimte terechtgekomen. Het zijn grote polymorfe cellen met een uitgebreid lysosomaal apparaat, die tegen de alveolaire bekleding liggen en zich hier overheen bewegen. In de alveolaire ruimte fagocyteren zij stofdeeltjes en bacteriën. Aldus 'beladen' macrofagen worden door luchtbewegingen (ademen of hoesten) naar het geleidende deel afgevoerd. Vele met koolstofdeeltjes beladen macrofagen, die in het bindweefsel rond de bloedvaten of in de pleura worden aangetroffen, hebben nooit in de alveolaire ruimte verkeerd. Deze macrofagen, ook wel **interstitiële macrofagen**

---

Bij premature geboorte (vóór de zevende maand) hebben zuigelingen vaak een sterk bemoeilijkte ademhaling wegens onvoldoende productie van surfactant: de longen zijn nog niet 'rijp' voor het extra-uteriene bestaan. De eerste lamellaire lichaampjes in de septale cellen verschijnen in de laatste weken van de foetale ontwikkeling. Kort daarop bevindt de surfactant zich ook in de alveoli: de aanwezigheid hiervan is van bijzonder belang bij de eerste ademteugen na de geboorte, waarbij de longen zich voor het eerst met lucht vullen. Bij onvoldoende surfactantproductie ontstaat een levensbedreigende situatie: '**infant respiratory distress syndrome**'. Deze aandoening wordt ook wel **hyaliene-membraanziekte** genoemd vanwege de aanwezigheid van grote hoeveelheden met eosine aankleurend fibrine in de alveolen. De synthese van surfactant kan worden geïnduceerd (onder andere door glucocorticoïden) zodra pneumocyten type II aanwezig zijn.

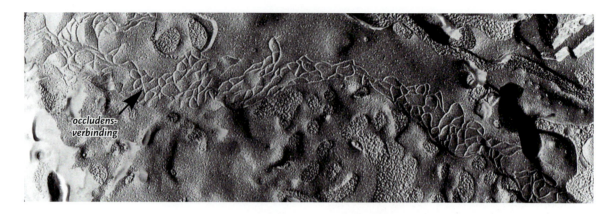

Figuur 18.18 Vriesbreekpreparaat waarin een occludensverbinding kan worden waargenomen tussen twee epitheelcellen (type I) in de alveolaire bekleding. (zie ook fig. 18.19).
25.000 ×. (opname E.E. Schneeberger)

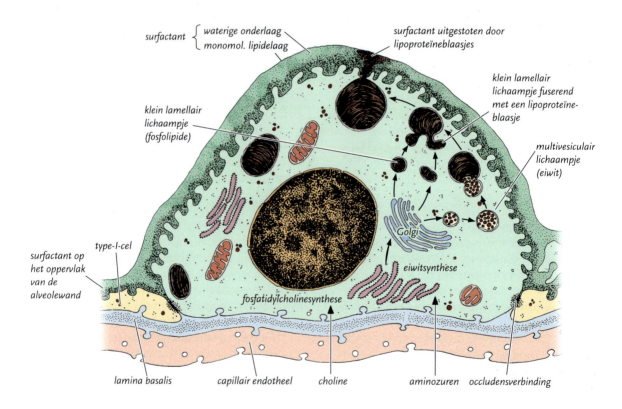

Figuur 18.19 De fysiologie van de secretie van surfactant door de septale cel (pneumocyt type II).
De surfactant bestaat uit een waterige onderlaag, waarover een monomoleculaire lipidenlaag is gelegen. Deze laatste vormt het grensvlak tussen lucht en water. Occludensverbindingen tussen septale cellen en de overige epitheelcellen van de alveolaire wand voorkomen lekkage van weefselvloeistof naar het alveolaire lumen.

genoemd, hebben stofdeeltjes gefagocyteerd, die vanuit het lumen via pinocytose (type-I-pneumocyten) in het interstitium zijn terechtgekomen.

> Bij **rokers** worden alveolaire macrofagen in groten getale in de long gevonden. De grote lysosomen daarvan zijn beladen met teerdeeltjes, waarbij destructie van de alveolewand optreedt. Destructie van het interalveolaire septum met daarmee gepaard gaande reductie van het respiratorisch oppervlak wordt **emfyseem** genoemd. Emfyseem ontwikkelt zich meestal geleidelijk en leidt uiteindelijk tot respiratoire insufficiëntie. Chronische irritatie ten gevolge van de sigarettenrook is waarschijnlijk de oorzaak van de destructie en belemmert de synthese van elastinevezels en andere onderdelen van het alveolaire septum. Emfyseem is een van de belangrijkste doodsoorzaken in de geïndustrialiseerde wereld en is duidelijk geassocieerd met roken en luchtvervuiling. **Longkanker** is de op een na meest voorkomende soort kanker bij mannen.

Naast de cellen die in het voorgaande zijn besproken, bevat het interalveolaire septum ook nog fibroblasten (en myofibroblasten), mestcellen en cellen die op 'fat storing'-cellen ('stellate cells') in de lever lijken. De fibroblasten in het interstitium synthetiseren collagene en elastische vezels en glycosaminoglycanen voor de grondsubstantie. Collageen vormt circa 20% van de massa van het parenchym; het is hoofdzakelijk collageen van het type I en III. De type-III-vezels corresponderen met de fijne collagene vezelbundels die de alveolaire wand steunen (fig. 18.14 en 18.20), terwijl de type-I-vezels meer in de wand van het geleidende deel en in de pleura voorkomen.

### Regeneratie van de alveolaire bekleding

Inhalatie van toxische gassen zoals $NO_2$ en andere irritantia (rook) kunnen de epitheliale bekleding van de alveolen ernstig beschadigen. In eerste instantie leidt dit tot een verhoogde mitotische activiteit in de overgebleven alveolaire cellen van het type II. In een tweede fase van de regeneratie transformeren cellen van type II tot de afgeplatte cellen van type I en verkrijgt de bekleding weer zijn normale aspect.

## BLOEDVATEN VAN DE LONG

Bij de vaatvoorziening van de longen kunnen **functionele (pulmonale)** en **voedende (systemische)** vaten worden onderscheiden.

> De rechterventrikel pompt zuurstofarm bloed door de **arteria pulmonalis** via het capillaire bed in het longweefsel naar het linkeratrium. Dit vaatsysteem wordt gekenmerkt door een hoog verplaatst bloedvolume bij een lage bloeddruk. Als bij inspanning de ventilatie toeneemt stijgt de pulmonale circulatie door een toename van het hartminuutvolume met een optimale afstemming tussen ventilatie en circulatie zodat een goede gaswisseling gewaarborgd is. De longvenen voeren het – nu zuurstofrijke – bloed naar het linkeratrium en via de linkerventrikel komt het onder hoge druk in de systemische circulatie.
>
> De **arteriae bronchiales** komen uit de systemische circulatie en voorzien de longen van zuurstofrijk bloed. Het belang van de bloedcirculatie vanuit de arteriae bronchiales neemt toe bij chronische infectieuze longaandoeningen. Longbloedingen komen altijd uit de bronchiale circulatie. Bij bepaalde hartgebreken treedt door stuwing in de longvaten uittreding van erytrocyten in de alveolaire ruimte op, waar deze door alveolaire macrofagen worden gefagocyteerd. In het sputum van deze patiënten kunnen deze cellen, ook wel **hartgebrekcellen ('heart failure cells', 'Herzfehlerzellen')** genoemd, worden aangetoond. Deze cellen bevatten hemosiderine, een afbraakproduct van het hemoglobine. Het interstitiële bindweefsel van het alveolaire septum kan bij capillaire stuwing of na lokale degranulatie van de mestcellen (onder invloed waarvan vocht uit de capillairen treedt) opzwellen (**longoedeem**), hetgeen de gaswisseling sterk bemoeilijkt. Onder deze omstandigheden worden de longen erg stug waardoor er een grote ademarbeid wordt gevraagd van de ademhalingsspieren en het diafragma.

> Abnormale vezelvorming (**longfibrose**) in de long is een frequent voorkomende afwijking. Blootstelling aan toxische stoffen (inhalatie) als asbest, glasvezel, silica, steenstof of bestraling wegens borstkanker kan longfibrose induceren. Bij een longfibrose is vooral het zuurstoftransport sterk gestoord.

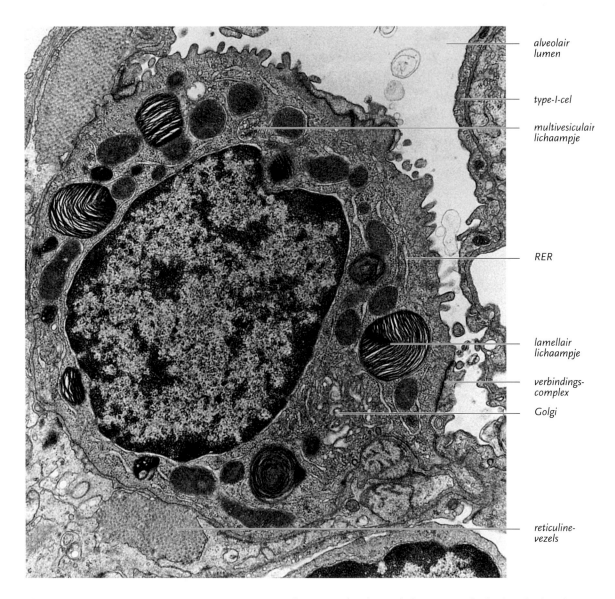

*Figuur 18.20* EM-opname van pneumocyt type II in een rattenlong, in een karakteristieke locatie, uitpuilend in het alveolaire lumen. Let op lamellaire lichaampjes, die nieuwgevormd surfactant bevatten. 17.000 ×. (opname M.C. Williams)

De **functionele circulatie** vindt plaats via de **arteriae** en **venae pulmonales**. De a. pulmonalis is van het elastische type en bevat zuurstofarm bloed. Gezien het feit dat de druk in de a. pulmonalis lager is dan elders in het arteriële systeem, is de spierlaag matig ontwikkeld. Takken van de a. pulmonalis volgen de bronchiale boom tot op het niveau van de ductulus alveolaris (fig. 18.21). Hier ontspringt uit deze takken een dicht capillairnet, gelegen in de interalveolaire septa. Dit netwerk van capillairen is met zijn vele anastomosen het dichtste capillairnet van het lichaam. De capillairen, met een diameter groter dan de dikte van het interalveolaire septum, puilen enigszins in het lumen van de alveole uit. Zij slingeren zich van alveole naar alveole, waarbij het bloed steeds meer met zuurstof wordt verzadigd.

Venulen, die dit capillairnet draineren, zijn gelegen in de interlobulaire septa (fig. 18.21). Op het niveau van de lobus voegen deze venen zich weer bij de arteriën, gelegen langs de bronchiale boom.

De **voedende vaten** zijn de takken van **bronchiale arteriën** en **venen**, die kleiner zijn dan de pulmonale vaten. De takken van de bronchiale arteriën, die uit de aorta ontspringen, lopen ook mee met de bronchiale

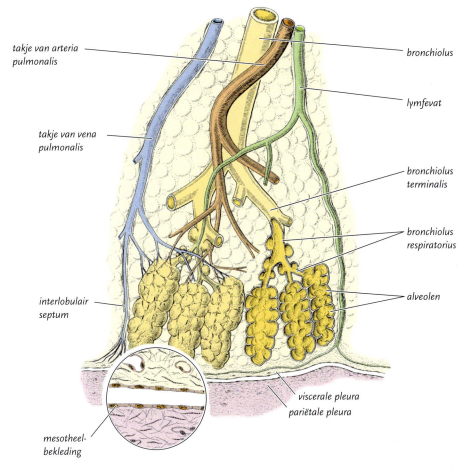

*Figuur 18.21 Bloed- en lymfecirculatie in een lobulus van de long.*
Zowel de vaten als de bronchusvertakkingen zijn buiten verhouding (te groot) getekend. In de interlobulaire septa is alleen een vene (links) of een lymfevat (rechts) getekend, hoewel beide naast elkaar in dit gebied voorkomen. Inzet: sterkere vergroting van de pleura, waarbij de mesotheliale bekleding te zien is; tussen de beide pleurabladen ligt de (spleetvormige) pleuraholte. (bron: Ham 1969)

boom en voorzien de hiermee geassocieerde structuren van zuurstofrijk bloed. Op het niveau van de bronchioli respiratorii anastomoseren zij met takken van de a. pulmonalis. De bronchiale venen zijn niet sterk ontwikkeld.

De voedende functie van de bronchiale vaten komt ook tot uiting doordat zij de vasa vasorum van de grotere stammen van het pulmonaire systeem vormen.

Kleine bloedstolsels (trombi), afkomstig uit de venen in de benen, het bekken, de buik of het rechterhart, kunnen, als gevolg van de sterke reductie in vaatdiameter in het longweefsel, in het longvaatbed als het ware 'vastlopen' en daarmee de vaatvoorziening van meer distaal gelegen gebieden blokkeren. Klinisch is er dan sprake van **longembolie**. Het longweefsel blijft van voeding en zuurstof voorzien vanuit de bronchiale circulatie. Alleen als de systemische bloeddruk sterk daalt, waardoor de bloedstroom in de arteriae bronchiales sterk vermindert, ontstaat bij een longembolie een longinfarct. Bij een longembolie treden vaak problemen op in de circulatie van het bloed, omdat de rechterventrikel niet in staat is de verhoogde weerstand in de longen te compenseren met een verhoging van de bloeddruk.

## LYMFEVATEN VAN DE LONG

De lymfevaten (fig. 18.21) volgen de bronchi en de pulmonale vaten. Zij komen ook in de interlobulaire septa voor en draineren naar de lymfeklieren in het hilusgebied van de long. Dit lymfevatennetwerk wordt het **diepe** lymfevatenstelsel genoemd om het te onderscheiden van het **oppervlakkige** stelsel dat in de pleura visceralis is gelegen. De lymfevaten uit dit gebied verlopen oppervlakkig langs de pleura of komen het longweefsel binnen via de interlobulaire septa. Ook deze lymfevaten draineren uiteindelijk naar de lymfeklieren van de hilus. In de laatste delen van de bronchiaalboom en distaal daarvan (longweefsel in engere zin) komen geen lymfevaten meer voor. Bij longkanker wordt uitvoerig onderzoek gedaan naar uitzaaiingen van de tumor in de hilusklieren.

## INNERVATIE VAN DE LONG

De longen worden geïnnerveerd door **parasympathische** en **orthosympathische efferente** vezels; daarnaast komen **viscerale afferente** vezels voor, die vaak moeilijk te lokaliseren pijnprikkels vervoeren. De meeste zenuwen worden aangetroffen in het bindweefsel dat de grotere luchtwegvertakkingen omgeeft. Parasympathische prikkeling (via de n. vagus) leidt tot vernauwing van de bronchiën; orthosympathische vezels innerveren alleen de bloedvaten en geven een verwijding van dit vaatbed. De bronchiën hebben wel bètareceptoren, maar deze worden alleen geprikkeld door circulerend adrenaline en noradrenaline. Sympathicomimetica worden daarom gebruikt om de luchtwegen te verwijden bij een astma-aanval en vormen ook een onderdeel van de behandeling bij COPD ('chronic obstructive pulmonary disease').

## PLEURA

De pleura (fig. 18.21) is het sereuze vlies dat de long bekleedt. Dit vlies bestaat uit twee lagen, de **pleura visceralis** en de **pleura parietalis**, die bij de hilus in elkaar overgaan. Beide bladen van de pleura zijn bedekt met mesotheel dat rust op een dunne laag van fijnvezelig bindweefsel met collagene en elastische vezels en nogal wat vrije cellen. De elastische vezels van de pleura visceralis zijn continu met die van het longparenchym. Tussen de beide bladen bevindt zich een sereuze holte, de **pleuraholte**, die geheel door platte mesotheelcellen wordt bekleed. Onder normale omstandigheden liggen beide pleurabladen aaneen en bevat de pleurale holte slechts een geringe hoeveelheid vloeistof, die als intermediair fungeert bij het over elkaar glijden van de beide oppervlakken bij de ademhalingsbewegingen. De druk in deze spleetvormige ruimte is lager dan de atmosferische druk. Dit wordt veroorzaakt door de spanning van het elastische netwerk in de long, dat uit zichzelf de neiging heeft om samen te vallen (collaberen).

> Wanneer in een van de pleurabladen een open verbinding met de buitenlucht ontstaat (bijvoorbeeld als gevolg van een messteek of het knappen van enkele longblaasjes aan het longoppervlak), wordt langs deze weg onmiddellijk lucht in de pleuraholte gezogen en collabeert de long (al dan niet 'spontane' **pneumothorax**).
> Bij vochtophoping tussen de pleurabladen – soms zichtbaar als een 'spiegel' op de röntgenfoto – als gevolg van pathologische toestanden (bijvoorbeeld ontsteking van de pleura, **pleuritis**) is de pleuraholte eveneens vergroot.

De wanden van de pleuraholte zijn, zoals bij andere sereuze holten (peritoneale holte, pericardholte), goed doorgankelijk voor water en allerlei opgeloste stoffen. Zo kan uit het bloedplasma door exsudatie gemakkelijk vloeistof in deze holten terechtkomen. Anderzijds kunnen gassen en vloeistoffen weer gemakkelijk uit deze holten worden geresorbeerd.

Een geringe hoeveelheid lucht wordt spontaan geresorbeerd en zo kan een kleine pneumothorax, waarbij de druk in de pleuraholte niet te hoog is, spontaan genezen; ook vocht (bijvoorbeeld na een longontsteking) kan zo in betrekkelijk korte tijd weer uit de pleuraholte verdwijnen.

## ADEMHALINGSBEWEGINGEN

Gedurende de **inademing** worden de ribben geheven door de contractie van de intercostale spieren, terwijl de bodem van de borstholte daalt door contractie van het diafragma. De longen volgen deze bewegingen passief (inspiratoire expansie). Vooral het volume van het respiratorische deel van de long neemt tijdens inspiratie toe. De elastische vezels van het longparenchym worden bij deze expansie uitgerekt, zodat bij de **uitademing** (die wordt teweeggebracht door verslapping van de ademhalingsspieren) de long passief weer een kleiner volume gaat innemen (expiratoire collaps).

De ademhaling wordt vanuit de hersenen gestuurd onder invloed van het zuurstof- en koolzuurgehalte van het bloed. De prikkel vanuit het ademhalingscentrum wordt via zenuwen naar de ademhalingsspieren en het diafragma geleid waarop de spieren gaan contraheren waarmee de ventilatie in gang wordt gezet.

> Op oudere leeftijd kan de hoeveelheid elastinevezels sterk afnemen, gepaard gaande met een destructie van alveolewanden, waardoor grotere luchtruimten in de longen ontstaan (**emfyseem**), waardoor de ademhaling sterk wordt bemoeilijkt. Deze patiënten presenteren zich vaak met de borstkas in extreme inspiratiestand.

## Samenvatting

In dit hoofdstuk werd beschreven hoe, als gevolg van de bouw van de **ademhalingswegen** en het **longweefsel in engere zin**, gaswisseling op het niveau van de longblaasjes (alveoli) en pulmonale capillairen kan plaatsvinden.

De weg waarlangs de ingeademde lucht uiteindelijk de longblaasjes bereikt (**het geleidende deel**) is bekleed met **epitheel**, waarvan het karakter varieert afhankelijk van de locatie.

**Onderliggende structuren**, met als componenten bindweefsel, klierpakketten, elastische vezels, glad spierweefsel, kraakbeen en bijbehorende bloedvaten en zenuwen, variëren eveneens met de locatie. Zij bepalen – samen met het epitheel – de functie van de respectieve delen van het geleidende systeem, bijvoorbeeld wanneer het gaat om het conditioneren van de inademingslucht, het reguleren van de ventilatie, het beperken van de dode ruimte bij inspiratie en het voorkómen van collaps bij expiratie.

Op het niveau van de **longblaasjes** is het bekledende **epitheel** gereduceerd tot een zeer dun plaatepitheel en bestaat het uit alveolaire dekcellen en pneumocyten type I. Dankzij de werking van surfactant, geproduceerd door een tweede type alveolaire cellen (pneumocyten type II), kunnen de longblaasjes hun vorm behouden.

In de **alveolewand** bevindt zich een uitgebreid capillairnetwerk, omgeven door een minimum aan bindweefsel, rijk aan elastische vezels. De capillairen zijn op vele plaatsen slechts door een gemeenschappelijke basale membraan van de dekcellen gescheiden, waardoor de bloed-gasbarrière met een dikte van 0,5 µm tot een minimum wordt gereduceerd.

**Uitademing** is hoofdzakelijk een passief proces, gebaseerd op de aanwezige rekspanning van de elastische vezels in het longweefsel.

Waar relevant, zijn voorbeelden van pathologische situaties aangegeven.

# 19 Huid

Inleiding 499
Epidermis 499
    Keratinocyten 500
    Melanocyten 503
    Cellen van Langerhans 504
    Cellen van Merkel 504
Dermis 505
Hypodermis 508
Haren 508
Nagels 510
Talgklieren 511
Zweetklieren 514
Vaten en zenuwen van de huid 518
Regeneratie van de huid 518
Samenvatting 519

## INLEIDING

De **huid**, met de daarin voorkomende zweet- en talgklieren, haren en nagels, vormt het grootste orgaan van het lichaam. Zij omvat 16% van het lichaamsgewicht en heeft bij een volwassene een oppervlak van 1,2-2,3 m². De huid kent een groot aantal functies:
1. bescherming van de onderliggende weefsels, onder andere tegen uitdroging en infecties;
2. regeling van de lichaamstemperatuur;
3. het opvangen van signalen uit de omgeving, zoals pijn- en tastsensaties;
4. excretie van zweet en talg;
5. aanpassing aan grote vormveranderingen, bijvoorbeeld bij een zwangerschap;
6. absorptie van ultraviolette straling van het zonlicht, die belangrijk is voor de synthese van vitamine D.

De huid is samengesteld uit:
1. de **epidermis** (**opperhuid**), opgebouwd uit verhoornend meerlagig plaveiselepitheel dat van ectodermale herkomst is;
2. de **dermis** (**lederhuid**), bestaande uit bindweefsel dat van mesodermale herkomst is.

Epidermis en dermis worden tezamen **cutis** genoemd. De dermis wordt door een laag van losmazig bindweefsel, de **hypodermis** (**onderhuids bindweefsel** of **subcutis**), met de omliggende weefsels verbonden. Door deze laag, die geen wezenlijk onderdeel van de huid uitmaakt, blijft de huid enigszins beweeglijk; tevens bevat de hypodermis een isolerende vetlaag, de **panniculus adiposus**.

De grens tussen epidermis en dermis verloopt golvend doordat de dermis een complex systeem van richels toont, de **bindweefselpapillen**, die uitstulpen in de epidermis. De tussenliggende uitstulpingen van de epidermis noemt men **epidermiskammen** ('epidermal ridges'). Zo ontstaat op handpalmen en voetzolen de 'dikke huid' (zie hierna), een patroon met hoge kammen en papillen, die een sterke hechting van het epitheel aan het bindweefsel bewerkstelligen (fig. 19.1). Op andere plaatsen, waar zich de 'dunne huid' bevindt, zoals op het oor, het scrotum en de borst, komt dit patroon nauwelijks tot ontwikkeling (fig. 19.2). Op macroniveau resulteert het kammenpatroon in een systeem van richels en groeven in het oppervlak van de huid. Deze **huidlijsten**, die individuspecifiek zijn, kunnen voor persoonsidentificatie gebruikt worden (vingerafdrukken).

## EPIDERMIS

Het verhoornend meerlagig plaveiselepitheel van de **epidermis** bestaat uit vier populaties van cellen:
1. keratinocyten;
2. melanocyten;
3. cellen van Langerhans;
4. cellen van Merkel.

De keratinocyten vormen de grootste populatie van cellen en vormen tezamen vijf lagen (zie hierna).

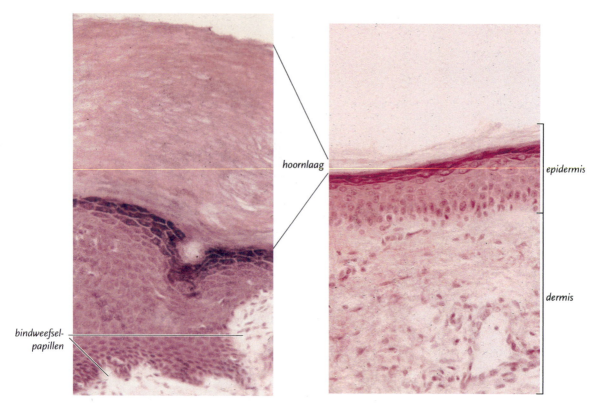

*Figuur 19.1 Meerlagig verhoornend epitheel van de menselijke huid: voetzool.*
Let op de dikte van de hoornlaag (stratum corneum) en op het papillenpatroon waarmee epidermis en dermis ineengrijpen. Lage vergroting. (bron: L.A. Ginsel)

*Figuur 19.2 Meerlagig verhoornend epitheel van de menselijke huid: de buikwand.*
Vergelijk de zeer dunne hoornlaag en de flauw glooiende grenslaag tussen epidermis en dermis met die van fig. 19.1. Lage vergroting. (bron: L.A. Ginsel)

Andere celtypen komen voor op specifieke plaatsen, verspreid tussen de keratinocyten.

## Keratinocyten

Omdat de cellen van de epidermis voortdurend afschilferen aan het oppervlak, moeten zij steeds vernieuwd worden. Dit proces begint met mitotische activiteit in de onderste laag van keratinocyten (**basale cellen**), aangeduid als het **stratum basale**. De dochtercellen van de delende basale cellen duwen bovenliggende lagen van keratinocyten naar het oppervlak van de huid, een proces dat twee tot vijf weken duurt. Tijdens dit proces vindt een geleidelijke verandering in de vorm en functie van de keratinocyten plaats, waardoor verschillende stadia of lagen in de epidermis onderscheiden kunnen worden. In het begin van dit differentiatieproces beginnen de cellen veel intermediaire filamenten te vormen, die uit keratine zijn opgebouwd: de **(cyto)keratinefilamenten** of **tonofilamenten** (fig. 19.8 en 19.10). Uiteindelijk schilferen de keratinocyten in dode en verhoornde toestand van het huidoppervlak af.

De vijf onderscheidbare lagen van de epidermis zijn, van binnen naar buiten (fig. 19.3 en 19.4):
1 stratum basale of stratum germinativum;
2 stratum spinosum;
3 stratum granulosum;
4 stratum lucidum;
5 stratum corneum.

Het **stratum basale** omvat de onderste laag keratinocyten en grenst aan de dermis. Deze kubische tot cilindervormige cellen zijn onderling en met de hoger gelegen cellen van het **stratum spinosum** verbonden door talrijke desmosomen. Tevens zijn zij door hemidesmosomen aan de lamina basalis gehecht. De cellen tonen een vrij grote kern, een klein Golgi-complex, enkele RER-cisternen, weinig mitochondriën en veel vrije ribosomen. Het cytoplasma wordt door-

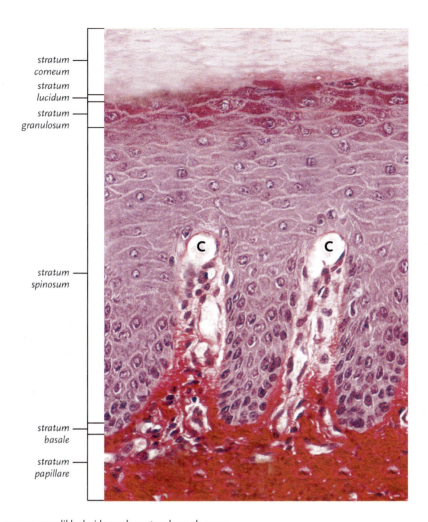

*Figuur 19.3  LM-opname van dikke huid van de voetzool van de mens.*
Let op het dikke stratum corneum (niet volledig zichtbaar) en de hoog oprukkende papillen van de dermis (bindweefselpapillen), waarin capillairen (C) te zien zijn. Vergelijk met fig. 19.1.

kruist door (cyto)keratinefilamenten, die desmosomen en hemidesmosomen onderling verbinden.

Het **stratum spinosum** (laag van 'stekelvormige' cellen) vormt de dikste laag van de epidermis. Deze polygonale cellen worden naar boven toe geleidelijk platter (fig. 19.3 en 19.6).

De bouw van deze cellen komt overeen met die van de basale cellen, maar zij bevatten meer keratinefilamenten. De bundels van keratinefilamenten stralen van de perinucleaire regio uit naar de desmosomen, die zich bevinden in de cytoplasmatische uitlopers van twee aangrenzende cellen (bruggetjes tussen de cellen, fig. 19.5). Hierdoor ontstaat een trekvast geheel.

Het **stratum granulosum** bevat twee tot vijf lagen van steeds platter wordende cellen, die basofiele **keratohyaliene** granula bevatten (fig. 19.3); deze korrels hebben geen omringende membraan. In de binnenste lagen van het stratum granulosum komen deze granula verspreid voor; zij nemen naarmate de cel meer opschuift in aantal en grootte geleidelijk toe. Aan de bovengrens van het stratum granulosum verdwijnen de granula abrupt. Deze korrels, die uit verschillende eiwitten (o.a. filaggrine) bestaan, spelen een rol bij de aggregatie van keratinefilamenten tot grotere eenheden in de oppervlakkige lagen van de epidermis. Tevens bevatten deze cellen eivormige tot langgerekte korrels die opgebouwd zijn uit lamellair gestapelde lipidemembranen: de '**lamellar granules**' of '**membrane-coating granules**' ('Odland bodies'). Deze 0,1-0,3 μm grote korrels fuseren met de celmembraan en geven hun lipiderijke inhoud door

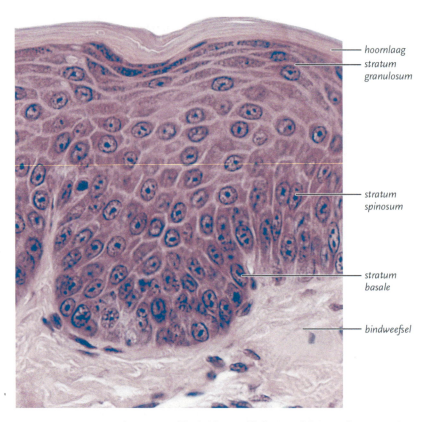

*Figuur 19.4 LM-opname van een coupe van dunne menselijke huid (vergelijk fig. 19.2) bij een sterkere vergroting. Let op het geringe aantal epidermale lagen en het dunne stratum corneum (hoornlaag).*

exocytose af. De substantie verspreidt zich tussen de cellen en vormt een voor water ondoordringbare barrière. De oppervlakkige cellen kunnen daardoor ook geen voedingsstoffen meer tot zich nemen en sterven af.

Het **stratum lucidum** is een dunne, heldere laag van afgeplatte cellen, die boven op het stratum granulosum ligt. Deze laag wordt alléén in de 'dikke huid' (bijvoorbeeld handpalmen en voetzolen) aangetroffen. Het cytoplasma van deze cellen bestaat voornamelijk nog uit dicht opeengepakte keratinefilamenten die parallel aan het huidoppervlak georiënteerd zijn; desmosomen zijn nog steeds zichtbaar en houden de cellen bij elkaar.

Het **stratum corneum** bestaat uit tien tot vijftien lagen afgeplatte cellen, die geen kern of organellen meer bevatten en geheel gevuld zijn met dicht opeengepakte keratinefilamenten. De cellen hebben een lossere samenhang (fig. 19.1) en worden samengehouden door lipiden en met wat resteert van de desmosomen (fig. 19.6). In het laatste stadium schilferen de keratinocyten van de huid af (desquamatie). Hierbij spelen de opschuifsnelheid en externe wrijvingskrachten een rol. Dit laatste is blijkbaar niet van primair belang, want onder een gipsverband desquameert de huid ook.

> Bij de veelvoorkomende huidziekte **psoriasis** is het aantal delende cellen in het stratum basale en in het stratum spinosum, in de plaques, toegenomen. Tevens is de turnover-tijd van deze cellen sterk verkort. Dit resulteert in een dikkere epidermis en een snellere vervanging van de epidermis, in zeven dagen in plaats van in twee tot vijf weken.

Zoals eerder aangegeven, kan de dikte van de huid plaatselijk sterk verschillen. Er wordt daarom onderscheid gemaakt tussen:

1 een dunne (behaarde) huid met een epidermis van 0,1 mm dik en een dermis van 1-2 mm dik (fig. 19.2). De epidermis wordt gekenmerkt door een dun stratum corneum en het ontbreken van een stratum lucidum. De dermis bevat verder haarfollikels, musculi arrectores pilorum, zweet- en talgklieren;
2 een dikke (onbehaarde) huid met een epidermis tot 1,5 mm dik en een dermis van ± 3 mm dik. De epidermis omvat de vijf genoemde lagen van de epidermis, maar mist adnexa als haren, nagels, apocriene zweet- en talgklieren. Eccriene zweetklieren worden wel aangetroffen.

De verschillen tussen een dikke en dunne huid zijn al bij de geboorte aanwezig en worden daarna nog meer uitgesproken.

## Melanocyten

Melanocyten bevinden zich in het stratum basale van de epidermis, waar zij hun lange uitlopers uitsteken tussen de keratinocyten (fig. 19.7 en 19.8). Het aantal melanocyten in de huid varieert sterk. Zo worden bijvoorbeeld aan de binnenkant van armen en op de handpalm per cm$^2$ minder melanocyten aangetroffen dan op het aangezicht en de bovenzijde van de handen.

Melanocyten produceren het bruine pigment **melanine** dat, naast de hoeveelheid caroteen in de huid en de vulling van de bloedvaten, bepalend is voor de kleur van de huid. Deze cellen zijn afkomstig uit de neurale lijst en dringen gedurende de twaalfde tot veertiende week van de embryonale ontwikkeling de epidermis binnen.

Het melanine wordt in de melanocyt gevormd met behulp van het enzym **tyrosinase**. Dit enzym wordt geproduceerd in RER en Golgi-apparaat en getransporteerd naar speciale organellen, de **melanosomen**. Tyrosinase zet **tyrosine** via **3,4-dihydroxyfenylalanine (DOPA)** en vervolgens **dopaquinon** om in **melanine**. Tijdens de vorming van het melanine kunnen, naargelang hun rijpheid, verschillende typen (I-IV) van melanosomen onderscheiden worden (fig. 19.9).

Wanneer de melanosomen gereed zijn (ze worden dan **melaninekorrels** genoemd), worden zij naar de uitlopers van de melanocyt getransporteerd en als het ware geïnjiceerd in de keratinocyten, via een proces dat een combinatie is van exocytose door de gevende cel en endocytose door de ontvangende cel.

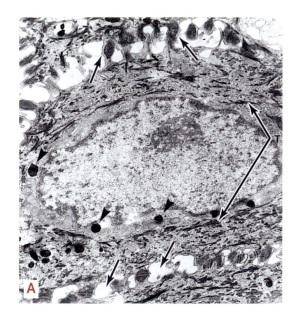
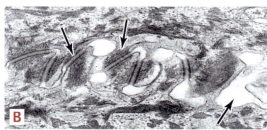
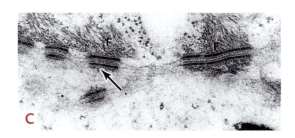

*Figuur 19.5 TEM-opnamen van het stratum spinosum van de huid van de mens.*

A  Een cel uit het stratum spinosum met bundels tonofilamenten (T) en melaninekorrels (pijlkoppen) in het cytoplasma. De bovenste pijlen wijzen naar de intercellulaire verbindingen (intercellulaire bruggetjes) met daarin desmosomen; de onderste pijlen wijzen naar de intercellulaire ruimten.

B, C Details van de desmosomen. Let op de aanwezigheid van elektronendichte materie tussen de beide aaneenliggende membranen en op de aanhechting van bundels tonofilamenten (F) aan de celmembranen ter plaatse van de desmosomen. Iets verkleind van 8.400 ×, 36.000 × en 45.000 ×. (opname C. Barros)

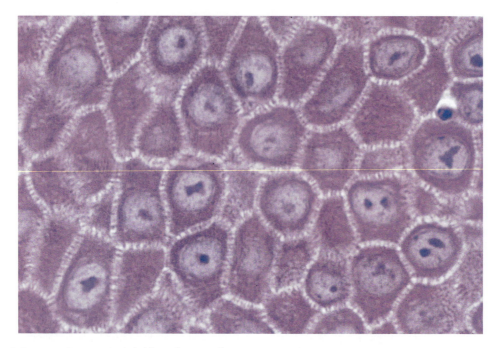

*Figuur 19.6 Stratum spinosum van de huid van de voetzool.*
Hier zijn de vele intercellulaire bruggetjes tussen de cellen, die stevigheid aan het weefsel geven, goed zichtbaar. Lage vergroting.

De keratinocyten, die zelf dus geen melanine kunnen maken, fungeren zo als een depot voor het melanine. De snelheid van de pigmentatie van de huid hangt af van:
1 de snelheid van overdracht van melanosomen naar de keratinocyt;
2 de snelheid van de aanmaak van nieuwe melanosomen.

De melaninekorrels hopen zich voornamelijk op aan de 'zonzijde' van de kern van de keratinocyten en zo vormt het melanine een afscherming tegen de schadelijke invloed van het zonlicht (uv-straling) op het DNA.

Het blijkt dat elke melanocyt een groep van rondom liggende keratinocyten van melanine kan voorzien; dit noemt men een **epidermale melanine-eenheid**.

### Cellen van Langerhans
De cellen van Langerhans zijn gelokaliseerd in het stratum spinosum en tonen lange uitlopers tussen de keratinocyten (fig. 19.11). De cellen zijn van mesenchymale oorsprong en zijn geïmmigreerd in de epidermis; ze maken 2-8 % van de epidermale celpopulatie uit.

De cellen van Langerhans vallen op door een onregelmatig gelobde kern en een weinig elektronendicht cytoplasma dat geen keratinefilamenten bevat. In het cytoplasma komen zeer karakteristieke elementen voor, die door een membraan worden omsloten, de **Birbeck-granula**, die waarschijnlijk een lysosomale functie hebben (fig. 19.12B).

De cellen van Langerhans behoren tot het mononucleaire-fagocytensysteem (MPS) en zijn belangrijk bij de immuunrespons in de huid. Zij hebben Fc- en complementreceptoren en kunnen antigeen presenteren aan T-lymfocyten (zie verder hoofdstuk 15).

### Cellen van Merkel
De cellen van Merkel komen in zeer geringe aantallen voor in de basale laag van de epidermis van de dikke huid van handpalm en voetzool. Daarnaast komen ze ook voor in de behaarde huid rond haarfollikels en ook in het slijmvlies van mondholte en vagina. De cellen lijken op keratinocyten, maar hebben in het cytoplasma kleine elektronendichte korrels, waarvan de functie niet bekend is. Omdat in het epitheel doorgedrongen zenuwvezels brede schijfvormige eindigingen tonen aan de onderzijde van de cellen van Merkel, wordt verondersteld dat zij een sensorische (mechanoreceptor) functie hebben (hoofdstuk 24).

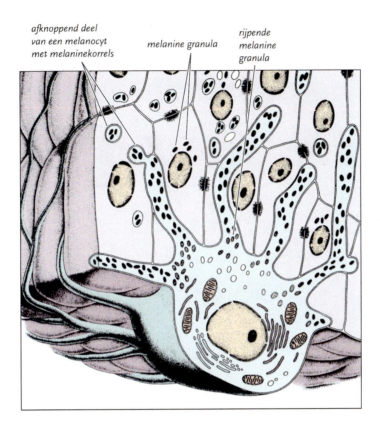

*Figuur 19.7 Illustratie van een melanocyt in zijn typische ligging onder in de epidermis (maar hiervan wel deel uitmakend). Melaninekorrels worden in melanocyten gesynthetiseerd, vervolgens getransporteerd naar de uitlopers die in de ruimten tussen de overige epitheelcellen naar boven reiken. Vandaar worden ze overgegeven aan het cytoplasma van de epitheelcellen (keratocyten), die zelf niet in staat zijn melanine te vormen. (illustratie Fitzpatrick en Szabo)*

Bij hevige **zonnebrand** wordt de huid beschadigd. Binnen 6 uur na blootstelling laten de basale cellen in de epidermis fragmentaties zien in de kern, en in het gevacuoliseerde cytoplasma ontstaan opeenhopingen van keratinefilamenten, terwijl ook het aantal desmosomen afneemt. Binnen 72 uur worden dergelijke veranderingen ook in de bovenliggende epidermale lagen waargenomen. Na ongeveer 96 uur treedt er een necrose op, waarbij delen van de epidermis kunnen worden afgestoten. De cellen van Langerhans raken ook beschadigd en nemen sterk in aantal af. Bij langdurige blootstelling kunnen tevens veranderingen in de dermis worden waargenomen: de collagene vezels degenereren en fragmenteren. De huid gaat tekenen van voortijdige veroudering tonen: hij wordt droog en rimpelig. Bij excessieve blootstelling aan zonlicht kunnen premaligne veranderingen in de basale cellen optreden en uiteindelijk resulteren in huidkanker.

**Huidtumoren** zijn de meest voorkomende vorm van kanker. Het merendeel van deze tumoren is van epitheliale oorsprong zoals het **basaalcelcarcinoom** of het plaveiselcelcarcinoom. Met name het plaveiselcelcarcinoom en het **melanoom** (ontstaan uit melanocyten) tonen invasief gedrag en kunnen zich via bloed en lymfe door het lichaam verspreiden.

## DERMIS

De dermis (**lederhuid**, omdat deze door looien tot leder kan worden omgevormd), bestaat uit dicht bindweefsel dat samen met de epidermis de huid stevigheid verschaft. De dikte van de dermis verschilt

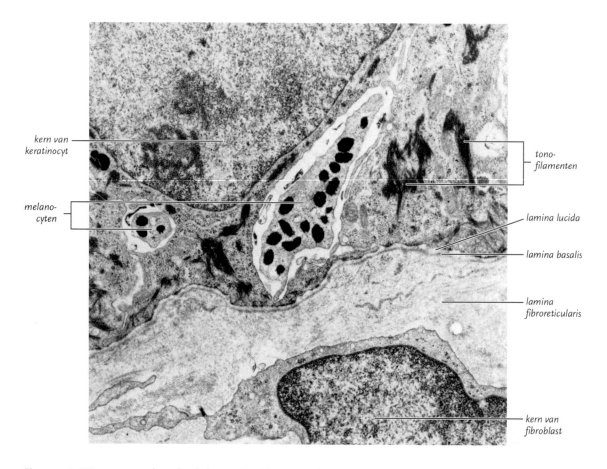

*Figuur 19.8 EM-opname van basaal gedeelte van de epidermis van de mens.*
In het onderste gedeelte zijn enkele structuren te zien uit het overgangsgebied tussen dermis en epidermis; een fibroblast uit het oppervlakkige deel van het dermale bindweefsel; daarboven een bindweefsellaag (lamina fibroreticularis) en de lamina basalis, die door een lamina lucida wordt gescheiden van de plasmamembraan van de cellen van het stratum basale. Op verschillende plaatsen zijn aan de binnenzijde tegen deze membraan min of meer uitgesproken halve desmosomen gevormd. In de keratinocyten bevinden zich verschillende bundels tonofilamenten. In het centrum een uitloper van een melanocyt, met daarin sterk elektronenstrooiende (donkere) melanosomen, meer naar links een kleine doorsnede van zo'n uitloper. In de keratinocyten zijn op deze hoogte nog niet veel melanosomen te zien. 14.000 ×. (opname W. Westerhof)

van plaats tot plaats en bereikt in de rughuid met 4 mm een maximum. In het grensvlak met de epidermis interdigiteren de papillen van de dermis met de epitheelkammen van de epidermis. Hier bevindt zich ook de lamina basalis en daaronder een laag van reticulaire vezels, waarmee deze via ankervezels hecht is verbonden (hoofdstuk 4, fig. 4.5). De dermis kan worden verdeeld in het **stratum papillare** en het veel dikkere dieper gelegen **stratum reticulare**.

Het **stratum papillare** vormt de papillen van de dermis en reikt niet veel verder dan de diepste epitheelkammen (fig. 19.1). Het bindweefsel heeft fijne collagene vezels van het type III en netwerken van elastische vezels, die zich plaatselijk onder het epitheel wat verdichten. Dit bindweefsel bevat naast fibroblasten ook macrofagen, dendritische cellen en mestcellen, terwijl ook leukocyten, lymfocyten en plasmacellen regelmatig worden aangetroffen. Het dicht gevasculariseerde stratum papillare is zeer reactief en speelt een belangrijke rol bij ontstekingsprocessen, overgevoeligheidsreacties en blozen.

Het **stratum reticulare** is een veel dikkere laag van bindweefsel en bevat een grote hoeveelheid vezelmateriaal (85% collageen, voornamelijk type I) en minder cellen. Deze laag bestaat grotendeels uit een driedimensionaal complex van vervlochten vezelbundels, waarbinnen een zekere voorkeursrichting bestaat. Deze zijn voor verschillende gebieden van de

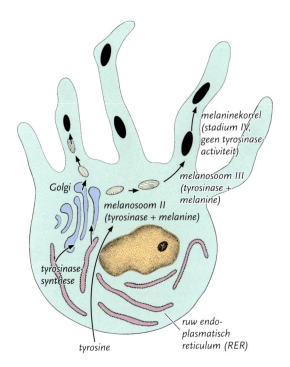

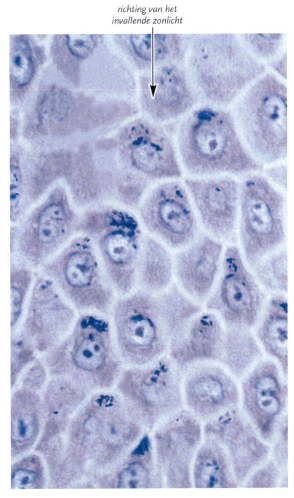

*Figuur 19.9A Schematische weergave van een melanocyt, waarin de voornaamste stappen bij de vorming van melanine zijn aangegeven.*
Tyrosinase wordt gesynthetiseerd in het RER en hoopt zich op in de blaasjes van het Golgi-complex. De hieruit vrijkomende blaasjes die dit enzym bevatten, worden primaire melanosomen genoemd. De synthese van melanine begint kort hierop in de melanosomen van stadium II en zet zich voort in die van stadium III. Hierna verliest het granulum zijn tyrosinaseactiviteit; het is inmiddels met de lichtmicroscoop waarneembaar geworden (stadium IV). De aldus gevormde melaninekorrels komen in de uiteinden van de celuitlopers terecht en worden dan overgedragen aan de keratinocyten.

*Figuur 19.9B LM-opname van het stratum spinosum waarin opeenhopingen van melaninekorrels zichtbaar zijn.*
De korrels hopen zich op in het cytoplasma vlak bij de kern, aan de kant waar het zonlicht vandaan komt. Op deze wijze beschermt het melanine het DNA in de kern tegen de schadelijke inwerking van uv-straling.

huid telkens anders. Een incisie door de huid loodrecht op deze **lijnen van Langer** doet sterk wijkende wonden ontstaan, die slecht genezen en aanleiding geven tot veel littekenweefsel.

Het elastine, dat in het stratum reticulare grover van vezel is dan in het stratum papillare (fig. 19.13A en B), vormt te midden van de collagene bundels een eigen ruimtelijk netwerk.

In de **dermis** verschilt het gehalte aan glycosaminoglycanen van plaats tot plaats. Vooral dermatansulfaat, chondroïtinesulfaat en hyaluronzuur spelen een belangrijke rol bij het waterbindende vermogen van de dermis. De glycosaminoglycanen hebben een snelle turnover van enkele dagen. Het zo stabiele collageen is echter ook aan vervanging onderhevig.

Met het toenemen van de leeftijd worden de collagene vezels dikker. Op hoge leeftijd wordt de huid minder elastisch en brosser ten gevolge van een teruggang van elastine en van toenemende dwarsverbindingen in het collageen. Tevens verandert de amorfe tussenstof, waardoor het waterbindende vermogen afneemt.

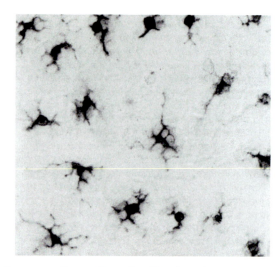

*Figuur 19.11 Doorsnede van de epidermis van het oor van een muis, evenwijdig aan het oppervlak.*
Donkergekleurde cellen van Langerhans met talrijke vertakte uitlopers liggen te midden van niet-gekleurde, nog juist zichtbare keratinocyten. Let op de gelijkmatige verdeling van de cellen van Langerhans, die hier gekleurd zijn via een monoklonaal antilichaam. 1000 ×. (opname G. Kraal)

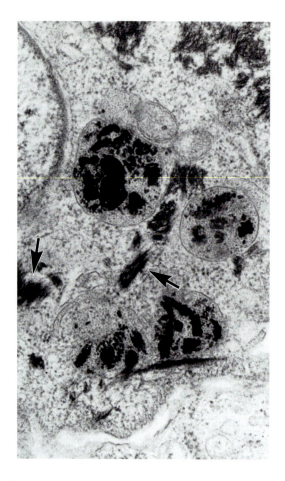

*Figuur 19.10 EM-opname van een deel van een keratinocyt uit het onderste gebied van het stratum spinosum bij de mens.*
Hierin zijn enkele bundels tonofilamenten (pijlen) te zien, en in het centrum enige melaninecomplexen. Daarin zijn, naast enkele grotere melaninegranula, fragmenten van uiteengevallen melanosomen te zien. 18.000 ×. (opname W. Westerhof)

> Afwijkingen op het dermale-epidermale grensvlak kunnen leiden tot ziekten die gekenmerkt worden door **blaarvorming**. Een van deze ziekten, **pemphigus**, wordt veroorzaakt door auto-antilichamen gericht tegen desmosoomeiwitten. Hierdoor wordt de aanhechting tussen keratinocyten verstoord en ontstaan intra-epidermale blaren.

### HYPODERMIS

Het **onderhuidse bindweefsel** of de **hypodermis (subcutis)** bestaat uit een laag van losmazig bindweefsel dat de huid met de onderliggende weefsels verbindt.

De huid blijft hierdoor beweeglijk, behalve op plaatsen waar deze bewegingsmogelijkheid niet functioneel is, zoals in de handpalm en de voetzool. Hier is de dermis door dikke collagene vezelbundels vast met de onderlaag verbonden. De subcutis bevat op vele plaatsen vetcellen, die vaak tot grotere gebieden verenigd zijn; de hoeveelheid daarvan hangt sterk af van de voedingstoestand van het individu.

### HAREN

Haren ontwikkelen zich uit uitstulpingen van de epidermis in de onderliggende dermis. Deze **follikels** worden embryonaal diffuus over het hele lichaam aangelegd; na de geboorte worden geen nieuwe follikels meer aangemaakt. Voor de geboorte ontwikkelt zich in deze follikels de (ongepigmenteerde) **lanugobeharing**. Deze wordt kort voor de geboorte grotendeels afgestoten, behalve op de schedel, bij de wenkbrauwen en op de oogleden. In de follikels groeit na de geboorte geleidelijk het fijne haarkleed van de **vellusbeharing**. Tijdens de puberteit ontwikkelen zich, onder hormonale invloed, in sommige follikels dikke haren in de oksels en de schaamstreek. Dit geheel noemt men, met de inmiddels dikker geworden haren op de overige huid (schedel, extremiteiten, oogharen, enzovoort), het **terminale haarkleed**.

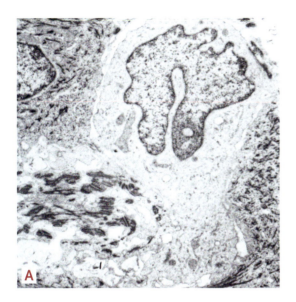 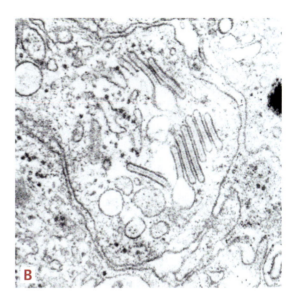

*Figuur 19.12 Cel van Langerhans.*
A  Cel van Langerhans in de epidermis van de huid, te midden van keratinocyten. Let op de sterk gelobde kern. EM-opname. 4500 ×.
B  Detailopname van een cel van Langerhans, waarin de typische Birbeck-granula zijn te zien, die een staafvormig aspect kunnen hebben of aan één zijde meer gezwollen kunnen zijn. 28.500 ×. (opname K. Konrad)

Haren groeien met een snelheid van 0,3-0,7 mm per dag. De groei is echter niet constant: perioden van groei worden afgewisseld met stilstand, waarbij de haarschacht soms uitvalt. De follikel blijft bestaan en hieruit kan na verloop van tijd een nieuwe haar groeien. Deze cycli, die hormonaal beïnvloed worden, zijn niet constant en kunnen per regio verschillen (in de behaarde hoofdhuid duurt een groeiperiode enkele jaren, elders gemiddeld drie maanden of korter).

Aan het eind van de haarfollikel bevindt zich een verdikking, de **bulbus**. Deze bevat het celmateriaal, waaruit de **haarschacht**, die buiten de huid uitsteekt, met zijn omhullingen wordt gevormd. Het centrum van de bulbus wordt ingenomen door een **bindweefselpapil** (fig. 19.14 en 19.15), waarin een dicht capillairnet de grondstoffen aanvoert die voor de vorming van de haar nodig zijn. Het verlies van deze bloedtoevoer of van de vitaliteit van de bulbus leidt tot het afsterven van de haarfollikel.

Let op de typische ligging van de m. arrector pili (fig. 19.16).

De epitheliale laag rond de papil in het centrum van de bulbus vormt de **haarwortel**. De buitenste lagen daarvan zijn continu met de epidermis, de binnenste lagen vormen de haarschacht, die buiten de huid uitsteekt.

In perioden van groei zijn de epitheelcellen van de bulbus equivalent met het stratum basale van de epidermis: zij delen frequent en differentiëren in de volgende celtypen (fig. 19.14).

1. De cellen die het meest centraal in de bulbus liggen, vormen grote, gevacuoliseerde en licht verhoornde cellen, die in het centrum van de haarschacht komen te liggen en daar het **merg** van de haar vormen.
2. De cellen die rond het centrale deel van de haarwortel liggen, differentiëren tot lange spoelvormige, in de lengterichting van de haar liggende cellen, die sterk verhoornen en tezamen de **schors** van de haar vormen.
3. Weer iets naar buiten liggen de cellen die de **cuticula** vormen: een laag van cellen die later afgeplat worden tot schubvormige hoornplaatjes die de buitenkant van de haarschacht bekleden, en stevig aan elkaar gehecht zijn. (A, B en C vormen de uiteindelijke haar.)
4. De nog meer naar buiten gelegen laag van cellen vormt de **inwendige wortelschede**, die het onderste deel van de haarschacht geheel omgeeft. Deze laag degenereert en functioneert verder als 'smeermiddel' voor de haar tot op het niveau van de talgklieren (zie hierna).

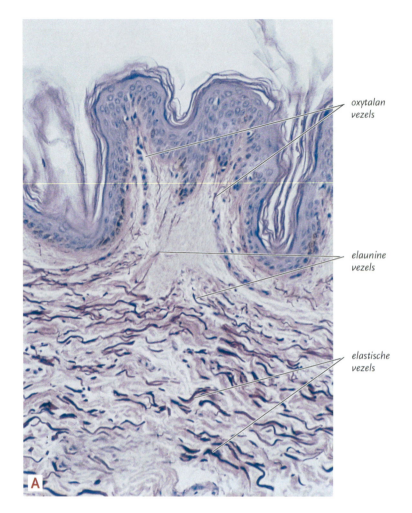

*Figuur 19.13A LM-opname van een coupe van de huid, die gekleurd is voor elastische vezels.*
Merk op dat in diepere lagen de dikte van de elastinebevattende vezels toeneemt, achtereenvolgens van oxytalan naar elaunine en elastische vezels (zie hoofdstuk 5).

5 De daarbuiten gelegen **uitwendige wortelschede** is een blijvende laag, die continu is met de epidermis, en niet mee opschuift met de haargroei.

De haarfollikel is van de dermis gescheiden door een zogenoemde **glasmembraan (membrana vitrea)**, een verdikte en transparante basale membraan. In de dermis ligt tegen deze basale membraan een laag van wat dichter bindweefsel, de **bindweefselschede**. Hier insereert bij elke haarwortel een bundeltje glad spierweefsel, de **m. arrector pili** (fig. 19.16). Dit spiertje loopt aan de kant van de talgklier naar het oppervlak en gaat over in een uitwaaierend elastisch peesje dat in het stratum papillare ontspringt. Bij contractie richt de haar zich op. Het optreden van 'kippenvel' in de kou ontstaat doordat de dermis bij de aanhechting van de mm. arrectores pilorum naar binnen wordt getrokken. Bij contractie oefenen deze spiertjes ook druk uit op de talgklieren, waardoor talg uitgedreven wordt.

De kleur van de haren berust op **melanine**, afkomstig van melanocyten die in de haarwortel liggen en hun pigment aan de cellen van merg en schors afgeven (fig. 19.14). De activiteit van de melanocyten neemt op latere leeftijd af tot nul, waardoor het haar grijs wordt.

## NAGELS

Nagels zijn platen van verhoornd materiaal, die liggen op de dorsale zijden van de terminale falanx van vingers en tenen (fig. 19.17). Zij rusten op een **nagelbed**, een verdikte laag epidermis, die overgaat in

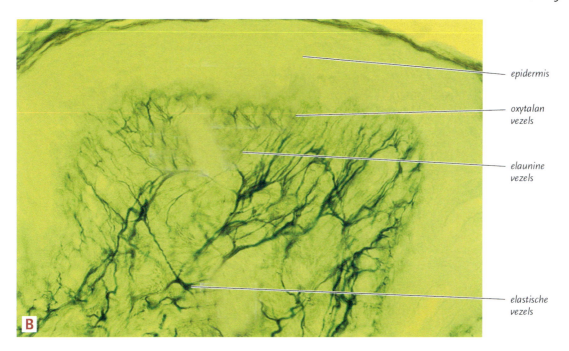

*Figuur 19.13B Dikke coupe van de huid, gekleurd voor de aanwezigheid van elastine.*
Gefotografeerd met een geel filter om het contrast te verhogen. De toename in de grootte van oxytalan, elaunine en elastische vezels is goed te zien. Weigertkleuring.

een dieper liggende brede plooi, de **nagelmatrix**. In de matrix vinden processen van vermenigvuldiging en differentiatie plaats, ongeveer tot aan het stadium van het stratum spinosum. Vanuit deze celmassa groeit het proximale deel van de nagelplaat, de **nagelwortel**.

Aan de basis van de **nagelwortel**, die in de **nagelgroeve** is gelegen, wordt nieuwe hoornstof toegevoegd doordat de oppervlakkige cellen van de nagelmatrix overgaan in een hoornmassa waarin geen cellen meer herkenbaar zijn. De nagelplaat groeit zo vanuit de wortel over het nagelbed en komt geleidelijk tevoorschijn onder de vrije rand van de epitheelplaat, het **eponychium** (fig. 19.17).

Het nagelbed bestaat uit een epitheel dat uitsluitend bestaat uit een stratum basale en een stratum spinosum; het heeft dicht opeen liggende smalle epitheelkammen, waartussen bindweefselpapillen met capillairlussen liggen. Deze lussen en de geringe dikte van het epitheel veroorzaken de roze kleur van de nagels, met een halvemaanvormig bleker gebied bij het eponychium, de **lunula**, waar het epitheel dikker is. Nabij de vrije rand van de nagel komt het nagelbed als verhoornend **hyponychium** onder de nagel tevoorschijn. De groei van de nagelplaat is een continu proces, 0,1-0,2 mm per dag. Bij een gezonde matrix leidt extractie van de nagel tot een volledige regeneratie.

### TALGKLIEREN

Talgklieren ('sebaceous glands') komen overal in de dermis voor en staan meestal in verbinding met haarfollikels. De klieren hebben enkele acini met een gemeenschappelijke uitvoergang, die uitmondt in het bovenste deel van een haarfollikel (fig. 19.16 en 19.18). Op enkele plaatsen van de huid, namelijk op de areola mammae, de glans penis, de glans clitoridis, het lippenrood en rond de anus, mondt de uitvoergang rechtstreeks op het oppervlak van de epidermis uit: vrije talgklieren. De talg fungeert als een smeermiddel voor de huid; het beschermt tegen uitdrogen en vergroot de waterbestendigheid. Talg heeft ook enige antibacteriële werking.

De klieracini van gewone talgklieren bevatten een basale laag van ongedifferentieerde epitheelcellen, die zich intensief kunnen vermenigvuldigen. De dochtercellen differentiëren zich en vullen de ruimte van de acinus met ineen passende afgeronde cellen. Deze cellen worden, naarmate zij in de richting van de uitvoergang opschuiven, in toenemende mate volgepakt met vetdruppels (fig. 19.18). Ten slotte schrompelt de kern, gaan celorganellen verloren en barst de cel open. Het vettige secreet wordt afgevoerd naar de haarfollikel, schuift langs de haarschacht op en vermengt zich met de reeds tot smeermiddel gedege-

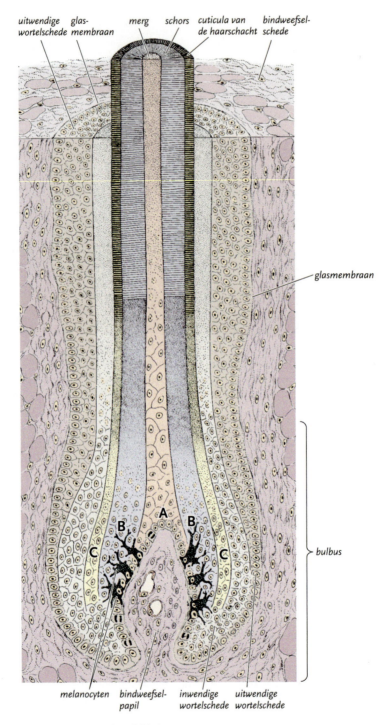

*Figuur 19.14 Schematische illustratie van een haarfollikel.*
De follikel heeft een knotsvormig einde, de bulbus, waarin een papil van de dermis met capillairen is gelegen. Om deze bindweefselpapil liggen de cellen die de haarwortel vormen en die zich tot de haarschacht ontwikkelen.
- A  De groep van centrale cellen van de haarwortel vormt grote, gevacuoliseerde en nauwelijks verhoornende cellen die het merg van de haar vormen.
- B  De cellen die de haarcortex (schors) vormen, liggen meer naar buiten.
- C  De cellen die de haarcuticula vormen, zijn weer iets verder naar de basis en naar buiten gelegen.
  De aan de periferie liggende cellen vormen de in- en uitwendige wortelschede.

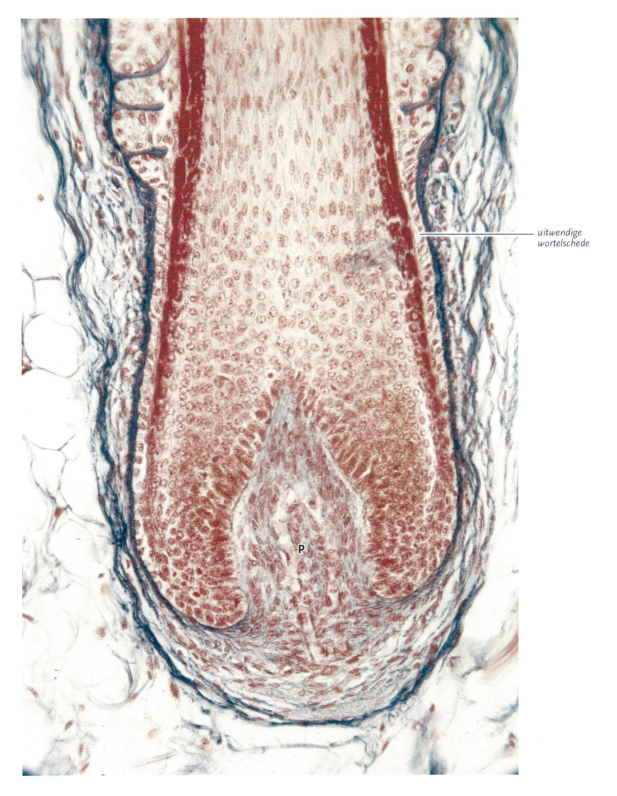

*Figuur 19.15* LM-opname van het onderste gedeelte van een haarfollikel van de menselijke huid (vergelijk fig. 19.14).
P: bindweefselpapil. De uitwendige wortelschede wordt omgeven door bindweefsel van de dermis. (bron: A.P.M. Lamers)

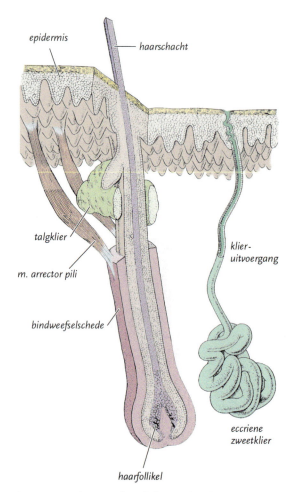

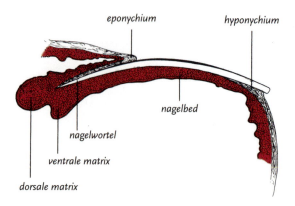

Figuur 19.17  *De nagel met omliggende structuren.*

De secretie van talgklieren is een voorbeeld van **holocriene secretie**, want het product, de **talg** of het **sebum**, bestaat uit cellen die in een secreet zijn opgegaan. De productie van het sebum is continu en bestaat uit een mengsel van triglyceriden, vrije vetzuren en cholesterol en de esters daarvan. De secretie wordt bij de man in de eerste plaats gereguleerd door testosteron uit de testis, bij de vrouw door een combinatie van androgenen uit het ovarium en de bijnier.

### ZWEETKLIEREN

Zweetklieren zijn onvertakte tubulaire klieren met sterk gewonden secretorische eindstukken. Er bestaan twee soorten:
1. eccriene zweetklieren;
2. apocriene zweetklieren.

**Eccriene (merocriene)** zweetklieren komen vrijwel overal in de huid voor, van enkele tientallen in de bovenarm tot enkele honderden per $cm^2$ in het gelaat. De totale massa van alle eccriene zweetklieren is zeer omvangrijk; zij kunnen per uur meer dan 0,7 l zweet produceren. Op enkele plaatsen, zoals op het lippenrood en de glans penis, komen deze klieren niet voor.

De afvoergangen van eccriene klieren splitsen zich niet en zijn, vooral doordat het lumen kleiner is, dunner dan de secretorische gedeelten (fig. 19.19). Ook deze laatste zijn onvertakte buisjes, die, als een kluwen ineengestrengeld, diep in de dermis liggen. De klieren worden begrensd door een dikke basale membraan; daarbinnen liggen myo-epitheelcellen, waarvan de contractie het secreet uit de klierbuisjes helpt drijven.

In het epitheel van het secretorische deel zijn twee typen cellen te onderscheiden:

Figuur 19.16  *Schets van de onderlinge verhoudingen van huidepitheel, haarfollikel met haarschacht, talgklier en eccriene zweetklier.*

nereerde inwendige wortelschede. Daarna verspreidt het vet zich over de oppervlakte van de haren en de epidermis.

Een verstoring van de afvoer van talg is een van de oorzaken van het ontstaan van **juveniele acne**. De bekende jeugdpuistjes (mee-eters, comedonen), die ontstaan onder invloed van een verhoogde testosteronspiegel, zijn het gevolg van een versterkte aanmaak van talg, die niet snel genoeg kan worden afgevoerd, waardoor de klieracini opzwellen en soms tevens lichte ontstekingsverschijnselen ontstaan. Secundaire infectie kan op den duur tot ontsierende littekenvorming leiden.

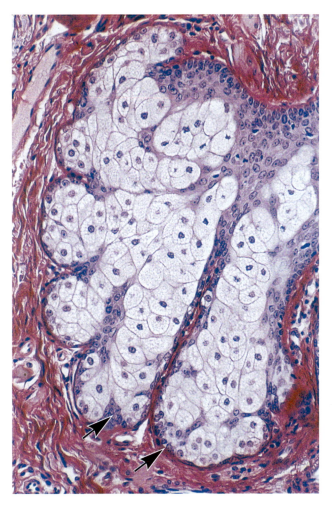

*Figuur 19.18 LM-opname van een talgklier.*
Deze klier bestaat uit verschillende acini. De buitenste cellen hiervan vermenigvuldigen zich (pijlen); vervolgens schuiven de cellen, die zich geleidelijk met vetdruppeltjes vullen, naar het midden op. Hierbij komen in het centrum van de acini de geheel gevulde cellen te liggen, die door holocriene secretie worden uitgescheiden. De klieruitvoergang is niet zichtbaar.

1. een **donkere cel**, die wegens zijn RER en secreetkorrels overeenkomt met een sereuze kliercel; deze cel ligt steeds aan het lumen van de klierbuis;
2. een **lichte cel**, wat dieper gelegen, die geen secreetgranula en een weinig ontwikkeld ER bevat, maar door zijn talrijke mitochondriën en diepe invaginaties in de basale plasmamembraan doet denken aan een ionentransporterende cel.

De klieruitvoergang heeft een tweelagig kubisch epitheel, waarvan de cellen veel donkerder kleuren dan de secretorische cellen (fig. 19.19). De uitvoergang loopt licht gedraaid door de dermis naar de secundaire kam (klierkam), vanwaar de gang zich als een sterk gewonden afzonderlijk traject naar het oppervlak van de dermis begeeft. In figuur 19.16 is de kurkentrekkervormige uitmonding van zo'n uitvoergang goed te volgen tot in het stratum corneum.

Het secreet van de eccriene zweetklier is waterig en eiwitarm; de ionensamenstelling is variabel, maar het uiteindelijke secreet is hypotoon ten opzichte van het bloed; dit komt doordat in de uitvoergangen natrium- en chloorionen worden teruggeresorbeerd uit het oorspronkelijk isotone primaire secreet. Naast ionen bevat zweet verschillende zouten en ook metabolieten, zoals ureum en melkzuur. Na uitscheiding aan het oppervlak verdampt het zweet en daardoor koelt het oppervlak af.

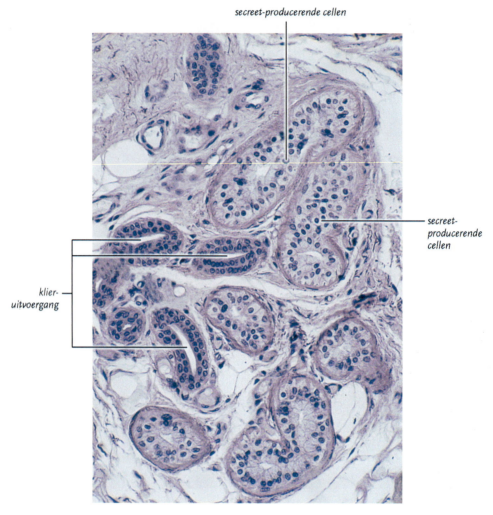

*Figuur 19.19  LM-opname van een menselijke zweetklier.*
Midden links is de uitvoergang (tweelagig epitheel) dwars en overlangs getroffen.

**Apocriene zweetklieren** zijn beperkt tot de oksel en het gebied rond de anus. De klieren zijn ook gewonden enkelvoudige buizen, maar hebben een grotere diameter dan de eccriene zweetklieren (fig. 19.16 en 19.20). De diep in de hypodermis gelegen pakketten van wel 3-5 mm doorsnede zijn al bij zwakke vergroting te onderscheiden van de eccriene kliertjes, waarvan de kluwens nooit meer dan 0,5 mm in doorsnede meten. De uitvoergangen van deze klieren monden uit in de haarfollikels en het secretieproduct wordt langs de haren afgevoerd. Bij de ontwikkeling ontstaan deze klieren door uitgroei uit de haarfollikel en niet, zoals bij eccriene zweetklieren, door ingroei vanuit de epidermis.

Het secreet is viskeuzer dan dat van de eccriene zweetklier. Op dwarsdoorsnede tonen de epitheelcellen een uitstulpend apicaal cytoplasma (fig. 19.20). Dit beeld gaf aanleiding tot de benaming 'apocrien'. Elektronenmicroscopisch onderzoek heeft echter aangetoond dat deze uitstulpingen niet worden afgesnoerd. De benaming apocrien is dus eigenlijk onjuist.

Het secreet van deze zweetklieren is van geen belang bij de warmteregulatie, maar vervult een rol bij de verspreiding van lichaamsgeur. Het secreet op zichzelf is reukloos, maar door huidbacteriën worden hieruit afbraakproducten met een speciale geur gevormd.

De zweetklieren staan onder hormonale invloed. Bij vrouwen is in de okselhuid zelfs een cyclus van veranderingen aan te tonen die correspondeert met de menstruele cyclus. Terwijl eccriene zweetklieren

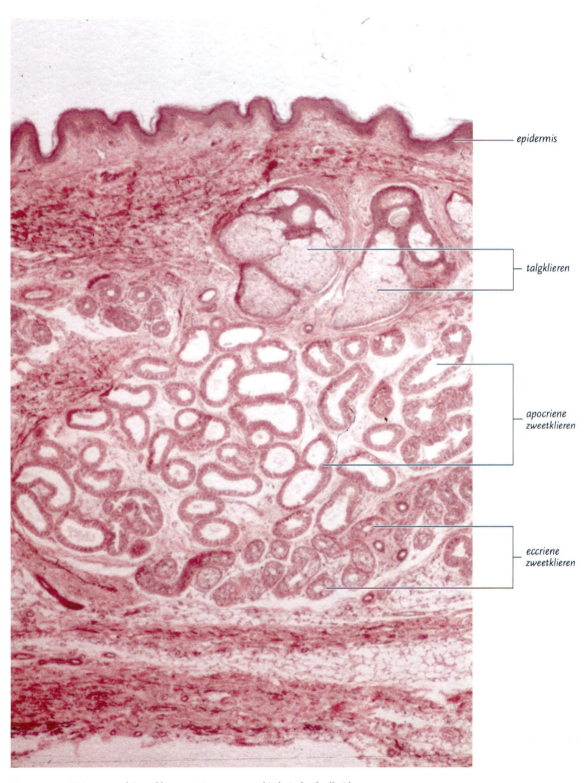

Figuur 19.20 LM-opname bij zwakke vergroting van een gebied uit de okselhuid.
Hierin zijn naast elkaar doorsneden van talgklieren (holocriene secretie), eccriene (merocriene) zweetklieren en apocriene zweetklieren te zien. (bron: A.P.M. Lamers)

door cholinerge zenuwuiteinden worden geïnnerveerd, ontvangen apocriene zweetklieren adrenerge eindigingen.

### VATEN EN ZENUWEN VAN DE HUID

De dermis heeft een uitgebreid bloed- en lymfevatennet. Op de grens van stratum papillare en stratum reticulare ligt een dicht vaatnet, het **rete subpapillare**. Van hieruit worden vaatlissen afgegeven naar de papillen tot dicht onder de epidermis. Dit is van belang voor de voeding van de opperhuid en voor de warmteregulatie. Arterioveneuze anastomosen (zie hoofdstuk 12) spelen hierbij een cruciale rol. Zijn deze verbindingen open, dan wordt het capillaire systeem minder doorbloed en wordt weinig warmte afgegeven (bleke huid bij koude).

Een tweede vaatnet ligt op de grens van cutis en subcutis, het **rete cutaneum**. De venen liggen op het niveau van deze beide arteriële netten, met nog een derde net in de hypodermis. De lymfevaten volgen de arteriën in hun ligging op twee niveaus; zij ontspringen blind in de bindweefselpapillen.

De huid heeft een belangrijke functie bij het ontvangen van prikkels uit de omgeving en is daarom sterk geïnnerveerd. Behalve vrije zenuwuiteinden in de epidermis komen er talrijke receptoren voor in de dermis en hypodermis, maar vooral in de bindweefselpapillen (tastlichaampjes van Meissner, zie hoofdstuk 10).

Ook om de bindweefselschede van de haarfollikels ligt een dicht netwerk van zenuwvezels. Deze zijn onder meer belangrijk voor het registreren en doorgeven van tactiele prikkels.

### REGENERATIE VAN DE HUID

Beschadigingen van de huid genezen, evenals alle andere met epitheel beklede oppervlakken (hoofdstuk 4), door migratie, proliferatie en differentiatie van epitheelcellen, tot zij hun oorspronkelijke functie weer kunnen vervullen. Als het bindweefsel ook beschadigd is, zorgen regeneratieprocessen ervoor dat de dermis weer een geheel gaat vormen. Deze bindweefselreparatie begint met de vorming van een vaatrijk zogenoemd **granulatieweefsel**.

De epithelialisatie vindt onder andere plaats vanuit de wondranden, door een migratieproces van epitheelcellen over een nieuwe of oude dermisondergrond, die niet ontstoken of necrotisch mag zijn. Doorgaans zal het epitheel zich bewegen onder een korstje van gestold bloed. Wordt dit korstje voortijdig verwijderd, dan kan de nog weinig stabiele dunne laag van epitheelcellen worden meegetrokken, omdat er nog geen goede hechting aan de dermis heeft plaatsgevonden.

Na genezing van een wat grotere wond, wordt het wondoppervlak bedekt met een dun epitheel met een vlak verlopend basaal oppervlak, vooral wanneer zich tussentijds infecties hebben voorgedaan. Dit epitheel is vaak gerimpeld door contractie van het nieuwe grofvezelige bindweefsel.

---

Bij zeer grote beschadigingen van de huid, zoals bij diepe brandwonden, faalt het natuurlijke herstel. Men past dan **huidtransplantaties** toe, als het kan autotransplantaten, omdat die geen immunologische reactie veroorzaken (hoofdstuk 15). Hierbij wordt gebruikgemaakt van een transplantaat dat de gehele dikte van de huid omvat ('full thickness graft') of van een 'split skin graft', waarbij het snijvlak hoog door de dermis loopt. In dit laatste geval kan de huid op de plaats waar het materiaal is weggehaald (de 'donor site') uit achtergebleven delen van het epitheel, waaronder haarwortels en zweetklieren, weer regenereren.

Bij tweedegraadsverbrandingen, waarbij alleen de epidermis en de oppervlakkige lagen van de dermis zijn vernietigd, kunnen zich eilanden van vitaal epitheel in haarfollikels en zweetklieren bevinden, van waaruit re-epithelialisatie mogelijk is. Echte problemen ontstaan pas bij grote derdegraadsverbrandingen waarbij de gehele dermis vernietigd is en alleen migratie kan optreden vanuit de randen van het defect. Indien er bij grote tweedegraadsverbrandingen weinig gezonde huid meer ter beschikking is, maakt men, naast bovenvermelde transplantatie, gebruik van een techniek waarbij in de te transplanteren huid door een bepaalde bewerking mazen worden aangebracht ('meshed graft'), zodat hierdoor een groter wondoppervlak kan worden bekleed. Wanneer hechting en uitgroei van dit epitheel optreden, kan epithelialisatie in de mazen van deze netvormige epitheelvelden plaatsvinden, waarbij het epitheel geen al te grote afstanden hoeft te overbruggen.

## Samenvatting

De huid vormt een belangrijke barrière tegen uitdroging, mechanische beschadigingen en bacteriële invloeden van buitenaf (infectie). Zij is opgebouwd uit een **epidermis (opperhuid)** en een **dermis (lederhuid)**. De epidermis bestaat uit verhoornend meerlagig epitheel, dat in staat is te regenereren door aanmaak van nieuwe cellen in het stratum basale. De hier gevormde **keratinocyten** bevatten **keratinefilamenten**, die met de desmosomen zorgen voor een hecht verband van het epitheel. De epidermis bestaat uit verschillende lagen: stratum basale, stratum spinosum, stratum granulosum, stratum lucidum en stratum corneum. Bindweefselpapillen zorgen ervoor dat de epidermis sterk hecht aan de onderliggende **dermis**, die is opgebouwd uit bindweefsel en van waaruit de epidermis wordt gevoed Onder de dermis bevindt zich het onderhuidse bindweefsel, de **hypodermis**. In de epidermis komen ook cellen met specifieke functies voor. **Melanocyten** zorgen voor de pigmentatie van de huid en dragen het pigment melanine over op de keratinocyten, waar het in de vorm van melaninekorrels bescherming geeft tegen de invloed van uv-straling. De **cellen van Langerhans** hebben een belangrijke functie bij de immunologische afweer.

In de huid worden **haren** gevormd, die een rol spelen bij de warmtehuishouding en **nagels**, die voornamelijk een beschermende functie hebben. **Talgklieren** verspreiden de talg, die als een smeermiddel over de huid heen ligt en mede bescherming biedt tegen uitdroging. **Eccriene zweetklieren** komen vrijwel overal in de huid voor en spelen ook een rol bij de warmtehuishouding. **Apocriene zweetklieren** liggen voornamelijk rondom de anus en in de oksel en produceren een viskeuzer secret.

Enkele veelvoorkomende huidziekten, die samenhangen met verstoringen van de aanhechting tussen dermis en epidermis (blaarvorming) werden besproken, evenals verstoringen van de proliferatieactiviteit van de basale cellen en van de melanocyten, die kunnen leiden tot het ontstaan van (maligne) tumoren.

# 20  Nier en urinewegen

Inleiding   521
Algemeen bouwpatroon   521
Het nierlichaampje   522
De tubulus   526
   De proximale tubulus   527
   De lis van Henle   529
   De distale tubulus en verzamelbuis   531
Het juxtaglomerulaire apparaat   534
De bloedvoorziening   534
Histofysiologie   536
De urinewegen en blaas   542
De urethra en bijbehorende klieren   543
Samenvatting   546

## INLEIDING

De nier, ureter, urineblaas en urethra zorgen samen voor de vorming, het transport, de opslag en lozing van **urine**, waarmee **afvalproducten** van de stofwisseling uit het lichaam worden verwijderd.

De nieren regelen ook de **vocht- en ionenbalans**, het **zuur-base-evenwicht** en produceren de hormonen **renine** en **erytropoëtine** (EPO), die een rol spelen bij de bloeddrukregulatie en de nieuwvorming van rode bloedcellen.

## ALGEMEEN BOUWPATROON

De nier is een excretieorgaan bij uitstek zoals dat mutatis mutandis ook geldt voor de longen en de lever. Er is een sterke wisselwerking tussen het epitheel en het doorstromende bloed. Het primaire product is een **ultrafiltraat** van het bloed, dat in het begin van het urineproducerende en -afvoerende systeem wordt opgevangen als **primaire urine**. Deze urine ondergaat tijdens het verdere verloop een aantal essentiële veranderingen (**modificaties**), waarna het uiteindelijke product als **definitieve urine** via het nierbekken (twee keer) en de beide ureters wordt afgevoerd.

Ontogenetisch ontstaat de nier (**metanephros** of **nanier**) als een gepaard orgaan uit twee componenten: (1) de beide epitheliale **ureterknoppen** aan de achterzijde van de sinus urogenitalis en (2) – eveneens in duplo – een groep mesodermale cellen: het **nefrogeen blasteem**. Uit de ureterknoppen ontwikkelen zich de **afvoerwegen**. In een bepaald stadium maken zij contact met het nefrogeen blasteem, waaruit zich het **urineproducerende deel** ontwikkelt. De cellen van het nefrogeen blasteem groeien uit tot ongeveer een miljoen (x2) buisjes of **nefronen**, die als de kleinste functionele eenheid van de nier kunnen worden beschouwd (fig. 20.1). Tijdens deze ontwikkeling maakt ieder nefron contact met een **vaatkluwen** of **glomerulus**, die uiteindelijk geheel door het epitheel van het blinde einde van het nefron wordt omgroeid. In het aldus ontstane **nierlichaampje (lichaampje van Malpighi)** vindt, op de grens van vaatkluwenwand en epitheel, het bovengenoemde filtratieproces plaats.

Elk **nefron** bestaat uit (1) een **nierlichaampje** en (2) een **tubulair deel**. Aan het tubulaire deel kunnen drie delen worden onderscheiden: de **proximale tubulus**, de **lis van Henle**, met een afdalend en een opstijgend been, en de **distale tubulus**. Het nefron gaat dan over in het **afvoergangensysteem** bestaande uit **verzamelbuizen (ductus colligentes)** in schors en merg, die uiteindelijk op de top van de papil in het nierbekken uitmonden (area cribrosa) (fig. 20.2).

Volwassen nieren zijn boonvormig met aan de concave zijde de **hilus**, waar zenuwen, bloed- en lymfevaten de nier binnenkomen dan wel verlaten, en ook het nierbekken, uitmondend in de ureter.

De menselijke nier is opgebouwd uit tien tot vijftien piramiden en aansluitende **calices minores**, die de urine uit de piramide opvangen en via **calices majores** afvoeren naar het nierbekken en de ureter (fig. 20.2). De piramiden bezitten elk een **merg** en een **schors**. Tussen de piramiden liggen stroken schorsweefsel, de **columnae renales (Bertini)**.

In de **schors** bevinden zich de nierlichaampjes en het grootste deel van het urineproducerende deel van de nier. Het **merg** en delen daarvan die 'uitstralen' in

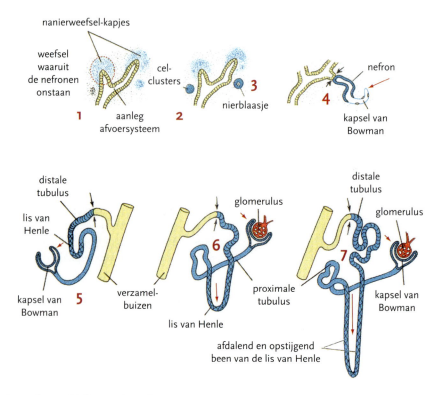

*Figuur 20.1 Embryonale ontwikkeling van het nefron.*

de schors (mergstralen) zijn hoofdzakelijk betrokken bij de urineafvoer.

### HET NIERLICHAAMPJE

In de schors zijn bij goede bloedvulling rode puntjes te zien, de **nierlichaampjes** of **lichaampjes van Malpighi** (corpusculum renis) (fig. 20.2, 20.3, 20.4 en 20.5). Een menselijke nier bevat ongeveer één miljoen van deze nierlichaampjes. Deze bestaan uit een **arteriolaire vaatkluwen**, de **glomerulus**, en het eerste deel van het **nefron**, bestaande uit het **viscerale** en **pariëtale blad** van het **kapsel van Bowman**, dat de kapselruimte of **filtratieruimte** omsluit (fig. 20.4, 20.11). Onder arteriële druk vindt in het nierlichaampje, over de hele lengte van de wand van de vaatkluwen, de **filtratie** van het bloed plaats. Het filtraat, de **primaire urine**, wordt opgevangen in de filtratieruimte, die het doorgeeft aan het de **niertubulus**, waar het filtraat bewerkt en geconcentreerd wordt. Het nefron eindigt waar de niertubulus uitstroomt in de **verzamelbuis** (ductus colligens) (fig. 20.2).

Elk nierlichaampje is aan zijn **vaatpool** verbonden met het **vas afferens** en het **vas efferens** (fig. 20.4, 20.5). Aan de tegenoverliggende pool van het nierlichaampje, de **urinepool**, wordt de primaire urine naar de **proximale tubulus** afgevoerd.

In het nierlichaampje splitst het vas afferens zich in twee tot vijf primaire takken, die zich opdelen in een dichte capillairkluwen zonder veel anastomosen (fig. 20.5). De druk en de 'flow' in de glomerulus worden door de gladde spiercellen in de wand van zowel het vas afferens als het vas efferens gereguleerd: beide vaten hebben een arterieel karakter. Deze situatie van een capillairnetwerk tussen twee arteriële systemen is uniek voor de nier en van grote betekenis voor het filtratieproces. Aan de vaatpool van het nierlichaampje liggen de capillairlussen dicht bijeen.

De capillairen van de glomerulus zijn aan de binnenzijde bekleed met **gevensterd endotheel** dat rust op een dikke basale membraan. De endotheliale **fenestrae** zijn in groepjes bij elkaar gelegen en hebben een diameter van ongeveer 70-100 nm. In de fenestrae bevindt zich geen diafragma, zodat het bloedplasma direct in contact komt met de basale membraan. Deze constructie voorkomt wel dat bloedcellen in direct contact komen met de basale membraan, zodat bijvoorbeeld bloedplaatjes niet geactiveerd worden.

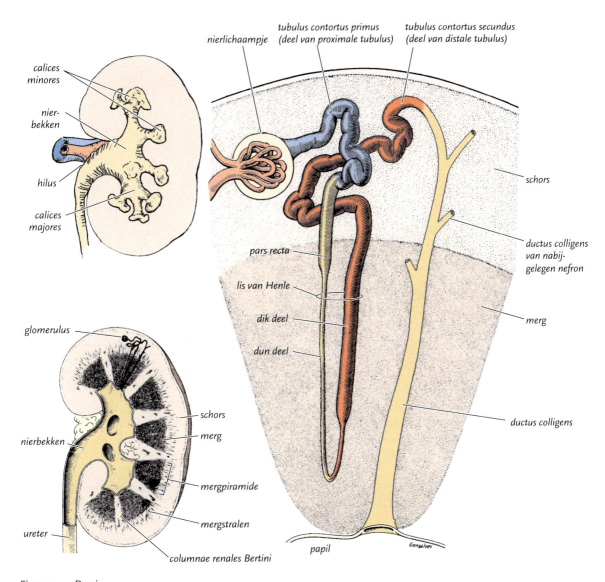

Figuur 20.2 De nier.
Links: Algemeen bouwpatroon van de nier.
Rechts: Verdeling van het nefron met zijn onderdelen en de verzamelbuizen over schors en merg.
NB In dit schema is niet aangegeven dat de distale tubulus na de lis weer terugkomt en zich tegen (de vaatpool van) zijn eigen nierlichaampje aanlegt.

Aan de buitenkant zijn de capillairlussen met **podocyten** bekleed, die het viscerale blad van het kapsel van Bowman vormen (fig. 20.6). De filtratieruimte bevindt zich tussen dit viscerale en het parietale blad van het kapsel van Bowman, waarvan het platte plaveiselepitheel bij de urinepool overgaat in het kubische epitheel van de proximale tubulus (fig. 20.4). Fijn vertakte uitlopers van de podocyten, die de capillairlussen omgeven (fig. 20.6 en 20.7), zijn vastgehecht op de basale membraan (fig. 20.8, 20.9 en 20.11). Men onderscheidt primaire uitlopers of **trabekels**, waaruit een groot aantal secundaire uitlopers of **pedikels** ontspringen. De pedikels van naburige podocyten grijpen afwisselend, als vingers van twee handen, in elkaar. De lamina basalis is volledig bedekt met pedikels. Tussen de pedikels bevinden zich ongeveer 25 nm brede **filtratiespleten** (fig. 20.7, 20.8 en 20.9). De filtratiespleten tussen de pedikels worden afgesloten door een dun **diafragma** (fig. 20.9).

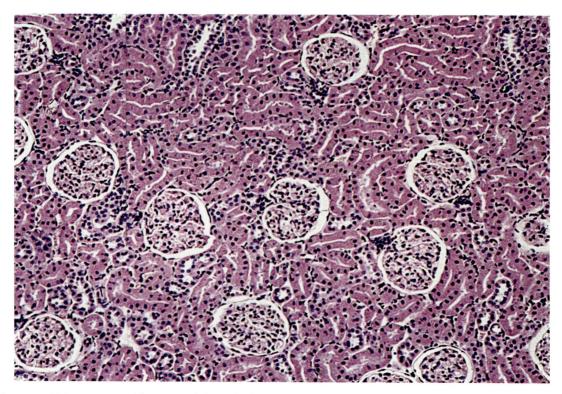

*Figuur 20.3 LM-opname (overzicht) van een deel van de schors van de nier.*
In hoofdzaak bestaat deze uit (veel) doorsneden door relatief lange proximale en (weinig) doorsneden van relatief korte distale tubuli, evenals nierlichaampjes. De donkere gebieden tegen de nierlichaampjes markeren de vaatpool dan wel de macula densa. HE-kleuring. Lage vergroting. (opname P. Nieuwenhuis)

**Microscopisch onderzoek** wordt gedaan aan de hand van (percutane) **nierbiopten**, die met behulp van lichtmicroscopie, immunofluorescentie en elektronenmicroscopie uitsluitsel kunnen geven over de toestand van het nierfilter en het nefron. Structuren die hierbij worden beoordeeld zijn: het endotheel van de glomerulus en de overige capillairen, de basale membraan, immunoprecipitaties op de basale membraan, de pedikels van de podocyten, de mesangiale cellen en de aanwezigheid van ontstekingscellen. Ook kan de conditie van tubuli en het interstitium zo worden beoordeeld. Daarnaast wordt ook **microscopisch onderzoek** uitgevoerd op de **urine**, waarin soms sedimenten en (resten van) cellen aanwezig zijn. De aanwezigheid van witte of rode bloedcellen, plaveisel- of overgangsepitheelcellen, bacteriën, gisten of kristallen en andere neerslagen, zegt iets over de aard van een nieraandoening.

De kern van de podocyten is gelobd en het cytoplasma bezit veel vrije ribosomen, enig RER, microtubuli en microfilamenten. De podocyten synthetiseren bestanddelen van de basale membraan en ondersteunen de capillairlussen.

De **basale membraan** bestaat uit de versmolten laminae basales van de endotheelcellen en de podocyten, waardoor deze laag betrekkelijk dik is. (340 nm). Zij kan met de PAS-kleuring of overeenkomstige kleuring (zie fig. 20.10) lichtmicroscopisch zichtbaar worden gemaakt. De basale membraan bevat collageen type IV, laminine en proteoglycanen, waaronder veel heparansulfaat. Door de negatieve lading van het heparansulfaat bezit de lamina basalis sterk anionische eigenschappen. In de EM is de lamina basalis fibrillair met een dichte **lamina densa**, aan weerszijden omgeven door een lichtere **lamina rara interna** en **externa** (fig. 20.9).

Tussen het bloed en de filtratieruimte bevinden zich dus **drie filters**, namelijk het endotheel, de lamina basalis en de podocyten. Hiervan is

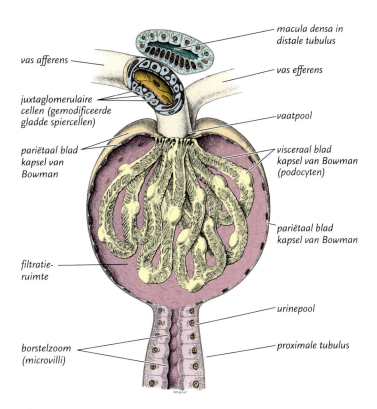

*Figuur 20.4 Het nierlichaampje.*
Boven aan de vaatpool het vas afferens, vas efferens en de macula densa. Juxtaglomerulaire (epitheloïde) cellen in de wand van het vas afferens. Podocyten (behorend tot het viscerale blad van het kapsel van Bowman) bedekken de capillairlussen van de glomerulus; de kernen van deze cellen puilen uit te midden van de uitlopers, die de capillairen interdigiterend bedekken. De cellen van het pariëtale blad van het kapsel van Bowman zijn plat. Aan de onderzijde de urinepool met het begin van de proximale tubulus van het nefron.

de basale membraan, die filtreert op basis van de **grootte** van de openingen en de **lading** in de filamentaire massa, waarschijnlijk het belangrijkste. Negatief geladen moleculen (anionen) uit het plasma worden tegengehouden door negatief geladen moleculen zoals heparansulfaat in de laminae rarae. Zo gaat het negatief geladen albumine, met een molecuulmassa van 65.000 u, niet door de lamina rara interna van de basale membraan. Positief geladen moleculen worden in de lamina densa pas tegengehouden wanneer hun molecuulmassa groter wordt dan 70.000 u. Daarnaast zijn er aanwijzingen dat eiwitten van het diafragma in de spleet tussen de pedikels, te weten **nefrine** en **podocine**, mogelijk ook een rol spelen bij de filtratie (fig. 20.9).

Het primaire filtraat wordt tijdens het verdere transport door het nefron sterk veranderd in **samenstelling** en wordt ook in **volume** sterk gereduceerd van ongeveer 180 l/dag naar 1,5 l/dag.

Wanneer de negatieve lading van de basale membraan verdwijnt, neemt de permeabiliteit toe en komt albumine in de urine terecht (**albuminurie**). Bij een ontsteking in de glomeruli kan de basale membraan beschadigd worden met ernstige lekkage als gevolg (**proteïnurie**). Door het ontbreken van diafragma's in de endotheliale fenestrae (diameter 70-100 nm), kunnen antigeen-antilichaamcomplexen (met IgG, IgM), vaak samen met complementfactoren (onder andere C3, direct op de basale membraan neerslaan. Deze neerslagen kunnen goed met immunofluorescentie gedetecteerd worden en met elektronenmicroscopie worden geëvalueerd op hun omvang, ligging en cellulaire associatie. Positief geladen complexen slaan gemakkelijk neer op de negatief geladen basale membraan.

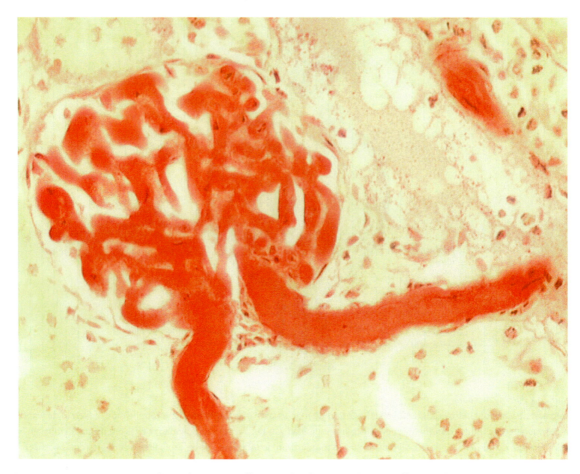

*Figuur 20.5 LM-opname van een glomerulus met vas afferens (rechts, horizontaal) en vas efferens (links, verticaal). Let op het verschil in wand van het vas afferens en van het vas efferens. Kleuring: karmijnvaatinjectie-hematoxyline. Hoge vergroting. (opname P. Nieuwenhuis)*

Het spaarzame bindweefsel dat zich tussen de capillairlussen bevindt, wordt **mesangium** genoemd en bestaat uit de mesangiumcellen en de mesangiale matrix. Mesangiumcellen zijn lichtmicroscopisch moeilijk waar te nemen, maar liggen meestal tussen twee capillairen binnen een gemeenschappelijke lamina basalis (fig. 20.12). De mesangiumcel is contractiel en heeft receptoren voor **angiotensine II** (zie verder). Wanneer deze receptoren geactiveerd worden neemt de capillaire doorstroming af. Mesangiumcellen hebben ook receptoren voor de uit het hart afkomstige natriuretische factor, die een vasodilaterend effect heeft.

Mesangiumcellen zijn gelegen tussen endotheel en lamina basalis (fig. 20.13) en kunnen fagocyteren. Hierbij gaat ook een deel van de lamina basalis zelf verloren, zodat aanvulling noodzakelijk is. De synthese van laminabasalismateriaal geschiedt door podocyten. Door **regelmatige afbraak en opbouw van het filter** wordt voorkomen dat dit zou dichtslibben. Bij de mens komen in het mesangium ook macrofagen voor.

### DE TUBULUS

Elk nierlichaampje is aan de urinepool verbonden met de tubulus, een onvertakte buis, waarvan de lengte varieert. Deze heeft een aantal karakteristieke onderdelen elk met een specifieke structuur en functie.

De onderdelen van de tubulus zijn de volgende (fig. 20.2, 20.14 en 20.22).

1 De **proximale tubulus** met een in de schors gelegen kronkelig deel, het **proximale convoluut**, de pars contorta of **tubulus contortus I**, en een op de grens van schors en merg gelegen recht deel (**pars recta**).

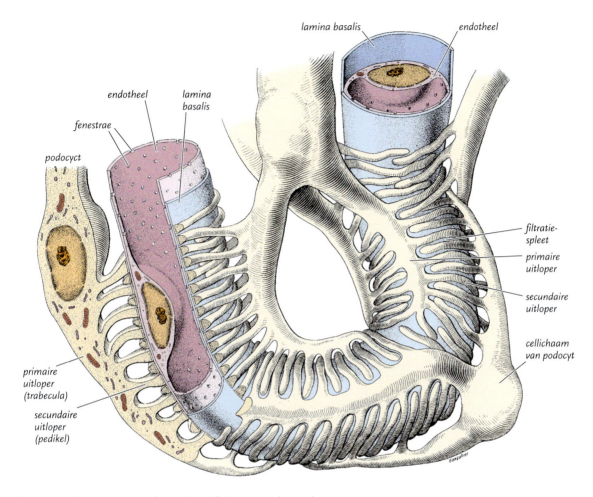

*Figuur 20.6 Illustratie van een glomeruluscapillair omgeven door podocyten.*
De endotheelcellen zijn gefenestreerd maar missen een diafragma. Het endotheel rust op een dikke basale membraan. Links een aangesneden podocyt. Van de buitenzijde gezien puilen de kernen van de podocyten uit in de kapselruimte (filtratieruimte). Elke podocyt heeft een aantal primaire uitlopers (trabeculae), waaruit een groot aantal secundaire uitlopers (pedikels) ontspringen. De secundaire uitlopers van bijeengelegen podocyten grijpen interdigiterend ineen en rusten op de dikke lamina basalis tussen endotheel en podocyten. (bron Ham 1969)

2 Een U-vormige **lis van Henle**, die radiaal in het merg gelegen is, met (1) een **dun** deel, dat gedeeltelijk in het dalende been en gedeeltelijk in het opstijgende been gelegen is en (2) een opstijgend **dik** deel (fig. 20.14). Nefronen die dicht tegen het nierkapsel zijn gelegen, hebben een kort dun deel, gelegen in het dalende deel van de lis.

3 De **distale tubulus**, met een recht opstijgend deel **(pars recta)**, dat tegen de vaatpool (fig. 20.14) van het eigen nierlichaampje aanligt en daarna overgaat in een gekronkeld deel, het **distale convoluut** of **tubulus contortus II**. Op het punt van aanraking met de efferente arteriole vormen de tubulusepitheelcellen de macula densa (fig. 20.4, 20.14, 20.23 en 20.24).

Via een kort verbindingsstuk mondt de tubulus uit in de **verzamelbuis** (**ductus colligens**). In de schors komt een groot aantal verzamelbuisjes samen; in het merg gaan deze over in de onvertakte ductus papillaris, waarvan er 10-25 op elke **papil** uitmonden in de area cribrosa.

Het buisvormige deel van het nefron wordt gevormd door epitheel, dat rust op een basale membraan, waaromheen zich een dicht capillairnet en enig bindweefsel bevinden.

### De proximale tubulus

Het plaveiselepitheel van het pariëtale blad van het kapsel van Bowman gaat bij de urinepool van het

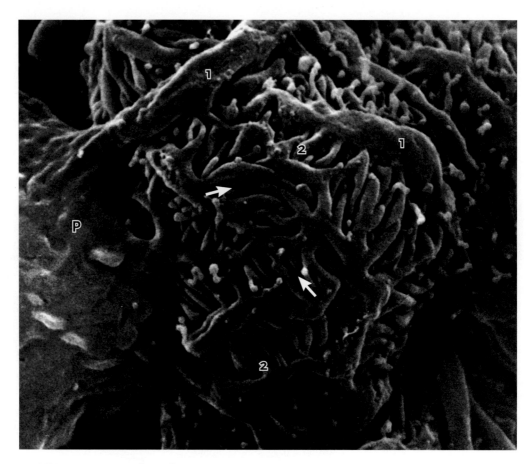

*Figuur 20.7 SEM-opname van een glomerulus.*
Hierin zijn podocyten (P) te zien die tegen de capillairen van de glomerulus gelegen zijn. Let op de primaire uitlopers of trabekels (1) en de secundaire uitlopers of pedikels (2) van de podocyten. De smalle spleten tussen de ineengrijpende secundaire uitlopers zijn de filtratiespleten (pijlen). 10.500 ×.

nierlichaampje abrupt over in het kubische epitheel van de proximale tubulus (fig. 20.4). Dit deel van het nefron is sterk gekronkeld (**proximale convoluut** of **tubulus contortus I**) en daalt daarna als een rechte buis, het **pars recta**, in het niermerg af. De tubulus van hoger in de schors gelegen nefronen volgt een mergstraal (fig. 20.14 en 20.26). De tubulus contortus I is sterker gekronkeld en langer (circa 14 mm) (fig. 20.2, 20.14 en 20.22) dan de tubulus contortus II (circa 5 mm). In een coupe zijn de aansnijdingen van de proximale tubuli dus talrijker dan die van de distale tubuli.

Het kubisch epitheel van de proximale tubulus is acidofiel vanwege de grote hoeveelheid mitochondriën (fig. 20.11). De cellen hebben een grote kern met een fijn chromatine en een duidelijke nucleolus. Op de apicale celmembraan staat een hoge **borstelzoom (microvilli)** (fig. 20.15 t/m 20.17). De borstelzoom is PAS-positief door de aanwezigheid van glycoproteïnen, die moge-

lijk een rol spelen bij het resorberen van stoffen uit de primaire urine.

In het **apicale** cytoplasma vinden we ook pinocytosevesikels, microtubuli en grote lysosomen, die tezamen betrokken zijn bij de **resorptie** van stoffen (fig. 20.17). Men kan dit proces visualiseren door injectie van vitale kleurstoffen, die het nierfilter passeren en daarna in de proximale tubulus worden geresorbeerd. In de borstelzoom komen proteolytische enzymen voor, die onder meer polypeptiden kunnen splitsen. Niet alle eiwitafbraak in de proximale tubulus geschiedt dus in lysosomen.

Het **basolaterale** deel van de proximale tubuluscellen toont **zijdelingse cytoplasma-in- en -uitstulpingen**, die interdigiteren met naburige cellen (fig. 20.16). Ook de basale celmembraan toont talrijke instulpingen, loodrecht georiënteerd op de basis van de cel, waartussen lange mitochondriën liggen, parallel aan de ingestulpte

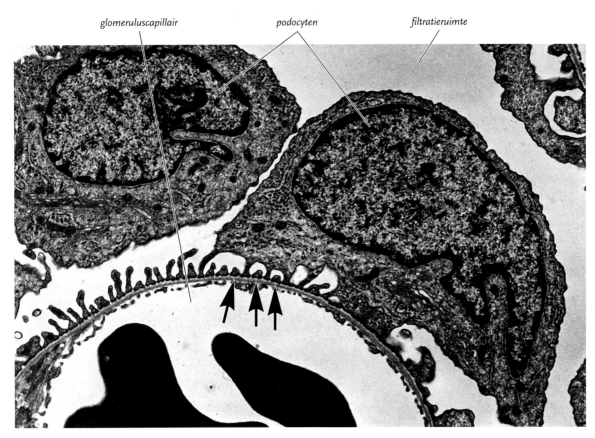

*Figuur 20.8 TEM-opname van een detail van een nierlichaampje.*
Hierin zijn twee cellichamen van podocyten te zien, evenals het alterneren van de pedikels van twee verschillende podocyten (pijlen). 9000 ×. (opname S.L. Wissig)

celmembraan. Deze rangschikking is kenmerkend voor **ionentransporterend epitheel** (hoofdstuk 4) en komt ook voor op andere plaatsen in het lichaam, zoals in de 'striated duct' van de speekselklier. Dicht tegen de tubuli liggen gevensterde capillairen, waarvan de fenestrae door een diafragma worden afgesloten. De basale membraan van de capillairen en die van de tubuli kunnen versmelten (fig. 20.11 en 20.17). De cellen van de proximale tubulus transporteren **natrium** en **water** terug naar de capillairen, waarvoor de talrijke mitochondriën de energie leveren. De basolaterale membraan bevat een $Na^+/K^+$-ATP-ase dat fungeert als natriumpomp. Natriumionen die zich hier extracellulair ophopen, veroorzaken een osmotisch drukverschil, zodat water zich passief verplaatst van het tubuluslumen naar de intercellulaire ruimte, vanwaar afvoer naar de capillairen kan plaatsvinden. De intercellulaire ruimte is aan de apicale zijde afgesloten door **zonulae occludentes**.

Het gekronkelde en het rechte deel van de proximale tubulus zijn functioneel gelijkwaardig; tegen het einde nemen de hoogte van de borstelzoom en de omvang van de basale invaginaties af.

### De lis van Henle

De lis van Henle is een U-vormige buis, bestaande uit een dun afdalend deel, dat met een U-bocht na enige afstand overgaat in een dik, recht opstijgend deel, dat aansluit op de distale tubulus. De lengte van de dunne en dikke delen van de lis van Henle en hun onderlinge verhouding zijn gerelateerd aan de afstand van de glomerulus tot het merg (fig. 20.14). Dit hangt samen met de embryonale vorming van de nierlichaampjes, waarvan de eerste exemplaren dicht tegen het merg (juxtamedullair) worden gevormd en de latere meer corticaal worden aangelegd, met het gevolg dat de tubuli hiervan moeilijker het merg bereiken en dus korter zijn. Juxtamedullaire glomeruli zijn over het algemeen groter en hebben langere tubuli dan de subcapsulaire glomeruli (fig. 20.14). De U-bocht van de langste nefronen kan in de papilpunt

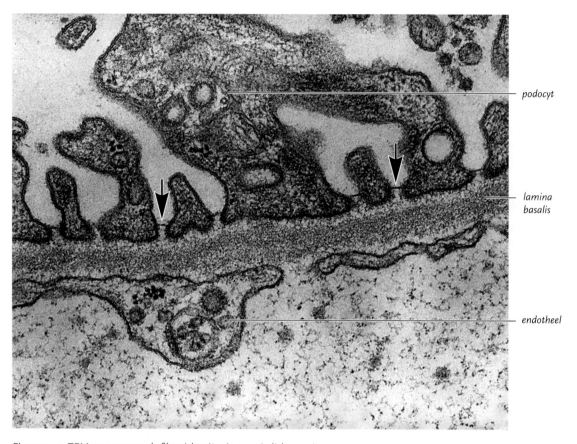

*Figuur 20.9  TEM-opname van de filtratiebarrière in een nierlichaampje.*
Let op het endotheel, waarin open fenestraties voorkomen, de gefuseerde laminae basales van epitheel- en endotheelcellen, die samen een dikke laag vormen, en uitlopers van podocyten. De basale membraan bestaat uit een centrale lamina densa met aan de buitenzijden de elektronendoorlatende lamina rara interna en externa. Pijlen wijzen naar de dunne membranen die de filtratiespleten afsluiten ('slit pore membrane'). (opname S.L. Wissig)

liggen (fig. 20.14). Bij de mens behoort ongeveer 15% van de nefronen tot de lange categorie.

Het merg wordt onderscheiden in een **binnenste** en een **buitenste merg**. Het buitenste merg wordt nog weer onderverdeeld in een binnenste en een buitenste zone (fig. 20.14).

Deze onderverdeling berust op:
1 het in deze gebieden voorkomen van doorsneden van alleen dunne dan wel dunne én dikke delen van de lis van Henle, zoals het geval is in het binnenste merg vergeleken met de binnenste zone van het buitenste merg (fig. 20.18);
2 de aanwezigheid van rechte delen van de proximale én distale tubulus (buitenste zone van het buitenste merg).

Het **binnenste merg** bevat hoofdzakelijk verzamelbuisjes, dunne delen van de lis van Henle en bloedvaten (fig. 20.20). Dikke delen van de lis van Henle komen hier niet voor.

Het dunne deel van de lis van Henle (vooral in fysiologieboeken wel intermediaire tubulus genoemd) heeft een doorsnede van ongeveer 12 μm, een relatief wijd lumen en is bekleed met platte epitheelcellen, waarvan de kernen in het lumen uitpuilen (fig. 20.20). Dit deel van de tubulus lijkt op een wijd capillair, maar de grotere celkernen, hun geringere onderlinge afstand, het grotere lumen en de iets dikkere wand maken het onderscheid (fig. 20.19 en 20.20). De cellen passen ineen met complexe interdigitaties, waarin **zonulae adhaerentes** voorkomen. De luminale celmembraan draagt korte microvilli. In het cytoplasma bevindt zich naast de kern een klein Golgi-complex. Er zijn geen endocytosevesikels te zien bij de apicale celmembraan.

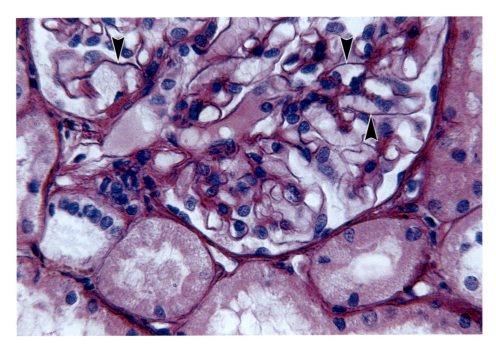

*Figuur 20.10  LM-opname van een deel van een nierlichaampje met omliggende tubuli.*
Let op de aankleuring van de basale membraan rond de glomerulaire capillairen (pijlpunten). Ook de basale membranen onder het pariëtale blad van het kapsel van Bowman en rond de respectieve tubuli zijn zichtbaar. Linksonder, bij de vaatpool, een macula densa. Picrosiriuskleuring. Middelsterke vergroting.

> Een glomerulonefritis of tubulo-interstitiële nefritis kan ontstaan als gevolg van beschadiging door nefrotoxische stoffen, waaronder antibiotica, radiologische contrastmiddelen, ciclosporine, myoglobine afkomstig van spierletsels, of ischemie, die kan uitmonden in **tubulaire necrose**. Dit kan **acuut** of **chronisch nierlijden** tot gevolg hebben. Ontsteking van het interstitium kan tot stand komen door een allergische of auto-immuunreactie van T-cellen tegen componenten van het weefsel. Bij deze reactie komen neutrofielen, monocyten en bijkomende lymfocyten het weefsel binnen en veroorzaken schade door de productie van zuurstofradicalen, prostaglandinen, tromboxanen, leukotriënen of PAF ('platelet-activating factor').

Het opstijgende dunne deel gaat bij de overgang van binnenste naar **buitenste merg** over in het dikke deel van de lis van Henle. De bouw hiervan komt overeen met de bouw van de distale tubulus (zie hierna). Het dikke deel van de lis van Henle speelt als intermediair bij het ionentransport naar het interstitium een belangrijke rol bij de opbouw van een concentratiegradiënt in het binnenste merg.

Voor alle nefronen geldt dat een deel van het **dalende dunne deel** van de lis van Henle tegen een **opstijgend dik deel** ligt (binnenste zone van het buitenste merg), hetgeen belangrijk is voor de functie (zie hierna).

### De distale tubulus en verzamelbuis

Bij het begin van het dikke, distale deel van de lis van Henle, soms ook wel beschouwd als het begin van de distale tubulus, wordt het epitheel opnieuw kubisch, terwijl het lumen niet verandert. Dit blijft zo in het verdere verloop van het opstijgende, rechte deel van de distale tubulus evenals in het gekronkelde deel, de tubulus contortus II (distale convoluut) (fig. 20.14 en 20.18).

De cellen van de distale tubulus hebben geen borstelzoom (fig. 20.15 en 20.22), maar bezitten wel de kenmerken van een **ionentransporterend epitheel**, te weten: basale celgrensvlak-instulpingen waartussen parallel gerangschikte mitochondriën. De laterale uitstulpingen zijn minder uitgesproken. De cellen van de distale tubulus tonen geen endocytose, exocytose of lysosomale vertering.

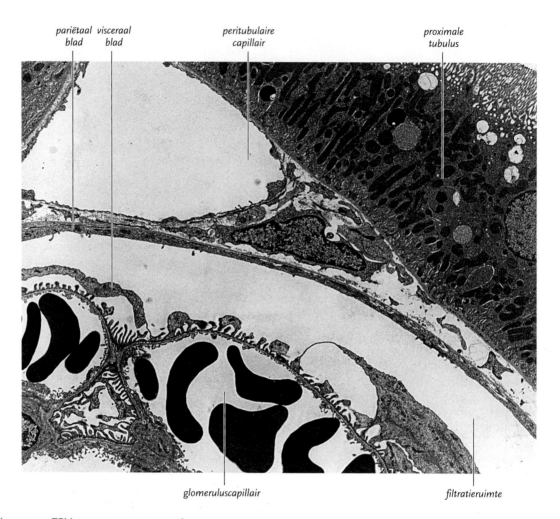

*Figuur 20.11  TEM-opname van een rattennier.*
Hierin is een deel van een nierlichaampje te zien met het pariëtale blad van het kapsel van Bowman, de filtratieruimte en het viscerale blad van het kapsel van Bowman; glomerulaire capillair met erytrocyten; peritubulaire capillair en proximale tubulus. 2850 ×. (opname S.L. Wissig)

Op de plaats waar de distale tubulus aan het vas afferens van de vaatpool raakt, vormt het epitheel typische cilindrische cellen met dicht opeen gelegen donkere kernen, hetgeen de reden is voor de naam **macula densa** (fig. 20.4, 20.23, 20.24). De cellen van de macula densa hebben een sensorfunctie ten opzichte van de inhoud van de distale tubulus, voor wat betreft de osmolariteit of het Cl⁻-gehalte. Na de macula densa begint het kortere, gewonden deel van de distale tubulus.

De tubuli contorti II zijn in het schorsgebied, via een verbindingsbuis, verbonden met een **ductus colligens** of verzamelbuis (fig. 20.2, 20.14, 20.20 en 20.21) die naar het merg toe breder wordt. Groepjes verzamelbuizen vormen de mergstralen. De verzamelbuizen verenigen zich in het merg tot een kleiner aantal **ductus papillares** (ductus Bellini) die op de papil (de top van de piramide) uitmonden. Hun openingen vormen tezamen de **area cribrosa** (zeefplaat).

De verzamelbuizen zijn bekleed met een eenlagig kubisch epitheel en hebben een diameter van 40 μm (fig. 20.20), die naar de top van de papil toeneemt. De meeste cellen van het verzamelbuisepitheel, de **hoofdcellen** (± 70%), zijn helder, bevatten weinig celorganellen en tonen duidelijke celgrenzen. De resterende 30% bestaat uit donkere **intercalaire cellen**. Deze zouden een rol spelen bij handhaving van het zuur-base-evenwicht. Dieper in het merg worden de epitheelcellen meer cilindrisch en gaan bij de area cribrosa over in overgangsepitheel, dat continu is met het hogere **overgangsepitheel** van de ureter (zie hierna).

20 NIER EN URINEWEGEN 533

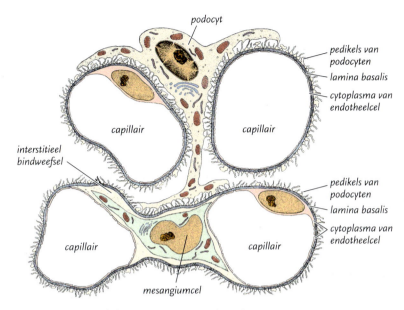

Figuur 20.12 Schematische weergave van de ligging van een mesangiumcel.
De cel is in het interstitiële bindweefsel gelegen tussen twee capillairen. Capillairen en mesangium worden omgeven door de lamina basalis.

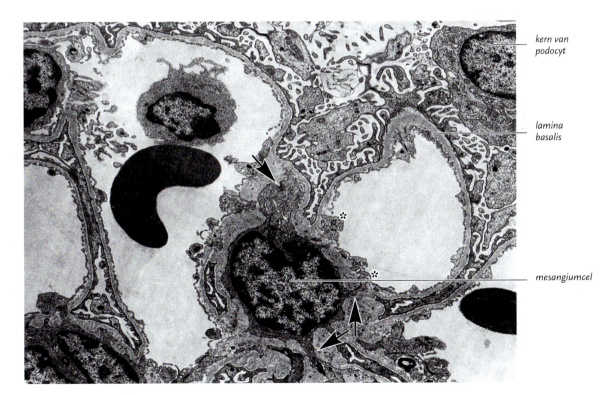

Figuur 20.13 TEM-opname van een coupe door een glomerulus.
Hierin is een mesangiale cel en de hieromheen gelegen matrixsubstantie te zien. Uitlopers van de mesangiale cel (pijlen) kunnen tot aan het endotheel reiken (sterretjes). Zij spelen een rol bij de reiniging van de lamina basalis. In het capillairlumen een rode bloedcel en een leukocyt met linksboven een endotheelcelkern. 5300 ×.

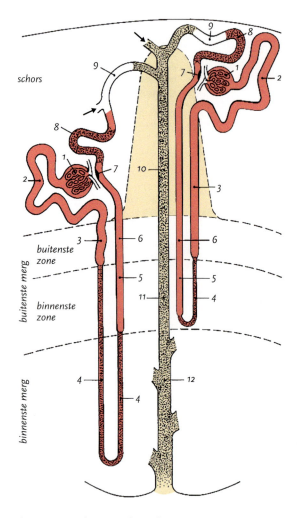

*Figuur 20.14 Schema van het nefron.*
Dit schema geeft een corticaal en een juxtamedullair nefron weer samen met het verzamelsysteem. Het is niet op schaal getekend. In de schors is een mergstraal aangegeven met een gestreepte lijn.

1. nierlichaampje, bestaande uit het kapsel van Bowman en de glomerulaire vaatkluwen
2. proximale tubulus, gekronkeld deel (proximaal convoluut)
3. proximale tubulus, recht deel (pars recta)
4. lis van Henle, afdalend (en opstijgend) dun been
5. lis van Henle, opstijgend dik been
6. distale tubulus, recht deel (pars recta)
7. macula densa, gelegen in het laatste deel van het rechte deel van de distale tubulus
8. distale tubulus, gekronkeld deel (distaal convoluut)
9. verbindingsbuis
10. corticale verzamelbuis
11. buitenste medullaire verzamelbuis
12. binnenste medullaire verzamelbuis

## HET JUXTAGLOMERULAIRE APPARAAT

Bij de vaatpool van het nierlichaampje bevindt zich het **juxtaglomerulaire apparaat** (JGA) (fig. 20.23 en 20.24), een agglomeraat van drie celtypen waarvan één onderdeel al is besproken, namelijk (1) de **macula densa**. Het JGA wordt verder gevormd door (2) een groepje lichtkleurende **mesangiale cellen**, gelegen in de nis tussen het vas afferens en het vas efferens, dus buiten de vaatkluwen, het vroeger zo genoemde 'Polkissen' (poolkussen). Deze cellen worden extraglomerulaire mesangiumcellen of 'lacis'-cellen (Frans: 'lacis' = netwerk) dan wel **cellen van Goormaghtigh** genoemd (fig. 20.23 en 20.24); hun functie is onbekend. De derde groep zijn de gladde spiercellen in de tunica media van de afferente arteriole van het vas afferens, die zijn gedifferentieerd tot **epitheloïde cellen** (op epitheelcellen lijkend). Zij worden ook wel juxtaglomerulaire korrelcellen of **cellen van Ruyter**) genoemd. Deze cellen hebben een gezwollen kern met fijn chromatine (fig. 20.23); zij hebben een secretorische functie. Ter plaatse ontbreekt de elastica interna, zodat secretieproducten het bloed rechtstreeks kunnen bereiken. Deze cellen bezitten een goed ontwikkeld RER, een Golgi-complex en secreetgranula met een diameter van 10-40 nm, die **renine** bevatten. Renine is een proteolytisch enzym dat het in de lever gevormde **angiotensinogeen** omzet in angiotensine I, dat onder invloed van 'angiotensin converting enzyme' (ACE) uit de long wordt omgezet in **angiotensine II** met een zeer krachtige pressoractiviteit. Dit induceert een vasoconstrictie in alle perifere bloedvaten en ook in de efferente arteriole van de glomerulus en speelt dus een belangrijke rol in de regeling van de **bloeddruk** en de druk in de glomerulaire capillairen. Ook stimuleert angiotensine II de secretie van **aldosteron** in de bijnier.

## DE BLOEDVOORZIENING

De **a. renalis** splitst zich meestal voor zij de nier binnengaat in twee hoofdtakken, waarvan de ene het craniale en de andere het caudale deel van de nier van bloed voorziet. In de hilus geven deze takken kleinere arteriën af, die zich opsplitsen in **interlobaire arteriën**, die tussen de nierpiramiden lopen (fig. 20.26). In het grensgebied tussen schors en merg vormen zich hieruit de **aa. arcuatae** (boogarteriën) die evenwijdig aan het nieroppervlak verlopen. De boogarteriën anastomoseren niet met elkaar; het zijn eindarteriën. Bij afsluiting van één boogarterie, bijvoorbeeld door een trombus, ontstaat een wigvormig infarct, dat niet samenvalt met een piramide. Uit de aa. arcuatae

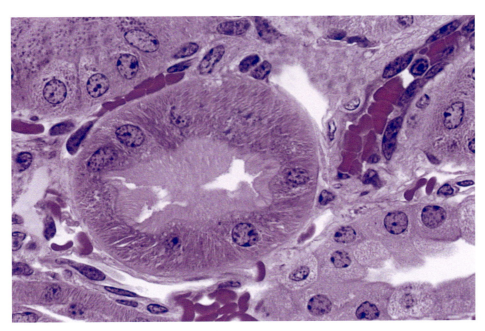

*Figuur 20.15 LM-opname van een coupe van nierschorsweefsel.*
Karakteristieke doorsneden van een proximale tubulus, distale tubulus (rechtsonder) en enkele peritubulaire capillairen, waarin erytrocyten zijn te zien. PT-kleuring. Hoge vergroting.

ontspringen op regelmatige afstanden **interlobulaire arteriën (aa. radiatae)** die in één richting loodrecht op het nierkapsel de schors binnendringen (fig. 20.26). Uit deze interlobulaire arteriën takken zich ten slotte de **afferente arteriolen (vasa afferentia)** van de glomeruli af.

Door de korte lengte en het beperkte aantal van de arteriële vertakkingen en de relatief lage tonus in de afferente vaten, is de bloeddruk in de glomerulus aanzienlijk, hetgeen van belang is voor de filtratie. Na passage door de glomerulus belandt het bloed in het **arteriële vas efferens**, dat een iets kleinere diameter heeft. Onmiddellijk na de glomerulus vertakt het vas efferens zich tot een netwerk van capillairen rond de tubuli, de **peritubulaire capillaire plexus** die uitmondt in de **v. interlobularis** (fig. 20.25 en 20.26).

Uit de efferente arteriën van de juxtamedullaire glomeruli ontspringen lange, dunne, rechte vaten in het merg, de **vasa recta** (fig. 20.26); bij uitzondering ontspringen deze ook uit de a. arcuata. In het merg liggen de **venulae en arteriolae rectae** dicht naast elkaar, hetgeen voor de fysiologie van de nier belangrijk is. De vasa recta vervoeren dus bloed dat eerst langs de glomeruli is gegaan en daar veel vocht heeft verloren (stijging colloïdosmotische druk).

Naar de papil toe neemt de hoeveelheid interstitieel weefsel toe. Bovendien wordt het meer fijnvezelig en bevat het grote hoeveelheden sterk waterbindende glycosaminoglycanen. De matrix en de weefselvloeistof in het merg vormen een uitwisselingsmedium tussen de vasa recta en de lis van Henle, waarbij een **osmotische gradiënt** wordt opgebouwd, die naar de top van de papil sterk oploopt. Deze gradiënt is belangrijk voor het concentrerend vermogen van de nier.

In het merg worden naast fibroblasten verschillende typen interstitiële cellen aangetroffen, waarvan de functie niet bekend is.

De peritubulaire capillairen van de buitenste schors komen samen in de **vv. stellatae** (fig. 20.25), zo genoemd vanwege hun stervorm, die waarneembaar is door het nierkapsel heen. De vv. stellatae geven hun bloed af aan de **vv. interlobulares**, die op hun beurt draineren in de **vv. arcuatae** en vandaar naar de **vv. interlobares**, die ten slotte samenkomen in de **v. renalis**.

De bloedstroom door de nieren bedraagt tot 1,2 liter per minuut. De **druk** in de glomerulus is 60% van de druk in de aorta, namelijk 60-65 mmHg. Met een **tegendruk** van 40-45 mmHg, voornamelijk op basis van de intravasculaire colloïdosmotische druk, bedraagt de **filtratiedruk** ongeveer 15-20 mmHg. Het filtraat lijkt in samenstelling op bloedplasma zonder macromoleculen met een moleculmassa groter dan 70.000 u. Kleine

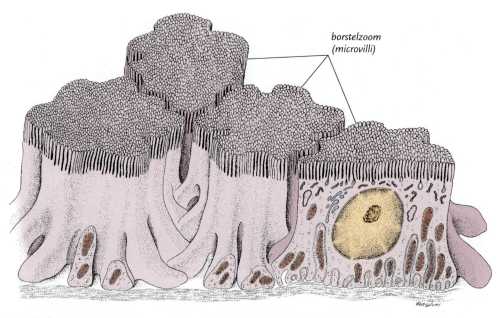

*Figuur 20.16 Driedimensionale illustratie van enkele epitheelcellen van de proximale tubulus.*
De kubische epitheelcellen zijn aan hun apicale zijde zeer dicht bezet met microvilli, en vormen een 'borstelzoom'. Zij hebben twee soorten laterale uitlopers: de ene ontspringt langs de gehele hoogte van de cel, de andere alleen aan het basale deel. Deze laatste zijn langer en interdigiteren met soortgelijke uitlopers van aangrenzende omringende cellen. Om de figuur beter begrijpelijk te maken, zijn de ruimten tussen de cellen abnormaal wijd voorgesteld (met andere woorden de cellen zijn iets uit elkaar getrokken). (bron: Bulger 1965)

hoeveelheden albumine worden normaliter in het filtraat aangetroffen. De druk in de glomerulus hangt af van de systemische druk, en van de druk in het afferente en die in het efferente vat. Deze laatste is gevoelig voor angiotensine II. Het blokkeren van de angiotensine-II-receptor doet de druk in de glomerulus dalen.

### HISTOFYSIOLOGIE
De nier regelt de moleculaire samenstelling van het inwendige milieu door een combinatie van processen: ultra**filtratie**, terug**resorptie** en **secretie**.

De ultrafiltratie vindt plaats in het nierlichaampje. De niertubuli resorberen nuttige stoffen en water terug. De verzamelbuizen resorberen water, waardoor de urine wordt geconcentreerd totdat deze **hypertoon** is ten opzichte van het bloed. Met de urine verdwijnt een aantal afvalproducten uit het bloed. De nier levert dus een belangrijke bijdrage aan de regeling van het osmotisch evenwicht en de hoeveelheid water in het lichaam. De twee nieren produceren tezamen ongeveer 125 ml ultrafiltraat per minuut, waarvan 124 ml wordt teruggeresorbeerd en slechts 1 ml het nierbekken bereikt en als urine wordt uitgescheiden. Per 24 uur wordt op deze wijze ongeveer 1500 ml urine geproduceerd.

Het proces van filtratie door de glomerulus wordt bepaald door verschillende factoren:
1 de hydrostatische druk in het capillair;
2 de colloïdosmotische druk in het capillair;
3 de weefseldruk in de filtratieruimte;
4 de totale oppervlakte van het capillair;
5 de permeabiliteit van het filter.

De glomerulaire filtratie is vrij constant, ondanks de grote drukverschillen die kunnen optreden in het capillair. Deze drukverschillen worden voornamelijk opgevangen door het mesangium en de podocyten. Als de druk op de basale membraan toeneemt, zullen de mesangiumcellen contraheren en de basale membranen meer naar elkaar toe brengen. Het is nog niet duidelijk of deze contractie de ultrafiltratiecapaciteit en de filtratieoppervlakte beïnvloedt. Het capillairlumen wordt daarnaast binnen bepaalde grenzen gehouden door contracties van de podocyten.

De aanwezigheid van receptoren voor vasoactieve substanties, zoals endotheline, 'atrial natriuretic peptide', angiotensine II en NO op de podocyt wijst erop dat deze boodschappers de filtratie-eigenschappen kunnen beïnvloeden via de podocyten.

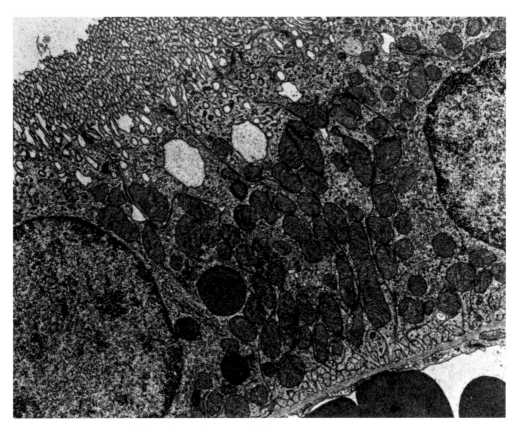

*Figuur 20.17 TEM-opname van een deel van de wand van een tubulus contortus I.*
Let op de schuin aangesneden microvilli (borstelzoom, linksboven), de apicaal gelegen pinocytotische blaasjes, een lysosoom en mitochondriën (basaal). NB Ook in deze EM-opname is de grens tussen de beide cellen moeilijk waar te nemen. Rechtsonder is juist een deel van een peritubulaire capillair met enkele erytrocyten te zien. 9500 ×.

In de proximale tubulus vinden **modificaties** van de primaire urine plaats, te weten: **terugresorptie**, **diffusie** en **secretie**.

De **terugresorptie** van een bepaalde stof gebeurt in een specifieke zone van de tubulus. Zo wordt in de **proximale tubulus** alle **glucose** en ongeveer 85% van het **natriumchloride** en het **water** teruggewonnen. Glucose en chloor- en natriumionen worden via actieve processen geresorbeerd. Het watertransport komt passief tot stand door de concentratiegradiënt die ontstaat door het ionentransport. Massaal watertransport verloopt niet alleen via diffusie, maar ook door transmembraaneiwitten, **aquaporinen**, die een waterkanaal kunnen vormen in de apicale en basolaterale celmembraan. Als gevolg van de terugresorptie van water stijgt de concentratie van ureum, waarvan een deel weer terug diffundeert in het weefsel.

De proximale tubulus resorbeert ook aminozuren, eiwitten en ascorbinezuur. De eiwitten worden opgenomen door **pinocytoseblaasjes**, die fuseren met **lysosomen**. De eiwitten worden daarin verteerd en de vrijgekomen aminozuren worden door de tubuluscellen zelf benut, of aan het bloed afgegeven.

De cellen van de proximale tubuli kunnen stoffen, zoals creatinine, uit de interstitiële weefselvloeistof opnemen en uitscheiden naar de urine. Dergelijke **tubulaire secretie** is ook aangetoond voor lichaamsvreemde stoffen, zoals para-aminohippuurzuur en penicilline. De excretie van al deze stoffen is een actief proces dat energie verbruikt.

Het interstitium van het niermerg is **hypertonisch**, zodat water uit het lumen van het afdalende been van de **lis van Henle** via de goed doorlaatbare wand wordt onttrokken. Het opstijgende dikke deel van de lis van Henle laat geen water door, maar transporteert actief natriumionen van de urine naar het interstitium, voornamelijk in de binnenste zone van het buitenste merg. Hierdoor is de hypertonie van het interstitium een resultante van verschillende transporten.

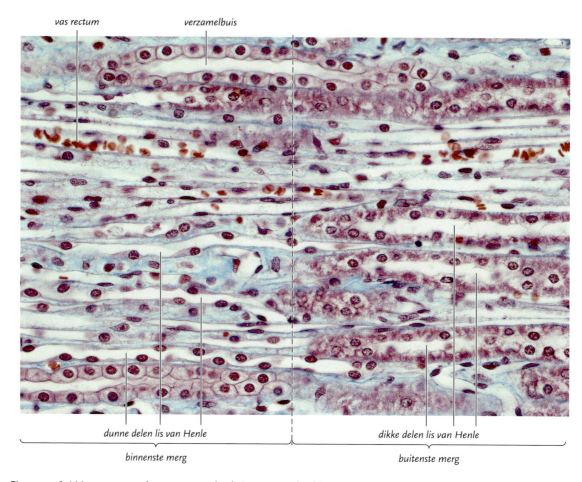

*Figuur 20.18  LM-opname van de overgang van het buitenste naar het binnenste merg.*
Let op verzamelbuis, dikke delen van de lis van Henle (rechts), dunne delen van de lis van Henle (NB komen ook rechts in het buitenste merg voor!) en vasa recta. Mallorykleuring. Middelsterke vergroting. (opname P. Nieuwenhuis)

Na verlies van een belangrijke hoeveelheid bloed dreigt een hypovolemische shock. Als gevolg van de gedaalde **bloeddruk** wordt renine uitgescheiden. Dit renine induceert de omzetting van angiotensinogeen in (inactief) angiotensine I, dat door een 'converting enzyme' (ACE), afkomstig van longendotheelcellen, omgezet wordt in het werkzame angiotensine II. Angiotensine II werkt bloeddrukverhogend door perifere vasoconstrictie, zorgt voor handhaving van de filtratiedruk door efferente vasoconstrictie en het stimuleert de aldosteronafgifte uit de bijnier (zona glomerulosa). Aldosteron bevordert de terugresorptie van natrium- en chloorionen (hoofdzakelijk in de distale tubulus), gecombineerd met passieve waterterugresorptie, zodat het bloedvolume weer toeneemt. Ook andere factoren die tot bloeddrukdaling leiden, kunnen dit **renine-angiotensine-aldosteronsysteem (RAAS)** activeren, dat aldus een belangrijk mechanisme is in de homeostatische bloeddrukregulering. Blijvend lage bloeddruk, met als gevolg insufficiënte doorstroming van de nier en dus gebrekkige zuurstofvoorziening, kan vooral in de primaire tubuli tot (irreversibele) tubulusnecrose leiden: **shocknieren**.

In de **distale tubulus** en de verzamelbuizen vindt ionenuitwisseling plaats. In aanwezigheid van **aldosteron** wordt natrium opgenomen en kalium uitgescheiden. Ook wordt een dreigend natriumverlies

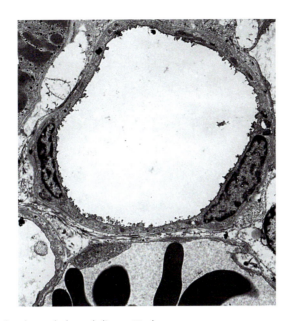

*Figuur 20.19  TEM-opname van het dunne deel van de lis van Henle.*
Dit deel van de lis is met plaveiselepitheel bekleed; aan de lumenzijde korte microvilli. Er onder een capillair met enkele rode bloedcellen. Verkleind van 4000 ×. (opname J. Rhodin)

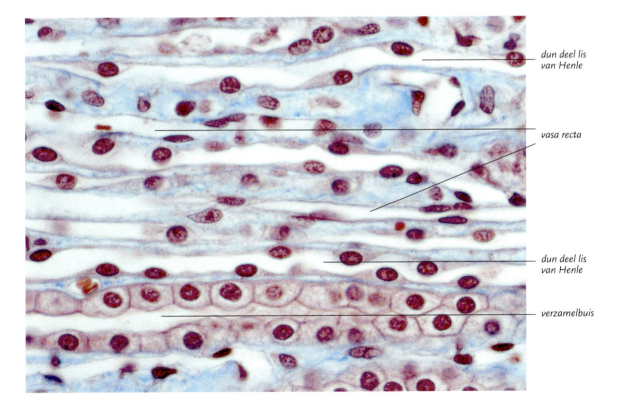

dun deel lis van Henle

vasa recta

dun deel lis van Henle

verzamelbuis

*Figuur 20.20  LM-opname van een overlangse doorsnede door het binnenste merg van een konijnennier.*
Let op het ontbreken van dikke delen van de lis van Henle in dit gebied. Mallorykleuring. Hoge vergroting. (opname P. Nieuwenhuis)

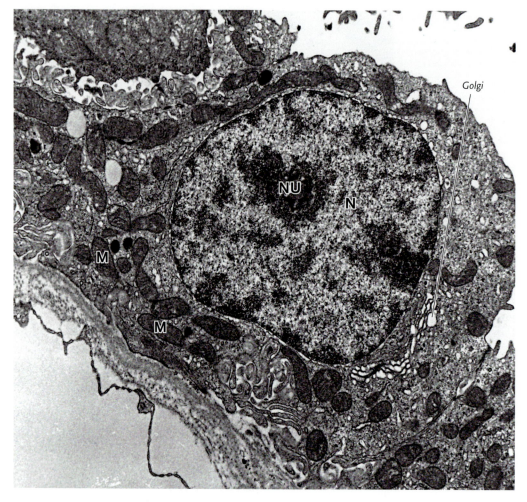

*Figuur 20.21 TEM-opname van een cel van het donkere type in de wand van een ductus colligens.*
Let op het relatief grote aantal mitochondriën (M). Verder zijn een deel van het Golgi-complex en een gefenestreerd capillair (linksonder) te zien. N: nucleus, NU: nucleolus. 15.000 ×.

(gesignaleerd door de macula densa) gecorrigeerd. De distale tubulus scheidt waterstofionen of ammoniumionen uit en speelt zo een essentiële rol in de regeling van het **zuur-base-evenwicht** van het bloed.

De nier is in staat tot de vorming van verdunde of geconcentreerde urine, afhankelijk van de vraag of water moet worden geloosd of gespaard. De concentratie opgeloste stoffen varieert hierbij sterk. Het **antidiuretisch hormoon** (**ADH**, vasopressine, afkomstig van de hypofyseachterkwab) regelt dit verdunnen of concentreren niet alleen in de distale tubuli, maar vooral in de verzamelbuizen. ADH maakt beide epithelia gemakkelijk permeabel voor water. ADH heeft de volgende effecten:

1 **vasoconstrictie** van de vasa recta;
2 een toename van de **permeabiliteit voor water** in het hogere deel van de verzamelbuisjes en de distale tubuli door middel van ADH-gevoelige aquaporinen in de basale celmembraan;
3 een toename van de **permeabiliteit voor ureum** in de lagere delen van de verzamelbuisjes;
4 een verhoogde **natriumopname** uit het stijgende (dikke) deel van de lis van Henle.

De hierdoor teweeggebrachte trage doorbloeding en het ionentransport naar het interstitium vanuit de dikke delen van de lis van Henle en de ductus colligentes, induceren een hyperosmolaliteit van het interstitium die oploopt naar de punt van de papil.
Wanneer de ductus colligentes en distale tubuli dankzij ADH voor water permeabel zijn geworden,

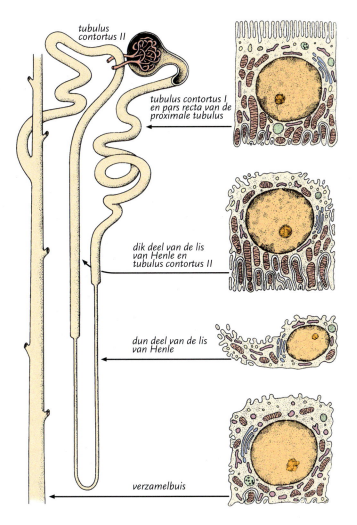

Figuur 20.22 *Schema van de EM-bouw van de cellen in verschillende delen van het nefron en van de verzamelbuis.*
De cellen van het rechte deel van de distale tubulus hebben eenzelfde bouw als die van de tubulus contortus II, maar een andere functie.

wordt door osmose meer water naar het interstitium verplaatst, hetgeen resulteert in een gering volume urine met een sterkere concentratie aan opgeloste stoffen.

De hoeveelheid water in het lichaam wordt onder andere gereguleerd door het ADH. Na inname van veel water is de productie van ADH geremd en worden de wanden van de distale tubuli en de verzamelbuizen ondoorlaatbaar voor water, zodat er in deze buizen geen water kan worden teruggeresorbeerd. Het resultaat is een grote hoeveelheid **hypotone**, waterrijke urine (diurese), zodat de overtollige hoeveelheid water wordt uitgescheiden, terwijl de ionen die nodig zijn om de osmolaliteit van de weefselvloeistof op peil te houden, behouden blijven. Het urinevolume kan oplopen tot 20 liter per etmaal.

Bij inname van weinig water of bij sterke transpiratie wordt ADH afgescheiden en worden de wanden van de distale tubuli en verzamelbuizen sterk doorlaatbaar voor water, dat wordt geresorbeerd. Als gevolg wordt de gevormde urine **hypertoon**.

Aldosteron uit de bijnierschors verhoogt de resorptie van natriumionen in de distale tubuli, die worden uitgewisseld tegen kalium- en waterstofionen. Aldosteron is dus belangrijk voor het ionenevenwicht in het lichaam.

Voor meer details over deze complexe evenwichten, waarbij stijgende en dalende buisgedeelten zijn

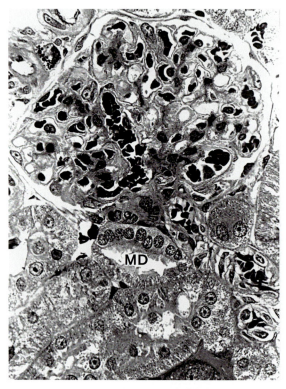 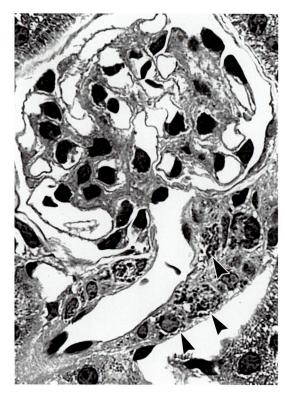

*Figuur 20.23  LM-opnamen van twee nierlichaampjes, waarin details van het juxtaglomerulaire apparaat zijn te zien.*
A  Een macula densa met de karakteristieke dichte opeenpakking van kernen; daarboven enkele cellen van Goormaghtigh ('lacis'-cellen).
B  Een vas afferens met gemodificeerde gladde spiercellen waarin reninebevattende korrels zijn te zien (pijlkoppen).

betrokken in een tegenstroomprincipe, moge verwezen worden naar de fysiologie.

In de nier wordt ook het glycoproteïnehormoon **erytropoëtine** (EPO) gemaakt, dat de erytropoëse stimuleert. EPO-mRNA is met in-situhybridisatie aangetoond in cellen van het peritubulaire interstitium. Erytropoëtine wordt op kleinere schaal ook in de lever aangemaakt.

## DE URINEWEGEN EN BLAAS

De urinewegen leiden de urine naar buiten, waarbij de **blaas** als tijdelijk reservoir dienstdoet (fig. 20.28). De calices, het nierbekken, de ureters en de blaas hebben een vergelijkbare histologische structuur. Het stervormige lumen van de ureter kan aanzienlijk worden vergroot door strekking van de plooien (fig. 20.27). De mucosa wordt bekleed met een **overgangsepitheel**, dat bij de ductus papillares tot drie cellagen dik is en gaandeweg dikker wordt. Onder het epitheel ligt een **lamina propria**, die weer omgeven is met **glad spierweefsel**. Buiten de spierlaag van de ureter bevindt zich een **adventitia** van fibro-elastisch weefsel.

De oppervlakkige **paraplucellen** van het overgangsepitheel vormen een afsluitende barrière tussen de urine en het weefsel. De luminale celmembraan van deze cellen is met schubachtige 12 nm dikke platen verstevigd. Als de blaas contraheert of expandeert, plooit de celmembraan op een manier die rekening houdt met deze versterkte structuren. Het overgangsepitheel (fig. 20.28) is dus in staat tot grote vormverandering bij rekking en samentrekking (zie ook hoofdstuk 4).

De spiercellen in de calices en het nierbekken hebben een enigszins schroefvormige oriëntatie. In de ureter verloopt de binnenste laag glad spierweefsel meer longitudinaal, in de buitenste circulair. De gladde spiervezels zijn vermengd met vrij veel bindweefsel, waardoor de contractiekracht verminderd wordt. Door de peristaltiek van deze spierlagen kunnen ook deeltjes (stukjes niersteen) getransporteerd worden, hoewel dat veel pijn veroorzaakt. De longitudinale

# 20 NIER EN URINEWEGEN

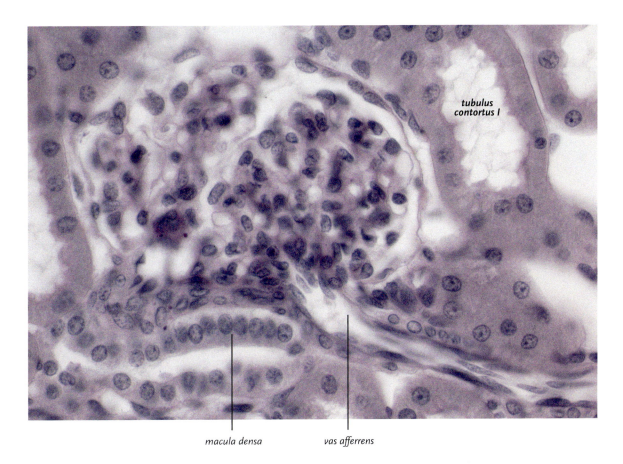

*tubulus contortus I*

*macula densa*  *vas afferens*

*Figuur 20.24 LM-opname van een glomerulus met vas afferens (let op endotheel en circulair verlopende spiercellen in de wand) en macula densa.*
Let ook op borstelzoom in tubulus contortus I. PAS-hematoxylinekleuring. Hoge vergroting. (opname P. Nieuwenhuis)

Niertransplantatie is de meest toegepaste vorm van orgaantransplantatie, die tijdelijke supportmaatregelen, zoals nierdialyse, definitief kan vervangen. Het is nog onduidelijk waarom **niertransplantatie** ten opzichte van transplantatie van andere organen zo'n succes kent, maar een van de mogelijke oorzaken is de goede preservatiemogelijkheid van het orgaan bij lage temperatuur in aanwezigheid van een bewaarvloeistof. Deze berust waarschijnlijk op de relatief stevige constructie van een essentieel onderdeel van de nierfunctie, namelijk het nierfilter met zijn dikke basale membraan

spiervezels spelen met het schuin door de blaaswand treden van de ureters een rol bij het openen en sluiten van de klepachtige uitmonding van de ureters.

De spierlagen in de blaaswand vormen een verlochten patroon, behalve in de blaashals, waar drie lagen zijn te onderkennen.
1 Een inwendige, longitudinaal verlopende laag, die distaal van de blaashals een circulair verloop krijgt rond de pars prostatica urethrae en het parenchym van de prostaat bij de man; bij de vrouw omgeeft deze laag de urethra. De vezels van deze laag vormen de (**onwillekeurige**) **sphincter urethrae internus**.
2 Een middelste laag, die eindigt bij de blaashals.
3 Een buitenste longitudinale laag, die zich voortzet voorbij de prostaat bij de man en tot aan de uitmonding van de urethra bij de vrouw.

## DE URETHRA EN BIJBEHORENDE KLIEREN

De urethra voert de urine van de blaas naar buiten. Bij de man passeert ook het **sperma** door deze buis tijdens de ejaculatie. Bij de vrouw is de urethra uit-

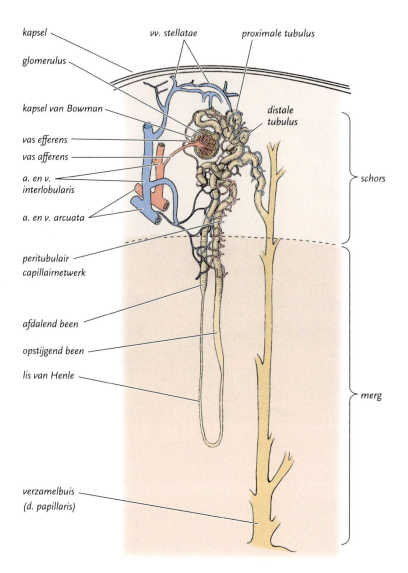

*Figuur 20.25 Schema van de vaatvoorziening van een nefron in het buitengebied van de cortex.*
Dit beeld komt overeen met een halve lobulus (linkerhelft), zoals weergegeven in figuur 20.26. De relatie van de lis van Henle met de vasa recta (fig. 20.26) is hier niet weergegeven.

sluitend urineweg. De bouw van dit kanaal is verschillend bij de beide geslachten.

De mannelijke urethra bestaat uit drie gedeelten:
1 de **pars prostatica**, waar de urethra door de prostaat wordt omgeven, en die bekleed is met overgangsepitheel;
2 de **pars membranacea** (1 cm lang) bij het doortreden door het diaphragma urogenitale;
3 de **pars spongiosa**, waar de urethra wordt omgeven door het **corpus spongiosum** van de penis.

In het laatste deel van de pars prostatica puilt de **colliculus seminalis** (verumontanum) uit in het wijdere lumen van de urethra. In de top van de colliculus mondt een blind eindigend buisje uit, de **utriculus prostaticus**, die beschouwd kan worden als een rudimentaire uterus ('uterus masculinus'). Ter weerszijden van de colliculus liggen de openingen van de **ductus ejaculatorii**, waardoor de seminale vloeistof de urethra binnenvloeit. In de pars prostatica monden voorts de uitvoergangen van de prostaat in de urethra uit (hoofdstuk 23); in de pars spongiosa liggen de **kliertjes van Littré** (zie hierna). In het laatste deel van

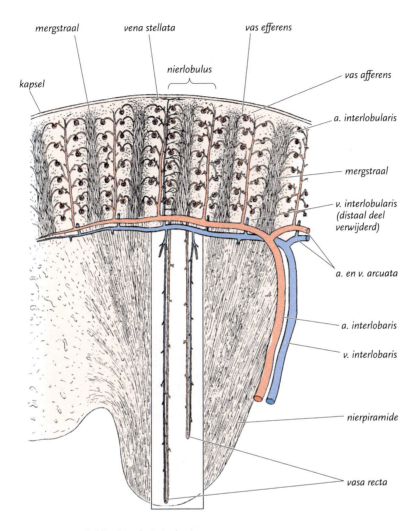

*Figuur 20.26 Het lobulusconcept en de bloedcirculatie in de nier.*
Een lobulus omvat alle nierlichaampjes met hun tubuli, die op dezelfde mergstraal afvoeren. *Tussen* de lobuli verlopen de aa. *inter*lobulares, van waaruit afferente vaten de nierlichaampjes van bloed voorzien. Deze aa. interlobulares zijn op hun beurt afkomstig uit de aa. arcuatae, die op de grens van schors en merg liggen (zie verder ook fig. 20.24).

de urethra bevindt zich een **meerlagig of meerrijig cilinderepitheel**, waaromheen de **sphincter externus** urethrae ligt, die bestaat uit dwarsgestreept spierweefsel. Deze **willekeurige sluitspier** heeft een additionele afsluitende functie naast de eerdergenoemde onwillekeurige sfincter (zie hiervóór). Functieverlies van deze sfincters heeft incontinentie tot gevolg. Het pars spongiosa van de urethra is omringd door het corpus spongiosum (hoofdstuk 23). Kort voor de verwijde uitmonding, in de fossa navicularis, wordt de bekleding gevormd door een **meerlagig plaveiselepitheel**, dat zich via het niet-verhoornende epitheel van de glanspenis via de voorhuid voortzet in de normale epidermis.

De **glandulae urethrales** (kliertjes van Littré) zijn muceuze klieren die over de gehele lengte van de pars spongiosa worden gevonden, maar vooral in het distale deel. Bij sommige klieren is het secretorisch epitheel continu met het epitheel van de urethra; andere klieren monden via een afvoergang uit in de uitbochtingen van het urethralumen, de lacunae urethrales.

De **vrouwelijke urethra** heeft een lengte van 4-6 cm en een vrijwel recht verloop, hetgeen infecties van de urinewegen bij de vrouw bevordert. In het begin van de urethra vinden we overgangsepitheel, verderop meerrijig, soms meerlagig cilinderepitheel en aan

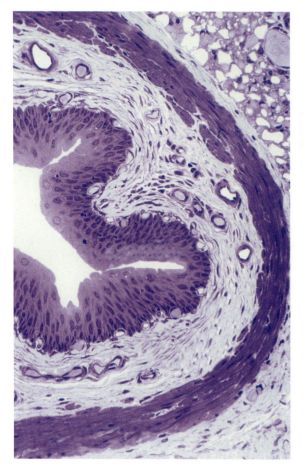

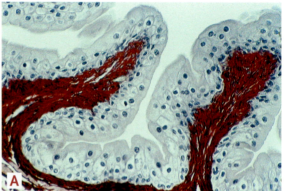

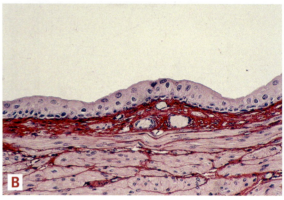

*Figuur 20.27 LM-opname van dwarsdoorsnede door een deel van de wand van een ureter.*
Let op de bekleding met overgangsepitheel, een sterk gevasculariseerde lamina propria (bindweefsel) met daaromheen een circulair gerangschikte laag gladde spiercellen. PT-kleuring. Lage vergroting.

het einde meerlagig plaveiselepitheel. Om het midden van de urethra ligt een (willekeurige) sphincter externus van dwarsgestreept spierweefsel. De lamina propria wordt gevormd door een vrij dicht bindweefsel; de submucosa bevat een dicht net van venen.

In de oververzadigde urine kan zich een aantal verschillende soorten nierstenen vormen, ter hoogte van het nierbekken of de afvoerwegen. De aanwezigheid en verplaatsing van **nierstenen (urolithiasis)** gaat met hevige en acute pijn gepaard. Verstopping van de afvoerwegen kan aanleiding geven tot ontsteking.

*Figuur 20.28 LM-opnamen van de wand van de urineblaas.*
A  Lege, ongevulde blaas. Middelsterke vergroting. PSH-kleuring.
B  Gevulde blaas. Het overgangsepitheel rust op een dunne lamina propria.
Middelsterke vergroting. PSH-kleuring.

### Samenvatting
De nier bestaat in functionele zin uit een urineproducerend deel en een urineafvoerend deel. In morfologische zin is het **urineproducerende deel** van de nier opgebouwd uit talrijke buisjes (**tubuli**) in een complexe relatie met het door de nier stromende bloed. De kleinste functionele eenheid van de nier is het **nefron**. Nefronen zijn hoofdzakelijk in de **nierschors** gelegen, al lopen onderdelen van het nefron ook door het **niermerg**. In de nierschors maken de nefronen contact met het **afvoergangensysteem**, waar de tubuli op uitmonden. Via de **verzamelbuizen** in de schors en het merg wordt de urine afgevoerd naar het **nierbekken**, vanwaar de urine via de **ureters** naar de **blaas** wordt afgevoerd.
In de **nierschors** zorgen de nierlichaampjes (lichaampjes van Malpighi) voor de filtratie van laag-

moleculaire stoffen uit het bloed, met het doel afvalstoffen uit het lichaam te verwijderen. De **filtratie** gebeurt onder arteriële druk in een vaatkluwen (de glomerulus), die ontstaat door vertakking van de afferente arteriole binnen het nierlichaampje. Het **nierfilter** is opgebouwd uit drie lagen:
1   een gevensterd endotheel;
2   een basale membraan;
3   een aaneengesloten laag van podocyten.

De grootte én de lading van de moleculen bepalen de doorlaatbaarheid door het filter.
De primaire **urine** wordt opgevangen in de filtratieruimte en wordt afgevoerd door de op elkaar aansluitende proximale tubulus, de lis van Henle, de distale tubulus en de verzamelbuis. Deze buizen vertakken zich niet. Zij tonen een specifiek patroon van plooiing en plaatselijk ook kronkeling (tubulus contortus). De **epitheelcellen** van deze tubuli veranderen de samenstelling en het volume van de primaire urine met het doel bruikbare stoffen (inclusief water) uit de primaire urine terug te winnen. Deze cellen zijn daartoe voorzien van oppervlakkige of cytoplasmatische structuren, die dienen voor resorptie, secretie of vertering van moleculen. De borstelzoom (microvilli) aan de lumenzijde dient voor resorptie, terwijl basale invaginaties van de celmembraan met tussenliggende mitochondriën gericht zijn naar het interstitium en dienen voor het ionentransport.

De **osmotische gradiënt** in het interstitium van het **merg**, waarin ook de talrijke lissen van de tubuli naast capillairen gelegen zijn, speelt een belangrijke rol bij het opnemen van water uit verschillende delen van het nefron en de verzamelbuizen.

Wanneer de definitieve samenstelling van de urine is bereikt, wordt deze afgevoerd door de ureter en opgeslagen in de blaas, beide bekleed met overgangsepitheel. Complexe (on)willekeurige sfincters bepalen het tijdstip van de lozing van de urine.

# 21 Het neuro-endocriene hypothalamus-hypofyse-systeem (NHS)

Inleiding 549
  Het neuro-endocriene hypothalamus-hypofyse-systeem 550
  Het immuunsysteem als 'zesde zintuig' 550
Hypofyse 551
  Bloedvoorziening en innervatie 551
Adenohypofyse 553
  Pars distalis 553
  Celtypen van de hypofysevoorkwab en de hormonen die zij vormen 555
  Histofysiologie 556
  Pars tuberalis 557
  Pars intermedia 557
Neurohypofyse 558
  Neurosecretoire cellen 558
  Histofysiologie 560
  Pituïcyten 561
Samenvatting 562

## INLEIDING

In een meercellig organisme zoals de mens bestaat er een taakverdeling tussen de samenstellende cellen dan wel de verschillende daaruit opgebouwde weefsels en organen. Echter, geen taakverdeling zonder communicatie en coördinatie. Deze geschiedt op tweeërlei wijze:
1. **neuraal**, dat wil zeggen door bemiddeling van het **zenuwstelsel**;
2. **humoraal**, dat wil zeggen door bemiddeling van chemische boodschappers: **hormonen**, die door **endocriene klieren** worden gevormd en uitgescheiden (Grieks: 'hormaein', in beweging zetten, aansporen).

**Endocriene klieren** zijn meestal opgebouwd uit strengen of velden van epitheliale cellen, waartussen zich een rijk capillairnetwerk bevindt. Deze cellen produceren **hormonen**, die aan het omgevende bindweefsel of direct aan de bloedbaan worden afgegeven.

Dit noemt men **endocriene secretie**: het product wordt 'naar binnen' uitgescheiden, in tegenstelling tot exocriene secretie, waarbij het product naar een lichaamsholte of oppervlakte wordt uitgescheiden.

In het algemeen ontplooien hormonen hun activiteit op zekere afstand van de plaats waar ze zijn gevormd. De weefsels of organen waarop een hormoon specifiek inwerkt worden **doelwitorganen** ('target organs') genoemd.

**Hormonen** zijn organisch-chemische verbindingen en worden, naar gelang hun chemische structuur, ingedeeld in drie groepen:
1. **van aminozuren afgeleide** verbindingen, o.a. thyroxine en (nor)adrenaline;
2. **uit aminozuren opgebouwde** verbindingen: van zeer kleine oligopeptiden tot grote (glyco)proteïnen, o.a. insuline en thyreotropine;
3. **van cholesterol afgeleide** verbindingen (steroïdhormonen, zoals cortison en testosteron).

Waar het centrale zenuwstelsel (CZS) met de periferie communiceert via afferente en efferente zenuwbanen (**neurale communicatie**), communiceren endocriene klieren met hun doelwitorganen door middel van de door hen uitgescheiden hormonen (**humorale communicatie**). Deze laatste vorm van communicatie wordt weer aangestuurd vanuit het CZS door (fig. 21.1):
1. directe neurale verbindingen;
2. specifiek op deze endocriene klieren gerichte (**-trope**) hormonen.

Bovendien hebben veel van de door deze endocriene klieren geproduceerde hormonen op hun beurt weer een effect op het CZS (feedbackregulatie, zie hierna) (fig. 21.8 en 21.9). Vanwege de integratie van het neurale en humorale communicatiesysteem spreekt men van een **neuro-endocrien systeem**. Dit systeem is van grote betekenis voor de handhaving van de homeostase van het interne milieu.

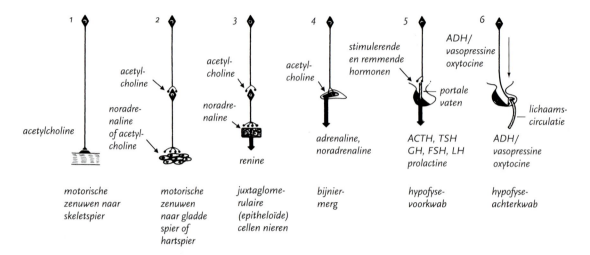

Figuur 21.1 Zes voorbeelden van communicatie van het centrale zenuwstelsel met de periferie.
1, 2 Hier leidt deze communicatie tot een direct lokaal effect.
3, 4 Hier heeft het lokale effect systemische gevolgen.
5, 6 De door neuronen afgegeven humorale stoffen bereiken via de circulatie hun doelorgaan; in 5 via de portaalcirculatie van de hypofyse; in 6 via de systemische circulatie.
In 3, 4, 5 en 6 staan ook de effecten van stimulatie aangegeven. Op de onderste regel staat steeds het primaire 'target organ' vermeld.. (bron: Forsham 1968)

### Het neuro-endocriene hypothalamus-hypofyse-systeem

De **communicatie** van het CZS met de periferie door middel van humorale factoren geschiedt via het **hypothalamus-hypofyse-systeem**. In een aantal kernen (nuclei) van de **hypothalamus** worden hormonen geproduceerd, die via een aantal banen (**tractus**) naar de hypofyse worden getransporteerd. De producten van de banen die in de **hypofyseachterkwab** eindigen, worden daar opgeslagen in de axonuiteinden, waarna ze rechtstreeks aan de bloedbaan worden afgegeven (**neurosecretie**). Producten van banen die in de **hypofysesteel** eindigen, worden daar in een capillairnetwerk opgenomen en daarmee naar de **hypofysevoorkwab** gevoerd. Daar reguleren zij de afgifte aan de bloedbaan van aldaar geproduceerde hormonen (**endocriene secretie**).

De meeste van de in de hypofysevoorkwab geproduceerde hormonen zijn specifiek gericht (**-trope hormonen**) op perifere endocriene klieren. Daarmee staat het hypothalamus-hypofyse-systeem centraal in het neuro-endocriene systeem en spreekt men van het **neuro-endocriene hypothalamus-hypofyse-systeem**.

### Het immuunsysteem als 'zesde zintuig'

Sommige 'signalen' uit de buitenwereld, die de homeostase van het lichaam kunnen verstoren, worden als zodanig niet door het CZS waargenomen. Gedoeld wordt op het binnendringen in het 'milieu intérieur' van antigenen als bacteriën, virussen, pollen en dergelijke.

Het immuunsysteem heeft op zijn B- en T-cellen voor deze 'signalen' specifieke receptoren (hoofdstuk 15) en communiceert met het CZS door middel van bij immunologische reacties geproduceerde cytokinen, die bijvoorbeeld koorts als gevolg hebben. Op deze wijze kan het immuunsysteem als 'zesde zintuig' worden beschouwd. Omgekeerd beïnvloedt het CZS de bouw en functie van het immuunsysteem

> Het inzicht dat het CZS, het endocriene systeem en het immuunsysteem in hoge mate geïntegreerd functioneren, heeft een nieuw wetenschapsgebied (met klinische consequenties) doen ontstaan: de **(psycho-)neuro-endocrino-immunologie**. Het immuunsysteem wordt in verband hiermee ook wel het **zesde zintuig** genoemd.

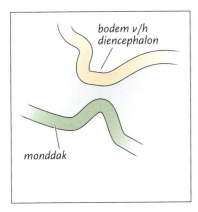 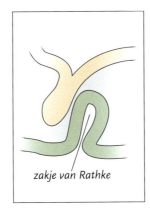 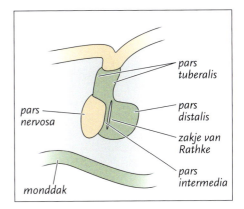

*Figuur 21.2 De ontwikkeling van adenohypofyse en neurohypofyse.*
Het ectoderm van het monddak en derivaten hiervan zijn groen weergegeven. Hierboven ligt het neurale ectoderm van de bodem van het diencephalon (geel).

zowel neuraal als humoraal, bijvoorbeeld door de immunosuppressieve werking van corticosteroïden (zie hoofdstuk 22).

## HYPOFYSE

De hypofyse ('pituitary gland') ligt aan de schedelbasis in de **sella turcica (Turkse zadel)**, een uitholling in het os sphenoidale die een belangrijk röntgenologisch herkenningspunt is. De hypofyse is door middel van de hypofysesteel verbonden met een deel van de hersenen: de hypothalamus.

De hypofyse weegt bij de mens 0,5 g en heeft de afmetingen van een grote bruine boon (circa 10 × 13 × 6 mm). De klier is omgeven door een bindweefselkapsel. Tussen het kapsel en het periost van het sfenoïd bevindt zich losmazig bindweefsel met een uitgebreid veneus netwerk.

De sella turcica is afgesloten door het vliesvormige **diaphragma sellae** dat de hypofysesteel omvat. Dit diafragma is een afgeleide van de dura mater.

Gedurende de embryonale ontwikkeling ontstaat de hypofyse deels uit zenuwweefsel en deels uit het ectoderm van het monddak.

De **neurale** component (**neurohypofyse**) ontstaat als een trechtervormige uitstulping van de bodem van het diencephalon (**infundibulum**: trechter). Een uitstulping van het **ectoderm** van het monddak, het **zakje van Rathke**, legt zich aan de voorzijde tegen dit uitgroeisel aan. In een later stadium verdwijnt de verbinding met het monddak. Uit het zakje van Rathke ontwikkelt zich de **adenohypofyse** (fig. 21.2).

De **neurohypofyse** bestaat uit de **hypofyseachterkwab** (pars posterior of pars nervosa) en de **hypofysesteel**, bestaande uit de eminentia mediana en het infundibulum (hypofysesteel in engere zin).

De **adenohypofyse** bestaat uit drie delen (fig. 21.3):
1 het grootste deel wordt gevormd door de **hypofysevoorkwab** (pars anterior of pars distalis);
2 rond de hypofysesteel ligt de **pars tuberalis**;
3 tussen voor- en achterkwab ligt de **hypofysetussenkwab** (pars intermedia).

De pars anterior (of pars distalis) is, evenals de pars tuberalis, ontstaan uit de voorwand van het zakje van Rathke; de pars intermedia uit de achterwand.

### Bloedvoorziening en innervatie

De bloedvoorziening van de hypofyse vindt plaats vanuit twee groepen bloedvaten, die beide ontspringen uit de a. carotis interna. Van achter-onder komen de rechter en linker **a. hypophysialis inferior**, die de neurohypofyse (achterkwab) en een deel van de hypofysesteel van bloed voorzien. Van voor-boven komen de rechter en linker **a. hypophysialis superior**, die zich in de eminentia mediana in een primair capillairnetwerk vertakken. Deze capillairen verenigen zich weer, waarbij venen ontstaan die overgaan in een secundair capillairnetwerk in de pars distalis (voorkwab). Dit systeem van twee achter elkaar geschakelde capillaire netwerken gescheiden door een veneus gedeelte wordt een **poortaderstelsel** (fig. 21.4) genoemd, naar analogie van het poortaderstelsel van de lever. Beide capillairnetwerken bestaan uit gevensterde capillairen. Aan het **primaire capillairnetwerk**, dat in de eminentia mediana is gelegen, worden hormonen ('**releasing hormones**') afgegeven, die via de **poortaderen** en het **secundaire capillairnetwerk** de

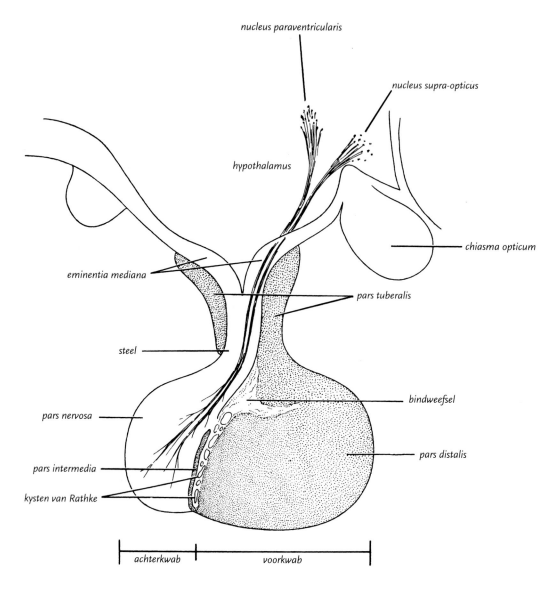

*Figuur 21.3 De onderdelen van de hypofyse en hun relatie tot de hypothalamus.*
Pars tuberalis, pars distalis en pars intermedia vormen de adenohypofyse; infundibulum en pars nervosa vormen de neurohypofyse.
NB Evenals in fig. 21.2 en 21.4 betreft het hier een zijaanzicht van rechts (neus wijst naar rechts).

cellen van de hypofysevoorkwab (pars distalis) bereiken. Daar beïnvloeden zij de afgifte van de hormonen van de cellen van de voorkwab. De 'releasing hormones', die in de eminentia mediana direct aan het bloed afgegeven worden, zijn afkomstig uit kernen in de hypothalamus (zie verder). Deze hormonen zijn dus van neurale afkomst; zo noemt men de eminentia mediana wel een **neurohemaal** gebied.

De **afvoer** van bloed van de gehele hypofyse (pars nervosa en pars distalis) geschiedt via een aantal korte veneuze kanalen (fig. 21.4) naar de sinus cavernosus, die subduraal in de wand van de sella turcica rondom de hypofyse is gelegen.

De **innervatie** van de voorkwab wordt verzorgd door zenuwen uit de plexus caroticus. Deze zenuwen hebben waarschijnlijk een vasomotorische functie: zij beïnvloeden de endocriene cellen van de voorkwab in elk geval niet rechtstreeks.

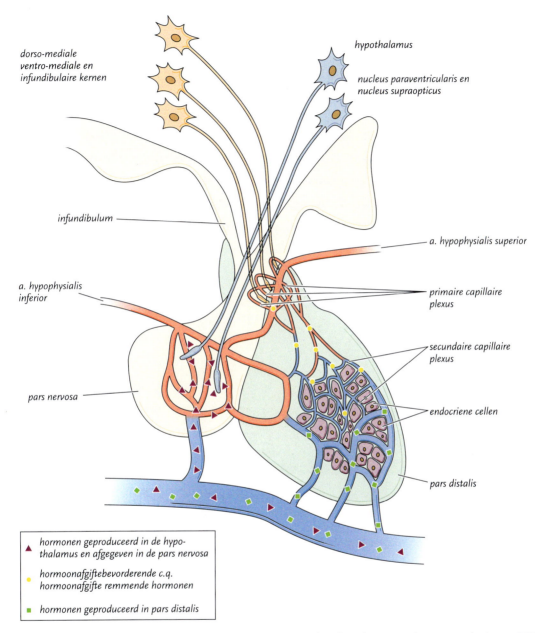

Figuur 21.4 *Schematische weergave van de relatie tussen hypothalamus en hypofyse, plaatsen van hormoonproductie en -afgifte en de rol van de vaatvoorziening daarbij.*
Er zijn twee neurohemale gebieden; de hypofysesteel en de pars nervosa. Daar worden (neuro)hormonen aan de bloedbaan afgegeven. Hormonen afgegeven in de hypofysesteel bereiken, via een poortadersysteem, cellen van de adenohypofyse.

## ADENOHYPOFYSE

### Pars distalis

De pars distalis, die ontstaan is uit het monddakectoderm, bestaat uit verschillende soorten secretoire cellen, gerangschikt in strengen of velden van epitheliale cellen, rijkelijk doorschoten door een capillairnetwerk. Het interstitium bevat weinig fibroblasten, die collagene vezeltjes vormen en steun verlenen aan de strengen van hormoonsecernerende cellen. De pars distalis omvat ongeveer drie kwart van de massa van de hypofyse.

In de hypofysevoorkwab worden, op basis van hun kleuringseigenschapppen met standaardhisto-

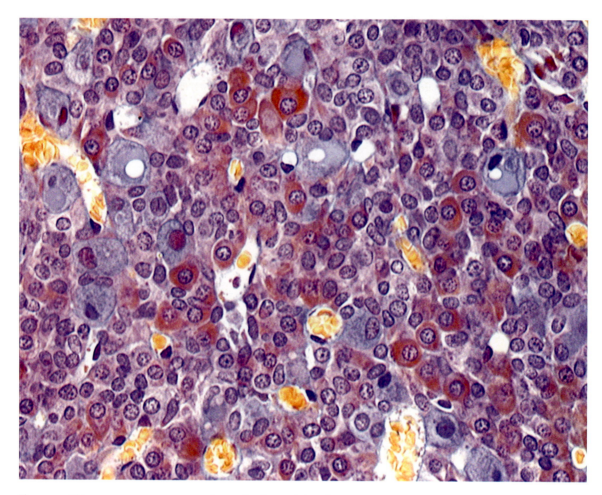

*Figuur 21.5 LM-opname van een coupe van de pars distalis van de hypofyse.*
Te zien zijn: acidofiele cellen, oranjerood gekleurd (vaak in groepjes bijeen); basofiele cellen, blauw gekleurd (meestal solitair); verspreid door het preparaat (zwakgekleurde) chromofobe cellen. Capillairen zijn herkenbaar aan de geel aankleurende erytrocyten. Mallory-azankleuring. Hoge vergroting. (opname P. Nieuwenhuis)

logische technieken, twee soorten cellen onderscheiden: **chromofobe** en **chromofiele** cellen.

**Chromofobe cellen** (Grieks: 'chroma' = kleur, 'phobein' = vrezen) vormen ongeveer de helft van de epitheelcellen van de voorkwab en liggen vaak in groepjes bijeen. Zij hebben geen of weinig secreetkorrels en een kleine hoeveelheid lichtgekleurd cytoplasma (fig. 21.5).

Chromofobe cellen zijn een heterogene populatie. Deze bestaat ten minste uit:

1. een populatie reservecellen (stamcellen);
2. zojuist gedegranuleerde chromofiele cellen (dus tijdelijk chromofobe cellen);
3. niet-epitheliale cellen, waaronder de folliculo-stellate cellen, als hypofysaire verschijningsvorm van dendritische cellen uit het mononucleaire-fagocytensysteem (MPS).

**Chromofiele cellen** ('philein' = beminnen) bevatten specifieke granula, die met bepaalde kleurstoffen selectief aankleuren (fig. 21.5). Chromofiele cellen worden onderscheiden in **acidofiele** en **basofiele** cellen op basis van de kleuringseigenschappen van hun secretieproduct (granula).

In de **acidofiele** cellen, die meestal in groepjes bijeenliggen, kleuren de lichtmicroscopisch goed zichtbare granula met **zure** kleurstoffen (bijvoorbeeld oranje-G). Zij produceren groeihormoon en prolactine, beide eiwitten.

In de **basofiele** cellen, meestal solitair gelegen, kleuren de granula met **basische** kleurstoffen. Zij produceren thyreotroop, gonadotroop en corticotroop hormoon. Vanwege het glycoproteïnekarakter van deze hormonen kleuren deze cellen ook PAS-positief.

Uit later onderzoek, met behulp van technieken als immuno(-enzym)histochemie, immunofluorescentie, (immuno-)elektronenmicroscopie, in-situ-hybridisatie en polymerasekettingreactie (PCR), is gebleken dat in de groep der acidofiele cellen twee, en in de groep der basofiele cellen drie afzonderlijke celtypen zijn te onderscheiden. Deze celtypen worden tegenwoordig benoemd naar de hormonen die zij produceren (voor overzicht: zie tabel 21.1).

### Celtypen van de hypofysevoorkwab en de hormonen die zij vormen

**Somatotrope cellen** (acidofiel) produceren **groeihormoon (GH)**, ook wel genoemd somatotroop hormoon (STH) of somatotropine (fig. 21.7). Groeihormoon heeft verschillende effecten op de stofwisseling. Vooral bekend is het effect op de epifysaire schijf van de lange pijpbeenderen, waarin het de groei en differentiatie van de kraakbeencellen stimuleert (hoofdstuk 8). Dit is geen direct effect: groeihormoon wordt omgezet in de lever, waarbij een peptide wordt geproduceerd, **somatomedine**, dat inwerkt op de epifysaire schijf. Daarnaast heeft het een algemeen anabool effect met toegenomen eiwit-, DNA-, RNA-synthese en een stijging van de glucosespiegel in het bloed.

**Mammotrope cellen** (acidofiel) produceren **prolactine (PRL)**, vroeger ook genoemd lactogeen of luteotroop hormoon. Zowel het aantal cellen als de omvang van de granula nemen toe bij zwangerschap en tijdens de lactatie.

> Een **overmaat** aan groeihormoon, bijvoorbeeld als gevolg van een tumor, gedurende de kinderleeftijd en de adolescentie, heeft **reuzengroei** tot gevolg. Overproductie op volwassen leeftijd, wanneer geen groeischijven meer aanwezig zijn, leidt tot diktegroei van skeletdelen aan de periferie van het lichaam (op handen, voeten, kaken); dit staat bekend als **acromegalie**.
> Een **tekort** aan groeihormoon tijdens de kinderjaren veroorzaakt **hypofysaire dwerggroei**, als gevolg van een onvolledig uitgroeien van de lange pijpbeenderen.

**Tabel 21.1** Overzicht celtypen hypofysevoorkwab

| Celtype | Kleuringseigenschap | Hormoon | Werking | Granula | Regulatie |
|---|---|---|---|---|---|
| Somatotrope cel | Acidofiel | Somatotropine (groeihormoon) | Bevordert de groei van lange pijpbeenderen (via somatomedine) | Talrijk, rond tot ovaal; 300-400 nm in diameter | ↑SRH Somatostatine |
| Mammotrope cel | Acidofiel | Prolactine | Stimuleert melkproductie | 200 nm; tijdens zwangerschap en lactatie 600 nm | ↑PRH ↓PIH (dopamine) |
| Gonadotrope cel | Basofiel PAS+ | FSH en LH in dezelfde cel | FSH stimuleert follikelontwikkeling in de ovaria en oestrogeensynthese (vrouw), evenals spermatogenese (man) LH stimuleert follikelrijping en progesteronproductie (vrouw), evenals testosteronproductie (man) | 250-400 nm in diameter | ↑GnRH mogelijk te onderscheiden in FSH-RH en LHRH |
| Thyreotrope cel | Basofiel PAS+ | TSH | Stimuleert productie en afgifte van schildklierhormoon | 100-200 nm in diameter | ↑TSH-RH |
| Corticotrope cel | Basofiel PAS+ | ACTH | Stimuleert productie en afgifte van bijnierschorshormonen | 400-550 nm in diameter | ↑CRH |

ACTH: adrenocorticotroop hormoon; CRH: 'corticotrophin-releasing hormone' (RH); FSH: follikelstimulerend hormoon; FSH-RH: 'FSH-releasing hormone'; GnRH: 'gonadotrophin-RH'; LH: luteïniserend hormoon; LHRH: 'LH-releasing hormone'; PIH: 'prolactin-inhibiting hormone'; 'PRH: 'prolactine-RH'; SRH: 'somatotrophin-RH'; TSH: thyreoïdstimulerend hormoon (thyreotropine); TSH-RH: 'TSH-releasing hormone'.
↑: afgifte wordt gestimuleerd door
↓: afgifte wordt geremd door

Tijdens de zwangerschap bevordert prolactine de ontwikkeling van de borstklieren. Na de bevalling, wanneer de oestrogeen- en progesteronspiegels zijn gedaald, bevordert het de productie van melk (lactatie). Aan prolactine wordt ook een stimulerend effect op het immuunsysteem toegeschreven.

**Gonadotrope cellen** (basofiel) vormen een uitzondering op de regel dat één celtype slechts één hormoon produceert: zowel het **follikelstimulerend hormoon** (**FSH**) als het **luteïniserend hormoon** (**LH**) worden door dit celtype gevormd. Zij bevatten secreetgranula, waarin de aanwezigheid van beide hormonen is aangetoond.

Beide hormonen hebben de gonaden als doelwitorgaan, zowel bij de man als bij de vrouw, en bevorderen daar respectievelijk de spermatogenese en de follikelrijping, evenals de productie van respectievelijk testosteron en oestrogeen/progesteron.

**Thyreotrope cellen** (basofiel) produceren het **thyreoïdstimulerend hormoon** (**TSH**), ook thyreotropine genoemd. **TSH** heeft een stimulerende werking op de vorming en afscheiding van de schildklierhormonen (hoofdstuk 22).

**Corticotrope cellen** (basofiel) worden ook wel **POMC-cellen** genoemd omdat zij één groot voorlopermolecuul, het zogenoemde **pro-opiomelanocortine** (**POMC**) produceren, waaruit verschillende hormonen door afsplitsing kunnen vrijkomen, zoals het **adrenocorticotroop hormoon** (**ACTH**), ook wel corticotropine genoemd, en het **lipotroop hormoon** (**LPH**, β-lipotropine).

ACTH zet de cellen van de bijnierschors aan tot vorming en afscheiding van steroïdhormonen, zoals glucocorticoïden (zona fasciculata) en androgene hormonen (zona reticularis). Tevens stimuleert het de celvermenigvuldiging in de zona glomerulosa en draagt daarmee bij aan de opbouw van de zona fasciculata, de productieplaats van de glucocorticoïden.

Een fysiologische functie van het **LPH** bij de mens is (nog) niet bekend; wel kan het molecuul verder worden gesplitst in **melanocytenstimulerend hormoon** (**MSH**) zie pars intermedia en **endorfinen**. Het β-endorfine is een peptide met een opiaatachtige werking: de analgetische werking ervan is vele malen groter dan die van morfine.

### Histofysiologie

Zoals eerder reeds gemeld, wordt de secretie van de hormonen, die door de cellen van de hypofysevoorkwab zijn geproduceerd, gereguleerd door een serie hormonen die van de hypothalamus afkomstig zijn. Deze zijn te onderscheiden in: (1) '**releasing**' (vrijmakende) en (2) '**inhibiting**' (remmende) **hormonen** (zie ook tabel 21.1).

Deze hormonen hebben een (poly)peptidestructuur en worden geproduceerd door kleine neuronen, die verspreid liggen in de hypothalamus. Via de axonen van deze neuronen worden ze getransporteerd naar de eminentia mediana (fig. 21.3 en 21.8) en de hierbij gelegen pars tuberalis van de hypofyse. Hier wordt dit materiaal gesecerneerd in de directe omgeving van de primaire capillairlissen van het poortadersysteem van de hypofyse (**neurohemaal gebied**, zie eerder). Dit proces heet **neurosecretie**. Via het poortadersysteem en het secundaire capillairnetwerk (fig. 21.4), worden deze stoffen vanuit de eminentia mediana naar de cellen van de pars distalis vervoerd, waar zij hun regelende werking uitoefenen. Respectieve celtypen in de hypofysevoorkwab hebben receptoren aan hun oppervlak, waarmee passende 'releasing'- of 'inhibiting'-hormonen kunnen worden herkend, waarna een cel al dan niet tot uitscheiding van het reeds gesynthetiseerde hormoon overgaat.

Het voorgaande regulatiemechanisme wordt nog ondersteund door een tweede mechanisme. Vele hormonen die door de voorkwab van de hypofyse worden geproduceerd, hebben zelf weer als doelorgaan een endocriene klier (bijvoorbeeld thyreotroop hormoon: doelwitorgaan schildklier, en product schildklierhormoon). De hormonen die, als gevolg van de inwerking van het -trope hormoon, door deze perifere endocriene klieren worden geproduceerd, spelen op hun beurt – via een **terugkoppelingsmechanisme** – een rol bij de synthese en secretie van het primaire,

---

**Adenomen** van de hypofysevoorkwab komen frequent voor. Meestal zijn zij benigne van aard. Ongeveer 70% van deze tumoren is actief hormoonproducerend (groeihormoon/ prolactine, ACTH en minder frequent TSH) en geeft klinische verschijnselen. Door expansieve groei kunnen zij de hormoonproductie van de andere cellen doen afnemen. Deze groei kan ook leiden tot erosie van omliggend bot (sella turcica) en uitval van zenuwen (chiasma opticum).

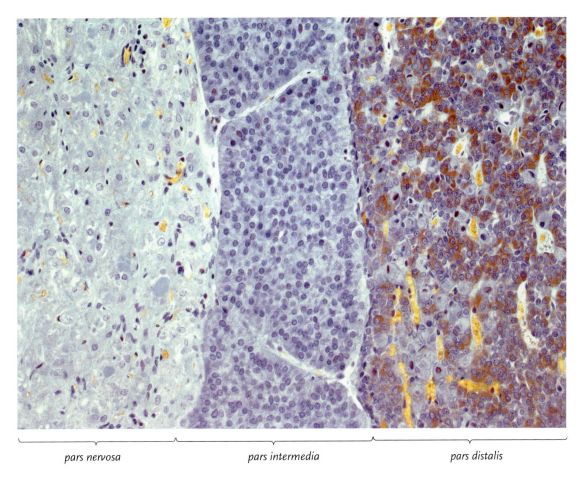

pars nervosa  pars intermedia  pars distalis

*Figuur 21.6 LM-opname van een coupe van het midden van de hypofyse van een rat.*
Van links naar rechts zijn te zien: pars nervosa, pars intermedia en pars distalis. Terwijl het beeld in de pars distalis meer gevarieerd is, komt in de pars intermedia slechts één celtype voor. Bij de mens is de pars intermedia onderontwikkeld. Mallory-azankleuring. Lage vergroting. (opname: P. Nieuwenhuis)

uit de hypofyse afkomstige, stimulerende hormoon (fig. 21.8). Een dergelijk terugkoppelingsmechanisme is in figuur 21.9 voor TSH als voorbeeld in detail uitgewerkt.

Op deze wijze ontstaat een uiterst effectieve dubbele regulering, waarbij de spiegel van een hormoon in het bloed – indirect – via de hypothalamus en – direct – via de hypofyse door een terugkoppelingsmechanisme de eigen secretie regelt.

Aangezien de hypothalamus vele en variërende prikkels uit de rest van het **CZS** ontvangt, zijn de hiervoor genoemde regelkringen niet autonoom en kunnen hormoonspiegels in het bloed afhankelijk van deze prikkels fluctueren. Op deze wijze kunnen ook psychische factoren de hormoonsecretie beïnvloeden (**psycho-neuro-endocrinologie**).

### Pars tuberalis

De pars tuberalis omgeeft het infundibulum van de neurohypofyse (fig. 21.3). Het microscopische beeld wordt beheerst door een zeer grote vaatrijkdom: hier eindigen de bovenste hypofysearteriën, die overgaan in het primaire capillairnetwerk van het poortaderstelsel van de hypofyse. Bij de mens bestaat meer dan de helft van de cellen van de pars tuberalis uit gonadotrope cellen, die zowel **FSH** als **LH** produceren.

### Pars intermedia

Bij de mens is de **pars intermedia** alleen in het foetale stadium duidelijk af te grenzen als tussenkwab. Bij volwassenen is de tussenkwab rudimentair. De belangrijkste resterende bestanddelen zijn strengen basofiele cellen en follikels met kubisch epitheel. De basofiele cellen vormen ook hier het voorlopermole-

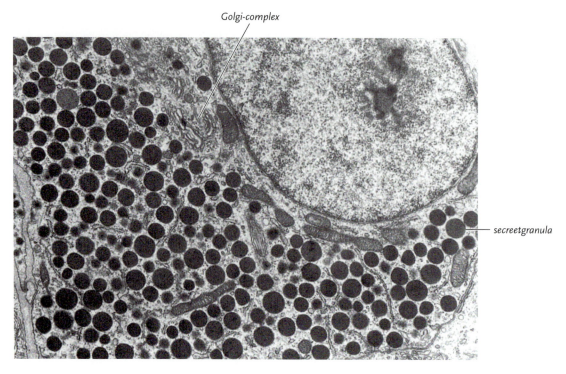

*Figuur 21.7 EM-opname van een somatotrope cel van de hypofysevoorkwab van een kat.*
Het cytoplasma bevat veel secreetgranula, langwerpige mitochondriën, cisternen van RER en een goed ontwikkeld naast de kern gelegen Golgi-complex. 10.000 ×.

Productie en secretie van MSH en ACTH, respectievelijk in de pars intermedia en pars distalis, geschiedt door hetzelfde celtype. Dit zou kunnen verklaren waarom bij uitval van de bijnier (bijvoorbeeld in het geval van de ziekte van Addison) de secretie van beide hormonen parallel toeneemt en deze ziekte met versterkte pigmentatie van de huid gepaard gaat.
Bij amfibieën werkt het MSH op de, oppervlakkig in het bindweefsel gelegen, **melanoforen** van de huid. Door de verspreiding van de melaninekorrels in deze cellen komt een kleurverandering van de huid tot stand. Verwijdering van de hypofyse leidt tot depigmentatie.
Bij zoogdieren werkt MSH op de **melanocyten** in de epidermis (vergelijk hoofdstuk 19).

cuul **pro-opiomelanocortine** (een glycoproteïne) waaruit het **α-melanocytenstimulerend hormoon** (**MSH**, intermedine) alsook β-endorfine kan worden afgesplitst (zie eerder). MSH-producerende cellen in de pars intermedia zijn bij de mens weinig talrijk. Bij de rat zijn deze functies uitgesproken aanwezig en is de pars intermedia goed ontwikkeld (fig. 21.6).

### NEUROHYPOFYSE
De neurohypofyse bestaat uit de eminentia mediana en het infundibulum, beide gelegen in de hypofysesteel, en de pars nervosa of hypofyseachterkwab.

In de hypothalamus liggen twee kernen, de **nucleus supraopticus** en **nucleus paraventricularis** (fig. 21.3 en 21.8). Deze kernen bevatten de cellichamen van neuronen, waarvan de (ongeveer 200.000) ongemyeliniseerde axonen via de hypofysesteel in de achterkwab eindigen. Deze neuronen zijn **neurosecretoire zenuwcellen** waarvan het secretieproduct via de **tractus hypothalamohypophysialis** naar de hypofyseachterkwab wordt getransporteerd.

### Neurosecretoire cellen
**Neurosecretoire zenuwcellen** hebben alle eigenschappen van normale zenuwcellen. Rond de kern bevindt zich een uitgebreid RER (Nissl-substantie). Het hier gevormde neurosecretieproduct wordt afgegeven aan het Golgi-complex. Vandaar bereikt het door middel van axonaal transport (hoofdstuk 9) in de

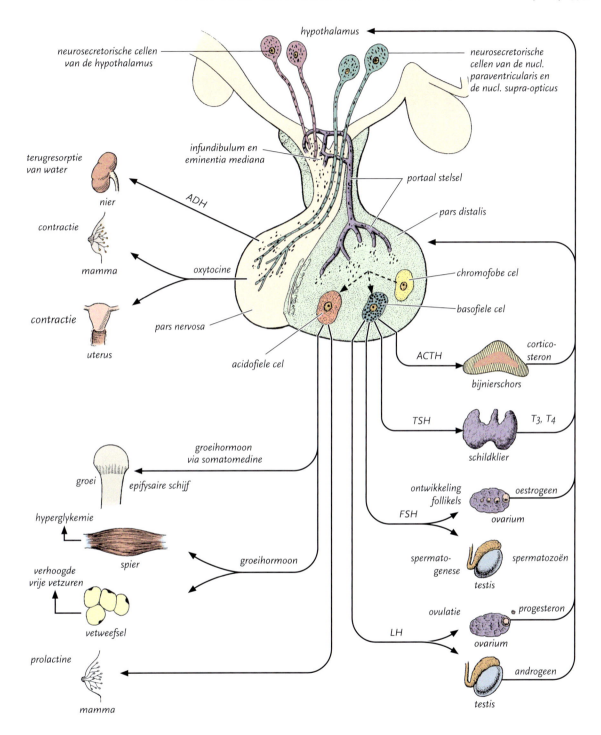

Figuur 21.8 *De effecten van de verschillende hypofysehormonen op hun respectieve doelorganen of -weefsels.*
Verschillende hormonen, die na stimulering door hypofysehormonen door doelorganen worden geproduceerd, kunnen weer inwerken op de hypofyse of hypothalamus en de activiteit daarvan beïnvloeden (terugkoppelingsprincipe).

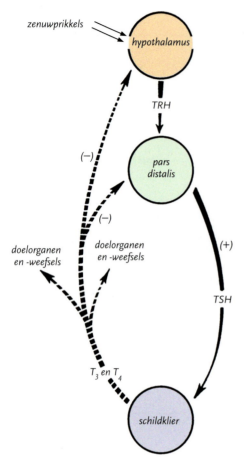

Figuur 21.9 *Samenwerking tussen hypothalamus, hypofyse en schildklier.*
Het 'releasing hormone' voor thyreotropine (TRH) bevordert de uitscheiding van thyreotropine (thyreoïdstimulerend hormoon, TSH) in de hypofyse (pars distalis), dat op zijn beurt de synthese en uitscheiding van de hormonen T3 en T4 door het effectororgaan aanzet. Deze hormonen reguleren, afgezien van hun effecten in de perifere doelorganen en -weefsels, via een negatief terugkoppelingsmechanisme de secretie van TSH en TRH uit hypofyse en hypothalamus. Getrokken pijlen geven stimulering van de secretie aan, gestippelde pijlen remming. Let op hoe prikkels uit de rest van het CZS (ook psychische processen!) via de hypothalamus de hormoonproductie kunnen beïnvloeden.

vorm van kleine, alleen met de EM zichtbare, granula (diameter 100-200 nm) de uiteinden van de axonen in de hypofyseachterkwab. Ophopingen van deze granula zijn als **lichaampjes van Herring** in de lichtmicroscoop zichtbaar (fig. 21.10). Aan het einde van het axon wordt het secretieproduct opgeslagen en naar behoefte, via exocytose, afgegeven aan de bloed-

baan via een netwerk van gevensterde capillairen. Ook hier is dus sprake van **neurohemale interactie** (zie eerder).

Neurosecretoire cellen produceren het hormoon (arginine-)**vasopressine**, ook wel **antidiuretisch hormoon (ADH)** genoemd, óf het hormoon **oxytocine**, evenals de voor ieder hormoon specifieke transporteiwitten neurofysine 1 (voor vasopressine) en neurofysine 2 (voor oxytocine). Vasopressine en oxytocine zijn beide cyclische peptiden met negen aminozuren; zij verschillen slechts in twee aminozuren.

### Histofysiologie
**Vasopressine** in hoge dosis bevordert de contractie van glad spierweefsel in de wand van de kleine bloedvaten (vooral de arteriolen), waarbij de bloeddruk wordt verhoogd. In fysiologische concentraties leidt vasopressine echter tot verhoogde permeabiliteit voor water van de verzamelbuizen in het merg van de nier. Dit leidt tot verhoogde waterterugresorptie, waardoor minder, maar hypertone, urine wordt geproduceerd; vandaar ook de naam **antidiuretisch hormoon (ADH)**.

Secretie van ADH/vasopressine wordt geïnduceerd wanneer de osmotische waarde van het bloed stijgt. Cellen in de hypothalamus met osmoreceptoren stimuleren vervolgens de neuronen van de nucleus supraopticus tot verhoogde afgifte van ADH/vasopressine. De verhoogde waterterugresorptie zal de osmotische druk weer doen dalen. Daarnaast kunnen ook andere prikkels als pijn en de middelen morfine en nicotine de afscheiding van ADH/vasopressine doen toenemen. Alcohol en stress (tentamen!) leiden tot verminderde afgifte van ADH/vasopressine.

**Oxytocine** bevordert de contractie van het gladde spierweefsel van de uterus tijdens de coïtus en bij de uitdrijving van het kind tijdens de geboorte (weeën). Verder doet het de myo-epitheliale cellen samentrek-

> Beschadiging van de hypothalamus waarbij de neurosecretoire cellen (onder andere bron van ADH) worden vernietigd, veroorzaakt **diabetes insipidus**. Dit ziektebeeld wordt gekarakteriseerd door een verlies van het vermogen van de nier om urine te concentreren. Lijders kunnen per dag tot 20 liter urine afscheiden (polyurie) en overeenkomstig grote hoeveelheden vloeistof drinken.

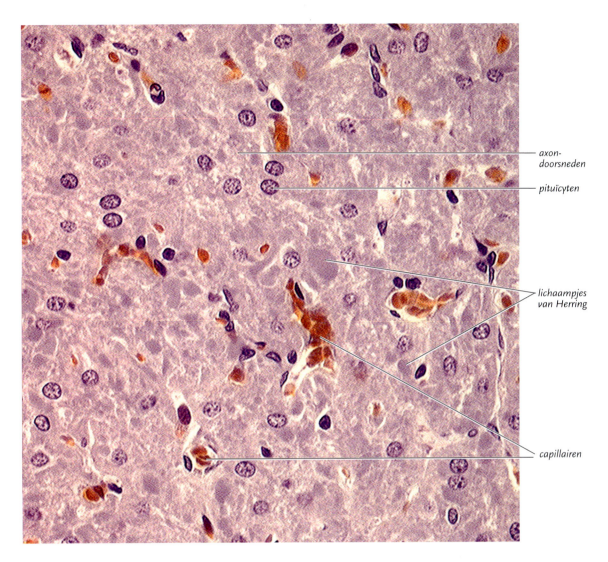

Figuur 21.10 *LM-opname van de pars nervosa van de neurohypofyse.*
Let op de gebieden met axondoorsneden (helder) afgewisseld met gebieden waarin zich lichaampjes van Herring bevinden (donker). Kernen van pituïcyten zijn helder in tegenstelling tot endotheelcelkernen van de capillairen (waarin oranjegeel aankleurende erytrocyten). Mallory-azankleuring. Sterke vergroting. (opname P. Nieuwenhuis)

ken, die de alveoli en de ductus alveolares van de borstklier omgeven.

De secretie van oxytocine wordt bevorderd door rekking van de vagina en/of de cervix uteri en verder bij het zogen van een kind. De secretie wordt opgewekt via zenuwverbindingen, die op de hypothalamus inwerken. De neurohormonale reflex, die door het zogen wordt opgewekt, heet de melkuitdrijfreflex ('milk ejection reflex'), zie fig. 21.8.

Zie tabel 21.2 voor een overzicht van de neurohypofysehormonen.

**Pituïcyten**

De grootste massa van de neurohypofyse wordt ingenomen door axonen van hypothalamische neuronen. Hiertussen bevinden zich echter ook speciale gliacellen, **pituïcyten**, en een beetje bindweefsel, geassocieerd met de bloedvaten. Pituïcyten zijn sterk vertakte cellen met uitlopers, die de axonen van de neurosecretoire cellen ten dele omgeven en zo het proces van neurosecretie mogelijk kunnen beïnvloeden (zie fig. 21.10).

**Tabel 21.2** Hormonen van de neurohypofyse

| Hypothalamus | | Pars nervosa | |
|---|---|---|---|
| **Hormoon** | **Functie** | **Hormoon** | **Functie** |
| Thyreotropine 'releasing' hormoon (TSH-RH) | Stimuleert de afgifte van thyreotropine en prolactine | Vasopressine/antidiuretisch hormoon | Verhoogt de waterdoorlaatbaarheid van verzamelbuizen in de nier en bevordert de contractie van glad spierweefsel in de vaatwand |
| Gonadotropine 'releasing' hormoon (GnRH) | Stimuleert de afgifte van FSH en LH | Oxytocine | Bevordert de contractie van glad spierweefsel in de baarmoederwand evenals van myo-epitheelcellen in de mamma |
| Somatostatine | Remt de afgifte van groeihormoon en thyreotropine | | |
| Groeihormoon 'releasing' hormoon (GRH) | Stimuleert de afgifte van groeihormoon | | |
| Prolactineafgifte remmend hormoon (PIH)/Dopamine | Remt de afgifte van prolactine | | |
| Corticotropine 'releasing' hormoon (CRH) | Stimuleert de afgifte van β-lipotropine en corticotropine | | |

## Samenvatting

In dit hoofdstuk werd beschreven hoe het CZS, niet alleen door middel van afferente en efferente zenuwen, maar ook door middel van het endocriene systeem, met de rest van het lichaam kan **communiceren** en daar allerlei processen kan **reguleren**. In deze communicatielijn staat de hypothalamus-hypofyse-as centraal.

In de **hypothalamus** liggen groepjes neuronen, waarvan de axonen (1) in de hypofysesteel, of (2) in de hypofyseachterkwab eindigen.

Axonen van de eerste groep transporteren in de hypothalamus geproduceerde **'releasing/inhibiting hormones'** en geven die af in de hypofysesteel, waar ze worden opgenomen in een capillairnetwerk (**neurohemaal gebied**). Via poortaderven en een secundair capillairnetwerk worden de cellen van de hypofysevoorkwab bereikt. De afgifte van de in de cellen van de voorkwab geproduceerde hormonen wordt door deze releasing/inhibiting hormones gereguleerd.

De cellen in de **hypofysevoorkwab** werden vroeger onderscheiden in **chromofobe** en **chromofiele** cellen, verder te onderscheiden in acidofiele en basofiele cellen. Op basis van modernere, onder andere cytochemische technieken onderscheidt men: **somatotrope** cellen (groeihormoon, GH), **mammotrope** cellen (prolactine), **gonadotrope** cellen (follikelstimulerend, FSH, en luteïniserend hormoon, LH), **thyreotrope** cellen (thyreoïdstimulerend hormoon, TSH) en **corticotrope** cellen (adrenocorticotroop hormoon, ACTH).

De **hormonen** die door de cellen in de hypofysevoorkwab zijn geproduceerd en aan de bloedbaan worden afgegeven, beïnvloeden allerlei processen in het lichaam of, door middel van -trope hormonen, de hormoonproductie van andere endocriene klieren. De door deze endocriene klieren geproduceerde hormonen beïnvloeden op hun beurt, via een **terugkoppelingsmechanisme** naar de hypothalamus en de hypofyse, de productie van de relevante -trope hormonen. Deze productie kan bovendien rechtstreeks vanuit het CZS worden beïnvloed.

In de **achterkwab** worden de hormonen ADH/vasopressine en oxytocine, geproduceerd in de hypothalamus en getransporteerd door axonen van de tweede groep (**neurosecretie**), rechtstreeks aan de systemische circulatie afgegeven (**neurohemale interactie**).

## 22 Bijnieren, eilandjes van Langerhans, schildklier, bijschildklieren en corpus pineale

Inleiding 563
Bijnieren 563
   Vaatvoorziening van schors en merg 564
   De bijnierschors 564
   Histofysiologie van de bijnierschors 566
   De foetale cortex en foeto-placentale eenheid 572
   Het bijniermerg; relatie schors-merg 573
Eilandjes van Langerhans 575
Schildklier 578
   Histofysiologie van de schildklier 578
   C-cellen 583
Bijschildklieren 585
   Hoofdcellen en oxifiele cellen 585
   Histofysiologie van de bijschildklieren 586
Corpus pineale 586
   Innervatie 587
   Histofysiologie van het corpus pineale 587
Samenvatting 588

In dit hoofdstuk worden bouw en functie van twee **door de hypofyse aangestuurde** endocriene organen, te weten de **bijnieren** en de **schildklier**, besproken. De gonaden komen in de hoofdstukken over mannelijke en vrouwelijke voortplantingsorganen aan de orde.

Vervolgens worden **niet rechtstreeks door de hypofyse aangestuurde processen** besproken, te weten: (1) koolhydraatstofwisseling en (2) calcium-fosfaathuishouding. Deze blijken perifeer endocrien te worden gereguleerd, respectievelijk door (1) de cellen in de **eilandjes van Langerhans** en (2) de **C-cellen in de schildklier** en de hoofdcellen van de **bijschildklieren**. Deze cellen produceren polypeptidehormonen en zijn onderdeel van het diffuus neuro-endocrien systeem (DNES) (hoofdstuk 4).

Als laatste wordt het **corpus pineale** besproken, als bron van het melatonine.

### BIJNIEREN

De bijnieren zijn gepaarde, op doorsnede driehoekige organen (circa $0,7 \times 1,5 \times 5$ cm), die aan de bovenpolen van de nieren in vetweefsel liggen ingebed. Bij de mens bedraagt hun gewicht tezamen gemiddeld 7 g; dit varieert echter sterk met de leeftijd en met fysiologische omstandigheden.

De bijnier is opgebouwd uit twee verschillende componenten: **schors** (cortex) en **merg** (medulla). Het geheel is omgeven door een kapsel van vrij dicht bindweefsel.

Ontogenetisch zijn schors en merg van verschillende herkomst. Het **schorsweefsel** is afkomstig van de coeloombekleding en derhalve van **mesodermale** oorsprong. Het **merg** is afkomstig van de **neurale lijst**, waaruit ook de cellen van de orthosympathische ganglia ontstaan. Het mergweefsel kan worden beschouwd als een groot orthosympathisch ganglion, waarvan de postganglionaire neuronen hun uitlopers hebben verloren en tot secretoire cellen zijn geworden. Schors- en vooral mergweefsel kunnen op aberrante plaatsen buiten de bijnier voorkomen (fig. 22.1).

### INLEIDING

In het vorige hoofdstuk werd beschreven hoe het CZS met de periferie kan communiceren en deze ook kan reguleren door middel van het **neuro-endocriene hypothalamus-hypofyse-systeem**. Beschreven werd hoe de **hypofysevoorkwab** door middel van een aantal **-trope hormonen** sommige perifere endocriene organen kan aansturen.

Deze endocriene organen zijn:
1. de bijnieren (door middel van het ACTH);
2. de schildklier (door middel van TSH);
3. de gonaden (door middel van FSH/LH).

Daarnaast produceert de hypofyse een aantal hormonen die van betekenis zijn voor de groei (in de voorkwab: GH) en de water- en zouthuishouding (in de achterkwab: ADH), naast hormonen die van betekenis zijn voor zwangerschap en lactatie (in de achterkwab: oxytocine, prolactine).

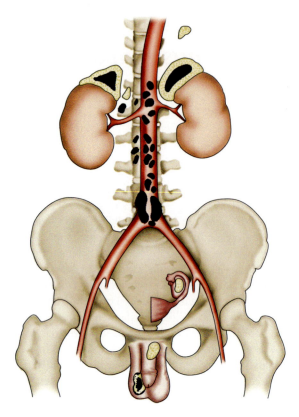

*Figuur 22.1 Bijnierweefsel van de mens.*
De bijnieren zijn gelegen op de bovenpolen van de nieren. Schorsweefsel is geel gestippeld, het mergweefsel is zwart weergegeven. In deze figuur zijn verder de plaatsen aangegeven waar soms ook aberrant schorsweefsel dan wel chroomaffiene cellen (te vergelijken met mergweefsel) kunnen worden gevonden.

Schors en merg vormen één endocriene klier met strengsgewijs gerangschikte cellen waartussen wijde sinusoïdale capillairen lopen. Hormonen die door de schors geproduceerd worden, worden **corticosteroïden** genoemd en zijn afgeleid van cholesterol; het merg vormt de hormonen **adrenaline** en **noradrenaline**, die afgeleid zijn van het aminozuur tyrosine.

### Vaatvoorziening van schors en merg
De aanvoerende arteriën van de bijnieren vormen een **subcapsulaire vaatplexus**, vanwaar uit loodrecht op het oppervlak verlopende **capillairen** het orgaan binnengaan (fig. 22.2). Deze verlopen tussen de celstrengen van de **schors** en anastomoseren op de grens van schors en merg met veneuze sinussen in het merg. Daarnaast ontspringen er arteriën aan de subcapsulaire plexus, die via bindweefseltrabekels naar de **medulla** lopen (**aa. medullares**) en daar een **capillairenplexus** vormen.

Het merg ontvangt dus zowel arterieel bloed (via de medullaire arteriën) als veneus bloed (via de capillairen van de cortex). Deze omstandigheid is van fysiologische betekenis voor de cellen van het mergweefsel, daar sommige hormonen uit de cortex (de glucocorticoïden), die met de bloedstroom naar het merg worden gevoerd, de mergcellen kunnen beïnvloeden. Deze situatie is dus vergelijkbaar met die van het poortaderstelsel van de hypofysevoorkwab.

De veneuze sinussen en de capillairen van het merg vloeien samen tot mergvenen, die uitmonden in de v. suprarenalis (fig. 22.2). De capillairen in de bijnierschors zijn van het gevensterde type, hebben een vrij wijd lumen en worden omgeven door een lamina basalis. De capillairen in het kapsel en in het merg zijn van het continue type.

### De bijnierschors
De bijnierschors wordt ingedeeld in drie concentrisch gelegen zones. Van buiten naar binnen zijn dat: de **zona glomerulosa**, de **zona fasciculata** en de **zona reticularis** (fig. 22.2 en 22.3). Elk van de drie zones heeft een aparte functie met een eigen groep van secretieproducten.

De **zona glomerulosa** secerneert **mineralocorticosteroïden**, die betrokken zijn bij de elektrolyt- en waterhuishouding. De **zona fasciculata** produceert **glucocorticosteroïden** evenals – zij het op kleinere schaal – de **zona reticularis**. Daarnaast produceert deze laatste **androgenen** en kleine hoeveelheden oestrogenen (fig. 22.5). De zona glomerulosa, fasciculata en reticularis nemen respectievelijk ongeveer 15%, 75% en 10% van het totale schorsvolume in beslag.

De cellen van de bijnierschors hebben alle kenmerken van **steroïdsecernerende** cellen, zoals in hoofdstuk 4 beschreven. Er zijn dus geen secreetgranula. De kleine moleculaire massa en het sterk lipofiele karakter van de secretieproducten maken dat deze de cel direct via diffusie door de celmembraan kunnen verlaten. Er is een uitgebreid glad ER dat een anastomoserend netwerk van buizen vormt dat het gehele cytoplasma doortrekt (fig. 22.4), naast enkele verspreide cisternen van RER en een aantal vrije ribosomen. Het cytoplasma bevat lipidedruppeltjes met cholesterol, die op sommige plaatsen in contact zijn met het glad ER. De talrijke mitochondriën zijn eivormig en hebben tubulaire cristae. Er is een vrij sterk ontwikkeld Golgi-complex, waarvan de betekenis bij de steroïdsynthese nog niet is opgehelderd.

# 22 BIJNIEREN, EILANDJES VAN LANGERHANS, SCHILDKLIER, BIJSCHILDKLIEREN EN CORPUS PINEALE

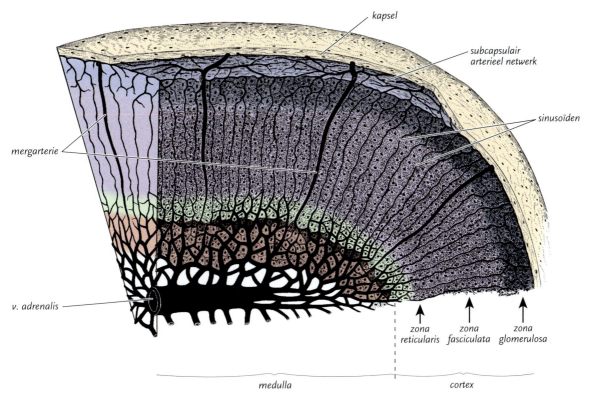

Figuur 22.2 Het algemeen bouwplan van de bloedcirculatie in de bijnier. Voor verdere beschrijving zie de tekst.

De enzymen die betrokken zijn bij de synthese en omzetting van de corticosteroïden, zijn gedeeltelijk in het glad ER en gedeeltelijk in de mitochondriën gelokaliseerd; er is een nauwe samenwerking tussen deze organellen.

In de **zona glomerulosa**, de buitenste laag van de schors, liggen de cilinder- of piramidevormige cellen in afgeronde of meer boogvormige groepen bijeen (fig. 22.3B). De cellen van deze laag hebben een blazige kern met een betrekkelijk ijl chromatinepatroon, met een sterk ontwikkelde nucleolus, een acidofiel cytoplasma en verder vetdruppeltjes. De celomtrek is glad, behalve aan de zijde die grenst aan de capillairen, waar de plasmamembraan talrijke plooien en microvilli vormt.

De **zona fasciculata** ontleent haar naam aan de omstandigheid dat de cellen hier gerangschikt zijn in parallelle strengen van één tot twee cellen dik (Lat.: fasciculatus: in bundels gerangschikt) (fig. 22.3C en 22.5). Deze celstrengen verlopen loodrecht op het oppervlak van het orgaan, evenals de ertussen liggende sinusoïdale capillairen. De cellen zijn groot en veelhoekig; de kern ligt centraal in een licht basofiel cytoplasma. Het RER is betrekkelijk sterk ontwikkeld. Het glad ER vormt een dicht complex van vertakkende en anastomoserende buisjes. De talrijke mitochondriën zijn eivormig en bevatten korte tubulaire cristae. Er zijn meer en grotere lipidedruppels in het cytoplasma dan in de zona glomerulosa, waardoor deze cellen, na de histologische bewerking, een sponsachtig beeld tonen omdat het vet uit deze druppels is opgelost (**spongiocyten**, fig. 22.3B en C).

De **zona reticularis**, de binnenste laag van de schors, heet zo omdat de cellen hier gerangschikt zijn in onregelmatige strengen die een ruimtelijk netwerk vormen (22.3D). De cellen van deze laag zijn kleiner, bevatten minder lipidedruppeltjes en hebben enigszins langgerekte mitochondriën met tubulaire cristae. Het cytoplasma is licht acidofiel en bevat soms glycogeen. Onregelmatig gevormde cellen met pyknotische kernen worden in deze laag regelmatig aangetroffen als teken van celdegeneratie. Het aantal lysosomen per cel neemt van de zona glomerulosa naar de zona reticularis toe. Er bestaat tussen schors en merg geen afgrenzende structuur: de cellen van de zona reticularis liggen direct tegen die van het mergweefsel aan.

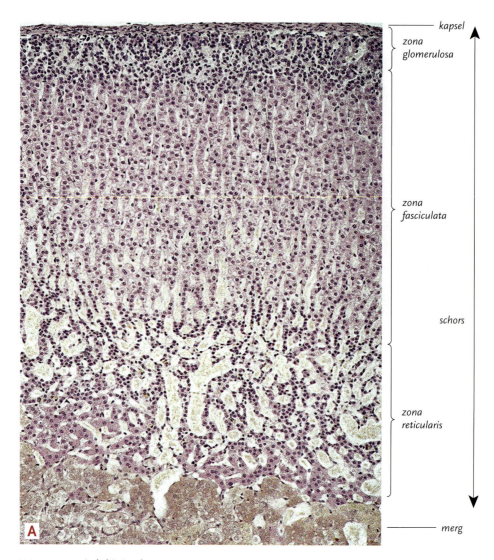

*Figuur 22.3 LM-opnamen uit de bijnierschors.*
A   Overzicht bij lage vergroting; van boven naar beneden de lagen: zona glomerulosa, zona fasciculata, zona reticularis alsook overgang naar het merg. HE-kleuring. (opname P. Nieuwenhuis)

### Histofysiologie van de bijnierschors

De cellen van de bijnierschors produceren een grote verscheidenheid aan steroïdhormonen met een gemeenschappelijke chemische structuur, die afgeleid is van cholesterol. De lipidedruppeltjes in het cytoplasma van de bijnierschorscellen bevatten **cholesterolesters**, die als grondstof dienen voor verdere syntheseprocessen. Voor een deel zijn deze door de bijnierschorscellen zelf gesynthetiseerd; de voornaamste bron voor cholesterol in deze cellen zijn echter **LDL-partikels**, die met het bloed worden aangevoerd en via receptorgemedieerde endocytose door de schorscellen worden opgenomen.

De cellen van de bijnierschors worden niet door nerveuze prikkels aangestuurd, maar uitsluitend door factoren uit het bloed. Voor de **zona glomerulosa** gaat het om een aantal factoren: **angiotensine II** (stimuleert), **natriuretische factor** uit het hart (remt) en in geringe mate ook het adrenocorticotroop hormoon (**ACTH**) (stimuleert). Ook een verhoogd serum-$K^+$ stimuleert de aldosteronuitscheiding. Voor de **zona fasciculata** en **zona reticularis** gaat het alleen om **ACTH**, afkomstig uit de hypofysevoorkwab (fig. 22.5).

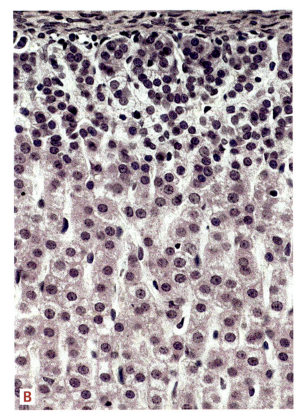
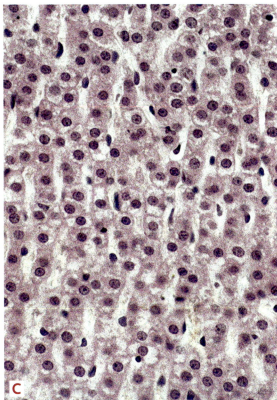
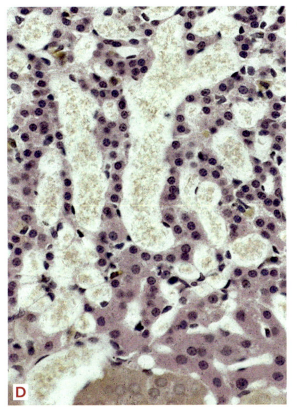

*Figuur 22.3 LM-opnamen uit de bijnierschors (vervolg).*
Let in B, C en D op de sinusoïden (met donker aankleurende endotheelcelkernen) gelegen tussen de epitheliale strengen van schorsweefsel. HE-kleuring. (opnamen P. Nieuwenhuis)
B   Kapsel en zona glomerulosa met deel van zona fasciculata. Middelsterke vergroting van gedeelte uit A.
C   Zona fasciculata. Middelsterke vergroting van gedeelte uit A.
D   Zona reticularis met overgang naar het merg. Middelsterke vergroting van gedeelte uit A.

# 568 FUNCTIONELE HISTOLOGIE

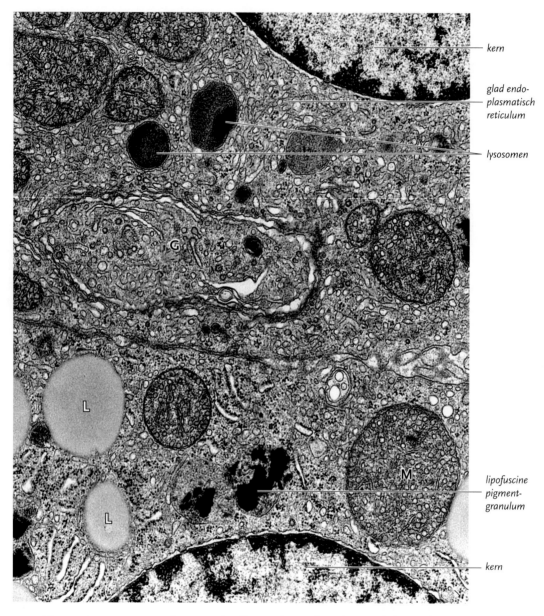

Figuur 22.4 *Ultrastructuur van twee steroïdsecernerende cellen van de zona fasciculata van de bijnierschors bij de mens. Let op lipidedruppeltjes (L), die cholesterolesters bevatten, mitochondriën (M) met kenmerkende tubulaire en vesiculaire cristae, en verder: glad ER, kern (2×), Golgi-complex (G), lysosomen, lipofuscinepigmentgranula. 25.700 ×.*

Op basis van hun belangrijkste fysiologische effecten kunnen de steroïden van de bijnierschors in drie groepen worden onderverdeeld (fig. 22.5):
1 mineralocorticoïden;
2 glucocorticoïden;
3 geslachtshormonen.

De **mineralocorticoïden**, waarvan **aldosteron** bij de mens de belangrijkste representant is, spelen een rol bij de natrium- en kaliumhuishouding. Zij bevorderen de natriumterugresorptie (en kaliumsecretie) door inwerking op receptoren in de distale tubuluscellen van de nier, speekselklieren en zweetklieren.

De **glucocorticoïden**, waarvan bij de mens de belangrijkste representant het **cortisol** (hydrocortison) is, hebben een ingrijpend effect op de stofwisseling van koolhydraten, maar ook op die van eiwitten en vetten. In de lever bevordert cortisol de opname van

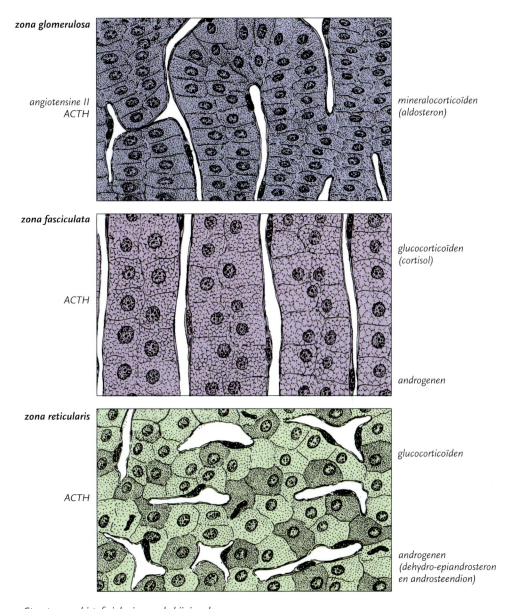

Figuur 22.5 *Structuur en histofysiologie van de bijnierschors.*
Let op de capillairen tussen de epitheelstrengen. Links: factoren die op de bijnier inwerken. Rechts: de hormonen die vervolgens worden uitgescheiden.

vetzuren en aminozuren en ook koolhydraten, die nodig zijn voor de vorming van glucose (gluconeogenese), dat voor een deel als glycogeen wordt opgeslagen. De productie van glucose kan zo sterk zijn dat de bloedglucosespiegel stijgt, een situatie vergelijkbaar met diabetes mellitus (diabetogeen effect). Buiten de lever hebben deze hormonen echter een katabole werking (verminderde synthese en verhoogde afbraak), in het bijzonder met betrekking tot de eiwitstofwisseling.

Van de **geslachtshormonen**, die in de bijnierschors worden gevormd, is **dehydro-epiandrosteron (DHEA)** het belangrijkste. Hoewel het in hoge concentratie als DHEA-sulfaat (DHEAS) in de circulatie voorkomt, heeft het geen direct effect: het is een prohormoon waarvan overige geslachtshormonen (o.a. testosteron) via conversie kunnen worden afgeleid (zie ook foetale bijnierschors). Het menselijk lichaam heeft geen receptoren voor DHEA.

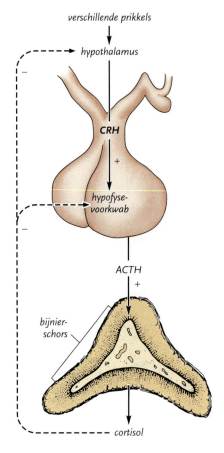

Een belangrijke werking van de glucocorticoïden is ook het remmende effect op het immuunsysteem (**immunosuppressieve werking**). Bij orgaantransplantatie wordt van deze eigenschap gebruikgemaakt om afstoting te voorkomen. Verder bewerkstelligen glucocorticoïden een daling van het aantal eosinofielen in het bloed doordat verval van deze cellen in perifere organen (longen, milt) wordt versterkt. In hoge dosering hebben glucocorticoïden een **ontstekingsremmend** effect, waardoor zij (met hun tevens immunosuppressieve werking) gebruikt worden bij de behandeling van ziekten zoals reumatoïde artritis, astma en andere allergische aandoeningen.

De hoofdfuncties van de bijnierschors zijn:
1 het reguleren van essentiële **homeostatische mechanismen** van het 'milieu intérieur';
2 het functioneren als **stressorgaan.**

Stressfactoren, zoals vasten, temperatuurschommelingen, infecties, geneesmiddelen en vergiften, bloedingen en excessieve inspanning, induceren via het CZS de secretie van 'corticotropin-releasing hormone' (CRH) door de hypothalamus. CRH stimuleert de hypofyse tot afgifte van ACTH, waardoor de bijnierschors gestimuleerd wordt. Door de vervolgens geproduceerde schorshormonen worden de effecten van deze bijzondere prikkels tegengegaan (fig. 22.7).

Via een terugkoppelingsmechanisme heeft de bloedspiegel van cortisol een negatieve invloed op de productie van CRH en ACTH (fig. 22.6).

*Figuur 22.6 Terugkoppelingssysteem van de ACTH-glucocorticoïdensecretie.*
Doorgetrokken pijlen geven stimulering van de secretie aan, gestippelde pijlen remming.

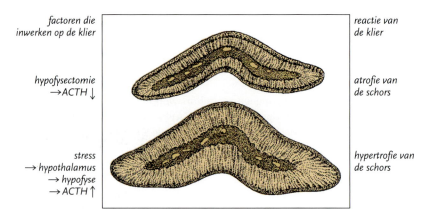

*Figuur 22.7 Effecten van verlaagde en verhoogde stimulering op de structuur van de bijnier.*

## 22 BIJNIEREN, EILANDJES VAN LANGERHANS, SCHILDKLIER, BIJSCHILDKLIEREN EN CORPUS PINEALE

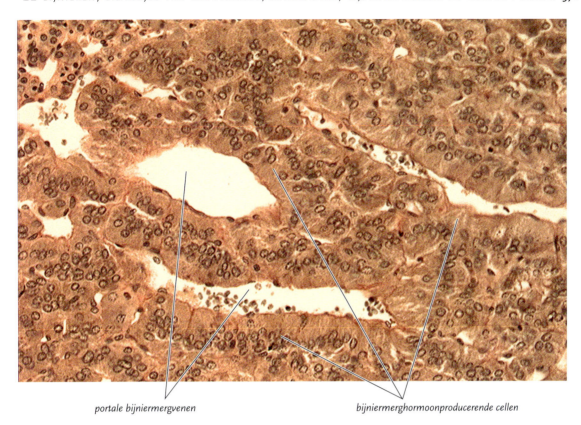

*portale bijniermergvenen*  *bijniermerghormoonproducerende cellen*

*Figuur 22.8 LM-opname van een coupe van het bijniermerg. Linksboven is nog net een deel van de zona reticularis te zien. Het bloed uit de daar lopende sinusoïden mondt uit in de hier getoonde portale mergvenen, waaraan adrenaline dan wel noradrenaline wordt afgescheiden. Van Giesonkleuring. Middelsterke vergroting. (opname P. Nieuwenhuis)*

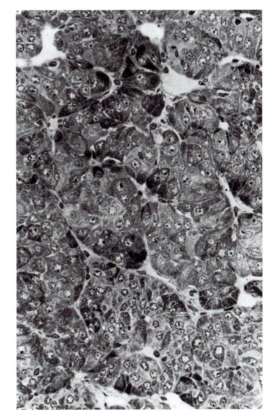

*Figuur 22.9 LM-opname van een coupe van het bijniermerg. Celstrengen met daartussen veneuze sinussen zijn te zien. De meerderheid van de cellen vormt adrenaline. Er is ook een kleiner aantal noradrenalinevormende cellen, die iets donkerder zijn. Middelsterke vergroting.*

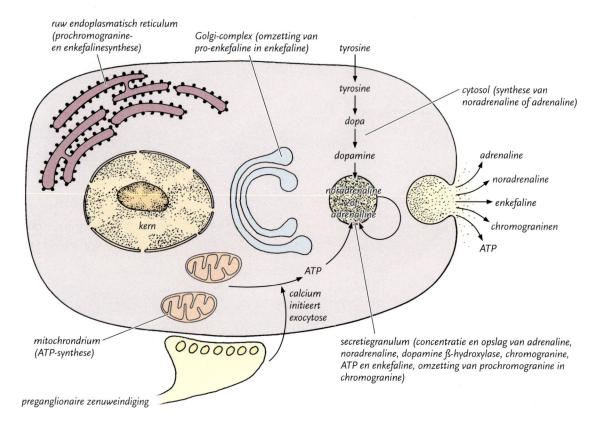

Figuur 22.10 *Schematisch overzicht van de synthese van catecholaminen in een cel van het bijniermerg. Omzetting van noradrenaline in adrenaline vindt plaats in de cytoplasmamatrix (cytosol), zoals aangegeven.*

Wanneer een patiënt gedurende langere tijd met therapeutische doses cortisol wordt behandeld kan dit, via het hiervoor genoemde terugkoppelingsmechanisme, leiden tot (partiële) **atrofie van de schorszone**. Deze therapie kan dus niet van de ene op de andere dag worden stopgezet, maar moet geleidelijk worden afgebouwd zodat de schors kan regenereren en zijn eigen productie kan hervatten. Kortdurende pulstherapie (bijvoorbeeld gedurende enkele dagen hoge doses) heeft dat effect niet en kan bij sommige acute ziektebeelden een gunstig effect hebben.

Na **hypofysectomie** treden snel effecten van glucocorticosteroïdtekort op. Het ionenevenwicht blijft echter vrijwel normaal en de secretie van aldosteron lijkt niet of nauwelijks aangetast. In de bijnieren van gehypofysectomeerde dieren is de dikte van de schors afgenomen als gevolg van atrofie van de zona fasciculata en zona reticularis, terwijl de zona glomerulosa er onveranderd uitziet of zelfs tekenen van hypertrofie kan tonen (fig. 22.7). Na toediening van ACTH herstellen beide lagen zich weer (regeneratie uit zona glomerulosa) en normaliseert ook de hormoonproductie.

### De foetale cortex en foeto-placentale eenheid

De bijnier van pasgeborenen is relatief veel groter dan die van volwassenen. Bij de pasgeborene bevindt zich een brede laag schorsweefsel, de **foetale bijnierschors**, tussen de dunne buitenste laag die met de definitieve schors overeenkomt en het merg. De cellen van de foetale schors zijn, net als in de volwassen cortex, in strengen gerangschikt. Zij produceren gesulfateerde androgenen, die in de placenta worden omgezet tot actieve androgene en oestrogene steroïde hormonen (**foeto-placentale eenheid**) (hoofdstuk 24). Deze schorslaag, die bij de geboorte 80% van de massa van de schors vormt, ondergaat na de geboorte een snelle involutie, waarna geleidelijk de drie lagen van de definitieve cortex tot ontwikkeling komen.

> **Hyperfunctie** van de **bijnierschors** kan leiden tot overmatige productie van glucocorticoïden (**syndroom van Cushing**); dit wordt in de meeste gevallen (90%) veroorzaakt door een adenoom van de hypofyse, resulterend in te sterke productie van ACTH. Klinisch opvallend hierbij is de vetzucht op romp en gelaat ('vollemaansgezicht'). **Bijnierhyperplasie** als gevolg van een of meer enzymdefecten in de synthese van corticosteroïden kan leiden tot stoornissen in de geslachtelijke ontwikkeling (adrenogenitaal syndroom), dan wel Cushingachtige syndromen.

> Een **hypofunctie** van de **bijnierschors** betreft zowel de glucocorticoïden, de mineralocorticoïden als ook de androgenen; de oorzaak hiervoor ligt meestal in destructie van de bijnierschors door een ziekteproces (ziekte van **Addison**) (tot 1940 vooral door tbc; recentelijk vooral door auto-immuunprocessen).
> Een veelvoorkomende stoornis van het **bijniermerg** is een gezwelvorming van chromaffien weefsel die bekendstaat als feochromocytoom. Klinische verschijnselen hiervan zijn aanvallen van paroxismale hypertensie gekarakteriseerd door zweten, hyperglykemie en zeer hoge bloeddruk.

Het merg ontwikkelt zich geleidelijk door immigratie van cellen uit de neurale lijst, merkwaardigerwijze door het embryonale schorsweefsel heen.

### Het bijniermerg; relatie schors-merg

Het bijniermerg bestaat uit grote veelhoekige **chromaffiene cellen**, die in strengen zijn gerangschikt rond centraal gelegen capillairen (fig. 22.8). Deze cellen hebben een grote kern, hier en daar enkele cisternen van het RER, talrijke ovale mitochondriën en een goed ontwikkeld Golgi-complex. De meest opvallende elementen in de chromaffiene cellen zijn de met een membraan omgeven **secreetgranula** (zie hierna). Deze zijn aan de apicale zijde van de cel gelegen, dat wil zeggen daar waar deze aan de veneuze sinussen grenst. De innerverende preganglionaire zenuwuiteinden bevinden zich aan de tegenoverliggende, basale zijde van de cel, waar deze aan een capillair grenst (fig. 22.8 en 22.9).

De functie van het bijniermerg is het secerneren van de catecholaminen **adrenaline** en **noradrenaline**; deze secretie staat onder invloed van neurale regelmechanismen.

Cellen die catecholaminen secerneren, kunnen worden aangetoond met de zogenoemde **chromaffiene reactie**, die bestaat uit het bruingeel aankleuren van de secretiekorrels bij behandeling van coupes met chroomzouten (kaliumbichromaat).

De inhoud van de granula bestaat voor het merendeel uit een matrix, met daarin de eiwitten **chromogranine** en **enkefaline**. Hiernaast bevatten deze granula ook **ATP** en **dopamine-β-hydroxylase**, dat dopamine in noradrenaline omzet. Synthese van catecholaminen vindt plaats met enzymen die in de cytoplasmamatrix voorkomen; alleen de finale omzetting van dopamine in noradrenaline vindt plaats in de granula. Omzetting van noradrenaline in adrenaline is merkwaardigerwijze slechts mogelijk wanneer het noradrenaline het granulum verlaat om te worden gemethyleerd in het cytoplasma (fig. 22.10).

Met het bloed uit de cortex komen hoge concentraties glucocorticoïden terecht in de veneuze sinussen. Door deze glucocorticoïden wordt de synthese aangezet van het enzym fenylethanolamine-N-methyltransferase, dat verantwoordelijk is voor de omzetting van noradrenaline in adrenaline. Deze omzetting houdt de toevoeging in van een methylgroep ('radical'; 'nor' staat voor 'no radical').

Adrenaline en noradrenaline worden door twee verschillende typen van chromaffiene cellen gesecerneerd. **Adrenalinesecernerende cellen** hebben iets kleinere granula, die matig elektronendicht zijn. Bij de **noradrenalinesecernerende cellen** hebben de granula een elektronendicht centrum, met een elektronendoorlatende laag onder de membraan. Beide soorten granula komen nooit samen in dezelfde cel voor. Bij de mens overheersen de adrenalinevormende cellen: 80% van de catecholamineproductie die in de vena suprarenalis terechtkomt, betreft adrenaline.

**Paraganglia** zijn kleine orgaantjes met een verspreide ligging in de buurt van de thoracale en abdominale autonome ganglia langs de aorta (fig. 22.1). Ze bestaan uit twee soorten cellen: hoofdcellen en steuncellen. De hoofdcellen hebben granula, die vrijwel uitsluitend **noradrenaline** bevatten. De steuncellen omgeven de hoofdcellen geheel of gedeeltelijk; zij hebben in hun cytoplasma geen secreetgranula. De hoofdcellen zijn van dezelfde herkomst als de cellen van het bijniermerg; zij tonen ook de chromaffiene reactie, zijn ook functioneel actief en vormen catecholaminen die naar het bloed worden uitgescheiden.

574 FUNCTIONELE HISTOLOGIE

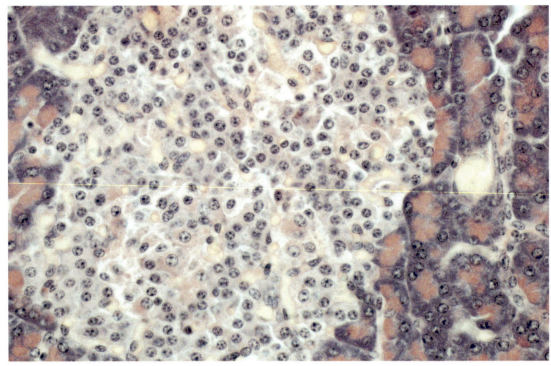

*Figuur 22.11 LM-opname van de pancreas.*
Links-midden: een eilandje van Langerhans. Let op het aansluiten van de exocriene cellen zonder een duidelijke grenslaag.
Tussen de celstrengen van het eilandje liggen vele capillairen (waarin geel aankleurende erytrocyten).
Rechts: langgerekte celkernen van een isthmus. Middelsterke vergroting. (opname P. Nieuwenhuis)

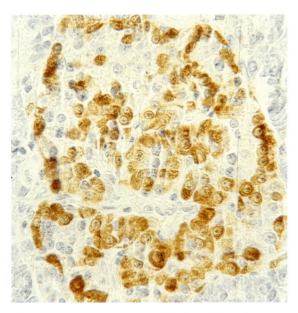

*Figuur 22.12 LM-opname van een eilandje van Langerhans aangekleurd met een monoklonaal antilichaam tegen glucagonproducerende α-cellen.*
Middelsterke vergroting.

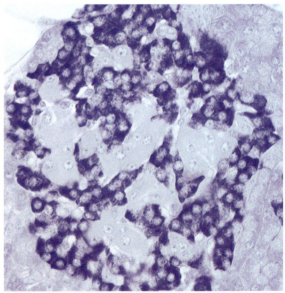

*Figuur 22.13 LM-opname van een eilandje van Langerhans, waarin de β-cellen paars zijn aangekleurd (PAS-kleuring).*
Middelsterke vergroting. (Opname P. Nieuwenhuis)

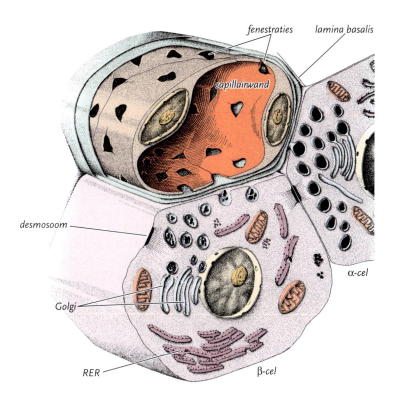

Figuur 22.14 *Schematische weergave van de bouw van de α-en β-cellen, waarbij de vorm van de granula en hun relatie tot de bloedvaten tot uiting komen.*
De β-celgranula zijn onregelmatig van vorm, de α-celgranula zijn rond en uniform. Let op de plaats van exocytose (capillair contact).

Door de voorraad aan secretieproduct in de chroomaffiene cellen kunnen bij heftige emotie (angst, woede) in korte tijd grote hoeveelheden noradrenaline en adrenaline in het bloed worden uitgescheiden. Deze zeer snelle secretie wordt bewerkstelligd door de preganglionaire vezels die met de chroomaffiene cellen synaptisch contact maken. Vasoconstrictie en verhoging van de bloeddruk (vooral noradrenaline), evenals veranderingen in de hartslag en metabole effecten (bijvoorbeeld verhoging van de glucosespiegel in het bloed) (vooral adrenaline), zijn het gevolg van de uitscheiding van deze hormonen. Deze werkingen vormen een onderdeel van het **afweermechanisme van het lichaam tegen stress** ('Fright: fight or flight!'; Vrees: vecht of vlucht!).

### EILANDJES VAN LANGERHANS

De eilandjes van Langerhans vormen het **endocriene** gedeelte van de pancreas. Embryonaal hebben zij dezelfde herkomst (entodermaal) als het exocriene gedeelte (hoofdstuk 17). In een routinepreparaat doen zij zich voor als flets aankleurende, min of meer ronde celgroepen te midden van de sterk basofiele klierbesjes van de exocriene pancreas (fig. 22.11). De eilandjes liggen verspreid over het exocriene pancreasweefsel, maar zijn talrijker in het staartgebied van de klier. Bij de mens zijn er in totaal circa 500.000-1.000.000 eilandjes, die tezamen ongeveer 1,5% van het volume van de pancreas innemen. Hun omvang varieert van 100-200 μm maar ook kleinere celgroepen komen voor.

Elk eilandje van Langerhans bestaat uit een complex van epitheelcellen, doorschoten met een netwerk van capillairen (fig. 22.11). Individuele cellen hebben een polair karakter, waarbij hun toppen gericht zijn naar de nabijgelegen capillair. De eilandjes worden ten opzichte van het omgevende exocriene weefsel

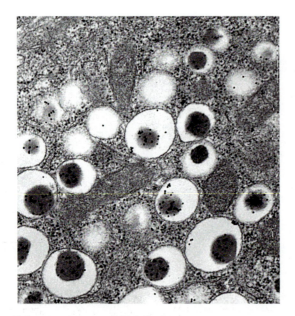

*Figuur 22.15 Immuno-EM-lokalisatie op elektronenmicroscopisch niveau van insuline in een β-cel van een eilandje van Langerhans.*
De fijne zwarte korreltjes zijn goudpartikels die zijn gebonden aan anti-insuline. Let op de heldere zone tussen het gebied van de granula waar het insuline zich bevindt en de membraan van het secretieblaasje. 35.000 ×. (opname M. Bedayan)

afgegrensd door een onregelmatig laagje van fijne collagene vezels.

Met behulp van **immunocytochemische technieken** heeft men vier soorten cellen kunnen onderscheiden: **α-, β-, δ- en F- of PP-cellen**. De grote **α-cellen** vormen bij de mens omstreeks 20% van de endocriene cellen in het eilandje; zij zijn doorgaans centraal gelegen en hebben grote, lichtmicroscopisch zichtbare granula (fig. 22.12). De **β-cellen** zijn wat kleiner; zij zijn veruit het talrijkst en vormen 60-80% van de endocriene celpopulatie. De granula kunnen worden aangekleurd met aldehyde-fuchsine (fig. 22.13). De kleine **δ- en PP-cellen** vallen niet op in een routinepreparaat en zijn pas met de komst van immunocytochemische methoden als zodanig geïdentificeerd. De δ-cellen vormen 5% van de populatie.

De **structuur van de α-, β- en δ-cellen** komt overeen met de algemene kenmerken van cellen die polypeptiden synthetiseren; zij hebben een matig ontwikkeld RER, vrije polysomen, een goed ontwikkeld Golgi-complex met secreetgranula en een nauwe relatie tot de bloedvaten (fig. 22.14).

Eilandjes van Langerhans maken deel uit van het DNES (hoofdstuk 4). Een overzicht van de granula in de verschillende celtypen van het eilandje van Langerhans wordt gegeven in tabel 22.1.

De **α-cellen** secerneren het hormoon **glucagon**, een polypeptide (29 aminozuren, moleculmassa 3485 u) (fig. 22.12 en 22.14). De werking hiervan is tegengesteld aan die van insuline. In de lever bevordert glucagon de glycogenolyse en gluconeogenese met als gevolg een verhoging van de glucosespiegel van het bloed. Door deze werking stelt glucagon energie beschikbaar aan onder andere spieren in de intervallen tussen de maaltijden.

De **β-cellen** secerneren het hormoon **insuline** (51 aminozuren, moleculmassa 5734 u) (fig. 22.13, 22.14 en 22.15), dat juist de opslag van energie (glucose) bevordert uit de overmaat aan voedingsstoffen die gedurende en direct na een maaltijd optreedt, met als gevolg een daling van de glucosespiegel.

In de ribosomen van het RER van de β-cel wordt **pre-pro-insuline** gevormd, dat bij passage door de membraan van het RER overgaat in het **pro-insuline**. De omzetting van pro-insuline tot insuline in de secreetgranula vindt plaats door proteolytische afsplitsing van het C-peptide, waarna beiden kunnen worden uitgescheiden (fig. 22.16).

**Tabel 22.1** Celtypen in de eilandjes van Langerhans bij de mens

| Celtype | Frequentie | Kleuringseigenschappen | Secretiegranula | Hormoonproducten |
|---|---|---|---|---|
| α | 15-20% | Rood in Mallory-azan | 250 nm; excentrisch gelegen ronde kern in bleke matrix | Glucagon (+ kleine hoeveelheden enterohormoon, o.a. GIP en CCK) |
| β | 70% | Aldehyde-fuchsine + chroom-aluin-hematoxyline + | 300 nm, met min of meer polyedrale elektronenstrooiende kern in lichte matrix | Insuline |
| δ | 5% | Blauw in Mallory-azan | 300-500 nm met lichte homogene inhoud | Somatostatine (+ kleine hoeveelheden van enkele enterohormonen) |
| PP, F | 1-4% | | 150-500 nm met homogene, dichte structuur | Pancreaspolypeptide |

GIP: 'gastric inhibitory polypeptide'; CCK: cholecystokinine

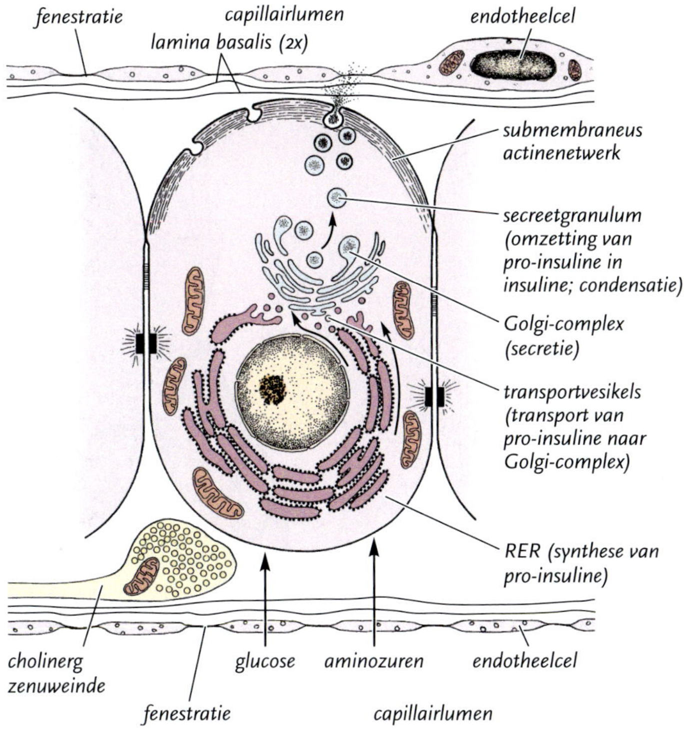

*Figuur 22.16 De belangrijkste stappen in het proces van insulinesynthese en -secretie door een β-cel in een eilandje van Langerhans. Het proces begint (in de figuur onderaan) met de opname van aminozuren in de cel, waarschijnlijk bevorderd door een aminozuurpomp in de celmembraan. De aminozuren worden aaneengevoegd tot pre-pro-insuline dat wordt omgezet tot pro-insuline bij de passage naar het lumen van het ruw endoplasmatisch reticulum RER. Via deze ruimte komt het terecht in blaasjes, die fuseren met de cisternen aan de onrijpe kant van het Golgi-complex. Het pro-insuline wordt door een protease omgevormd tot insuline, waarbij C-peptide vrijkomt. Het insuline wordt aan de rijpe kant van het Golgi-complex 'verpakt' in vacuolen, die hier loslaten, waarna de inhoud geleidelijk wordt ingedikt tot secreetgranula. Microtubuli spelen waarschijnlijk een rol bij het verplaatsen van deze secreetgranula naar de celapex. Secretie van hun inhoud vindt plaats wanneer de membraan van het granulum fuseert met de celmembraan. In de extracellulaire ruimte gekomen, lost de inhoud van het granulum op en door diffusie komt de insuline in de bloedbaan terecht. (bron: Orci 1974)*

De **δ-cellen** vormen het **somatostatine**. Dit hormoon remt in de pancreas op paracriene wijze de secretie van insuline en van glucagon. Somatostatine is immunocytochemisch in de granula aangetoond.

**PP- of F-cellen** produceren **pancreaspolypeptide**. Dit hormoon remt de exocriene secretie van bicarbonaat en van enzymen in de pancreas; het geeft verslapping van de galblaas en vermindert de galsecretie.

---

Er zijn verschillende – zij het zeldzame – typen **tumoren** van cellen van de eilandjes van Langerhans bekend, die insuline, glucagon, somatostatine of pancreaspolypeptide kunnen produceren. In sommige gevallen wordt meer dan één hormoon tegelijk geproduceerd, waarbij complexe klinische syndromen kunnen ontstaan.

---

**Diabetes mellitus type I** is een auto-immuunziekte, waarbij uiteindelijk de **β-cellen** te gronde gaan. Insulinetherapie is dan onvermijdelijk (insulineafhankelijke diabetes mellitus). Dit type komt meestal al op jonge leeftijd voor. Het meest voorkomende type is echter **diabetes mellitus type II** (90%). Risicofactoren zijn genetische predispositie, overgewicht, fysieke inactiviteit. De insulineproductie is ongestoord maar de receptoren voor insuline in verschillende weefsels zijn minder gevoelig: men spreekt wel van **insulineresistentie**.

Met licht- en elektronenmicroscopie zijn zowel orthosympathische als parasympathische zenuwuiteinden gevonden in contact met α-, β- en δ-cellen (fig. 22.16). Mogelijk vormen deze zenuwuiteinden een onderdeel van het insuline-glucagon-somatostatineregelsysteem. Stimulatie via de n. vagus leidt tot insulinesecretie.

## SCHILDKLIER

De schildklier is gelegen in het halsgebied, ter hoogte van de larynx, en bestaat uit twee lobben, verenigd door een brugvormige isthmus (fig. 22.17). De schildklier ontstaat bij de vroegembryonale ontwikkeling als een uitgroei van het kop-entoderm; de verbinding met de mondbodem (ductus thyroglossus) gaat later verloren.

**Schildklierweefsel** bestaat uit **follikels** temidden van een ijl, rijk gevasculariseerd **stroma**. De follikels worden gevormd door een eenlagig epitheel rond een lumen, dat een gelatineuze vloeistof bevat, het **colloïd**. Follikels zijn omgeven door een lamina basalis. Het schildklierstroma heeft een zeer dicht net van gevensterde capillairen en lymfevaten, dat als een korfje om de follikels is gelegen.

De belangrijkste regulator van de schildklierfunctie is het **thyreotroop hormoon** ('thyroid-stimulating hormone', **TSH; thyreotropine**), afkomstig uit de hypofysevoorkwab. De **innervatie** van de schildklier via het orthosympathische en parasympathische systeem heeft een hoofdzakelijk vasomotorische functie.

Het **morfologische aspect** van de **schildklierfollikels** is afhankelijk van de functionele toestand van de klier, maar toont ook regionale verschillen. In één klier kunnen grote follikels (tot 0,8 mm) met een colloïd met grote dichtheid en plat plaveiselepitheel gevonden worden naast kleine follikels (0,05 mm) met hoogkubisch of cilindrisch epitheel. Als de gemiddelde hoogte van de follikelepitheelcellen laagkubisch is, is er sprake van lage activiteit. Onder invloed van TSH neemt het epitheel in hoogte toe, waarbij de hoeveelheid colloïd per follikel en de grootte van de follikels afnemen (fig. 22.18, 22.19 en 22.20).

De **ultrastructuur van het follikelepitheel** toont de kenmerken van een cel die tegelijkertijd eiwitten synthetiseert, uitscheidt, resorbeert en afbreekt (fig. 22.24).

Het basale cytoplasma van de follikelcellen heeft een sterk ontwikkeld RER. De kern is rond, heeft een fijngranulair chromatine en ligt centraal in de cel. In het apicale cytoplasma bevinden zich een Golgi-complex en secreetgranula die qua kleuringseigenschap-

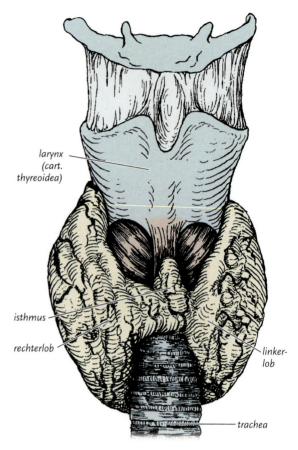

*Figuur 22.17 Anatomie van de menselijke schildklier.* (bron: Ganong 2001)

pen overeenkomen met het colloïd in de follikels. Talrijke lysosomen met een doorsnede van circa 0,5 μm en een aantal grote fagosomen worden in dit gebied gevonden. De apicale celmembraan heeft fijne onregelmatige microvilli. Door het cytoplasma verspreid komen mitochondriën en vrije ribosomen voor.

### Histofysiologie van de schildklier

De schildklier is de enige endocriene klier van het lichaam die in staat is tot de (extracellulaire) **opslag van grote hoeveelheden secretiemateriaal** en zo de behoefte van enkele maanden kan dekken. De opslag vindt extracellulair plaats, waarbij de kleinmoleculaire hormoonbestanddelen zijn ingebouwd in grote glycoproteïnemoleculen, het thyreoglobuline (moleculmassa 660.000 u), dat het colloïd in de follikels vormt. Het thyreoglobuline wordt gevormd door de epitheelcellen van de follikel en uitgescheiden naar het lumen, waar het gejodeerd wordt. Het gejodeerd thyreoglobuline wordt door dezelfde epitheelcellen naar behoefte weer

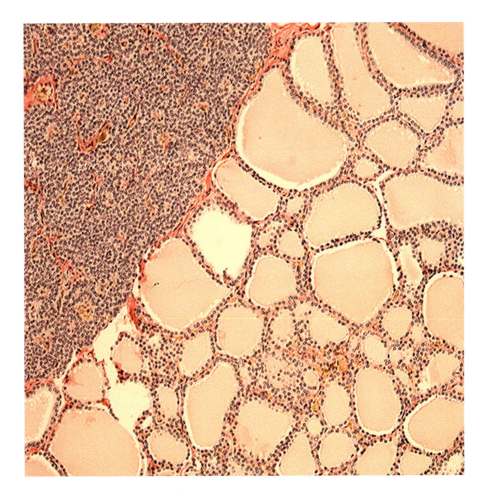

*Figuur 22.18 Coupe van een schildklier met bijschildklier (linksboven).*
De afbeelding toont een schildklier met matig actieve follikels (laag epitheel, relatief veel colloïd per follikel). Let op de overgang schildklier naar bijschildklier. Van Giesonkleuring. Lage vergroting. (opname P. Nieuwenhuis)

opgenomen, waaruit het actieve hormoon wordt vrijgemaakt en aan de bloedbaan afgegeven. Beide hiervoor beschreven processen kunnen in een en dezelfde cel en min of meer gelijktijdig verlopen. Wanneer er in de follikels grote activiteit heerst, is het colloïd basofiel en dunvloeibaar; het epitheel is hoog. Dik colloïd met acidofiele eigenschappen wijst juist op een lage activiteit in de follikel, die dan vaak ook een grotere diameter heeft. De **activiteit van de folliculaire cellen** staat onder de invloed van het TSH (fig. 21.9). Door dit systeem wordt een adequate aanvoer van thyroxine ($T_4$) en tri-jodothyronine ($T_3$) voor de stimulering van het metabolisme in het lichaam gewaarborgd. Deze vorm van opslag hangt waarschijnlijk samen met de geringe beschikbaarheid van jodium in de natuur, en dient als overbrugging voor tijden met geringe jodiumaanvoer.

### Synthese van thyreoglobuline; jodering

Synthese en opslag vinden plaats in vier achtereenvolgende stadia (fig. 22.24):
1 synthese van thyreoglobuline;
2 opname van jodide uit het bloed;
3 oxidatie van het jodide met behulp van waterstofperoxide;
4 jodering van de tyrosylresiduen van het thyreoglobuline.

De **synthese** van **thyreoglobuline** geschiedt zoals bij alle eiwitexporterende cellen. Na synthese van het eiwit in het RER worden in het Golgi-complex daaraan koolhydraten gebonden. Het secreet wordt door exocytose in het follikellumen uitgescheiden.

De **opname** van circulerend **jodide** door de schildklier komt tot stand door actief transport, waarbij

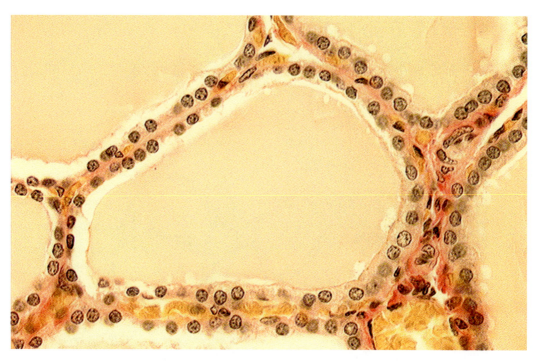

*Figuur 22.19 LM-opname van een coupe van een schildklier.*
Let op de bekleding met kubisch epitheel van de follikelwand (matig actieve follikel). Tussen twee follikelwanden enig bindweefsel (rood) waarin vele bloedcapillairen met geel aankleurende erytrocyten. Rechtsonder een groter formaat bloedvat. Van Giesonkleuring. Sterke vergroting. (opname P. Nieuwenhuis)

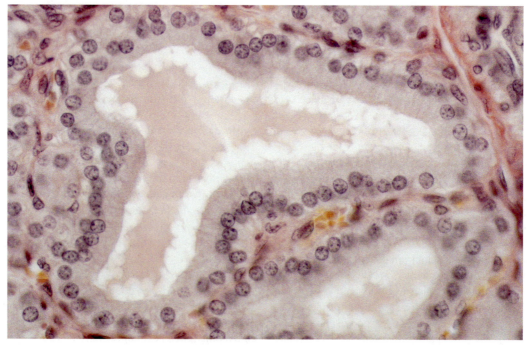

*Figuur 22.20 LM-opname van een coupe van een actieve schildklier.*
Let op de bekleding met hoogprismatisch epitheel van de follikelwand (actieve follikel). Het cytoplasma is licht basofiel (eiwitsynthese!). Relatief weinig colloïd per follikel. Van Giesonkleuring. Sterke vergroting. (opname P. Nieuwenhuis)

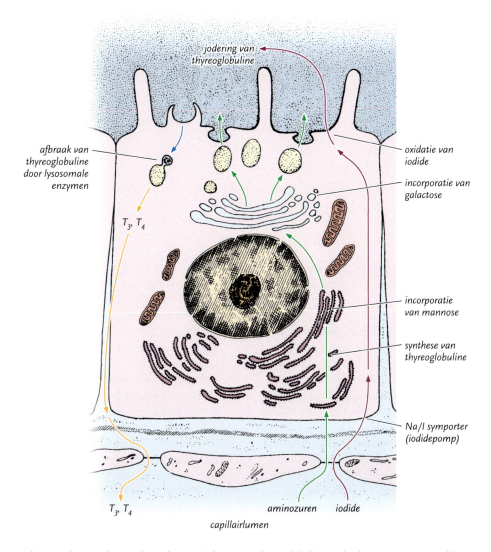

*Figuur 22.21 Schematisch overzicht van de synthese en jodering van thyreoglobuline en de absorptie en vertering hiervan onder vrijmaking van $T_3$ en $T_4$.*
De hier getoonde processen kunnen in dezelfde cel min of meer gelijktijdig plaatsvinden.

gebruik wordt gemaakt van een 'jodiumpomp', die in de basale celmembraan van de folliculaire cellen ligt. De pomp wordt door thyreotropine (TSH) gestimuleerd; de opname van jodide kan geremd worden door bepaalde ionen, zoals perchloraat en thiocyanaat, die competeren met jodide.

Na opname en transport naar het apicale deel van de cel wordt **jodide** door waterstofperoxide geoxideerd tot **hypojodiet**, een reactie die gekatalyseerd wordt door het **schildklierperoxidase**. Dit hypojodiet reageert zeer snel met de tyrosinemoleculen van thyreoglobuline.

De **jodering van tyrosine** vindt plaats in het lumen van de follikel in het colloïd vlak bij de apicale celmembraan van de folliculaire cellen. Bij de jodering wordt binnen het eiwit thyreoglobuline eerst **monojodotyrosine (MIT)** gevormd, daarna **di-jodotyrosine (DIT)**. In een volgende stap worden twee moleculen DIT verenigd tot **tetrajoodthyronine ($T_4$)**. Het $T_4$, meestal **thyroxine** genoemd, is het belangrijkste schildklierproduct. Daarnaast wordt ook **tri-jodothyronine ($T_3$)** geproduceerd, waarschijnlijk door samenvoeging van MIT en DIT (fig. 22.25). $T_4$ is een prohormoon en wordt pas actief na perifere dejodering, hoofdzakelijk in de lever. $T_3$ is het meest actieve schildklierhormoon. De schildklier

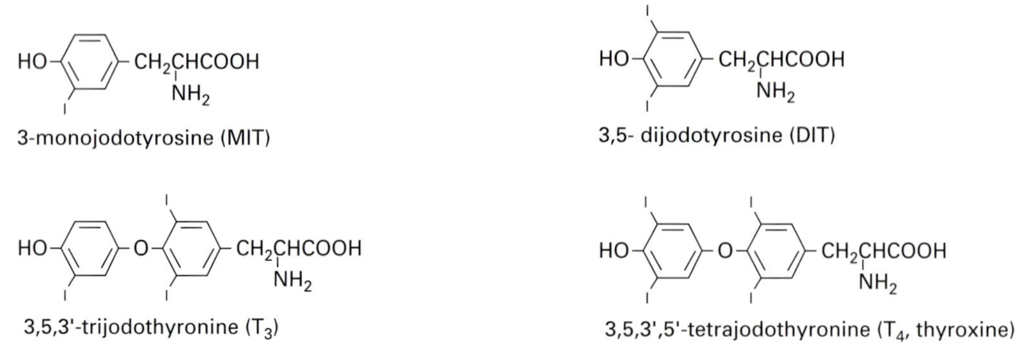

3-monojodotyrosine (MIT)

3,5- dijodotyrosine (DIT)

3,5,3'-trijodothyronine ($T_3$)

3,5,3',5'-tetrajodothyronine ($T_4$, thyroxine)

*Figuur 22.22 Formules van 3-monojodotyrosine (MIT), 3,5-di-jodotyrosine (DIT), $T_3$ en $T_4$.*
De condensatie van twee moleculen DIT met vrijkomen van een alanineresidu leidt tot de vorming van tetrajodothyronine ($T_4$, thyroxine). De condensatie van een molecuul MIT en een molecuul DIT met vrijkomen van een alanineresidu leidt tot de vorming van tri-jodothyronine ($T_3$).

produceert hier slechts een geringe hoeveelheid van; het merendeel van het $T_3$ wordt uit $T_4$ gevormd door perifere dejodering.

### Heropname van thyreoglobuline; afgifte van $T_3$ en $T_4$

De schildklierhormonen blijven in inactieve vorm als deel van de peptideketen opgeslagen in het thyreoglobuline, totdat ze uit het follikellumen worden geëndocyteerd door de follikelcellen. Aansluitend vindt afbraak plaats van het eiwit in het lysosomale apparaat van deze cellen, waarbij $T_3$ en $T_4$ vrijkomen.

Onder invloed van TSH worden aan het apicale celgrensvlak **lamellopodia** gevormd, die colloïd omsluiten en in de cel opnemen. Dit is een actief proces waarbij microfilamenten en microtubuli een rol spelen. De in histologische preparaten soms boven de cellen van actieve follikels waarneembare 'resorptievacuolen' als uitsparingen in het colloïd betreffen een artefact dat kan ontstaan bij de fixatie (fig. 22.20).

De peptidebindingen in het thyreoglobuline worden verbroken door de **lysosomale proteasen**; thyroxine, tri-jodothyronine, di-jodotyrosine, monojodotyrosine en andere aminozuren komen vrij en worden opgenomen in het cytoplasma. Thyroxine en tri-jodothyronine passeren daarna de celmembraan en worden aan de gevensterde capillairen afgegeven. Van mono- en di-jodotyrosine wordt het jodium intracellulair verwijderd door de werking van het enzym jodotyrosinedehalogenase. Bij deze afbraak vrijgekomen jodium, tyrosine en overige aminozuren worden vervolgens weer hergebruikt bij de synthese van nieuw thyreoglobuline.

In de periferie stimuleert thyroxine het zuurstofverbruik en de oxidatieve fosforylering van de mitochondriën. $T_3$ en $T_4$ (na conversie in $T_3$) doen beide het aantal mitochondriën, en daarin ook het aantal cristae, toenemen. De synthese van mitochondriale enzymen neemt toe, terwijl de eiwitafbraak afneemt. Schildklierhormonen hebben vooral effect op de basale celstofwisseling; zij bevorderen de opname van koolhydraten in de darm en reguleren de vetstofwis-

> **Hypothyreoïdie** kan optreden als het dieet minder dan 10 μg jodium per dag bevat. Dit doet de synthese van schildklierhormonen sterk verminderen, met als gevolg een verhoogde afgifte van TSH door negatieve terugkoppeling. Op den duur leidt dit tot een vergroting van de schildklier (**niet-toxisch struma**), zoals dit bijvoorbeeld in bepaalde gebieden van de wereld voorkomt als gevolg van een dieet dat deficiënt is aan jodium. Bij pasgeborenen kan dit leiden tot **cretinisme**, waarbij de geestelijke en lichamelijke ontwikkeling gestoord zijn. Een auto-immuunziekte waarbij antilichamen worden gevonden tegen schildklierweefsel is **de ziekte van Hashimoto**, die uiteindelijk leidt tot destructie van schildklierweefsel.
>
> **Hyperthyreoïdie** of thyreotoxicose kan verschillende oorzaken hebben. In het meest voorkomende geval, de **ziekte van Graves**, is de TSH-spiegel echter laag. Hierbij worden antilichamen tegen de receptoren voor TSH aangetroffen, met als gevolg een chronische stimulering van de follikels (**toxisch struma**). Klinisch leidt dit tot gewichtsverlies, prikkelbaarheid, exoftalmie, warmte-intolerantie met overmatige transpiratie en tachycardie met een pulsus celer.

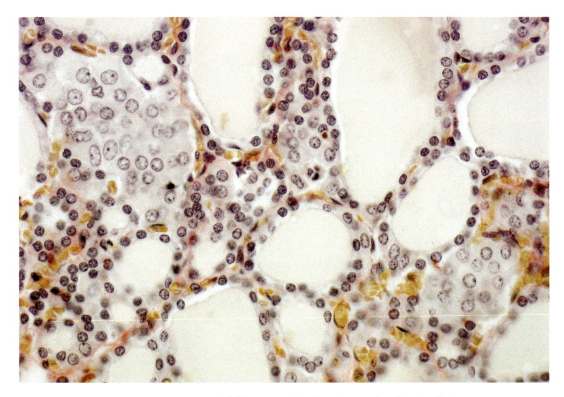

*Figuur 22.23 LM-opname van een coupe van een schildklier met calcitonineproducerende cellen (C-cellen).*
Temidden van de follikels zijn groepjes parafolliculaire cellen zichtbaar. Deze cellen zijn herkenbaar aan hun helder cytoplasma en heldere kern ('clear cells'). Kernen van het follikelepitheel zijn relatief kleiner en donkerder gekleurd. Van Giesonkleuring. Sterke vergroting. (opname P. Nieuwenhuis)

seling. Thyroxine bevordert de lichaamsgroei en de ontwikkeling van het zenuwstelsel van het embryo en van de pasgeborene.

### Regulatie van de synthese van de schildklierhormonen $T_3$ en $T_4$

De activiteit van de cellen van de schildklierfollikels staat onder invloed van het thyreotroop hormoon (TSH). Een stijging van het niveau van het schildklierhormoon in de circulatie gaat de synthese van thyreotroop hormoon tegen; wanneer de spiegel van het hormoon onder een bepaalde grens komt, wordt de secretie van TSH aangezet (fig. 21.9). Op deze wijze zorgt een homeostatisch mechanisme ervoor dat er steeds een adequate hoeveelheid thyroxine en tri-jodothyronine in het organisme beschikbaar is. TSH-secretie wordt ook gestimuleerd door koude en neemt af bij hitte en in bepaalde stresssituaties.

### C-cellen

**C-cellen** of **parafolliculaire cellen** zijn als kleine groepjes van lichte cellen aan de buitenzijde van de follikels gelegen (fig. 22.21 en 22.22). De parafolliculaire cellen liggen binnen de basale membraan tegen de cellen van het follikelepitheel. Deze polygonale cellen hebben het karakter van een polypeptidevormende cel en bevatten een groot aantal kleine granula (fig. 22.23). Deze bevatten het hormoon **calcitonine**, dat de calciumspiegel in het bloed verlaagt door remming van de botafbraak. De secretie van deze cellen is afhankelijk van de calciumspiegel van het bloed: wanneer deze een bepaalde waarde overschrijdt, wordt calcitonine uitgescheiden.

De C-cellen, die waarschijnlijk uit de **neurale lijst** afkomstig zijn, zijn te beschouwen als immigranten, die zich in de schildklier hebben gevestigd. C-cellen behoren tot het DNES (hoofdstuk 4).

C-cellen in de schildklier hebben een nauwe relatie met de bloedsomloop, zij liggen tegen de capillairen (fig. 22.22). Dit is mogelijk niet alleen van betekenis voor het lozen van secretieproducten, maar ook voor de detectie van veranderingen in de calciumspiegel.

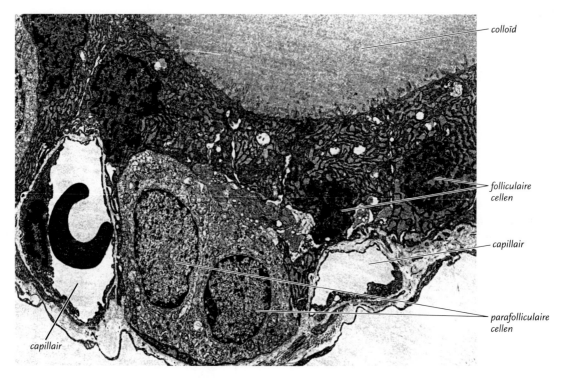

*Figuur 22.24* TEM-opname van de schildklierfollikelwand waarin twee calcitonineproducerende C-cellen (parafolliculaire cellen) te zien zijn.
Let op de beide capillairen aan weerszijden van de parafolliculaire cellen. 4500 ×.

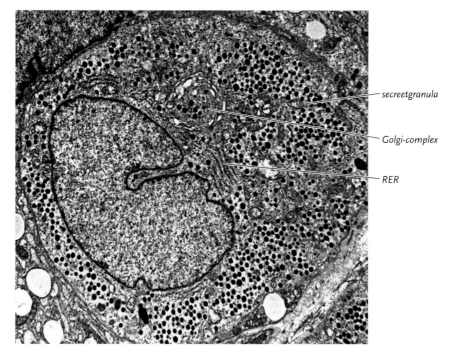

*Figuur 22.25* TEM-opname van een calcitonineproducerende cel (C-cel).
In het cytoplasma vallen de talrijke secreetgranula op; het RER is slechts weinig ontwikkeld. 5000 ×.

> De functie van de C-cellen is langs histochemische weg door middel van een fluorescerend anti-calcitonine-antilichaam opgehelderd. Het betreft hier een van de eerste successen van de **immunocytochemie**, die daarna een sleutelrol is gaan spelen bij het correleren van hormoonproducten aan specifieke cellen in het gehele lichaam.

## BIJSCHILDKLIEREN

Er zijn bij de mens vier en soms vijf **bijschildklieren (glandulae parathyroideae)** Het zijn kleine, afzonderlijke, iets langgerekte orgaantjes van enige millimeters doorsnede. Embryonaal zijn zij afgeleid van de derde en vierde kieuwboog. Zij liggen aan de achterzijde van de schildklier in het kapsel van dit orgaan (fig. 22.26). Soms zijn zij geheel ingebed in het schildklierweefsel. Deze topografische relatie van schildklier en bijschildklier is van belang bij schildklieroperaties, omdat een eventuele niet beoogde verwijdering van al het bijschildklierweefsel tot de levensgevaarlijke toestand van **tetanie** leidt.

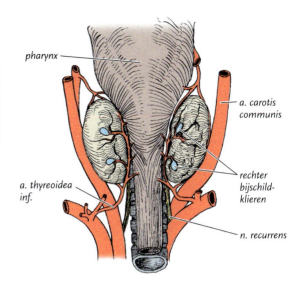

Figuur 22.26 Ligging van de bijschildklieren bij de mens, van dorsaal gezien.

> Bij **primaire hyperparathyreoïdie** als gevolg van een **tumor** is de bloedspiegel van het calcium sterk verhoogd en die van het fosfaat juist zeer laag. Dit kan leiden tot de vorming van nier- en blaasstenen. De botten worden gedemineraliseerd en er bestaat een verhoogd risico op het ontstaan van (spontane) fracturen (fragilitas ossium). Bij ernstige **vitamine-D-deficiëntie** kan, als gevolg van verminderde calciumopname in de darm, **secundaire hyperparathyreoïdie** optreden.

> **Hypoparathyreoïdie** kan ontstaan als gevolg van beschadiging of verwijdering van de bijschildklieren tijdens schildklierchirurgie, met als gevolg een afname van de calciumconcentratie in het bloed en een stijging van de fosfaatspiegel. Een verlaagde calciumspiegel maakt het skeletspierweefsel versterkt prikkelbaar. Bij sterke verlaging van de calciumspiegel treedt na korte tijd **tetanie** op, een kramptoestand van alle skeletspieren, die via spasme van de ademhalingsspieren en de larynxmusculatuur tot de dood kan leiden. Deze spierspasmen kunnen worden opgeheven door i.v. toediening van calciumionen en vitamine D.

### Hoofdcellen en oxifiele cellen

Elke bijschildklier wordt omgeven door een dun bindweefselkapsel. Het parenchym van de bijschildklieren bestaat uit twee typen cellen: hoofdcellen en oxifiele cellen (fig. 22.27 en 22.28). Tussen de strengen endocriene kliercellen bevindt zich een dicht netwerk van wijde gevensterde capillairen. Verder worden verspreid vetcellen aangetroffen.

De **hoofdcellen**, die bij de mens verre in de meerderheid zijn, hebben een veelhoekige vorm; zij zijn betrekkelijk klein (5-8 μm in doorsnede). De hoofdcellen hebben een centraal gelegen ronde kern en een licht acidofiel cytoplasma (fig. 22.27). Bij de kern ligt het sterk ontwikkelde Golgi-complex. Er is een RER, met daarnaast ook veel vrije ribosomen. De verspreid liggende mitochondriën zijn klein en eivormig. Elektronenmicroscopisch zijn wisselende aantallen **secreetgranula** in het cytoplasma te vinden. Zij bevatten het bijschildklierhormoon **parathyreoïd hormoon (PTH, parathormoon)**, een polypeptide (molecuulmassa 9500 u). Bij toenemende leeftijd wordt het aantal secretoire cellen kleiner; zij worden gedeeltelijk door vetcellen vervangen.

De **oxifiele cellen** verschijnen bij de mens omstreeks het zevende levensjaar en nemen daarna tot de puberteit in aantal toe. Zij zijn evenals de hoofdcellen polygonaal van vorm, maar groter dan de hoofdcellen (fig. 22.28). Het cytoplasma is fijnkorrelig roze in HE-preparaten. Elektronenmicroscopisch zien we een dichte opeenpakking van mitochondriën met

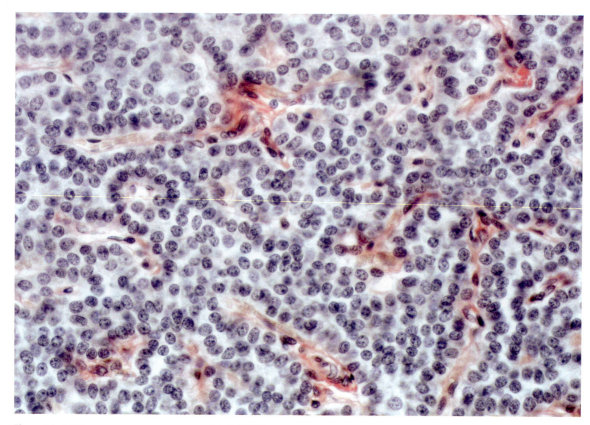

*Figuur 22.27  LM-opname van een coupe van de bijschildklier.*
Celstrengen bestaande uit hoofdcellen worden onderling gescheiden door bloedcapillairen. Herkenbaar aan platte endotheelcelkernen (bv. linksboven) HE-kleuring. Middelsterke vergroting. (opname P. Nieuwenhuis)

vele cristae. Het is onduidelijk of de oxifiele cellen deelnemen aan de vorming van PTH. Soms worden overgangscellen gevonden, waarvan de structuurkenmerken tussen die van de hoofdcellen en de oxifiele cellen in liggen. Dit zou erop kunnen wijzen dat de beide cellen varianten zijn van één celtype.

## Histofysiologie van de bijschildklieren

Het bijschildklierhormoon (parathyreoïd hormoon, PTH) regelt de concentratie van calcium- en fosfaationen in het bloed, met als antagonist het calcitonine afkomstig van de C-cellen van de schildklier.

Een daling van het **bloedcalciumgehalte** stimuleert de secretie van PTH, dat aan een receptor op osteo*b*lasten bindt.

Deze produceren een osteo*c*laststimulerende factor, waardoor het aantal en de activiteit van de osteoclasten in het beenweefsel toenemen (hoofdstuk 8) en de calciumspiegel weer stijgt. Een verhoging van de calciumconcentratie in het bloed remt omgekeerd de productie van PTH. Calcitonine doet het aantal en de activiteit van osteoclasten afnemen.

Daarnaast bevordert PTH de fosfaatuitscheiding door de nieren, hetgeen op zichzelf een stijging van de calciumconcentratie ten gevolge heeft.

### CORPUS PINEALE

Het **corpus pineale** of de **glandula pinealis (pijnappelklier)**, ook wel epifyse (epiphysis cerebri) genoemd, is bij de mens een afgeplat kegelvormig orgaantje met een doorsnede van circa 5 mm. Het ligt aan het achterste deel van de derde ventrikel en steekt uit boven het dak van het diencephalon. Het corpus pineale wordt door de pia mater bedekt, vanwaar bindweefselsepta, met bloedvaten en ongemyeliniseerde zenuwvezels, het weefsel van deze klier binnendringen en dit in incomplete lobuli verdelen.

Het **parenchym** bestaat hoofdzakelijk uit **pinealocyten** en **astrocyten** (ook wel: interstitiële cellen).

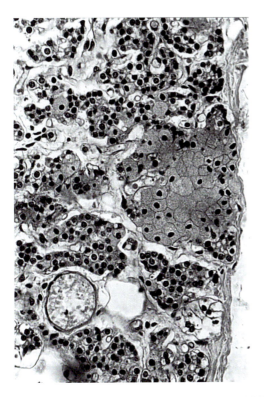

*Figuur 22.28 LM-opname van een coupe van de bijschildklier van de mens.*
Let op de strengen kleine hoofdcellen temidden van capillaire vaten. Middenrechts een groep oxifiele cellen met schuimig cytoplasma. HE-kleuring. 220 ×. (opname J. James)

**Pinealocyten**, die te beschouwen zijn als gemodificeerde zenuwcellen, hebben een licht basofiel cytoplasma met een grote, onregelmatig gevormde kern en opvallende nucleoli. Bij impregnatie met zilverzouten blijken de pinealocyten lange en gekronkeld verlopende uitlopers te bezitten die doorlopen tot in de vaathoudende septa, waar zij met afgeplatte verbredingen eindigen. Pinealocyten produceren **melatonine**.

**Astrocyten**, die 10-20% van het parenchym uitmaken, vormen een populatie van cellen die tussen de pinealocyten opvallen door hun donkerkleurende langgerekte kern. Deze cellen zijn voorzien van langgerekte uitlopers met daarin een groot aantal intermediaire filamenten.

In het **stroma** van de klier komen naast fibroblasten nog mestcellen voor. Met het vorderen van de leeftijd neemt het bindweefsel in de epifyse toe en kunnen daarin concrementen voorkomen die uit kalkzouten bestaan en te boek staan als **corpora arenacea**, **psammoomlichaampjes** of **hersenzand**.

### Innervatie

Zilverimpregnatie toont een netwerk van zenuwvezels door de gehele epifyse. Waar deze zenuwvezels het orgaan binnendringen, verliezen zij hun myelineschede; de ongemyeliniseerde axonen eindigen (synaptisch) bij de pinealocyten. Talrijke blaasjes, die noradrenaline bevatten, worden in dergelijke zenuwuiteinden gevonden. De epifyse wordt voornamelijk geïnnerveerd door postganglionaire orthosympathische vezels die afkomstig zijn van het bovenste cervicale sympathische ganglion.

### Histofysiologie van het corpus pineale

Vanaf het moment van ontdekking in de zeventiende eeuw, toen Descartes veronderstelde dat hier de 'redelijke ziel' ('l'âme rationelle') gezeteld was, is de glandula pinealis onderwerp van veel speculatie geweest. Ooit beschouwd als 'derde oog' blijkt deze associatie thans minder vreemd dan zij op het eerste gezicht lijkt. Gebleken is dat de syntheseactiviteit van de glandula pinealis negatief beïnvloed wordt door licht en bevorderd door duisternis. Als zodanig blijkt deze klier een rol te spelen bij zowel circadiaanse (dag-en-nacht-) als seizoensritmen. Bij proefdieren is gebleken dat **lichtdeprivatie** (zoals in lange winters) leidt tot verhoogde **melatonine**secretie en verminderde gonadale functie. Bij opnieuw blootstellen aan licht (voorjaar!) daalt de melatoninesecretie weer en herstelt het gonadale systeem. Bij de mens wordt 's nachts meer melatonine geproduceerd dan overdag.

Neuroanatomisch onderzoek heeft het bestaan aangetoond van afferente banen van het oog via de tractus retino-hypothalamicus naar kernen gelegen boven het chiasma opticum en vandaar via de intermediolaterale kolom van het ruggenmerg naar het (orthosympathische) ganglion cervicale superius, vanwaar postganglionaire vezels de glandula pinealis bereiken.

Beide verschijnselen met betrekking tot de melatoninesecretie zijn bij de mens in verband gebracht met:
1. het verschijnsel **jetlag**, als gevolg van een gestoord dag-en-nachtritme;
2. het zogeheten **SAD-syndroom** ('**seasonal affective disorder**', ook wel **winterdepressie**). Experimenten met intensieve lichttherapie lijken bij de behandeling hiervan succesvol.

## Samenvatting

In dit hoofdstuk zijn de structuur en functie van een aantal endocriene systemen besproken, die deels door de hypofyse worden aangestuurd (bijnierschors, schildklier), deels op basis van bloedspiegels van bepaalde stoffen (glucose, calcium) worden geactiveerd.

De **bijnierschors** staat onder invloed van het ACTH, ook al wordt de functie van de buitenste laag (zona glomerulosa, mineralocorticoïden) vooral bepaald door factoren betrokken bij de Na/K-huishouding. De overige twee lagen (zona fasciculata, glucocorticoïden; zona reticularis, androgenen) zijn voor hun omvang en productie rechtstreeks van ACTH afhankelijk. Het product van de middelste laag, het cortisol (zona fasciculata), beïnvloedt via negatieve terugkoppeling de productie en afgifte van ACTH.

Het **bijniermerg**, als gemodificeerd orthosympathisch ganglion verantwoordelijk voor de productie van noradrenaline en adrenaline, wordt primair neuraal aangestuurd. Het cortisol uit de bijnierschors, dat via een poortadersysteem de cellen van het bijniermerg bereikt, beïnvloedt de verhouding noradrenaline-/adrenalineproducerende cellen ten gunste van de laatste. Deze geïntegreerde functie van de bijnier is vooral van betekenis in situaties van extreme stress.

De **eilandjes van Langerhans** en de daarin gelegen $\alpha$-, $\beta$- en $\delta$-cellen zijn vooral betrokken bij de regulatie van de glucosespiegel in het bloed. De $\alpha$- en $\beta$-cellen, met hun respectieve hormonen glucagon en insuline, zijn daarbij elkaars antagonisten (respectievelijk bloedsuikerverhogend en bloedsuikerverlagend effect). Het somatostatine ($\delta$-cellen) remt de productie van $\alpha$- en $\beta$-cellen. Er wordt wel gesproken van een glucagon-insuline-somatostatinecomplex.

De **schildklier** is het enige endocriene orgaan waar het product voor langere tijd opgeslagen wordt en wel als onderdeel van het colloïd in de schildklierfollikels. TSH bevordert de synthese van thyreoglobuline, en ook de heropname hiervan uit het colloïd en het beschikbaar komen van de hormonen $T_3$ en $T_4$. Ook hier bestaat een negatieve terugkoppeling door deze producten op de productie van TSH.

De hoofdcellen van de **bijschildklieren** (parathormoon) beïnvloeden tezamen met de **C-cellen in de schildklier** (calcitonine) de calciumspiegel in het bloed, waarbij zij elkaars antagonisten zijn. Een te lage calciumspiegel activeert de bijschildklieren, terwijl bij een te hoge calciumspiegel de C-cellen in actie komen.

De productie van melatonine in het **corpus pineale** blijkt afhankelijk van de duur en intensiteit van ontvangen (dag)licht. Melatonine zou een rol spelen bij seizoensgebonden gonadale activiteit.

# 23 Het mannelijk voortplantingssysteem

Inleiding  589
Testis  589
  Tubuli seminiferi  589
  Het interstitium tussen de tubuli seminiferi  599
Histofysiologie van de testis  600
  Regulatie spermatogenese  600
  Bloed-testisbarrière  604
Afvoerwegen  604
  Intratesticulair transport  604
  Extratesticulair transport  606
  Accessoire geslachtsklieren  607
Histofysiologie van de zaadwegen: sperma en ejaculatie  611
Penis  612
  Histofysiologie van de penis  614
Samenvatting  615

## INLEIDING

Het mannelijk voortplantingssysteem bestaat uit:
1. de beide **testes** of **gonaden**;
2. de **afvoerwegen (zaadwegen)** van de **geslachtscellen (spermatozoën)** met de daarbij behorende **klieren**, en de **penis**.

De **testis** produceert zowel rijpe zaadcellen (spermatozoën) als hormonen. De **zaadcellen** worden, tezamen met een vloeistof, die is geproduceerd in de klieren langs de **afvoerwegen**, als het rijpe zaad (het **sperma** of **semen**) via de urethra en de penis naar buiten getransporteerd. De door de testis geproduceerde **hormonen** worden aan de **bloedbaan** afgegeven.

## TESTIS

De testes ontwikkelen zich in de dorsale wand van de peritoneale holte. Later dalen zij, de zaadstreng (**ductus deferens**) met zich meevoerend, af naar het scrotum (**descensus testiculorum**). Het oppervlak van de testes evenals de binnenwand van het de testes omhullende scrotum, zijn bedekt met een serosa, afkomstig van het voormalige peritoneum, de **tunica vaginalis** (fig. 23.1). Hierin hebben de testes een zekere beweeglijkheid, die eventuele beschadigingen tegen kan gaan.

De testis is omgeven door een stevig kapsel, de **tunica albuginea**, bestaande uit straf fibrillair bindweefsel, dat zich aan de achterzijde verbreedt tot het **mediastinum testis**. Van hieruit verdelen bindweefselsepta de testis in ongeveer 250 piramidevormige lobuli (fig. 23.1). In elke lobulus liggen, ingebed in losmazig bindweefsel, een tot vier sterk gewonden **tubuli seminiferi** (zaadbuisjes), waarin de zaadcellen rijpen. Deze tubuli seminiferi zijn 150-250 µm in doorsnede en 30-70 cm lang; de totale lengte van deze buisjes in één testis bedraagt 250-350 m.

In het bindweefsel tussen de tubuli liggen de **cellen van Leydig**, die het mannelijk geslachtshormoon **testosteron** produceren.

Aan het einde van elke tubulus vernauwt het lumen zich; daar gaat het spermatozoënvormende epitheel over in een eenlagig kubisch epitheel met microvilli. De met dit epitheel beklede **tubuli recti** verbinden de tubuli seminiferi met het **rete testis**, een netwerk van buisjes gelegen in het bindweefsel van het mediastinum testis. Van hier worden de spermatozoën via tien tot twintig **ductuli efferentes** afgevoerd naar de **epididymis** of **bijbal** (fig. 23.1).

### Tubuli seminiferi

De **wand** van de tubuli seminiferi (fig. 23.2, 23.3 en 23.4) is opgebouwd uit:
1. een dunne tunica propria van vezelig bindweefsel;
2. een basale membraan;
3. spermatozoënvormend epitheel.

De **tunica propria** bevat enkele lagen fibroblasten, waarbij in de binnenste laag ook contractiele (myoïde) cellen kunnen voorkomen. Buiten de tunica propria bevindt zich, tussen de tubuli seminiferi, een

590 FUNCTIONELE HISTOLOGIE

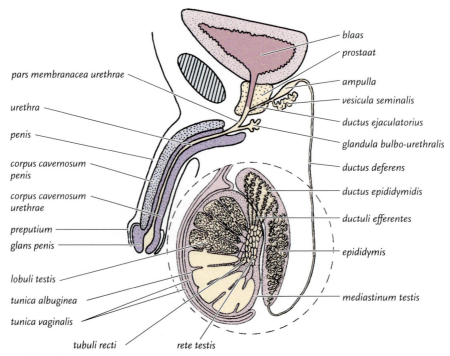

Figuur 23.1 Overzicht van de mannelijke geslachtsorganen.
Testis en epididymis zijn op grotere schaal getekend dan de andere onderdelen. Let op de verbindingen tussen de lobuli testis.

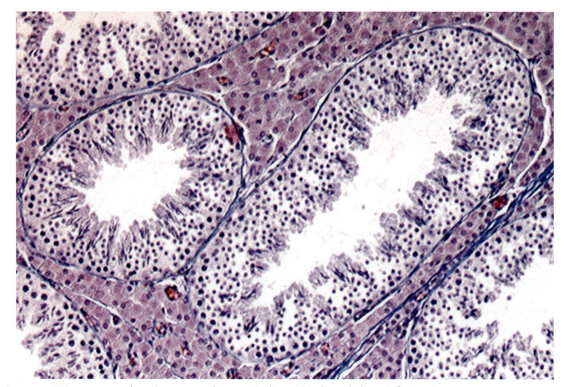

Figuur 23.2 LM-opname van de testis van een varken, waarin doorsneden door tubuli seminiferi.
Tussen de tubuli is de ruimte gevuld met de interstitiële cellen van Leydig. In deze ruimte bevinden zich ook de bloedcapillairen (met oranjekleurige erytrocyten). Mallory-azankleuring. Lage vergroting. (opname P. Nieuwenhuis)

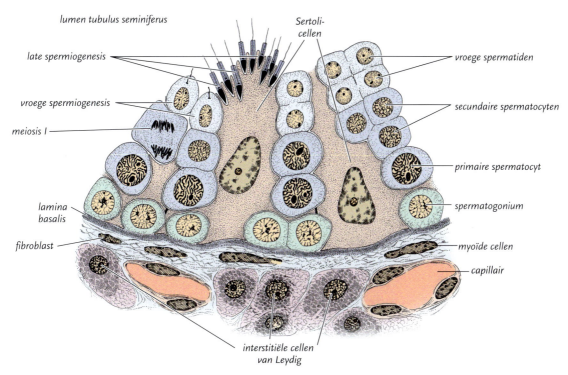

Figuur 23.3 Schema van een deel van de wand van een tubulus seminiferus met bijbehorend interstitieel weefsel (zie ook fig. 23.13). Deze wand wordt gevormd door de Sertoli-cellen en de cellen van de spermatogenetische lijn. Let op de cytoplasmabruggetjes bij de vroege spermatiden (rechtsboven). (bron: Leeson, Leeson 1970)

losmazig bindweefsel (interstitium) waarin veel capillairen liggen en groepjes van hormoonproducerende interstitiële cellen (cellen van Leydig).

Het **epitheel** van de tubuli seminiferi bestaat uit (1) **Sertoli-cellen** en (2) **cellen van de spermatogenetische reeks**. Laatstgenoemde cellen zijn afkomstig uit het dooierzakentoderm en migreren, tijdens de embryogenese, als primordiale geslachtscellen naar de testis. De Sertoli-cellen, afkomstig van het coeloomepitheel, vormen de structurele basis van de tubuli seminiferi.

> Wanneer het migratieproces van de primordiale geslachtscellen (oergeslachtscellen) door een of andere oorzaak gestoord is, ontstaan zaadbuisjes waarin de spermatogenese ontbreekt. Men spreekt dan van het 'Sertoli-cell-only'-syndroom. Deze aandoening is zeldzaam en kan o.a. voorkomen bij het **syndroom van Klinefelter**, dat optreedt bij een XXY-geslachtschromosomen-constitutie. De tubuli seminiferi bestaan dan geheel uit cellen van Sertoli.

## Spermatogenese

Het **doel** van de spermatogenese is de vorming van haploïde zaadcellen (**n** chromosomen/cel), die, wanneer zij een (haploïde) vrouwelijke eicel (**n** chromosomen/cel) bevruchten, daarmee een nieuwe, complete en levensvatbare eenheid (**2n** chromosomen/cel) vormen, die essentieel verschilt van elk der beide ouders. Daartoe is er, zowel in de ontwikkeling van de mannelijke als van de vrouwelijke geslachtscellen (resp. spermatozoën en oöcyten), het proces van de **meiotische deling**. Deze meiose verschilt van de normale mitose in de wijze van deling en daarmee ook van het eindproduct (fig. 23.5A en B, fig. 24.4).

Bij de **mitose** ontstaan in principe twee nieuwe cellen, die identiek zijn aan de ene oudercel. Er is sprake van klonale vermeerdering (meer van hetzelfde).

Bij de **meiose** vindt, in aansluiting op een normale S-DNA-fase (**diploïde** spermatocyt I/oöcyt I), uitwisseling van delen van homologe chromosomen plaats ('crossing-over'). De nu op onderdelen gewijzigde chromosomen verdelen zich bij de man vervolgens gelijkelijk over twee nieuwe dochtercellen: eerste reductiedeling met halvering van het **aantal**

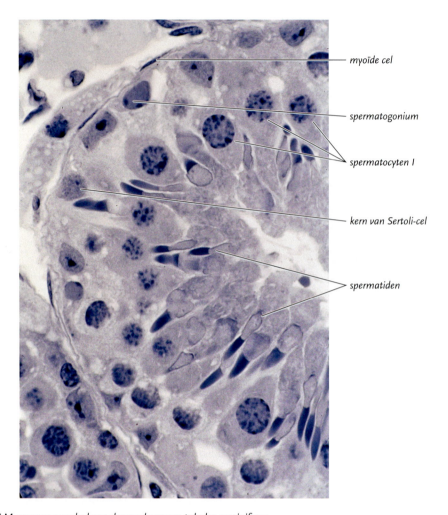

*Figuur 23.4 LM-opname van deel van de wand van een tubulus seminiferus.*
Let op de verschillende representaties van de spermatogenetische reeks in deze momentopname van dit proces. Picrosirius-hematoxyline (PSH-)kleuring. Hoge vergroting.

chromosomen per cel (**haploïde** spermatocyt II). Aangezien elk chromosoom nog vier strengen bevat, kan nu aansluitend de tweede reductiedeling volgen (**haploïde** spermatide). Spermatiden ondergaan nu nog een rijpingsfase tot rijpe spermatozoën. Bij een vrouwelijk individu vinden in principe gelijksoortige processen plaats, zij het dat het interval tussen het stadium van oöcyt I (vóór de geboorte) tot de laatste rijpingsdeling tot ver in de geslachtsrijpe periode kan duren (zie ook hoofdstuk 24, de paragrafen 'Ovarium' en 'Zwangerschap en placenta'). Op deze wijze wordt gerealiseerd dat kinderen wel op hun ouders lijken, maar daar ook van verschillen, hetgeen voor de *soort* een overlevingsvoordeel op kan leveren (diversiteit).

De **cellen van de spermatogenetische reeks** vormen vier tot acht lagen in de wand van de tubuli seminiferi, tussen de basale membraan en het lumen. In deze ontwikkelingsreeks, die als geheel met de term **spermatogenese** wordt aangeduid, zijn de volgende stadia te onderscheiden:
1 de **spermatocytogenese**, waarbij **spermatogoniën** zich delen en steeds nieuwe generaties van **spermatocyten** produceren (fig. 23.4);
2 de **meiose**, waarin de diploïde primaire spermatocyt een tweetal delingen (**meiose I** en **meiose II**) doormaakt, waarbij het aantal chromosomen per cel, alsook de hoeveelheid DNA per cel worden gehalveerd, waarbij haploïde **spermatiden** ontstaan (fig. 23.4);

3   de **spermiogenese**, waarin de spermatiden via een differentiatieproces overgaan in **spermatozoën** of **spermiën**.

## Spermatocytogenese

Aan de basis van het proces van spermatogenese bevindt zich een stamcelpopulatie, gevormd door de **A-spermatogoniën**, die zichzelf in stand houdt. Bij het op gang komen van de spermatogenese in de puberteit gaan deze A-spermatogoniën delen, waarbij een deel van de dochtercellen differentieert tot **B-spermatogoniën**, die na nog enkele delingen overgaan in **primaire spermatocyten**.

## Meiose I

In de primaire spermatocyten begint, na een normale S-fase, de eigenlijke meiose (**meiose I**) (fig. 23.5A). In de **profase** condenseren de chromatiden van elk chromosoom tot dunne draden, het **leptoteenstadium**, waarna in het **zygoteenstadium** de homologe exemplaren van elk chromosoom paarsgewijs bijeen komen te liggen (conjugatie) (fig. 23.5B). In het nu volgende **pachyteenstadium** is de condensatie van de chromosomen maximaal en is de conjugatie voltooid. Onder gunstige omstandigheden is te zien dat ieder chromosomenpaar nu is samengesteld uit vier chromatiden (twee van elk chromosoom). In dit stadium vindt uitwisseling van genetisch materiaal tussen homologe chromosomen plaats door '**crossing-over**'. Hierbij breken de strengen (chromatiden) van de beide chromosomen op overeenkomstige plaatsen ('double strand break'), waarna deze via een reparatiemechanisme opnieuw, maar nu gekruist, aan elkaar worden gezet ('recombination'). In het hierna volgende **diploteenstadium** wijken de homologe chromosomen weer uiteen. Zij worden op een tot vijf plaatsen nog bijeengehouden door zogenoemde **chiasmata**; elk chiasma wordt beschouwd als een plaats waar uitwisseling heeft plaatsgevonden.

Bij de nu volgende **metafase** rangschikken de chromosomenparen zich in het equatoriale vlak.

Bij de **anafase** worden de bijeenhorende chromatiden niet, zoals bij de mitose, van elkaar gescheiden, maar bewegen de homologe chromosomen zich naar de tegenoverliggende polen, terwijl hun chromatiden aaneen blijven liggen. Omdat hierbij het **aantal** chromosomen wordt gehalveerd, noemt men deze eerste meiotische deling de **reductiedeling**. De splitsing van de chromatiden vindt pas plaats bij de tweede meiotische deling. De beide chromatiden van elk chromosoom hebben nu door de uitwisseling van genetisch materiaal een andere samenstelling dan toen ze in het zygoteen bijeenkwamen (fig. 23.5A).

Als eindproduct van de meiose I (**telofase**) ontstaan twee **secundaire spermatocyten** met een haploïd aantal chromosomen (1n), maar, doordat elk chromosoom nog dubbel is, met een hoeveelheid DNA die gelijk is aan die van een diploïde cel (2n) in de G1-fase.

## Meiose II

De **meiose II**, die zich in feite voltrekt als een mitose zonder voorafgaande S-fase, komt snel na de telofase van meiose I op gang. Secundaire spermatocyten in interfase zijn daardoor dus nauwelijks te vinden.

Bij de meiose II ontstaan twee **spermatiden** met elk een haploïd chromosomenbestand. Spermatiden onderscheiden zich door hun geringe afmetingen (7-8 μm doorsnee), hun kleine licht aankleurende ronde kern en verder door hun centrale ligging in de tubulus seminiferus (fig. 23.3). De twee meiotische delingen resulteren in vier haploïde spermatiden, die genetisch van elkaar verschillen (fig. 23.5A) en elk 22 autosomen plus een van de beide geslachtschromosomen bevatten. Er zijn dus **twee soorten spermatiden**: X- chromosoomdragende en Y-chromosoomdragende. Bij de bevruchting van een eicel zal deze factor het geslacht van het embryo bepalen.

Bij de respectieve delingen van spermatogoniën en de daarop volgende meiotische delingen, blijven de dochtercellen door **cytoplasmabruggen** met elkaar verbonden (fig. 23.6). Pas in het eindstadium van de spermiogenese laten individuele cellen los van elkaar.

## Spermiogenese

Na deze stadia van celvermeerdering en het realiseren van diversiteit rest nog een proces van **celdifferentiatie**, de spermiogenese. Hierin onderscheidt men **vier fasen**: Golgi-fase, kapfase, acrosoomfase en rijpingsfase (fig. 23.7 en 23.8).

**Golgi-fase.** In deze fase verschijnen specifieke hydrolytische enzymen (glycoproteïnen) in de vesikels van het Golgi-complex en versmelten afzonderlijke vesikels vervolgens tot een groter blaasje, het **acrosoomblaasje**. Dit blaasje, dat als een gespecialiseerd lysosoom opgevat kan worden, legt zich aan één zijde tegen de kernmembraan. Dit gebied markeert de voorpool van het toekomstige spermatozoön. Terwijl deze processen zich afspelen aan één zijde van de kern, bewegen de twee **centriolen** zich naar de andere pool van de cel, waarbij een van beide (de distale cen-

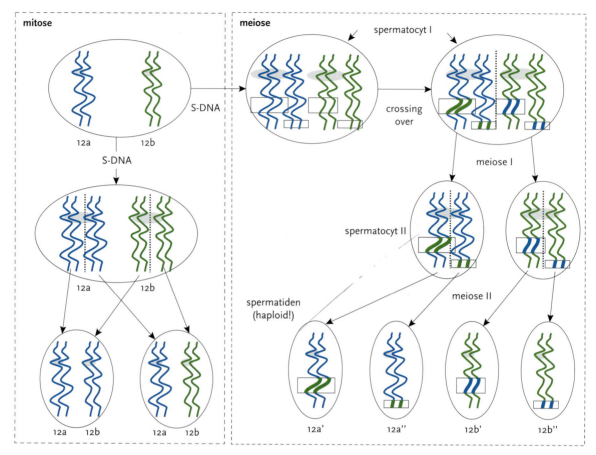

*Figuur 23.5A Overzicht van de verschillen tussen mitose en meiose.*

Links: schematische weergave van de **mitotische** deling van een willekeurig chromosomenpaar 12a en 12b. Na de gebruikelijke S-fase (S-DNA), waarin ieder paar zich verdubbelt, rangschikken de chromosomen zich in het equatoriale vlak, waarna een normale deling volgt, waarbij de chromosomen zich over beide dochtercellen verdelen, zodanig dat iedere dochtercel weer een complete set chromosomen heeft.

Rechts: schematische weergave van de **meiotische** deling van een willekeurig chromosomenpaar 12a en 12b. Na een normale S-fase (S-DNA) (spermatocyt 1) vindt het proces van 'crossing-over' plaats, waarbij uitwisseling van delen van het DNA plaatsvindt tussen homologe chromosomen (omlijnde gedeelten). Hierna vindt de eerste reductiedeling (meiose I) plaats, waarbij de verdubbelde chromosomen zich over beide dochtercellen verdelen (halvering van *aantal* chromosomen) met als resultaat twee spermatocyten II. Aansluitend vindt de tweede reductiedeling (meiose II) plaats (halvering chromosomen), waarbij haploïde cellen (vier spermatiden) ontstaan, waarvan de genetische samenstelling op onderdelen afwijkt van het oorspronkelijke ouderchromosoom. Zie verder tekst. (bron: P. Nieuwenhuis)

triole) het beginpunt vormt van waaruit het 9+2-complex van de **flagel** (zweepdraad) uitgroeit (fig. 23.7).

**Kapfase**. Het acrosoomblaasje breidt zich uit tot een kapvormige structuur, die het kernoppervlak aan de voorzijde bedekt. Het restant van het Golgicomplex verplaatst zich naar de achterzijde van de cel. Door het hoge gehalte aan glycoproteïnen van de inhoud van de kopkap is dit proces met een PAS-kleuring goed te volgen.

**Acrosoomfase**. Wanneer het acrosoom geheel is gevormd, oriënteert de voorpool van het spermatozoön zich naar de epitheelbasis van de tubulus, waarbij de uitgroeiende flagel in het lumen van het zaadbuisje gaat uitsteken (fig. 23.13). In deze fase condenseert het chromatine sterk tot een vrijwel homogene massa; de kern verkrijgt zijn karakteristieke amandelvorm. Het nu geheel gerijpte acrosoom bevat hydrolytische enzymen zoals hyaluronidase, neuraminidase, zure fosfatase en een protease. Bij de

## 23 Het mannelijk voortplantingssysteem

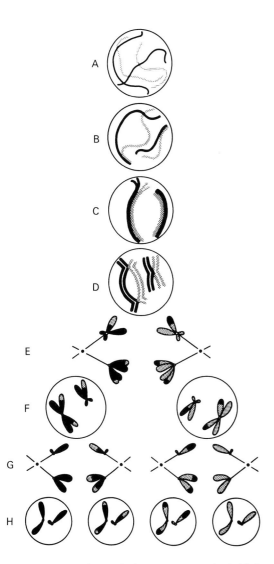

Figuur 23.5B  Overzicht van de chromosomenconstitutie bij de meiose, getekend voor twee paar homologe chromosomen.
A   Leptoteen.
B   Beginnend zygoteen.
C   Links: laat zygoteen, rechts: pachyteen (bij een vrouwelijk individu: dictyoteen).
D   Gevorderd diploteen.
E   Anafase I.
F   Telofase I.
G   Anafase II.
H   Telofase II
(bron: J. James)

zogenoemde **acrosoomreactie**, die optreedt wanneer een eerste, 'uitverkoren' zaadcel zich bindt aan een pas geovuleerde eicel, worden deze lytische enzymen naar buiten gebracht. Door de werking van deze enzymen kan de zaadcel de zona pellucida penetreren.

**Rijpingsfase.** Caudaal in het zich ontwikkelende spermatozoön groeit de flagel vanuit de distale centriole. Om de uitgroeiende flagel legt zich een ringvormige structuur, de **annulus**. Later zal deze annulus zich begeven naar een meer caudaal gebied, waar hij het einde van het zogenoemde middenstuk markeert (fig. 23.7 onderaan). Dit middenstuk bevat een concentratie van mitochondriën, die zich dwars om het beginsegment van de flagel leggen; hun nauwe associatie met de flagel staat uiteraard in verband met de ATP-behoefte van de flagel.

Het 'overtollige' cytoplasma komt na verloop van tijd, met het restant van het Golgi-complex, vrij als een **restlichaampje** (lichaampje van Regnaud, fig. 23.7) dat afgestoten wordt en door de Sertoli-cel gefagocyteerd wordt (fig. 23.13).

### Het rijpe spermatozoön

Het spermatozoön (fig. 23.9 en 23.10) is ongeveer 60 μm lang, waarbij kop en middensegment elk slechts 5 μm meten. De kop bevat de kern. Het middensegment bevat de mitochondriën, die op karakteristieke wijze (circulair) gerangschikt zijn (fig. 23.9I). Het veel langere hoofdsegment (45 à 50 μm) bestaat uit de flagel of zweepdraad.

### Spermatogenetische cyclus

Het proces vanaf de deling en differentiatie van spermatogoniën A en B tot en met de spermatocytogenese, de meiose en de spermiogenese, duurt bij de mens ongeveer 70 dagen (± 4,5 cyclus (zie onder)).

Opvallend is dat in een histologische coupe de verschillende doorsneden van de tubuli seminiferi alle mogelijke stadia van differentiatie tonen. Dit hangt samen met het feit dat het differentiatieproces in alle tubuli asynchroon verloopt. Er is eigenlijk eerder sprake van een cyclisch proces dat zich als een golfbeweging over de lengte van een tubulus voortplant. Elke zestiende dag delen zich bij de mens op een bepaalde plaats in de wand van een tubulus de stamcellen; de helft van de dochtercellen wordt weer stamcel, de andere helft wordt opgenomen in het proces van spermatogenese. Zo keert elke zestien dagen op dezelfde plaats hetzelfde patroon terug: de cyclus van het spermatogenetische epitheel, waarbij nieuw gevormde cohorten geleidelijk naar het lumen opschuiven. Deze cyclus kan op basis van dit principe in een aantal verschillende combinaties van rijping ofwel stadia worden onderverdeeld (fig. 23.11 en 23.12).

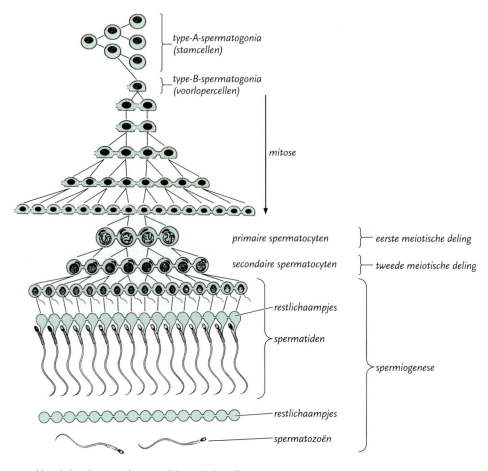

*Figuur 23.6 Het klonale karakter van de mannelijke geslachtscellen.*
Alleen de vroegste typen van spermatogoniën leveren bij deling los van elkaar gelegen dochtercellen op. Zodra deze cellen de weg van de differentiatie hebben ingeslagen, zijn de producten van achtereenvolgende mitotische en meiotische delingen door intercellulaire bruggen verbonden. Pas wanneer bij de spermiogenese de spermatozoën de resten van het cytoplasma hebben afgestoten, kunnen zij weer als onafhankelijke individuele cellen worden beschouwd. (bron: Bloom, Fawcett 1975)

### Sertoli-cellen

De Sertoli-cellen of **voedstercellen** hebben een langgerekte trapeziumvorm en zijn met hun brede basis gelegen tegen de basale membraan; hun apicale einde reikt tot in het lumen van het zaadbuisje (fig. 23.13). Hun cytoplasma is overigens lichtmicroscopisch niet waarneembaar. De cellen van de spermatogenetische reeks zijn gelegen in de intercellulaire ruimte tussen de Sertoli-cellen en zijn ingebed in invaginaties van het cytoplasma van de Sertoli-cellen.

Elektronenmicroscopisch zijn in het cytoplasma een sterk ontwikkeld SER, enig RER, een goed ontwikkeld Golgi-complex, talrijke mitochondriën en lysosomen en, vooral in het apicale deel, microtubuli te zien. De langgerekte kern is meestal peervormig met de punt naar het lumen. Het kernomhulsel heeft talrijke instulpingen en de chromatinetekening is ijl; er is een prominente nucleolus.

De cellen van Sertoli zijn door **zonulae occludentes** in hun laterale celmembranen tot een gesloten epitheellaag met elkaar verbonden. Hierdoor ontstaan een **ad-luminaal** en een **ab-luminaal** (of **basaal**) **compartiment**. De type A-spermatogoniën liggen in het abluminale compartiment in uitsparingen tussen de cellen van Sertoli, tegen de basale membraan aan (fig. 23.6 en fig. 23.11). Een deel van de nakomelingen van de A-spermatogoniën, te weten de type-B-spermatogoniën, verplaatsen zich van het basale compartiment naar het adluminale compartiment en passeren daarbij het systeem van de zonulae occlu-

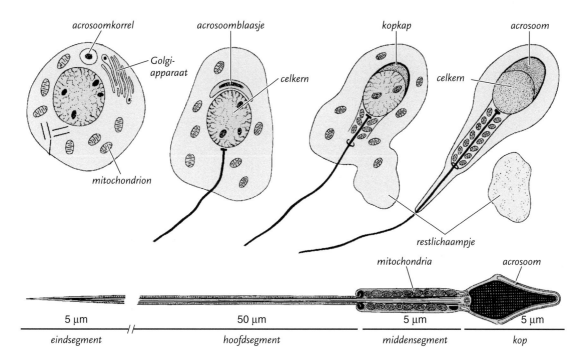

Figuur 23.7 Spermatozoön.
Boven De belangrijkste veranderingen in een spermatide gedurende de spermiogenese. Het fundamentele structuurkenmerk van het spermatozoön is de kop, die voornamelijk bestaat uit een celkern met zeer dicht gecondenseerd chromatine. Het hierdoor verkleinde volume van de kern laat een grotere beweeglijkheid van de zaadcel als geheel toe en zou ook het genoom voor beschadiging kunnen beschermen, bijvoorbeeld tijdens transport naar de eicel. Het overige deel van de zaadcel heeft een structurele organisatie die op voortbeweging is gericht.
Onder De structuur van een spermatozoön op doorsnede.

dentes, waarna zij tot spermatocyt I transformeren. De B-spermatogoniën worden hierbij door de cellen van Sertoli doorgesluisd van het basale naar het adluminale compartiment, waarbij overigens tussen deze beide compartimenten geen communicatie ontstaat. De hierdoor gevormde **bloed-testisbarrière** wordt dus geheel door de Sertoli-cellen opgebouwd en in stand gehouden (fig. 23.13). Wonderlijk is, dat tijdens deze migratie de cytoplasmabruggen tussen de spermatocyten bewaard blijven, waardoor er dus een zeer gecompliceerde ruimtelijke situatie bestaat.

Bij de **spermiogenese** blijven de spermatiden met hun acrosomale polen in komvormige instulpingen aan de luminale zijde van de cellen van Sertoli verzonken; de staarten van de zich ontwikkelende spermatozoën steken in het tubuluslumen uit (fig. 23.13). Tussen de cellen van Sertoli bestaan behalve de reeds genoemde zonulae occludentes ook nexusverbindingen.

### Functies van cellen van Sertoli

De cellen van Sertoli hebben de volgende functies.

1. **Steun, bescherming en voeding** van de zich ontwikkelende zaadcellen. De spermatogenetische cellen liggen ingebed in het cytoplasma van de cellen van Sertoli. Omdat de spermatocyten vanaf het moment dat ze naar het adluminale compartiment van het testisbuisje zijn doorgesluisd, niet langer in verbinding staan met het interstitium, zijn deze cellen – en alle latere stadia – voor de opname van voedingsstoffen en de afgifte van afvalstoffen afhankelijk van de cellen van Sertoli (zie ook de bloed-testisbarrière).
2. **Afbraak van restlichaampjes.** Gedurende de spermiogenese worden cytoplasmadelen van zich differentiërende spermatiden gefagocyteerd door cellen van Sertoli en in hun lysosomaal apparaat verteerd.
3. **Secretie.** De cellen van Sertoli scheiden een **vloeistof** naar het tubuluslumen af, die een rol speelt

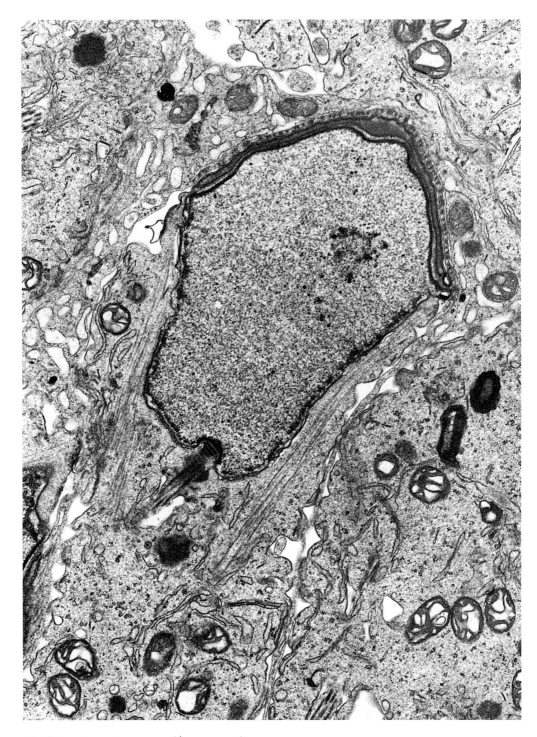

*Figuur 23.8 TEM-opname van een spermatide van een muis.*
In het centrum ligt de celkern, bedekt door de kopkap (acrosoom). Aan de onderpool van de kern ontspringt de flagel. Langs de kern lopen bundels microtubuli, de manchet. Verkleind van 32.000 ×. (opname K.R. Porter)

## 23 Het mannelijk voortplantingssysteem 599

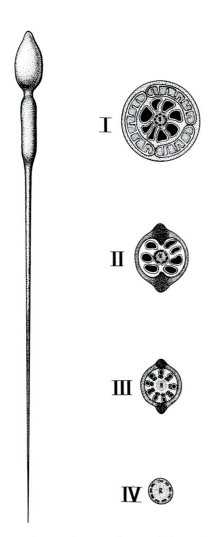

*Figuur 23.9 Schematische voorstelling van de doorsnede van een menselijk spermatozoön op verschillende hoogten.*
I  Door het middensegment.
II  Hoog door het hoofdsegment.
III  Laag door het hoofdsegment.
IV  Door het eindsegment.
(bron: J. James)

bij het verdere transport van de vrijkomende zaadcellen. Daarnaast scheiden de cellen van Sertoli onder invloed van follikelstimulerend hormoon (FSH) en/of testosteron een aantal eiwitten af die een rol vervullen bij de spermatogenese: onder andere het **androgeenbindend proteïne (ABP)** (fig. 23.16) (zie histofysiologie).

4  Productie van de '**Müllerian Inhibiting Substance**'. Tijdens de embryonale ontwikkeling is de Sertoli-cel verantwoordelijk voor de productie van dit hormoon. Het verhindert de ontwikkeling van de **buizen van Müller**, die een rol spelen bij het ontstaan van het vrouwelijk genitaal systeem, in het bijzonder de uterus (baarmoeder).

5  In stand houden van de **bloed-testisbarrière**. Er is een groot verschil in de samenstelling van de vloeistof in het tubuluslumen en die van het bloed. Dit verschil wordt in stand gehouden door de laag van cellen van Sertoli en in het bijzonder door de occludensverbindingen tussen deze cellen onderling. Op deze wijze wordt voorkomen dat toxische stoffen, mogelijk aanwezig in het bloed, de rijpere stadia in het spermatogenetisch proces bereiken en eventueel beschadigen. Dit geldt ook voor cellen van het immuunsysteem.

6  Productie van **inhibine**, dat de vorming en uitscheiding van FSH onderdrukt, en ook productie van **activine** dat de werking van inhibine remt (fig. 23.16) (zie histofysiologie).

> De cellen van Sertoli van de mens en van vele dieren vermenigvuldigen zich tijdens de reproductieve periode niet. Zij zijn buitengewoon resistent tegen allerlei schadelijke invloeden zoals infectie, ondervoeding, röntgenstralen en overleven zulke invloeden veel beter dan de cellen van de spermatogenetische reeks.

### Het interstitium tussen de tubuli seminiferi

De ruimte tussen de tubuli seminiferi is gevuld met losmazig bindweefsel met daarin zenuwweefsel, bloed- en lymfevaten. De capillairen in de testes zijn van het gevensterde type. In het bindweefsel liggen de **interstitiële cellen** of **cellen van Leydig**, evenals (myo)fibroblasten, mestcellen en macrofagen.

#### Interstitiële cellen van Leydig

Dit zijn ronde tot veelhoekige cellen met een eosinofiel cytoplasma, waarin veel kleine lipidedruppels voorkomen (fig. 23.2, 23.3, 23.14 en 23.15). Deze cellen hebben de typische kenmerken van steroïdproducerende cellen met een sterk ontwikkeld SER en tubulaire cristae in de mitochondriën (hoofdstukken 4 en 22).

Het steroïdhormoon dat deze cellen produceren is het **testosteron**, dat verantwoordelijk is voor de ontwikkeling van de mannelijke secundaire geslachtskenmerken, en dat ook noodzakelijk is voor de spermatogenese. In perifere weefsels wordt testoste-

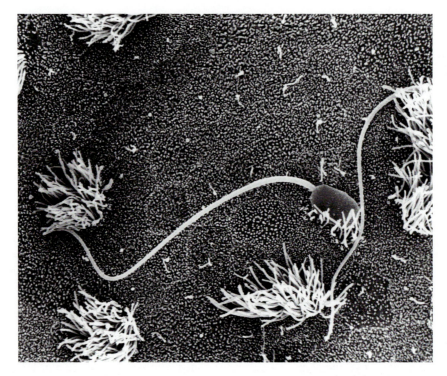

*Figuur 23.10 Spermatozoön in de uterusholte van een knaagdier, gefotografeerd met de rasterelektronenmicroscoop. Op het epitheeloppervlak zijn temidden van cellen die met fijne microvilli zijn bezet, enige geïsoleerd liggende trilhaarcellen zichtbaar. (bron: Motta et al. 1977)*

ron omgezet in de functionele metaboliet dihydrotestosteron.

**Aantal en activiteit** van de interstitiële cellen worden hormonaal gereguleerd. Gedurende de zwangerschap passeert gonadotroop hormoon **(humane choriongonadotrofine, HCG)** uit de placenta van het moederlijke bloed naar de foetus en brengt daar in de primitieve gonade een sterke vermeerdering van de interstitiële cellen teweeg, die androgeen hormoon gaan uitscheiden. De aanwezigheid van dit hormoon is van primair belang voor de ontwikkeling van de geslachtsorganen in mannelijke richting. Later gaan deze cellen in regressie en komen pas weer sterk tot ontwikkeling in de prepuberteit onder invloed van het **luteïniserend hormoon (LH)** uit de hypofyse. Op 60-jarige leeftijd is het aantal interstitiële cellen weer gehalveerd ten opzichte van het begin van de geslachtsrijpe periode.

## HISTOFYSIOLOGIE VAN DE TESTIS

### Regulatie spermatogenese

De spermatogenese verloopt optimaal bij een **temperatuur** die iets (1,5-2,5 °C) beneden de normale lichaamstemperatuur ligt.

De temperatuur van de testis in het scrotum wordt op verschillende manieren gereguleerd. De volgende factoren zijn hierbij van betekenis:

1. de lokalisatie van de testis buiten de buikholte, in het scrotum;
2. het arteriële bloed bereikt de testis na passage door een rijk vaatnet in de zaadstreng (plexus pampiniformis), waar het gekoeld wordt door het relatief koele veneuze bloed dat uit de testis komt (warmtewisseling volgens het tegenstroomprincipe);
3. de verdamping van zweet in de scrotale huid;
4. het ontbreken van subcutaan vet.

Bij een te lage omgevingstemperatuur kunnen de testes door contractie van de m. cremaster een eind in de richting van de canales inguinales worden getrokken

# 23 Het mannelijk voortplantingssysteem

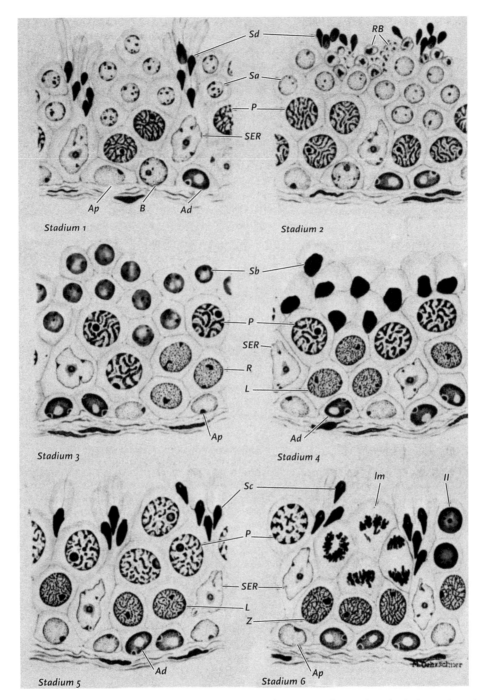

Figuur 23.11  Zes karakteristieke groeperingen van celtypen die corresponderen met stadia van de cyclus in de wand van de tubuli seminiferi bij de mens.

| | | | |
|---|---|---|---|
| Ser | Sertoli-cel. | P | Spermatocyt in pachyteenstadium. |
| Ad en Ap | Donkere en lichte A-spermatogoniën (A *dark* en A *pale*). | Im | Primaire spermatocyt in deling (meiose I). |
| | | II | Secundaire spermatocyt in interfase |
| B | B-spermatogoniën | Sa, Sb, Sc, Sd | Spermatiden in verschillende stadia van differentiatie. |
| R | Primaire spermatocyt. | | |
| L | Spermatocyt in leptoteenstadium. | RB | Restlichaampje |
| Z | Spermatocyt in zygoteenstadium. | (bron: Clermont 1963) | |

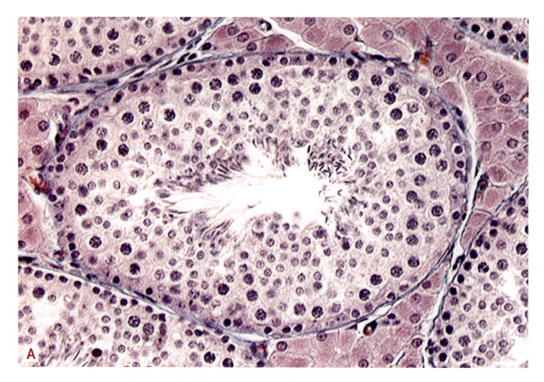

*Figuur 23.12 LM-opnamen van vier opeenvolgende representatieve stadia in het spermatogenetisch proces (1 cyclus).*
A   Rijpe spermatozoën aan lumenzijde, gereed voor afvoer. Nieuwe generatie spermatiden aanwezig: hieruit zal nieuwe cohort rijpe spermatozoën differentiëren (spermiogenese).

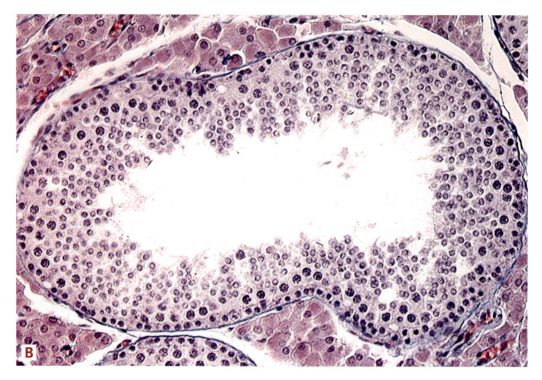

B   Spermatozoën afgevoerd; differentiatie spermatiden (spermiogenese) begonnen.

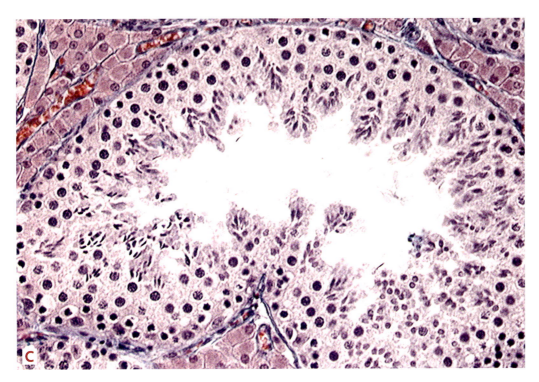

C   Voortgeschreden differentiatie: spermatozoën op Sertoli-cel georiënteerd. Nog geen nieuwe generatie spermatiden. Spermatocyten in late profase.

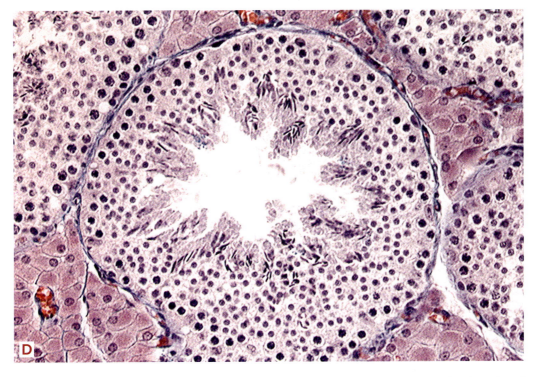

D   Vrijwel voltooide differentiatie. Nieuwe generatie spermatiden; nieuwe generatie spermatocyten I. Aansluitend stadium = conform A. Mallorykleuring. Middelsterke vergroting (opnamen P. Nieuwenhuis)

> Bij niet-indalen van de testes in het scrotum (**cryptorchisme**) blijven deze op normale lichaamstemperatuur en is de spermatogenese gestoord. Bij tijdige behandeling (chirurgisch of hormonaal) ruim vóór de puberteit, waarbij de testes alsnog in het scrotum worden gebracht, kan de spermatogenese normaal op gang komen. Bij mannen met cryptorchisme vindt de hormoonproductie overigens normaal plaats, zodat zij, hoewel steriel, normale secundaire geslachtskenmerken ontwikkelen en een normale potentie bezitten.
> De spermatogenese kan door een reeks van invloeden worden verstoord of tot staan gebracht (temperatuur, ondervoeding, alcohol, vergiften, geneesmiddelen, bestraling), waarbij verminderde productie van spermatozoën het gevolg kan zijn.
> Zie ook hierboven: 'Sertoli-cell-only'-syndroom (p. 591).

waar de temperatuur hoger is. In de onderste lagen van de dermis van het scrotum bevindt zich een laag gladde spiervezels (tunica dartos) die bij koude contraheert en de scrotale huid doet rimpelen (oppervlaktevermindering) en dikker maakt.

De spermatogenese wordt door verschillende **endocriene factoren** gestuurd (fig. 23.16). Het LH (luteïniserend hormoon) (vroeger ook wel ICSH, interstitiële-cellen-stimulerend hormoon genoemd) stimuleert de productie van testosteron door de interstitiële cellen van Leydig. FSH (follikelstimulerend hormoon) stimuleert in de cellen van Sertoli de synthese van androgeen-bindend proteïne (ABP). Dit eiwit vormt een verbinding met het testosteron, en de combinatie wordt in het lumen van de tubuli seminiferi uitgescheiden. Op deze wijze wordt voor dit hormoon de bloed-testisbarrière overbrugd. Testosteron stimuleert de spermatogenese. Tevens produceren de Sertoli-cellen het inhibine, dat een negatieve feedback heeft op de productie van FSH in de hypofyse en het activine met tegengesteld effect.

Door verandering van deze endocriene factoren neemt de spermatogenese rond het 55e levensjaar geleidelijk af. Op kleinere schaal worden echter nog tot op hoge leeftijd spermatozoën geproduceerd die tot bevruchting in staat zijn.

De spermatozoën worden naar de epididymis vervoerd in de **testisvloeistof**, die wordt afgescheiden door de cellen van Sertoli en de cellen van het rete testis. Deze vloeistof bevat onder andere ABP in combinatie met testosteron, eiwitten en ionen.

## Bloed-testisbarrière

De waarneming dat van de stoffen die in het bloed voorkomen, slechts weinig voorkomen in de testisvloeistof, wijst op het bestaan van een barrière tussen het interstitium van de testis en het lumen van de tubuli seminiferi. Deze barrière wordt, zoals hiervoor beschreven, gevormd door de gordel van zonulae occludentes, die de cellen van Sertoli met elkaar verbindt.

> Aangezien de spermatogenese pas op gang komt lang nadat het **immuunsysteem** zich heeft ontwikkeld, zouden rijpende geslachtscellen, die bij de meiose zijn ontstaan, immunologisch als lichaamsvreemd gezien kunnen worden. De bloed-testisbarrière voorkomt het contact tussen het bloed en de zich ontwikkelende zaadcellen, zodat er geen immunologische herkenning plaatsvindt. Zelfs bij mannen waarbij hoge concentraties antilichamen tegen zaadcellen in circulatie worden aangetroffen, verhindert de bloed-testisbarrière contact hiervan met cellen van de spermatogenetische reeks, waardoor steriliteit uitblijft. Experimenten met vaccinatie tegen zaadcelantigenen als concept voor een contraceptieve methode, zijn tot nu toe weinig succesvol.

## AFVOERWEGEN

### Intratesticulair transport

Aan het einde van de tubuli seminiferi gaan deze over in de **tubuli recti**. Hier ontbreken de voorlopercellen van de spermatogenetische reeks en zijn alleen cellen aanwezig die met Sertoli-cellen overeenkomen. Zij vormen een eenlagig kubisch epitheel. De vrij korte tubuli recti monden uit in het labyrintvormige **rete testis**, dat ook bekleed is met een min of meer kubisch epitheel. Het stroma tussen dit ruimtelijke complex van buisjes is los geweven en vaatrijk; er komen geïsoleerde gladde spiervezels in voor.

Vanuit het rete testis penetreert een tien- tot twintigtal **ductuli efferentes** de tunica albuginea,

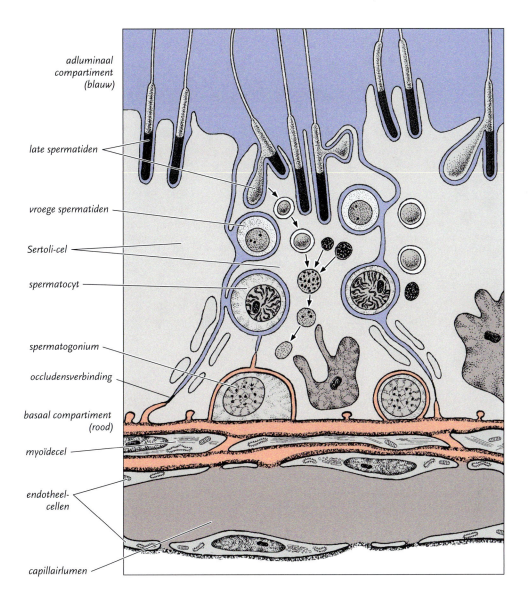

*Figuur 23.13 Sertoli-cellen vormen de bloed-testisbarrière.*
Aangrenzende Sertoli-cellen zijn met elkaar verbonden door occludensverbindingen ('tight junctions') waardoor twee compartimenten ontstaan.
1 Een ab-luminaal (of basaal) compartiment met daarin de interstitiële cellen en de spermatogoniën.
2 Een ad-luminaal compartiment met daarin overige elementen van de spermatogenetische reeks (spermatocyten, spermatiden en spermatozoën). Restlichaampjes in het adluminale compartiment worden door de Sertoli-cel gefagocyteerd en afgebroken.

waarna zij in de kop (**caput**) van de epididymis in de ductus epididymidis uitmonden (fig. 23.1). De ductuli efferentes hebben een hoogcilindrisch epitheel met trilharen, afgewisseld door gebieden met laagkubische cellen zonder trilharen. Deze laatste cellen zijn bezet met microvilli en tonen endocytotische activiteit. In de ductuli efferentes wordt het merendeel van de vloeistof die in de tubuli seminiferi werd geproduceerd, geresorbeerd zodat er, met ondersteuning van het trilhaarepitheel, een vloeistofstroom tot stand komt waarmee de rijpe spermatozoën worden getransporteerd.

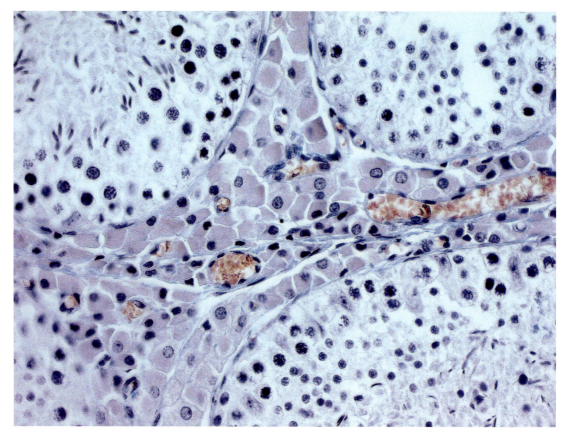

*Figuur 23.14  LM-opname van een coupe van een testis van het varken.*
De ruimte tussen de tubuli seminiferi wordt ingenomen door de interstitiële cellen van Leydig. Let op de vele capillairen te midden van deze hormoonsecernerende cellen. Mallory-azankleuring. Middelsterke vergroting. (opname P. Nieuwenhuis)

### Extratesticulair transport

De **epididymis (bijbal)** bestaat uit één enkele, sterk gewonden buis van 4-6 m lengte, de ductus epididymidis. Sterk ineengekronkeld vormt deze buis het **corpus** en de **cauda epididymidis** (fig. 23.1). De gehele buis is bekleed met een meerrijig epitheel met afgeronde basale cellen en lange, tot het lumen reikende cilindrische cellen. Het epitheel rust op een basale membraan. Buiten de basale membraan bevindt zich een dunne laag glad spierweefsel, alsmede losmazig bindweefsel met veel capillairen (fig. 23.17).

Het luminale oppervlak van de cilindercellen is bezet met onregelmatig gevormde, lange en vertakte microvilli die **stereocilia** worden genoemd. Elektronenmicroscopisch zijn in het basale cytoplasma talrijke cisternen van het RER te zien; boven de kern bevindt zich een goed ontwikkeld Golgi-complex. Meer apicaal in de cel worden grote lysosomen gevonden. Er zijn tekenen van actieve endocytose en van secretoire activiteit.

Evenals de cellen van Sertoli zijn epididymiscellen betrokken bij de resorptie en intracellulaire vertering van de restlichaampjes die bij het rijpen van de spermatiden zijn afgestoten en met de stroom zaadcellen worden meegevoerd. Ook wordt het restant van de testisvloeistof hier geresorbeerd.

De indikkende massa van spermatozoën wordt passief voortgestuwd door peristaltische contracties van de laag gladde spiercellen in de wand.

De **cauda** is de belangrijkste **opslagplaats** voor rijpe spermatozoën. Er kan zich in de cauda een voorraad voor drie tot vijf ejaculaties bevinden.

Van de epididymis leidt de **ductus deferens (zaadleider)** naar de pars prostatica van de urethra, waarin hij uitmondt. De ductus deferens heeft een nauw lumen, een dikke laag glad spierweefsel en talrijke longitu-

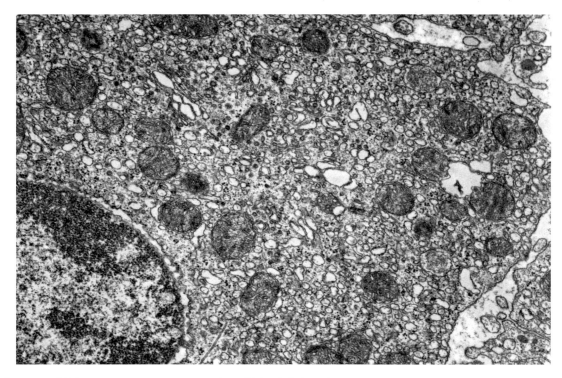

*Figuur 23.15 TEM-opname van een coupe van een interstitiële cel uit de testis van een rat. Vele mitochondriën te midden van een sterk ontwikkeld SER. Linksonder: nucleus. 12.000 ×.*

dinale plooien (fig. 23.18). Het epitheel bestaat overal uit een meerrijig cilinderepitheel met stereocilia. De lamina propria is een laag bindweefsel met veel elastische vezels. De 1-1,5 mm dikke spierlaag kan in drie lagen worden onderscheiden: binnen en buiten een laag van longitudinaal georiënteerde vezels, met daartussen een dikke laag van meer circulair gelegen spiervezels. Krachtige peristaltische contracties van deze spierlagen dragen bij aan de uitdrijving van de spermatozoën tijdens de ejaculatie.

De ductus deferens vormt tezamen met begeleidende zenuwen, arteriën en venen (plexus pampiniformis) de **funiculus spermaticus (zaadstreng)**, die omgeven wordt door vezels van de m. cremaster.

Voordat de ductus deferens de prostaat binnendringt, verwijdt hij zich tot de **ampulla**. Hier eindigen de spierlagen. In het distale uiteinde van de ampulla monden de **vesiculae seminales** uit. Vanaf hier wordt de ductus deferens **ductus ejaculatorius** genoemd tot aan de uitmonding in de pars prostatica van de urethra, ter weerszijden van de colliculus seminalis (zaadheuveltje) (fig. 23.1).

### Accessoire geslachtsklieren

Tot de accessoire geslachtsklieren behoren: de vesiculae seminales, de prostaat (glandula prostatica) en de glandulae bulbo-urethrales of kliertjes van Cowper.

De gepaarde, naast elkaar gelegen **vesiculae seminales**, die, ondanks hun naam, geen opslagplaats zijn voor rijpe spermatozoën, bestaan elk uit een sterk gewonden buis, omgeven door een stroma. De mucosa is sterk geplooid en heeft een meerrijig cilinderepitheel. De kubische tot cilindrische epitheelcellen hebben in de geslachtsrijpe periode talrijke secreetblaasjes. Elektronenmicroscopisch tonen deze cellen alle aspecten van eiwitsynthetiserende en -secernerende cellen (hoofdstuk 4). De lamina propria is rijk aan elastische vezels en wordt omgeven door een dunne laag glad spierweefsel (fig. 23.19). In deze spierlaag bevinden zich een zenuwplexus en kleine autonome ganglia. Het secreet van de vesiculae wordt in het lumen opgehoopt en wordt tijdens de ejaculatie door contractie van de spierlaag aan het ejaculaat toegevoegd.

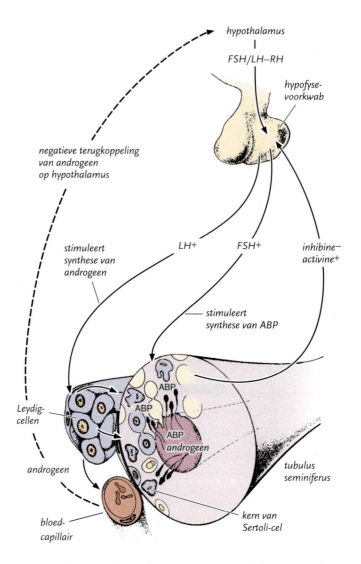

*Figuur 23.16 Schematische weergave (3-D) van een doorsnede door een tubulus seminiferus met aanliggende cellen van Leydig en capillair. De invloed van de hypofyse op de testiculaire functies met feedbackregulatie.*
Luteïniserend hormoon (LH), vroeger ook wel interstitiële-cellen-stimulerend hormoon (ICSH) genoemd, werkt in op de cellen van Leydig, en het follikelstimulerend hormoon (FSH) op de cellen van Sertoli in de wand van de tubuli seminiferi. Cellen van Sertoli produceren androgeenbindend proteïne (ABP) en inhibine. Dit laatste hormoon remt de FSH-productie in de hypofyse. Activine heeft een hieraan tegengesteld effect. FSH/LH-RH: 'gonadotrophin-releasing hormone'. (bron: Bloom, Fawcett 1968)

De vesiculae seminales produceren het grootste deel (ca.70%) van de **zaadvloeistof**. Het viskeuze, gelige secreet bevat **fructose** in hoge concentratie en verder citraat, inositol, prostaglandinen en verschillende eiwitten. Deze stoffen zijn van belang voor de voeding en de beweeglijkheid van de spermatozoën.

De hoogte van de epitheelcellen van de vesiculae seminales en hun secretoire activiteit zijn afhankelijk van testosteron.

Dierexperimenteel is van deze eigenschap (hoogte en secretoire activiteit afhankelijk van testosteron) wel gebruikgemaakt voor het testen (o.m. op gecastreerde hanen) van voor menselijk gebruik bestemde hormoonpreparaten (bijvoorbeeld 'de pil') die worden verdacht van mogelijke androgene bijwerking.

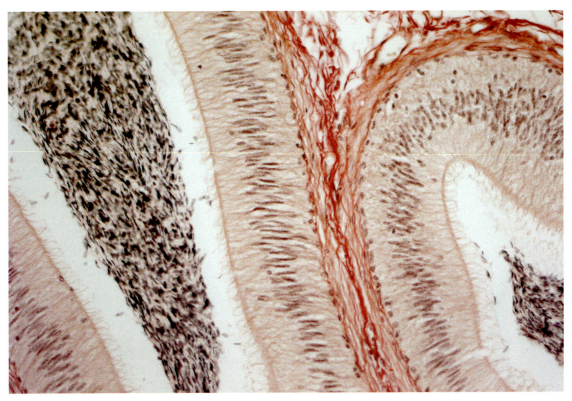

*Figuur 23.17 LM-opname van een coupe door de epididymis.*
De afbeelding toont twee doorsneden door de sterk gekronkelde ductus epididymidis. Het meerrijig hoogprismatisch epitheel heeft aan het oppervlak vele stereocilia (een bijzondere vorm van microvilli). In de lumina liggen ophopingen van spermatozoën. In het interstitium zijn losmazig bindweefsel (rood) en een laagje gladde spiercellen (oranje) gelegen rond de ductus. Van Giesonkleuring. Hoge vergroting. (opname P. Nieuwenhuis)

De **prostaat** is een compacte klier die is samengesteld uit dertig tot vijftig **vertakte tubulo-alveolaire klieren**, waarvan de uitvoergangen in de pars prostatica urethrae uitmonden (fig. 23.20 en 23.21). De prostaat produceert de prostaatvloeistof, die in het lumen van de klierbuizen wordt opgeslagen en tijdens de ejaculatie in de urethra wordt uitgestort. Deze vloeistof is kleurloos en bevat onder andere het eiwitsplitsende enzym **PSA (prostaatspecifiek antigeen)** (van betekenis voor het regelen van de vloeibaarheid van het semen), en ook het (niet-prostaatspecifieke) enzym zure fosfatase.

De prostaat is omgeven door een **kapsel** van fibro-elastisch bindweefsel met veel gladde spiervezels. Vanuit dit kapsel dringen talrijke septa de klier binnen; deze vormen een zeer dicht fibromusculair stroma rond de klierbuizen (fig. 23.1, 23.21 en 23.22).

Het epitheel is op de meeste plaatsen kubisch tot cilindrisch, soms meerrijig. De cellen tonen de kenmerken van eiwitsynthetiserende cellen; daarnaast bevatten zij veel lysosomen en een hoge activiteit van het enzym zure fosfatase.

In de prostaat onderscheidt men **drie lagen van klieren**: een centrale zone met de **mucosale klieren**, een overgangszone met de **submucosale klieren** en een perifere zone met de **hoofdklieren (glandulae propriae)**. Deze liggen alle concentrisch rond de urethra (fig. 23.20). Structuur en functie van de prostaat zijn afhankelijk van het testosteron in circulatie. In het lumen van de prostaatklieren vindt men op oudere leeftijd vaak typische, concentrisch gelaagde, ronde tot eivormige lichaampjes: de prostaatlichaampjes of **corpora amylacea**. Dit zijn oorspronkelijk uit glycoproteïnen en eiwitten bestaande indikkingen van het secreet, die later kunnen verkalken.

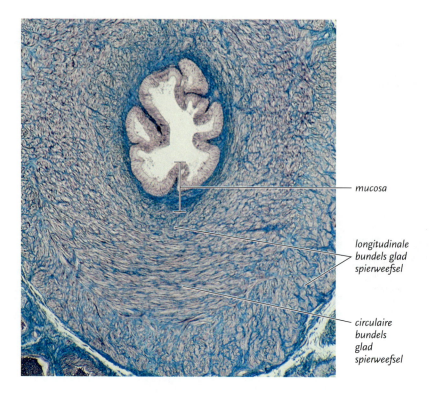

*Figuur 23.18  LM-opname van een dwarsdoorsnede door de ductus deferens.*
Deze buis heeft een dikke wand die uit meerdere lagen gladde spiercellen en collagene vezels (blauw) bestaat. De mucosa bestaat uit een meerrijig epitheel (met stereocilia) en een tunica propria. Trichroomkleuring van Masson. Lage vergroting.

De **glandulae bulbo-urethrales** of **kliertjes van Cowper** zijn kleine submucosale tubulo-alveolaire kliertjes ter grootte van een erwt, die in de pars membranacea urethrae liggen. Hun uitvoergang mondt uit in de bodem van de bulbus urethrae (fig. 23.1). Het epitheel bestaat uit muceuze cellen die een secreet produceren dat veel sialoproteïnen bevat en aan het ejaculaat wordt toegevoegd.

De muceuze **glandulae urethrales** (**kliertjes van Littré**) zijn reeds besproken op het einde van hoofdstuk 20.

Vanaf 40-jarige leeftijd beginnen de submucosale klieren (overgangszone) van de prostaat te hypertrofiëren (**benigne prostaathypertrofie**). Bij 50% van de mannen rond 50 jaar is hiervan al min of meer sprake; bij 80-jarigen is dat 95%. Slechts in 5-10% van de gevallen leidt dit echter tot klinische symptomen (bemoeilijkte urinelozing).

Het **prostaatcarcinoom** is de bij oudere mannen meest frequent voorkomende tumor (een op elf van de mannelijke bevolking). De tumor ontstaat in de verder van de urethra verwijderde hoofdklieren (perifere zone). Dit is relatief ongunstig, omdat dit gezwel daardoor vaak pas laat aanleiding geeft tot klachten. De tumor kan zich via lymfe en bloed uitzaaien. De tumorcellen van dit adenocarcinoom produceren een eiwit, het **prostaatspecifiek antigeen (PSA)** dat in hoge concentraties in het bloed kan voorkomen. De bepaling van dit eiwit in het serum is derhalve van belang voor de diagnose prostaatcarcinoom en voor het volgen van de resultaten van behandeling van deze tumor. Bij **prostatitis** (prostaatontsteking) kan echter ook een (voorbijgaande) verhoging van het PSA-gehalte (> 3) in het bloed worden aangetroffen.

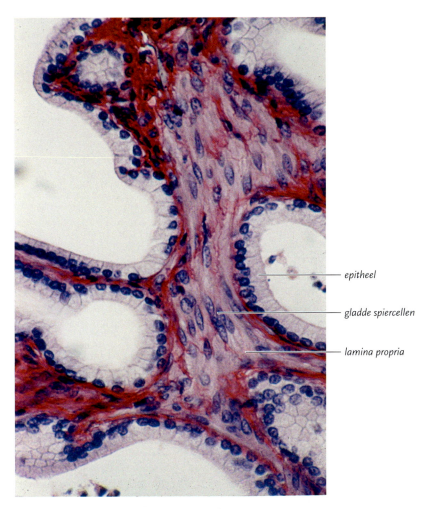

*Figuur 23.19 LM-opname van een coupe door een vesicula seminalis. Trichroomkleuring van Masson. Middelsterke vergroting.*

## HISTOFYSIOLOGIE VAN DE ZAADWEGEN: SPERMA EN EJACULATIE

De **vloeistof** die bij de **ejaculatie (zaadlozing)** de urethra verlaat, heet **sperma** (Gr.) of **semen** (Lat.). Dit is de verzameling van de producten van de tubuli seminiferi, de epididymis en de accessoire geslachtsklieren.

Het ejaculaat wordt uit de urethra gedreven door **contractie van de gladde spiercellen** van de ductus epididymidis, de musculatuur van de ductus deferens en ook door peristaltische contracties van de mm. bulbo- en ischiocavernosus in de bekkenbodem.

Een ejaculaat van ongeveer 3 ml bevat per ml 50-160 × 10$^6$ spermatozoën. In een normaal spermamonster wordt steeds een percentage abnormale spermatozoën aangetroffen, waaronder tweekoppige.

Het sperma bestaat slechts voor 10% uit cellen, de rest wordt gevormd door het seminale plasma, dat hoofdzakelijk afkomstig is uit de vesiculae seminales (2/3) en de prostaat (1/3).

Het secreet van de prostaat is dun vloeibaar en licht alkalisch. Het beschermt de zaadcellen tegen het zure milieu in de vagina en bevordert de beweeglijkheid van de zaadcellen. Het secreet van de vesiculae seminales is eveneens alkalisch en bevat bovendien vruchtensuiker (fructose), wat zeer belangrijk is voor de voeding van de zaadcellen. Het bevat bovendien een gelig pigment met fluorescerende eigenschappen, die gebruikt worden bij de forensisch-geneeskundige toepassing voor het detecteren van spermasporen.

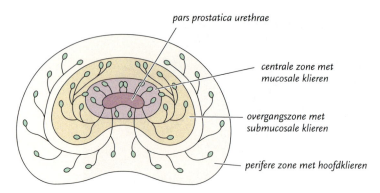

*Figuur 23.20  De topografische ligging van de verschillende prostaatklieren.*

Pas bij ejaculatie krijgen de spermatozoën, onder meer door de werking van PSA en zure fosfatase, het vermogen tot een gecoördineerde vrije beweeglijkheid, evenals het vermogen om een eicel te bevruchten (**capacitatie**). De epitheelcellen van de epididymis produceren een glycoproteïne (**glycerofosfocholine**), dat de vrije beweeglijkheid van daar gerijpte spermatozoën nog verhindert. De flagellaire beweging is afhankelijk van de aanwezigheid van secretieproducten uit de accessoire geslachtsklieren, in het bijzonder van het fructose als energiebron. De voortbeweging van de spermatozoën berust op de kurkentrekkerachtige beweging van de relatief lange flagel.

De gemiddelde tijd tussen het vrijkomen van de spermatozoën in de tubulus seminiferus tot het verschijnen in het ejaculaat is circa 12 dagen. De overlevingstijd van vrije spermatozoën in een 'biologische' omgeving bedraagt ongeveer 2 dagen.

> Steriliteit bij de man kan een gevolg zijn van onbeweeglijkheid van de spermatozoën, bijvoorbeeld door een genetisch bepaalde afwijking: het '**immotile cilia syndrome**' (hoofdstuk 3 en 18). Deze aandoening gaat vaak gepaard met chronische luchtweginfecties, aangezien ook de trilharen van het luchtwegepitheel deficiënt zijn, en een situs inversus.
> Steriliteit kan ook veroorzaakt worden door een tekort aan spermatozoën (**oligospermie**); hierbij kunnen er altijd nog bijvoorbeeld vijf miljoen per ml zijn. Als er in het geheel geen bewegende spermatozoën zijn, spreekt men van azoöspermie.

## PENIS

De grootste massa van de penis wordt ingenomen door drie cilindervormige zwellichamen: de gepaarde **corpora cavernosa penis** en het ongepaarde **corpus spongiosum**, dat de urethra omgeeft. Het corpus spongiosum zet zich distaal voort in de **glans penis** (fig. 23.1).

De **corpora cavernosa** bestaan uit een sponsachtig vaatrijk weefsel en worden omgeven door een dikke **tunica albuginea** van dicht collageen bindweefsel. In de mediaanlijn zijn de beide corpora cavernosa penis met hun tunicae albugineae verbonden door een onvolledig septum. Het **corpus spongiosum** heeft een veel dunnere tunica albuginea; deze bevat ook enig glad spierweefsel (fig. 23.23).

Bij een verslapte penis bestaan de **corpora cavernosa** uit dichtgevallen vaatruimten, met daartussen bindweefseltrabekels, die gladde spiervezels bevatten. De caverneuze ruimten, die met elkaar anastomoseren, verlopen in allerlei richtingen. Deze **bloedruimten** zijn met endotheel bekleed, waaronder af en toe gladde spiercelbundels voorkomen (fig. 23.24). De bloedruimten draineren, via de perifere cavernes dicht onder de tunica albuginea, op venen die de corpora cavernosa verlaten.

Het **corpus spongiosum** heeft een meer geordende bouw van in de lengterichting verlopende dunwandige venen. In het bindweefsel tussen de venen komt weinig glad spierweefsel voor.

Beide corpora cavernosa en het corpus spongiosum worden bijeengehouden door de fibro-elastische **fascia penis (tunica albuginea)**. Hierbuiten is de dunne penishuid gelegen, die over deze fascia verschuifbaar is. Aan de voorzijde wordt de glans penis door de voorhuid (**preputium**) bekleed. Dit is een elastische huidplooi die teruggetrokken kan worden, zodat de glans penis bloot komt te liggen (wanneer

## 23 Het mannelijk voortplantingssysteem 613

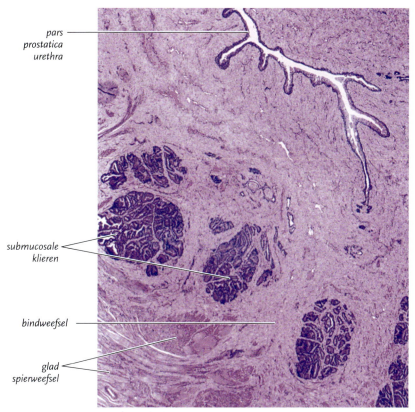

*Figuur 23.21  LM-opname van een coupe van de prostaat.*
PT-kleuring. Lage vergroting.

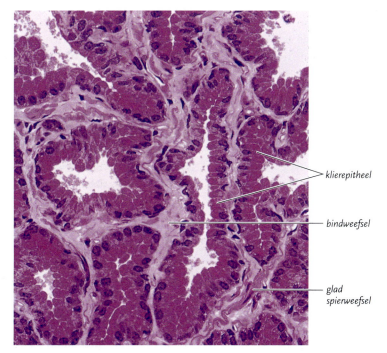

*Figuur 23.22  LM-opname van een coupe van de prostaat, met daarin het klierepitheel, de gladde spiervezels en bindweefsel.*
PT-kleuring. Middelsterke vergroting.

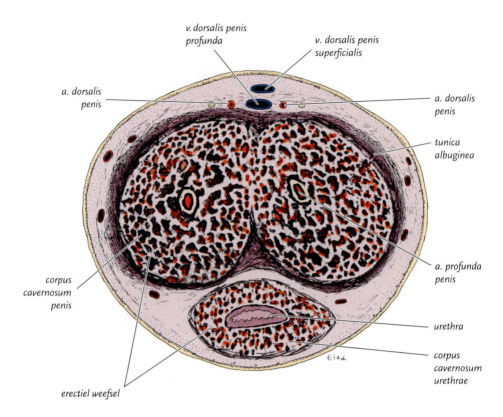

*Figuur 23.23  Een dwarsdoorsnede van de penis.*

dit niet mogelijk is, spreekt men van **phimosis**). Aan de binnenzijde van deze huidplooi bevinden zich talrijke talgklieren. Het oppervlak van de glans penis bevat vele sensorische zenuweinden.

### Histofysiologie van de penis

De arteriële aanvoer van bloed naar de **corpora cavernosa** (a. dorsalis penis en a. profunda penis) sluit aan op een anastomoserend netwerk van vaten, dat naast een gewoon microcirculatoir systeem speciale, sterk gekronkeld verlopende arteriën (**aa. helicinae**) voedt. Deze vaten, die op onregelmatige plaatsen bundels van longitudinaal glad spierweefsel in hun wand hebben, monden rechtstreeks in de caverneuze bloedruimten uit en zijn als een soort arterioveneuze verbindingen op te vatten. Onder invloed van erotische stimulering en via de autonome innervatie van gladde spiercellen ontstaat een snel toenemende stroom van bloed naar de caverneuze vaatruimten. Hierbij speelt een belemmering van de veneuze afvloed een centrale rol, ondersteund door contractie van de mm. bulbo- en ischiocavernosus. Door de zich snel vullende bloedruimten wordt de druk van het erectiele weefsel op de tunica albuginea verhoogd. De afvoerende vaatruimten aan de periferie worden hierbij dichtgedrukt, waardoor de veneuze afvloed steeds sterker wordt bemoeilijkt. Hierdoor neemt de stuwing toe en stijgt de vloeistofdruk in het erectiele weefsel tot de druk in de bloedruimten even hoog is geworden als die in het arteriële systeem.

> De nieuwe geneesmiddelen die ontwikkeld zijn om erectiestoornissen te behandelen, beinvloeden (bevorderen) de relaxatie van glad spierweefsel in het corpus cavernosum, waardoor de erectie langer in stand blijft.

Bij het **corpus spongiosum** is er niet zo'n duidelijk verschil tussen centrale en afvoerende perifere ruimten. Bovendien is de tunica albuginea dunner en geeft meer mee. Derhalve wordt dit zwelweefsel veel minder stijf tijdens de erectie en wordt de urethra niet dichtgedrukt, zodat transport van sperma hierdoor mogelijk blijft.

Wanneer **na de ejaculatie** de arteriële aanvoer afneemt door vernauwing van het lumen van de aa. helicinae, kan de veneuze afvloed weer op gang

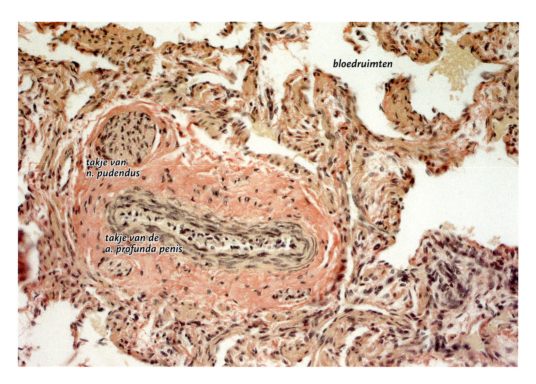

*Figuur 23.24 LM-opname van het centrale deel van een corpus cavernosum. Van Giesonkleuring. Middelsterke vergroting. (opname P. Nieuwenhuis)*

komen, geholpen door het gladde spierweefsel in de trabeculae. Geleidelijk zal dan een terugkeer naar de verslapte toestand intreden (**detumescentie**).

### Samenvatting
Het mannelijk voortplantingssysteem heeft een **tweeledige functie**, te weten:
1. productie van rijpe **geslachtscellen** (spermatozoën), die in staat zijn een eicel te bevruchten, en de afvoer en overdracht daarvan (doelgericht transport);
2. de productie van het mannelijk **geslachtshormoon** (testosteron), dat de ontwikkeling bevordert van de primitieve gonade in mannelijke richting evenals de uiteindelijke productie van rijpe geslachtscellen. Bovendien bevordert het de ontwikkeling van de kenmerkende mannelijke secundaire geslachtskenmerken.

Beide functies worden hormonaal gereguleerd door uit de hypofyse voorkwab afkomstige gonadotrope hormonen (LH en FSH).
De **productie van rijpe geslachtscellen** (**spermatogenese**) is, eenmaal op gang, een continu proces dat zich tot op hoge leeftijd kan voortzetten. Deze productie speelt zich af in de wand van de tubuli seminiferi, waar, vanuit een stamcelpopulatie van spermatogoniën, door een aantal delingen primaire spermatocyten ontstaan. Via een van de normale deling afwijkend delingsproces (**reductiedeling** of **meiose**) ontstaan hieruit haploïde spermatiden met of één X of één Y-chromosoom. Spermatiden gaan door verdere differentiatie over in spermatozoën.

Aldus ontstane spermatozoën verlaten de tubuli seminiferi om in het eerste deel van de transportweg, de epididymis, verdere rijping te ondergaan. Het resterende deel van de zaadwegen (ductus deferens, urethra, penis) en de daarmee geassocieerde geslachtsklieren (vesiculae seminales, prostaat, glandulae bulbo-urethrales) zijn vooral betrokken bij de uiteindelijke afvoer en activering van gerijpte spermatozoën tijdens de ejaculatie.

Het proces van spermatogenese wordt ondersteund door de structurele elementen van het epitheel van de tubuli seminiferi, de Sertoli-cellen. Deze cellen onderhouden de bloed-testisbarrière, waardoor spermatozoën en hun voorstadia tegen schadelijke invloeden vanuit de bloedbaan worden beschermd.

>>

De **productie van mannelijk geslachtshormoon** **(testosteron)** vindt, onder invloed van het LH, plaats in de interstitiële cellen van Leydig, gelegen in het stroma (interstitium) tussen de tubuli seminiferi. Testosteron heeft zowel lokaal effect op de spermatogenese (samen met het FSH) als, via de bloedbaan, effect op allerlei weefsels elders in het lichaam. Tezamen met het inhibine uit de cellen van Sertoli participeert testosteron in een feed-

# 24 Het vrouwelijk voortplantingssysteem

Inleiding 617
Ovarium 617
   Follikels en follikelrijping 618
   Ovulatie 622
   Corpus luteum 625
   Follikelatresie en interstitiële cellen 626
Afvoerwegen 626
   Tuba uterina 626
   De uterus 628
   De vagina 636
Uitwendige genitalia 638
Zwangerschap en placenta 640
   Oorsprong en rijping van oöcyten; bevruchting 640
   Implantatie (nidatie) van het bevruchte ei 641
   Ontwikkeling van de placenta 642
   De placenta 644
Endocriene relaties 648
De mamma 649
   Embryonale ontwikkeling 650
   Ontwikkeling bij het meisje 650
   Ontwikkeling bij de volwassen vrouw 650
   De mamma gedurende de zwangerschap 652
   De mamma tijdens de lactatie 652
   Involutie van de mamma 653
Samenvatting 654

## INLEIDING

Het vrouwelijk voortplantingssysteem bestaat uit (fig. 24.1):

1. de beide **ovaria** of **gonaden**, die rijpe eicellen kunnen produceren
2. de **afvoerwegen** voor de eicellen en voor de baby bij de geboorte. Deze afvoerwegen omvatten de beide **tubae**, de **uterus**, de **vagina** en de **uitwendige genitalia**.

Het ovarium produceert zowel rijpe geslachtscellen (eicellen, oöcyten) als hormonen. Deze laatste worden via de bloedbaan afgevoerd. Van de afvoerwegen heeft de uterus als belangrijkste functie de huisvesting van de ongeboren vrucht, terwijl de vagina betrokken is bij de paring.

Tussen de menarche, het tijdstip waarop de eerste menstruatie optreedt, en de menopauze, wanneer de laatste menstruatie optreedt, ondergaat dit systeem **cyclische veranderingen** in structuur en functionele activiteit. Deze veranderingen worden hormonaal gereguleerd. Na de menopauze ondergaat het systeem een langzame involutie.

Behalve de zojuist vermelde organen worden in dit hoofdstuk ook de **mammae** behandeld, die weliswaar niet behoren tot het eigenlijke genitaal stelsel (het is een huidklier), maar waarvan de veranderingen rechtstreeks verband houden met die in het voortplantingssysteem.

## OVARIUM

Het ovarium is een amandelvormig orgaan met een lengte tot 4 cm, een breedte van 1,5-2 cm en een dikte van 1 cm. Op doorsnede zijn te onderscheiden: een **schors** (**cortex**), waarin de follikels met de oöcyten liggen, en een **merg** (**medulla**), dat uit vaatrijk losmazig bindweefsel bestaat (fig. 24.2). Er is geen duidelijke grens tussen schors en merg. De vaten treden in en uit bij de **hilus** van het ovarium. Vanuit de vaten in het merg begeven zich arteriën in de schors. Deze hebben een gewonden verloop en kunnen zich daardoor aanpassen aan tijdelijke, lokale volumeveranderingen, zoals de vorming van een corpus luteum.

Het **stroma** van de **schors** wordt gevormd door spoelvormige bindweefselcellen en fijne collagene vezels. Dicht onder het oppervlak bevindt zich een uit dikke collagene vezels bestaande **tunica albuginea**, die het ovarium een witte kleur geeft (albuginea = witmakend).

Het ovarium is bekleed met visceraal peritoneum, ook wel 'kiemepitheel' genoemd, dat echter niets met de ontwikkeling van geslachtscellen te maken

618 FUNCTIONELE HISTOLOGIE

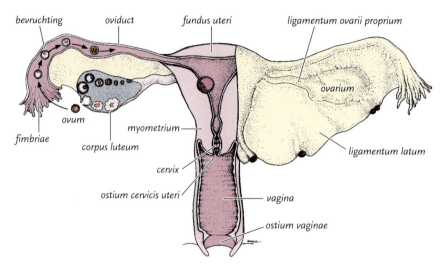

Figuur 24.1 Inwendige organen van het vrouwelijk genitaal apparaat.
NB Het ovarium is – spiegelbeeldig – vergroot afgebeeld in fig. 24.2.

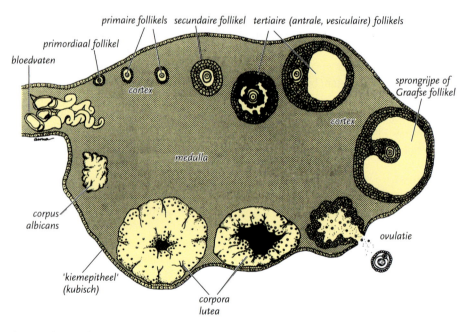

Figuur 24.2 Schematisch overzicht waarin enkele specifieke structuren van het ovarium worden weergegeven en de veranderingen die zij ondergaan tijdens de menstruele cyclus.

heeft. Dit mesotheel rust op een basale membraan en is stevig aan de onderlaag verankerd.

### Follikels en follikelrijping

In de cortex van een ovarium kunnen, gedurende de geslachtsrijpe periode, **follikels** in verschillende stadia van ontwikkeling worden gevonden. Men onderscheidt hierbij: **primordiale follikels**, **groeiende follikels** en **(sprong)rijpe of Graafse follikels**.

Vanaf het begin van de geslachtsrijpe periode start iedere dag een kleine groep follikels met het proces van follikelrijping. Beide ovaria zijn per cyclus betrokken bij de groei van deze cohorten van follikels. Te midden van deze follikels is er slechts één, de **dominante follikel**, in één der beide ovaria, die geheel zal uitrijpen en tot een ovulatie aanleiding zal geven. Dit is waarschijnlijk de op dat moment meest rijpe follikel uit het cohort. Er is dus een wisselende

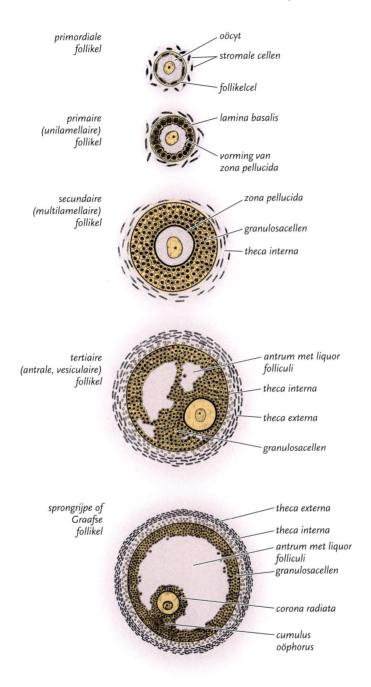

*Figuur 24.3  De groei van een follikel in het ovarium, vanaf de primordiale follikel tot en met de sprongrijpe Graafse follikel.
NB De groottteverhoudingen tussen de verschillende stadia komen niet overeen met de werkelijkheid.*

asymmetrie tussen beide ovaria. Het gehele rijpingsproces van primordiale follikel tot rijpe follikel duurt ongeveer 90 dagen. Bij het vorderen van de cyclus gaan de andere groeiende follikels van het cohort (in beide ovaria) door **atresie** verloren.

### Primordiale follikels

Primordiale follikels overheersen in het ovarium voor en kort na de geboorte. Deze follikels bestaan uit een primaire **oöcyt (eicel, oögonium)** omgeven door één laag platte **follikelcellen** (fig. 24.3 en 24.5). De oöcyt is een grote cel die bij de mens 30-40 μm in diame-

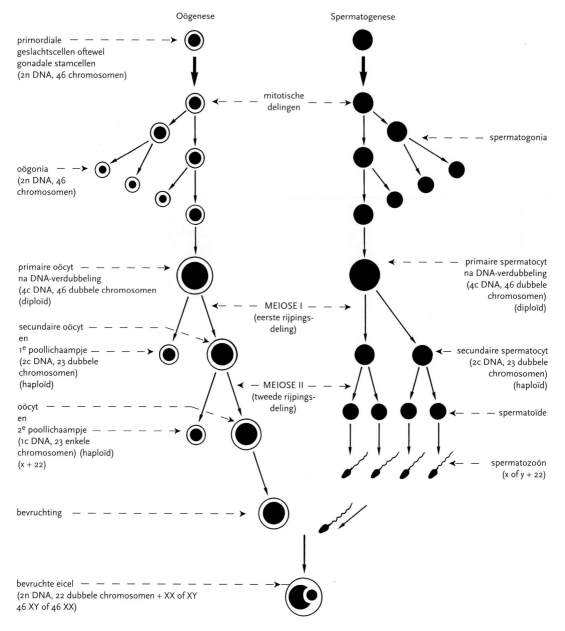

Figuur 24.4 *Vergelijking van het proces van oögenese en spermatogenese.*

ter meet. De celkern is groot, ligt iets excentrisch en heeft een fijn chromatinepatroon en een grote nucleolus.

Het is niet zonder meer aan de kernstructuur te zien dat de eicellen van primordiale follikels zich in een bijzondere delingsfase bevinden. Alle primaire oöcyten in beide ovaria gaan namelijk in een periode voor de geboorte synchroon in **meiose**. Deze delingen worden echter niet afgemaakt, maar rond de geboorte 'bevroren' in een fase, die ongeveer overeenkomt met het pachyteenstadium, waarvoor hier de naam **dictyoteen** wordt gebruikt (zie hoofdstuk 23). Deze toestand blijft bestaan tot vlak voordat de betreffende eicel tot ovulatie komt. Dit kan bij de mens dus tientallen jaren duren (fig. 24.4). Een gevolg hiervan is dat het risico van chromosomale afwijkingen, bij kinderen van moeders die op latere leeftijd zwanger zijn geworden, toeneemt.

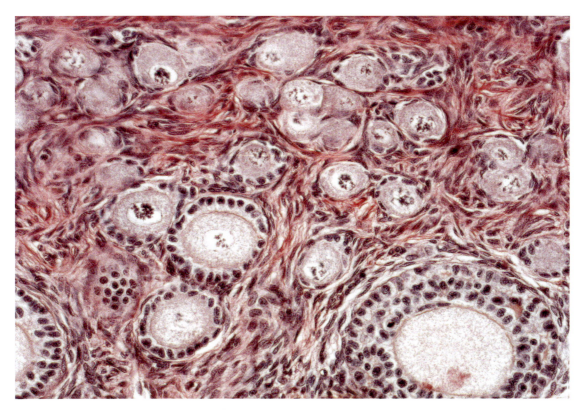

*Figuur 24.5 LM-opname van follikels in verschillende rijpingsstadia in de cortex van een ovarium van een konijn.*
Linksboven/rechtsmidden Primordiale follikels (bestaande uit eicel en follikelcellen).
Linksmidden/rechtsonder Primaire follikels en een secundaire follikel in verschillende stadia.
Let op de volumetoename van de eicel (kern+cytoplasma) en de vorming van één tot meerdere lagen granulosacellen uit follikelcellen. Van Giesonkleuring. Middelsterke vergroting. (opname P. Nieuwenhuis)

## *Groeiende follikels*

Vanaf het begin van de puberteit gaat iedere dag een kleine groep primordiale follikels in rijping en begint de follikelgroei. De factoren die de 'selectie' bepalen van een primordiale follikel om te gaan groeien, zijn onbekend. De mate van rijping van een follikel op een bepaald stadium in de cyclus bepaalt of een follikel verder zal uitrijpen of niet.

De groei van een follikel omvat zowel veranderingen in aantal en in vorm van de follikelcellen die de oöcyt omgeven, alsook de vorm van de oöcyt zelf (fig. 24.3 en 24.5). Bij dit groeiproces verandert de kern van de oöcyt weinig: deze blijft steeds in het dictyoteen. De eicel wordt als geheel wel steeds groter, waarbij het oppervlak van de eicel microvilli ontwikkelt.

**Primaire en secundaire follikels.** Bij het begin van het groeiproces, dat onafhankelijk van hormonale beïnvloeding verloopt, verhogen de platte **follikelcellen** zich tot kubische cellen: de primordiale follikel wordt tot **unilamellaire** of **primaire follikel**. Hierbij ontwikkelt zich op de grens van eicel en follikelcellen een **zona pellucida**. Deze homogene laag is rijk aan glycoproteïnen en kleurt intens rood met de PAS-reactie.

In het volgende stadium wordt de krans van follikelcellen als gevolg van intensieve **celdeling** meerlagig: men spreekt dan van een **multilamellaire** of **secundaire (preantrale) follikel**. De follikelcellen heten dan **granulosacellen** (fig. 24.3). De zona pellucida ontwikkelt zich nu tot een belangrijke grenslaag waarin de uitlopers van de eicel interdigiteren met langere uitlopers van de binnenste laag van de follikelcellen (fig. 24.6, 24.7 en 24.8). Deze contacten zijn functioneel belangrijk, omdat de follikelcellen zo bepaalde voedingsstoffen aan de eicel kunnen overdragen.

Gedurende de groei van de primaire follikel ontwikkelen zich uit het **bindweefsel**, dat onmiddellijk buiten de follikel gelegen is, een **theca interna** en een **theca externa** (fig. 24.3). De **theca interna** is een

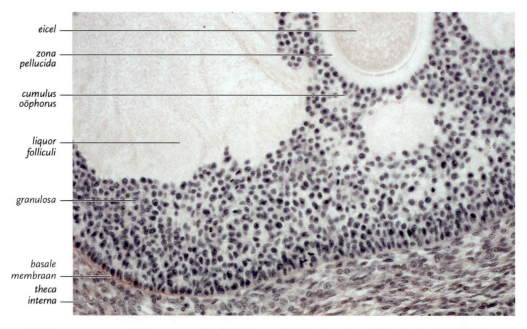

*Figuur 24.6 LM-opname van een deel van een ovariële follikel in ontwikkeling (antrale, tertiaire of vesiculaire follikel) met oöcyt, zona pellucida, omringende granulosacellen en theca interna.*
Let op de celdelingsfiguren in de granulosalaag (moeilijk zichtbaar). Van Giesonkleuring. Middelsterke vergroting. (opname P. Nieuwenhuis)

celrijke laag met veel wijde capillairen. De bindweefselcellen transformeren tot steroïdproducerende cellen, die androgenen (testosteron en androsteendion) produceren, die vervolgens, door de binnen de theca interna gelegen granulosacellen, in oestrogenen (oestradiol en oestron) worden omgezet. De **theca externa** bestaat in hoofdzaak uit vezelrijk bindweefsel.

Op de grens van granulosa en theca interna bevindt zich bij wat grotere (secundaire) follikels een duidelijke **basale membraan**.

**Tertiaire follikels.** Als de follikel een doorsnede van circa 0,2 mm heeft bereikt, begint zich tussen de granulosacellen een heldere vloeistof op te hopen. Deze **follikelvloeistof (liquor folliculi)** bevat veel glycosaminoglycanen, in het bijzonder hyaluronzuur. Men spreekt vanaf dit stadium van een **tertiaire**, **vesiculaire** of **antrale follikel** (Lat.: antrum = holte) (fig. 24.6). De oöcyt, omgeven door granulosacellen, puilt als **cumulus oöphorus** (fig. 24.3) uit in de met liquor folliculi gevulde **follikelholte (antrum folliculi)**. De follikel, die door een toename van follikelvocht snel in grootte toeneemt, komt hierdoor meer aan het oppervlak van het ovarium te liggen.

## Rijpe follikels

De **sprongrijpe** of **Graafse follikel** meet 1,5-2 cm in diameter en is aan het ovariumoppervlak te zien als een doorschijnend blaasje, dat reeds in de 17e eeuw is beschreven door de Nederlandse arts Reinier de Graaf (1641-1673). De laag follikelcellen direct om de oöcyt vormt een soort stralenkrans, de **corona radiata**.

## Ovulatie

De ovulatie komt tot stand door het openbarsten van de sprongrijpe follikel, waarbij de oöcyt met zijn corona radiata aan het oppervlak van het ovarium vrijkomt en daar wordt opgevangen in het infundibulum (trechter) van de tuba (fig. 24.1 en 24.24). Soms komen twee eicellen tegelijk vrij als gevolg van een gelijktijdige uitrijping van twee follikels. Worden beide eicellen bevrucht, dan ontstaat een twee-eiige (dizygotische) tweeling. Monozygotische tweelingen ontstaan per definitie uit één bevruchte eicel.

De ovulatie vindt plaats ongeveer in het midden van de menstruele cyclus, dat is omstreeks de 14e dag bij een cyclus met een gemiddelde duur van 28 dagen. Vlak voor de ovulatie is de oöcyt, met zijn corona radiata, in de follikel losgekomen van de granulosa en zweeft dan vrij in de follikelvloeistof. De tot op dat tijdstip nog steeds in het dictyoteen 'bevroren' meiose I wordt nu in snel tempo afgewerkt onder invloed van een sterke stijging van de spiegel van **luteïniserend hormoon (LH)** Ook het openbarsten van de follikel

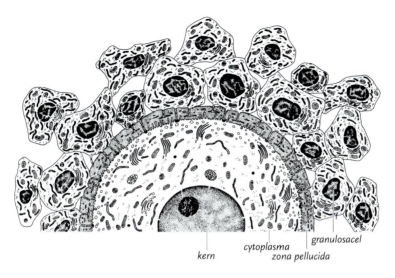

*Figuur 24.7 Schematische voorstelling van de ultrastructuur van oöcyt, zona pellucida en granulosacellen.*
De zona pellucida bestaat uit homogeen materiaal, waarin van de ene kant microvilli van de oöcyt binnendringen en van de andere kant de langere uitlopers van de granulosacellen. In het cytoplasma van de oöcyt bevinden zich behalve de bekende organellen typische membraanformaties van het ER. Let ook op de verspreide Golgi-elementen. De kern verkeert (nog steeds) in de profase van meiose I, al is dit hier niet aangeduid. (Zie ook fig. 24.8.)

aan het ovariumoppervlak is een effect van de stijgende druk en LH-spiegel.

> Bij **in-vitrofertilisatie** (IVF) wordt met exogene gonadotrofinen[1] een groot aantal follikels tot ontwikkeling gebracht. Uit deze follikels worden eicellen geoogst, die in vitro worden bevrucht.

Het eerste teken van een naderende ovulatie is een lichte plek aan het oppervlak van het ovarium boven de uitpuilende sprongrijpe follikel, het zogeheten **stigma** of de **macula pellucida**. Deze ontstaat door lokale ischemie van het ovariumoppervlak ten gevolge van de druk uitgeoefend door de uitpuilende follikel. Ook het collageen van de tunica albuginea wordt plaatselijk verzwakt door de inwerking van proteasen.

Het open uiteinde van de tuba, het **infundibulum** dat naar het ovarium gekeerd is, heeft de vorm van een trechter, met talrijke vingervormige uitstulpingen (**fimbriae**) aan de vrije rand. Al voor de ovulatie legt het infundibulum zich tegen het oppervlak van het ovarium op de plaats waar de eicel zal vrijkomen, zodat de eicel direct door de trilhaarbeweging van het epitheel van de fimbriae binnen de tuba zal worden gebracht (fig. 24.1 en 24.24).

> Wanneer de opvang van de eicel door het infundibulum faalt en de eicel toch in de buikholte terechtkomt, terwijl ook nog bevruchting plaatsvindt, kan een (zeldzame) ectopische of **extra-uteriene (abdominale) zwangerschap** tot stand komen, die tot ernstige complicaties leidt. Vaker voorkomend is een extra-uteriene zwangerschap waarbij de bevruchte eicel te vroeg in de wand van de eileider innestelt. De lamina propria reageert dan net als het endometrium met de ontwikkeling van vele deciduacellen. Uiteindelijk kan de eileider het groeiende embryo niet herbergen, met kans op ruptuur en ernstige bloeding naar de buikholte ('acute buik').

Na de bevruchting, waarbij de tweede meiotische deling is voltooid, ondergaat het bevruchte ei (het embryo) de eerste klievingsdelingen (fig. 24.24), die

---

[1] Gonadotrofinen worden ook wel gonadotropinen genoemd. Ze hebben een verschillende stam: "trofein" (gr.) betekent "voeden, stimuleren", "tropein" (gr.) betekent "richten op". De begrippen worden door elkaar gebruikt.

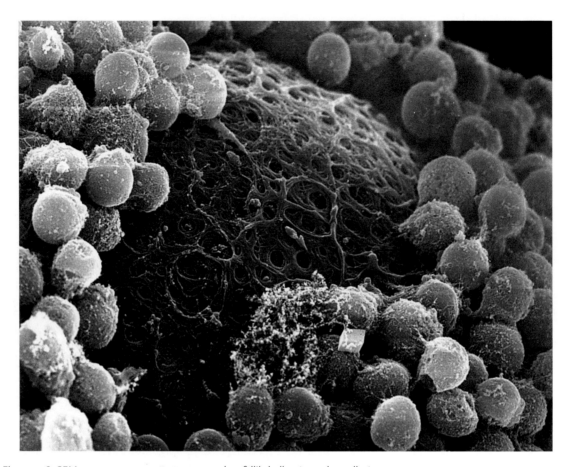

*Figuur 24.8 SEM-opname van een oöcyt omgeven door follikelcellen (granulosacellen).*
De laag die het oppervlak van de oöcyt bedekt, is de zona pellucida in de vorm van een onregelmatig netwerk. 2950 ×.
(bron: C. Barros)

doorgaan gedurende de vier tot vijf dagen dat het transport naar de uterus duurt. Een oöcyt die niet binnen 24 uur na de ovulatie bevrucht wordt, gaat te gronde.

### Histofysiologie van de follikelgroei en de ovulatie

Naast hun rol bij de voeding en bescherming van de eicel hebben de follikels van het ovarium ook een belangrijke **endocriene functie** (fig. 24.9). De primaire stimulus voor **follikelgroei** – maar nièt voor de selectie van de follikel die zal gaan groeien – is het **FSH** (follikelstimulerend hormoon) uit de hypofyse. Aansluitend induceert **LH** (luteïniserend hormoon) de differentiatie van de cellen van de **theca interna** en stimuleert het deze tot de secretie van androsteendion. Dit hormoon diffundeert naar de granulosa, die onder invloed van **FSH** het enzym aromatase produceert, dat zorgt voor de omzetting van androsteendion in oestrogeen ('2 cellen - 2 gonadotrofinenconcept').

Tezamen met FSH stimuleert oestrogeen de proliferatie van granulosacellen en doet zo de dominante follikel groeien. Tevens neemt hierdoor het aantal LH-receptoren in de membraan van de granulosacellen toe. De oestrogene stoffen diffunderen ook naar de capillairen van de theca interna, waardoor de oestrogeenspiegel in het bloed stijgt. Deze stijging doet, via het hypothalame-hypofysaire systeem, het LH-niveau in het bloed stijgen (positieve feedback). Granulosacellen geven ook nog een niet-steroïde stof af, namelijk het **inhibine**, dat de secretie van FSH door de hypofyse remt (negatieve feedback).

Via een positief feedbackmechanisme stijgt kort voor de ovulatie de LH-afgifte van de hypofyse met een factor zes à tien (LH-piek); door de toename van het aantal LH-receptoren heeft dit een sterk effect. Hierdoor zwelt de follikel en wordt de ovulatie uitgelokt; ook wordt de voltooiing van de meiose in de eicel hierdoor geïnduceerd.

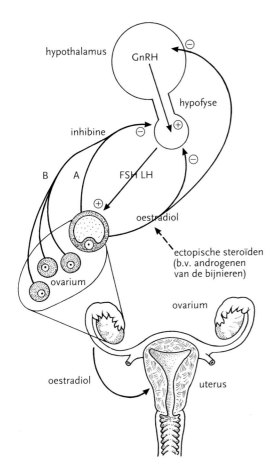

Figuur 24.9 *Relaties tussen hypothalamus, hypofyse en ovaria. Feedbackmechanismen (negatief en positief) reguleren de afgifte van hormonen, die gedurende de menstruele cyclus worden geproduceerd. Van inhibine bestaat een A- en een B-subtype. Inhibine wordt weer geremd door activine (niet in figuur). GnRH: 'gonadotrophin-releasing hormone'; FSH: follikelstimulerend hormoon; LH: luteïniserend hormoon. +: stimulatie; --: remming.*

Wanneer aan het begin van deze cyclus er geen primordiale follikel is, die het juiste rijpingsstadium heeft bereikt, treedt geen follikelgroei op en dus ook geen ovulatie en spreekt men van een anovulatoire cyclus.

### Corpus luteum

Na de ovulatie valt de follikel samen. De plek, waar zojuist een ovulatie heeft plaatsgevonden, is op het oppervlak van het ovarium te zien als een rood puntje (**corpus rubrum**) door een kleine bloeding ter plaatse. Later wordt het stolsel door ingroeiend bindweefsel opgeruimd. Uit de follikelrest, bestaande uit granulosacellen en theca interna, ontstaat het **corpus luteum**. De scheidslijn tussen theca en granulosa verdwijnt, mede als gevolg van ingroei van vaten in de granulosa. Wel valt nog onderscheid te maken tussen **granulosaluteïnecellen** en **thecaluteïnecellen**, waarvan de laatste een buitenste laag vormen en iets kleiner zijn dan de eerste groep (fig. 24.10 en 24.11).

Zowel de granulosa- als de thecaluteïnecellen ontwikkelen de kenmerken van steroïdproducerende cellen met een SER, gespecialiseerde mitochondriën en vetdruppeltjes, die gedeeltelijk lipochroom pigment bevatten waaraan het corpus luteum (geel lichaam) zijn kleur ontleent (fig. 24.11). Het hoofdproduct van het corpus luteum is het **progesteron**, dat vooral door de grote granulosacellen wordt gevormd. Tevens zetten zij androgenen uit de thecaluteïnecellen om in oestradiol. De thecaluteïnecellen vormen daarnaast ook enig progesteron.

Bij de ontwikkeling van het corpus luteum vindt een invasie plaats van de oorspronkelijke follikelrest door vaatrijk bindweefsel, waarbij een uitgebreid capillairnet ontstaat zoals dat bij een endocriene klier behoort.

De vorming van het corpus luteum wordt bepaald door het LH uit de hypofyse. Progesteron remt de afgifte van LH via negatieve feedback.

Indien **geen zwangerschap** optreedt, is de levensduur van een corpus luteum slechts ongeveer veertien dagen. Men spreekt dan van een **corpus luteum menstruationis**. De cellen van het corpus luteum menstruationis verdwijnen door apoptose en hun resten worden door macrofagen opgenomen. Uiteindelijk blijft slechts enig littekenweefsel over (**corpus albicans**).

Indien **wel zwangerschap** optreedt, wordt door de trofoblast van de jonge placenta al spoedig choriongonadotropine (humaan choriongonadotropine, HCG) geproduceerd (zie hierna bij placenta), dat de functie van het LH overneemt en zo het corpus luteum in stand houdt. Dit **corpus luteum graviditatis** groeit verder uit en is tijdens de eerste maanden van de zwangerschap verantwoordelijk voor de noodzakelijke hormoonproductie (oestrogenen en progesteron). In de laatste fase van het bestaan van het corpus luteum graviditatis komen in de granulosaluteïnecellen elektronenstrooiende granula voor, die blijkens immunocytochemisch onderzoek **relaxine** bevatten. Dit hormoon, dat bij vele dieren invloed heeft op de symphysis pubica (die daardoor uiteenwijkt), heeft bij de mens waarschijnlijk een verslappend effect op de cervix.

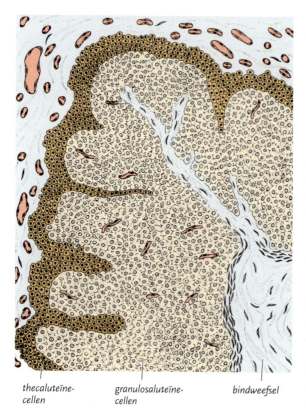

thecaluteïne-
cellen

granulosaluteïne-
cellen

bindweefsel

*Figuur 24.10 Halfschematische weergave van een gedeelte van een corpus luteum.*
De granulosaluteïnecellen zijn in een histologische routinekleuring groter en lichter gekleurd dan de thecaluteïnecellen, die ook minder talrijk zijn. Let op de capillairen, vooral te midden van de granulosaluteïnecellen.

### Follikelatresie en interstitiële cellen

De overgrote meerderheid (99,9%) van de follikels ondergaat een speciale vorm van degeneratie, die **atresie** wordt genoemd (fig. 24.12). Atresie treedt al op voor de geboorte en gaat door tot na de menopauze. Tijdens de ovariële cyclus bereikt alleen de dominante follikel het stadium van de Graafse follikel; de vijf tot twintig andere follikels die in dezelfde periode in de ovaria zijn gaan groeien, worden alle atretisch.

Atresie kan op elk moment van de ontwikkeling van een follikel inzetten. Wanneer dit gebeurt in een primordiale of primaire follikel, wordt de oöcyt onregelmatig van contour en schrompelt; de kern krijgt een grove chromatinestructuur. De follikelcellen krijgen een pyknotische kern, schrompelen en laten van de eicel los. Bij een groeiende follikel is primair de granulosa bij het proces betrokken: de cellen tonen apoptotische veranderingen. De eicel kan vroeger of later regressieve veranderingen tonen; hierbij blijkt de zona pellucida resistent. Uiteindelijk treedt ingroei op van fibroblasten, macrofagen en bloedvaten vanuit het omringende stroma en de theca, die merkwaardigerwijze een zekere cellulaire hypertrofie toont. De basale membraan op de grens van theca en granulosa ondergaat hierbij een onregelmatige verdikking, waardoor deze uiteindelijk als een sterk gekronkelde membraan in het ovariumstroma zichtbaar blijft (**membrana vitrea** (**glasmembraan**) of membraan van Slavjanski). De follikelrest wordt vanwege het beeld in vivo van het bindweefsellitteken ook wel **corpus albicans** (wit lichaam) genoemd (fig. 24.13).

**Interstitiële cellen** (stromacellen) komen meestal in groepjes of strengen voor, verspreid door de schors van het ovarium. Zij tonen overeenkomst met luteïnecellen. De omvang van deze celgroepen is sterk wisselend gedurende het leven. Theca-internacellen, die bij atresie hypertrofiëren, kunnen deel gaan uitmaken van de groepering van de interstitiële cellen en spelen ook een rol bij de hormoonproductie. Zij produceren androgene hormonen, die door andere cellen, zoals vetcellen, hepatocyten en cellen van de epidermis, gearomatiseerd kunnen worden tot oestrogenen. Met name in de postmenopauze is deze perifere oestrogeenproductie belangrijk.

## AFVOERWEGEN

### Tuba uterina

De tuba uterina (eileider, oviduct, tuba Fallopii, salpinx) is een flexibele buis van ongeveer 12 cm lengte. Het distale (abdominale) uiteinde is verwijd en ligt dicht tegen het ovarium aan. Het proximale uiteinde is opgenomen in de wand van de uterus en mondt uit in het cavum uteri.

Aan de tuba worden de volgende onderdelen onderscheiden (fig. 24.24):

1. het trechtervormige **infundibulum**, waarvan de vrije rand met vingervormige uitstulpingen, de **fimbriae**, is bezet;
2. de **ampulla**, een wat verwijd gedeelte, dat overgaat in;
3. de **isthmus**, het nauwere deel van de buis tot aan de uterus;
4. de **pars intramuralis** (of pars interstitialis), het deel van de tuba dat in de wand van de uterus verloopt.

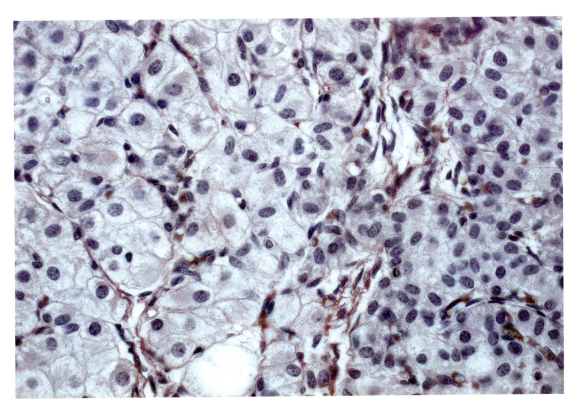

*Figuur 24.11 LM-opname van een deel van de rand van een corpus luteum.*
Let op de grote hoekige granulosaluteïnecellen (links) en de kleinere thecaluteïnecellen (rechts) en de capillairen daartussen. De ophelderingen in het cytoplasma van beide celtypen duiden op steroïdhormoonsynthese. Van Giesonkleuring. Hoge vergroting. (opname P. Nieuwenhuis)

De **wand van de tuba uterina** is opgebouwd uit een mucosa, een muscularis en een serosa, bedekt met peritoneum.

De **mucosa** heeft lange longitudinale plooien (fig. 24.14). In het eenlagig cilinder**epitheel** van de mucosa komen twee typen cellen voor. Het ene celtype draagt trilharen, het andere heeft een secretoire functie (fig. 24.15). Afhankelijk van de fase van de ovariële cyclus kan het aspect van het epitheel aanzienlijk verschillen. Aan het begin van de cyclus, kort na de menstruatie, beginnen de secretoire en trilhaardragende cellen beide in omvang toe te nemen. In de eerste helft van de cyclus neemt ook het aantal trilhaardragende cellen onder invloed van oestrogenen toe. Ten tijde van de ovulatie is het merendeel van de tubaire epitheelcellen trilhaardragend (fig. 24.16). De hormonale invloed op het epitheel (vooral van oestrogenen) blijkt uit het feit dat na ovariëctomie het epitheel sterk atrofieert en de trilhaardragende cellen vrijwel verdwijnen. De **lamina propria** van de mucosa bestaat uit losmazig bindweefsel.

De (tunica) **muscularis** bestaat uit elkaar in vele richtingen kruisende bundels glad spierweefsel met daartussen veel losmazig bindweefsel. Men onderscheidt een dikkere binnenste laag met een vooral circulair of spiraalsgewijs verloop en daarbuiten een laag met meer longitudinale oriëntatie.

### Histofysiologie van de tuba

Kort voor de ovulatie toont de tuba vasculaire congestie en levendige bewegingen. De fimbriae van het infundibulum leggen zich tegen het ovarium aan en de wijde trechtervormige opening van het infundibulum vergemakkelijkt het opvangen van de vrijgekomen eicel. De muscularis voert peristaltische bewegingen uit, die beginnen bij het infundibulum en voortgaan in de richting van de uterus.

De effectieve slag van de trilharen is naar de uterus gericht. Er is derhalve een 'transportband' ('tapis roulant'), aangedreven door de trilhaardragende cellen die bestaat uit een viskeuze vloeistoflaag geproduceerd door de secretoire cellen. Deze laag

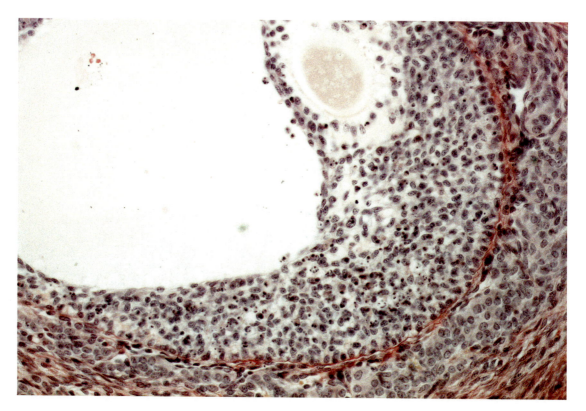

*Figuur 24.12 LM-opname van een atretische follikel (konijn).*
Kenmerken zijn: apoptotische granulosacellen en het verdwijnen van de cellen van de corona radiata, waardoor de oöcyt bijna vrij in het follikelvocht komt te liggen. Let ook op de verdikte basale membraan (zie ook fig. 24.6). Van Giesonkleuring. Middelsterke vergroting. (opname P. Nieuwenhuis)

beweegt zich over het epitheel in de richting van de uterus. Deze vloeistof bevordert ook het penetratievermogen van de spermatozoa (capacitatie, zie vorige hoofdstuk).

Het lumen van de tuba vormt een geschikt milieu voor de bevruchting. Het secreet van de mucosa levert voedingsstoffen voor het ovum en de klievende zygoot gedurende de allereerste fasen van zijn ontwikkeling. De bevruchting voltrekt zich als regel in de ampulla of nabij de overgang van ampulla naar isthmus (fig. 24.24).

De 'transportband' is niet de enige factor die de eicel naar de uterus drijft: ook de peristaltiek van de spierlaag draagt daaraan bij. Dit blijkt uit het feit dat vrouwen met een gestoorde ciliaire beweging (hoofdstuk 18) toch zwanger kunnen worden.

## De uterus

De uterus of baarmoeder is een peervormig orgaan waaraan de volgende onderdelen worden onderscheiden: **fundus uteri**, **corpus uteri** en **cervix uteri**, waarvan de uitmonding in de vagina uitpuilt, de **portio vaginalis** of het **ostium cervicis uteri** (fig. 24.1).

De **wand** van de uterus bestaat uit drie lagen.
1 Het lumen van de baarmoeder, het **cavum uteri**, is bekleed met een mucosa, het **endometrium**.
2 Veruit het grootste deel van de wand wordt gevormd door een sterk ontwikkelde laag glad spierweefsel, het **myometrium**.
3 Het deel van de uterus dat in de buikholte uitsteekt, wordt bedekt door een **serosa (peritoneum)**; overigens is er een **adventitia** van bindweefsel.

### Endometrium

Het endometrium bestaat uit een eenlagig cilinderepitheel, gelegen op een lamina propria van losmazig bindweefsel. Het epitheel stulpt zich in tot

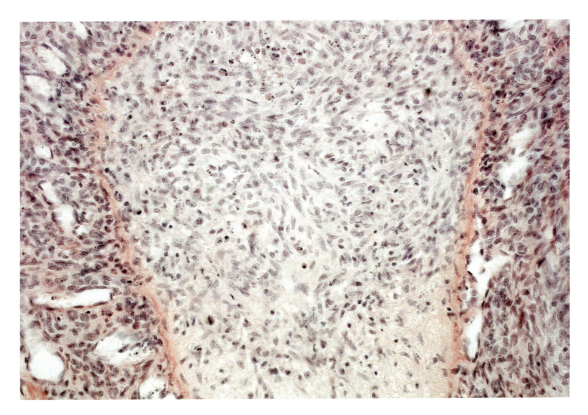

*Figuur 24.13 LM-opname van een atretische follikel in een vergevorderd stadium van degeneratie (konijn).*
Let op de verdikte basale membraan en de uitgebreide vascularisatie in de (ex-)theca interna. Uiteindelijk resteert een bindweefsellitteken (collageen; in afbeelding rood en in vivo wit (albicans)). Van Giesonkleuring. Middelsterke vergroting. (opname P. Nieuwenhuis)

diepe enkelvoudige klierbuizen, die tot aan het myometrium reiken. Hun morfologie is sterk afhankelijk van het stadium van de cyclus (zie hierna). De cilindercellen van het epitheel zijn deels trilhaardragend, deels secretoir. In de klierbuizen zijn de trilhaardragende cellen schaars; overigens is het epitheel daar weinig verschillend van dat aan de lumenzijde.

Het bindweefsel van de lamina propria is celrijk en heeft veel amorfe intercellulaire substantie.

Het endometrium kan in twee zones worden verdeeld (fig. 24.17):
1 een dikke oppervlakkige laag, de **functionele laag** of **(lamina) functionalis**, die tijdens de menstruatie wordt afgestoten;
2 een dieper tegen het myometrium aan gelegen **basale laag** of **(lamina) basalis**, die bij de menstruatie intact blijft en van waaruit in de volgende cyclus epitheel, klierbuizen en bindweefsel opnieuw uitgroeien.

Vanuit het stratum vasculare, een middenlaag van het myometrium waar zich takken van de a. uterina bevinden, takken twee soorten arteriën af naar het endometrium. De korte **rechte arteriën** (of **basale arteriën**) verzorgen de basale laag van het endometrium; zij staan niet onder hormonale invloed en blijven derhalve intact bij de menstruatie. De tweede soort arteriën, zogeheten **spiraalarteriën** ('coiled helical arteries'), verzorgen de functionele laag. Zij komen tot ontwikkeling onder invloed van door het ovarium geproduceerde oestrogeen en progesteron.

### Myometrium

Het myometrium is de dikste van de drie lagen en bestaat uit bundels glad spierweefsel gescheiden door bindweefsel. De bundels gladde spiercellen zijn in drie onduidelijk van elkaar gescheiden lagen geordend; in de binnenste en de buitenste daarvan zijn de spiervezels overwegend longitudinaal gericht. De middelste laag is rijk aan vaten (a. uterina) en wordt het **stratum vasculare** genoemd. Gedurende de

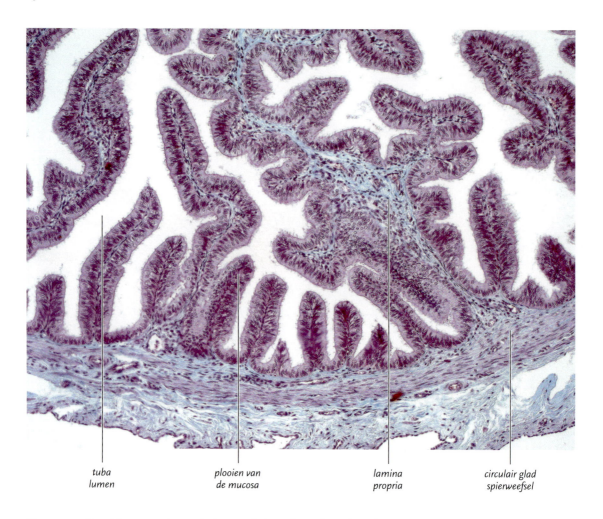

tuba lumen    plooien van de mucosa    lamina propria    circulair glad spierweefsel

*Figuur 24.14 Overzicht van een doorsnede door een deel van de wand van de oviduct.*
Let op de sterk geplooide mucosa en de dikke spierlaag. Mallorykleuring. Middelsterke vergroting. (opname P. Nieuwenhuis)

zwangerschap neemt de myometriummassa met een factor twintig toe; na de partus keert deze weer terug tot zijn oorspronkelijke afmetingen, onder meer door apoptotisch verval van spiercellen. De expansieve groei van de spiermassa in de zwangerschap komt tot stand door deling (hyperplasie) én groei (hypertrofie) van bestaande spiercellen. Of hierbij ook transformatie van bindweefselcellen tot spiercellen plaatsvindt, is nog steeds een punt van discussie.

In het bindweefsel van het myometrium komen fibroblasten, macrofagen en mestcellen voor; het vezelmateriaal bestaat in hoofdzaak uit collageen type I.

### Menstruele cyclus

De ovariële hormonen **oestrogeen** en **progesteron**, die onder invloed van de hypofyse worden uitgescheiden, veroorzaken in het endometrium de typische cyclische veranderingen die horen bij de **menstruele cyclus** (fig. 24.31). De duur van één cyclus is bij de mens gemiddeld 28 dagen. De menstruele cycli beginnen gewoonlijk tussen het 12e en 15e levensjaar (menarche) en duren tot de leeftijd van omstreeks 50 jaar (menopauze).

De dag waarop de bloeding verschijnt, wordt om praktische redenen als eerste dag van de menstruele cyclus beschouwd.

In één cyclus kunnen de volgende fasen worden onderscheiden:

1. de **menstruele fase** van de 1e tot en met de 4e dag van de cyclus;
2. de **proliferatiefase (folliculaire fase)** van de 5e tot en met de 14e dag;
3. de **secretiefase (luteale fase)** van de 15e tot en met de 28e dag.

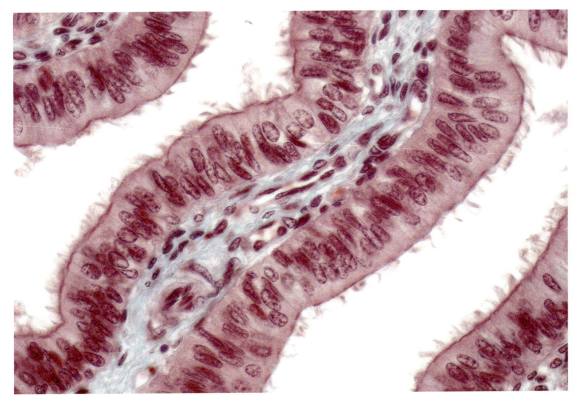

*Figuur 24.15 LM-opname van mucosale plooien in het tuba lumen.*
De lamina propria, waarin zich bindweefsel en capillairen bevinden, wordt bedekt door eenlagig cilindrisch epitheel waarin trilhaarcellen en secretoire cellen (helder cytoplasma, in dit stadium sporadisch. Zie ook fig. 24.16). Mallorykleuring. Hoge vergroting. (opname P. Nieuwenhuis)

De duur van elke fase kan sterk variëren en de gegeven perioden zijn slechts gemiddelde waarden. Het tijdstip van de **ovulatie**, die de beide laatste fasen scheidt, kan variëren, met de 8e en de 20e dag als uitersten. Variaties in de **lengte van de cyclus** betreffen vooral de lengte van de proliferatiefase; de secretiefase heeft over het algemeen een meer constante lengte van 13-15 dagen.

**Menstruele fase (dag 1-4)**. Indien de eicel niet bevrucht wordt en er dus geen innesteling plaatsvindt, zal de spiegel van progesteron en oestrogeen plotseling dalen aan het einde van de functionele levensduur van het corpus luteum (12-14 dagen). Het gevolg hiervan is een snelle desintegratie van de functionele laag van het endometrium. Deze wordt aan het eind van de secretiefase ingeleid door een intermitterende constrictie van de spiraalarteriën (ischemische fase), waardoor de bloedvoorziening naar de functionele laag wordt afgesloten. Dit leidt tot massale ischemie in het slijmvlies, waarbij ook de vaatwanden worden aangetast, vandaar de bloedingen. Het slijmvlies wordt, met uitzondering van de basale laag, in losse slierten afgestoten. Er is dan tijdelijk een defecte binnenbekleding van de uterus.

**Proliferatiefase** of **folliculaire fase (oestrogene fase) (dag 5-14)**. Na de menstruatie is van het endometrium slechts de afzonderlijk door de basale arteriën gevasculariseerde **basale laag** overgebleven. Hierin liggen ook de blinde uiteinden van de uterusklieren. De proliferatiefase valt samen met de fase waarin zich in het ovarium een aantal follikels ontwikkelen, die oestrogenen produceren. De epitheelcellen in de blinde uiteinden van de endometriumklieren vermenigvuldigen zich door mitose voor de opbouw van de klierbuizen en herstel van het oppervlakteepitheel. De delingsactiviteit gaat gedurende de hele proliferatiefase door (fig. 24.17). Tegelijkertijd neemt ook het stroma van het endometrium in omvang toe, waarin een nieuwe generatie spiraalarteriën uitgroeit. Aan het einde van de proliferatiefase zijn de endometriumklieren vrijwel rechte, nauwe buizen (fig. 24.18). In het basale cytoplasma van de epitheelcellen begint

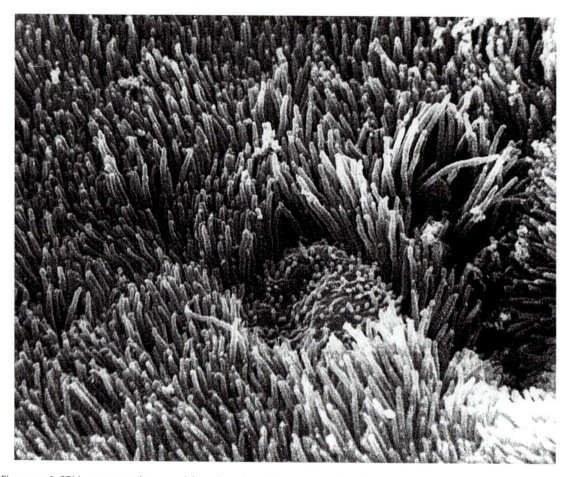

*Figuur 24.16 SEM-opname van het oppervlak van het tuba-epitheel kort voor de ovulatie.*
*Er is een dichte bezetting met cilia; in het midden een secretoire cel met korte microvilli. 2000 ×. (opname K.R. Porter)*

zich glycogeen op te hopen. De dikte van het endometrium bedraagt nu 2 à 3 mm.

**Secretiefase** of **luteale fase (progestatieve fase) (dag 15-28)**. Deze fase begint op het moment van de ovulatie en komt tot ontwikkeling onder invloed van het progesteron uit het corpus luteum. De klierbuizen krijgen een gekronkeld aspect: beeld van zogeheten 'zaagtandklieren'. Hun lumen wordt wijder door de ophoping van secreet (fig. 24.18 en 24.19). Het endometrium verkrijgt in deze fase door vergroting van de klierbuizen en door een oedeemachtige zwelling van het stroma zijn maximale dikte van ongeveer 8 mm. De kliercellen bevatten veel glycogeen dat zich eerst tussen de kern en de basis van de cel bevindt, maar later aan de apicale zijde van de cel komt te liggen. Dit wordt tezamen met glycoproteïnen naar het lumen uitgescheiden. In het stroma zijn de spiraalarteriën nu maximaal uitgegroeid. Mitosen in de kliercellen of het stroma zijn schaars tijdens de secretiefase.

Het **regeneratievermogen** van het uterusslijmvlies is zeer groot; bij lokale verwijdering van het gehele slijmvlies tot aan het myometrium (bijvoorbeeld bij een curettage) is volledige regeneratie mogelijk vanuit de korte stukken klierbuis, die tot in het myometrium reiken.
De morfologische patronen van het uterusslijmvlies tijdens de respectieve fasen van een cyclus zijn zo karakteristiek dat vroeger een endometriumbiopt of curettage werd gebruikt om het cyclusstadium en bepaalde hormonale effecten vast te stellen. Voor de diagnostiek van infertiliteit en de opsporing van eventuele oorzaken van **menstruatiestoornissen** staan tegenwoordig andere technieken ter beschikking.

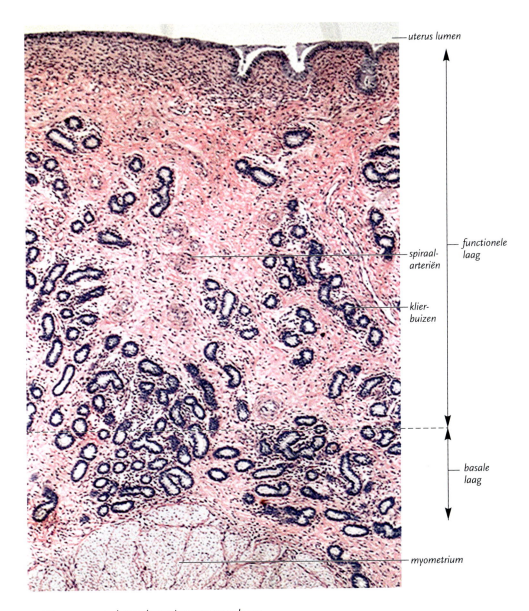

*Figuur 24.17 LM-opname van het endometrium van een schaap.*
Het hier getoonde beeld komt overeen met de proliferatiefase bij de mens. Van Giesonkleuring. Lage vergroting. (opname P. Nieuwenhuis)

Wanneer **geen bevruchting** plaatsvindt, zal tegen het einde van de secretiefase de oestrogeen- en progesteronspiegel snel dalen, met ischemie van de functionele laag van het endometrium als gevolg (zie hiervóór), waarna de menstruatie volgt en een nieuwe cyclus begint.

## Cervix uteri

Dit is het onderste (distale) deel van de uterus, dat ongeveer als het bovenstuk van een peer toeloopt en met het vrije uiteinde (portio vaginalis) in de vagina uitsteekt (fig. 24.1).

Het **slijmvlies (endocervix)**, dat het circa 3 cm lange cervixkanaal bekleedt, is continu met het slijmvlies van het corpus uteri. Bij het **ostium cervicis uteri externum**, de uitwendige opening van het nauwe cervixkanaal, eindigt het eenlagig cilinderepitheel dat de uterus en het cervixkanaal bekleedt; het gaat over in het meerlagig plaveiselepitheel (ectocervix) dat de wand van de vagina bekleedt.

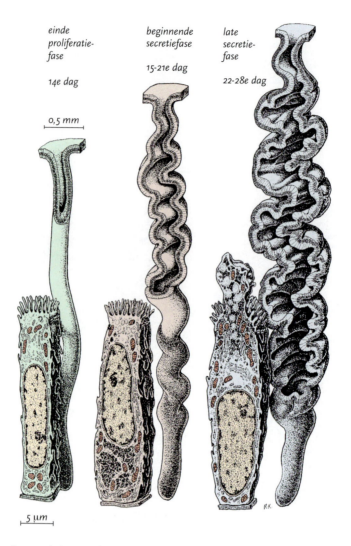

*Figuur 24.18 Illustratie van de veranderingen in de uterusklieren (boven) en het daarbij behorende aspect van de epitheelcellen (onder) gedurende de verschillende fasen van de menstruele cyclus.*
Aan het einde van de proliferatiefase zijn de klieren rechte buizen en hun cellen vertonen geen tekenen van secretoire activiteit. In de beginnende secretiefase beginnen de klieren te kronkelen en basaal in de epitheelcellen hoopt zich glycogeen op. In de gevorderde secretiefase zijn de klierbuizen sterk gekronkeld en onregelmatig van diameter: de epitheelcellen zijn sterk secretoir actief ('zaagtandklieren'). De maatstreep geeft resp. afmetingen weer. (bron: Krstic 1991)

De histologische structuur van het cervicale deel van de uterus verschilt duidelijk van die van het corpus uteri; er is alleen vlak bij het corpusgedeelte nog enig spierweefsel aanwezig. Het **oppervlakkige eenlagige cilinderepitheel** heeft naast slijmvormende cellen ook trilhaarcellen, die in de richting van de vagina slaan. De **mucosa** heeft vertakte **cervixklieren** met hoogcilindrische cellen (fig. 24.20) (zogeheten 'gevederde' cervixklieren), die veranderingen tonen parallel aan de ovariële cyclus, hetgeen vooral met een variatie in de consistentie van het secreet tot uiting komt.

Het secreet van de cervix speelt een rol bij de bevruchting. Rond de ovulatie is het dun vloeibaar, zodat spermatozoa daardoorheen gemakkelijk het uteruslumen kunnen bereiken. Gedurende de secretiefase van de uterus (tijdens de tweede helft van de cyclus) en tijdens de zwangerschap wordt het cervixsecreet onder invloed van het progesteron meer viskeus en vormt het een slijmprop, zodat spermatozoa (maar ook micro-organismen!) moeilijker tot de uterus kunnen doordringen. In deze periode fungeert het secreet dus als een barrière. De wand, die hoofd-

24 HET VROUWELIJK VOORTPLANTINGSSYSTEEM 635

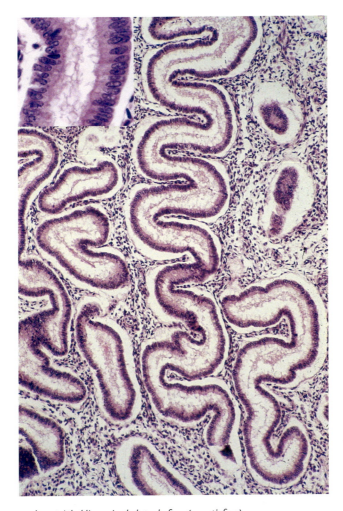

*Figuur 24.19 LM-opname van endometriële klieren in de luteale fase (secretiefase).*
In dit stadium worden de klierbuizen sterk gekronkeld ('zaagtandklieren') en vult hun lumen zich met secreet, afkomstig van het klierbuisepitheel. Het bindweefsel is licht oedemateus. HE-kleuring. Middelsterke vergroting.
*Inzet* Klierbuisepitheel langs centraal lumen bij hoge vergroting.

zakelijk uit bindweefsel bestaat, wordt tegen het einde van een zwangerschap onder hormonale invloed (relaxine) sterk rekbaar.

De grens tussen de epitheeltypen van de uterus en de vagina verloopt grillig en varieert in positie. Bij een jong meisje ligt deze grens juist binnen het cervixkanaal, tijdens de geslachtsrijpe periode juist op de ectocervix, na de menopauze weer in het cervixkanaal (fig. 24.21). De situatie in deze zone en de plaats van de epitheelovergang worden beïnvloed door hormonale factoren, trauma en ontsteking, zwangerschap en bevalling. Het is een predilectieplaats voor de ontwikkeling van het frequent voorkomende **cervixcarcinoom**, dat door middel van een uitstrijkje (gekleurd volgens Papanicolaou) kan worden opgespoord.

Hoewel vaak voorkomend, is de mortaliteit tegenwoordig laag (8 per 100.000) dankzij regelmatige screening van de cervix (observatie, strijkje). Een aldus verkregen vermoeden van cervixcarcinoom moet altijd door middel van een cervixbiopt worden bevestigd (of ontkend).

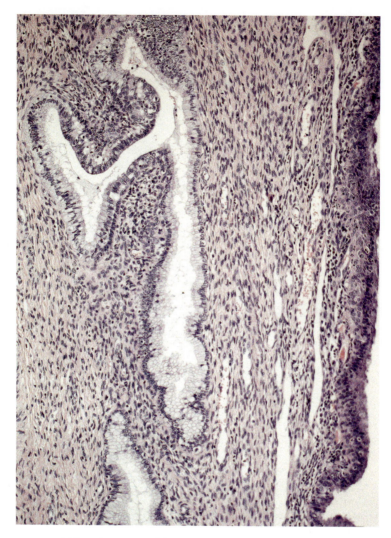

*Figuur 24.20  LM-opname van cervixklieren in een menselijke uterus.*
Let op de hoogcilindrische slijmproducerende epitheelcellen in de sterk vertakte klierbuizen. Aan de rechterzijde wordt het preparaat begrensd door het epitheel van het cervicale kanaal. HE-kleuring. Lage vergroting. (opname P. Nieuwenhuis)

Indien een uitvoergang van een cervixklier geblokkeerd raakt in het grensgebied tussen beide epitheeltypen, zwellen de betreffende klierbuizen door ophoping van secreet sterk op en worden tot grote cysten, die bekendstaan als **ovula Nabothi** (eieren van Naboth) (ooit, in het begin van de achttiende eeuw, door de, verder tamelijk onbekend gebleven, ontdekker aangezien voor menselijke eieren).

### De vagina

De wand van de vagina (spreek uit: vagína) is opgebouwd uit drie lagen: een **mucosa** (fig. 24.22), een **muscularis** en een **adventitia**. Behalve in het voorste deel (het vestibulum, zie hierna) monden in de vagina geen klieren uit. Het vocht dat op het slijmvlies voorkomt, is een transsudaat uit de bloedvaten, vermengd met slijm uit de cervixklieren.

Het **epitheel** van de **mucosa** is bij een geslachtsrijpe vrouw 150-200 μm dik en bestaat uit parakeratotisch (niet-verhoornend) meerlagig plaveiselepitheel (fig. 24.22).

## 24 HET VROUWELIJK VOORTPLANTINGSSYSTEEM

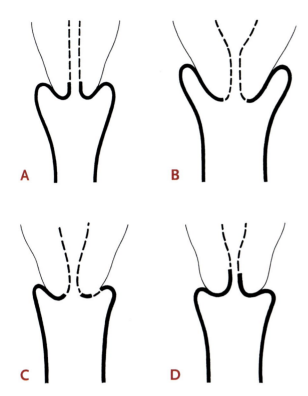

Figuur 24.21 Verhoudingen ten aanzien van het eenlagig cilinderepitheel (endometrium, gestippeld) en meerlagig plaveiselepitheel (vagina, dikke lijn) bij cervicaal kanaal, portio vaginalis uteri en vagina gedurende het leven (zie tekst).
A  Toestand in de kinderjaren vóór de puberteit.
B  Geslachtsrijpe periode.
C  Geslachtsrijpe periode, met een stukje cilinderepitheel te midden van meerlagig plaveiselepitheel op de portio.
D  Toestand in de menopauze. (bron: J. James)

### Beschermingsmechanismen tegen opstijgende infecties

Gezien de weg die een eicel na ovulatie te gaan heeft, is er een open verbinding tussen de buikholte en de buitenwereld met het risico van opstijgende infecties, die de buikholte zouden kunnen bereiken. Een drietal mechanismen slaagt er onder normale omstandigheden meestal zeer goed in dit te voorkomen. Deze mechanismen zijn:
1  de lage pH in de vagina;
2  de slijmprop in de cervix uteri;
3  de peristaltiek en de trilhaarslag in de eileider.

### Cytologie van de vaginale uitstrijk

Door middel van een uitstrijkpreparaat van het vagina-epitheel met kleuring volgens Papanicolaou of Schorr is een beeld te verkrijgen van de celtypen die in de uitstrijk voorkomen en daardoor ook van het hormoonpatroon van de vrouw. Een dergelijke uitstrijk wordt ook gebruikt voor het opsporen van cervixcarcinoom, omdat dan losse kankercellen in de uitstrijk gaan voorkomen.

Onder normale omstandigheden wordt het celbeeld van een uitstrijkpreparaat bepaald door de van het oppervlak van het vagina-epitheel losgelaten cellen. Hierin onderscheidt men vijf typen (fig. 24.22, 24.23):
1  basale cellen;
2  parabasale cellen (juist boven de basale laag);
3  cellen uit het midden;
4  cellen die de eerste tekenen van verhoorning tonen;
5  acidofiele (eosinofiele) cellen, met een sterkere graad van verhoorning.

Onder invloed van oestrogenen (proliferatiefase) is de differentiatie van het vaginale epitheel maximaal. De verhoornde oppervlakkige cellen, met een pyknotische kern en een acidofiel cytoplasma (keratine is acidofiel), overheersen dan in de vaginale uitstrijk. In de tweede helft van de cyclus komen, onder invloed van het progesteron, steeds meer kleine, basofiele cellen in de uitstrijkpreparaten voor en treden de eosinofiele cellen steeds minder op de voorgrond. Het wegvallen van de hormonale stimulering na de menopauze, in het bijzonder van de oestrogenen, veroorzaakt een dunner worden van het vaginale epitheel met een geringere verhoorningsgraad. Kleine, min of meer basofiele parabasale cellen domineren in deze situatie de uitstrijk (fig. 24.23).

Onder invloed van oestrogeen (proliferatiefase) wordt het epitheel dikker en worden grote hoeveelheden glycogeen gevormd, die in de cellen worden opgeslagen. Als deze cellen aan het oppervlak loslaten, komt dit glycogeen in het lumen van de vagina terecht, waar het door bacteriën (*Lactobacillus acidophilus,* bacil van Döderlein) wordt afgebroken

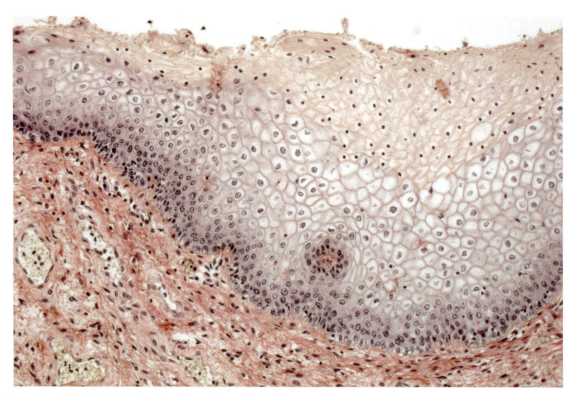

*Figuur 24.22 LM-opname van de vaginale mucosa van de mens.*
Deze bestaat uit een niet-verhoornend plaveiselepitheel met daaronder liggend een lamina propria, waarin bindweefsel en vele bloedvaten. Let op het heldere cytoplasma van de bovenste lagen epitheelcellen als gevolg van glycogeenstapeling. Het epitheel is aan de rechterzijde schuin getroffen, waardoor respectieve differentiestadia van het niet-verhoornend plaveiselepitheel goed zijn te onderscheiden. Van Giesonkleuring. Lage vergroting. (opname P. Nieuwenhuis)

tot onder andere melkzuur. Dit melkzuur is verantwoordelijk voor de lage pH in de vagina en op zijn beurt weer van belang voor het onderhouden van een normale flora. Voor de puberteit en na de menopauze kan, als gevolg van een lage oestrogeenspiegel, de pH in de vagina hoger komen te liggen, zodat de vatbaarheid voor infecties toeneemt. Hierbij speelt ook een rol dat, onder invloed van dezelfde factor (lage oestrogeenspiegel), het epitheel dan doorgaans dunner is.

De sterk doorbloede **lamina propria** van de mucosa bestaat uit losmazig bindweefsel met elastische vezels. Tussen de cellen treft men veel lymfocyten en neutrofiele granulocyten aan; tijdens bepaalde fasen van de menstruele cyclus dringen deze twee celsoorten door het epitheel naar het lumen. De mucosa bevat vrijwel geen sensorische zenuweindigingen.

De **muscularis** van de vagina bestaat in hoofdzaak uit longitudinaal verlopende bundels glad spierweefsel. Enkele circulaire bundels liggen vooral in de binnenste laag, dicht onder de mucosa.

Buiten de muscularis ligt een **adventitia** van dicht bindweefsel met veel elastische vezels; deze laag verbindt de wand van de vagina met de omliggende weefsels. De grote elasticiteit van de vagina berust op de rijkdom aan elastinevezels in het bindweefsel. In de adventitia komen verder een uitgebreide veneuze plexus, zenuwbundels en groepen van zenuwcellen voor.

### UITWENDIGE GENITALIA

Dit zijn de **clitoris**, de **labia minora** en de **labia majora** en enkele klieren, die uitmonden in het meest distale gedeelte van de vagina, het **vestibulum**, de ruimte tussen de labia minora.

Er zijn twee groepen klieren:

1. de **glandulae vestibulares majores** (glandulae Bartholini), twee klieren ter grootte van een boon, die elk aan een zijde van het vestibulum liggen;
2. de **glandulae vestibulares minores**, talrijke kleine kliertjes, die vooral rond de urethra en de clitoris liggen. Beide soorten klieren zijn van het muceuze type.

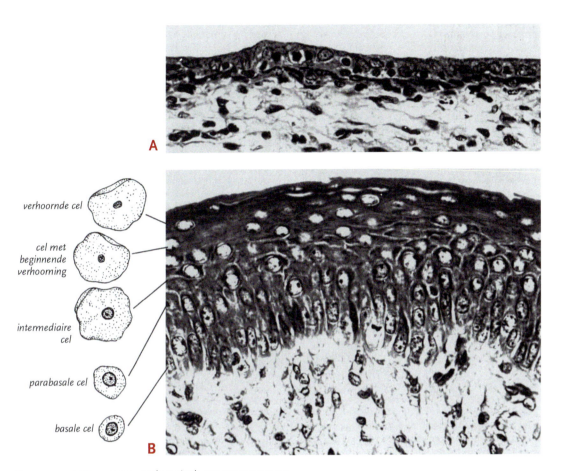

*Figuur 24.23 LM-opnamen van de vaginale mucosa van een rat.*
A   In afwezigheid van oestrogene stimulatie.
B   In aanwezigheid van oestrogene stimulatie.
Het aspect van de van het oppervlak afgestoten epitheelcellen hangt af van de graad van deze stimulatie: hoe sterker deze is, hoe meer de cellen afgeplat en eosinofiel worden en hoe sterker de kern wordt verdicht (illustraties links).

De klieren bevochtigen met hun alkalische secreten de ingang van de vagina en maken het daardoor gemakkelijker voor de penis om tijdens de coïtus binnen te dringen.

Zowel naar embryonale herkomst, als naar histologische structuur, kan de **clitoris (kittelaar)** beschouwd worden als een orgaan dat homoloog is met de penis. Het bestaat uit twee zwellichamen, die uitkomen in een rudimentaire **glans clitoridis** met een preputium. De clitoris wordt bekleed door een meerlagig plaveiselepitheel en bevat een groot aantal sensibele tastlichaampjes.

De **labia minora** zijn huidplooien met een kern van spongieus weefsel dat doortrokken is van elastische vezels. De cellen in het meerlagige plaveiselepitheel van de kleine schaamlippen bevatten veel melanine. De verhoornende laag aan het oppervlak is dun; talgklieren komen aan beide zijden van de labia voor.

De **labia majora** zijn huidplooien met vrij veel vetweefsel en een dunne laag glad spierweefsel. Het epitheel aan de binnenzijde lijkt op dat van de labia minora, de buitenzijde is bedekt met een orthokeratotisch verhoornende epidermis en draagt dikke gekrulde haren. Zweet- en talgklieren komen aan beide zijden van de labia majora in grote getale voor.

De uitwendige genitalia zijn rijk voorzien van vrije zenuwuiteinden, alsook van zenuweindlichaampjes.

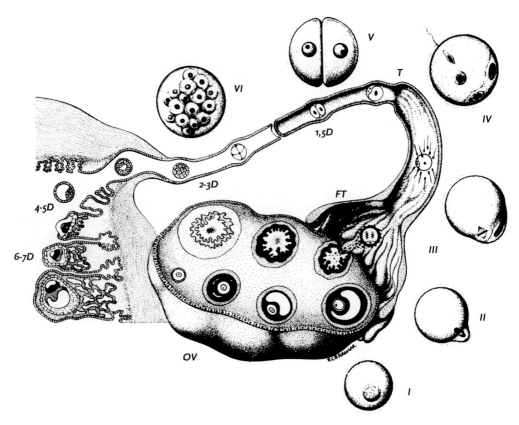

*Figuur 24.24 Overzicht van ovulatie, bevruchting, klieving en innesteling van een ovum bij de mens.*
Vanuit het ovarium (OV) komt een ovum met corona radiata uit een Graafse follikel vrij, dat in het infundibulum met de fimbriae (FT) van de tuba (T) wordt opgevangen.
I   Eicel in het stadium van primaire oöcyt.
II  Vanuit het stadium van primaire oöcyt is nog in de groeiende follikel de eerste meiotische deling ingezet in de preovulatoire toestand.
III Hierbij is een secundaire oöcyt met het eerste poollichaampje ontstaan.
IV  Iets verderop in de tuba bereiken spermatozoa de eicel in deze toestand, waarbij na het indringen van het 'uitverkoren' spermatozoön de tweede meiotische deling wordt afgemaakt en een tweede poollichaampje wordt gevormd.
V   Na anderhalve dag komt de eerste klievingsdeling op gang tijdens het verdere transport van de bevruchte eicel.
VI  Na twee tot drie dagen is het morulastadium bereikt. De blastocyste die hieruit ontstaat, is na vier tot vijf dagen in de uterusholte geraakt; na zes tot zeven dagen is de implantatie (nidatie) voltooid.
(bron: J. James)

## ZWANGERSCHAP EN PLACENTA

### Oorsprong en rijping van oöcyten; bevruchting

De voorlopers van de oöcyten, de **primordiale geslachtscellen**, ontstaan tijdens de embryonale ontwikkeling in het entoderm van de dooierzak, vanwaar zij naar het ovarium migreren. Zij vermeerderen zich **mitotisch**. Rond de 20e week van het embryonale leven zijn er 4-6 miljoen. Dit aantal loopt hierna terug door massale atresie: bij een pasgeboren meisje zijn er 1-1,5 miljoen eicellen, terwijl bij de menarche nog 300.000-400.000 primordiale follikels over zijn. De **primaire oöcyten (oöcyt I)** in de primordiale, primaire, secundaire en antrale follikels zijn te vergelijken met de primaire spermatocyten in de tubuli seminiferi (fig. 24.4). Zij verschillen hiervan echter essentieel doordat zij in het dictyoteenstadium van de eerste **meiotische** deling blijven, die pas kort voor de ovulatie wordt voltooid. Hierbij ontstaan de **secundaire oöcyt (oöcyt II)** en het eerste poollichaampje **(polocyt I)**, dat naast de oöcyt II binnen de zona pellucida komt te liggen (fig. 24.4 en 24.24). Deze

> Wanneer bij de eerste klieving de beide delingsproducten niet bijeen blijven, ontstaat een eeneiige (monozygote) tweeling, die minder vaak voorkomt dan de reeds eerder vermelde twee-eiige (dizygote) tweeling. **Grote meerlingen** (drielingen en meer) zijn vaak combinaties van monozygote en dizygote bevruchtingen.

cel gaat later verloren. De oöcyt II begint wel aan de meiose II, maar deze blijft tot de bevruchting in metafase. Daar de asymmetrische deling in een eicel en een poollichaampje zich bij de tweede deling zal herhalen, is het eindproduct van de twee trappen van de meiose slechts één haploïde eicel (fig. 24.4). Dit in tegenstelling tot het overeenkomstige proces bij mannelijke geslachtscellen, waarbij uit één spermatocyt I vier gelijkwaardige spermatiden ontstaan.

De **bevruchting** bestaat uit het binnendringen van één, en niet meer dan één, spermatozoön in de eicel. Nadat een actief spermatozoön de eicel dicht is genaderd, vindt, na penetratie van de corona radiata, binding plaats van bepaalde membraaneiwitten van de zaadcel aan glycoproteïnen van de zona pellucida. Hierdoor wordt een acrosoomreactie in de betreffende zaadcel opgewekt (hoofdstuk 23), waarna deze met een adequate enzymuitrusting de zona pellucida kan penetreren en de kop van het spermatozoön in de eicel doordringt. Als gevolg van dit contact tussen spermatozoön en eicel treedt een **corticale reactie** op, waarbij uit de granula in het perifere cytoplasma van de eicel enzymen vrijkomen, die receptoren voor aanhechting van spermatozoa aan de zona pellucida vernietigen. Hier ligt dus de verklaring voor het feit dat steeds slechts één zaadcel kan penetreren. De zona pellucida speelt zo een centrale rol bij de bevruchting, zowel bij de binding van spermatozoa, het opwekken van een acrosoomreactie, als het blokkeren van polyspermie.

### Implantatie (nidatie) van het bevruchte ei

Bij de mens vindt de bevruchting normaliter plaats in de ampulla van de tuba of bij de overgang van ampulla naar isthmus (fig. 24.24). De eerste klievingen vinden ongeveer 1,5 dag na de bevruchting plaats tijdens het transport door de tuba. Na 2-3 dagen bestaat de conceptus uit een **morula** van 16-32 cellen (blastomeren). De omvang van deze celklomp is dan ongeveer gelijk aan die van de oorspronkelijke eicel (fig. 24.24 bovenaan). Het gaat bij de snel opeenvolgende klievingsdelingen meer om opdelen dan delen: er is geen tussentijdse eiwitsynthese in een $G_1$-fase.

Bij de verdere ontwikkeling van de jonge vrucht ontstaat in de morula een holte tussen de blastomeren; deze vormen nu een blaasje, de **blastocyste**. Rond de holte rangschikken de blastomeren zich dan in twee lagen: een buitenlaag, de **trofoblast**, en een enigszins in het lumen uitpuilende **binnenste celmassa** ('inner cell mass'), waaruit zich uiteindelijk het embryo zal ontwikkelen. Dit stadium wordt op ongeveer de 4-5e dag na de bevruchting bereikt. In de uterusholte aangekomen (fig. 24.24), komt de blastocyste, die inmiddels al uit enkele honderden cellen bestaat, in contact met het endometrium dat zich in de secretiefase bevindt. De cellen van de trofoblast dringen, via het uterusepitheel, het endometrium binnen en voltrekken zo de **innesteling** of **nidatie**. Waarschijnlijk spelen door de trofoblast afgegeven lytische enzymen hierbij een rol. Deze **interstitiële nidatie**, dat wil zeggen in het bindweefsel van het endometrium, komt alleen voor bij de mens en de aap. Omstreeks de 10-11e dag is het embryo geheel in het endometrium verzonken, waardoor het beschermd en van voeding voorzien wordt. Hierna sluit het epitheel zich over het 'defect' (fig. 24.25).

De innesteling kan overal in de uteruswand plaatsvinden, maar treedt het meest op in de achterwand aan de bovenzijde.

> In sommige gevallen vindt innesteling plaats vlak boven het ostium internum van de cervix. In dit geval bevindt de placenta zich tussen het embryo en de vagina, waardoor de baringsweg wordt geblokkeerd. Deze situatie, geheten **placenta praevia**, dient tijdig door de arts/verloskundige herkend te worden. Bevalling geschiedt in deze gevallen altijd door middel van sectio caesarea (keizersnede).

Gedurende de nidatie differentieert de trofoblast zich in twee lagen (fig. 24.25 en 24.26):
1. een **syncytiotrofoblast** aan de buitenzijde, ontstaan door versmelting van de cellen van deze laag tot een syncytium waarin vele grote kernen liggen;
2. een hierbinnen gelegen **cytotrofoblast**, een onregelmatige laag van eenkernige cellen. Deze cellen worden ook wel als **Langhanscellen** aangeduid.

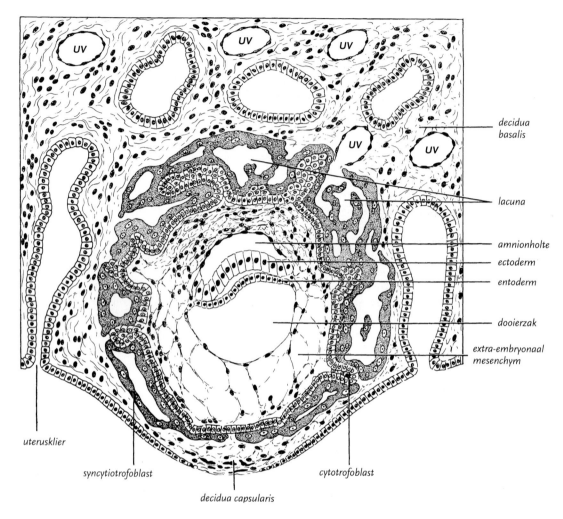

Figuur 24.25 *Schematische weergave van een menselijk embryo van twaalf dagen.*
Hierbij wordt ook de ligging van het embryo in het endometrium (na de implantatie decidua genoemd) duidelijk gemaakt.
Duidelijk zijn de twee kiembladen te zien.
UV: uteriene vaten, waarvan er een uitmondt in een lacuna, waardoor deze ruimten met bloed worden gevuld.

De syncytiotrofoblast groeit met grillig gevormde uitlopers uit in het endometrium. In deze uitlopers ontstaan holten (**lacunen**), zodat een sponsachtige massa ontstaat (fig. 24.25). Deze holten zijn dus met syncytiotrofoblast bekleed. Tegelijkertijd worden door lytische enzymen van de syncytiotrofoblast arteriën en venen van het endometrium geopend, waarbij het vrijkomende bloed in deze lacunen terechtkomt. Door het drukverschil tussen arteriën en venen ontstaat er een continue bloedstroom van de arteriën via de lacunen naar de venen.

### Ontwikkeling van de placenta

Na de implantatie van het embryo ondergaat het endometrium, dat nu **decidua** (= hetgeen wordt afgestoten) wordt genoemd, sterke veranderingen. De decidua wordt onderscheiden in een **decidua basalis**, dat is de laag tussen het embryo en het myometrium, een **decidua capsularis** tussen het embryo en het uteruslumen en een **decidua parietalis**, die de rest van het cavum uteri bekleedt (fig. 24.27).

Aan de zijde van de decidua basalis groeit de trofoblast het sterkst. Hier ontstaan lange uitstulpingen, de **primaire villi**, die in het begin van de zwangerschap bestaan uit een kern van cytotrofoblast, omgeven door een laag syncytiotrofoblast. In dit stadium

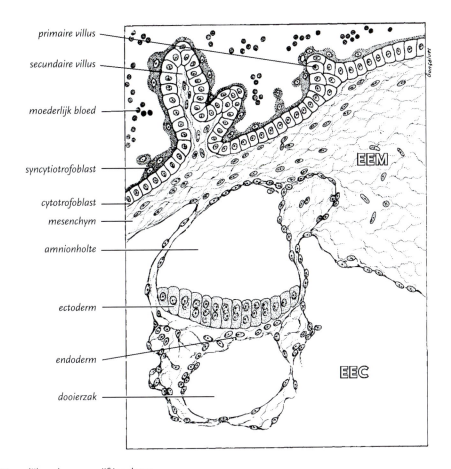

*Figuur 24.26 Menselijk embryo van vijftien dagen.*
Linksboven een secundaire villus (chorionvlok) die uitsteekt in een lacune, gevuld met moederlijk bloed.
EEM: extra-embryonaal mesenchym; EEC: extra-embryonaal coeloom.

van de embryonale ontwikkeling verschijnt ook het extra-embryonale mesenchym dat een bijdrage gaat leveren aan de vorming van de embryonale vliezen en de placenta: het vormt samen met de trofoblast het **chorion**.

Aan de kant van de decidua capsularis ontstaan weinig vlokken (**chorion laeve** of glad chorion). Halverwege de zwangerschap komt de decidua capsularis in contact met de tegenoverliggende decidua parietalis. De bedekkende epitheellagen atrofiëren, zodat het chorion laeve met het stroma van de decidua parietalis vergroeit; het cavum uteri is dan geheel verdwenen.

Aan de kant van de decidua basalis wordt het chorion tot **chorion frondosum** (loofrijk). Als het mesenchym de primaire villi binnendringt, worden deze tot **secundaire villi** of **chorionvlokken** (fig. 24.28). Later vormen zich in dit mesenchym bloedvaten, die vervolgens in contact treden met de bloedvaten van het embryo. Vanaf dat moment zorgt een foetale circulatie voor het transport van stoffen, die via syncytiotrofoblast en cytotrofoblast uit het moederlijke bloed in de **intervilleuze ruimte** zijn opgenomen, naar de weefsels van het zich ontwikkelende embryo (fig. 24.28 en 24.30).

> In principe kan een zich ontwikkelend embryo beschouwd worden als een voor de moeder **'lichaamsvreemd' transplantaat**. Het is nog steeds niet duidelijk hoe dit genetisch gedeeltelijk lichaamsvreemde element door het moederlichaam wordt geaccepteerd, zonder dat het immunologisch apparaat zodanig in het geweer komt dat het embryo wordt uitgestoten.

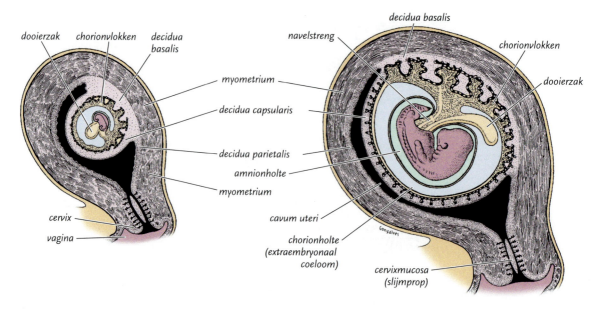

Figuur 24.27 Het ontstaan van de drie deciduagebieden in het endometrium van de baarmoeder met de bijbehorende villi.

## De placenta

De placenta is een tijdelijk orgaan dat alleen wordt gevonden bij zoogdieren op de plaats waar uitwisseling van stoffen tussen de foetus en moeder plaatsvindt. De placenta bestaat uit een foetaal deel, het **chorion**, en een moederlijk deel, de **decidua basalis**. Daarmee is de placenta een uniek orgaan dat is opgebouwd uit cellen van twee verschillende individuen.

### *Het foetale deel: chorionplaat en vlokken*

De basisstructuur van de placenta bestaat uit het chorion. Dit vormt een **chorionplaat**, waaraan de **chorionvlokken** ontspringen. Op doorsnede bestaan deze vlokken, in een jonge placenta, uit een kern van **bindweefsel** (extra-embryonaal mesenchym), de **cytotrofoblast** (Langhanscellen) en de **syncytiotrofoblast**.

De **cytotrofoblastcellen**, die vooral bij de jonge placenta een sterke mitoseactiviteit tonen, zijn te beschouwen als stamcellen voor de syncytiotrofoblast, waarmee delingsproducten van de cytotrofoblast regelmatig fuseren. Wanneer in een later ontwikkelingsstadium de mitoseactiviteit in deze binnenlaag geleidelijk tot staan komt, neemt hun aantal sterk af, al blijven tot het eind van de zwangerschap kleine groepjes cytotrofoblastcellen tegen de syncytiotrofoblast aanwezig (fig. 24.29 en 24.30).

In tegenstelling tot het weinig gedifferentieerde karakter van de cytotrofoblastcellen is de **syncytiotrofoblast** hoog gespecialiseerd voor de complexe taken van deze laag: selectieve opname van stoffen uit het moederlijk bloed en daarnaast de uitoefening van verschillende synthetische functies, zoals vorming en uitscheiding van steroïd- en eiwithormonen. Het vrije oppervlak van deze laag is dicht bezet met fijne microvilli. Tussen de microvilli zijn veel 'coated pits' te zien als teken van receptorgemedieerde endocytose, evenals beelden van andere endocytoseactiviteit; tevens zijn er tekenen van exocytose. Het cytoplasma is elektronendicht en toont een uitgebreid RER en vrije ribosomen. Er zijn veel verspreid liggende Golgi-complexen; mitochondriën kunnen zowel tubulaire als gewone dwarse cristae hebben. Er zijn wel vetdruppeltjes, maar het voor steroïdsecernerende cellen zo karakteristieke SER ontbreekt.

Naar het **stroma** van de villi wordt de cytotrofoblast-syncytiotrofoblast afgegrensd door een **lamina basalis** en daaronder een laag van dunne collagene vezels.

Tegen het einde van de zwangerschap wordt de trofoblastlaag steeds dunner; op sommige plaatsen dringen foetale bloedvaten door deze laag heen, zodat deze nog slechts door een gemeenschappelijke lamina basalis van een dunne laag (syncytio)trofoblast gescheiden zijn (placentabarrière, zie hierna).

Het centrum van de villi bevat wijde capillairen, die later in de zwangerschap een relatief groter volume gaan innemen. In het stroma komen enkele verspreide gladde spiercellen voor en **cellen van Hofbauer** met een grote ronde kern, die waarschijnlijk een fagocyterende functie hebben (fig. 24.30).

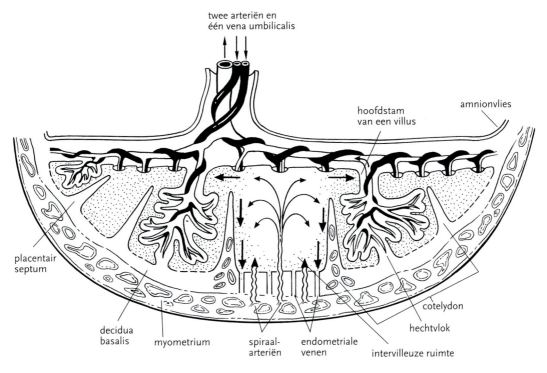

Figuur 24.28 *Schematische weergave van de structuur van een humane placenta.*
De pijlen geven de richting aan van de bloedstroom: van de deciduale arteriën naar de intervilleuze ruimte en terug naar de deciduale venen. Deze richting wordt bepaald door het verschil in druk tussen het arteriële en het veneuze stelsel. NB De foetale en de moederlijke circulatie blijven steeds geheel van elkaar gescheiden. (bron: Heineman et al.)

Zij komen frequenter voor in de jonge placenta. De meeste chorionvlokken reiken met hun vertakkingen niet tot aan de decidua basalis; zij hangen vrij in de **intervilleuze ruimte** waar het moederlijk bloed doorheen stroomt. Andere, wat grotere villi, reiken aan de overzijde tot in de decidua basalis en zijn daarin verankerd door middel van celmassa's van de syncytiotrofoblast. Zulke vlokken worden **hechtvlokken** of **stamvlokken** ('stem villi') genoemd (fig. 24.28).

Uitgaande van deze stamvlokken kan het foetale deel van de placenta worden onderverdeeld in zogeheten **cotyledonen** (cotyledo = kommetje), dat wil zeggen een stamvlok met zijn bijbehorende vlokken.

### Het moederlijke deel: basale plaat en septa

Dit deel van de placenta, de **decidua basalis**, levert het arteriële bloed voor de lacunen, de latere intervilleuze ruimte tussen de chorionvlokken, en ontvangt het veneuze bloed dat uit deze lacunen terugstroomt. Moederlijke en foetale circulatie blijven geheel gescheiden. Slechts tegen het einde van de zwangerschap, als de cytotrofoblast van de chorionvlokken niet meer overal een ononderbroken laag vormt en de foetale capillairen lokaal dicht onder de dunne syncytiotrofoblast lopen, kan het gebeuren dat foetale erytrocyten bij een tijdelijke doorbraak van een capillairwand in de intervilleuze ruimte terechtkomen. Zij worden dan met het moederlijke bloed afgevoerd.

> Het feit dat foetale erytrocyten in de moederlijke circulatie terechtkomen, blijkt ook uit de voor de geneeskunde belangrijke omstandigheid dat deze vreemde erytrocyten bij de moeder de vorming van antilichamen opwekken, die weer de placentaire barrière in omgekeerde richting kunnen passeren en in de foetale circulatie aanleiding geven tot de afbraak van erytrocyten (zwangerschapsimmunisatie, Rh- dan wel ABO-antagonisme).

Tijdens de ontwikkeling van de placenta blijven delen van de decidua basalis tussen de zich vanuit de chorionplaat ontwikkelende cotyledonen gespaard en vormen zo de schotvormige **septa placentae** (fig.

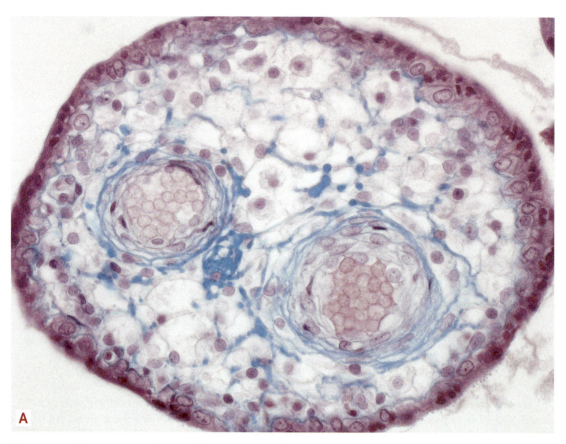

*Figuur 24.29 LM-opnamen van placentavlokken.*
A   In de eerste helft van de zwangerschap. In dit stadium zijn de vlokken bekleed met (van buiten naar binnen) een syncytiotrofoblast (donkere laag) en een cytotrofoblast (lichte cellen). Let op het nog zeer losmazige bindweefsel en de centrale ligging van de foetale vaten.
Mallorykleuring. Middelsterke vergroting. (opname P. Nieuwenhuis)

24.28). Op deze wijze ontstaat een vorm van compartimentalisatie, die echter niet compleet is. Aan de zijkanten van de placenta is de decidua basalis hecht met het chorion verbonden ter plaatse van de zogeheten **randzone** ('marginal zone'). Deze randzone volgt de omtrekken van de placenta en omsluit de veneuze randsinus.

Gedurende de zwangerschap differentiëren sommige bindweefselcellen van de decidua basalis tot **deciduacellen**. Dit zijn grote cellen met een gevacuoliseerd cytoplasma dat glycogeen en lipiden bevat en die een lichtkleurende kern met grote nucleolus hebben. Deze deciduacellen zijn in de eerste helft van de zwangerschap het meest talrijk. Zij produceren **prolactine** en **prostaglandinen** en spelen mogelijk een rol bij de immunologische acceptatie van de conceptus.

Tegen het einde van de zwangerschap heeft de placenta de vorm van een schijf. De navelstreng ontspringt in de regel uit het midden daarvan en vormt de verbinding tussen placentaire en foetale bloedsomloop. De menselijke placenta beschrijft men als **discoïdaal** (schijfvormig) en **hemochoriaal** (villi in direct contact met moederlijk bloed).

Bij de bevalling laat de placenta los uit het moederlijk bed: hierbij gaat ook de decidua basalis mee. Loslating vindt plaats in het gebied tussen het dicht gestructureerde **stratum compactum** en het losser geweven **stratum spongiosum** (vergelijk met de basale laag bij menstruatie) (fig. 24.28).

### Histofysiologie van de placenta
Zuurstofarm en koolzuurrijk bloed uit de foetus bereikt de placenta via twee aa. umbilicales, die zich vertakken tot de kleine arteriën en capillairen in de chorionvlokken. Hier staat het foetale bloed $CO_2$ af en

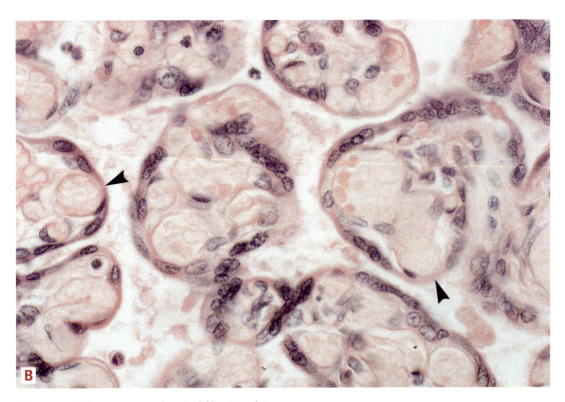

Figuur 24.29 *LM-opnamen van placentavlokken (vervolg).*
B In de tweede helft van de zwangerschap. Foetale vaten (capillairen) zijn nu direct onder de syncytiotrofoblast komen te liggen, soms alleen bedekt door een dun laagje cytoplasma (pijlkoppen). Zie ook fig. 24.30. Op sommige plaatsen zijn nog celkernen van de cytotrofoblast (heldere kernen) zichtbaar. Mallorykleuring. Middelsterke vergroting. (opname P. Nieuwenhuis)

neemt het zuurstof en voedingsstoffen uit het moederlijke bloed op (**uitwisselingsfunctie**).

De **placentaire barrière** tussen het moederlijke en het foetale bloed (fig. 24.30) wordt gevormd door:
1 de syncytiotrofoblast;
2 de cytotrofoblast (op het laatst niet overal aanwezig);
3 de lamina basalis van de trofoblast;
4 het mesenchym (later bindweefsel) van de chorionvlok;
5 de lamina basalis van het foetale capillair;
6 het endotheel van het foetale capillair.

Tegen het einde van de zwangerschap is de dikte van deze barrière op sommige plaatsen tot 3 μm gereduceerd, wanneer alleen de lagen (1), (3)/(5) en (6) nog aanwezig zijn.

De placentabarrière is, als geheel beschouwd, doorlaatbaar voor een groot aantal stoffen. Van moeder naar foetus passeren bijvoorbeeld zuurstof, water, elektrolyten, aminozuren (actief transport), eiwitten, koolhydraten, lipiden, vitaminen, hormonen, sommige antilichamen (IgG wel, IgM niet) en sommige medicamenten, en ook alcohol en nicotine. Van foetus naar moeder passeren onder andere $CO_2$, water, hormonen en producten van de foetale stofwisseling de barrière.

Daarnaast vervult de placenta ook een rol als **endocrien orgaan**.

De volgende hormonen worden in de placenta geproduceerd:
1 **humaan choriongonadotropine (HCG)**, stimuleert placentaire progesteronproductie; is tevens luteotroop en thyreotroop;
2 **humaan placentair lactogeen (HPL)**, stimuleert de mammae (lactotroop);
3 **humaan placentair groeihormoon (HPGH)**, vergelijkbaar met hypofysair groeihormoon, ook lactotroop;
4 **'corticotrophin-releasing factor' (CRF)**, stimuleert hypofysair ACTH (adrenocorticotroop hormoon);
5 **oestrogeen** en **progesteron**.

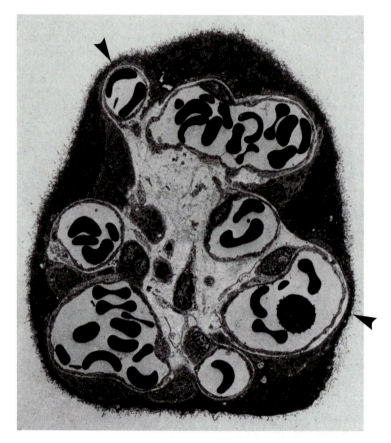

*Figuur 24.30  TEM-overzichtsopname van een terminale villusvertakking van een rijpe menselijke placenta.*
De villus wordt rondom bekleed door de meerkernige syncytiotrofoblast, met op enkele plaatsen vasculosyncytiële membranen, dat wil zeggen plaatsen waar de syncytiotrofoblastcellen direct contact maken met de capillairen en hun basale membranen fuseren, zoals linksboven en rechtsonder. Op enkele plaatsen zijn cytotrofoblastcellen te zien die geïsoleerd aan de binnenzijde tegen de syncytiotrofoblast zijn gelegen. In het mesenchym van de vlok enkele cellen van Hofbauer (macrofagen). 2200 ×. (opname P. Kaufmann)

Met betrekking tot de vorming van **oestrogeen** en **progesteron** mist de placenta (in dit geval de syncytiotrofoblast) enkele essentiële enzymen voor de synthese van het complete oestrogeen. Dit hormoon wordt echter als halfproduct aangevoerd door de foetale bijnier (hoofdstuk 22). De synthese van het placentaire oestrogeen, essentieel voor het in stand houden van de zwangerschap in de tweede helft van de graviditeit, geschiedt dus door een geïntegreerde endocriene activiteit, die men als **foeto-placentaire eenheid** aanduidt.

### ENDOCRIENE RELATIES

De voortplantingsfunctie van de vrouw wordt in eerste instantie gereguleerd door bepaalde kernen in de hypothalamus (fig. 24.9). Zenuwcellen in deze kernen vormen polypeptiden, die aan het bloed worden afgegeven (portaalcirculatie) en de hypofysevoorkwab aanzetten tot de uitscheiding van **gonadotrope hormonen (FSH en LH)**. Deze gonadotropinen stimuleren op hun beurt de secretie van de **geslachtshormonen oestrogeen** en **progesteron** door het ovarium (fig. 24.31). Het voorgaande zou kunnen verklaren waarom krachtige, niet-specifieke prikkeling van andere delen van de hersenen soms kan leiden tot verstoring van de voortplantingsfuncties (schijnzwangerschap, amenorroe door zware psychische belasting, enzovoort) (pycho-neuro-endocrien effect).

De gonadotrope hormonen van de hypofyse, te weten het follikelstimulerend hormoon (FSH) en het luteïniserend hormoon (LH), worden geproduceerd als gevolg van stimulering door één releasing (vrijmakend) hormoon ('**gonadotrophin-releasing hormone**', **GnRH**). FSH stimuleert de groei van primaire en

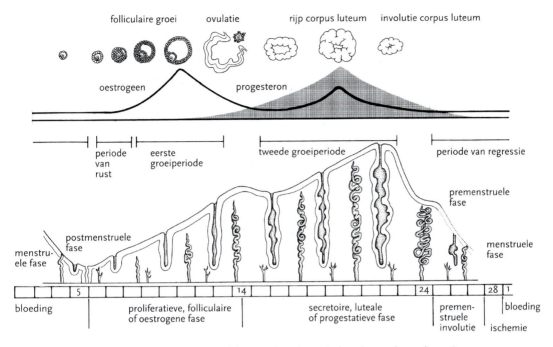

Figuur 24.31 *Veranderingen in de normale menselijke ovariële cyclus en in de cyclus van het endometrium.*

secundaire follikels in het ovarium en daarmee de productie van oestrogenen; LH bevordert de ovulatie en de vorming van het corpus luteum (fig. 24.31).

Het ovarium beïnvloedt op zijn beurt de **hypofyse** zowel direct als indirect via de hypothalamus (negatieve dan wel positieve feedback). Oestrogeen stimuleert de uitscheiding van LH en remt die van FSH. In het midden van de menstruele cyclus bereikt de productie van oestrogeen een hoogtepunt en veroorzaakt een piek in het LH. Deze veroorzaakt de ovulatie, de rijping van de oöcyt en de vorming van een corpus luteum. Progesteron remt de uitscheiding van LH en FSH.

Ook het **endometrium** staat onder invloed van hormonen uit het ovarium en – indirect dus – uit de hypofyse. De **proliferatiefase** valt samen met de periode waarin de follikel in het ovarium, onder invloed van FSH, oestrogeen produceert, dat de groei van het endometrium bevordert. De **secretiefase** vindt plaats in de periode dat het ovarium, onder invloed van LH, tegelijk oestrogeen en progesteron produceert (fig. 24.31).

Aangenomen wordt dat de **menstruatie** wordt teweeggebracht door een plotselinge terugval in de spiegel van zowel oestrogeen als progesteron. In de menstruele cyclus zijn er twee pieken van oestrogeen, te weten rond de 13e dag (dominante follikel) en rond de 21e dag (corpus luteum) van de cyclus. Het progesteron toont maar één maximum: tegelijk met de groei van het corpus luteum neemt de spiegel van dit hormoon toe tot deze, tezamen met de oestrogeenspiegel, rond de 26e dag van de cyclus door uitval van het corpus luteum plotseling daalt.

Als **bevruchting** en **innesteling** plaatsvinden, gaat het **chorion** al spoedig (humaan) **choriongonadotropine** (**HCG**) uitscheiden dat het corpus luteum over zijn kritieke punt (12 dagen na zijn ontstaan) heen tilt en dit daarna verder doet groeien (**corpus luteum graviditatis**). HCG wordt waarschijnlijk al voor de innesteling door de blastocyste in kleine hoeveelheden afgescheiden.

## DE MAMMA

De mamma (borstklier) is een **huidklier**, die specifiek is voor zoogdieren en als een ingrijpend gemodificeerde apocriene zweetklier kan worden beschouwd. De borstklier is een **tubulo-alveolaire klier** die is samengesteld uit 15-25 onregelmatige lobben, die de melk secreneren als voeding voor de pasgeborene (fig. 24.32). De **lobben** zijn van elkaar gescheiden door bindweefsel waarin veel vetweefsel voorkomt; er is geen kapsel dat de gehele klier omgeeft. Elke lob is een volledige klier met een eigen uitvoergang, de **ductus lactiferus**. Elk van de ductus lactiferi, die 2-2,5 cm lang zijn, mondt afzonderlijk uit in de **papilla**

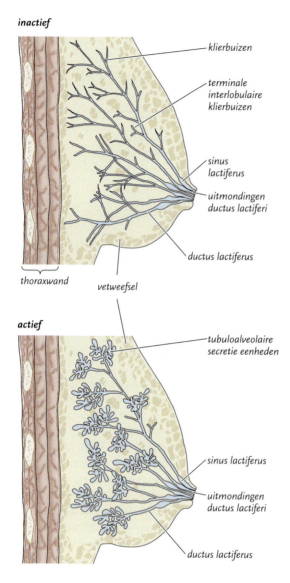

Figuur 24.32 Schematische weergave van de vrouwelijke borstklier met de klierpakketten die in de tepel uitmonden.
Boven Een niet-lacterende mamma.
Onder Een lacterende mamma.

**mammaria**, de **tepel**, waarin derhalve 15-25 openingen zijn waar te nemen.

De histologische structuur van de melkklier varieert sterk naar gelang de leeftijd, de fysiologische activiteit en uiteraard het geslacht.

### Embryonale ontwikkeling
De aanleg van de melkklier verschijnt in het menselijke embryo van 8 mm als een gepaarde langwerpige verdikking van de epidermis, de **melklijst**. Deze loopt van de oksel tot de lies. Bij dieren ontwikkelt zich in deze lijst een rij melkklieren; bij de mens ontstaat normaliter slechts op één niveau aan beide zijden een melkklier.

De mamma ontstaat uit een aantal kolfvormige ingroeisels van oppervlakkige epitheelcellen. Uit elk van deze kolven groeien **epitheelbuizen** de diepte in, die tezamen een lob zullen vormen.

Bij pasgeborenen van beide geslachten bevatten de lobben al duidelijke alveoli (klierbesjes). Onder invloed van hormonen die tijdens de zwangerschap geproduceerd worden, kunnen kliergedeelten van pasgeborenen bij beide geslachten zozeer gedifferentieerd zijn dat zij zelfs een begin van melksecretie tonen (**heksenmelk**). Dit beeld gaat weer in regressie, wanneer het effect van de moederlijke hormonen is uitgewerkt.

### Ontwikkeling bij het meisje
**Voor de menarche** vinden er geen wezenlijke veranderingen plaats.

De vergroting van de mammae rond de **menarche** is het resultaat van twee groeiprocessen:
1. volumevergroting van de ductus lactiferi (uitvoergangensysteem) ten gevolge van celvermeerdering;
2. toename van vetweefsel in zowel het interlobaire als het interlobulaire bindweefsel (in kwantitatieve zin de belangrijkste component).

Beide processen vinden plaats onder invloed van geslachtshormonen uit het ovarium. Aan de uiteinden van de ductus kunnen in dit stadium kleine tubuloalveolaire structuren worden waargenomen. De tepel wordt meer prominent.

### Ontwikkeling bij de volwassen vrouw
De **volgroeide mamma** bevat ductus lactiferi (uitvoergangen) en tubulo-alveolaire secretoire delen.

In de **papilla** hebben de ductus lactiferi een verwijding, de **ampulla** of **sinus lactiferus** (fig. 24.32). Dicht bij hun uitmonding zijn de buizen bekleed met een meerlagig plaveiselepitheel; dieper in de klier verandert dit in een tweelagig kubisch tot laagcilindrisch epitheel. De buitenste laag differentieert tot myo-epitheelcellen, die contractiele eigenschappen hebben. Zij liggen binnen de basale membraan; hun contractie wordt hormonaal aangezet (zie hierna).

In een histologische coupe door een lobulus zijn doorsneden te zien van **tubulaire structuren**, met aan de lumenzijde een **eenlagig kubisch epitheel**, waaronder een **laag van myo-epitheelcellen**; alveoli zijn hoogstens aangeduid (fig. 24.34A).

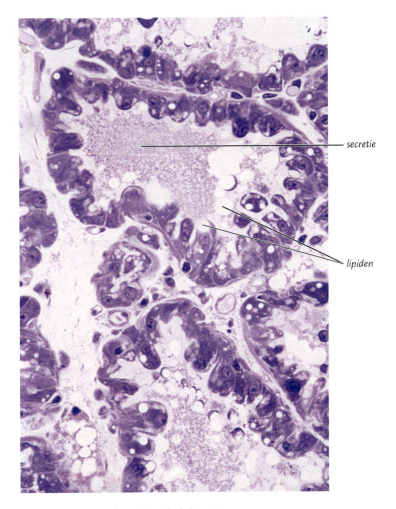

*Figuur 24.33 LM-opname van mammaweefsel gedurende de lactatie.*
Tijdens de zwangerschap treedt proliferatie van het klierepitheel op. Secretieprocessen starten vóór de bevalling en zijn maximaal gedurende de lactatie, waarbij de opgehoopte melk in de alveoli deze doet uitzetten. Vacuolen in het lumen en in de epitheliale cellen bevatten lipiden. PT-kleuring. Middelsterke vergroting.

Gedurende de **menstruele cyclus** ondergaat de mamma enige veranderingen, die zowel het kliergedeelte (volumetoename epitheelcellen) als het interstitium (toename hoeveelheid weefselvocht) betreffen. Hierdoor worden geringe volumeveranderingen van de borsten tijdens de menstruele cyclus veroorzaakt.

Het **bindweefsel** in de mamma kan in twee typen worden onderscheiden: rond de ductus lactiferi en tussen de lobben is er een dicht collageenrijk en celarm bindweefsel. In de lobuli, tussen de buisjes en de alveoli, is het bindweefsel losmaziger en celrijker. Naast fibroblasten komen verspreide macrofagen, lymfocyten en plasmacellen voor.

De **papilla mammaria** (tepel) is cilindrisch-conisch van vorm en bekleed door een verhoornend meerlagig plaveiselepitheel dat continu is met dat van de huid. Door ophoping van melanosomen in de epitheelcellen varieert de kleur van lichtbruin tot zwart. In het bindweefsel komen talrijke gladde spiervezels voor, die voor een deel circulair rond de ductus lactiferi lopen, deels ook evenwijdig aan deze buizen vlakbij hun uitmonding.

De meer gepigmenteerde huid rond de tepel heet de **areola**. In de areola komen de **kliertjes van Montgomery** voor, een vorm van apocriene zweetklieren, alsook talgklieren zonder haren en eccriene zweetklieren.

Areola en papilla zijn direct geïnnerveerd met vrije zenuwuiteinden, terwijl hier ook schijven van Merkel en lichaampjes van Meissner voorkomen.

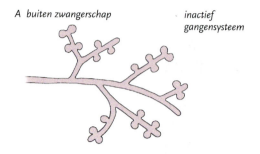

A  buiten zwangerschap — inactief gangensysteem

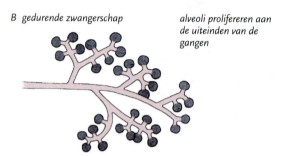

B  gedurende zwangerschap — alveoli prolifereren aan de uiteinden van de gangen

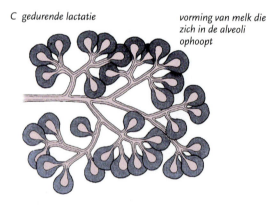

C  gedurende lactatie — vorming van melk die zich in de alveoli ophoopt

*Figuur 24.34 Schematische weergave van de veranderingen die optreden in de mamma.*
A  Bij niet-zwangere vrouwen is er een gangensysteem met aangeduide alveoli. Bij vrouwen die nooit zwanger zijn geweest, is er zelfs sprake van een uitgesproken tubulaire structuur van het klierweefsel.
B  Gedurende de zwangerschap komen de alveoli tot ontwikkeling.
C  Bij de lactatie zijn de alveoli groot en gevuld met melk. Hierna gaat de klier in regressie, om bij een volgende zwangerschap weer tot ontwikkeling te komen.

### De mamma gedurende de zwangerschap

In deze periode groeien de mammae sterk door proliferatie en verdere vertakking van de ductus lactiferi en de **vorming van secretoire cellen en alveoli** (fig. 24.34). De hoeveelheid bindweefsel en vetweefsel neemt in die tijd sterk af. Er zijn nog geen tekenen van secretieactiviteit, behalve tegen het einde van de zwangerschap.

Deze groei vindt plaats onder invloed van een aantal door de placenta geproduceerde hormonen, te weten oestrogeen, progesteron en HPL (humaan placentair lactogeen). Het **oestrogeen** veroorzaakt groei en vertakking van de ductus lactiferi door celdeling; het **progesteron** stimuleert de vergroting van het secretoire deel. **HPL** is essentieel voor de aanzet van de groei van de mammae. Hiernaast hebben ook **groeihormoon** en **corticosteroïden** invloed op groeiprocessen in de mamma.

### De mamma tijdens de lactatie

De melk wordt geproduceerd door de cellen in de wand van de secretoire delen van de melkklier, hoopt zich op in de lumina van deze klieren (fig. 24.33) en wordt afgevoerd naar de ductus en sinus lactiferi.

De secernerende cellen zijn onderling aan de luminale zijde verbonden door zonulae occludentes, terwijl nexusverbindingen bestaan tussen myo-epitheelcellen en de kliercellen. Vetten en eiwitten worden in de alveolaire epitheelcellen afzonderlijk gevormd en uitgescheiden: pas in het lumen worden deze componenten tot melk gemengd met suikers, die door dezelfde cellen zijn gevormd en gelijk met de eiwitten worden uitgescheiden (fig. 24.35).

> Een belangrijk bestanddeel van melk, het **IgA**, wordt in plasmacellen gevormd in het bindweefsel in en om de lobuli en, na koppeling aan de secretiecomponent (SC), die door de kliercellen wordt gevormd, als dimeer in het alveolaire lumen uitgescheiden. Dit IgA is gericht tegen door het darmgeassocieerd lymfoïd weefsel (GALT) van de moeder gesignaleerde antigenen van haar darmflora, en zal de zuigeling dus immunologische bescherming bieden tegen darminfecties door middel van **passieve immunisatie**. Hiernaast vindt ook – al voor de geboorte – overdracht van immuunglobulinen van het type **IgG** plaats en wel via de placenta.

Het proces van de vorming en uitscheiding van **melk-eiwitten** (voornamelijk caseïne en α-lactalbumine) is bijzonder, aangezien deze in blaasjes samen met **lactose**, water en ionen door exocytose worden uitgescheiden. De **vetten** ontstaan in het cytoplasma als

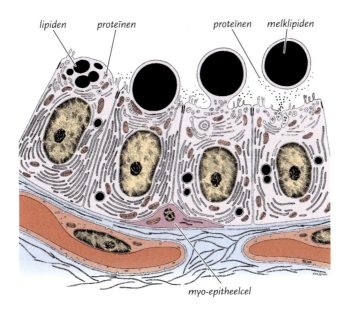

*Figuur 24.35 De melksecretie in de borstklier.*
Van links naar rechts de ophoping van secretieproducten en de uitdrijving van melklipiden en -eiwitten. De eiwitten komen vrij door exocytose; de vetdruppels laten los door middel van een afknoppingsproces (apocriene secretie), waarbij het vet door een membraan wordt omgeven. Pas in het lumen worden vetten en eiwitten gemengd.

fijne druppeltjes, die tot grotere eenheden fuseren. Met een deel van het cytoplasma (soms met organellen), worden deze druppeltjes, via een afsnoeringsproces door een membraan omgeven, naar het lumen van de acinus uitgescheiden (fig. 24.35). Bij de mens vormen de eiwitten 1,5% van de bestanddelen van de melk, de vetten 4% en de suikers (voornamelijk lactose) 7%. Naast deze bestanddelen wordt een grote hoeveelheid vocht mee uitgescheiden. In de melk bevinden zich ook afschilferende epitheelcellen, hetzij van de klieren, hetzij van de afvoergangen. Naarmate de lactatieperiode langer wordt, neemt dit aantal cellen toe.

De eerste melk die na de geboorte wordt uitgescheiden, wordt het **colostrum** genoemd. Deze bevat minder vet en meer eiwit dan de gewone melk en is rijk aan IgA. Bij het **zogen** veroorzaakt het zuigen van het kind tactiele prikkels in de tastreceptoren van de tepel en de areola. De afscheiding van oxytocine en prolactine door de hypofyse wordt hierdoor bevorderd. **Oxytocine** veroorzaakt een contractie van de myo-epitheelcellen in de mamma, waardoor de uitdrijving van het secreet wordt bevorderd. De secretie van melk wordt aangezet door het **prolactine**. Zogen bevordert de productie van prolactine, waardoor de melksecretie wordt gestimuleerd (**melkejectiereflex**); er zijn echter steeds nieuwe impulsen noodzakelijk om de secretie op peil te houden. Zodra de regelmaat wordt doorbroken en de neurohormonale reflexen ophouden, loopt de secretie terug. Uiteindelijk blijft een deel van de alveoli bestaan in de geleidelijk, ook ten aanzien van de bindweefselcomponenten, involuerende klier.

> Ongeveer één op de elf vrouwen loopt het risico gedurende enige periode van haar leven **borstkanker** te ontwikkelen. In de meeste gevallen gaan deze carcinomen uit van de ductus lactiferi. Metastasering van deze tumoren naar regionale lymfeklieren, longen, bot en hersenen vormt een belangrijke doodsoorzaak.
> Tijdige opsporing (onder andere door zelfonderzoek en mammografie) en consequente vroege behandeling hebben bijgedragen aan een reductie van de mortaliteit.

### Involutie van de mamma
Na de **menopauze** wordt de involutie van de mamma gekenmerkt door een atrofie van de secretoire kliergedeelten, die geleidelijk weer in het buisstadium komen, en deels ook van de ductus lactiferi. In het interstitiële bindweefsel nemen de celrijkdom en de hoeveelheid collagene vezels af. Ook het aantal vetcellen loopt sterk terug.

**Samenvatting**

In tegenstelling tot de spermatogenese bij de man, die, eenmaal op gang gekomen, een continu proces is, is de **productie van rijpe eicellen** in het ovarium bij de vrouw, tijdens de geslachtsrijpe periode, een **periodiek en cyclisch** proces. Aangezien een eventueel bevruchte eicel gedurende negen maanden moet worden gehuisvest, wordt de rest van het vrouwelijk voortplantingssysteem dan ook gekenmerkt door het feit dat het zich periodiek op een dergelijke **huisvesting** voorbereidt.

Deze periodiciteit staat onder **hormonale controle** die wordt aangestuurd vanuit het complex van hypothalamus en hypofyse. Hormonale regelkringen, waaraan ook het ovarium deelneemt, bepalen de gebeurtenissen binnen één bepaalde periode.

**Voor de geboorte** ontwikkelen zich in het ovarium grote aantallen primordiale follikels, de voorlopers van de latere follikels, bestaande uit één **oergeslachtscel** (**oöcyt**) omgeven door een laag mantelcellen (**follikelcellen**). Een deel hiervan gaat al voor de geslachtsrijpe periode aan **atresie** te gronde. In de **geslachtsrijpe periode** ontwikkelt zich per cyclus meestal slechts één follikel, de **dominante follikel**, die een sprongrijpe follikel vormt waaruit één eicel vrijkomt. Parallel aan deze follikelrijping treden in de **afvoerwegen** (tuba, uterus, vagina), door inwerking van in het ovarium geproduceerde hormonen, passende **veranderingen** op, die de bevruchting en de innesteling in de baarmoederwand van een bevruchte eicel mogelijk maken. Aan deze veranderingen wordt door de follikelrest (corpus luteum, na ovulatie) eveneens bijgedragen. Wanneer geen **zwangerschap** optreedt, worden deze veranderingen weer ongedaan gemaakt tijdens de **menstruatie**, waarna de cyclus zich herhaalt.

Treedt er wel zwangerschap op, dan ontwikkelt zich op het grensvlak van embryo en moeder, dat wil zeggen in de baarmoeder, de **placenta**. Deze structuur maakt de groei van het embryo mogelijk, eveneens door gebruikmaking van hormonale regelkringen, waarin ook het embryo zelf is betrokken (foeto-placentaire eenheid).

Parallel aan deze ontwikkelingen in het vrouwelijk voortplantingssysteem ontwikkelt zich ook de **mamma**, opdat een eenmaal geboren vrucht gedurende de eerste levensmaanden adequaat gevoed kan worden. Zogen stelt het weer op gang komen van de normale regelcircuits uit. Aan het einde van de zoogperiode zal het cyclisch proces zich weer hervatten tot een eventuele nieuwe zwangerschap optreedt of uiteindelijk de menopauze intreedt, wanneer aan alle cyclische veranderingen een einde komt.

# *Illustratieverantwoording*

Indien een illustratie is overgenomen uit een andere bron, dan is in dit hoofdstuk informatie over die bron te vinden

| | |
|---|---|
| Fig. 4-14 | Junqueira LCH, Salles LMM. Ultra-estrura e função cellular. São Paulo: Edgard Blücher, 1975. |
| Fig. 4-17 | Ham AW. Histology. 6th ed. Philadelphia: Lippincott, 1969. |
| Fig. 4-22A | Ham AW. Histology. 6th ed. Philadelphia: Lippincott, 1969. |
| Fig. 4-22B | Junqueira LCH, Salles LMM. Ultra-estrura e função cellular. São Paulo: Edgard Blücher, 1975. |
| Fig. 5-2 | Junqueira LA, Carneiro J. Biologia e molecular. 7th ed. Rio de Janeiro: Editoria Guanabara Koogan, 2000. |
| Fig. 5-14 | Alberts B, Bray D, Lewis J. et al. Molecular biology of the cell. New York: Garland Publ. Inc. 1983. |
| Fig. 6-4 | Merklin RJ. Anat Rec 1974;178:637. |
| Fig. 8-10 | Leeson TS, Leeson CR. Histology. 2nd ed. Philadelphia: Saunders, 1970. |
| Fig. 8-17 | Bloom W, Fawcett DW. A textbook of histology. 9th ed. Philadelphia: Saunders, 1968. |
| Fig. 8-19 | Ham AW. Histology. 6th ed. Philadelphia: Lippincott, 1969. |
| Fig. 8-24 | Weiss L. Histology: cell and tissue biology. 5th ed, Amsterdam: Elsevier, 1983. |
| Fig. 8-30 | Cossermelli W. Reumalogia basica. Sarvier, 1971. |
| Fig. 9-10 | Cormack DH. Essential histology. Lippincott, 1993. |
| Fig. 9-11 | Weiss L. Histology: cell and tissue biology. 5th ed, Amsterdam: Elsevier 1983. |
| Fig. 9-19 | Krstic RV. Microscopic human anatomy. Berlin: Springer, 1991. |
| Fig. 9-22 | Krstic RV. Ultrastructure of the mammalian cell. Berlin: Springer, 1979. |
| Fig. 9-24 | Ham AW. Histology. 6th ed. Philadelphia: Lippincott 1969. |
| Fig. 9-28 | Ham AW. Histology. 6th ed. Philadelphia: Lippincott 1969. |
| Fig. 9-30 | Youmans W. Fundamentals of human physiology. 2nd ed. Year book, 1962. |
| Fig. 9-31 | Willis RA, Willis AT. The principles of pathology and bacteriology. 3rd ed. Butterworth, 1972. |
| Fig. 10-1 | Ham AW. Histology. 6th ed. Philadelphia: Lippincott 1969. |
| Fig. 10-8 | Ham AW. Histology. 6th ed. Philadelphia: Lippincott 1969. |
| Fig. 10-10 | Hogan MJ, Alvarado JA, Weddell JE. Histology of the human eye. Philadelphia: Saunders, 1971. |
| Fig. 10-12 | Hogan MJ, Alvarado JA, Weddell JE. Histology of the human eye. Philadelphia: Saunders, 1971. |
| Fig. 10-16 | Hogan MJ, Alvarado JA, Weddell JE. Histology of the human eye. Philadelphia, Saunders, 1971, |
| Fig. 10-19 | Boycott BP, Dowling JH. Proc Roy Soc London 1966;166:80. |
| Fig. 10-20 | Chèvremont M. Notions de cytologie et histologie. Liège: Desoer, 1966. |
| Fig. 10-24 | Hogan MJ, Alvarado JA, Weddell JE. Histology of the human eye. Philadelphia: Saunders, 1971. |
| Fig. 10-27 | Thomsow L. Med Radiogr Photogr 1949;25:66. |
| Fig. 10-28 | Best CH, Taylor NB. The physiological basis of medical practice. 8th ed. Baltimore: Williams & Wilkins, 1966. |
| Fig. 10-31 | Wersall J. Acta Otolaryngol (suppl) 1956;126:1. |
| Fig. 10-32 | Bloom W, Fawcett DW. A textbook of histology. 9th ed. Philadelphia: Saunders, 1968. |
| Fig. 11-8 | Bloom W, Fawcett DW. A textbook of histology. 9th ed. Philadelphia: Saunders, 1968. |
| Fig. 11-10 | Ganong WF. Review of medical physiology, 20th ed. McGraw-Hill, 2001. |
| Fig. 11-11 | Krstic RV. Ultrastructure of the mammalian cell. Berlin: Springer, 1979. |

| | |
|---|---|
| Fig. 11-14 | Khan MA, et al. Stain Technol 1972;47:277. |
| Fig. 11-18 | Junqueira LCH. Salles LMM. Ultra-estrura e função cellular. São Paulo: Edgard Blücher, 1975. |
| Fig. 11-19 | Marshall JM. The heart. In: Mountcastle VB (ed). Medical physiology, St. Louis: Mosby, 1974. |
| Fig. 12-8 | Krstic RV. Illustrated encyclopedia of human histology. Springer Verlag, 1984. |
| Fig. 13-10 | Benner R, et al. (red). Medische immunologie. Maarssen: Elsevier gezondheidszorg, 1998. |
| Fig. 13-12 | Junqueira LCH, Salles LMM. Ultra-estrura e função cellular. São Paulo: Edgard Blücher, 1975. |
| Fig. 13-13 | Terry RW, et al. Lab Invest 1969;21:65. |
| Fig. 13-17 | Bentfield-Barker, Bainton DF. Blood 1982;59:472. |
| Fig. 15-17 | Chandrasoma P, Taylor CR. Concise pathology. Appleton & Lange, 1991. |
| Fig. 15-18 | Greep RO, Weiss I. Histology. 3rd ed. Maidenhead: McGraw-Hill, 1973. |
| Fig. 15-19 | Miyoshiw M, Fujita T. Arch Hist Jap 1971;33:225. |
| Fig. 15-24 | Miyoshi M, Fujita T. Arch Hist Jap 1971;33:225. |
| Fig. 16-2 | Bevelander G. Outline of histology. 7th ed. St. Louis: Mosby, 1971. |
| Fig. 16-5 | Leeson TS, Leeson CR. Histology. 2nd ed. Philadelphia: Saunders, 1970. |
| Fig. 16-6 | Warshawsky H. In: Weiss L. Histology: cell and tissue biology. Amsterdam: Elsevier, 1983. |
| Fig. 16-26 | Ham AW. Histology, 6th ed. Philadelphia: Lippincott, 1969. |
| Fig. 16-27 | Ham AW. Histology, 6th ed. Philadelphia: Lippincott, 1969. |
| Fig. 16-45 | Alberts B, et al. Molecular biology of the cell. Garland, 1983. |
| Fig. 18-15 | Greenwood MF, Holland P. Lab Invest 1972;27:296. |
| Fig. 18-16A | Ganong WF. Review of medical physiology. 12th ed. Lange, 1985. |
| Fig. 18-20 | Ham AW. Histology. 6th ed. Philadelphia: Lippincott, 1969. |
| Fig. 20-6 | Ham AW. Histology. 6th ed. Philadelphia: Lippincott, 1969. |
| Fig. 20-14 | Jong PE de, Koomans HA, Weening JJ (red.). Klinische nefrologie. Derde druk. Elsevier gezondheidszorg, Maarssen 2000. |
| Fig. 20-16 | Bulger R. Am J Anat 1965;116:237. |
| Fig. 21-1 | Forsham W. Textbook of endocrinology. 4th ed. Philadelphia: Saunders, 1968. |
| Fig. 22-4 | Heineman MJ, Bleker OP, Evers JLH, Heintz APM. Obstetrie en gynaecologie. De voortplanting van de mens. 5e dr. Maarssen: Elsevier gezondheidszorg, 2004. |
| Fig. 22-9 | Heineman MJ, Bleker OP, Evers JLH, Heintz APM. Obstetrie en gynaecologie. De voortplanting van de mens. 5e dr. Maarssen: Elsevier gezondheidszorg, 2004. |
| Fig. 22-16 | Orci L. Diabetologica 1974;10:163. |
| Fig. 22-17 | Ganong WF. Review of Medical Physiology. 20th ed. McGraw-Hill, 2001. |
| Fig. 22-28 | Lunell NO, Nyland L. Uteroplacental bloodflow. Clin Obstet Gynaecol 1992;35:108-18. |
| Fig. 22-31 | Heineman MJ, Bleker OP, Evers JLH, Heintz APM. Obstetrie en gynaecologie. De voortplanting van de mens. 5e dr. Maarssen: Elsevier gezondheidszorg, 2004. |
| Fig. 23-3 | Leeson TS, Leeson CR. Histology. 2nd ed. Philadelphia: Saunders, 1970. |
| Fig. 23-6 | Bloom W, Fawcett DF. A textbook of histology, 10th ed. Philadelphia: Saunders, 1975. |
| Fig. 23-10 | Motta P, Andrews PM, Porter KR. Microanatomy of cell and tissue surfaces, an atlas of scanning electron microscopy. Malvern: Lea & Febiger, 1977. |
| Fig. 23-11 | Clermont Y. Am Anat 1963;112:35. |
| Fig. 23-16 | Bloom W, Fawcett DW. A textbook of histology. 9th ed. Philadelphia: Saunders, 1968. |
| Fig. 24-18 | Krstic RV. Human microscopic anatomy. Berlin: Springer, 1991. |

# Register

α-actinine 268, 279
α-cel 576, 577
β-cel 576
β-oxidatie 462
δ-cel 576
16-ploïde kern 285
3D-reconstructie *zie* driedimensionale reconstructie
³H-thymidine 78

## A
A-band 266
A-cellen 189
a. arcuata 534
a. bronchialis 494
a. helicina 614
a. hypophysialis inferior 551
a. hypophysialis superior 551
a. lienalis 377
a. medullaris 564
a. pulmonalis 494
a. radiata 535
a. renalis 534
aambeeld 256
aambei 433
abces 146
aberraties
  chromatische 19
  sferische 19
abluminaal compartiment 596
absorptieproces 427
accommodatie 245
aceetaldehyde 66
acetylcholine 222, 271
acetylcholinesterase 222
achromaat 19
achterhoorn 208
acidofiele cel 554
acidofilie 311
acinaire kliercel 104
acinus 104
  gemengd 435, 437

muceus 435
sereus 435
acne, juveniele 514
acridineoranje 36
acromegalie 186, 555
acrosoomblaasje 593
ACTH *zie* adrenocorticotroop hormoon
actiepotentiaal 198, 201
actine 66, 312
actinefilament 68, 199, 266, 267, 420
actinefilamenten, ring van 81
activatie 458
activine 599
Addison, ziekte van 573
ademhalingssysteem 473
  geleidende deel 473, 474
  respiratoire deel 473
adenocarcinoom 104
adenohypofyse 551, 553
adenoïd 382, 384
adenoïdectomie 383
adenoom hypofysevoorkwab 556
ADH *zie* antidiuretisch hormoon
adhesie 429
adhesiemolecuul 31, 293
adipocyt 149
adluminaal compartiment 596
adrenaline 564, 573
adrenerge prikkel 281
adrenocorticotroop hormoon (ACTH) 364, 566
adventitia 305, 542

aerobe metabolisme 301
aerobe stofwisseling 278
afferente lymfevaten 367
affiniteit 356
afvoergangensysteem 521
afvoerwegen 604
  voortplantingssysteem 617
afvoerwegen (zaadwegen) 589
afweer 314
agranulocyt 313
aids 355
albumine 308, 460
albuminurie 525
alcohol 66
aldosteron 534, 538, 568
allotransplantaat 364, 365
alternatieve methoden 30
alveolaire dekcel 489
alveolaire wand 489
alveolus 487
amacriene cel 250
ameloblast 393, 394
aminozuur 429
ampulla 257, 258, 607
ampulla lactiferus 650
amputatieneuroom 228
amylase 436
anaerobe glycolyse 277, 312, 318
anafase 80, 593
anafylactische shock 133, 321
anastomose 297
androgeen 564
anemie 313
  hemolytische 313

hypochrome 313
macrocytaire hyperchrome 341
microcytaire hypochrome 341
normochrome 313
pernicieuze 341
aneuploïdie 81
aneurysma 295
angiocholitis 468
angiotensine II 526, 534, 566
anisocytose 311
annulus 595
annulus fibrosus 163
anode 24
anorganisch materiaal 171
antagonistische werking 281
antibiotica 53
antidiuretisch hormoon (ADH) 540, 560
antigeen 37, 322
antigeen-antilichaamreactie 138
antigeenpresentatie 427
antigeenpresenterende cel (APC) 137, 138, 346, 368, 371
antigene determinant 355
antigen processing 369
antilichaam 37, 382, 428
antilichaammolecuul 355
antilichaamrepertoire 355
antioxidant 462
antrum folliculi 622
antrum pylori 403
apochromaat 19

apoptose 82, 84, 361, 364
apoptotische lichaampjes 84
appendicitis 429
appendix 354, 430
appendix vermiformis 430
appositie 161
APUD-cel 412
aquaporine 537
arachnoidea 208, 209
arachnoid trabecular cells 209
area cribrosa 532
area gastrica 409
areola gastrica 409
areola mammae 651
argentaffien 412
argentaffiene cel 113
argyrofiele cel 113
artefact 17, 30
arteria bronchialis 493
arteria hepatica 454
arteria pulmonalis 493
arterie 295
  eind- 297
  elastische 289, 295
  interlobaire 534
  interlobulaire 535
  musculeuze 289, 295
arterieel systeem 287
arteriola recta 535
arteriole 289, 295
  afferente 535
  terminale 291
arteriosclerose 295
arterioveneuze anastomose 298
as-eiwit 118
asbestvezeling 161
aseptische techniek 31
astma-aanval 485

astrocyt 205, 587
  fibreuze 205
  protoplasmatische 206
atherosclerose 295
atomic force-microscoop (AFM) 26
ATP 53, 269, 277
ATP-ase 48, 67
ATP-hydrolyse 268
ATP-productie 462
atresie 619, 626
atrioventriculaire knoop 303
atrium 486
atriumgranulum 301
atrofie 265, 284
attachment plaque 93
Auerbach
  plexus van 404, 414, 427, 429
auto-immuniteit 84
autofagie 60, 63, 64
autofluorescentie 20
autolyse 64
autonoom zenuwstelsel 219, 303
autoradiografie 30
autotransplantaat 364
axolemma 198
axon 195, 197, 201
axonema 67
axonheuvel 198
axoplasma 198
azurofilie 311
azuur 310

**B**
B-cel 190, 325, 347 zie ook B-lymfocyt
  rijpe 347
B-celgebied 324
B-celreceptoren 324
B-geheugencel 324, 368, 371, 382
B-lymfoblast 371
B-lymfocyt 322, 323, 352, 368, 371, 377, 378, 385
  pre- 347
  pro- 347
bacterie 43, 44
BALT zie bronchus-associated lymphoid tissue
baroreceptor 297, 298
Barr, lichaampje van 75, 387
Barrett's oesophagus 407

basaalcelcarcinoom 505
basaal lichaampje 95
basale arterie 629
basale cel 234, 235, 476, 500
basale membraan 87, 420, 524, 622
basale plaat 645
basische kleurstof 554
basofiele cel 554
basofiele kleurreactie 55
basofilie 310
basolaterale deel tubuluscel 528
bedekkend epitheel 96
beeldversterker 21
beeldverwerking computer 30
beenmatrix zie botmatrix
beenmerg 352
  actief zie beenmerg, rood
  geel 173, 337
  hematogeen zie beenmerg, rood
  rood 173, 334, 335
  stroma 335
beenmergpunctie 334, 345
beginsegment 198
bètaoxidatie 66
bevruchting 641, 649
beweging van het cilium 67
BFU-E zie burst forming unit-erythrocyte
bicarbonaat 442
biconcaaf erytrocyt 311
biconvexe lens 244
bijbal zie epididymis
bijnier 563, 573
  hyperplasie 573
bijnierschors
  foetale 572
  hyperfunctie 573
  hypofunctie 573
bijnierschorshormoon 364
bijschildklier 563, 585
bijschildklierhormoon 585
bijschildkliertumor 585

bilirubine 380, 462, 463
bilirubinemie 468
Billroth, streng van 375, 378, 380
bindingsplaats myosine- 268
bindweefsel 87, 117, 138, 424
  dicht 140
  elastisch 141
  losmazig 139, 189
  mucoïd 142
  onderhuids 139, 499, 508
  periportaal 447
  reticulair 142
  straf 140
bindweefselkapsel 435
bindweefselpapil 499, 509
bindweefselschede 510
bindweefselschot 435
binnenmembraan 52
binnensegment 249
binnenste celmassa 641
biotechnologie 31
bipolaire cel
  monosynaptische 250
  verspreide 250
Birbeck-granulum 504
blaarvorming 508
blaas 542
bladveer 26
blast 355
blastocyste 641
blinde vlek 250
blindheid 251
bloed 287, 307
  stroomsnelheid 291
  viscositeit 311
bloedbezinking 311
bloedcalciumgehalte 586
bloedcel 307, 308, 310
  rode zie erytrocyt
  witte zie leukocyt
bloedcelmembraan 312
  pompfunctie 312
  transportfunctie 312
bloedcelvorming, embryonaal

hepatoliënale fase 351
  medullaire fase 351
  primordiale fase (prehepatisch) 351
bloeddruk 301, 534, 538
bloedeilandje 351
bloed-gasbarrière 487
bloedgroepantigenen 312
bloed-hersenbarrière 210, 294
bloed-kamerwaterbarrière 243
bloedplaatje 325, 326
  externum 318
  internum 318
bloedplasma 308
bloedstelping 327
bloedstolsel 328
bloed-testisbarrière 597, 599
bloed-thymusbarrière 361
bloeduitstrijkje 309
bloedverlies 301
  chronisch 379
blozen 298
bolus 407
boodschapper 110
borstelcel 476
borstelzoom 94, 528
borstkanker 653
bot
  compact 176
  enchondraal 182
  gevlochten 174
  lamellair 174
  plexiform 176
  primair 174, 176
  secundair 174, 176
  spongieus 176
botcel 168
botmanchet 179, 181
botmatrix 167, 171
botrandcel 169
botverkalking 172
botvormingsknop 179
botvormingszone 182
botweefsel 167
Bouin 17
bouton 195
bouwpatroon
  algemeen tractus digestivus 467
  tractus urogenitalis 521

Bowman, kapsel van 522
Bowman, membraan van 239, 240
brekingsindex 19, 241
breukvlak 26
bronchiale boom 481
bronchiolus 484
  intralobulaire 484
  lobulaire 482
  respiratorius 482, 486
  terminalis 482, 485
bronchoalveolaire vloeistof 490
bronchus 484
  primaire (hoofd-) 481
  secundaire (lobaire) 482
  segmentale 482
bronchus-associated lymphoid tissue (BALT) 354
Bruch, membraan van 242, 246
Brunner
  klier van 425
buffy coat 308
buitenmembraan 52
buitensegment 247
buitenste schorsgebied 368
Büngner, banden van 227
burst forming unit - erythrocyte (BFU-E) 341

**C**
C-cel 563, 583
$Ca^{2+}$-ion 280
cadherine 92, 93
caecum 430
Cajal, cel van 425
calcitonine 171, 183, 583
calcium 57, 183
calciumionen 271
calix major 521
calix minor 521
callus
  benige 182
  bindweefselige 182
  kraakbenige 182
calmoduline 280
camera, digitale 19, 21, 24

canaliculus 169, 411
canalis centralis 208
capacitatie 612
capillair 289, 290
   continu 290
   gefenestreerd 290
capillairbed 291
capillairenplexus 564
capillairnet 369
caput medusae 455
carbaminohemoglobine 313
carboxypeptidase 442
carcino-embryonaal antigeen 434
carcinoom 104
   pancreaskop- 445
cardiagebied 410
cardiaklier 406, 410
cariës 393, 438
carotenoïde 149
carotislichaampje 297
caspase 84
cauda epididymidis 606
caveola 280
cavum tympani 255
cavum uteri 628
CD-nomenclatuur 325
CD4 363, 371
CD4-molecuul 325
CD8 363
CD8-molecuul 325
cel
   interdigiterende 360
celcontact 31, 49, 243, 420, 428
celcyclus 76
celdébris 82
celdeling 76, 621
celdood 82
celdood, geprogrammeerde 82
celgemedieerd 356
celhaard
   erytropoëtische 335
   granulopoëtische 335
celkern 71
celkweek 31
cell adhesion molecule (CAM) 93
cell coat 94
cellichaam 195
cell-mediated 356
cell sorter 36

cellulaire reactie 382
celmembraan 43, 46
   laterale 428, 447
   sinusoïdale 447
celoppervlaktespecialisatie 94
celpopulatie
   expanderende 82
   statische 82
   vernieuwende 82, 331
celtype 43
cement 392
cementoblast 395
cementocyt 395
centrale arteriole 377
centrale vene 447
centrale zenuwstelsel (CZS) 193, 207
   communicatie 549
centriool 46, 57, 66, 593
centroacinaire cel 440
centroblasten zie B-lymfoblast
centromeer 79
cerebellum 207
cerebrum 207
cerumenklier 255
cervix
   mucosa 634
   slijmvlies 633
cervixcarcinoom 635
cervixklieren 634
cervix uteri 628, 633
CFU-E zie colony forming unit-erythrocyte
checkpoint 77
chemokine 356
chemoreceptor 234, 297
chemotaxine 356
chemotaxis 143
chiasma 593
cholangiopancreaticografie (ERCP) 468
cholecystectomie 468
cholecystitis 468
cholecystokinine 444, 468
cholelithiasis 468
cholestase 468
cholesterol 47, 66, 151, 463
cholinerge prikkel 281

chondrale botvorming 178
chondrocyt 155, 157
chondroïtinesulfaat 156
chondron 158
chondronectine 120, 157
chorion 643, 644, 649
   -plaat 644
   -vlok 643, 644
   frondosum 643
   laeve 643
choriongonadotrofine, humaan (HCG) 600, 647, 649 zie ook choriongonadotropine
choroidea 236, 241
chromatide 79
chromatine 73
chromatinecondensatie 84
chromatinefibril 73
chromofiele cel 554
chromofobe cel 554
chromogranine 573
chromosoom 46
chroomaffiene cel 113, 573
chroomaffiene reactie 573
chylomicron 151, 428, 461
chylomicronen-remnants 461
chymus 407
cilïen 67, 95
cilindercel
   trilhaardragend 475
cilinderepitheel
   meerlagig 545
   meerrijig 545
cilium 249, 255
   sensorisch 236
circulatie
   gesloten 377
   open 377
   pulmonale 473
cirrose 465
cis-zijde (van het Golgi-complex) 57
citroenzuurcyclus 53
Clara-cel 485
clathrine 51
clitoris 638, 639
cluster-of-differentiation (CD) 325

codering
   signaalcodering 251
   signaalintegratie 251
colchicine 66
collageen 120, 121
   fibrilvormend 121
   verankerend 121
collagene bundel 122
collagene fibrillen 121
collagene vezels 122, 123
collateralen 198
colliculus seminalis 544
colloïd 245, 578
colloïdaal goud 38
colon 430, 431
coloncarcinoom 466
colony forming unit - erythrocyte (CFU-E) 337
colony stimulating factor (CSF) zie groeifactor
colostrum 653
columna renalis (Bertini) 521
communicatie 549, 550
   humorale 549
   neurale 549
compact bot 173
compartiment
   achter de lens 237
   medullaire opslag 344
   medullaire vorming 344
   van de marginerende cellen 344
   van het circulerende bloed 344
concentratie 58
concha 479
condenserende vacuole 58, 440
condensor 19, 24
confluentie 31
confocale laser scanning-microscoop (CLSM) 21
conjunctiva 253
connexon 93
constant deel 357
contactgevoeligheid 240
contactinhibitie 31
contactlens 241

contractie 68
   van villi 424
contractiecyclus 268
contrast 18
convoluut
   distale 527
   proximale 526, 528
cornea 106, 236, 239, 253
corneastroma 240
corneatransplantatie 240
corneosclerale laag 236
corona 378
corona radiata 622
corpora amylacea 609
corpora arenacea 587
corpus albicans 625, 626
corpus cavernosum 612, 614
corpus ciliare 236, 242
corpus epididymidis 606
corpusgebied 410
corpusklier 411
corpus luteum 625
   graviditatis 625, 649
   menstruationis 625
corpus pineale 563, 586
corpus rubrum 625
corpus spongiosum 544, 612, 614
corpus uteri 628
corpus vitreum 237, 245
cortex zie ovarium, schors
   cerebelli 208
   cerebri 208
Corti, orgaan van 260
corticale reactie 641
corticosteroïd 319, 564, 652
corticotrope cel 556
corticotrophin-releasing factor (CRF) 647
cortisol 568
cotyledonen 645
coupe
   kleuring 17
   optische 23
coupes
   serie 30

Cowper, klieren van 610
craniale celgroep 220
creatinefosfaat 277
creatinekinase 268
cretinisme 582
CRF zie corticotrophin-releasing factor
crinofagie 64, 442
crista ampullaris 258
cristae mitochondriales 52
crossing-over 593
crus commune 257
cryobiologie 30
cryoprotectans 30
crypte 383, 389, 430, 468
  galblaas 468
crypten 419
cryptorchisme 604
crystallinen 245
CSF zie groeifactor
cumulus oöphorus 622
cupula 258, 261
Cushing, syndroom van 573
cuticula 509
cutis 499
cyclische veranderingen 617
cytocentrum 57
cytochalasine B 68
cytochemie 33
cytokeratine 69
cytokeratinefilamenten 93
cytokine 356
cytokinese 45, 76, 81
cytolyse 82
cytoplasma 46
  corticale 68
cytoplasmadeling 77
cytoskelet 46, 66
cytosol 46
cytostaticum 421
cytotoxische reactie 459
cytotrofoblast 641, 644

D
dag-en-nachtritme 463
darmflora 429
darmvlok 400, 417
decidua 642
  basalis 642, 644, 645
  capsularis 642
  parietalis 642
deciduacel 40, 646
degeneratie 226
  retrograde 227
  transneurale 226
dehydratie 18
dehydro-epiandrosteron (DHEA) 569
dehydrogenase 37
dekglasdikte 19
demarcatiemembraan 350
demilune 437
dendriet 195, 196, 232
dendritische cel 138, 346
dense body 279
dentine 392, 393
  reparatief 393
dermis 499, 505, 507
Descemet, membraan van 239, 241
descensus testiculorum 589
desmale botvorming 176
desmine 70, 268
desminefilament 279
desmogleïne 93
desmosine 125
desmosoom 420
detumescentie 615
DHEA zie dehydroepiandrosteron
diabetes 251
diabetes insipidus 560
diabetes mellitus 53
  type I 577
  type II 577
diacytose 49, 294
diade 270
diafragma 290, 523
diafyse 173, 179
diaminoazobenzidine (DAB) 37
diapedese 138, 143, 294, 314
diarree 429
diartrose 189
dictyoteen 620
differentiatie terminale 333
differentiatieantigeen 325
differentiële telling 314
differentiëren 43

diffuus neuro-endocriene systeem (DNES)
  kleine korrelcel 478
digitale camera 19, 21, 24
dihydroxyfenylalanine (DOPA) 503
di-jodotyrosine (DIT) 581
diktegroei 183
dipalmitoyl-fosfatidylcholine 490
diploë 173
diploïd 448, 591
diploteenstadium 593
disacharide 118
discharidasedeficiëntie 429
discoïdaal placenta 646
discus intervertebralis 163
Disse, ruimte van 451, 456
distale tubulus 521, 527, 531, 538
DIT zie di-jodotyrosine
diversiteit 356
DNA 33, 71
  circulair 53
DNA-fragmentatie 84
DNA-helix 73
DNA-ladder 84
DNA-polymerase 78
DNES zie diffuus neuro-endocriene systeem (DNES)
DNES-cel 412
dochterchromosomen 80
docking protein 56
dode ruimte 473
doelwitorgaan 549
donkere cel 515
doofheid 53
doorvallend licht 18
DOPA zie dihydroxyfenylalanine
dopamine 203
dopamine-β-hydroxylase 573
dopaquinon 503
downsyndroom 81
draaisnelheid van het hoofd 261
dragermolecuul 355
drainagegebied 374

driedimensionale reconstructie 23, 30
druk
  glomerulus 535
drukbestendig 167
drukgolf 262
drumstickfenomeen 314
ductuli efferentes 589, 604
ductulus alveolaris 482, 486
ductus choledochus 467, 468
ductus cochlearis 258
ductus colligens 521, 527, 532
ductus cysticus 467
ductus deferens 589, 606
ductus ejaculatorius 544, 607
ductus endolymphaticus 258
ductus hepaticus communis 467
ductus lactiferus 649
ductus nasolacrimalis 254
ductus papillaris 532
ductus thoracicus 305, 374
duodenum 417
dura mater 208, 209
dwarse streping 278
dwarsgelegen membraan 250
dwarsgestreept spierweefsel 265
dwerggroei hypofysaire 555
dynamiek 429
dyneïne 67, 201, 475

E
ectoderm 87, 551
eenlagig epitheel 98
effectorsysteem 219
EGF (epithelial growth factor) 76
eicel zie oöcyt
eileider zie tuba uterina
eindarterie 297
eindboompje 195
eindknopje 195
eindvergroting 19
eindvoetje 205
eiwit 43
eiwitsynthese 53, 55, 460

ejaculatie 611, 614
elastine 125, 295
elastische vezels 125, 474
elauninevezels 125
elektromagnetische lens 24
elementary particles 53
emfyseem 493
enchondrale botvorming 176, 179, 181
endesmale botvorming 176, 178, 179
endocard 301
endocervix 633
endocrien 411
endocriene klier 104, 549
endocriene secretie 549, 550
endocytose 48, 108
endolymfe 259
  natrium- en kaliumgehalte 260
  productie 259
  stroming 261
endometrium 628, 649
  basale laag 629, 631
  lamina basalis 629
  lamina functionalis 629
endomitose 350
endomysium 265, 266
endoneurium 218
endoplasmatisch reticulum 46, 55
endoplasmic space 62
endorfine 556
endosoom 49
endost 172
endosymbionthypothese 54
endotheel 287, 290, 291, 456
  contractie 290
  gevensterd 522
endotheelcel 291, 491
endothelial massage 457
endotoxine 458, 460
energiebehoefte 51
energiemetabolisme spier 276
enkefaline 573

enterisch zenuwstelsel *425*
  inwendige component *425*
  uitwendige afferente component *426*
  uitwendige component *425, 426*
  uitwendige efferente component *426*
enterochromaffien *412*
entero-endocrien *400, 411*
entero-endocriene cel *419, 421*
enterocyt *419*
enterohepatische kringloop *463*
entoderm *87*
enzymcytochemie *36*
enzymhistochemie *36*
eosine *310*
eosinofilie *311, 319*
ependymcel *207*
epicard *301*
epidermale melanine-eenheid *504*
epidermis *499, 500*
  stratum basale *500*
  stratum corneum *502*
  stratum granulosum *501*
  stratum lucidum *502*
  stratum papillare *506*
  stratum reticulare *506*
  stratum spinosum *500, 501*
epidermiskam *499*
epididymis *605, 606*
  caput *605*
  cauda *606*
  corpus *606*
epidurale ruimte *209*
epifluorescentie *21*
epifysaire schijf *181*
epifyse *173, 586*
epiglottis *480*
epimysium *266*
epineurium *218*
episclera *239*

epitheel
  alveolair *487*
  cilindrisch *98, 101*
  kubisch *98, 101*
  meerlagig *101*
  meerlagig cilindrisch *253*
  meerrijig *98*
  niet-verhoornend *102*
  overgangs- *102*
  plaveisel- *98, 101*
  respiratorisch *474*
  tweelagig cilindrisch *254*
  verhoornend *101*
epitheelcel *87*
  reticulaire *363*
epitheelweefsel *87*
epithelia *zie* epitheelweefsel
epitheloïde cel *136, 346, 534*
epitoop *38, 355*
EPO *zie* erytropoëtine
eponychium *511*
epoxyharsen *18*
equatoriale vlak *80*
ER *zie* endoplasmatisch reticulum
erectie *298*
erosie *407*
erythron *341*
erytroblast
  basofiele *339*
  orthochromatofiele *339*
  polychromatofiele *339*
  primitieve *351*
  pro- *338*
erytrocyt *308, 311, 337*
erytrocyten, afbraak *380*
erytrocytose *313*
erytropoëse *337*
  rijpingsproces *337*
erytropoëtine (EPO) *76, 342, 521, 542*
euchromatine *74*
eukaryotische cel *43*
eunuchoïde reuzen *186*
euploïdie *81*
Eustachius, buis van *255*
evenwichtsorgaan *254, 255*
excitatiefilter *20*
exocriene klier *103*

exocriene pancreascel *41*
exocytose *49, 428, 440*
exoplasmic space *62*
exsudaat *143*
extracellulaire matrix (ECM) *43, 117, 279*
extracellulaire vloeistof *287*

**F**
F-actine, filamentair actine *68, 268*
F-cel *576, 577*
Fab *357*
fagocytose *48, 143, 317*
fagolysosoom *63*
fagosoom *62, 317*
falanxcel *260*
farynx *400, 479*
fascia *92*
fascia adhaerens *278*
fascia penis *612*
fasecontrast-LM *19*
fasecontrastmicroscopie *19*
fat-storing-cel *459*
FDC *zie* folliculaire dendritische cellen
fenestra *289, 456*
  endotheliale *522*
feochromocytoom *573*
ferritine *336, 380*
Feulgenreactie *33*
FGF (fibroblast growth factor) *76*
fibreuze astrocyt *250*
fibreuze laag *189*
fibrilline *125*
fibrine *327*
fibrinogeen *308, 327, 460*
fibroblast *130, 232*
fibrocyt *130*
fibronectine *120*
fibrose *445, 455, 465*
fibrosering *295*
filamenten, intermediaire *69*
filter *367, 419*
  nier *524*
filtratie *522, 536*
filtratiedruk *535*
filtratieruimte *522*
filtratiespleet *523*
fimbria *623, 626*
first messenger *50*

fixatie *17*
  dubbelfixatie *18*
flagel *67, 96, 594*
Flemming, lichaampje van *81*
flow-cytometrie *36*
fluor *394*
fluorescentie *20*
fluorescentiemicroscopie *20, 36*
fluorescentiescherm *24*
fluorescerende kleurstoffen *36*
fluorescerende probe *21*
fluorochroom *36*
focusseren *245*
focusvlak *23*
foeto-placentale eenheid (ook: foeto-placentaire eenheid) *572, 648*
folliculaire dendritische cellen (FDC) *368*
follikel *378, 383, 384, 621*
  antrale *zie* tertiaire follikel
  dominante *618*
  endocriene functie *624*
  Graafse *622*
  groeiende *618, 621*
  haar- *508*
  multilamellaire *zie* secundaire follikel
  preantrale *zie* secundaire follikel
  primaire *621*
  primaire, lymfeklier *368*
  primaire, milt *377, 378*
  primordiale *618, 619*
  rijpe *zie* Graafse follikel
  secundaire *371, 621*
  secundaire, lymfeklier *368*
  secundaire, milt *378*
  solitaire *384*
  tertiaire *622*
  unilamellaire *zie* primaire follikel

  vesiculaire *zie* tertiaire follikel
follikelatresie *626*
follikelcel *619, 621*
follikelcentrum *368, 378, 385*
follikelcentrumreactie *371, 382*
follikelepitheel
  schildklier *578*
follikelgroei *624*
follikelholte *622*
follikelrijping *618*
follikelstimulerend hormoon (FSH) *556, 624, 648*
follikelvloeistof *622*
Fontana, ruimte van *241*
foramen apicale *392*
forced sieving *457*
formaldehyde *17*
formaline *17*
formazan *37*
fosfatidylglycerol *490*
fosfatidylserine *84*
fosfolipide *46*
fosfolipidesynthese *57*
fossa nasalis *479*
fotocamera, digitale *19, 21, 24*
fotografische emulsie *30*
fotografische film *24*
fotomultiplierbuis *23*
foveola gastrica *409*
fractuurgenezing *182*
fructose *608*
FSH *zie* follikelstimulerend hormoon
functionele circulatie *zie* longvaten, functionele
functionele laag *629*
fundus *410*
fundus uteri *628*
funiculus spermaticus *607*
fura-2 *35*
fuseren *49*

**G**
G-actine, globulair actine *68*
G-eiwit *50*
$G_0$-fase *78*
$G_1$-fase *77*
$G_2$-fase *77*

GABA (gamma-aminoboterzuur) 203
gal 435
galblaas 435, 467
galcanaliculus 448, 452
galcapillair 448, 452
galgangepitheel 467
galproductie 462
galstenen 468
GALT zie gut-associated lymphoid tissue
galzout 66, 446
galzuur 462
ganglion 193, 219
   autonoom 219
   craniaal 219
   grensstreng- 219
   intramuraal 219
   sensorisch 219
   spinaal 219
   visceraal 222
ganglioncel 219
gap junction 93, 169, 278, 420
gastric pit 409
gebitsregulatie 395
geelzucht 445, 468
gehemelte
   harde 387, 388
   zachte 388
geheugencel
   B- 324
   T-effector 325
geheugencellen
   distributie 323
gehoorbeentje 255, 256
gehoorgang 255
gehoororgaan 254
gehoorsteentje 258
geleidingssysteem (van het maagdarmkanaal) 426
geleidingssysteem (van het hart) 303
gele vlek 251
geluidperceptie 258
geluidstrilling 262
gemyeliniseerde vezel 217
genitalia
   uitwendige 617, 638
genoom 43
germinal center zie kiemcentrum
geslachtscel 589
geslachtschromatine 76

geslachtshormoon 186, 569, 648
geslachtsklier 607
   accessoire 607
gesulfateerd 118
gewrichtsholte 189
gewrichtskraakbeen 157, 181
gezichtspurper 249
gezichtsscherpte 251
GH zie groeihormoon
Giemsakleuring 310
glad endoplasmatisch reticulum (SER) 55, 57, 449
glad spierweefsel 265, 279, 285, 400, 406, 542
glandula bulbo-urethralis 610
glandula parathyroidea 585
glandula parotis 435
glandula pinealis (pijnappelklier) 586
glandula propria 406
glandula sublingualis 435
glandula submandibularis 435
glandula urethralis 545, 610
glandula vestibularis major 638
glandula vestibularis minor 638
glans
   clitoridis 639
   penis 612, 639
glasachtig lichaam 237
glasmembraan 510, 626
glasvocht 237
glazuur 392, 393
glazuurcuticula 397
glazuurepitheel
   binnenste 397
   buitenste 398
glazuurgrens 391
glazuurmatrix 398
glazuurorgaan 397
glazuurprisma 394
gliacel 193, 199, 204, 207, 252
gliafilament 70, 205
Glisson, kapsel van 446
globuline 308
glomerulus 521, 522

glomus 298
   aorticum 297
   caroticum 297
glottisoedeem 480
glucagon 576
glucocorticoïd 568
glucocorticosteroïd 364, 564
gluconeogenese 449, 464
glucose 537
glucose-6-fosfaatdehydrogenase 57
glucosespiegel 463
glucuronyltransferase 468
glutaaraldehyde 17
glutengevoeligheid 429
glycerofosfocholine 612
glycocalix 46, 94, 326, 419
glycogeen 34, 57, 70, 277, 449, 463
glycogenolyse 449, 463
glycogenose 35
glycolipide 35
glycoproteïne 35, 46, 57
   structureel 120, 156
glycoproteïneproductie 111
glycosaminoglycaan 35, 118, 119, 156
glycosylering 58
GnRH zie gonadotrophin-releasing hormone
goblet cell 111
golflengte 19
Golgi, peeslichaampje van 233
Golgi-apparaat 428, 451
Golgi-complex 57
   aantal 57
Golgi-lichaampje 275
gonade 589, 617
gonadotroop hormoon 648
gonadotrope cel 556
gonadotrophin-releasing hormone (GnRH) 648
Goormaghtigh, cellen van 534

Graafse follikel 618, 622
gradiënt 455
granula
   azurofiele 342
   specifieke 343
granulatieweefsel 147, 518
granulocyt 313
   basofiele 319
   eosinofiele 318
   neutrofiele 314, 344
   staafkernige 314, 318, 344
granulocytopoëse 342
granulocytose 345
   relatieve 314
granulomeer 326
granulosacel 621
granulosaluteïnecel 625
granulum
   azurofiel 314
   specifiek 314, 318, 319
granzym 356
Graves, ziekte van 582
grensstreng 222
grid 18
grijswaarde 24, 29
grijze stof 208
groei
   appositionele 161
   interstitiële 161
groeifactor 31, 228, 332, 333, 335, 352
groeihormoon (GH) 186, 364, 555, 652
groeischijf 181
grondsubstantie 118, 156
grote hersenen 207, 208
GSM-cel 409
gut-associated lymphoid tissue (GALT) 354, 427

**H**
H-band 267
haar 508, 509
   cuticula 509
   follikel 508, 509
   bulbus 509
   glasmembraan 510
   lanugobeharing 508

   merg 509
   schors 509
   terminale haarkleed 508
   vellusbeharing 508
   wortel 509
   wortelschede 509, 510
   inwendige 509
   uitwendige 510
haarcel 258
   binnenste 260
   buitenste 260
haarfollikel 232
halfcirkelvormig kanaal 257
hamer 256
haploïd 592
haploïde eicel 81
hapteen 355
hart 301
hartgebrekcel 493
hartinfarct 82, 285, 295
hartklep 301
hartskelet 301
hartspier 301
hartspiercel
   atriale 301
   prikkelgeneratie 303
   spontane contractie 303
hartspierweefsel 265, 277, 284
Hashimoto, ziekte van 582
Hassall, lichaampje van 360, 363
Havers, kanaal van 175
Havers, systeem van 175, 176
HCG zie choriongonadotropine, humaan
HDL zie high-density-lipoproteïne
heart failure cell 493
hechtvlok 645
heksenmelk 650
heldere zone 171
helderveld-LM 18
helix 68
hematocriet 308
hematocytopoëse zie hemopoëse
hematopoëse zie hemopoëse

hematoxyline-eosine *zie* kleuring
hemidesmosoom 88
hemochoriaal placenta 646
hemochromatose 35, 464
hemofilie 328
hemoglobine 312, 380
  vorming 337
hemopoëse 331
  embryonale 350
  extramedullaire 351
  hepatoliënale fase 351
  medullaire fase 351
  primordiale fase (prehepatisch) 351
hemopoëtine *zie* groeifactor
hemosiderine 70, 336, 380
hemosiderose 35
hemostase
  primaire 327
  secundaire 328
Henle, lis van 521, 527, 531
  dalende, dunne deel 531
  dik deel 527
  dun deel 527
  opstijgende, dikke deel 531
hepatectomie 467
hepatitis 466
hepatocellulair carcinoom (HCC) 466
hepatocyt 447
Hering, kanaaltje van 467
hernia 163
Herring, lichaampje van 560
hersenzand 587
Herzfehlerzelle 493
heterochromatine 72, 74
heterocrien 104
heterofagie 60
hexosamine 118
high-density-lipoproteïne 461
hilus 367, 446
  nier- 521
Hirschsprung, ziekte van 194

His, bundel van 303
histamine 319
histiocyt 345
histochemie 33
histon 72, 73
hoekversnelling 261
Hofbauer, cel van 644
homeostase 82
homeostatisch mechanisme 570
homocrien 104
hoofdcel 411, 532, 585
hoogendotheelvenule 369, 383, 385
hoornvlies 239
horizontale cel 250
hormonen
  geslachts- 364
hormoon 49, 549
  inhibiting 556
  releasing 556
  -troop 549, 550, 563
  uit aminozuren opgebouwde verbinding 549
  van aminozuren afgeleide verbinding 549
  van cholesterol afgeleide verbinding 549
Howship, lacune van 171
HPGH *zie* humaan placentair groeihormoon
HPL *zie* humaan placentair lactogeen
huid 499
huidklier 649
huidlijst 499
huidtransplantatie 518
huidtumor 505
huig 389
humaan placentair groeihormoon (HPGH) 647
humaan placentair lactogeen (HPL) 652
humoraal 549
humorale reactie 380
Huntington, ziekte van 203
Huxley *zie* sliding-filament model
hyaliene-membraanziekte 491

hyalocyt 245
hyalomeer 326
hyaloplasma 68
hyaluronidase 120
hyaluronzuur 118, 156, 245
hybridisatie, in situ 41
hybridomatechniek 40
hybridoom 40
hydratatiemantel 172
hydrocefalus 178, 212
hydrolase 60
hydroxy-apatiet 171, 392
hypermetropie 239
hyperparathyreoïdie
  primaire 585
  secundaire 585
hyperplasie 265
hypersegmentatie 314
hypertensie 251
  portale 455
hyperthyreoïdie 582
hypertonisch 537
hypertrofie 265, 284
  kraakbeencellen 179
hypodermis 499, 508
hypofyse 551, 649
  neurale component 551
hypofyseachterkwab 550, 551
hypofysectomie 572
hypofysesteel 550, 551
hypofysetussenkwab 551
hypofysevoorkwab 550, 551, 563
hypojodiet 581
hyponychium 511
hypoparathyreoïdie 585
hypothalamus 550
hypothalamus-hypofyse-systeem 550
hypothyreoïdie 582
hypoxie 342
  weefsel 342

I
I-band 266
I-celziekte 63
icterus 468
IDC *zie* interdigiterende dendritische cel
IgA 358, 406, 437, 462

IgD 358
IgE 358
IgG 358
IgM 357
ijzer 338
ileum 417
immediate type hypersensitivity reaction 134
immersiefixatie 18
immotile cilia syndrome 67, 475
  *zie ook* Kartagener, syndroom van
immuniteit
  niet-specifieke 353
  passieve 358
  specifieke 353
immunocytochemie 576, 585
immunofluorescentie 36
immunogeen 355
immunohistochemie 37
immunohistochemische methoden 33
immuun 353
immuunbescherming 428
immuuncompetente cel 353
immuuncomplex 356
immuundeficiëntie 374
immuunglobuline 309, 355, 356
immuunglobulinemolecuul 323
immuunreactie 371
  cellulaire 325
  humorale 324
  specifieke 355
immuunrespons
  cellulaire 356
  humorale 355
immuunsuppressie 570
immuunsysteem 353
impermeabiliteit 47
implantatie
  bevruchte ei 641
impuls, depolariserende 201
impulsgeleiding, saltatoire 201
impulsoverdracht 271
inademing 496
inbedmiddel 18

infant respiratory distress syndrome 491
infectie 429
  chronische 318
infundibulum 551, 623
inhibine 599, 624
initiatie 55
innesteling 641, 649
in-situ-hybridisatie 37
insluitsel 46, 70
insuline 576
insulineresistentie 577
integrine 120
interactie
  receptor-ligand- 50
intercalaire cel 532
intercalaire schijf 278
intercellulair 428
intercellulaire verbinding
  adhaerens 92
  nexus 92
  occludens 92
interdigitatie
  lateraal 420
interdigiterende cel 346, 363
interdigiterende dendritische cel (IDC) 368, 377
interfase 77
interferentiecontrast 20
interferon-α 466
interleukine 325
interlobulaire galgang 467
intermediair filament 46, 66, 69
interneuron 196
interstitiële cel 599, 626 *zie ook* Leydig, cel van
interstitiële vloeistof 125
interstitium 487
intervilleuze ruimte 643, 645
intima 295, 305
intracraniële tumor 199
intramembraneuze botvorming 178
intramembranous particles (IMP) 47

intra-oculaire druk 241
intrinsic factor 411
in vitro 31
in-vitrofertilisatie 623
in vivo 31
involutieproces 363
iodopsine 250
ionenkanaal 48, 201
ionentransport 48, 436
ionentransporterend epitheel 529, 531
iris 236, 243
ischemie 82
isodesmosine 125
isogene groep 163
isoleren, cellen 31
isotransplantaat 364
isotype switch 371
isthmus 411

## J
jejunum 417
jetlag 587
JGA zie juxtaglomerulaire apparaat
jodide 579, 581
   opname 579
juxtaglomerulaire apparaat (JGA) 534

## K
kamerwater 237, 241, 243
kanaaleiwitten 48
kankercellen 84
kapsel 365
   prostaat- 609
kapselcel 219
kapsel van Bowman
   pariëtale blad 522
   viscerale blad 522
Kartagener, syndroom van 475
karyogram 66, 80, 81
karyokinese 45, 76
karyolymfe 76
katalase 66
kathode 23
keelamandelen 383
kegeltje 247
keratansulfaat 156
keratinefilament 260
keratinefilament (cyto-) 500
keratohyaliene granula 501
Kerckring, plooien van 417
kern 43
   16-ploïde 285
   diploïde 81
   hydrophische 74
   octoploïde 81, 285
   polyploïde 81
   pycnotische 74
   tetraploïde 81, 285
   tweelobbige 318
kerndeling 76
kernenvelop 71
kernhoudend 387
kernmatrix 76
kernmembraan 43
kernporie 72
kiemcentrum 368, 371
Kiernan, driehoekje van 447
kinesine 201
kinetochoor 80
kinocilium 258, 260
kitlaag 175
kitlijst 93
kittelaar 639
klasse immuunglobuline 357
kleine hersenen 207, 208
kleine korrelcel zie DNES
klep
   vene- 300
kleurenblindheid 250
kleuring
   acidofiele 18, 33
   basofiele 33
   bloedcel- 309
   eosinofiele 18
   Giemsa- 310
   hematoxyline-eosine- 18, 33
   metachromatische 133
kleurstof
   basische 18
   zure 18
klier 404, 406
klierafvoergang 103
klierbesje 102
klierlobje 105
kliervorming 87
Klinefelter, syndroom van 591
klonale deletie 361, 364
Köhlerse verlichting 19
kolonie
   stamcel- 332
koloniestimulerende factor zie groeifactor
koolhydraat 43
korrelcel, kleine 478
korrellaag 208
korte gang 257
kraakbeen 155, 176, 474
   elastisch 162, 255
   hyalien 156
   vezelig 163, 302
kraakbeenhof 157
kraakbeenmatrix 156
kraakbeenstuk 179
kristalloïd 64, 318
kritische massa 77
kritisch-punt-droogtoestel 24
kroon 392
Kupffercel 457
kwasjiorkor 445
kweekmedium 31

## L
label zie merkerstof
labia majora 638, 639
labia minora 638, 639
labyrint
   benig 257
   vliezig 257, 258
lactaat 277
lactatie 652
lacteaal 303, 425
lacuna 169
lacune 642
lamel
   generale 176
   interstitiële 176
lamellair lichaampje 490
lamellar granules 501
lamellopodia 582
lamina basalis 88, 265, 279, 287, 289, 644
   celdelingsactiviteit 88
   differentiatie 88
   filterfunctie 88
   hechtende functie 88
lamina densa 72, 88, 524
lamina elastica externa 288
lamina lucida 88
lamina propria 388, 542, 638
lamina rara externa 524
lamina rara interna 524
lamina reticularis 88
lamina spiralis ossea 258
lamina suprachoroidea 242
lamina vasculosa 242
laminen 70
laminine 120
Langer, lijn van 507
Langerhans, cel van 504
Langerhans, eilandje van 439, 563, 575
   tumor 577
Langhanscel 641
large granular lymphocyte 325
larynx 480
latent beeld 30
LDL zie low-density-lipoproteïne
LDL-partikels 566
lectinecytochemie 42
lectinehistochemie 37, 42
lederhuid 499, 505
leeftijd van een cel 43, 82
lekkage van de celmembraan 82
lengte-eenheid 17
lengtegroei 182
lens 236, 244
lensepitheel 244
lenskapsel 244
lensvezel 244
leptine 153
leptoteenstadium 593
leukemie 345, 379
leukocyt 138, 313, 315
levende cellen 26
levensduur
   erytrocyt 313
lever 351, 352, 435, 446
leveracinus 447
leverlobje 447
levertransplantatie 466
Leydig, cel van 589, 599
LH zie luteïniserend hormoon
lichaamsvreemd 353
   transplantaat 643
lichtdeprivatie 587
lichte cel 515
lichte keten 268, 357
lichtmicroscopie 18
Lieberkühn, kliertjes van 419
ligamentum vocale 480
ligand 49
limbus corneae 241
limbus spiralis 260
linksverschuiving 318
lipase 152
lipide 35, 43, 295
lipoblast 150
lipofuscine 62, 70
lipoom 154
lipopolysacharide (LPS) 458
lipoproteïne 278
lipoproteïnelipase 151
liposarcoom 154
liposuctie 152
lipotroop hormoon (LPH) 556
liquor cerebrospinalis 207, 209, 211
liquor folliculi 622
Littré, klier van 544, 610
liver sieve 456
LM zie lichtmicroscopie
lobulus
   long- 482
lokalisatie van antigenen
   direct 38
   indirect 38
lokaliseren 30
longembolie 495
longemfyseem 497
longfibrose 493
longitudinale splitsing 284
longkanker 493
longoedeem 493
longvaten
   functionele (pulmonale) 493
   voedende (systemische) 493, 494
low-density-lipoproteïne 461
LPH zie lipotroop hormoon
LPS zie lipopolysacharide
lunula 511
luteïniserend hormoon (LH) 556, 600, 622, 624, 648
lymfe 287, 303, 367, 456

lymfecapillair 303, 425
lymfedrainage 303
lymfefollikel 368, 427
lymfeklier 305, 354, 365
  drainerende 371
  mesenteriale 374
  regionale 371
lymfekliermetastase 367
lymfeknoop 305
lymfevat 303
  afferent 367
  efferent 367
  klep 305
lymfevatenstelsel
  long
    diepe 496
    oppervlakkige 496
lymfocyt 322, 323, 351
  grote 322
  kleine 322
  middelgrote 322
lymfocytencorona 368
lymfocytenkrans 378, 385
lymfocytopoëse 346
lymfocytose
  relatieve 314
lymfo-epitheliaal orgaan 354
lymfoïd orgaan
  centraal 354
  perifeer 354
lymfoïd weefsel 404
lymfoïde apparaat 406
lymfoïde element 331
lymfoïde lijn 313
lymfoïde systeem 353
lymfokine 325, 356
lymphonodulus aggregatus 427
lymphonodulus solitarius 427
lysosomaal protease 582
lysosoom 36, 46, 49, 60, 247, 451, 537
lysozym 254, 317, 410, 421, 437

**M**
M-cel 427
M-fase 76, 77, 79
m. dilatator pupillae 244
m. sphincter pupillae 244
m. vocalis 480
maag 400
maagzweer 412
macrocirculatie 289
macrocyt 311
macrofaag 134, 136, 137, 338, 345
  alveolaire 491
  bindweefsel- 345
  interstitiële 491, 493
  long- 345
  residente 458
  resistente 136
  tingible-Körper- 346
  vrije 345
macula 92, 258
macula adhaerens (desmosoom) 93
macula densa 532, 534
macula-epitheel 258
macula lutea 251
macula pellucida 623
major basic protein 318
major histocompatibility complex (MHC) 325, 365
malabsorptie 429
Malassez, eilandjes van 399
Malpighi, lichaampje van 521, 522
MALT zie mucosa-geassocieerd lymfoïd weefsel
mamma 617, 649, 650
  alveolus 652
  bindweefsel 651
  eenlagig kubisch epitheel 650
  epitheelbuis 650
  involutie 653
  lob 649
  menstruele cyclus 651
  myo-epitheelcel 650
  secretoire cellen 652
  tubulaire structuren 650
mammotrope cel 555
mannose-6-fosfaat 60, 63

mantelcel 219
mantelzone 378
marginale sinus 377, 378
marginal folds 289
marginal zone B-cel 378
maternale overerving 53
matrix
  extracellulaire 87, 155
  intercellulaire 87
  interterritoriale 157
  territoriale 157
matrixreceptor 120
Maturation Promotion Factor (MPF) 79
mechanoreceptor 232
media 295, 305
mediastinum testis 589
medulla zie ovarium, merg
medullaire opslagcompartiment 344
medullaire vormingscompartiment 344
medulla oblongata 222
meerlingen 641
megakaryoblast 350
megakaryocyt 325, 350
Meibom, klier van 240
meiose 76, 591, 592, 615, 620
meiose I 592, 593
meiose II 592, 593
Meissner 414
  plexus van 404, 414, 427, 429
  tastlichaampje van 232
melanine 503, 510
melaninekorrels 503
melanocyt 503, 558
melanocytenstimulerend hormoon (MSH) 558
melanofoor 558
melanosoom 246, 247, 503
melatonine 587
melatoninesecretie 587
melkeiwitten 652

melkejectiereflex 653
melkgebit 399
melklijst 650
membraan
  abluminale 88
  adluminale 88
  apicale 88
  basale 88
  basolaterale 88
  elastische 295
membraandepolarisatie 201
membraaneiwit
  extrinsiek 46
  integraal 312
  intrinsiek 46
membraanfluïditeit 46
membraanpotentiaal 48
membrana basilaris 260
membrana limitans externa 247
membrana tectoria 260
membrana tympani 255
membrana vestibularis 259
membrana vitrea (glasmembraan) 510, 626
membrane-coating granules 501
memory B cell zie B-geheugencel
menarche 650
meninx 208
menopauze 653
menstruatie 298, 649
  stoornis 632
menstruele cyclus 630, 631
  folliculaire fase 630, 631
  lengte 631
  luteale fase 630, 632
  menstruele fase 630, 631
  oestrogene fase 631
  progestatieve fase 632
  proliferatiefase 630, 631
  secretiefase 630, 632

merg 360 zie ook medulla
  been 351
  bijnier- 563, 573
  binnenste, nier 530
  buitenste, nier 531
  haar- 509
  lymfeklier 368
  nier 521
  thymus 360
merggebied 362, 369
mergsinus 369
mergstreng 369
meridionale vezelbundels 242
Merkel, cel van 232, 504
Merkel, tastlichaampje van 232
merkerenzym 57, 60
merkerstof 38
mes
  diamanten 18
  glazen 18
  stalen 18
mesangiale cel 534
mesangium 526
mesenchym 117, 161
mesenchymale cel 117
mesoderm 87, 117, 563
mesotheel 301, 404
mesotheelcel 277
messenger 111
  first 111
  second 111
mestcellen 133
metabolisme 446
  aeroob 278, 301
  oxidatief 66
metachromatische leukodystrofie 63
metachromatische reactie 35
metafase 80, 593
metamyelocyt 343
metanephros zie nanier
metaplasie 107, 478
  myeloïde 379
metarteriole 291
methyleenblauw 310
methylgroen-pyroninekleuring 33
MHC zie major histocompatibility complex
MHC-molecuul 370

MHC-restrictie 364
microcirculatie 289
microcyt 311
microfilament 46, 66, 452
microfold 427
microgliacel 207, 346
microtoom 18
microtubuli-geassocieerd eiwit (MAP) 66
microtubuliformatie 236
microtubulus 46, 66
microtubulusorganiserend centrum (MTOC) 66
microvillus 68, 93, 94, 417, 528
middenhersenen 222
milt 351, 352, 354, 375
miltpulpa 375
mineralocorticoïd 568
mineralocorticosteroïd 564
MIT zie monojodotyrosine
mitochondrium 46, 52, 301, 411, 449
    fuseren 52
    splitsen 52
mitose 45, 76, 591
mitosen blokkeren 66
moedermelk
    lactose 652
    vetten 652
monoblast 345
monocyt 136, 321, 345
monocytopoëse 345
monojodotyrosine (MIT) 581
monoklonaal antilichaam 40
monolayer 31
mononucleaire-fagocytensysteem (MPS) 136, 321, 345, 346, 458
monosacharide 429
Montgomery, kliertjes van 651
morfologie 426
morula 641
motiliteit 427, 434
motorische eenheid 275
motorische eindplaat 270, 271
motorneuron 196

motorproteïne 67
mozaïcisme 81
MSH zie melanocytenstimulerend hormoon
muceuze halscel 411
muceuze kliercel 112
mucine 111, 409
mucopolysacharide 118
mucopolysacharidose 35
mucosa 400, 468
mucosa-geassocieerd lymfoïd weefsel (MALT) 354, 382, 383
mucus 112
mucusproducerende cel 111
Müller
    buizen van 599
    cel van 250
    spier van 242, 245
    steuncel van 247
Müllerian Inhibiting Substance 599
multipele sclerose 207
multipolaire ganglioncel 247, 250
muscularis 400, 404
muscularis externa 414
muscularis mucosae 400, 414
musculus arrector pili 510
Mutatie 67
myasthenia gravis 276
myeline 217
myeloblast 342
myelocyt 343
    basofiele 343
    eosinofiele 343
    neutrofiele 343
myeloïde element 331
myeloïde lijn 313
myeloperoxidase 317
myoblast 265, 277, 284
myocard 301
myo-epicardcel 277
myo-epitheelcel 102, 113, 254, 436
myofibroblast 133, 462, 465
myoglobine 277

myometrium 628, 629
    stratum vasculare 629
myopie 239
myosinefilament 68, 266, 267

## N

NA zie numerieke apertuur
Na$^+$- en Cl$^-$-ionen 468
naald 26
naaldbiopsie 462
nagel 511
    -bed 510
    -groeve 511
    -matrix 511
    -wortel 511
nanier 521
nares 479
Nasmyth, membraan van 399
nasofarynx 255, 384, 479
natrium, transport 529
natriumchloride 537
natriumopname 540
natriumpomp 107
natriuretische factor 566
natural-killercel (NK-cel) 325, 459
necrose 82, 465
nefrine 525
nefrogeen blasteem 521
nefron 521, 522
nervus vagus 442
netvlies 236
netvliesloslating 245, 246, 249
netwerk
    van capillairen 425
neuraal 549
neurale buis 194
neurale groeve 194
neurale lijst 563, 583
neurale plaat 194
neuro-endocriene hypothalamus-hypofyse-systeem (NHS) 550, 563
neuro-endocriene systeem 549
neuro-epitheelcel 102
neurofibril 199
neurofilament 70, 199

neuroglia 193
neurogliacel 250
neurohemale gebied 552, 556
neurohemale interactie 560
neurohormoon 203
neurohypofyse 551, 558
neuromodulator 203
neuron 195
    afferent 196
    bipolair 195, 236
    motorisch 208
    motorisch, efferent 196
    multipolair 195
    pseudo-unipolair 195, 219
    sensibel 196
    sensorisch 196, 231
neuronale plasticiteit 228
neuropileem 193, 205
neurosecretie 550, 556
neurosecretoire zenuwcel 558
neurotransmitter 201, 202
neurotrofine 228
neurotubulus 199
neusamandel 384
neusbijholte 479
neusholte 254, 479
neutrofilie 311, 345
neutropenie 345
nexusverbinding 93, 271, 280
NGF (nerve growth factor) 76
NHS zie neuro-endocriene hypothalamus-hypofyse-systeem
nidatie 641
    interstitiële 641
nier 521
nierbiopt 524
nierlichaampje 521, 522
nierlijden 531
niersteen 546
niertransplantatie 543
niertubulus 522
    pars recta 526
Nissl-substantie 196
noradrenaline 222, 564, 573

norepinefrine 222
normoblast zie erytroblast, orthochromatofiele
nucleair lokalisatiesignaal 72
nuclear pore-complex 72
nucleolus 55, 75
nucleolus-geassocieerd chromatine 75
nucleolus organizer 81
nucleolus-organizer-regio (NOR) 75
nucleosoom 73
nucleus paraventricularis 558
nucleus pulposus 163
nucleus supraopticus 558
nulcel 325
numerieke apertuur (NA) 19
nutriënten 455

## O

obesitas 149, 152
objectief 19
objectieflens 24
obstructie 429
occlusie 395
octoploïd 448
octoploïde kern 285
oculair 19
Oddi, sfincter van 467
odontoblast 392, 393
oedeem 128, 294
oedemateuze zwelling
    long 480
oesofagus 406
oestrogeen 630, 647, 648, 652
oligodendrocyt 207
oligonucleosoom 84
oligospermie 612
ondervoeding 429
onderzoek
    biomedisch 31
ongemyeliniseerd axon 201
ongemyeliniseerde vezel 217
ongesulfateerd 118
ontgifting 57
ontstekingsreactie 143, 316
ontstekingsremming 570

oöcyt
  primaire (oöcyt I) 619, 640
  secundaire (oöcyt II) 640
oog 236
oogbeker 246
oogblaasje 246
oogbol 236
oogkamer
  achterste 237
  voorste 237
ooglid 254
oögonium zie oöcyt
oogspiegel 238, 251
oogspier 239
oogtraanvocht 254
oor
  inwendige 257
  midden- 255
  uitwendige 255
oorschelp 255
oorsmeer 255
oplossend vermogen zie resolutie
opperhuid 499
oppervlak 24
oppervlakte-epitheel 409
oppervlaktespecialisatie 88
opportunistische infectie 355
opslag
  bloed 382
ora serrata 236, 246
orgaantransplantatie 364
organel 43
organische bestanddelen 172
orthokeratotisch 387, 390
orthosympathisch systeem 220, 222
osmiumtetroxide 18
osmotische gradiënt 535
osteïtis fibrosa cystica 169
osteoartrose 190
osteoblast 168, 181
osteoblastoma 188
osteoclast 171, 346, 399
osteoclastoma 188
osteoclast-stimulerende factor 171
osteocyt 169
osteoïd 168

osteomalacie 169, 186
osteon zie Havers, systeem van
osteonkanaal zie Havers, kanaal van
osteopetrose 171, 183
osteoprogenitorcel 168, 173
osteosarcoma 188
ostium cervicis uteri 628
ostium cervicis uteri externum 633
otoconium 258
ouderdomspigment 196
ovarium 617
  hilus 617
  merg 617
  schors 617
  stroma 617
overgangsepitheel 532, 542
ovulatie 622, 631
oxidatieve fosforylering 53
oxifiele cel 585
oxyhemoglobine 313
oxytalanvezels 125
oxytocine 560, 653

P
pacemaker 303, 426
pachyteenstadium 593
palpebra 254
PALS zie periarteriolaire lymfocytenschede
pancreas 435
  aanleg 439
  endocrien 439, 575
  exocrien 439, 440
pancreaspolypeptide 577
pancreatitis
  acute 445
Panethcel 40, 419, 421
panniculus adiposus 499
papil 389
  nier 527
  omwalde 234
  paddenstoelvormige 234
papilla circumvallata 390
papilla filiformis 390
papilla fungiformis 390

papilla mammaria 650, 651
papilla Vateri 439, 468
paracorticaal gebied 368, 371
paracrien 411
paracriene cel 113
paraffine 18
parafolliculaire cel zie C-cel
paraganglion 573
parakeratotisch 387, 390
paraplucel 542
parasympathisch systeem 220, 222
parathyreoïd hormoon (PTH, parathormoon) 171, 183
parenchymcel 446, 447
paries membranaceus 481
pariëtale cel 411
Parkinson, ziekte van 203
parodontaal ligament 392, 396
pars caeca retinae 246
pars distalis 553
pars fibrosa 75
pars granulosa 75
pars intermedia 557
pars optica retinae 246
pars tuberalis 551, 557
PAS zie perjoodzuur-Schiff-kleuring
passieve immunisatie
  IgA 652
  IgG 652
pedikel 523
pemphigus 93, 508
penis 589, 612
penseelarterie 377
pepsinogeen 411
perforatie 429
perforine 356
perforinen 459
perfusiefixatie 18
periarteriolaire lymfocytenschede (PALS) 377
pericard 301
pericellulaire passage 294
perichondrale botvorming 179

perichondrium 157, 179
pericyt 134, 290, 299
perifere lymfoïde organen 364
perifere zenuwstelsel 193, 215
perikaryon 195, 196
perilymfe 257
perimysium 266
perineurium 218
perinucleaire cisterne 71
periost 172
periostknop 179
peristaltiek 404
peritonitis 429
peritubulaire capillaire plexus 535
perivasculaire ruimte 210
perjoodzuur-Schiff-kleuring (PAS) 34, 35
permeabiliteit 47
pernicieuze anemie 411
peroxidase 37, 38, 66
peroxisoom 64, 451
Peyer, plaat van 354, 406, 427
phimosis 614
photo bleaching 21
pia-arachnoidea 208
pia mater 205, 208, 209
piëzo-elektrische kristallen 26
pigmentcel 242
pigmentepitheel 245, 246
pigmentgranula 70
pijlercel 260
pilaarcel 260
pinealocyt 587
pinhole 23
pinocytose 48, 108, 457
pinocytoseblaasje 537
piramidecel 208
pitcel 459
pituïcyt 561
pixel 23
plaatjesvelden, prospectieve 350
placenta 640, 644
  endocriene functie 647
  uitwisselingsfunctie 647

placenta praevia 641
placentaire barrière 647
planapochromaat 19
plaque 391, 393
plasma 307
plasmablast 355, 382
plasmacel 138, 324, 406, 427
plasmacellulaire reactie 371, 382
plasma-eiwit 308
plasmalemma 43
plasmamembraan 46
plasmine 328
plasminogeen 328
plasminogeen-activerende factor 328
platelet-derived growth factor (PDGF) 326, 328
plaveiselepitheel
  meerlagig 387, 430, 478, 545
  niet-verhoornend meerlagig 383
pleura parietalis 496
pleura visceralis 496
pleuraholte 496
pleuritis 496
plexiforme laag 247
plexus 426
  peribiliaire 455
plexus choroideus 211
plexus myentericus zie Auerbach, plexus van
plexus submucosus zie Meissner, plexus van
plica circularis 417
plica ventricularis 480
plica vocalis 480
plug 327
pluripotente stamcel 331
pneumocyt type I 489
pneumocyt type II 489
pneumothorax 496
pocket 391
podocine 525
podocyt 523
polarisatie 88
polarisatiefilter 20
polarisatiemicroscopie 20
polariteit 105

polocyt I 640
polycytemie 313
polyglobulie 313
polyklonaal antilichaam 40
polymerisatie 66
polymorfisme 365
polyploïderingsproces 448
polyploïdie 350
polysacharide, vrije 34
polysoom 55, 56
   vrije 55
POMC zie pro-opiomelanocortine
POMC-cel 556
poortaderstelsel, hypofyse 551
poortadervene 551
pore-annuluscomplex 72
porie 72
portale hypertensie 407
portio vaginalis 628
postganglionaire orthosympatische vezel 426
postsplenectomiesyndroom 378
postsynaptische membraan 202
PP-cel 576, 577
pre-B-lymfocyt 347
predentine 393
preganglionaire parasympathische vezel 426
pre-pro-insuline 576
preputium 612
presynaptische membraan 202
prikkel 193
primaire botvormingscentrum 179
primaire capillairnetwerk 551
primaire ciliaire dyskinesie zie Kartagener, syndroom van
primordiale geslachtscel 640
PRL zie prolactine
pro-B-lymfocyt 347
processus ciliares 242, 243
proefdieren 31
pro-elastine 125

profase 79, 593
progenitorcel zie stamcel, unipotente
progesteron 625, 630, 647, 648, 652
pro-insuline 576
projectieuron 196
projectorlens 24
prokaryotische cel 43
prolactine (PRL) 555, 646, 653
proliferatiefase 649
proliferatiezone 181
prolifereren 31
prometafase 80
promonocyt 345
promyelocyt 342
pro-opiomelanocortine (POMC) 556, 558
proprioreceptor 233
prostaat
   glandula propria 609
   hoofdklier 609
   mucosale klier 609
   submucosale klier 609
prostaatcarcinoom 610
prostaathypertrofie benigne 610
prostaatspecifiek antigeen (PSA) 609, 610
prostaglandine 646
prostatitis 610
protease 57
proteasoom 64, 201
proteïne-A-goudmethode 38
proteïnurie 525
proteoglycaan 35, 118, 119, 156
proteolytische klieving 57
prothymocyt 358
protofilament 66
protoplasma 46
protozoa 43
protrombine 327, 460
proximale tubulus 521, 522, 526, 527, 537
PSA zie prostaatspecifiek antigeen
psammoomlichaampjes 587
pseudo-artrose 182
pseudopodium 317

psoriasis 502
psycho-neuro-endocrino-immunologie 550
psycho-neuro-endocrinologie 557
PTH zie parathyreoïd hormoon
pulpa 392
   rode 378
   witte 377
pulpacel 395
pupil 237, 244
Purkinje-vezels 303
pylorus 400
pylorusgebied 412
pylusklier 412

**R**
RAAS zie renine-angiotensine-aldosteronsysteem
rachitis 186
randsinus 369
randzone 378
Ranvier, insnoering van 201, 217
Rathke, zakje van 551
receptor 355
   exteroceptieve 231
   proprioceptieve 231
   somatische 232
   specifieke 355
   viscerale 232
receptoradaptatie 231
receptorcel 258
receptor-gemedieerde endocytose 49
recirculatie 323, 374, 379
rectum 430
reductiedeling 593, 615
reflectie van een laserstraal 29
reflux 407
refractaire periode 201
regeneratie 222, 284
   spierweefsel 284
regeneratiecapaciteit 466
regeneratievermogen 106, 240, 632
registratiepeptiden 122
Reissner, membraan van 259
rekking 281

relaxine 625
releasing factor 335
releasing hormone 551
remodellering 183
renine 521, 534
renine-angiotensine-aldosteronsysteem (RAAS) 538
replica 30
reproduceerbaarheid 30
RER zie ruw endoplasmatisch reticulum
RER-cisterne 56, 440
resident macrophage 346
resolutie 19, 24
resorptie 400, 417, 528, 536
restlichaampje 62, 595
restrictiepunt 77
rete cutaneum 518
rete subpapillare 518
rete testis 589, 604
reticulair bindweefsel 378
reticulair epitheel 398
reticulaire vezels 123
reticulinevezel 458
reticulocyt 313, 341
reticulocytencrisis 341
reticulocytstadium 341
reticulo-endotheliale systeem (RES) 136
reticulum
   epitheliaal 360
reticulumcel 142
retina 236, 246, 248
retinal 249
reukcel 236
reukepitheel 102, 235
reuscel 136
   veelkernige 265
reuzengroei 555
ribosoom 53, 54, 72
rigor mortis 269
rima glottidis 480
RNA
   messenger-RNA (mRNA) 55, 71
   ribosomaal-RNA (rRNA) 55, 71
   transfer-RNA (tRNA) 53, 71

rode pulpa 375
rodopsine 249
roker 478, 493
Romanowsky, kleuring volgens 309
rotsbeen 258
Ruffini, lichaampje van 232
ruffled border 171
ruga 409
ruggenmerg 207, 208
rustpotentiaal 201
rustzone 181
ruw endoplasmatisch reticulum (RER) 55, 428, 449
Ruyter, cel van 534

**S**
S-fase 77
sacculus 257
sacculus alveolaris 482, 486
saccus endolymphaticus 258
sacrale celgroep 220
SAD-syndroom zie seasonal affective disorder
sarcolemma 265
sarcomeer 267, 278
sarcoplasma 265
sarcoplasmatisch reticulum (SR) 265, 270
satellietcel 219, 284
scala media 259
scala tympani 259
scala vestibuli 259
scannen 22, 24
scanning-elektronenmicroscoop (SEM) 24
scanning near field optical-microscoop (SNOM) 26
scanning probe-microscoop (SPM) 26
scanning tunnellingmicroscoop (STM) 26
scavenger-receptoren 63, 457
schakelneuron 196, 208
schakelstuk 435, 436
scheurbuik 396
schildklier 563, 576
schildklierfollikel 578
schildklierperoxidase 581

Schlemm, kanaal van 241
schors *zie ook* cortex
  bijnier- 563, 564
  haar- 509
  lymfeklier 368
  nier 521
  thymus 360
schorscapillair 361
schorsgebied 360, 361
schorssinus 369
schorszone 572
schuimcel 295
Schwann, cel van 215
sclera 238
  witte 238
seasonal affective disorder (SAD) 587
sebum 514
second messenger 50
secreetgranulum 573, 585
secretie 536, 537
  apocriene 105
  eccriene 105
  holocriene 105, 514
  merocriene 105
  tubulaire 537
  van HCl 411
secretiefase 649
secretiegranulum 58, 421, 436, 437
secretieproces 427
secretieproduct alkalisch 425
secretine 442
secretoir 103
secretory component 406, 427, 437
secundair botvormingscentrum 181
secundaire capillairnetwerk 551
secundaire elektronen 24
selectie
  negatieve 364
  positieve 363
selectieproces 364
selectieve barrière 46
selectine 293
sella turcica 551
  diaphragma sellae 551
SEM *zie* scanning-elektronenmicroscoop
semen 589, 611
septale cel 489

septa placentae 645
septum, interalveolair 487
septum nasi 479
SER *zie* glad endoplasmatisch reticulum
SER, proliferatie van 466
sereus eindkapje 437
sereuze kliercel 112
serosa 400, 404, 414, 468
serosa (peritoneum) 628
serotonine 434
Sertoli, cel van 591, 596, 597
serum 307
sfincter precapillaire 291
sfingolipidose 35
Sharpey, vezel van 173
shock 301
shocknier 538
shunt 298
sialografie 438
sieve plates 456
sIgA 358
signaalcodering 251
signaalintegratie 251
signaalmolecuul 49
signaalpeptidase 56
signaalpeptide 56
signaaltransductie 50
signal recognition particle, SRP 56
sikkelcelanemie 311, 312, 382
sinoatriale knoop 303
sinus
  lactiferus 650
  paranasalis 479
  subcapsulaire 369
  venosus sclerae 241
sinusitis 479
sinusknoop 303
sinusoïd 290, 446
skeletspierweefsel 265
Slavjanski, membraan van 626
sliding filament model 267
sliding filaments 268
slijm 431
slijmbekercel 111, 255, 419, 421, 430, 440, 475

slijmlaag 412
slijmnapcel 409
slikken 399
slokdarm 400
sluitspier willekeurige 545
smaakcel 234
smaakknop 234, 390
smaakporie 234
smaakregistratie 438
somatomedine 555
somatostatine 577
somatotrope cel 555
somatotropine 159
spacer-DNA 73
spatader 301
specificiteit 355
  immuun- 357
spectrine 312
speeksel, ionensamenstelling 439
speekselbuis 435, 436
speekselklier 438
  afvoergang 438
sperfilter 20
sperma 543, 589, 611
spermatide 592, 593
  soorten 593
spermatocyt 592
  primaire 593
  secundaire 593
spermatocytogenese 593
spermatogenese 591, 592
spermatogenetische cyclus 595
spermatogenetische reeks 591, 592
spermatogoniën 593
  A- 593
  B- 593
spermatozoön 67, 589, 593, 595
spermiën 593
spermiogenese 593, 595, 597
  acrosoomfase 594
  acrosoomreactie 595
  Golgi-fase 593
  kapfase 594
  rijpingsfase 595
sphincter ani externus 431
sphincter ani internus 431
sphincter pylori 414
sphincter urethrae
  externus 545
  internus 543

spiercel 265
  gladde 299
spierspoel 233, 265
spiervezel 424
  intermediaire 277
  rode 277
  witte 277
spierweefsel 87, 265, 468
  dwarsgestreept 265, 406
  glad 265, 279, 285, 288, 406, 542
spijsvertering 435
spina bifida 194
spinaal ganglion 208
spiraalarterie 629
splenomegalie 379
spoelfiguur 67, 80
spongieus bot 173
spongiocyt 565
staafje 247
staafjeszoom 94, 417
stamcel 419, 421
  beenmerg 331
  gerichte 351
  gerichte *zie* stamcel; unipotente
  multipotente 351
  ongedifferentieerd 411
  uni/bipotente 332
  unipotent 351
  universele, pluripotente 331, 351
stamcellen 228
stamvlok 645
stapelingsziekte, lysosomale 63, 120, 464
statoconium 258, 262
steatosis 462
stellate cells 459
stereociliën 95, 606
stereocilium 258, 260
steroïdhormoon 115
steroïdsecernerend 564
steroïdsynthese 57
steuncel 235
steunweefsel 87
stigma 623
stijgbeugel 256
stofwisseling 435
  aerobe 278, 301
stollingscascade 328
stollingsfactoren 460
stratum
  basale 500
  compactum 646

corneum 502
germinativum 500
granulosum 500, 501
lucidum 500, 502
papillare 506
reticulare 506
spinosum 500, 501
spongiosum uteri 646
vasculare uteri 629
stressafweer 575
stress fiber 68
stressorgaan 570
striated duct 436, 439
stroma 239, 644
  beenmerg 335
structurele biologie 30
struma
  niet-toxisch 582
  toxisch 582
subarachnoïdale ruimte 209
subcapsulaire vaatplexus 564
subcutis 499, 508
subdurale ruimte 209
submucosa 400, 404, 414, 425
sub-osteoclastcompartiment 171
sulcus gingivalis 391
surfactant 490
surveillancefunctie 323
symplasma 45
synaps 195, 202, 270, 271
  axo-axonische 204
  axo-dendritische 204
  axo-somatische 204
  chemische 202
  elektrische 202
synapsstructuur 280
synaptische laag 247
synaptische spleet 202, 271
synartrose 188
synchondrose 188
syncytiotrofoblast 641, 644
syncytium 45, 265
syndesmose 188

synostose 188
synoviale membraan 189
synoviale vloeistof 189
synthese 30, 279

## T

T-buizensysteem 270, 301
T-cel
   cytotoxische 356, 365
   helper 355
T-celgebied 325, 383
T-celreceptor 325
T-celreceptor (TCR) 363
T-effectorcel 325
T-geheugencel 374
T-helperlymfocyt 325
T-lymfoblast 355
T-lymfocyt 322, 325, 347, 352, 368, 371, 377, 385
   cytotoxische 325
   helper 371
$T_3$ zie tri-jodothyronine
$T_4$ zie tetrajoodthyronine
taenia coli 431
talg 514
talgklier 254, 255, 511
tandalveole 392
tandhals 392
tandkas 396
tandkiem 397
tandklok 397
tandplaque 393
tandvlees 387, 391
tarsale plaat 254
tast
   fijne 232
   lichaampjes van Merkel 232
TCR zie T-celreceptor
telodendron 195
telofase 81, 593
TEM zie transmissie-elektronenmicroscoop
temperatuur testes 600
Tenon
   kapsel van 239
   ruimte van 239
tepel 650
terminal web 95, 420
terminale arteriole 377

terugkoppelingsmechanisme 556
terugresorptie 537
testis 589
testosteron 589, 599
tetanie 585
tetrajoodthyronine ($T_4$) 581
tetraploïd 448
tetraploïde kern 285
theca externa 621
theca interna 621, 624
thecaluteïnecel 625
thermoregulatie 298
thoracolumbale celgroep 220
thymic nurse cells 362
thymocyt 347, 363
   pro- 347
thymus 325, 358
thymusafhankelijk 371
thymusafhankelijke gebieden 364
thymushormoon 360
thymuslymfocyt 362
thyreoglobuline synthese 579
thyreoïdstimulerend hormoon (TSH) 578
thyreotroop hormoon 578
thyreotrope cel 556
thyreotropine 578
thyroxine zie T4
tight junction 92
tingibele Körper 371
tissue engineering 31
titine 269
Tomes, uitloper van 394
tonofilament 500
tonsil 354, 382
tonsilla lingualis 383, 384, 389
tonsilla palatina 383
tonsilla pharyngea 382, 384
tonsillectomie 383
tonsillitis 384
tonusspier 279
toxische korreling 318
traanapparaat 254
traankanaal 254
traanklier 254
traanpunt 254
traanvocht 254
traanzakje 254

trabecula 173
trabekel 182, 523
trabekelarterie 377
trabekelvene 377
trachea 67, 481
tractus 215
tractus digestivus
   algemeen bouwpatroon 400
tractus hypothalamo-hypophysialis 558
tractus urogenitalis
   algemeen bouwpatroon 521
transcriptie 71
transcytose 49, 108
transferrine 336, 338
transformatie 82
trans-Golgi-netwerk (TGN) 57
translatie 55, 71
translocatiekanaal 56
transmembranair eiwit 46, 48
transmissie-elektronenmicroscoop (TEM) 23
transplantatie 31
   allo- 364
transport 66
   transcellulair 107
transport, actief 107
transport, axonaal 201
   anterograad 201
   retrograad 201
transporteiwitten 48
transportkanalen 72
transportvesikels 46
trans-zijde (van het Golgi-complex) 57
trekkracht 167
triade 270
triglyceride 151
tri-jodothyronine ($T_3$) 581
trilhaar 95, 255, 475
trilhaarepitheel 399
trisomie 81
troebeling 240
trofoblast 641
trombine 327
trombocytopoëse 350
trombopenie 351
trombostenine 328
trombus 295, 328
trommelholte 255
trommelvlies 255, 256
tropocollageen 121
tropomyosine 268

troponine 268
troponine-tropomyosinecomplex 269
truncus lymphaticus dexter 374
trypsinogeen 442
TSH zie thyreoïdstimulerend hormoon 578
tuba 617
   ampulla 626
   infundibulum 623, 626
   isthmus 626
   pars intramuralis 626
tuba auditiva 255
tuba uterina 627
   wand 627
   lamina propria 627
   mucosa 627
   muscularis 627
tubulair deel 521
tubulaire kliercel 104
tubulaire necrose 531
tubuline 66
tubuli recti 589, 604
tubuli seminiferi 589
tubulo-alveolaire klier 236, 468, 609, 649
tubulo-vesiculair 411
tubulus 526
tubulus contortus I 526, 528
tubulus contortus II 527
tubuslengte 19
tumorcellijnen 31
tunica adventitia 288, 296
tunica albuginea 589, 612, 617
tunica externa 238
tunica fibrosa 236
tunica interna 236, 246
tunica intima 287
tunica media 241, 288
tunica propria 589
tunica vaginalis 589
tunica vasculosa 236, 241
Turkse zadel zie sella turcica
tussencellige stof 43
tussenwervelschijf 163
tweedimensionaal beeld 30

tyrosinase 503
tyrosine
   -jodering 581

## U

ubiquitine 64
uitademing 496
uitstrijk
   vaginale 637
ultrafiltraat 521
ultramicrotoom 18
unit membrane 46
uraatoxidase 64
ureterknop 521
urethra 544
   pars membranacea 544
   pars prostatica 544
   pars spongiosa 544
   vrouwelijke 545
ureum 464
ureumpermeabiliteit 540
urine 521
   hypertone 536, 541
   hypotone 541
   microscopisch onderzoek 524
   modificatie van 521
   primaire 521, 522
urinepool 522
urineproducerende deel
   nier 521
urinewegen 521, 542
urolithiasis 546
uronzuur 118
uterus 285, 617, 628
   wand 628
utriculus 257
utriculus prostaticus 544

## V

v. arcuata 535
v. bronchialis 494
v. interlobaris 535
v. interlobularis 535
v. lienalis 377
v. pulmonalis 494
v. renalis 535
v. stellata 535
vaatkluwen 521
vaatpool 522
vaatsteel 367
vaatvoorziening
   lymfeklier 369
   milt 375

vacuümsluis 24
vagina 617
  adventitia 636
  glandula vestibularis major 638
  glandula vestibularis minor 638
  mucosa 636
  muscularis 636
  vestibulum 638
variabel deel 357
varices 407
  oesofageale 455
vas afferens 522, 535
vas efferens 522, 535
vasa lymphatica vasorum 288
vasa recta 535
vasa vasorum 288
vasoconstrictie 540
vasopressine 560
  (arginine-) 560
Vater-Pacini, lichaampje van 232
veelkernige cel 45
vena centralis 446
vena hepatica 454
vena portae 446
vene 289, 298
  grote 300
veneus systeem 287
veneuze sinus 375, 377, 378
venster
  ovale 255
  ronde 255
ventilatoire pomp 473
ventrale hoorn 208
venula recta 535
venule 289
  musculeuze 299
  postcapillaire 289, 291, 299
  verzamel- 299
verbinding
  intercellulaire 88
vergroting 19
verjonging 60
verkalking 172, 179
verkalkingszone 182
verlengde merg 222
verstrooiing 24
vertakken
  spiercellen 277
vertering
  slechte 429
  van vetten 428
verteringsapparaat 60
verteringsproces 417

vervangingssnelheid 424
very-low-density-lipoproteïne (VLDL) 151, 449, 461
verzamelbuis 521, 522, 527, 531
vesicula seminalis 607
vesiculair transport 49
vesikel 57, 249
vesikeltransport 57
vestibulaire systeem 255
vestibulocochleaire apparaat 254
vestibulum, centrale 257
vestibulum nasi 479
vetcel 149
vetdruppel 70, 449, 463
vetweefsel
  bruin 149, 153
  plurivacuolair 149, 153
  univacuolair 149
  wit 149
vetzucht 149
vezel 120
  afferente 218, 261
  collagene 120
  efferente 218, 261
  elastische 120
  intrafusale 233
  postganglionaire 222
  preganglionaire 222
  reticulaire 120
  van Sharpey 173, 396
  van Tomes 392
vibratie 232
vibrissa 479
villi
  contractie 429
  ontbreken van 430
villi arachnoidales 209
villus 400, 417
  bladvormig 417
  primaire 642
  secundaire 643
  vingervormig 417
vimentine 69, 268
vimentinefilament 279
vinblastine 66

vitamine A 246, 249, 459
vitamine B12 411
vitamine C 183
vitamine D 183
vitamine-D-deficiëntie 585
VLDL zie very-low-density-lipoproteïne
vloeibaarheid van membraan 46
vocht- en ionenbalans 521
voedende vaten 493
voedingsstoffen 31
voedstercel zie Sertoli, cel van
Volkmann, kanaal van 173, 175
Von Ebner, kliertje van 235, 390
voorhoorn 208
voorlopercel 333, 352
voortplantingssysteem
  afvoerwegen 626
  mannelijk 589
  vrouwelijk 617
vormverandering 52
vreemdlichaamreuscel 346
vriesbreken 30
vriescoupes (cryostaatcoupes) 30, 35
vriesetsen 30
vriesschade 30
vrije cel 129, 134

**W**
Waldeyer, ring van 382, 399
Wallerse degeneratie 227
wandcel 411
warmte 53
warmtehuishouding 287
warmteregulatie 153
water 537
  transport 529
wateronttrekking gal 468
waterpermeabiliteit 540
waterresorptie 431
weefselmacrofaag 136
weefseltypering 365
weefselvloeistof 125

Weibel-Palade, lichaampje van 292
windketelfunctie 296
winterdepressie 587
witte pulpa 375
witte stof 208
wortel 392

**X**
X-chromosoom 75
xenotransplantaat 365

**Z**
Z-lijn 267
zaad 589
zaadcel 589
zaadleider 606
zaadlozing 611
zaadstreng 607
zaadvloeistof 608, 611
zaadwegen zie afvoerwegen
zeeffunctie 371, 380
zegelringcel 149
zelftolerantie 364
Zellweger, syndroom van 65
zenuw 193, 288, 297
  gemengde 218
  motorische 218
  sensorische 218, 297
zenuwbaan 215
zenuwcel 193
zenuwimpuls 194, 201
zenuwuiteinden, vrije 298
zenuwvezels 215
zenuwvilt 193, 205
zenuwweefsel 87, 193
zesde zintuig 550
zijdelingse cytoplasma-in- en -uitstulpingen 528
zilverkorrels 30
Zinnii, zonula 237
zintuigen 231
zogen 653
zona fasciculata 564, 565, 566
zona glomerulosa 564, 565, 566
zona pellucida 621
zona reticularis 564, 565, 566
zonnebrand 505
zonula 92

zonula adhaerens 92, 420, 530
zonula ciliaris 237
zonula occludens 92, 420, 452, 529, 596
zonula Zinnii 237, 245
zure fosfatase 36, 60
zure kleurstof 554
zuur pH-optimum 60
zuur-base-evenwicht 521, 540
zuurstofradicaal 462
zuurstofspanning 309, 455
zwangerschap 358, 640
  abdominale 623
  extra-uteriene 623
zware keten 268, 356
zweetklier 516
  apocriene 516
  eccriene 514
  merocriene 514
zwellichaam
  neus 479
  penis 612
zwellingszone 181
zygote 81
zygoteenstadium 593
zymogeen 442
zymogeengranulum 112, 440
zymogene cel 411